'내 안의 의사'를 깨워라

저자 김윤세 /仁山의학계승자, 광주대 대체의학과 교수

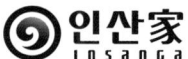

애완의 시를 쳐라

'내 안의 의사'를 깨워라

癌극복 묘법―仁山의학 이야기

序章

암·난치병 시대,
희망과 救援의 福音

각종 암·난치병이 창궐하는 공해시대

오늘날 인류는 공해로 인한 암과 난치병·괴질이 창궐하는 시대를 살아가고 있다. 더욱 심각한 문제는 그것을 해결할 방법이 마땅치 않다는 것이다. 인류의 생존을 위협하는 각종 암과 난치병·괴질 등이 마치 우리 앞에 가로놓인 거대한 산과 고개처럼 턱 버티고 서서 우리들의 인생길을 고달프게 하거나 위험하게 만드는 것이다.

그러나 그것을 힘들게 여기고 기피하면 할수록 그것은 더욱 힘겨운 존재로 인류에게 다가설 뿐이라는 사실을 절감하게 된다. 병고(病苦) 역시 다른 온갖 재난(災難)과 마찬가지로 인생의 노정에서 결코 피할 수 없는 하나의 과정이라는 점을 간과(看過)해서는 안 된다.

우리 주변에 큰 산만 만나면 지레 겁부터 먹고 아예 산행을 포기하고 주저앉아버리는 이들이 적지 않음을 본다. 그중에는 기초 체력이나 심신

(心身)의 상태로 보아 정말 산행이 불가능한 이들도 더러 있지만 대부분의 경우 산에 대한 막연한 두려움과 자기 내부에 간직되어 있는 무한대의 잠재력에 대한 무지(無知)가 주요 원인으로 작용하는 예도 적지 않다.

이와 같은 논리에 근거해 세상사를 들여다보면 공해시대 암·난치병과의 싸움도 똑같은 이치라는 것을 깨닫게 된다.

사람이 살아가다가 예기치 않은 병마와 맞닥뜨렸을 때 제 삶의 방식을 되돌아보며 자연의 법칙과 생명원리에 어긋나는 그릇된 생활습관을 찾아내 반성하고 고치려 노력하기보다는 비관적 마음이 앞서 종내에는 절망(絕望)과 자포자기(自暴自棄)로 비명(非命)에 생애를 마감하는, 안타까운 사연들이 도처에서 목격된다. 자연법칙과 생명원리에 부합하는 삶의 방식으로 인생의 방향을 바꾸면서 '자연치유력'이라고 하는 자기 내부의 무한한 잠재력의 온전한 발현을 위한 노력을 다하는 것이 급선무(急先務)가 아니겠는가?

암보다 더 무서운 건 絕望과 자포자기

사정이 이러한데, 현대 서양의학을 맹목적으로 신봉하는 사람들은 '참 의료'에 대한 무지(無知)와 편견(偏見)에 사로잡혀 '나는 못 고친다'라고 말하지 않고 '이런 병은 못 고친다'라고 말한다. 병(病)이라고 하는 것은 궁극적으로 환자 자신이 고치는 것인데, '의료에 대해 조예가 깊은 전문가'라는 이유로 한 사람의 생명을 좌지우지할 수도 있는 발언을 서슴지 않고 하는 것이다.

대체로 사람이 죽고 사는 문제는 어느 누구의 손에 달려 있는 것이 아니다. 어려운 질병에 걸렸을 때, 자기를 죽이는 것은 바로 자기 자신이다. 정말 작심(作心)하고 병과 싸워서 이기고자 한다면 질병과의 싸움에서 승리하는 것은 문제가 안 된다. 그런데도 미리 병 앞에 무릎을 꿇고 자기 목숨을 던지다시피 한다. 결과적으로 그래서 죽게 되는 것이다.

'불세출(不世出)의 신의(神醫)'로 알려진 선친(仁山 金一勳, 1909~1992)께서는 어떠한 상태에 있는 환자라 하더라도 미리 '안 될 것이다'라는 말씀을 단 한 번도 하신 적이 없다. 단 한 번도, 단 한순간도 그런 생각도, 말씀도 하신 적이 없다. '어떻게 하면 된다'라는 말씀과 판단만이 있을 뿐인데, 그 판단은 대개 옳았다. 그리고 누구든 어떠한 상황에서든 대부분 살아날 수가 있었다. 그런데 많은 사람들이 대체로 제 명(命)대로 못 살고 죽는다. 남의 말을 듣고 스스로 자포자기(自暴自棄)해 버리기 때문이다. 자기가 먼저 절망해 지레 죽어가는 사람은 천하 명의 화타·편작이 아니라 그 누구도 고칠 수가 없는 법이지만 대개는 그래서 죽어가는 데도 그러한 사실을 깨닫지 못한다.

그렇기 때문에 의료인들은 좀 더 신중해야 한다. 자기로서는 당연한 말 같지만 그 말 한마디에 환자의 운명이 갈릴 수도 있기 때문이다. 자기 생명의 주인은 자기 자신이며 자기 생명을 구할 사람 역시 자기 자신이다. 그 다음 단계가 가족이다. 그렇기 때문에 환자와 그 가족들은 제3자인 의료인이 무슨 말을 하더라도 그저 치병(治病)전략에 참고만 하면 되는 것이다. 이런 것을 생각하지 않고 의료인의 표정만 바라보고 있다가

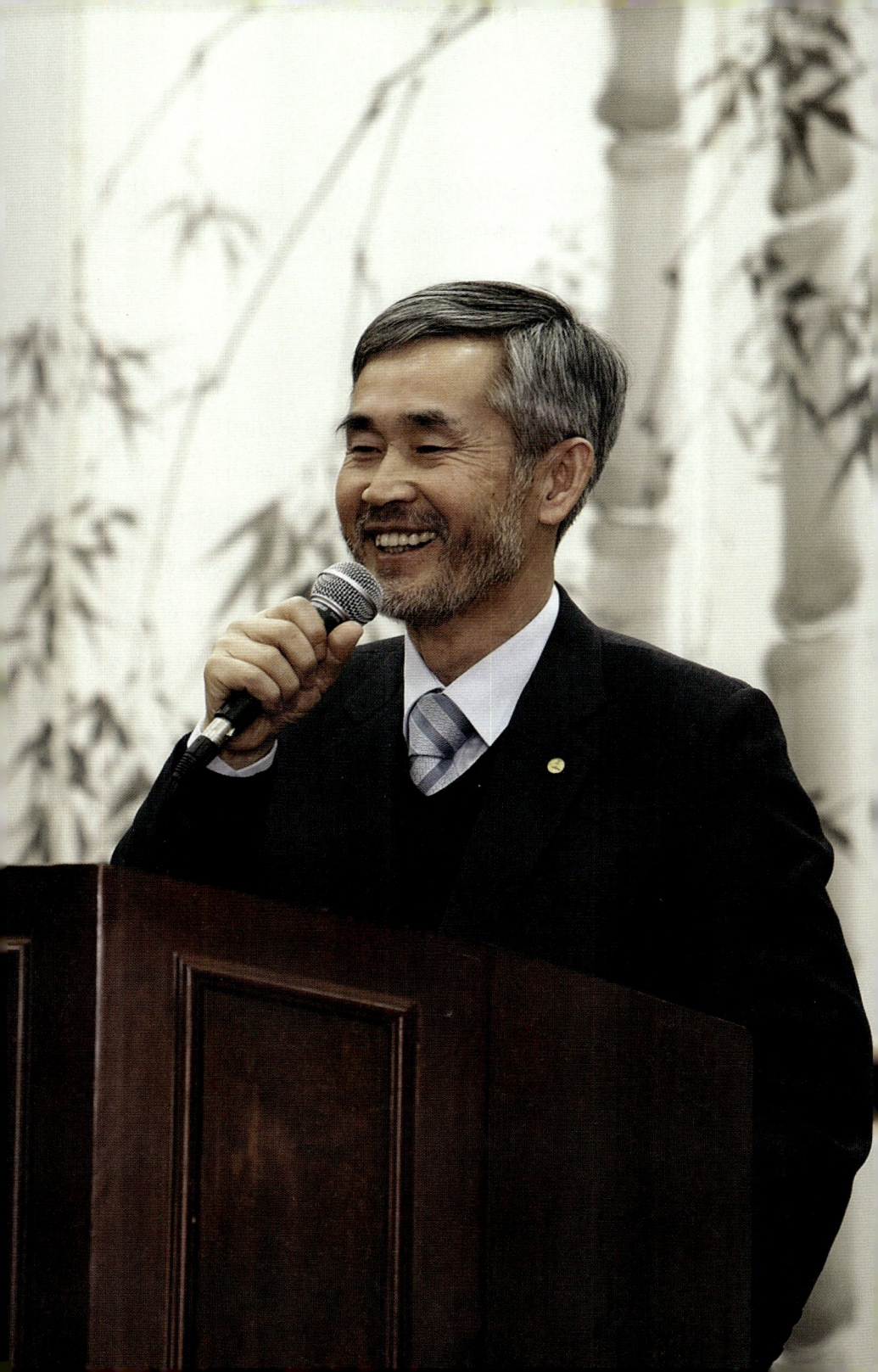

의료인이 '이제는 힘들겠습니다' 라고 하거나 '더 이상 방법이 없습니다' 라고 말하면 '아이고, 나는 이제 죽었구나' 하면서 그날부터 스스로 죽어간다.

노자의 無爲自然과 인산의 無醫自癒

　노자(老子)의 도덕경(道德經) 전문(全文)은 길 도(道)자로 시작하는데, 그 문장 전체가 하나의 의서(醫書)라 해도 과언이 아니다. '참 의료'의 위대한 경전이라 할 수 있다. 그것을 정치에 활용한다면 전무후무한 훌륭한 정치서가 되고, 또 철학에 대입한다면 더없이 훌륭한 철학 서적이 될 것이다. 그런데 필자의 눈에 뵈는 도덕경은 너무나 훌륭한 의서(醫書)다. 그래서 굳이 표현을 하자면 '진의경(眞醫經)', 즉 참된 의료의 경전이라고 이름 붙여도 손색이 없다고 생각한다.

　'참 의료'를 달리 자연의학이라고 할 수 있는데, 자연의학의 가장 핵심은 '무위자연(無爲自然)'이다. 무위(無爲)는 아무것도 안 한다는 뜻이 아니고 인위(人爲), 인공(人工), 조작(操作), 기술(技術), 지식(智識) 이런 것의 한계에 갇히지 않는다는 뜻이며, 자연(自然)이라고 하는 것은 모든 자연스럽지 못한 것, 즉 자연이 아닌 것을 배제한다는 것이다.

　노자의 이 무위자연 사상과 일맥상통하는 의서(醫書)가 바로 '인산(仁山)의학'의 지침서인 『신약(神藥)』과 『신약본초(神藥本草)』이고 인산의학의 주된 내용이 바로 무의자유(無醫自癒)이다. 이치에 맞지 않고, 사리에도 맞지 않으며, 진리와 자연법칙에도 부합하지 않는 그런 무리한 의료를 쓰지 않는다는 것이 핵심 내용이다. 세속적이고 상업적이며 또 자기의 무지(無知)와 편견에서 벗어나지 못한 사람들의 의술을 쓰지 않는다는 것인데, 우리 몸의 자연치유 능력에 의해 질병은 저절로 치유될 수 있다는 것이 또한 '무의자유'라고 하겠다.

'참 의료', 다시 말해 '인산의학' 혹은 '자연(自然)의학'이라 하는 것은 이치에 맞는 것이고, 그것은 자연계의 일급비밀이라 할 수 있다. 자연의학은 자연의 섭리(攝理)에 따라서 몸과 마음을 다스려야 한다는 것을 전제로 하는데, 그럴 경우 누구나 질병 없이 천수(天壽)를 누릴 수 있을 것으로 생각된다. 이는 옛날 훌륭한 의자(醫者)들이 한 이야기인데, 그 내용은 시대를 초월해 지금도 크게 다를 바 없다는 것을 알 수 있다.

우리 조상들은 의료를 인술(仁術)이라고 했다. 가장 어진 사람이라야 인류의 병마를 물리칠 훌륭한 의술을 펼칠 수 있고 의술은 인자(仁慈)한 기술(技術) 중 하나라고 해서 인술이라고 한 것이다. 남들이 난치병에 걸려 죽어갈 때 그 병을 내 몸의 병인 양 생각하고 고쳐주기 위해 애를 쓰기 때문에 인자한 도리(道理)라고 할 수 있다.

훌륭한 인술을 베풀기 위해서는 반드시 지혜가 있어야 한다. 그런데 의료기관에 가서 치료하는 걸 지켜보면 대체로 지혜롭다기보다는 성의가 부족하고 내용도 형식적인 치료를 하고 있다는 것을 어렵지 않게 눈치 챌 수 있다. 환자가 얼마나 괴로워하는지, 고통을 시급히 해소해 줄 수는 없는지를 고민하며 의자(醫者)로서 마땅히 해야 할 도리를 다하거나 또는 더 나은 결과를 얻으려 백방으로 노력하는 모습은 보이지 않고 습관적으로 평소 하던 대로 하다가 별 진전 없이 환자의 목숨을 잃게 하는 경우가 적지 않다.

그릇된 의학지식이 도리어 건강 해친다

우리가 살아가면서 죽을 때까지 가지 않아도 좋을 곳 중 하나가 의료기관이다. 마치 죄수복을 연상케 하는 환자복을 입으면 멀쩡한 사람도 바로 환자가 된 듯한 착각을 하게 하는 곳이 바로 의료기관이다. 평소 건강관리를 잘하는 사람은 평생 건강검진 한 번 안 받고도 별 탈 없이 천수(天壽)를 누리며 잘 살 수 있다. 그런데 많은 사람들이 의료진들의 우려와 경고를 과신(過信)해 건강검진을 자주 받아야 빨리 질병을 발견할 수 있고 그렇게 해야만 암이나 난치병의 고통이나 위험으로부터 해방될 수 있을 것으로 착각하고 있다.

제 스스로 건강할 때 건강을 챙기면서 청혈해독(淸血解毒) 작용이 뛰어난 음식을 섭취하는 등 순리적 섭생(攝生)에 신경 쓰고 운동을 게을리 하지 않는다면 평생 의료기관에 가지 않고도 당연히 건강하게 살 수 있다. 병이 생겨도 마른 명태, 다슬기, 참옻 껍질, 마늘, 파, 생강 등 약이 되는 식품이나 양념 등을 통해 다스린다면 자연스럽게 치유될 수 있고, 좀 더 심한 질병은 쑥뜸을 통해 완치시킬 수 있는 것이다.

의술이 자연의 법칙을 벗어나면 인술(仁術)이 아니라 잔인한 기술(忍術)이 될 수 있다. 잘못된 의술은 오히려 사람을 더 빨리 죽음으로 몰고 갈 수 있고, 의술이 없는 것만 못한 결과를 불러올 수도 있는 것이다.

우리가 알고 있는 의학 지식과 상식의 내용을 들여다보면 너무 잘못된 것이 많다. 대표적인 게 "짜게 먹으면 건강에 좋지 않다"는 이야기다. 그런 말을 지식인들이 하고 있다. 그러나 문제의 핵심과 본질은 전혀 다른 곳에 있다. 짜고 맵게 또는 소금을 많이 먹어서, 또는 염화나트륨을 많이 섭취해서 해롭고 혈압이 오르는 게 아니라 바닷물을 전기분해해 순수 염화나트륨만을 추출해 만든 '소금 아닌' 소금을 먹는 것이 문제인 것이다. 인체에 필수적으로 필요한 그 어떤 미네랄도 함유하고 있지 않아서 소금이라고 부를 수도 없는 순수 염화나트륨으로만 구성된 하나의 화학물질을 사람이 식용으로 쓰게 되면 위험천만하다.

생체에 들어가 혼란을 일으키는 것은 물론이고, 혈압을 높이며 또한 성인병을 유발해 온몸의 시스템을 교란시킨다. 그 위험한 물질을 누가 만들었는가? 처음에는 국영기업을 통해 국가에서 만들다가, 그 뒤 민영화가 되었다. 그러한 기업이 소금을 만드는데 전 국민이 먹고 남을 양의 두 배 이상을 만들어 소금이 필요한 모든 산업에 그 소금을 쓴다.

그런데 그 소금의 경우 유럽의 일부 국가에서는 짐승의 사료에도 첨가하지 못하도록 법으로 규정하고 있다. 전기분해로 얻은 순수 염화나트륨(소금)을 먹은 동물에게서는 젖 분비가 정상적으로 안 된다는 것이 그 이유인데, 그런 소금을 우리나라는 전 국민이 먹도록 법으로 의무화해 놓은 것이다. 이 염관리법은 다행스럽게도 2008년 3월 28일부로 개정법령이 시행되어 그때부터 천일염도 식품으로 쓸 수 있도록 조치한 바 있다.

제 병, 제 힘으로, 天然物 활용해 고쳐야

 '참 의료'라고 하는 것은 제 병 제가 스스로 고치는 것인데, 자연물의 약성을 활용해 제 몸의 병을 고치는 것이다. 인류의 질병의 고통과 죽음에 대한 두려움으로 먹고사는 속성을 크게 벗어나기 어려운 의료진에게 귀중한 돈을 갖다 바치지 않으려면 건강할 때 건강을 잘 지켜야 한다. 그러나 살다보면 크고 작은 문제가 생기게 마련이다. 자전거 타고 가다 무릎이 깨질 수도 있고, 산에 오르다 다리를 삘 수도 있다. 그럴 때 자연물의 약성과 우리 조상들이 수천 년 동안 지혜와 경험으로 전해 준, 검증된 훌륭한 요법들을 잘 활용하면 된다. 따주기, 부항(附缸), 쑥뜸, 침, 또는 기타 약물요법들이 얼마나 많은가?

 일례로 급체했을 때 시간을 지체하거나 잘못하면 사람이 죽을 수도 있다. 그럴 때 우리 할머니들이 바늘을 쓱쓱 머리에 문질러 손가락 끝을 따주었다. 요즘 사람들은 소독도 하지 않아 균이 들어가면 큰일 난다고 말하지만 머리에 바늘을 마찰시키면 전기가 일어 살균이 된다. 아무 문제없이 바로 낫는다. 검은 피가 나오면서 10분을 전후하여 해결되는데, 그런 묘법(妙法)을 우리나라 말고 지구상 어느 나라가 가지고 있는가?

 부항 역시 몸 안에 있는 어혈(瘀血)을 밖으로 뽑아내는 역할을 한다. 그래서 부항을 '뜬다'고 하는데 쑥뜸 또한 마찬가지로 뜬다고 한다. 쑥뜸을 뜨게 되면 몸 안에 있는 죽은피, 즉 어혈과 염증 또는 암에 대한 독들, 바이러스 같은 것들이 그냥 나오지 않고 죽어서 나온다. 염증, 고름, 진물, 죽은피, 이런 것들이 몸 밖으로 나오는 것이다. 이처럼 신묘한 작용 때문에 뜸을 뜨는데, 이를 이해하지 못하는 사람들은 역사상 최고의 의술을 두고 '옛날에 의술이 발달하지 않았던 때나 할 만한 아주 무식하고 위험한 방법'이라고 폄하한다. 자기는 손끝이고 발끝이고 어느 한 곳 침을 맞아보거나 뜸을 떠 본 일도 없으면서 말이다.

제 집에서 제 생명 구하는 自救의료 妙法

옛날에 약을 처음 개발한 사람들은 자기가 먼저 먹어보다 중독되어 몇 번의 죽을 고비를 넘긴 후에 아무런 이상이 없으면 남한테 먹이거나 알려주었다. 그들이 의학의 선구자들이다. 히포크라테스, 화타, 편작, 이런 분들이 역사상 대표적인 명의들이다. 가까이 필자의 선친 인산 선생도 자신의 몸에 달걀만 한 뜸을 30년 이상 직접 뜨면서 쑥뜸묘법인 영구법(靈灸法)으로 정립하여 세상에 제시했는데, 단 한 번도 뜸을 떠 본 일도 없고, 공부한 일도 없는 사람들이 그것에 대해 가타부타 얘기하는 건 사실과 부합하지도 않고 사리에 맞지 않을 뿐만 아니라 도리(道理)에도 맞지 않는다.

환자들은 말할 것도 없고 의료인들까지도 『신약』을 거의 너덜너덜할 정도로 읽는 분들이 참 많다. 어떤 이는 서른 번, 어떤 이는 쉰 번 읽은 사람도 있다. 필자 또한 『신약본초』 전편 교정 작업을 하면서 1천 페이지가 넘는 원고를 한 30차례 봤는데, 그런데도 요즘 『신약본초』를 아무 데나 펼치고 보면 생전 처음 보는 글같이 느껴지곤 한다. 『신약』과 『신약본초』는 자연계의 이치를 설명한 글이어서 읽을 때마다 새롭고 또 새롭다.

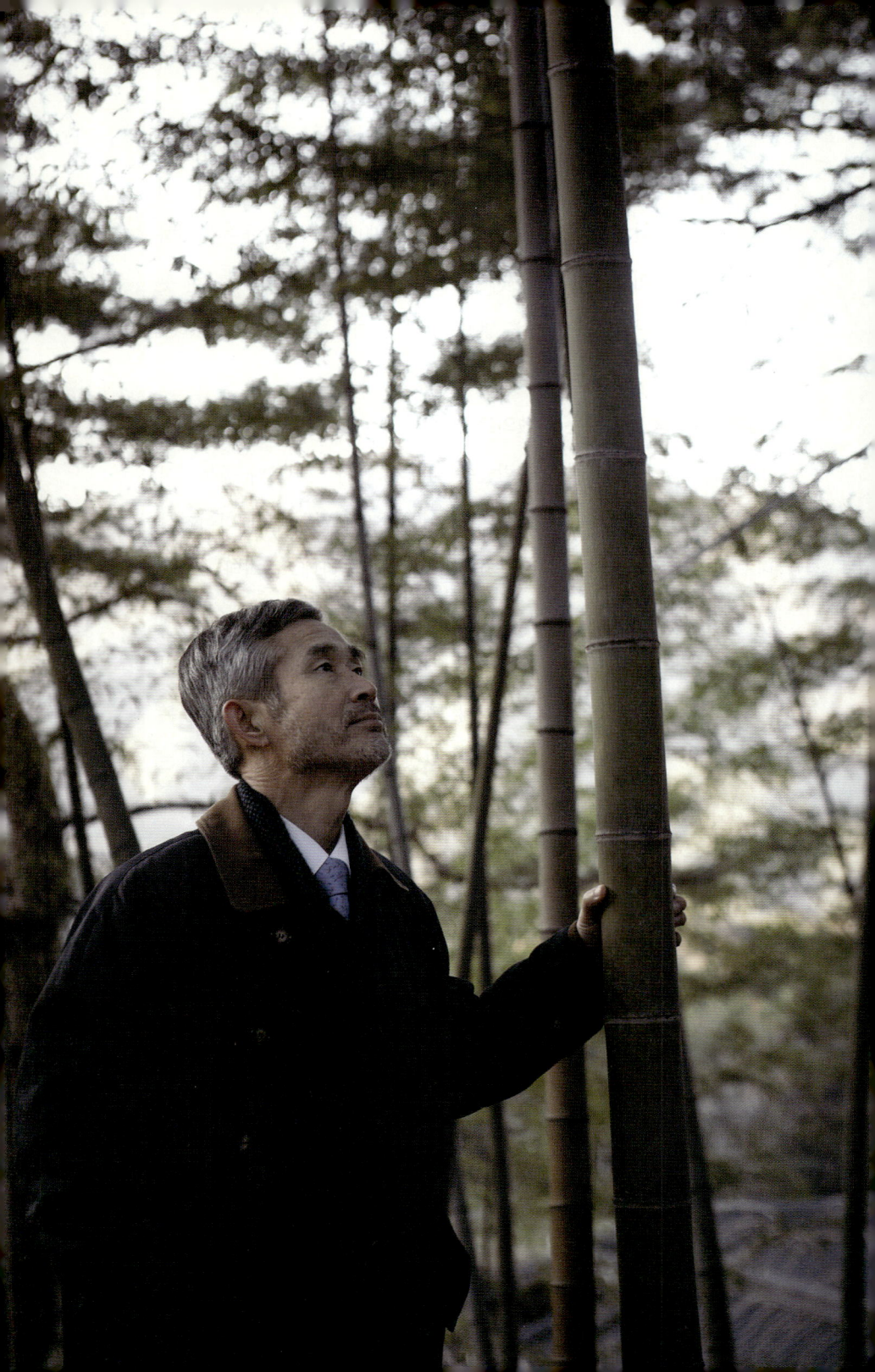

선친께서는 생전에 의료계의 장벽이 두텁기도 하거니와 그게 한두 번 설득하고 설명한다고 해서 알아들을 수 있는 것이 못 된다고 말씀하시곤 했다. 다만 여러 가지 환경이 변하면서 저절로 바뀌는 시기가 오는데, 그때가 되면 크게 노력하지 않아도 순리적으로 받아들이게 된다고 하셨다.

인산(仁山)의학은 자연의학이며 '참 의료'라고 말할 수 있다. 또 스스로를 구할 수 있는 자구(自救)의료라고도 할 수 있다. 또 자가(自家)의료라고도 할 수 있는데, 이런 '참 의료'를 전 인류에게 전하고 일깨워서 의료인도, 의료기관도, 약도, 처방도 필요 없는 건강한 사회를 구현하고자 했던 것이 선친의 일념이었고, 그 유지를 이어받아 필자 또한 선친의 큰 뜻을 등불 삼아 앞만 보고 걸어가며 세상에 뜻을 펼치고 있는 것이다.

'소금 有害論'에 가려진 소금의 妙用

우리의 일반적인 생각과는 거리가 먼 듯한 내용이 인산의학 내용의 주류를 이루고 있는데 그것은 『신약』이나 『신약본초』가 잘못된 것이 아니고 우리 사회와 학교에서 가르치는 의학교재와 건강 상식에 관한 책들이 잘못되었기 때문이다. 특히 서양의학 중심으로 짜이고 쓰인 책들은 우리 조상 대대로 검증 확인된 경험의학, 자연의학, 전통요법들을 대부분 배제하거나 무시한다. 알려진 바와 같이 소금은 모든 생물의 생명력의 근원이다. 그게 참된 가르침이고 진리인데 거꾸로 '소금을 많이 먹으면 해롭다'거나 '짜게 먹으면 안 좋다'는 이야기를 주로 많이 한다.

한국의 서해안에서 생산된 국산 천일염은 갖가지 미네랄 성분이 함유된 양질(良質)의 소금이지만, 그 속에는 자연적인 독극물과 화학적인 독극물이 상당수 함유되어 있다. 식용으로 적당히 섭취할 때는 문제가 없으나 많이 먹을 때는 문제가 있을 수도 있다. 그래서 대나무에 천일염을 넣고 소나무 장작으로 여덟 번, 마지막 아홉 번째에는 섭씨 1천6백도 이상 고온 처리를 해서 굽는 것이며, 그렇게 구워야만 인체에 전혀 무해유익(無害有益)한 소금인 죽염이 되는 것이다.

인산의학에서는 사물의 어떤 본질을 깨닫게 해서 그것의 터득을 통해 심신(心·身)의 건강을 확고히 할 수 있는 신약(神藥)과 묘법(妙法)들이 도서, 잡지 등 출판물들을 통해 모두 공개되어 있다. 본디 『신약』이나 『신약본초』에는 어려운 병에 걸렸을 적에는 "죽염도 집에서 만들어 먹어라. 또 복어알도 집에서 생강으로 법제해 먹어라"라고 적혀 있다. 자기 병을, 자기 집에서, 천연물의 약성을 활용해 자기 스스로 고치라는 것이 주된 내용이다. 남편의 병을 아내가, 아내의 병을 남편이, 아들의 병을 아버지가, 아버지의 병을 아들이, 그렇게 서로서로 가족이 고쳐주고 이웃이 고쳐주는 것이 '참 의료'라고 이야기하고 있는 것이다.

자연법칙과 생명의 원리에 부합해야

'참 의료'라면 돈이 많이 들지 않아야 한다. 밥 먹는 돈이나 약 쓰는 돈이나 비슷해야 하는데 현실은 그렇지 않다. 약값이나 치료비가 상상을 초월한다. 치료나 제대로 하고 돈을 받으면 그리 밉지나 않을 텐데, 나중에는 '첨단과학에 힘입어 눈부시게 발전한 현대의학의 모든 수단과 방법을 총동원해 최선을 다해 치료했습니다만, 결과적으로 더 이상 방법이 없습니다'라고 이야기한다. 덧붙여 '집에 가서 맛있는 거 충분히 드시게 하고 가고 싶은 데 가족들하고 열심히 다니게 하신 뒤, 원도 한도 없이 해드린 뒤에 잘 가시게 보내드릴 수밖에 없다'고 말한다. 말만 그럴듯하게 하는 것이지 실은 가서 죽으라는 말과 다를 바 없다.

그러나 다행스러운 것은 우리들에게 참으로 지혜로운 분께서 제 병, 제 힘으로, 제 집에서, 천연물의 약성을 활용해 고칠 수 있도록 일련의 저서 『신약(神藥)』과 『신약본초(神藥本草)』 등을 통해 '참 의료' 방약(方藥)을 제시한 이정표가 있다는 것이다.

각종 암·난치병과 괴질이 창궐하는 오늘의 공해시대를 살아가는 사람으로서 생명의 건강을 온전히 유지해 천수(天壽)를 다 누리려면 세상에 널리 알려지고 유통되는 일반적 의학 지식과 건강 상식에만 의존할 것이 아니라 자연법칙과 생명원리에 부합하는 만고불변의 섭생(攝生) 도리(道理)를 올바르게 인식하고 이해하지 않으면 안 되리라 생각한다.

질병의 악화로 인해 생사(生死)의 기로(岐路)에 섰을 때 우리의 생명을 구할 수 있는 것은 자연법칙과 생명원리에 부합하는 '참 의료 능력'임에도 불구하고 스스로 그것을 찾아 활용하려는 노력보다는 대규모 시설을 갖춘 대형 의료기관과 유명 의료진 또는 막연하게 '용하다'는 사람들을 찾아다니며 시간과 정력을 허비하는 게 작금의 현실이다. 물론 그런 과정을 통해 좋은 결과를 얻는 경우도 더러 있기는 하지만 '참 의료'를 만나 질병을 근본적으로 뿌리 뽑지 않고는 천수(天壽)를 온전히 다 누리기는 어려울 것으로 판단된다.

　인류의 생존을 위협하는 이러한 문제의 해결책으로 인산 의문(醫門)에서 제시한 인산 의방(醫方)은 하나의 훌륭한 대안이라 하겠다. '참 의학'의 전형이라 할 인산의학의 치병 원칙은 각종 암·난치병과 괴질이 창궐하는 오늘의 공해시대를 살아가는 인류에게 심신(心·身)건강을 위한 훌륭한 이정표 역할을 해주고 있다.

淸血과 解毒을 위한 지속적 노력 필요

　우리 몸에 질병이 닥치면 우선 놀라거나 당황하지 말고 차분하게 해결책을 찾는 게 급선무다. 먼저 질병 발생의 원인을 면밀하게 살펴서(自省病因) 그 원인에 따른 해결방책을 찾되(自求良方) 그 의방을 통해 그 질병이 치유되는 원리를 터득하지 않으면 안 된다(自得原理). 이것이 '제 살길 제 스스로 찾아야 한다(自求)'는 인산의학의 제1원칙이다.

　다음은 제 병 제 힘으로, 즉 체내에 간직되어 있는 자연치유력의 위대한 작용을 이끌어내는 데 주안점을 두고(自力救療), 인체에 전혀 무리를 가하지 않는 자연요법을 활용해(自然治療), 제 집에서 가족들과 합심협력(合心·協力)해, 편안한 마음으로 병고를 극복한다(自家醫療). 이것이 '제 병은 제 스스로, 자연요법으로 제 집에서 다스려야 한다(自治)'는 인산의학의 제2원칙이다.

　끝으로 제 몸속의 피를 맑히려는 노력을 통해 모든 질병 발생의 근본 원인을 제공하는 탁혈(濁血), 악혈(惡血), 독혈(毒血)을 정화하는(自淨其

血) 한편 해독(解毒)의 효능효과가 뛰어난 식품들을 활용해 자신도 모르게 체내에 축적된 공해독(公害毒)을 풀어주고(自解公毒) 약화된 원기(元氣)를 보강한다(自補元陽). 이것이 '제 몸의 탁한 피를 스스로 정화해 언제나 심신(心·身)이 맑고 건강한 상태를 유지할 수 있도록 한다(自淨)'는 인산의학의 제3원칙이다.

인산 선생에 의해 창시되거나 정리 또는 집대성된 처방과 요법들은 『신약(神藥)』, 『신약본초(神樂本草)』 등의 의방서로 세상에 전해진 만큼 그 내용을 숙지하고 필요에 따라 활용한다면 저비용, 고효율의 건강효과를 건질 수 있을 뿐 아니라 자력으로 제 집에서 자연요법을 활용하는 방식이어서 국가 의료비의 대폭적 절감에도 적지 않은 기여를 할 것으로 생각된다. 인산의방의 주된 재료들은 죽염(竹鹽), 참옻, 유황오리, 민물고둥(다슬기), 마른 명태, 민들레(蒲公英), 인동초의 꽃(金銀花), 음양곽(淫羊藿) 염소, 부자(附子) 돼지 등이며 이들 천연물의 약성을 활용함에 따라 부작용 없이 질병의 근본치료 효과를 거둘 수 있다는 장점을 지니고 있다.

"제 병, 제 스스로 고치고 제 가족의 병, 가족들끼리 자연요법으로 고칠 수 있다"는 인산의학의 메시지는 암·난치병이 창궐하는 오늘의 공해시대를 살아가는 현대인들에게 더없이 훌륭한 희망과 구원(救援)의 복음(福音)이라 하겠다.

목차

P.a.r.t. 1. 攝生-人法自然

1장. 古典에서 섭생의 지혜를 터득한다 - 溫故知新
001 古典에서 터득하는 '心·身건강의 지혜' | 32
002 돈·명예와 몸, 어느 것이 더 중요한가 | 39
003 老子 강의 '볼거리'가 준 교훈 | 45
004 無爲自然의 '참 의료' 묘방을 찾는가 | 50
005 '人性교육' 不在가 부른 패륜 사건들 | 54
006 心身의 正常 아는 게 건강의 기본 | 60
007 물의 힘 이용한 암·난치병 퇴치 전략 | 65
008 마음의 분노가 부르는 질병과 재난 | 72
009 '정신 생명'에는 生老病死가 없다 | 78
010 天壽 누리려면 '自然으로 돌아가라' | 84

2장. 물 흐르듯 順理 자연의 삶을 산다 - 善攝生
011 해결하기 쉬울 때 다스리는 지혜 | 90
012 권병호 옹과 스코트 니어링의 삶 | 95
013 물 흐르듯 자연스럽게 사세요-上善若水 | 103
014 順理와 自然이 治病의 핵심이다 | 111
015 암벽 등반에서 얻는 癌 극복의 교훈 | 116

016 無欲自足은 건강장수의 妙法 | 131
017 질병의 뿌리는 無理와 不道 | 136
018 혹한이 빚어낼 梅花香을 그리며 | 141
019 생각을 바꾸면 치료 못할 병은 없다 | 146
020 送舊迎新의 시기, 去惡生新의 기회 | 154
021 진정한 富者와 長壽者의 삶 | 160
022 바른 生覺 속에서 살길이 열린다 | 169
023 道에 따른 의방은 '無醫自癒' | 175
024 自然의 이치에 맞게 살면 건강하다 | 179
025 順理와 自然이 의학의 正道 | 183

3장. 道를 따라 心身건강 신천지로 간다 - 修心修道

026 "생각을 바꾸면 암은 치유된다"
　　2006년 7월 26일, 광주 MBC TV특강 | 192
027 有道의 삶과 無爲의 치료 | 230
028 道를 따르면 건강도 따른다 | 236
029 미래 의학의 話頭는 '無爲自然' | 239
030 仁山의학은 攝生의 道理를 일깨워준다 | 246
031 神藥·靈藥의 효능의 원천은 '마음' | 261

목차

032 월드컵-희망의 妙藥이 주는 活力 | 267
033 癌보다 더 무서운 절망이라는 病 | 272
034 相生구조라야 生體건강 유지된다 | 278
035 연말연시의 話頭는 '心身健康' | 284
036 '죽은 천리마 뼈 사온 얘기'에 담긴 뜻 | 287
037 큰길로 가면 위태로울 일이 없다 | 293
038 氷壁의 난관을 오르며 깨달은 것들 | 298
039 '스코트 니어링의 죽음'에서 배울 점들 | 306
040 心身건강의 洞天 仙界로 가는 길 | 312

P.a.r.t. 2. 活人-仁山神方
4장. 4천년 전통 이어온 자연요법-천연물 神藥
041 仁山 醫方 잘 쓰면 '如意珠' 된다 | 320
042 眞理도, '活人神藥'도 멀리 있지 않다 | 327
043 '神藥'을 읽고 또 읽으면 '自醫 묘법' 터득 | 333
044 4천년 時空 넘어 復活한 神市의학 | 341
045 順理 自然 앞에서 불치병은 없다 | 354
046 無爲 의료라야 自然治癒 가능하다 | 359
047 다친 뼈 회복의 靈藥-홍화씨 이야기 | 370

048 원시시대부터 쑥과 마늘의 약성 활용 | 374
049 宇宙의 마음 가질 때 병 고치고 인생도 바뀐다 | 381
050 天然物 약성을 제대로 활용하는 지혜 | 395

5장. 생명의 불 돋우는 靈艾一炷 – 쑥뜸 神方

051 仁山농장에서 있었던 쑥뜸 수련회 광경 | 406
052 암·난치병으로 '쑥밭' 된 몸, 쑥뜸으로 살릴 수 있다 | 409
053 仁山 쑥뜸은 苦海 건네주는 배 | 415
054 '생명의 불' 돋울 약쑥의 妙力 | 420
055 깨닫지 못할 뿐 암의 해결책은 내 안에 있다 | 425
056 쑥뜸 苦行길의 평온과 행복 | 436
057 仁山 쑥뜸은 인산 仁術의 최고봉 | 440
058 靈灸法, 나를 살리는 '참 의료' 妙方 | 447
059 어느 소녀의 믿기지 않는 쑥뜸 이야기 | 456
060 운명을 바꾼 그해 가을 쑥뜸 | 459
061 仁山 쑥뜸에 대한 이해와 뜨는 방법 | 484
062 生命의 불꽃을 지피는 '仁山 쑥뜸의 신비' | 494

목차

6장. 생명의 물 맑히는 甘露精 - 죽염 妙法
063 "소금 문제의 본질은 量이 아니라 質" | 508
064 짭짤한 음식은 건강의 礎石이다 | 514
065 소금은 자연이 준 최고의 항생제 | 522
066 無心竹에서 죽염이 나오는 道理 | 536
067 죽염 만나 삶 바뀐 어느 스님 이야기 | 542
068 竹鹽은 '훌륭한 攝生'의 필수 물질 | 547
069 소금만 잘 써도 나라 경제, 국민 건강 살아난다 | 558
070 '천일염의 날'에 생각해 볼 생명력의 寶庫 | 565
071 '다이옥신 파동'으로 仁山 지혜, 죽염 안전성 더욱 부각 | 572
072 다이옥신 파동, 식품안전성 향상을 위한 계기 삼아야 | 582
073 仁山의 '仁術 정신' 죽염으로 꽃피다 | 587
074 '건강의 敵'이 아닌 생명 守護의 파수꾼
　　죽염의 날, '소금의 眞實'을 밝힌다 | 592
075 '참 의료' 自覺이 心身 건강의 첫걸음 | 597

P.a.r.t. 3. 救世 - 道醫妙法
7장. 고난과 시련의 仁山의학 百年史
076 仁山家와 자연의학 이야기 | 612

077 세상의 모든 醫學… 그리고 '仁山의학' | 619
078 '참 의료'-仁山의학 등장의 의미 | 632
079 몸살이 깨우쳐준 '無醫自癒'의 참뜻 | 637
080 仁山의 지혜로 여는 미래의학의 새 地平 | 642
081 향후 백년에 眞價 발휘할 仁山의학 | 649
082 仁山의학 빙자한 商魂을 경계한다 | 655
083 이제, '통한의 仁山醫學史'를 밝힌다 | 663
084 '영원히 감출 수 있는' 진실은 없다 | 681
085 한 先覺者의 등장이 갖는 의미 | 693
086 仁山의학은 시련 속에 핀 민족의학의 꽃 | 698

8장. 한국의료의 百年大計를 논한다

087 '현대 의학'은 기댈 만한 종교인가 | 716
088 '참 의학'을 외면한 果報 | 724
089 '참 의료' 세상은 절로 열리지 않는다 | 729
090 현직 의료전담 판사의 苦言 "한국 의료 혁신되어야" | 736
091 '한의학'의 光復 시급한 과제다 | 742
092 국민 건강 위해 보완대체의료 활성화 시급 | 749
093 '참 의료' 실천은 의료제도개혁 앞당기는 길 | 761

목차

094 "민중의술 선장으로서 맡은 바 최선을 다할 것" | 770
095 불합리한 의료제도가 국민건강 해친다 | 775
096 仁山 선생 탄신 百주년, "국가의료 百年大計 수립을" | 786

9장. 암·난치병·괴질의 解法을 제시한다
097 '참 의학' 받아들이면 당뇨는 물러간다 | 798
098 암·난치병의 '神藥'은 집 안에 있다 | 807
099 암·난치병의 최고 妙方은 '修心修道' | 816
100 제 힘으로 제 병 고치는 '참 의료' 이야기 | 822
101 癌 극복 체험 통해 의학 역사 새로 쓴다 | 832
102 몸의 病보다 마음병 치료가 급선무 | 845
103 '참 의료 自覺' 여부가 生死를 가른다 | 850
104 생명 救濟의 지혜 담긴 '참 의료' 妙法 | 859
105 無醫自癒의 '참 의료 세상'을 바란다 | 872
106 '神市의학'에서 찾는 암·난치병 妙方 | 877
107 '참 의학'의 眞理는 千年 가도 빛을 발한다 | 888
108 仁山의학, 암·난치병 시대 活路를 제시하다 | 899

附錄)

1. 불세출의 神醫 仁山 金一勳
- 독립운동가이자 不世出의 神醫이신
  仁山 金一勳 선생의 발자취를 살펴봅니다 | 914
- 仙界로 떠난 나의 스승, 나의 아버지 | 930
- '불세출의 神醫'로 불린 한국의 대표적 명의 仁山 金一勳 선생 | 952

2. 대체의학자 金侖世 광주대 교수
- 인산죽염의 창시자 金一勳 옹과
  둘째아들 侖世씨의 가문에 얽힌 풀 스토리 | 964
- 삼봉산 소금장수 靑鶴山人의 꿈 | 978
- 대체의학자 김윤세 행적기 | 983

3. 논문
- 대체의학 활용에 관한 연구 | 988
- 미래기업의 話頭-道德경영 | 1058

1장
古典에서 섭생의 지혜를 터득한다
溫故知新

2장
물 흐르듯 順理 자연의 삶을 산다
善攝生

3장
道를 따라 心身건강 신천지로 간다
修心修道

P.a.r.t. 1
攝生
人法自然

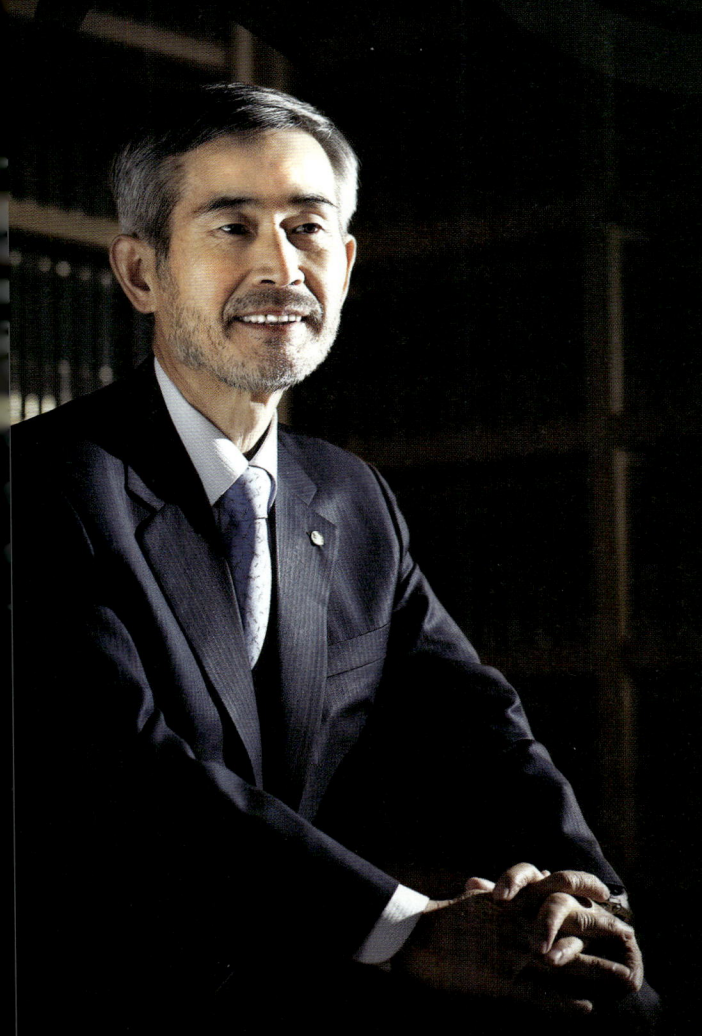

1장
古典에서 섭생의 지혜를 터득한다
溫故知新

001 古典에서 터득하는 '心身건강의 지혜'
002 돈·명예와 몸, 어느 것이 더 중요한가
003 老子 강의 '볼거리'가 준 교훈
004 無爲自然의 '참 의료' 묘방을 찾는가
005 '人性교육' 不在가 부른 패륜 사건들
006 心身의 正常 아는 게 건강의 기본
007 물의 힘 이용한 암·난치병 퇴치 전략
008 마음의 분노가 부르는 질병과 재난
009 '정신 생명'에는 生老病死가 없다
010 天壽 누리려면 '自然으로 돌아가라'

001

古典에서 터득하는
'心身건강의 지혜'

　동서양을 막론하고 고전(古典)은 시간과 공간을 초월해 늘 그 불멸(不滅)의 가치를 발하면서 세상살이의 불변(不變)의 표준으로 자리 잡고 있다. 고전을 통해 우리들은 선대의 성현(聖賢)들께서 무엇을 고민하며 어떤 생각을 갖고 어떤 생활방식으로 삶을 영위했는지 대략 짐작할 수 있게 된다. 특히 사람의 핵심이자 본질이라 할 마음을 어떻게 내고(發心) 쓰며(用心) 지닐 것(持心)인가에 대해 적지 않은 가르침을 전해 주었다.

　동서양을 통틀어 대표적 고전인 노자(老子)의 도덕경(道德經)은 81장 5천여 글자로 이루어진 그리 길지 않은 경전이지만 수많은 이들이 주석을 달고 해석을 시도했으나 그 참뜻을 이해하기 어렵고 여전히 대부분의 내용이 제대로 풀이되지 못하고 있는 실정이다. 노자는 도덕경에서 처음부터 끝까지 부드러움(柔弱)을 강조하고 있다. '유약(柔弱)'의 장(章)으로 이름 붙여진 제76장에서 노자는 부드러움의 중요성에 대해 간명 직절한 표현으로 일깨워준다.

"사람이 살아있을 때는 부드럽고 말랑말랑하나 죽게 되면 딱딱하고 뻣뻣하게 된다(人之生也柔弱 其死也堅强). 초목 역시 산 것은 부드럽고 연하지만 죽은 것은 마르고 단단하게 된다(草木之生也柔脆 其死也枯槁). 그래서 알 수 있지 않은가? 딱딱하고 뻣뻣한 것은 죽음의 무리요, 유약한 것은 삶의 무리라는 사실을(故堅强者死之徒 柔弱者生之徒)…."

도덕경은 말하는 사람마다 그 해설이 다르지만, 노자께서 일깨워주고자 한 그 본래의 의미를 잘 미루어 생각할 경우 인류의 삶의 표준으로 삼을 수 있을 것이다. 마음을 비우고, 얄팍한 지식을 내려놓아야 아마도 노자의 참뜻에 더욱 근접할 수 있지 않을까 여겨진다.

예수그리스도께서 따르는 이들에게 "너희들은 세상의 빛과 소금이 되어라"라고 말씀하신 참뜻을 잘 음미해 보면 인류에게 무엇을 가르치고자 했는지 짐작할 수 있을 것이다. 진리를 추구하는 사람들이 스스로 빛을 발해 어두운 세상을 밝히고 또한 소금의 역할을 자임(自任)해 세상이 썩는 것을 막고 혼탁한 세상을 정화(淨化)해야 한다는 메시지를 전하고 있는 것이다. 공자(孔子) 역시 "간이 맞지 않는 싱거운 음식은 먹지 않으셨다(不得其漿不食)"는 논어(論語) 향당(鄕黨)편의 글을 통해 영원히 불멸하는, 그리고 불변하는 소금의 가치를 매우 중요시했다는 사실을 알 수 있다.

요즘 대부분의 지식인들이 소금의 본질적, 현실적 문제점에 대해, 즉 '미네랄 함유 여부에 따라 소금이 인체에 미치는 영향은 현저히 달라지게 된다'는 물리화학적 특성을 올바로 인식하지 못하고 "짜게 먹지 말라, 소금이 해롭다"라고 강조하는 세태를 감안할 때 그 흔한 소금 하나의 의미와 가치에 대해서조차 고금의 성현들과 세상의 일반적 지식인들의 인식의 차이가 천양지차(天壤之差)라는 사실을 느끼게 된다.

선친(仁山 金一勳, 1909~1992)께서는 자녀들에게 글을 읽더라도 순서에 따라 읽는 것이 바람직하다고 강조한 바 있다. 첫째 명심보감(明心寶鑑)이요, 둘째 효경(孝經)이며, 셋째 시경(詩經)의 순서로 공부하라는 것이었다. 시경은 공자께서 3천여 년 전 중국의 대표적 지식인들이 노래한 3천여 수의 가사(歌詞)를 3백여 수로 축약해서 편찬한 것이다. 공자는 시경을 통해 사람의 마음을 어떻게 가꿀 것인가를 보여주고 있다.

시경 이후에 서경(書經), 대학(大學), 논어(論語), 맹자(孟子), 중용(中庸), 주역(周易) 등을 순서대로 공부하라고 지시해 그대로 공부한 바 있다. 각종 술서(術書)에 대해서는 제 사주(四柱) 내지는 제 운명을 짐작할 정도까지만 관심을 갖고 볼 것을 주문하기도 했다. 가르침대로, 지시대로 공부한 뒤 상당기간의 세월이 흐르면서 왜 그런 가르침을 내린 것인지 뒤늦게 깨닫게 됨으로써 깊고 너른 훈육(訓育)의 참뜻에 깊은 감사를 느끼게 된다.

고전의 가르침을 통해 우리는 올바른 방식으로 돈을 번 것이 아니라면 부자(富者)가 된 것을 부끄러워해야 하고, 나라의 법과 제도가 잘 정비되어 열심히 일하면 잘살 수 있는데도 본인의 노력부족으로 가난하게 산다면 그 역시 부끄러워해야 할 일이라는 삶의 바른 표준을 논어에서 찾을 수 있다.

고전은 우리가 삶을 어떤 방식으로 가져가야 할 것인가에 대한 표준을 제시해 주고 있는 것이다. 법률 또한 엄정하게 집행하되 법령의 조문들 역시 고전을 표준으로 삼아 합리적으로 제정한다면 그로 인한 문제의 발생을 예방하고 억울한 피해자를 최소화할 수 있을 것이다.

우리 사회는 지금 인성(人性)교육이 너무나도 부실한 실정이다. 인성교육에서 옛 선인들이 어떻게 살았는지 알려주면, 아이들은 자연스레 바른 길로 갈 것이다. 그렇기 때문에 삶의 표준이 중요한 것이다. 필자에게는 아버님이 삶의 표준이었다. 아버님의 말씀이 진리이고 그 행동이 정도(正道)였다. 다른 이들이 당신은 당신의 아버지가 신앙의 대상이냐고 되묻곤 했지만 전혀 고민하거나 개의치 않았다. 신앙의 대상은 아니지만 아버님의 훌륭한 정신세계를 공감하는 자식으로서 나름대로 이해하고, 따르고자 노력하는 것도 바른 삶을 살아가는 한 방법이라고 생각했기 때문이다.

　학습이라는 것은 어떤 계기가 주어져야 한다. 사람은 학습을 통해 모든 노력을 기울이노라면 어느 시점에 계기가 마련되어 마침내 깨닫게 되는 법이다. 필자는 15세 소년 시절에 아버님께서 차원 높은 도(道)를 깨달을 수 있도록 인도해 주시지 않는다고 여겨

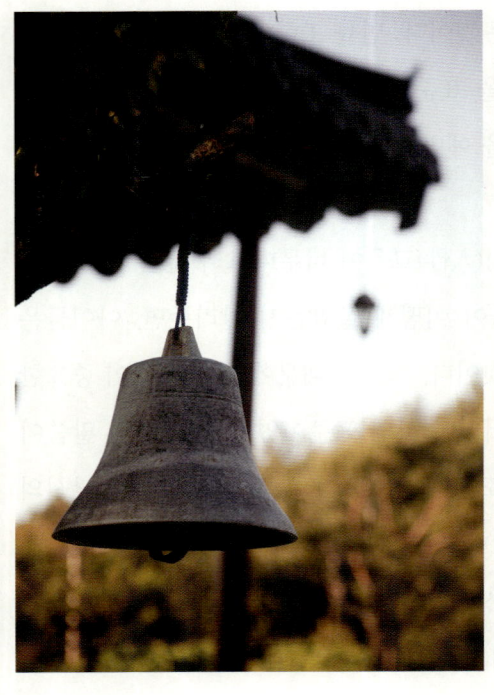

스스로 학업을 중단하고 입산(入山) 출가할 결심을 내비쳤지만 아버지의 반대와 꾸중으로 뜻을 접고 지내다가 인연(因緣)의 소치(所致)인지 조계종 총무원의 기관지 불교신문사 기자 생활을 하며 편집 일을 하느라 약 9년간 절밥을 먹은 적이 있다. 그러면서 더욱 불경(佛經)을 가까이 접할 수 있었다.

　도덕경은 처음부터 끝까지 인산(仁山)의학과 일맥상통하는 점이 적지 않은 데다 세상의 일반적 학문과는 정반대로 가르치고 있다는 느낌을 갖게 하지만 잘 살펴보면 차원 높은 가르침이라는 사실을 깨닫게 된다. 세상에서는 강해야 하고, 다투어야 하고, 경쟁해야 한다고 말하지만 그것은 약육강식의 정글법칙일 뿐 인류가 추구해야 할 지고(至高)의 가치와 목표가 될 수는 없는 것이다.

　자연과 교감하고 동화되어 함께 삶을 이어가면 삶 자체가 즐거움이 된다. 뭔가를 열심히 하는 것도 중요하지만, 즐기는 사람을 당하지는 못하는 법이다. 도덕경, 금강경, 반야심경, 성경, 주역을 읽되 명심보감, 효경 등을 먼저 보고 나서 읽으면 더욱 좋을 것이다. 경험상 고전을 일삼아 약 30년 정도 읽으니 옛 성현들의 마음을 어느 정도 이해할 수 있을 것 같다.

　고전을 삶의 표준으로 삼으면 우리들의 평범한 삶을 한 차원 높일 수 있으리라 생각한다. 부자가 되고 훌륭한 사람이 되는 것도 의미가 있지만, 사람이 어디서 와서 어디로 가는지, 또 어떻게 살아야 하는지 깨닫는 것이 더 우선일 것이다. 역대 성현들은 고행

(苦行)을 일삼았지 즐거움을 추구하지 않았다는 사실을 상기(想起)할 필요가 있겠다.

물은 낮은 곳으로 흐르는 게 자연의 이치다. 웅덩이가 있으면 고이고, 다 차면 넘어간다. 경사가 급하면 빨리 가고 소리가 크지만, 완만하면 천천히 흐르고 소리도 작다. 그리고 바다에 가서는 소리가 없다. 뭇 사람들이 싫어하는 낮은 곳에 머물기 때문에 도에 가장 가까운 것이 물이라고 하는 것이다. 노자께서 도덕경 제8장 역성(易性)의 장에서 강조한 것처럼 우리들의 삶도 물 흐르듯이 순리대로 사는 것이 좋지 않겠는가?

고전을 한마디로 정의하자면 성현의 가르침을 통해 마음의 소금으로 세상을 정화하고 마음의 등불을 밝혀 어두운 세상을 밝힐 수 있도록 인도해 주는 이정표라 하겠다. 고전을 우리 삶의 표준으로 삼아야 하는 이유다. 도덕경, 성경, 금강경 등 불멸의 고전들은 인류의 인생행로의 여정(旅程)에서 얼마나 훌륭한 이정표인가? 건강은 조건이지 목표가 아니다. 인생의 목표는 좀 더 높은 정신세계의 차원에 두고, 추구해야 할 것은 자연의 도(道)와 이치인 것이다. 도와 이치를 깨달아 자신이 생을 마치고 떠날 때 즐거운 마음으로 새로운 출발을 할 수 있어야 한다. 살아있을 때 공부해야 하는 이유는 '우리 몸이 곧 법당(法堂)이자 성당(聖堂)'이기 때문이다.

〈월간 仁山의학 2009년 12월호〉

002

돈·명예와 몸,
어느 것이 더 중요한가

　나라는 온통 대통령 재신임 문제로 들끓고 있는 가운데 사회는 이러저러한 혼란을 틈타 크고 작은 수많은 사건 사고로 몸살을 앓고 있다. 인간사회에서는 온갖 불신과 반목, 분노와 증오의 광풍(狂風)이 횡행하더니, 자연계에서는 산야를 휩쓰는 태풍이 도시의 시설과 건물을 파괴하고 농촌의 가옥과 수확기 농작물들을 토사로 뒤덮는 바람에 또다시 수많은 사람들을 고통의 심연(深淵) 속에서 헤어나지 못하게 하고 있다.

　나라 경제가 어려운 이때, 연일 매스컴에 등장하는 사건 사고 뉴스 가운데 특히 우리 사회를 더욱 우울하게 만드는 것은 극소수에 불과하긴 하지만 일부 신용불량자들이 저지르거나 개입된 범죄들이다. 이유와 명분이야 어찌됐건 간에 '돈 때문에 사람을 해치거나 죽이는' 전형적인 예라는 점에서 다 같이 깊이 성찰해 볼 문제라 여겨진다.

　온전한 정신의 소유자라면 상상하기조차 쉽지 않을 끔찍한 범죄의 이면에 숨겨진 여러 가지 원인들 가운데 하나로 자주 등장하는 이러한 신용불량자들의 '이판사판' 식 범죄 행태는 우리들에게 많은 것을 생각하게 한다. 경제운용방식 전반에 대한 인식과 컨트롤 능력이 미흡한 데다 책임감마저 빈약한 사람들에게 해결하거나 감당하기 어려운 '신용'을 부여함으로써 빚어지게 된 부작용이 엉뚱한 방향으로 번져 각종 범죄로 이어지고 하나의 심각한 사회문제로까지 등장한 것이라 판단된다.

　돈은 매우 소중한 것이지만 쓰는 사람에 따라 이기(利器)도 되고 또한 흉기(凶器)도 될 수 있음을 여실히 보여주는 사건들이기도 하다. 자신의 경제능력 범위 내에서 지출하거나 소비하려 하지 않고 우선 무엇이든 사고 싶은 대로 사고, 하고 싶은 대로 해놓고는 뒷감당을 못하게 되자 다급한 마음에 정상적이지 못한 방법으로 해결하려다가 돌이킬 수 없는 범죄의 늪으로 빠져들면서 타인의 인생을 파괴할 뿐만 아니라 자기 인생 역시 망가뜨리는 우(愚)를 범한 것이라 하겠다.

　우리 사회 구성원들 가운데 상당수의 정신건강이 얼마나 처참하게 무너져 내린 것인지를 단적으로 보여주는 수많은 사례들을 통해 세상의 병이 얼마나 깊은가 미루어 짐작할 수 있을 것 같다. 병든 세상의 광풍과 노도에 휩쓸리게 되면 헤어나기가 그리 쉽지 않다는 것은 직간접 경험들을 통해 충분히 짐작할 수 있으리라 생각된다.

 문제는 각종 사건 사고에 휘말리지 않는 것도 중요하지만 이러한 중병 앓는 세상을 그대로 놔둔 채 그렁저렁 살아간다면 자기 자신은 요행으로 화를 면할 수 있을는지 모르겠으나 가족 친지와 자손대대로 후환거리가 되지 않겠는가 하는 점이다. 세상 병리현상들의 원인은 우리 사회 구성원들의 무리(無理)와 비자연(非自然)의 삶, 즉 '무도(無道)'가 중요한 원인이라는 점을 감안할 때 우리가 어떤 노력을 기울여야 할지는 자명(自明)해지리라. 세계는 각 나라로 구성되어 있고 나라는 각 기업집단과 가정으로 구성되어 있으며 그 기초 구성원들은 또 사원과 가족들이 아니겠는가. 따라서 우리 사회에 '대학(大學)'이라는 고전을 통해 오랜 세월에 걸쳐 강조되어온 '수신제가치국평천하(修身齊家治國平天下)'라는 유문(儒門)의 기본 교육이념을 잘 활용할 경우 치유의 묘책도 나올 수 있지 않을까 생각된다.

 "세계가 평화로우려면 각 나라가 잘 다스려져야 하고 그러려면 각 가정이 화목해야 하며 가정의 질서가 바로 서려면 그 구성원들의 심신(心身)이 건강해야 하며 그러려면 정성스러운 노력이 뒷받침되어야 하며 이를 위해서는 성인(聖人)에 의해 제시된 틀과 길을 벗어나지 않으려는 자기 노력이 전제되어야 한다."

2천5백여 년 전에 쓰인 '대학' 첫머리의 이 글귀가 시사하는 바는 시공(時空)을 넘어 오늘의 현대사회에서도 여전히 유효한 처방전으로 활용될 수 있을 것 같다. 즉 황금만능주의 병폐를 효과적으로 퇴치하기 위해서는 '격물치지(格物致知), 성의정심(誠意正心)'으로 대표되는 수신제가치국평천하(修身齊家治國平天下)를 위한 묘방을 활용할 필요가 있으리라는 생각이다.

비슷한 시기의 노자(老子) 역시 오늘의 혼란한 상황을 예견이라도 한 듯 '명예와 몸, 몸과 돈은 어느 것이 더 중요하냐'며 세상을 향해 뻔히 알 수 있는 쉬운 질문을 던진다. 그러나 알기는 알면서도 대개 실천하지 못하고 있다는 뼈아픈 사실을 다시금 상기시켜 줌으로써 더 나은 세상이 되기를 바라는 자신의 소박한 기원(祈願)을 표출하고 있다.

"명예와 몸은 어느 것이 내게 더 소중한 것인가? (名與身孰親)/ 몸과 돈은 어느 것이 내게 더 가치로운 것인가? (身與貨孰多)/ 얻는 것과 잃는 것은 어느 것이 더 문제겠는가? (得與亡孰病)/ 심히 아끼다 보면 반드시 크게 허비하게 되고(甚愛必大費)/ 너무 많이 저장하다 보면 반드시 크게 잃게 된다.(多藏必厚亡)/ 만족할 줄 알면 치욕스러울 일이 없을 것이고(知足不辱)/ 적당한 선에서 욕심 부리기를 그친다면 위태로울 일이 없을 것이다.(知止不殆)/ 이것이 바로 심신이 건강하게 오래도록 살 수 있는 큰길이 아니겠는가?"(可以長久 – 도덕경 제44장)

돈과 명예 그리고 권력을 위해 자기 자신의 인생을 망가뜨리거나 하나밖에 없는 생명을 걸고 도박을 벌이는 사람들이 우리 주변에는 의외로 많다는 게 오늘의 슬픈 현실이다. 제발 어떤 계기로 인해서라도 제 인생의 소중함과 생명의 존귀함을 자각해 심신(心身)이 건강한 사람으로 거듭나서 다 같이 무병장수(無病長壽)의 복덕을 누리기를 기원해 본다. 그러기 위해서는 자기 자신의 노력이 제일 중요하다는 것을 첨언하면서….

고려시대의 이름이 전해지지 않는 어느 선사(禪師)가 자신의 산중 소회를 읊은 짤막한 시 한 수는, 재물욕과 권력욕, 애욕으로 범벅된 오늘의 각박한 삶을 사는 이들에게 자칫 먼 나라의 이야기로

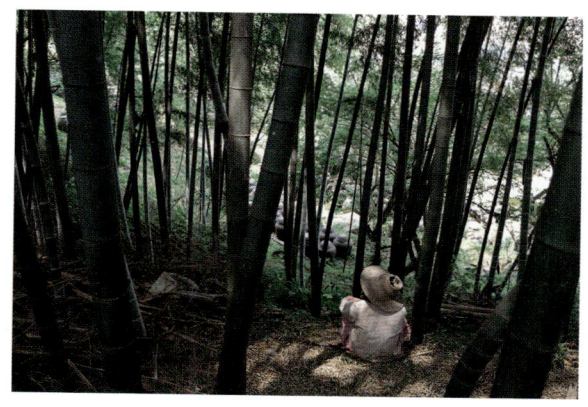

만 들릴 수도 있겠지만 어쩌면 가을의 해맑은 정취를 느끼게 하는 청량제 역할을 할 수도 있을 것 같다. '지리산 암자에서 술에 취하여 읊다' 라는 제목의 4행시를 음미해 본다.

세상 명리 좇음이 한가로이 수도함만 같으랴
깊은 산 운무 속에 자취 감춘 지 어언 25년
짓궂은 사람 만나 권하는 대로 술 마셨더니
가사 장삼 반쯤 젖어 청산 보기 부끄러워라

求名求利不如閑 屛迹煙霞二五間
好事何人來勸酒 袈裟半濕愧靑山

명리(名利)에 눈먼 사람들에게 산중 수도자들의 무욕한 삶의 모습이 무슨 상관이 있으리오마는 그래도 이러한 시 한 수 읊는 기회를 통해 마치 브레이크 고장 난 기관차처럼 앞만 보고 달려온 제 인생행로를 한번 돌아보는 것도 나름대로 의미가 있을 듯싶다. 오랜 세월에 걸쳐 인구(人口)에 회자되어온 고전(古典)의 가르침들은 시대와 환경을 초월해 우리들 인생노정의 훌륭한 나침반으로서 여전히 그 진가를 발휘하고 있다 하겠다. 다만 그것을 십분 이해하고 수용해 잘 활용해야 한다는 전제가 있긴 하지만….

〈월간 신토불이건강 2003년 11월호〉

003

老子 강의
'볼거리'가 준 교훈

'복잡다단한 것치고 제대로 된 것 없다'는 사실을 깨닫기까지는 적지 않은 세월과 경험을 필요로 한다. 말을 필요 이상으로 많이 하는 것은 그만큼 본체와 본질을 떠나 지엽적(枝葉的) 문제에서 벗어나지 못하고 있다는 얘기가 된다. 최근 TV화면과 신문·잡지의 지면을 장식하고 있는 '노자(老子)'와 '논어(論語)' 강의가 그렇고, 그것을 둘러싼 주연 남우(男優)와 주연 여우(女優)를 비롯해 많은 조연과 들러리들의 입방아 내지 갑론을박이 연출하는 코미디 쇼가 또한 그렇다.

장님들 코끼리 더듬으면서 온종일 싸워봐야 각자 일리 있는 얘기지만 제 관견(管見)을 탈피할 수 없는 한계를 드러내 보일 뿐이다. '노자를 웃긴 남자'가 있는가 하면 '노자를 슬프게 만든 여자'도 있을 것이고 그밖에 '노자를 어이없게 만든 많은 조연들'

또한 이 시대의 '고전(古典)무대'를 볼거리, 웃음거리로 심심치 않게 장식해 주고 있음을 본다. 온 국민이 지켜보는 시간대의 TV 화면에서 마치 쥐약이라도 먹은 듯이 펄펄 뛰는 어린 남녀 춤꾼가수들의 '광란' 보다는 그래도 거룩한 노자나 공자의 가르침을 논하고 듣는 게 백번 낫다는 건 누구나 대부분 수긍하는 편이다.

그렇다 하더라도 후대에 기록으로 영원히 남을 인쇄물 또는 영상물의 속성을 무시한 채 상스럽기 그지없는 언어와 문자의 폭력물들이 난무하는 것은 마치 서부개척시대 총잡이들의 활극을 보는 듯한 느낌마저 든다. 당사자들은 아마 그런 자신의 언어와 문자의 '배설물'들로 장식된 것들을 열 살쯤 더 먹은 뒤에 열람하면서 부끄러움과 두려움에 이마와 잔등에 식은땀을 줄줄 흘리며 쥐구멍에라도 숨고 싶은 심정을 갖게 될지도 모른다. 시공을 초월한 불변의 법칙이 바로 '인과응보(因果應報)'가 아니던가.

자업자득(自業自得)은 결국 자신이 심고 뿌린 대로 거둘 수밖에 없는 것이기 때문에 누가 돕거나 거들 성질의 것이 못 된다. 오직 미래에 반복하게 될지도 모를 비슷한 잘못의 예방 노력과 그간 잘못 설명된 부분들에 대한 추가 공부를 통해 반성과 시정 및 보완 작업을 펴나가는 게 상책이자 도리라 생각된다.

우리 사회의 토론문화가 성숙되지 못한 일면을 극명하게 보여준 이 고전 강의 '볼거리'에서 어떤 교훈을 도출하지 못한다면 더더욱 한심한 꼴이 되고 말 것이다. 진정으로 안다는 것(知)의 의미에 대해 질문한 자로(子路)의 물음에 "아는 것을 '안다(知之爲知之)', 모르는 것을 '모른다(不知爲不知)'고 분명하게 하는 것이 가장 중요하다(是知也)"고 설파한 공자의 가르침(論語-爲政)을 되새겨볼 필요가 있겠다.

老子 토론 계기로 성현들 참뜻 되새겨야

노자를 강의하면서 노자 정신에 정면으로 위배되는 말과 행동이 숱하게 연출된 장면을, 고전에 조금이라도 눈뜬 사람들은 줄곧 보았을 것이다.

'마음을 비우고 배를 채운다(虛其心 實其腹 · 3장)'고 했는데 오만으로 마음을 채우고 뱃속이 비어 허기진 사람처럼 허둥대는 모습을 우리는 보았다. 항시 무지(無知), 즉 지식으로 무장하지 않음의 중요성을 강조했는데 끊임없이 지식 많음(智多)을 자랑하지 않았던가.

'제 스스로 옳다고 주장하지 않으므로 그가 옳다는 게 자연스레 드러나게 되고(不自是者彰 · 22장) 제 스스로 공로 있음을 자랑하지 않으므로 제가 이룬 공로가 남들에 의해 평가되기에 이르며(不自伐故有功 · 22장) 제 스스로 잘난 체하게 되면 결코 그 사람이 잘났다고 여기는 생각이 길게 가지 못한다(自矜者不長 · 24장)'는 노자의 가르침과 너무나 대조적인 모습을 우리는 줄곧 보아야 했다.

정말 훌륭한 말은 흠잡을 데가 없는 법(善言無瑕謫·27장)이며 도가 말로 표현되어 입 밖으로 나올 때는 담백해 마치 아무 맛도 없는 것처럼 생각될 정도다(道之出口 淡乎其無味·35장)라는 가르침을 전하면서 어찌 그리도 함부로 말하며 TV의 상업적 목적에 부합하고도 남을 정도로 흥미 위주로 간 것은 또 뭔가.

"정말 훌륭한 말은 반지르르하지 않고(道가 있는 말), 반지르르한 말이라면 실상은 그리 훌륭한 얘기가 못 된다(道가 없는 말). 도의 실상에 대해 깊이 있게 아는 이라면 머릿속에 도에 관한 잡다한 지식은 자연 위도일손(爲道日損)의 원리에 따라 남아있지 않게 되고 도가 이렇다 저렇다 온갖 복잡다단한 이론과 역설을 늘어놓는 사람치고 진정 도의 실상에 대해서는 모르는 것이다(善者不辯 辯者不善 知者不博 博者不知 - 81장)."

노자는 도덕경(道德經) 5천언의 결론을 불과 10여 글자로 명쾌하게 마무리하고 있는데 노자 강의 '볼거리'에서는 다들 익히 보았듯이 박자부지(博者不知)의 전형을 세상에 공개적으로 보여준 바 있다.

어쨌거나 TV 관계자나 강의 주체나 조연이나 들러리나 모두들 우리 백성들의 '생각 없는' 눈길을 '노자 생각, 공자 생각'으로 바꾼 이 시대의 공로자임에는 틀림없다.

필자가 기차 다 지나간 뒤에 뒤늦은 고언(苦言)을 덧붙이는 것은 이러한 TV 고전(古典)강의 프로그램의 득실(得失)에 대한 토론을 계기로 모두들 분발·정진해 노자 생각, 공자 생각 기타 여러 성현들의 생각을 깊이 있게 읽어내는 눈 밝은 도반(道伴)들이 대거 쏟아져 나와 인류의 정신건강에 크게 기여해 주었으면 하는 소박한 바람 때문이다.

혹시 필자의 관견(管見)과 선량(善良)치 못한 표현으로 마음 상한 분이 있다면 학문의 격의 없는 토론이 본래 목적이었음을 감안해 너그럽게 이해해 주시길 당부 드린다.

〈월간 신토불이건강 2001년 6월호〉

004

無爲自然의
'참 의료' 묘방을 찾는가

중국 대륙을 여행하면서 그들과 우리 문화의 결정적 차이 중 하나는 바로 인공(人工)과 자연(自然), 인위(人爲)와 무위(無爲)에 있다는 생각이 들었다. 북경을 비롯해 소주(蘇州), 항주(杭州), 상해(上海) 등의 고궁(古宮)이나 공원·정원 등을 보노라면 그토록 크고 복잡한 구조물과 시설물의 설계·시공·유지·관리를 위해 얼마나 많은 인력과 재력, 정신력이 소모됐을지 짐작하기 어렵지 않다.

우리나라의 창경궁이나 창덕궁(비원)을 비롯한 고궁과 소쇄원 등의 건축 및 정원문화는 있는 그대로의 자연에 의지해 최소한의 시설과 구조물로 한껏 자연스러운 멋을 살린 데다 자연과 벗하여 동화(同化)되어 살아가려는 노력의 산물이라 볼 수 있다.

이에 비해 중국의 그것들은 평지를 파내어 그 흙으로 인공 산을 만들고 먼 곳에서 기암·괴석을 운반해 치장한 뒤 꽃과 나무를 가꾸어 화려하게 꾸미는 한편 물을 끌어다가 인공 호수를 만드는 식이다.

허허벌판에 그러한 아름다운 산과 호수, 정원, 성곽을 비롯해 궁궐을 짓는 기술과 노력이야 얼마나 대단하며 또한 두고두고 칭송 받을 만한 것인가.

그러나 그 인위와 인공의 조형에 의한 아름다움에는 자연미가 깃들어 있지 않은 관계로 자랑하고 기념할 만하기는 하지만 그것은 어디까지나 인작(人作)이기에 이른바 천작(天作 : 천연으로 이루어진)의 기세와 공능(功能)이 결여되어 있게 마련이다.

사람 마음속의 '잡것'들을 제거하지 못함으로써 자연의 위대한 조화(造化)와 공능(功能)을 수용할 수 있는 지혜의 미흡으로 인해 더욱 크고 신비로운 자연의 혜택을 활용하지 못하게 된 아쉬움이 남는다.

그런 문화의 유형은 의료에도 똑같이 이어지고 있다. 사람 몸속의 병원체를 공격·파괴·제거하려 노력하는 서양의학에 비해서는 그래도 좀 나은 편이긴 하지만 인위와 인공에 의존하는 경향 탓으로 결국 간이(間易)한 묘방(妙方) 창출의 실패로 귀결되고 마는 것이다.

그 결과 논리는 그럴듯하지만 복잡다단한 의약학 이론의 바다에서 일생을 허우적거리게 만들 뿐 현대 난치병 퇴치에 이렇다 할 치료의 묘책을 제시하지 못하기는 다른 의학과 별반 차이가 없게 된다.

타 의학 이론을 무조건적으로 비판하려는 생각은 추호도 없다. 엄연한 사실을 지적하는 한편 우리는 좀 더 냉철하게 오늘의 의료현실을 인식하고 현대 난치병 퇴치의 효과적 방책을 마련해야 한다는 당위성을 강조하면서 그 대안을 제시하려함이다.

중국이 낳은 위대한 철인(哲人) 노자(老子)가 왜 그리도 무위자연(無爲自然)의 정치와 생활방식을 강조한 것인지에 대해 필자는 최근에 그 해답을 짐작하기에 이르렀다. 만리장성을 비롯한 중국의 정원, 건축구조물의 인위, 인공적 모습을 보면서 자연주의 사상가의 눈에 그것이 얼마나 무모하고 비효율적이며 비인간적인 통치자의 욕심의 산물로 비쳤을 것인가에 생각이 미쳤던 것이다.

"국가나 사회가, 훌륭하다는 사람을 필요 이상 떠받들지 않는다면 백성들의 끝없는 경쟁은 그칠 것입니다(不尙賢 使民不爭). 얻기 어려운 보배를 귀하게 여기지 않는다면 백성들은 도적질을 하지 않을 것입니다(不貴難得之貨 使民不爲盜). …중략… 늘 백성들로 하여금 지식도 없애고 욕심도 없애도록 합니다(常使民 無知無欲). 지식인들로 하여금 함부로 인위적 노력을 기울이지 못하게 합니다(使夫知者 不敢爲也). 인위적 노력, 즉 뭔가를 억지로 하지 않는다면 다스려지지 않을 일이 없을 것입니다(爲無爲 則無不治)."

노자의 도덕경(道德經) 제3장 안민(安民)이란 표제의 글을 필자 나름대로 옮겨본 것인데 여기서 맨 끝부분의 '뭔가를 억지로 하지 않는다면 다스려지지 않을 일이 없을 것'이라는 대목을 '인위와 인공의 억지 내지 무리의 치료를 하지 않는다면 무위자연의 순리적 치료가 저절로 되리라(無醫自癒)'는 가르침으로 확대 해석해 본다. 필자는 무위자연의 순리적 의방의 전범(典範)으로서 인산의학(仁山醫學)을 꼽지 않을 수 없음을 고백한다. 인류 최대 난제 중 하나인 현대 난치병의 효과적 퇴치에 결정적으로 공헌할 간이묘방(簡易妙方)임을 경험적으로 확인한 사람의 입장에서 볼 때 그것은 너무나도 당연한 것이다.

그러나 그러한 '진실'을 세상이 '있는 그대로' '사실 그대로' 알아줄지 여부는 그래도 미지수로 남는다. 필자는 '인산의학 창시자'와 부자간이라는 혈연관계가 있기 때문이다.

〈월간 신토불이건강 2000년 9 · 10월호〉

005

'人性교육'
不在가 부른 패륜 사건들

　요즘 경제사정이 눈에 띄게 나빠져 근심 걱정 속에 사는 사람들이 적지 않은데 설상가상으로 유괴, 납치, 강도, 살인 등의 강력사건들이 꼬리를 물고 일어나 우리 사회를 더욱 불안하고 우울하게 만들고 있다. 더구나 요즘 범죄의 특징은 때와 장소, 친족이거나 불특정 다수를 가리지 않고 무차별로 자행된다는 점에서 문제의 심각성이 여실히 드러나고 있다.

　카드빚과 관련된 것으로 보이는 존속살해사건을 비롯, 강남 일대의 부녀자 납치 성폭행 및 카드, 현금 강탈사건, 초등학생 유괴 납치 사건 등 입에 담기조차 민망할 정도의 온갖 패륜범죄들이 유흥비 마련이나 용돈 확보와 같은 가벼운 동기로 저질러지고 있음은 뉴스를 접하는 많은 사람들을 경악케 하고 있다.

　우리 사회의 도덕성 마비와 실종된 윤리를 상징적으로 보여주는 온갖 징후들이 도처에서 봇물 터지듯 쏟아져 나오는 오늘의 이러한 상황들은 이미 오래전부터 예측되고 예고되어온 일이라 할 수 있겠다.

막가파식 인간 군상들이 대량으로 쏟아져 나오는 시대

    나라의 교육제도가 입시 위주로 진행되다 보니 자연 인성(人性) 교육은 뒤처질 수밖에 없게 되고 핵가족화에 따른 '집안어른'의 실종은 무슨 짓을 하든지 아무도 말릴 사람이 없는 '막가파식' 인간 군상들을 대량 우리 사회에 쏟아 내놓는 위험천만한 결과들을 가져왔다. 지금도 우리 사회의 대부분의 가정들은 그런 인간상들을 계속 양성하고 있다는 사실은 뜻있는 사람들을 심히 우려하게 하는 요인이다.

    언제 어떤 장소에 가든 공공장소에서 타인의 불편과 고통쯤은 안중에도 없다고 여기는 젊은이들과 아이들을 접하지 않을 방법이 없을 정도로 심각한데도 그 가족들은 물론 친지들조차 그 누구도 문제로 인식조차 않고 있음은 물론이요, 말리거나 제어할 생각은 애당초 갖지 않는다. 혹여 누가 참다못해 주의라도 줄라치면 "당신이 뭔데 참견이냐?", "왜 남의 아이 기를 죽이냐?"고 도리어 시비 걸기 일쑤인 그런 '개판'의 세상이 이 나라 말고 과연 어느 곳에 또 있는지 필자는 더러 해외여행을 하면서도 보지도 듣지도 못했을뿐더러 매스컴을 통해서도 그런 사회가 또 있다는 얘기조차 들어본 바가 없다. 혹시 너무 견문이 짧아서 못 들었을 수도 있긴 하겠지만….

 이러한 막가파식 인간 군상들에게 어떤 고난과 시련이 닥쳤을 때 인내심을 갖고 사려 깊은 행동과 노력을 통해 그것을 극복해 주기를 기대할 수 있을까? 옛말에 '호랑이를 기르면 후환이 있게 된다(養虎遺患)'는 얘기처럼 산아제한에 따른 한둘밖에 없는 귀한 자녀들을 맹목적인 '사랑'이라는 미명하에 그대로 방치함으로써 호랑이보다 더 '무서운' 예비 범죄자들을 양산하는 무서운 일들이 현실로 나타나는 게 아닌가 하는 우려를 금할 길 없다.

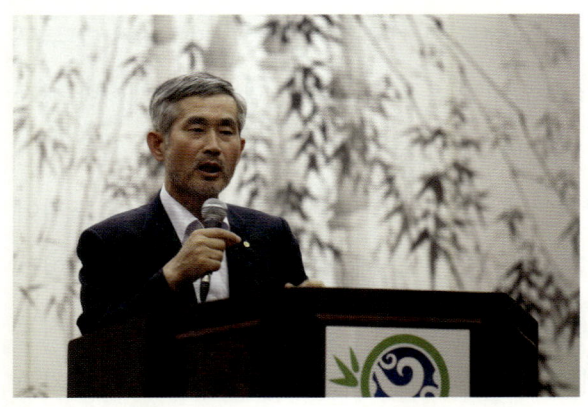

나라든, 가정이든, 개인이든 뒷날 난치성 질병으로 발전할 가능성이 있는 인자(因子)를 방치한다면 어떤 결과가 오게 될지는 불문가지(不問可知) 아니겠는가? 개인과 가정, 나라의 건강을 유지시켜주는 도덕성과 삼강오륜(三綱五倫) 등의 덕목들이 송두리째 실종된 오늘의 위험천만한 사회 병리현상들을 어떻게 '땜질 처방'으로 극복할 수 있겠는가?

이 세상을 다녀간 성현들께서는 이러한 점을 다 같이 우려했고 나름대로 지혜로운 처방들을 제시한 바 있다. 공자, 예수, 석가를 위시해 소크라테스, 맹자 등 수많은 성현들의 가르침은 시대를 뛰어넘어 오늘의 인류에게도 여전히 많은 깨우침과 교훈을 주고 있다.

특히 지금으로부터 2천5백여 년 전에 출현했던 노자(老子)는 마치 이런 세상을 예견한 것처럼 미리 이러한 문제의 해답과 결론인 듯한 이야기를 들려준 바 있음은 실로 우연이 아닐 듯싶다.

"국가나 사회가 남보다 앞선 사람들을 그리 높이 평가하지 않는다면 남에게 이기려는 백성들의 경쟁이 치열해지는 폐단을 예방할 수 있으리라(不尙賢 使民不爭)./재화의 가치를 필요 이상 높이 평가하지 않는다면 도적질은 자연스레 사라지게 되리라(不貴難得之貨 使民不爲盜)./갖고 싶은 것들을 늘 접하게 하지 않는다면 백성들의 마음을 산란하게 만들지는 않으리라(不見可欲 使民心不亂)./따라서 훌륭한 위정자는 나라를 다스림에 있어서 백성들의 욕심을 비우게 하고 배를 채우게 하며(是以聖人之治 虛其心 實其腹),/의지를 약화시켜 부드럽게 하되 몸은 튼튼하게 한다(弱其志 强其骨)./언제나 백성들로 하여금 순박한 본성을 해칠 정도로 많이 알게 하지 않고 못된 짓의 동기를 제공할 허욕을 갖지 못하게 한다(常使民 無知無欲)./그리고 지식을 이용해 잔머리 굴리는 사람들로 하여금 엉뚱한 짓을 못하게 한다(使夫知者 不敢爲也)./이렇듯 지나친 경쟁, 황금만능의 가치관, 쓸데없는 고집, 헛된 욕심, 지식을 악용한 못된 짓을 못하게 하는 무위의 정치를 실천한다면 세상은 온전하게 다스려지지 않음이 없게 된다(爲無爲 則無不治)."

量보다 質, 간판보다 내용이 우대받는 사회 분위기 조성 필요

'도덕경(道德經)' 제3장에 소개된 노자의 이야기인데 듣기에 따라서는 평범한 얘기처럼 들릴 수도 있겠지만 거듭거듭 음미할수록 인류를 걱정하는 노자의 참뜻을 느끼게 된다.

이제는 우리 사회도 교육의 양(量)에만 집착할 게 아니라 질(質)에 신경 써서 어느 대학 무슨 과를 졸업했느냐 하는 외적 자료 중심의 판단에서 학문적 노력과 성과를 판단하되 학력을 참고 자료로만 활용해 인재의 자질을 좀 더 입체적으로 판단할 필요가 있으리라는 생각이 든다. 즉, 학력이라는 허울 좋은 간판 이면에 가려진 못나고 못된 심성과 아무짝에도 쓸모없는 부족한 실력자를

'우대'하는 어리석은 관행이 우리의 젊은이들을 입시지옥에 몰아넣어 기형적 사고방식과 요령주의, 기회주의를 습득하게 만드는 동기를 제공한다는 사실을 생각할 필요가 있다는 얘기다.

우선 아무 대학이라도 들어가 졸업장을 받아 놓아야만 우리 사회의 낙오자가 되지 않을 수 있다는 강박관념 속에서 무슨 창의성이 나오고 어떻게 학문다운 학문을 하려는 노력이 뒤따르겠는가. 우리 사회의 위정자나 지식인들이 정녕 이러한 사회적 병리현상의 근저에 자리 잡고 있는 본질적 문제를 외면할 경우 어려운 경제사정과 사회혼란을 틈탄 막가파식 범죄는 마치 요원의 불길처럼 번져나가 자칫 걷잡을 수 없는 상황으로 악화될 가능성을 배제하기 어려울 듯싶다. 나무를 제거하려면 그 뿌리를 뽑아야 하고 물을 막으려면 그 근원을 틀어막아야 하듯이 우리 사회의 악성 종양으로 악화될 질병을, 원인을 찾아 근본적으로 다스리지 않고 대증요법에만 매달리게 될 경우 머지않아 닥칠 위험에 우리 모두는 필요 이상으로 많은 시련과 고통을 겪게 될 것으로 생각된다.

〈월간 신토불이건강 2003년 7월호〉

006

心身의 正常 아는 게 건강의 기본

　훈풍에 새싹 돋고 초목이 번성해 영화롭기 그지없던 산야가 황금 들판, 단풍의 산으로 물들더니 어느덧 조락의 계절로 접어들어 풀은 마르고 떨어진 나뭇잎들은 바람에 나뒹군다.
　한철 참선삼매에 들어 그리도 마음(맴맴)의 중요성을 역설하던 매미들도 선화(仙化)하여 적멸의 본향으로 돌아간 지금, 세상은 차츰 조용해지고 가을 풀벌레 소리만이 이따금 정적을 깨곤 한다.
　초목의 잎새가 무성한 시절이 전성기련만 그 전성기는 오는가 싶더니 어느덧 가버리고 잎새 떨어진 나무들은 다가올 엄동설한의 시련기를 맞을 마음 준비에 바쁜 모습들이다. 지중 온기에 의해 온 나무로 오르내리며 순환하던 생명의 감로수들이 다시금 지하로 모여 수심수도(修心修道)를 통해 만물의 실상을 비치는 심연(深淵)의 거울로 존재하게 된다.

우주 삼라만상을 보고 받아들여 지각하는 것은 사람마다 다르게 마련인데 누구의 어떤 견해를 받아들이는 게 현명한지 여부는 그 또한 각자 판단할 몫이다.

지엽이 무성한 나무가 본연의 제 모습이라 볼 수도 있고 가을을 맞아 잎이 떨어지고 본체와 가지만 서 있는 모습을 나무의 본래 모습이라 생각할 수도 있겠다.

인도의 석가세존께서는 '꽃은 피고 이윽고 진다'는 말로 보이는 현상세계의 무상(無常), 즉 덧없음의 속성을 일깨워준 바 있다. 이 가르침에는 물론 보이지 않는 세계, 즉 현상 이면세계의 영원성에 대한 설명이 생략되어있다.

덧없는 현상에 대한 온갖 집착을 버릴 때 영원성의 진상(眞常)은 저절로 파악되기 때문에 굳이 미주알고주알 설명할 필요를 느끼지 못하셨으리라 여겨진다.

"세상에 태어나 살아가는 것은 덧없음의 속성을 지닌다(諸行無常). 그것이 바로 생겨난 것은 반드시 소멸하고야 마는 자연계의 법칙인 것이다(是生滅法). 생겨났다 소멸하곤 하는 끊임없는 순환 고리(輪廻)로부터 벗어날 때(生滅滅己) 이 세상에 존재하는 모든 존재는 불생불멸의 영원성 속에서 비로소 안락을 누리게 된다(寂滅爲樂)."

필자가 나름대로 살을 덧붙여 풀이한 이 내용으로 미루어 볼 때

석가모니께서는 지엽이 무성한 나무를 덧없음(無常)의 현상, 본체 및 가지만 남아 동안거(冬安居)에 들어간 나무를 진상(眞常)의 실체로 간주한 듯싶다.

"빔의 극치를 이루고(致虛極) 철저한 고요를 지키라(守靜篤). 만물이 생겨날 때(萬物竝作) 나는 그들의 종착역으로 복귀한 뒤의 모습을 미리 본다(吾以觀復). 만물이 아무리 무성하다 해도(夫物芸芸) 그들은 마침내 각자 뿌리로 돌아가게 된다(各復歸其根). 뿌리로 돌아감을 고요함(歸根曰靜)이라 하고 고요함을 조물주에의 복명(復命:명령을 수행한 뒤 되돌아와 결과를 아룀)이라 한다(靜曰復命). 제자리로 돌아가는 게 정상이고(復命曰常) 정상을 올바로 인식하는 게 현명함이라 하겠다(知常曰明). 정상 상태에 대한 바른 인식이 없을 때 망령되이 좋지 못한 짓을 하게 한다(不知常 妄作凶). 정상 상태를 알아야 그것을 지닐 수 있고(知常容) 정상 상태대로 지녀야 공명정대한 바른 길을 걷게 되고(容乃公) 바른 길을 걸어야 온전하게 되며(公乃全) 온전해야만 천지 이치를 따르게 된다(全乃天). 천지 이치를 따라야 무위자연의 대도를 갈 수 있고(天乃道) 무위자연의 대도를 통해 존재의 영원성을 터득하게 되며(道乃久) 마침내 육신의 생명이 다할 때까지 위태로울 일이 없게 된다(沒身不殆)."

노자(老子)의 '도덕경' 제16장의 전문인데, 이 역시 필자 나름의 견해에 따른 풀이인 만큼 학자에 따라 해석을 달리할 여지가 있을 것 같다. 도덕경을 접하며 그 구절구절을 인생의 화두(話頭)로 삼아 참구해 온 지 이제 어언 30년이 되어가는 시점이라 크게 노자의 본래 취지에 어긋나지는 않으리라.

옛 성현의 神藥 妙方 잘 활용하면 天壽 누릴 수 있어

석가모니도 노자도 적멸의 고요를 눈에 보이는 모든 사물과 현상의 뿌리로 인식했다는 점을 감안한다면 인생의 여정에서 우리가 어디에 착안하여 살펴보는 게 더 현명할지 자명해지게 된다.

오늘을 사는 인류의 상당수가 제 몸과 마음의 정상상태를 모르고 유한한 인생의 소중한 시간을 그저 '되는 대로' 살아가고 있음은 심히 안타까운 노릇이다. 건강이 나빠지고 질병의 싹이 서서히 자라도 감을 잡지 못하거나 어떠한 문제의식도 느끼지 못하다가 질병이 악화되어 위태로운 지경에 다다르면 그제야 혼비백산 허둥지둥하는 게 우리네 인생사다.

어떤 것이 '정상'인지를 모르는 사람은 비정상의 위험상황이 도래해도 올바로 인식하거나 깨닫지 못하고 계속 자신을 위태롭게 만드는 엉뚱한 짓을 하게 된다(不知常 妄作凶).

자연법칙에 따라 순리적 삶을 산다면 무병장수는 기본이 아니겠는가(道乃久 沒身不殆). 무병장수는 인생의 목표가 아니다. 우리 몸이 무병장수의 정상상태일 때 우리는 우리 인생의 목표(그 목표가 무엇이든지 간에)를 향해 안심하고 중단 없는 행보를 계속할 수 있으리라.

우리가 타고 다니는 승용차가 고장 나면 가고자 하는 목적지를 향해 가지 못하고 자동차 수리센터에서 차를 고치게 되듯 우리 몸의 정상상태를 유지하지 못하면 크든 작든 그 고장을 수리하느라 많은 시간과 경비를 쏟아 부을 수밖에 없는 것이다. 그래서 우리는 우리 몸과 마음의 정상상태가 어떤 것이냐에 대해 알아야 하고 그것을 아는 것을 '현명하다(知常曰明)'고 말하게 되는 것이다.

고전에서 옛 성현의 가르침으로부터 삶의 지혜를 배울 때 우리의 삶은 좀 더 가치 있고 의미 있는 삶으로 승화될 수 있을 뿐 아니라 자연법칙에 따른 순리적 삶을 배워 건강하게 천수(天壽)를 누릴 수 있는 계기가 마련될 것으로 판단된다.

암·난치병이 창궐하는 이 공해시대에 좀 더 고전을 가까이해 옛 성현의 심신(心·身) 건강을 위한 신약묘방(神藥妙方)을 받아들여 자신과 가족들의 건강을 위해 활용한다면 가히 현명하다 이를 수 있겠다.

〈월간 신토불이건강 2001년 11월호〉

007

물의 힘 이용한
암·난치병 퇴치 전략

　지난여름, 태풍 루사의 위력이 어느 정도인가를 우리는 생생하게 볼 수 있었다. 자연의 위대한 힘 앞에서 인위적이고 인공적인 것들이 힘없이 무너지는 모습들을 보면서 자연과 조화를 이루며 사는 삶이 얼마나 중요한가를 다시금 되새겨보게 된다.
　태풍 루사가 몰고 온 엄청난 양의 빗물이 임야와 전답, 교량 및 시설물들을 파괴하는 장면을 통해 우리는 다시 한 번 물의 가공할 위력을 실감할 수 있었다. 물을 물로 보다가 엄청난 대가를 치르고야 물의 실상에 대해 어느 정도 새로운 인식을 갖게 되었다고나 할까?
　물의 위대한 속성에 대해 설명한 이들은 적지 않지만 그중에서도 특히 노자의 물 이야기는 우리의 삶과 관련하여 많은 시사를 던져주고 있다. 어쩌면 그가 쓴 도덕경은 물의 철학을 피력한

'수덕치세론(水德治世論)'이라고도 말할 수 있을 정도로 물 이야기가 많이 등장한다.

"가장 훌륭한 삶은 물에 비유할 수 있겠습니다. 물은 만물을 이롭게 하면서도 결코 그 어떤 대상과도 다투지 않습니다. 뭇사람들 싫어하는 곳, 낮은 곳으로 가서 자리 잡지요. 그러므로 물은 도와 가장 가깝습니다…."

역성(易性)의 장으로 이름 붙여진 제8장의 글을 필두로 물의 이야기는 정말 물 흐르듯 이어진다. 노자는 심지어 죽는다는 말조차도 물속으로 사라지는 것을 형용한 몰신(沒身)이라는 단어를 쓸 정도로 물과 관련된 표현이 많이 등장한다.

"도가 천하에 있음은 시냇물, 골짜기 물이 바다로 연결되어 있음과 같다"고 한 제32장의 대목 역시 도를 물에 비유하여 도에 대한 이해를 돕고 있다.

"바다가 여러 골짜기의 임금이 될 수 있는 까닭은 스스로 낮춤을 잘했기 때문에 능히 모든 골짜기의 임금이 된 것"이라는 66장의 글에서도 제 몸을 낮추는 물의 덕성을 잘 나타내 보여주고 있다.

"천하에 물보다 더 부드럽고 약한 것은 없지만 굳고 센 것을 공격하는 데 물보다 앞설 것은 없다. 왜냐하면 그 무엇으로도 물과 바꿀 만한 것이 없기 때문이다"라는 제78장의 글은 노자가 물의 비유를 통해 강조하려는 유약의 장점을 극명하게 보여준다. 순리적인 삶, 자연스러운 삶, 유연한 삶이야말로 노자가 도덕경 전편을 통해 누누이 강조하는 삶의 바람직한 자세인 것이다.

물의 힘으로 만병 물리친다는 仁山의학의 '水德治病論'

　노자의 무위자연(無爲自然) 사상과 여합부절하고 일맥상통하는 의학이론이 근래 세상에 제시되었으니 바로 인산 김일훈(仁山 金一勳, 1909~1992) 선생의 신약본초(神藥本草)이론이다. 일명 인산의학(仁山醫學)으로도 불리는 이 의론의 핵심사상은 의료가 불필요한 건강한 세상을 이루기 위해서는 인위와 인공, 조작, 무리를 가할 수밖에 없는 기술의 의학, 지식의 의학 한계를 극복할 수 있는 순리적이고 자연스러운 이론과 방법에 따른 치료를 지향한다는 것이다. 다시 말해 무리와 비자연이 빚은 각종 암·난치병을 극복하기 위해서는 무엇보다도 순리와 자연에 근거한 새로운 의방이 활용되어야 한다는 얘기다.

　한마디로 인위, 조작, 무리의 치료가 아닌 무위, 자연, 순리의 의방으로 다스린다면 만병은 자연스럽게 나을 수 있다는 논리인 것이다. 노자의 무위자연과 대비되는 '무의자유(無醫自癒)'라는 말로 인산의학이 추구하는 의학적 목표의 본질을 설명할 수 있겠다.

　이러한 '무의자유'의 이상적 의료를 가능케 하는 것이 바로 물의 힘을 이용해 만병을 물리치는 인산의학의 '수덕치병론(水德治

病論)'이다.

수덕치병론은 인체의 만병을 유발 생성시키는 다양한 종류의 화독(火毒)을 천상(天上) 북방(北方) 여성(女星)·허성(虛星) 등의 별 정기, 즉 수정수기(水精水氣)의 화생물(化生物)로 다스려 불의 독을 물 기운으로 풀어주어야 한다는 원리와 처방을 담고 있다. 인산의학에서는 각종 암은 물론 화공약독, 연탄독, 독사독, 심지어 핵독까지도 모두 화독으로 파악하고 있는 것이다. 우리는 심적 스트레스조차 심화(心火) 또는 심번(心煩)이라고 하지 않는가?

인산의학의 바이블이라 할 수 있는 『신약본초』의 본초학 이론에 따르면 수은독을 비롯한 각종 화공약독 해독의 신약(神藥)이

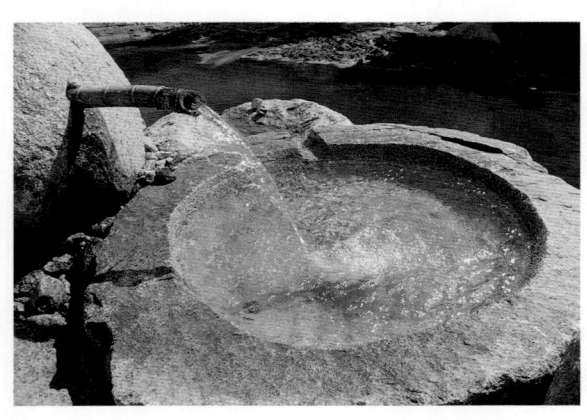

되는 토종 돼지의 약성의 근원은 북방 일곱 별 그룹 중 허성(虛星)의 수정수기(水精水氣)요, 온갖 공해독 해독의 영약(靈藥)인 집오리의 약성의 근원은 북방 여성(女星)의 수정수기라는 것이다. 또한 독사에 물려 생명이 위태로울 경우 여성 별정기로 화생하였다는 토산 마른 명태 다섯 마리를 한꺼번에 달여 그 국물을 먹여 소생시킨다는 처방도 인산의학의 대표적 묘방 중 하나다. 이는 명태 중의 어떤 성분이 독사독의 해독작용을 한다는 식의 기존의 의약학적 이론과 달리 마른 명태의 수정수기가 독사의 사화독(巳=蛇火毒)을 해독할 수 있는 신약이라는 인산의학 특유의 의학관의 소산이라 하겠다.

구전으로만 전래되어오던 옻과 다슬기(민물고둥)의 신비한 약성을 밝혀 의약학적 참 가치를 비로소 알게 한 것이라든지 고금동서 그 어떤 문헌에도 소개된 바 없었던 홍화(紅花)라는 꽃의 씨앗이, 부러진 뼈와 부서진 뼈를 신속하게 회복시켜주는 묘약(妙藥)이라는 새로운 사실을 밝힌 것은 인산의학의 높은 실용적 가치를 충분히 짐작하게 한다. 전 세계 식품영양학자와 의학자, 약학자들이 한결같이 건강에 이롭지 않다고 강조하는 소금 섭취 문제에 있어서도 양(量)을 탓하지 말고 천연 소금을 법제(法製)하여 탁월한 약성의 질 좋은 소금으로 재창조하여 만병을 다스리는 신약(神藥)으로 활용하게 한 것은 수덕치병의 한 전형으로서 시대의 병마를 해결할 혜안(慧眼) 중의 혜안이라 하겠다.

북방 여성의 별정기로 화생한 물체들, 즉 집오리, 명태, 오이 중에서 특히 공해시대 인류의 병독(病毒)을 해결하고 부족할 수 있는 원기를 보충할 최상의 신약(神藥)으로 제시된 집오리의 경우 유황을 먹여 미흡한 약성을 보강함으로써 불로장생(不老長生)의 단약(丹藥)으로 완성시킨 점은 타의 추종을 불허하는 지혜로운 안목의 대표적 실례로 꼽을 만하다. 심한 화상을 입어 심장에 화독(火毒)이 범하여 죽어갈 때 그 어떤 소생방도 없다는 결론에 도달하였더라도 토산 오이생즙을 먹여 되살릴 수 있다는 처방 역시 여성의 수정수기로 화상의 화독을 다스린다는 인산의학의 이수치화(以水治火) 원리에서 나온 것이다.

염분 함량이 상대적으로 높은 물질들, 예컨대 민들레 전초를 말린 포공영(蒲公英)을 비롯해 인동초의 꽃을 말린 금은화(金銀花) 등을 암 퇴치 신방(神方)의 약재로 즐겨 사용하는 것과 바다의 수정수기에다 금(金) 목(木) 화(火) 토(土)의 사기(四氣)를 조화시켜 새로운 물질인 죽염(竹鹽)으로 재창조하여 만병 퇴치에 활용하는 예를 통해 인체 생명의 건강에 지대한 영향을 미치는 수정(水精), 즉 소금의 정체와 실상에 대해 더없이 정확하게 간파하고 있었음을 짐작하게 한다.

현대의학적 시각, 엄밀히 말해 서양의학적 견해로도 염분농도가 2% 부족하게 되면 갈증이 나게 되고, 4~5% 부족하면 피로감을 느끼게 되며, 10% 이상 부족하면 생명이 위태로워진다고 파악하고 있다. 그러면서도 소금의 질에 따라 인체에 미치는 작용이 크게 달라지리라는 개연성과 실제의 그러한 사실에 대해서는 밝혀 놓은 자료가 전무하다시피 한 것이 오늘의 현 실정이다.

　이렇듯 고금동서 어느 문헌과 이론에서도 비슷한 유례를 찾아 볼 수 없는 독창적 이론일 뿐 아니라 그 효과가 실제로 이론을 뒷받침한다는 점 때문에 인산의학의 수덕치병론은 수많은 사람들에게 광범위한 공감대를 형성해가고 있다. 물 흐르듯 자연스러운 삶이 훌륭한 삶이듯 현대 난치병을 다스리는 것 역시 물 흐르듯 자연스러워야 한다고 필자는 확신하고 있고 그것이 바로 인산의학의 수덕치병론의 핵심사상이라고 생각하는 바다. 또한 순리자연의 '참 의학'에 의지하여 질병을 다스리는 것이 병 없이 건강하게 천수(天壽)를 온전히 누릴 수 있는 대도(大道)임을 믿어 의심치 않는다.

〈월간 신토불이건강 2003년 2월호〉

008

마음의 분노가 부르는 질병과 재난

지난 8월 23일 경남 함양의 인산농장에서 열린 제1차 쑥뜸강연회 때 필자와 함께 모인정(慕仁亭)에서 담소를 나눈 이들은 아마도 그날따라 유난히도 많이 모인 매미들을 보면서 신기하게 여겼던 기억들을 갖고 있을 것이다.

강연 시에도 사람을 제외한 뭇 생명들 가운데 가장 선사(禪師)다운 면모를 지닌 존재라는 점을 설명하기도 해서 정자에 모인 수십 마리의 매미들이 '마음(맴)수련'을 마치고 이승에서의 삶을 마감하는 모습들을 보면서 왠지 처연하다는 느낌들을 잠시 공유했던 기억이 난다.

지난해 엄청난 재난을 몰고 왔던 태풍 '루사'의 악몽이 또다시 되풀이되지 않을까라는 막연한 우려가 마침내 즐거워야할 민족 명절인 추석 연휴기간에 현실로 나타났다. 엄청난 파괴력을 과시하며 이 땅의 동남부를 강타하고 지나간 이 태풍의 이름이 하필 '매미'로 명명되어 기이한 느낌을 갖게 한다.

마음의 중요성을 노래한 '매미의 法門'이 상징하는 것

여름내 마음의 중요성에 대한 법문(法門)을 '맴맴' 하며 노래하던 매미가 사라질 즈음 사람들 마음속에 타오르는 '분노의 불길(火)'이 초래한 것으로 여겨지는 자연계의 분노의 상징인 풍마(風魔)와 우마(雨魔)가 등장해 괴성의 포효를 통해 엄청난 재난을 예고하는 소리를 우리는 들을 수 있었다. 자연계의 마음속에 분노가 일면 평화롭기만 하던 바다는 성난 물결들로 들끓고 산은 곳곳이 붕괴되며 강하천이 범람하고 도시의 시설물과 구축물들이 파괴되며 나무는 뿌리째 뽑혀 쓰러지게 된다.

우리들 마음속의 분노도 이와 크게 다를 바 없다는 필자의 생각을 지나친 비약이라고 일축할 수도 있겠지만 우리 사회와 나 자신의 건전, 건강을 위하여 다 같이 생각해볼 필요가 있을 듯싶다. 천심(天心)이 따로 있는 게 아니고 '인심(人心)이 곧 천심(天心)'이라고 역설한 옛 성현들의 가르침을 되새겨볼 필요가 있겠다. 대입 수험생들의 마음이 얼어붙는 수능시험 날, 해마다 예외 없이 하늘의 마음도 얼어붙어 날씨가 크게 추워지는 현상은 그 좋은 예라 하겠다.

지난여름, 우리 사회는 정계의 신당 창당문제를 비롯해 노동계의 철도노조 파업, 화물연대 파업, 부안 위도의 핵 폐기장 건설 반대시위 등 민심을 분노로 들끓게 만든 수많은 일들을 안타까운 마음으로 지켜본 바 있었다.

그 파업과 시위의 무대였던 부산 부두의 대형 크레인이 마치 도미노 현상처럼 쓰러졌고 대형 배들을 비롯한 수많은 배들이 파손되었으며 철로로 내려온 흙더미로 인해 기차가 선로를 이탈하는 등 태풍 '매미' 의 피해는 곳곳에서 속출하였다. 아무리 자연계에서 하는 일이라고는 하나 우연의 일치라고 치부하기에는 뭔가 석연치 않은 부분이 적지 않음을 느낀다.

우리들 마음속 분노의 불길을 잠재울 妙方은 없는가

우리 인류사에서 언제부터인가 물질의 가치에 치중한 나머지 마음의 중요성에 대해서는 아예 생각조차 않고 사는 사람들이 더욱 많아지게 된 것이 결과적으로 이 지구를 '아수라장' 으로 만들어간 원인으로 작용하지 않았을까 하는 생각이 든다. 여름 한철, 매미가 우리들에게 들려주는 법문-"맴(마음)맴(마음)"의 의미를 되새겨보면서 우리들 마음속에서 시도 때도 없이 번지는 분노의 불길을 잠재울 묘방-선정(禪定)을 통해 자신을 되돌아보고 자신의 마음을 다스려 심신(心·身)의 평화와 건강을 회복할 수 있기를 기대해 본다.

"사람의 마음은 위태롭기 그지없고(人心唯危) 도덕과 양심에 따라 살려는 마음은 미약하기 짝이 없으니(道心唯微) 세심한 성찰과 한결같은 마음이라야(唯精唯一) 인생노정에서 중심을 잃지 않고 바른 길을 갈 수 있게 되리라(允執厥中)"는 중국 고전 '서경(書經)'의 한 구절이 떠오른다. '자신에게 일어나는 모든 것, 세상에서 일어나는 모든 것들이 오로지 우리들 마음 씀씀이의 결과로 나타나는 것(一切唯心造)'이라는 석가모니 부처님의 가르침 역시 세상만사의 근저에 자리한 '마음'의 중요성과 위대성을 일깨워주는 명언으로 전해오고 있다.

"위정자는 늘 마음을 비우고 언제나 백성의 마음으로써 제 마음을 삼는다(聖人無常心 以百姓心爲心)"고 강조한 노자의 가르침 또한 마음속에서 사리사욕(私利私慾)을 버리는 것이 세상 다스림의 첫걸음이 된다는 점을 분명하게 밝히고 있다. 옛 성현들께서 그토록 강조한 마음의 위대한 속성을 이해하고 그 가치를 십분 활용한다면 우리들의 삶의 질은 크게 향상될 것으로 생각된다.

제 마음속 증오와 분노가 '죽음의 병' 부른다

각설하고 이쯤에서 말머리를 돌려 '마음의 건강학'에 대해 말해 보기로 하자. 우리들 마음속에서 끊임없이 일어나는 증오와 분노의 마음은 엊그제 우리들이 목격한 그 무서운 태풍 '매미'를 만들어내는 원동력에 해당된다 하겠다.

우리 국가나 사회에는 철학적인 것이든, 문화적인 것이든 아무튼 보이지 않는 어떤 질서가 존재하는데 어떤 원인에 의해 그것의 일부 또는 상당 부분이 교란되거나 파괴될 경우 걷잡을 수 없는 파국으로 치달을 수밖에 없게 된다.

태풍 '매미'의 파괴 현장은 우리들 눈에 잘 띄므로 신속한 복구를 위해 다 같이 노력하게 되지만 문제는 눈에 보이지 않는 정신 질서의 파괴 현장은 우리들 눈에 보이지도 않을뿐더러 알아보려고도 하지 않기 때문에 그대로 방치되기 일쑤여서 우리 국가나 사회를 혼란에 빠뜨리고 병들게 하고야 만다는데 문제의 심각성이 있다 하겠다. 그리고 그보다 더 중요한 문제는 제 마음속의 증오와 분노가 국가와 사회를 병들게 하기에 앞서 자기 자신부터 해결 난망의 난치병에 걸려 비명횡사(非命橫死)하게 만들 가능성을 높인다는 데 있다.

만병(萬病)의 근원인 마음의 병을 도외시한 채 상대적으로 덜 중요한 육신의 병증에만 매달려 치료하려는 노력은 대개 근본 치료효과를 얻지 못하고 일시적 호전이나 통증의 완화, 임시 복구 이상의 효과를 기대하기 어려운 게 사실이다. 먼저 자연법칙에 어긋난 삶을 살고 있지 않은지, 순리(順理)에 따른 섭생(攝生)을 하고 있는 것인지, 마음속에 증오와 분노의 불길이 타오르고 있지는 않은지 살펴보고 나서 원기를 보강하면서 병증들을 다스려 나가는 현명한 의방(醫方)을 실천하는 게 무병장수(無病長壽)의 바른 도리라 하겠다.

탐욕, 분노, 어리석음의 세 가지 독을 치유할 妙方

중국 당나라 때 명의 손사막(孫思邈)은 분노의 마음이 사람의 기력을 약화시키고 기력이 약화되면 만병이 생기게 된다며 '마음 다스림'의 중요성에 대해 특히 강조한 바 있다.

"분노의 도가 지나치면 원기가 손상되고(怒甚便傷氣)/생각이 너무 많으면 정신적 문제가 발생한다네(思多太損神)/몸의 피로가 마음의 건강을 해치며(身疲心易役)/원기가 약화되면 온갖 질병 발생한다네(氣弱病相因)…."

탐욕과 분노, 어리석음(貪·嗔·痴)을 세 가지 독으로 분류하고 그 치료책으로 계율과 선정, 지혜(戒·定·慧)의 세 가지 공부를 통해 해결할 것을 제시한 불문(佛門)의 가르침 역시 결론은 모든 것의 원인으로 작용하는 마음을 잘 다스려야 한다는 데로 모아지고 있다.

이번 태풍 '매미'의 성난 모습을 보면서 여름 한철 매미가 우리들에게 들려준 '맴(마음)의 법문'을 다시 한 번 상기해 보는 것도 좋을 듯싶다. 마음의 조화와 균형이 몸의 조화와 균형을 부르고 나아가 인간관계의 조화와 균형을 이루게 하여 세상을 평화롭게 하리라는 믿음을 필자는 여전히 버리지 못하고 있다.

〈월간 신토불이건강 2003년 10월호〉

009

'정신생명'에는
生老病死가 없다

깊고 깊은 산속, 이곳에
안개 마시며 사는 신선이 있네
사는 곳은 세상과 거리가 멀고…
그가 들려주는 얘기는 늘 시원해
한여름에도 마치 가을 분위기라네
그윽한 숲속 시내에는 맑은 물 흐르고
높은 소나무에서는 바람 소리 들리네
그 속에 반나절만 앉아 있어 보시게
백년 시름을 잊게 될 테니…

有一餐霞子 其居諱俗遊
論時實蕭爽 在夏亦如秋

幽澗常瀝瀝 高松風颼颼
其中半日坐 忘却百年愁

   오랜 은둔생활을 통해 수많은 기이한 일화와 주옥같은 시들을 남긴 중국 당나라 한산(寒山)의 시다. 힘들고 복잡한 일상을 벗어나 만사를 잊고 한 번쯤 들어가 쉬고 싶은 곳, 그런 곳을 한산은 우리들에게 보여주고 있다. 인간관계와 세상일에 얽히고설켜서 살다보면 가슴 한 켠에서 번민과 고뇌가 싹트게 마련이다. 탐욕과 성냄, 이해부족의 세 가지 독소(毒素)는 육신의 탈을 쓰고 있는 한 완전히 배제하고 산다는 것이 그리 생각처럼 쉽지 않다.

   공자(孔子)께서 제자 안연(顔淵)의 물음에 극기복례위인(克己復禮爲仁), 즉 자신의 사리사욕(私利私欲)을 극복하여 자연과 인간 본연의 질서에 합치되도록 하는 것이 인(仁)의 참뜻이라고 대답한데서도 극기의 어려움과 중요성을 짐작할 수 있겠다.

   노자(老子) 역시 백성들에게 삶의 표준으로 현소포박(見素抱朴)과 소사과욕(少私寡欲)을 제시한 바 있다. 염색하기 전의 천연섬유 그대로를 소(素)라 하고 가공하기 전의 통나무 그대로를 박(朴)이라 한다. 지나치게 꾸미거나 다듬어지지 않은 채로 살아갈 것과 사적인 자기만의 이익과 욕심에 집착하지 말 것을 강조한 가르침이다.

   노자는 이어 '위정자가 이름 없는 통나무처럼 욕심 없이 무위자연으로 다스린다면 세상은 저절로 바른 길로 가게 될 것(無名之樸 夫亦將不欲 不欲以靜 天下將自正)'이라고 덧붙였다.

불가(佛家)에서는 사람의 심신(心身)을 병들게 하는 세 가지 요소로 탐욕(貪), 성냄(瞋), 어리석음(痴)을 꼽고 이를 삼독(三毒)이라 하여 경계하였다. 삼독을 제거하는 방법으로 삼학(三學)을 제시하였는데 삼독의 독성을 풀어줄 방약으로는 첫째로 계율을 배워 그에 따를 것(戒), 둘째로 참선을 통해 마음의 불길을 진정시킬 것(定), 셋째로 지혜를 늘려 슬기롭게 판단할 것(慧) 등을 가르쳤다. 즉 도(道)와 이치에 맞게 마련한 행동지침에 따라서 자연스럽게 탐욕의 함정으로부터 벗어나고 분노의 불길과 고뇌의 파랑(波浪)을 진정시켜 마음의 평화를 회복하며 지혜와 진리의 등불(法燈)을 밝혀 바른 길로 들어가 목표 지점에 도달할 수 있도록 하라는 얘기다.

先覺者들의 가르침을 이정표 삼아야

고금동서 성현들은 선각자(先覺者)적 입장에서, 갈 길 찾아 헤매는 사람들에게 나름대로 깨달은 바에 근거해 길을 제시함으로써 세상 사람들에게 훌륭한 이정표로서의 역할과 기능을 하고 있다. 다만 시대와 문화의 배경이 다른 만큼 표현 양식이 같지 않아 전혀 다른 뜻으로 들릴 수도 있겠지만 잘 음미해 보면 이내 같은 뜻을 다른 말로 표현했음을 감지할 수 있게 된다.

시간과 공간을 초월하여 그 가르침이 전파되고 많은 사람들에 의하여 삶의 이정표로 받아들여지는 제 경전(經典)과 주요 고전(古典)을 애송 애독해야 할 소이(所以)가 여기에 있다 하겠다. 누구나 배고플 때 밥 먹고 목마를 때 물 마실 줄 알지만 제 정신생명의 영양 부족과 병들어 황폐화되어 가는 심각성에 대해서는 별다른 문제의식을 갖지 못하는 형편이다.
　정신생명의 건강상태가 악화된 뒤에 육신생명의 건강이 무너지게 됨을 감안하지 않은 의료는 '반쪽 의료'라고 할 수밖에 없고 효과 또한 기대하기 어려운 법이다. 왜냐하면 정신생명이 인간생명의 핵심이고 우선이며 상대적으로도 더욱 중요한데 그것

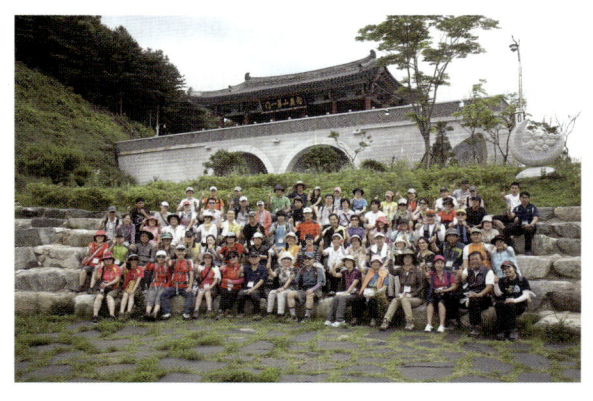

을 도외시하고 지엽적 문제에만 집착하기 때문이다.

나무에 병이 들면 뿌리에 거름과 물을 주려 하지 않고 시들어가는 가지와 잎에다 서둘러 거름과 물을 준다 해서 나무 건강이 되살아나겠는가. '우둔한 개에게 돌을 던지면 돌을 좇아 달려가지만 영리한 사자에게 돌을 던지면 돌 던진 사람을 좇아 달려간다'는 옛사람들의 얘기가 시사하는 바를 재음미해 보시기 바란다.

현대 의료체계가 인접 과학 발전에 힘입어서 적어도 겉모양으로는 화려하고 눈부시지만 각종 현대 난치병 앞에서는 속수무책인 데다 병고로 신음하며 두려움 속에 죽어가는 환자를 의료진이 손 놓고 구경만 할 수밖에 없는 게 오늘의 현실 아닌가.

눈부시게 발전했다고 잘 홍보된 '현대의학'만 믿고 아무런 건강대책 없이 살아가는 대다수 사람들이 죽음의 병과 맞닥뜨려서야 사태의 심각성을 깨닫고 혼비백산 동분서주하는 광경은 참으로 슬픈 이 시대의 초상이다.

비단 의학뿐만 아니라 다른 학문이나 농사, 경제를 비롯해 제반 분야에서도 겉으로는 화려하지만 속은 그렇지 못한 '외화내빈(外華內貧)'이 적지 않다. 별생각 없이 그런데 끌려 다니다 보면 우선 실속도 없으려니와 암이나 난치병의 경우 비명횡사(非命橫死)의 가능성마저 부쩍 높아질 수 있음을 염두에 두어야 하겠다.

제 생명의 문제를 다양한 의견에 대한 신중한 검토 없이, 또는 한쪽 말만 듣고 경도되어 경우와 사리(事理), 도리(道理)에 합치되는 것인지의 여부에 대한 제 나름의 검증도 없이 타인에게 쉽게 위임해 버리는 경솔함은 어떤 이유로도 이해하기 어려운 부분이다.

정신생명의 기초 튼튼하면 병들지 않아

자녀들은 육신생명의 씨앗이자 인연이지만 제 인생의 유전에 있어서 씨앗은 마음(心)이고 그 마음의 씨앗은 이른바 얼 생명이라 불리는 성(性)으로서 본성(本性), 진성(眞性), 불성(佛性) 등 다양한 이름으로 불린다.

가지와 잎을 손질하는 지엽적인 일도 소홀히 해서는 안 되겠지만 제 생명의 뿌리에 거름과 물을 주는 일부터 우선적으로 공들이는 게 순서일 것이다. 정신생명의 건강을 위한 유·불·도(儒佛道) 삼가의 제 경전을 비롯해 천주교·기독교·힌두교 등의 제 경전에 수록된 성현들의 가르침을 통해 제 정신생명의 건강부터 잘 챙기는 게 건강 환경이 극히 악화된 '오늘을 사는 지혜'라 하겠다.

거듭 강조하건대 일시적으로 병마에 시달리더라도 '정신생명'의 기초가 튼튼하면 아무런 문제가 없겠지만 정신생명이 약화되거나 병들면 몸은 자연히 돌이킬 수 없는 병으로 인해 소멸하게 된다는 점을 잊지 말 일이다.

〈월간 신토불이건강 1999년 8월호〉

010

天壽 누리려면
'自然으로 돌아가라'

'자연(自然)에서 태어나, 자연에서 살다가, 자연으로 돌아가는 것'이 인생(人生)인데도 자연을 모르고 도리어 자연을 파괴하면서 자연을 등진 채 부자연(不自然)의 무리(無理)한 삶을 살다가 자연계로부터 주어진 본래의 수명, 즉 천수(天壽)조차 온전히 누리지 못하고 비명(非命)에 가는 비운(悲運)의 사람들이 너무도 많은 것에 내심 안타까운 마음을 금하기 어렵다.

어찌 보면 이는 제도 교육이, 복잡다단한 현대사회의 구성원들에게 '자연'을 가르치지 않고 인위, 인공, 조작, 기술, 지식의 주입식 교육, 다시 말해 세뇌(洗腦)를 통해 마치 말을 길들이듯이 사람을 길들여온 결과로 나타나는 피할 수 없는 현상이라 할 것이다. 국가나 지방자치단체, 기업, 기타 조직의 구성원이기에 앞서 누구나 하늘을 머리에 이고 땅을 딛고 다른 생명체들과 함께 부대

끼며 살아가는 자연계의 한 존재라는 사실을 다 같이 제대로 인식하지 못한 채 살아가는 것이 본질적 문제라 할 것이다.

자연은 인간과 만물의 어머니임에도 유독 인간만은 제 어머니를 모르는 데다 오히려 어머니를 외면하고 등지고 괴롭히는 우(愚)를 범함으로써 그에 따른 대가를 받게 된다. 자연계는 1차 경고를 하고 또다시 2차 경고를 보낸 뒤 전혀 개전(改悛)의 정(情)이 보이지 않고 자기를 혁신하려 노력하기보다는 도리어 엉뚱한 방향으로 치닫는 무명(無明)의 행(行)에 대해 '꽃은 피고 이윽고 지듯이' 무상(無常)의 처분을 내리게 된다. 모든 것이 덧없다는 불변의 진리(眞理)에 따라 성주괴공(成住壞空)의 과정을 거쳐 소멸의 결과를 맞게 되는 것이다.

"천하의 모든 것은 그 시작이 있게 마련인데 그것을 천하의 어머니라고 하겠다. 그 어머니를 터득하게 되면 그 아들을 알 수 있게 되고 그 아들을 알게 된 뒤에는 그 어머니를 지킬 수 있게 됨으로써 스스로 세상에서 사라지는 날까지 위태로울 일이 없게 된다.(天下有始 以爲天下母 旣得其母 以知其子 旣知其子 復守其母 歿身不殆-老子 道德經 제52장)"

BC 6세기경에 생존했던 노자의 이 가르침은 자신을 낳아준 어머니 격인 자연, 그리고 그 자연 속으로 놓인 소통의 통로인 도(道)를 인식하고 그 도를 좇아 자연에 순응하여 살 경우 이 세상에서 생애를 마치고 사라지는 날까지 위태로울 가능성이 거의 없다는 점을 분명하게 밝힌다. 자연스러운 삶, 이치에 부합하는 순리적 삶을 통해 질병 없는 세상, 재액(災厄)을 만나지 않는 신천지(新天地)에서 제게 주어진 수명을 온전하게 누리며 건강하고 행복한 삶을 영위할 수 있다는 분명한 메시지를 전해 준다.

중요한 것은, 우리 인류가 성현들의 목소리를 통해 전달되는 자연계의 차원 높은 메시지를 어떻게 이해하고 받아들여 자신의 삶의 나침반으로 삼느냐 하는 문제라고 하겠다. 제 삶의 훌륭한 이정표들이 곳곳에 세워져 있더라도 관심 부족과 인식 부족, 성의 부족으로 제대로 알아보지도 못한 채 무심히 지나치게 되고 더 나은 삶의 길을 찾으려는 간절한 노력 없이 데면데면 살아가는 자세로 인해 자기혁신은 고사하고 그릇된 삶의 방식에서 크게 벗어나지 못하게 되는 것이다. "자연으로 돌아가라(Retour a la nature)"는 명언으로 세상에 잘 알려진 프랑스의 사상가 장 자크 루소(Jean-Jacques Rouss eau, 1712~1778)는 불우한 어린 시절을 보낸 까닭에 제도권 교육과는 처음부터 거리가 멀고 그 혜택을 거의 받지 못하고 자랐으나 워낙 폭넓게 '산 공부'를 치열하게 함으로써 인구(人口)에 회자(膾炙)되는 수많은 명언을 남겼다. 철학자, 교육학자, 음악가, 음악평론가로도 왕성한 활동을 했던 그는 이성(理性)의 시대를 끝맺고 낭만주의를 탄생시킨 사상을 전개했는데 그의 개혁사상은 음악을 비롯한 여러 예술에 혁신을 가져

왔고 사람들의 생활방식에 큰 영향을 끼쳤으며 자녀에 대한 부모의 교육방식에도 지대한 변화를 일으킨 바 있다.

'교육의 목적은 기계를 만드는 것이 아니라 인간을 만드는 데 있다'고 전제한 뒤 식물은 재배함으로써 자라고 인간은 교육을 함으로써 사람이 된다는 말로 참 교육의 바른 길을 제시했고 건강 문제에 있어서도 의료 자연주의를 역설해 인류를 위한 '참 의료의 큰길'이 어떤 것인지에 대해 일깨워준 바 있다.

"나는 의사들이 우리를 위해 어떤 병을 치료해 주는지 알지 못한다. 그러나 그들이 우리에게 아주 치명적인 증세를 안겨준다는 것은 알고 있다. 예를 들어 무력증, 소심함, 경솔한 맹신, 죽음에 대한 공포 등이다. 의사들은 인간의 육체를 치료하면서 그 대가로 인간의 용기를 죽여 버린다. 그들이 시체를 걷게 만든다는 사실이 우리에게 어떤 의미가 있는가? 우리에게 필요한 것은 진정으로 살아 있는 사람이다. 그러나 그 누구도 그들의 손에서 그런 사람이 걸어 나오는 것을 보지 못했다."

북으로 덕유산, 남으로 지리산의 고산준령들로 에워싸이다시피 한 청정지역 함양, 거창, 합천, 산청 고을에 살면서도 자연을 외면하거나 등진 채 살아가는 사람들이라면 천수를 온전하게 누리기 위해서라도 노자 도덕경과 장 자크 루소의 자연주의가 이 시대의 인류에게 궁극적으로 무엇을 일깨워주고 있는지 곰곰 생각해 보기를 바란다.

〈'주간함양' 신문 2011년 3월 28일자〉

2장

물 흐르듯
順理 자연의 삶을 산다
善攝生

011 해결하기 쉬울 때 다스리는 지혜
012 권병호 옹과 스코트 니어링의 삶
013 물 흐르듯 자연스럽게 사세요-上善若水
014 順理와 自然이 治病의 핵심이다
015 암벽 등반에서 얻는 癌 극복의 교훈
016 無欲自足은 건강장수의 妙法
017 질병의 뿌리는 無理와 不道
018 혹한이 빚어낼 梅花香을 그리며
019 생각을 바꾸면 치료 못할 병은 없다
020 送舊迎新의 시기, 去惡生新의 기회
021 진정한 富者와 長壽者의 삶
022 바른 生覺 속에서 살길이 열린다
023 道에 따른 의방은 無醫自癒
024 自然의 이치에 맞게 살면 건강하다
025 順理와 自然이 의학의 正道

011

해결하기 쉬울 때
다스리는 지혜

　세상에서 시도 때도 없이 발생하는 수많은 사건·사고들은 때로는 우연인 것처럼 보이기도 하지만 잘 관찰해 보면 대개 명백한 원인에 의해 잉태되어 자라고 태어나는 인과(因果)의 법칙을 벗어나지 못한다. 그것은 마치 암(癌)이라는 결과는 암이 되지 않을 수 없는 자연환경, 신체조건, 무리와 비자연(非自然)에 따른 심신(心身)의 부조화, 혈액의 오염과 기력(氣力)의 약화 등 복합적 원인들에 의해 나타나는 것과 같은 이치라 하겠다.

　병의 근본 원인에 대해 충분하게 인식하고 대처하지 않을 때 일시적 병세 호전을 기대할 수 있겠지만 근원적 해결은 어려울 것이다. 세상의 크고 작은 모든 사건·사고 역시 철저히 결과를 분석하여 원인을 찾아내고 그 원인을 원천적으로 제거하여 문제의 발생을 사전에 예방하지 못한다면 비슷한 사건 사고는 끊임없이 되풀이될 것이다.

　입에 담기조차 민망스러운 삼풍백화점 참사와 성수대교 붕괴 같은 대형 사고는 참으로 끔찍한 악몽의 현장이었지만, 과거와 현재의 '위험한 세상'을 '안전하고 살기 좋은 세상'으로 바꿀 수 있는 값진 교훈들을 헤아릴 수조차 없을 만큼 찾아낼 수 있는, 그야말로 우리 사회 전체의 생생한 교육장이요, 재앙을 복으로 바꿀 전화위복의 기회이기도 했었다.

　그럼에도 불구하고 우리 사회는 크고 작은 사건 사고가 발생할 때마다 서로 책임회피와 전가, 사건 사고의 본질 흐리기, 시급히 문제 덮어버리기 등의 괴이한 처리방식을 통해 별다른 '교훈집'을 만들지 못하고 잊어버리거나 세월의 물결에 휩쓸려가 버리게 만드는 우(愚)를 반복해 왔다.

　가뭄대책이라는 것이 별궁리, 별소리, 별짓을 다하다가도 비만 내리면 그것으로 끝이고 장마대책이라는 것도 똑같이 별의별 궁리와 계획을 추진하다가도 비만 그치면 '기억상실증'에라도 걸린 것처럼 하늘을 바라보며 천우신조(天佑神助)라 반기면서 일손을 놓는다.

　이듬해 가뭄과 장마는 또 그때 가서 생각하기로 하고 골치 아픈 일, 골치 아픈 소리와 담 쌓고 또다시 일상적 업무로 복귀하여 그럭저럭 잘 지낼 궁리나 하게 된다. 이러한 '안일무사주의'가 어찌 일부 공무원들만의 일이며 특정 회사원들만의 일이겠는가.

또한 세상일을 그렇게 하는 사람들이 제 자신의 심신(心身)이라고 별달리 뾰족한 관리 방식이나 문제의 사전 예방 노력을 기울일 수 있을 것으로 기대할 수 있겠는가.

자신과 남, 인간과 자연, 마음과 자연현상, 몸과 우주, 근본과 지엽(枝葉), 질병과 건강, 삶과 죽음 등 안팎을 이루는 상호관계의 균형과 조화를 유지하지 못한다면 사건·사고·질병·재난 등 어떤 형태의 결과로든지 나타나게 되는 것이다.

생각 없이 사는, 즉 통찰과 각성 없이 사는 생명체는 그야말로 고깃덩이요, 얼빠진 물질적 존재에 불과할 뿐이다. 얼빠진 인간, 얼간이가 아닌 다음에야 대낮 무면허 음주운전으로, 혼잡한 시장통을 고속 질주하여 사람들을 다치게 하겠는가(6.19 저녁 뉴스, 경동시장 차량 질주사건).

자기 패거리 욕을 하였다고 상대를 죽이려고 벼르다가 영문도 모르는 엉뚱한 사람을 처참하게 죽이는 사건을 과연 제정신 가진 사람이 저지르겠는가(6.19, 일간신문 보도사건).

네 살배기 여아를 유인하여 이상한 짓거리를 하려다 살해한 최근의 사건을 비롯해 이 세상에 나타나는 크고 작은 많은 사건 사고들의 인과(因果)가 분명치 않은 것은 무성(無聲), 무취(無臭), 무형(無形)의 정신적 황폐화와 도덕적 타락, 얼의 빠짐 등이 한 원인으로 작용하지 않았나 생각된다. 해인사 청동대불 조성을 둘러싼 잡음과 시비, 집단행동도 그러려니와 도올 김용옥 박사의 방송출연 돌연 중단 후 출국 등의 일들에서 우리 사회의 성숙도를 가늠할 수 있는 '토론문화'의 부재(不在)를 다시금 확인하게 된다.

제 생각을 허심탄회하게 털어놓을 기회를 근원적으로 틀어막는 이런 유형의 폭압적 자세가 진시황 시절도 아닌 오늘 우리 사회에 존재한다는 것은 정말 슬픈 일이다. 막말로 하고 싶은 말도 제대로 못하는 세상이라면 이 얼마나 한심스러운 사회이며 그 무슨 일인들 올바로 이해, 수용될 수 있겠는가.

살아서 '불세출의 신의(神醫)'로 일컬어지셨던 선친 인산 김일훈(仁山 金一勳, 1909~1992) 선생께서는 서기 2000년 이후부터 정신의 손상, 즉 온전하지 못한 정신의 소유자들이 병적으로 늘어

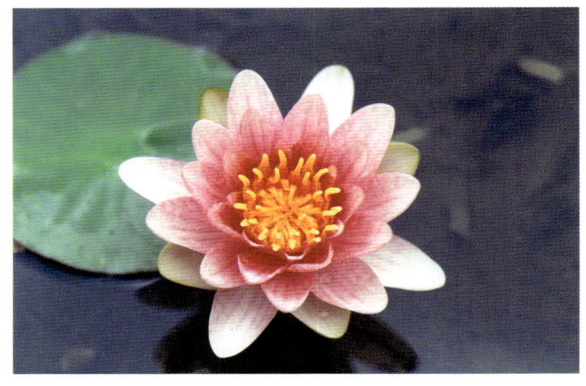

나게 되고 소위 그 '상신병(傷神病)'으로 인한 폐해가 적지 않다며 그 원인과 대책까지 일찍이 언명(言明)하신 바 있다.『신약본초(神藥本草)』라는 유저(遺著)에 핵심내용이 수록되기도 한 그 폐해가 오늘날 서서히 고개를 들고 있음에 불안감을 떨치기 어렵다.

"해결하기 어려워질 일을 미리 해결해야 하고(圖難於其易) 일이 커지기 전에 속히 처리하는 게 바람직하리라(爲大於其細). 왜냐하면 천하의 어려운 일도 쉬운 데서 비롯되고(天下難事 必作於易) 천하의 큰 사건도 사소한 부주의에서 시작되기 때문이다(天下大事 必作於細)" (老子道德經제63장).

무위자연(無爲自然)의 철학에 기초한 노자의 이 가르침을 지금 우리가 명심하지 않는다면 또 미리 대비하지 않는다면 우리는 더 크고 더 많은 사건·사고의 희생과 대가를 치르게 되지 않겠는가.
세상일이든, 자신의 생명의 건강문제이든 일의 해결이 어려워지기 전에, 그 일이 감당하기 어려울 정도로 확대되기 전에 미리 대책을 마련해 다스리는 것이 현명한 삶의 자세라 생각된다.

〈월간 신토불이건강 2001년 7월호〉

012

권병호 옹과 스코트 니어링의 삶

　이웃에 사는 권병호 선생과 김은아 여사 내외는 올해 96세, 93세의 나이임에도 세월을 잊은 듯, 나이를 잊은 듯 젊게, 아름답게 살아가는 분들로서 많은 사람들에게 존경과 부러움을 사고 있다. 우선은 그 나이 되도록 사신 것 자체만으로도 흔치 않고 쉽지 않을 뿐만 아니라 자연과 동화되어 소박한 삶을 영위하는 전원생활은 그야말로 한 폭의 그림이요, 또한 바랄 것도 구할 것도 없이 마치 물 흐르듯 사는 '무욕(無慾)의 삶'은 보는 이들로 하여금 많은 것을 생각하게 한다.

　우선 자연계로부터 주어진 수명을 온전하게 다 누리되 어떻게 하면 사는 동안 건강하고 행복하게 살 수 있을 것인가라는 명제에 대해 시사하는 바 적지 않다는 점을 들 수 있겠다. 그리고 지혜롭고 가치로운 삶의 전형을 몸소 실천해 보임으로써 백 마디, 천 마디의 말보다 단순·소박하기 그지없는 '말 없음의 교훈' 이 훨씬 더 많은 감동을 줄 수 있다는 사실을 깨닫게 해준다.

스코트와 헬렌 부부의 지혜롭고 소박한 농사꾼의 삶

자연법칙에 따라 조화로운 삶을 살아야 건강하고 행복할 수 있다는 믿음을 토대로 실제 그와 같은 삶을 구가하였던 사람들이 세계 도처에 적지 않지만 그중에서도 특히 세상에 널리 알려진 이는 아마도 스코트 니어링과 헬렌 니어링 부부가 단연 으뜸이 아닌가 싶다. 마흔다섯 살의 스코트와 스물네 살의 헬렌이 만나 그 뒤 55년간 이어진 그들의 삶은 한마디로 지혜롭고 소박한 농사꾼의 삶이었다.

그들이 처음 도시를 떠나 살았던 기록 '조화로운 삶' 은 당시 미국에서 '자연으로 돌아가자' 는 귀농(歸農)운동의 불을 지폈으며 도시 삶에 지친 수많은 사람들에게 '자연(自然)과 동화되어 사는 삶' 의 소중함을 일깨워주는 계기를 제공하는 등 지대한 영향을 미친 바 있다. 뒤이어 출간된 '조화로운 삶의 지속' 은 앞 책의 후속편으로, 먼저 살던 곳이 스키 휴양지로 개발되자 다시 메인 주 시골로 옮겨 26년간 창조의 삶을 꾸려간 이야기가 소개되어 있다.

'조화로운 삶' 이 니어링 부부가 세운 삶의 원칙과 철학에 대한 내용이라면 후속편 '조화로운 삶의 지속' 은 그들이 자신의 철학을 농사, 집짓기, 공동체 생활 속에서 실천한 이야기로서 다 같이 자연에 순응해 사는 삶의 소중함을 강조하고 있다. 이들은 이들 책을 통해 사철 변화에 따른 농법, 나무로 집짓기, 돌집 짓기, 그들만의 잡초 제거법, 유기농과 거름 만들기, 튼튼하고 바람 잘 통하는 태양열 온실 만들기 등 조화로운 삶을 이어가기 위한 방법들을 구체적으로 제시하고 있다.

특히 이들 부부가 자연에 순응해 사는 삶의 기쁨에 대해 토로한 대목은 잔잔한 감동을 주기에 충분하다.

"담백하고 간편하게 조리한 음식, 돈이 적게 드는 소박한 먹을거리는 자연에 더 가까워 몸을 훨씬 더 튼튼하게 추슬러 준다. 푼돈을 아끼며 사는 살림이라도 맑은 영혼을 지니고 있다면 온 식구가 불가에 둘러앉아 기쁨을 나눌 수 있다."

한국의 스코트 니어링, 권병호 옹의 건강 비결

우리가 잘 알고 있는 『조화로운 삶』의 저자 스코트 니어링과 헬렌 니어링은 평생 병원과 약국을 멀리했던 사람들이다. 1983년 스코트 니어링은 100살 되던 해, 아내의 양해를 구하고는 곡기(穀氣)를 끊고 스스로 영면(永眠)에 들었다. 8년 뒤 아내 헬렌 니어링은 두 사람의 삶과 활동을 정리한 책 『아름다운 삶, 사랑, 그리고 마무리』를 펴내고 몇 년 뒤 남편의 뒤를 따라 세상을 떠났다.

철저한 자급자족으로 직접 돌집을 짓고 하루 4시간만 노동하고 4시간은 음악이며 그림 등 창작 활동에 쓰고 다시 4시간은 저술 등 자기계발의 시간으로 쓴다는 강령을 스스로 정하고 끝까지 실천한 두 사람은 죽음이 끝이 아니라 새로운 출발이라고 생각했다.

경남 함양에는 올해 96세의 권병호 옹이 93세의 아내와 함께 건강하게 살고 계시다. 필자가 기거하는 인산동천 양진원 인근에 살고 계신데, 종종 지나다 들러 뵙곤 한다. 96세임에도 정정하게 사시는 그분이 생각하고 말하는 것 자체가 건강 장수 비결이라는 생각에 그 비결을 물어보는데 그 대답이 여간 간단한 게 아니다.

"보기에 좋고, 냄새 좋고, 먹고 싶은 것 먹으면 건강해. 그리고 내가 하고 싶은 것 하면 저절로 건강해지고 오래 살아."

병원이나 약국은 가지 않는다는 권병호 옹의 이 말씀 자체가 순리와 자연의 이치에 다름 아닌 것이다.

틀에 얽매이지 않고 물 흐르듯 순리대로 산다

권 옹 내외는 굳이 자신들의 삶을 감추려 하지도 않지만 세상에 드러내려는 생각도 하지 않는 터여서 화젯거리로서의 가치에 비해 세간의 매스컴들로부터 크게 주목받거나 소개되지 않은 신선성과 희소성을 아울러 갖고 있는 그러한 이야기의 주인공들이다. 이렇듯 매스컴들의 취재 대상 밖에서 한가롭고 자연스러운 삶을 살던 권 옹 내외의 이야기가 그 일단이나마 조금씩 소개된 적이 있었는데 바로 지난해, 즉 2002년 4월 4일자 '주간동아'와 본지(월간 신토불이건강) 2002년 10월호이다.

'주간동아'는 "건강은 정보다"라는 특집기사를 엮으면서 권 옹 내외의 이야기를 "기분 좋게 먹고 즐겁게 살지"라는 제목으로 한 페이지 장식하고 있다. "95세 권병호 옹 92세 김은아 여사 부부… 틀에 얽매이지 않는 생활. 해외여행도 거뜬"이라는 부제로 소개된 이 기사에서 글쓴이는 권 옹의 건강비결을 "틀에 얽매이지 않고 물 흐르듯 사는 것"으로 요약 설명한다. 즉 '입맛 당기는 대로 먹되 기왕 먹는 것 기분 좋게 먹는다'는 권 옹의 지론을 소개하면서 일일이 따지며 음식 섭취를 하려 드는 현대인의 건강 상식에 근거한 식습관과는 거리가 먼 것 같지만 오히려 소박하고 자연스러움 속에 지혜가 깃들어 있음을 은근히 강조하고 있다.

마음 편하게 자연과 더불어 살면 그게 바로 補藥

  '신토불이 건강' 역시 "자연과 조화 이루며 순리대로 살지"라는 제목에 "아흔 다섯 권병호 옹과 아흔둘 김은아 여사가 사는 법"이라는 부제로 권 옹 내외의 순리적이고도 자연스러운 삶의 모습을 다섯 페이지에 걸쳐 비교적 상세하게 전하고 있다. 권 옹의 인생관의 편린을 엿볼 수 있는 대목이 군데군데 나타나는데 그중 한 구절을 인용해 본다.

  "인생에 있어서는 무엇보다도 생명에 대한 자신감이 가장 중요하지요. 자신이 자기의 인생을 만들고 행복도 자신이 만드는 것이지 남이 그냥 갖다 주지 않아요. 건강도 마찬가지지요. 특히 정신

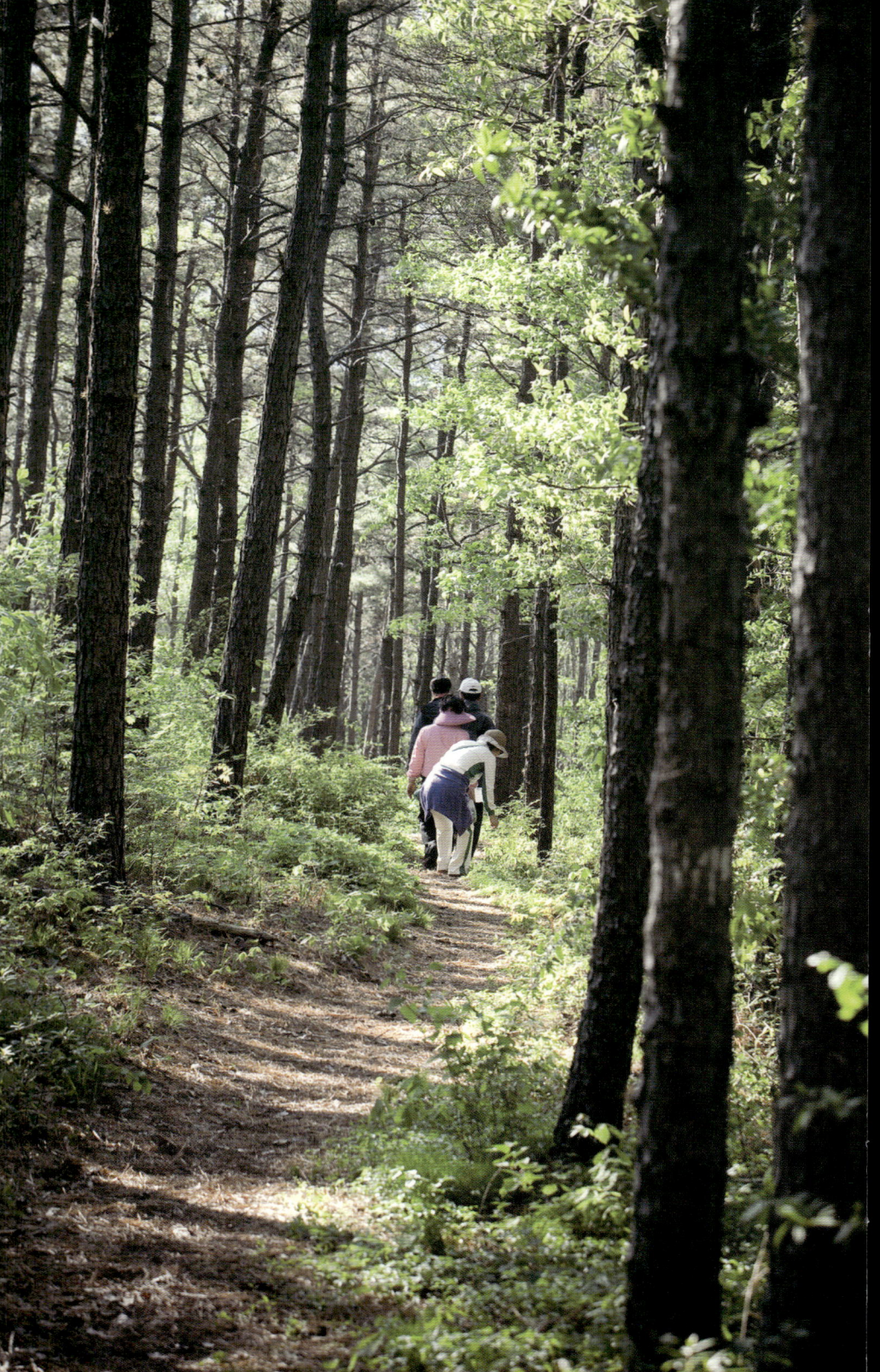

력은 나이에 비해 반비례하는데 나이 70이 넘으면 정신력이 물질적 욕망보다 커져요. 돈 벌고 부자 되는 게 행복이 아니라 욕심을 줄이면 절로 행복해진다는 걸 알게 되지요…."

권 옹은 특히 무병장수란 결국 무엇을 먹는가에 앞서 어떤 생각으로 사는가에 따라 좌우된다며 어떤 것에도 구애받지 않고 마음 편하게 자연과 더불어 살면 그게 가장 훌륭한 보약인데도 대개의 사람들은 장수의 비결을 먹는 것에서 찾으려는 경향이 있다고 개탄하면서 순리적 삶의 소중함을 거듭 강조했다.

자연에 순응해 살면 건강과 행복 속에 天壽 다 누린다

시대의 고금(古今), 공간의 동서(東西)를 막론하고 자연법칙에 따른 순리적 삶을 사는 사람들의 공통점은 심신(心身)이 다 같이 건강할 뿐만 아니라 만족스러운 행복감 속에서 자기에게 주어진 천수(天壽)를 다 누리는 경향을 보인다. 이는 건강과 행복이 다른 사람이나 외부의 조건에 의해 보장되는 게 아니라 전적으로 자기 자신의 마음먹기와 노력에 의해 향유될 수 있다는 엄연한 사실을 일깨워준다.

2천5백여 년 전의 사상가 노자(老子)만큼 '만족의 행복론'을 강조한 이도 드물 것이다. '만족할 줄 아는 사람이 진정한 의미에서의 부자라 할 수 있다(知足者富)'는 얘기는 특히 유명하다. 그는 또 끊임없이 인류의 불행을 양산하는 전쟁 역시 만족을 모르는 지나친 욕심에서 비롯된다고 갈파한 뒤 이런 문제의 해답과 결론은 '만족할 줄 아는 것'이 최고라는 입장을 거듭 밝힌 바 있다.

"도(道)에 따른 정치가 행해지는 세상에서는(天下有道) 전쟁터에서 뛰어 다니던 말들이 밭갈이에 쓰이게 된다(却走馬以糞). 그러나 도에 따른 정치가 행해지지 않는 어지러운 세상에서는(天下無道) 암말들까지도 동원되어 전쟁터에서 새끼를 낳는 비극이 속출하게 된다(戎馬生於郊). 죄 가운데 가장 큰 죄는 욕심 많이 내는 것이요(罪莫大於可欲), 재난 가운데 가장 큰 재난은 만족할 줄 모르는 것이다(禍莫大於不知足). 그러므로 만족할 줄 아는 사람의 만족은 자기 자신을 늘 풍족함과 여유로움 속에 살게 만든다(故知足之足常足矣)". -도덕경 제46장-

권병호 선생 내외와 니어링 부부의 이야기는 우리들에게 자연과 조화를 이루고 자연에 순응해 사는 삶이 얼마나 아름답고 소중한 것인가를 일깨워주기에 충분할 것 같다. 매사에 감사하고 만족할 줄 모르는 이들은 비록 재물이 풍족해도 결코 진정한 의미에서의 부자(富者)가 될 수 없고 충분히 행복하다고 여길 만한 조건을 구비했다 하더라도 진정한 의미에서의 행복을 느끼지 못하는 법이다. 자기 자신이 해야 할 도리를 다하되 자신이 처한 현실에 만족할 줄 아는 현명한 마음을 지닐 때 우리들은 비로소 진정한 행복에 눈뜰 수 있지 않을까? 〈월간 신토불이건강 2003년 9월호〉

물 흐르듯 자연스럽게 사세요
-上善若水

과거는 이미 흘러가버렸고 미래는 아직 오지 않은 세월이다. 과거에 대한 집착이나 미래에 대한 필요 이상의 기대 또는 환상보다는 현재의 중요성을 철저히 깨달아 조금이라도 헛되이 보내지 않으려는 노력이 더욱 절실하게 느껴지는 시기를 맞고 있다. 떠나가는 을유(乙酉)년을 보내고 다가오는 병술(丙戌)년을 맞이하며 우리들은 1년쯤 전에 해봤던 비슷한 다짐과 설계를 다시 한 번 가져 보는 시간을 갖게 된다.

다만 해가 거듭될수록 조금씩 시행착오가 줄어드는 것에 대해 스스로를 위로하면서 다시 한 번 용기를 내어 조심스레 새로운 도전을 계획해 본다. 비록 1년 동안의 노력과 수고가 기대한 것만큼의 성과를 거두지 못할 수 있을지라도 우리들은 살아 있음의 증거를 보여주기 위해서라도 또다시 인생의 닻을 올리고 온갖 고통과 시련이 기다리는 망망대해-고해(苦海)를 항해하지 않을 수가 없는 것이다.

먼 뱃길을 항해하다 보면 예상 못한 암초(暗礁)도 만날 수 있고 험난한 파고(波高)와 맞닥뜨릴 수도 있을 것이다. 다가올 모든 고통과 시련을 무난히 극복하기 위해서는 새해 벽두부터 제 생명의 존귀성과 건강의 중요성에 대해 철두철미하게 인식하고 체력 강화와 건강 증진을 위한 나름의 확고한 계획을 세워 차질 없이 실천하지 않으면 안 되리라 생각된다. 인산의학(仁山醫學)의 제서(諸書)들과 동서양 고전(古典) 속에 담긴 옛 성현(聖賢)들의 가르침을 시시때때로 음미해 보는 것도 지혜롭고 현명한 삶, 심신(心身)이 다 같이 건강한 삶을 영위하는 데 적지 않은 보탬이 되리라 여겨진다.

인산 선생의 無醫自癒 水氣治病論과 노자의 無爲自然 水德治世論은 일맥상통

"그래서 내게 있는 원(願)은 지상에 살고 있는 모든 인류가 내가 살아서는 어떻게 됐든 간에 내가 죽은 후에 영원히 병마(病魔)에서 해방되는 시간이 온다 이거라. 내가 죽은 후에 나올 책이 『신약본초(神藥本草)』라고 이름을 미리 지어놨지만, 신약본초라. 이 색소세계가 분자화할 적의 근본을 다 털어놓으면 그 속에선 인류가 가장 행복하게 살 수 있어요. …생략… 지금 땅속의 화공약 기운이 많은 것도 문제고, 살에 닿아도 안 되고 냄새를 맡아도 안 되는 화학섬유를 입지 않을 수 없으니 (그 피해를 막기 어려운데) 이를 제지할 방법이 뭐이냐? 첫째 최고의 비밀은 뜸뜨는 것이고 둘째 비밀은 명태나 생강 같은 해독(解毒)음식을 먹는 것이다. 그러나 생강차나 명탯국을 먹어가지고 완치되기는 힘든 데다 약초조차 농약을 안 친 것을 구할 수 없는 현실이 문제요, 그렇다고 돈 많이 들여 녹용이나 산삼을 먹을 수도 없는 노릇이다. 그래서 쑥뜸을 뜨라는 것이다. 나는 죽기 전에 지상 인류가 완전 병마에서 해방되길 원할 뿐, 내가 잘 먹고 잘사는 건 생각조차 해본 일이 없다…."
(『신약본초』 전편 중 191~194쪽)

　오늘의 각종 암·난치병 등을 퇴치하는 데 있어서 더 이상 진전을 보이지 못하고 있는 현대 동서양 모든 의학의 한계를 극복할 대안으로 순리(順理)와 자연(自然)에 근거한 새로운 의학이론 체계를 제시하였을 뿐 아니라 80여 성상의 생애를 통해 그 실증적 증거들을 확연히 보여주었던 인산(仁山) 김일훈(金一勳) 선생(1909~1992)의 대표적 저술 『신약본초(神藥本草)』 전·후편 (1992년, 1998년 출간)은 '참 의학'과 인술(仁術)의 전형을 보여주는 훌륭한 의서로 평가받고 있다.
　이에 앞서 1986년 6월에 출간된 『신약(神藥)』은 지금까지 60여만 부가 판매되고 죽염산업을 비롯해 유황오리, 홍화씨, 무엿 등의 신산업을 일어나게 만든 막강한 영향력을 보여준 것으로도 유명한 책이다. 인산 선생은 평생 막노동을 하며 가난하게 살면서 자신의 초가(草家)를 찾아오는 수많은 난치병자(難治病者)들에게 대가를 바람 없이 인술을 베풀어 세인들로부터 "불세출의 신의(神醫)"로 불렸던 인물이다.

인산 선생은 이 저서들을 통해 무의자유(無醫自癒: 無爲醫療自然治癒)의 수기치병론(水氣治病論)을 제시한 바 있는데 이는 중국의 걸출한 사상가 노자(老子) 도덕경(道德經)의 무위자연(無爲自然)의 수덕치세론(水德治世論)과 여합부절(如合符節)하고 일맥상통(一脈相通)하는 것이어서 더욱 연구자들의 관심을 끌고 있다. 즉 각종 화공약독을 위시하여 원자핵독, 연탄독, 독사독(毒蛇毒), 주독(酒毒) 등 모든 독을 화독(火毒)으로 보고 인류 생명을 위협하는 이들 화독을, 북방 하늘의 여성(女星), 허성(虛星) 등의 강력한 수정수기(水精水氣)를 받아 화생(化生)한 산물(産物)로 해독함으로써 위기에 직면한 인류의 생명을 구원할 수 있다는 논리다.

이는 도덕경의 제8장 역성(易性)의 장을 위시하여 전 편을 통해 '도(道)에 가장 가까운 것이 물' 이라며 물의 깊고 유연하고 다투지 않는 다양한 덕성을 본받아 처신(處身)과 치세(治世)에 활용할 것을 강조한 '노자(老子)사상' 의 현대적 부활(復活)이요, 의학적 응용이라 할 수 있겠다.

참으로 훌륭한 삶이란 물 흐르듯 자연스럽습니다

만물을 이롭게 하지만 그 누구와도 다투지 않습니다
뭇 사람들 싫어하는 낮은 곳으로 가서 자리 잡지요
물은 도와 가장 가깝습니다
물에게서 현명한 삶의 방식을 배우세요
물처럼 땅을 잘 가려서 머무르세요
깊고도 고요한 연못의 마음을 지니세요
물이 그러하듯이 누구에게나 어질게 대하세요
언제나 변함없는 물소리처럼 믿음직스럽게 말을 하세요
자연스러운 물의 정치로 주변과 세상을 다스리세요
무슨 일이든 물 흐르듯 순리적으로 처리하세요
때에 맞게 움직이는 물처럼 할 일은 제때에 하세요
그 누구와도 다투지 않으므로 어떤 허물도 없습니다

上善若水 水善利萬物而不爭 處衆人之所惡 故幾於道
居善地 心善淵 與善仁 言善信 政善治 事善能 動善時
夫唯不爭 故無尤

〈도덕경 제8장〉

仁山의학 지혜 활용하고 老子 가르침 따라 물 흐르듯 살면 無病長壽할 수 있어

　비록 제 스스로는 유연하지만 굳세고 강력한 그 어떤 것도 다스릴 수 있는 힘을 지닌 물의 속성을 노자만큼 확연하게 꿰뚫어보고 본받을 것을 강조한 이도 드물 것이다. 마찬가지로 미래의 인류가 겪을 화독의 무서운 피해로부터 인류를 구원하기 위해 위로 천문(天文)을 보고 아래로 지리(地理)를 살펴 북방 수성(水星)분야 별들의 수정수기로 화생한 동식물과 백두산 천지(天池)로부터 흐르는 감로(甘露)의 정기를 다량 머금고 있는 토종 산물(産物)들의 약성 활용법을 정립하여 제시한 인산 선생의 혜안(慧眼) 역시 가히 전무후무(前無後無)하다고 할 수 있겠다.

다만 아직까지는 세상 사람들의 머릿속을 점유하고 있는 일반 상식과 너무나도 거리가 멀고 어떤 면에서는 정 반대로 설명하는 듯한 느낌을 주는 대목이 많아 그 누구도 선뜻 받아들이지 못함으로써 제대로 확산되지 못하는 점은 안타깝기 그지없는 일이다. 예컨대 소금이 해롭다고 알고 있는 사람들에게 제대로 법제한 소금이야말로 만병을 다스릴 최상의 묘약(妙藥)이 된다는 '소금의 진실'을 밝힌 죽염론(竹鹽論)의 경우 인산(仁山)의학 이론의 특성을 가장 잘 보여주는 대표적 사례라 하겠다. 우주자연의 법칙에 근거한 지혜로운 신의학(新醫學)이론이, 그 내용을 전혀 알지 못하는 사람들에 의해 도리어 맹비난과 공격의 대상으로 되거나 현실의 두꺼운 벽 속에 갇혀서 별다른 기능을 하지 못하고 있음은 안타까움을 넘어서 슬픔을 금할 수 없다.

노자의 시절에도 이러한 경향은 대동소이했던 것 같다. 어떤 얘

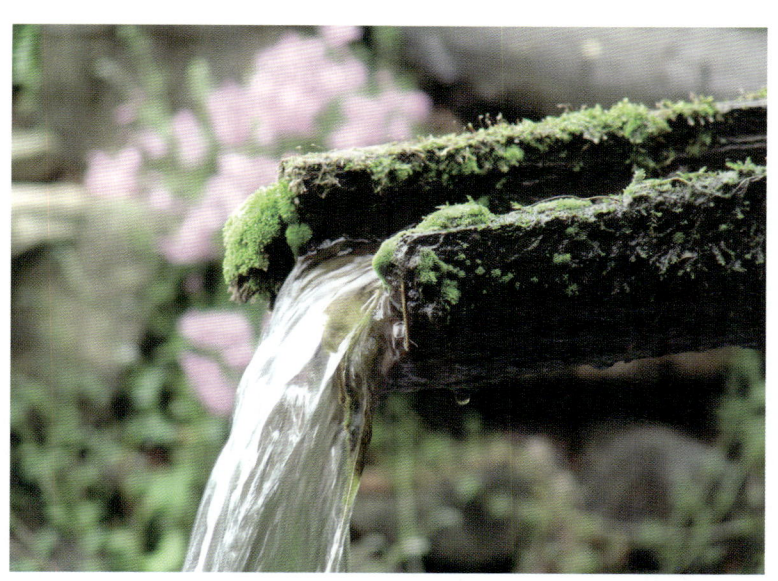

기 끝에 노자는 "바른 도리(道理)"를 아무리 설명해도 정반대로만 여기는 세상 사람들을 향해 답답한 심정을 토로하는 듯한 발언을 하였다.

　…세상 사람들에게 참으로 중요한 현묘한 도리(玄德)는 너무도 심원해서 세인들의 생각과 정반대인 것처럼 받아들여지게 되는데 하기는 그렇기 때문에 자연의 법칙에 크게 부합될 수 있는 것이다.

　…玄德 深矣遠矣 與物反矣 乃至於大順
〈도덕경 제65장〉

　물 흐르듯 자연스러운 삶을 영위할 경우 우선 웬만하면 질병에 걸리지 않을 것이고 설혹 환경 요인이나 급성 감염에 의해 질병에 걸렸다 하더라도 어떤 독성(毒性)도 풀어줄 수 있는 수정수기의 해독작용을 잘 활용한다면 무난히 병고를 극복하고 건강을 회복할 수 있을 것이다. 아무쪼록 병술년의 인생항로에서는 인산의학의 지혜를 잘 활용하여 수정수기로 심신(心身)의 화독을 다스리고 노자의 가르침에 따라 물 흐르듯 자연스러운 삶을 영위하여 병 없이, 탈 없이 순조로운 항해를 할 수 있게 되기를 기원 드리면서 두서없는 글을 마무리한다.

〈월간 壽테크 2006년 1월호〉

順理와 自然이 治病의 핵심이다

지는 꽃향기 골짝에 가득하고
우짖는 새 소리 숲 너머 들려온다
절은 어디메 있는가
봄 산은 절반이 구름일레

落花香滿洞 啼鳥隔林間
僧院在何處 春山半是雲

삼봉산의 봄이 저물면서 벌써 지는 꽃의 향기가 온산 골짜기마다 가득 차곤 한다. 어젯밤 비바람에 또 얼마나 많은 꽃잎들이 덧없음(無常)의 법칙을 보여주고 떠났는가.
조선 중기의 고승 청허 휴정(淸虛 休靜, 1520~1604)이 가야산에서 읊었던 모두의 시는 예나 지금이나 변함없는 자연설법(自然說法)을 세상 사람들에게 들려주고 있다. 아름다운 자태로 존재하다가 표표히 떠나가는 꽃잎들이 전하는 무언의 설법과 보이지 않는 숲속 새들이 간간이 들려주는 꾸밈없는 시어(詩語)들은 늦봄의 정취를 더해 준다.

자연계의 모든 존재는 자연의 소생물로서 자연계의 이법(理法)에 따라 무위자연(無爲自然)으로 살아가고 있음에 반하여 유독 같은 자연 소생물이면서도 사람들 만큼은 반자연(反自然)의 삶을 생각 없이 살아가는 예가 허다하다.

반자연의 삶을 사는 한 탈이 없을 수 없고 건강이 온전할 리 없으며 더군다나 병 없이 건강하게 오래 살 가능성은 희박할 것이 자명하다. 그러면서도 뭐가 '잘못된 것'인지에 대해 문제의식조차 갖지 못하고, 사는 대로 맘 편하게 살다가 자연계로부터의 가벼운 경고라도 받게 되면 혼비백산하여 스스로 '죽을 길' 찾아 들어가는 게 다반사다.

제발 그런 우매한 사고방식에서 속히 벗어나 정신 차리고 제 생명의 존귀성에 먼저 눈뜬 뒤에 건강할 때 제 건강 지킬 수 있을 정도의 바른 상식을 갖추기를 기대해 본다.

'건강할 때 건강을 지킨다'는 지극히 평범한 진리를 소홀히 생각하다가 비명(非命)에 가는 사람들을 필자는 무수히 보아왔다. '급한 마음'에 엉뚱한 치료법을 선택하여 잘못되는 경우도 적지 않게 목도한 바 있다.

 삶에 있어서의 병증이란 기후에 있어서의 태풍과 폭우, 가뭄 같은 것이어서 어찌 보면 금방 무슨 변고라고 생길 것 같지만 그때 잘 견디어 내면 반드시 정상을 되찾고 평온을 회복하게 되는 법이다.

 문제는 의학에 정통하지 못한 대다수 의료인들의 덜 익은 처방과 공포심에 근거한 급박한 치료행위가 도리어 화(禍)를 자초하여 작은 병을 크게 만들고 살 사람을 죽게 만드는 엉뚱한 결과로 비화되는 데 있다.

 청나라 의학자 오당(吳塘)이 일찍이 '백성이 무슨 죄이기에 병 때문에 죽는 게 아니라 그릇된 치료 때문에 죽어야 한단 말인가(生民何辜 不死于病而死于醫)'라고 개탄한 대목을 잘 음미해 보기 바란다. 그는 그렇기 때문에 오히려 의술이 있는 게 없는 것만 못하니 의학을 배우되 정밀하게 공부하지 못할 바에는 차라리 배우지 않는 게 낫다고까지 첨언한 바 있다.

 "안정되어 있을 때 유지하기가 쉽고 아직 기미가 나타나기 전에 도모하기가 쉬우며 취약할 때 부서뜨리기 쉽고 미세할 때 흩어버리기 쉽다(其安易持 其未兆易謀 其脆易泮 其微易散). 아직 일이 일어나기 전에 방지해야 하고 혼란해지기 전에 다스려야 한다(爲之於未有 治之於未亂). 아름드리나무도 털끝 같은 싹에서 나오고 구층 누대도 한줌 흙이 쌓여 이뤄지며 천리 길도 발밑에서 시작된다(合抱之木 生於毫末 九層之臺 起於累土 千里之行 始於足下). 자연스러움을 떠나 무리하게 하면 실패하게 되고 억지로 붙잡으려 하기 때문에 놓치게 된다(爲者敗之 執者失之)…."

'도덕경(道德經)'에 등장하는 노자(老子)의 이 이야기는 건강할 때 건강을 지키라는 뜻과 질병의 조짐이 본격화하기 전에 다스려야 한다는 가르침, 또 취약할 때 제거하고 미세할 때 흩어버려야 작은 탈이 큰 병 되는 것을 막을 수 있다는 교훈으로 해석할 수 있다.

정결하지 못한 음식 끊고, 治病 위한 '백일기도' 자세 지녀야

오늘날 전 세계적으로 행해지고 있는 의학이론과 치료방법, 약물 등은 대부분 반자연적인 데다 적지 않은 무리가 뒤따라 치료행위로 인하여 다른 병을 부르거나 오히려 악화 또는 수명 단축의 결과를 초래할 가능성이 부쩍 높아졌다. 그것은 인체의 병증을 자연계의 경고 메시지로 겸허하게 받아들이지 않고 인류의 공적(公敵)으로 규정해 제거 대상으로 삼아 공격·파괴를 일삼는 '역천(逆天)의 치료'를 고집하기 때문이다.

우리의 삶 자체를 무위자연(無爲自然)의 순리적 삶으로 살 필요가 있거니와 질병의 예방과 치료 역시 자연스러움에 반하는 무리한 치료를 지양(止揚)하고 순리적이며 근본적인 대책을 마련하는 게 현명하리라 생각된다.

암이나 기타 병원체 및 병든 부위를 공격·파괴·제거하는 것보다는 인체의 원기(元氣)를 북돋우며 체내에 침입한 바이러스나 세균, 독성 등 유해물질의 질병 유발 행위가 불가능하도록 건강한 생명 환경조성에 노력하는 게 더욱 중요하다 하겠다.

즉 인체 면역체계를 약화시키는 제반 독성을 풀어주며 생명 유지의 원천적 힘이라 할 원기를 북돋워주는 해독보원(解毒補元)의 간이(簡易)한 묘방(妙方)으로 만병(萬病)을 다스림이 최상책이라 할 것이다.

유황오리탕의 해독작용을 이용해 체내 공해독을 풀어주고 밭에서 재배한 통마늘을 껍질째 구워서, 아홉 번 법제한 죽염에 찍어 하루 7회 이상 총 20통 내지 30통을 섭취하는 밭 마늘 죽염요법을 통해 청혈(淸血:죽염)과 거악생신(去惡生新:마늘) 작용을 도모함이 순리적이고 근본적인 묘방의 으뜸이라 하겠다.

이 경우 정신을 순일하게 지니되 정결하지 못한 음식섭취를 일절 끊고 치병(治病)을 위한 '백일기도' 시간을 갖는 게 자연계의 경고를 전화위복(轉禍爲福)의 계기로 삼을 수 있는 현명한 자세라 생각된다. 치병의 근본과 생명의 운용방식은 순리와 자연이 그 핵심이라는 게 인산의학(仁山醫學)의 지론이자 필자의 확신이다.

〈월간 신토불이건강 1999년 6월호〉

015

암벽 등반에서 얻는
癌 극복의 교훈

　우리 집안은 10대를 이어온 도학자(道學者)이자 의가(醫家) 집안이다. 선친 인산 선생(仁山 金一勳, 1909~1992)은 사적으로는 아버지이자 공적으로는 죽음의 위기로부터 필자의 생명을 구해준 생명의 은인이며, 정신적으로는 15살 무렵 입산출가를 결심하고 정신적으로 방황할 때 마음의 어둠을 밝혀준 한 줄기 빛으로 작용한 스승이다. 근래에 보기 드문 '불세출의 신의(神醫)'이자 여러 가지 면에서 고금동서를 통틀어 전무후무(前無後無)한 인물이다.
　의학뿐 아니라 다양한 분야에 두루 밝았으며 생래(生來)적 지혜와 80평생의 경험을 근거로 제시한 선친의 신약(神藥) 묘방(妙方)은 독보적이고 독창적이며 고금동서의 비슷한 예를 찾아볼 수 없는, 참으로 독특한 것이다. 신묘한 효과가 뒷받침되는 실사구시(實事求是)의 묘한 처방과 신비로운 약을 인류에게 제시했음에도 불구하고 오늘날 이와 같은 경험 의방(醫方)을 적용하려면 은산철벽(銀山鐵壁)과 같은 불신(不信)의 벽, 무지(無知)의 벽에 부닥치게 된다.

영성(靈性)의 삶을 살며 훌륭한 길을 닦아 가는 사람들은 자신의 마음을 잘 다스리기 때문에 의심이 거의 없으나, 그렇지 않은 사람들에게 "짭짤하게 먹어야 한다"고 말하면 "죽염 팔려고 별소리 다 한다"는 의심부터 받게 된다.

암벽 등반에서 발견하는 암·난치병 극복의 교훈

54세 때 인수봉 체험을 하고 싶어 암벽등반을 지도하는 등산학교에 신청했으나 연락이 없었다. 그곳의 답은 "하던 암벽 등반도 그만둘 나이"라며 신청을 받아주지 않았다. 다른 곳에 신청해 백운대 슬랩 등반을 나섰다. 그곳의 바위는 은산철벽처럼 깎아지른 듯한 벼랑을 이루며 서 있었다. 첫 암벽등반에 나섰지만 얼마 올라가지 못해 미끄러져 무릎, 발꿈치 등이 까져 피가 줄줄 났다. 암벽을 잘 타는 사람은 잡을 곳과 발 디딜 곳을 미리 찾아 맨땅을 걸어가는 것처럼 유유히 올라간다. 대부분의 사람들이 암·난치병·괴질도 마치 절벽을 마주 대한 듯 "이제는 더 이상 길이 없구나"라고 생각하는 경향이 짙다.

어떤 상황에서도 절망하고 자포자기할 필요가 없다. 숨이 끊어지지 않았다면 희망이 있고 얼마든지 병마(病魔)를 물리치고 건강을 회복할 수 있는 법이다. 그런데 생명의 뿌리와 줄기를 송두리째 잘라버리기라도 하듯 일부 의료전문가들의 편견과 무지(無知)로 인해 집단 생매장을 연상케 하는 현상들이 자주 목격되곤 한다. 지난 경인(庚寅)년은 돼지 등 350만 마리의 가축을 생매장했고, 60년 전 경인년에는 사람이 6·25전쟁으로 인해 이 땅에서 250만 명 정도 죽었다. 정말 살기(殺氣)가 강한 해가 백호(白虎)의 해인 경인년이다.

요즘 세상은 마치 구제역(口蹄疫) 걸린 가축을 생매장하듯 얼마든지 살 수도 있는 사람을 더 이상 가망이 없다며 치료를 포기하거나 외면해 버리고 있는 실정이다. 암·난치병·괴질에 걸린 환자들에게 의료기관에서는 고도로 발달한 현대과학의 뒷받침을 받아 눈부시게 발전해 온 현대의학으로도 더 이상 방법이 없다고 말한다. 이 시대에 존재하고 있는 모든 의학이 현대의학이다. 그런데 왜 오직 서양의학만이 현시대의 의학이라고 생각하는가. 귀신도 알기 어려울 사람의 생사(生死)문제의 답을 어떻게 그렇게도 정확하게 판단하고 말할 수 있는가? 희극이라고도, 비극이라고도 말할 수 없는 이러한 무지(無知) 때문에 과연 얼마나 많은 사람들이 무고(無辜)하게 희생당하고 있는가.

소금, 최고 항생제이자 자연이 인간에게 준 위대한 선물

신문기자 시절, 필자는 밥보다는 술을 더 많이 마셔 속이 완전히 상해 죽음의 문턱까지 갔던 적이 다섯 번 정도 된다. 다행히 선친의 위대한 인술(仁術) 덕에 더 구체적으로 인산쑥뜸 덕에 목숨을 건지고 건강을 회복했지만 지금도 그때를 생각하면 아찔하다. 생사(生死)의 기로(岐路)에 섰을 때 어떻게 살아날 수 있었겠는가. 암벽을 타는 이들은 바위를 쳐다볼 때 모래알만 한 돌기조차 찾아내 손가락으로 잡고 올라가지만 훈련을 받지 않은 일반인들은 그것을 보지도 못할 뿐 아니라 설혹 본다 하더라도 절대로 그것을 붙잡고 올라가지는 못한다. 잘 찾아보면 발을 디딜 수 있는 곳도, 손으로 잡을 것도 많지만 더 이상 방법이 없다는 생각, 절망과 자포자기에 빠져 더 이상 방법을 찾지 않고 스스로 자신을 죽음으로 내몰고 있는 것이다.

숨을 쉬고 밥을 먹으니 사는 것이지 '산송장' 같은 삶을 사는 사람들이 적지 않다. 우리는 체내에 스스로 병을 물리칠 수 있고 피를 정화하여 자연스레 치유시킬 수 있는 힘을 지니고 있다. 이러한 힘, 즉 자연치유능력의 근저에 소금이 존재한다. 어떤 산해진미(山海珍味)라 하더라도 현재 먹고 있는 음식에서 소금을 뺀다면 소화도 안 되고 맛도 없다. 먹을 수 있는 천연의 방부제가 바로 '소금'인 것이다. 이처럼 소금의 하해(河海)와 같은 공덕은 생각하지 못하고 우리는 몸에 해롭다고 말하고 있다. 진리는 고사하고 과학적 상식도 형편없는 것이다. "소금이 해롭다"는 말을 굳이 따지자면 모두 염화나트륨에 국한된 이야기를 침소봉대한 것에 지나지 않는다. 염화나트륨은 소금의 주성분일 뿐이다. 염화나트륨이 어떤 경우에 해로울 수 있다는 것은 이해가 된다. 그러나 천연 소금에는 지구상에 존재하는 대부분의 원소(元素)가 포함돼 있음에도 불구하고 주요 미네랄 공급원인 소금 자체를 해롭다고 하는 것은 참으로 어불성설(語不成說)의 망언(妄言)이다. 이처럼 소금에 사실과 다른 억울한 누명을 씌운 것은 자신이 공부한 것만을 중심으로 판단하는 과학자 등 지식인 집단이다.

 소금은 인류의 역사가 시작될 때부터 가장 위대한 보물이었다. 약학박사이자 국가의학자문위원인 이상희 박사는 "소금은 자연이 준 최고의 항생제이자 위대한 선물"이라고 말했다. 우리 몸은

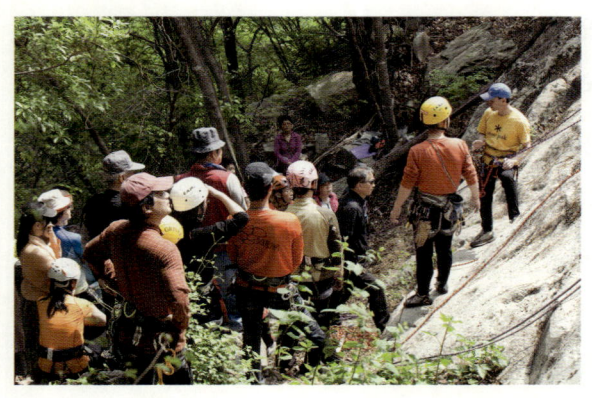

70%가 물이며 혈액·체액 모두 소금물로 돼 있다. 살아 있는 사람의 몸에서는 맹물이 나오지 않는다.

"인류의 암 치료 노력, 암 사망률 줄이는 데 실패했다"

정작 인류의 암·난치병·괴질을 해결하고 병마(病魔)에 의해 죽어가는 사람을 살릴 수 있는 신약(神藥)과 묘방(妙方)은 무엇인가? 현재 인류가 봉착한 암·난치병에 대해 효과적으로 풀어갈 해법, 해결책이 없다는 사실을 모른다는 것이 더욱 문제인 것이다. 2008년 9월 초, 미국 뉴스위크지 보도에 따르면 미국은 40년 동안 우리나라 전체 예산에 가까울 만큼의 국가예산을 의료부문에 배정하여 집행했지만 정작 40년이 흐른 현재, 암 사망률은 도리어 높아진 것으로 나타났다. 뉴스위크의 이 보도내용은 2008년 9월 9일자 조선일보 1면에 "미국은 암과의 전쟁에서 패했다"는 헤드라인 기사로 게재된 바 있다. 그 주요 골자는 미국이 적지 않은 국가 예산을 동원해 암과의 전쟁에서 이기려 암 퇴치법을 마련하고 지원했음에도 불구하고 결과적으로는 암 정복이 실패로 귀결됐다는 것이다. 1996년 시카고 대학 의료연구진 역시 "인류의 암 치료 노력이 실패로 귀결됐다"고 밝혔다. 25년 동안의 암 사망률 통계를 분석한 결과, 1970년에 비해 1994년 암 환자가 0.1%도 줄지 않았으며 6%나 늘어났다고 보도했다. 인류의 암 치료 노력은 어떤 성과도 거두지 못했다는 것이다. 이에 대한 대안은 '암을 치료하려는 노력보다는 예방을 위해 더 많은 예산을 사용해야 한다'는 것이 발표의 요지였다. 여러 신문들은 이 내용을, 활자의 마술을 이용해 아주 작은 1단짜리 기사로 처리했다. 이와 같이 다양한 기사가 게재됐음에도 불구하고 독자의 눈에 띄지 않게 아주 작게 실려 누구도 기억하지 못하고 있다. 이는 무지(無知)를 넘어 이제는 조작을 통해 국민건강에 큰 해를 끼치고 있는 것이다. 현실과 너무도 동떨어진 잘못된 생각들이 모여 빚어낸 대표적 착각이 바로 소금이 좋지 않다는 전제 아래 쏟아내는 비합리적 논리이자 비상식적 주장인 다양한 형태의 '소금 유해론'이며 특히 정부의 암 예방 10대 수칙에서조차 "되도록 싱겁게 먹어야 한다"고 대국민 홍보를 펼치는 것은 '거국적인 지혜의 부재(不在)'를 단적으로 보여주는 좋은 예라 하겠다.

잘못된 의료법령, 현실에 부합하도록 합리적으로 개정해야

불합리한 의료관계 법령을 시급히 합리적으로 개정해야 한다고 생각한다. 특정 의료집단의 이권을 보호하는 데 적지 않게 기여하고 있는 현행 의료관계법령은 동서고금 어느 나라에도 유례가 없는 불합리한 법령임에 틀림없고 그로 인한 국민적 악영향과 부작용이 적지 않음에도 여전히 맹위를 떨치며 효용성 높은 참 의료의 등장과 유통을 가로막는 역기능을 하고 있는 실정이다. 대표적으로 불합리한 법령 중 하나인 염관리법이 2008년 3월 28일부로 개정 시행됐다. 그동안 천일염은 식품위생법상의 식품이 아니고 광물질로 분류되어 식품제조 기업이나 접객업소 등 어느 곳에서도 식품의 제조 또는 첨가, 조리에 사용할 수 없도록 되어 있음으로써 천일염 산업은 그야말로 고사(枯死) 직전까지 갔음에도 불구하고 45년 동안 맹위를 떨친 바 있다. 따라서 개인적으로 사용하는 것 외에 모든 국가나 자치단체, 기업, 병원, 식품제조 업체 등에서는 천일염을 사용하지 못하고 정제염만 쓰도록 규정돼 있었다. 정제염은 바닷물의 염화나트륨만을 기계식으로 추출한 것이다. 유럽 등 각국에서는 가축의 사료에도 정제염을 사용하지 못하게 하고 있다. 염관리법은 1961년 염관리 임시조치법이 제정된 이래 5·16 군사혁명으로 새 정부가 들어서고 1963년 염관리법으로 확정 공포되면서 45년 동안 국민건강에 지대한 악영향을 미쳐 온 것이다. 그동안 의료전문가 등 누구도 이 무렵에 기계제염법에 의해 새롭게 등장한 순수 염화나트륨으로 구성된 특정 소금(엄밀한 의미에서는 소금이 아니다)이 국민 건강에 악영향을 미친다는 사실을 인식하지 못하고 단순히 짠 음식은 모두 안 좋다는 식으로 교육하고 홍보함으로써 소금 문제의 본질을 외면하고 진실을 호도함으로써 국민을 더 큰 위험상황으로 내몰고 있는 실정이다. 이러한 그릇된 상식에 지배당하면서부터 우리 모두는 스스로 싱거운 사람, 싱겁게 먹고 싱겁게 살기 경쟁을 하게 되었다. 싱거운 사람은 우선 판단력이 흐리게 되어 비유하자면 어떤 기업의 주식(株

式)을 사도 모두 떨어지는 것만 살 가능성이 높은 것이다. 머리가 모자라고 피가 맑지 못하면서 욕심만 앞세우기 때문이다. 피가 맑은 사람은 판단도 잘하고 욕심도 잘 내지 않는다. 피가 탁한지 맑은지 얼굴색만 살피고 눈빛만 봐도 알 수 있다. 죽염을 많이 먹으면 피가 맑아지면서 자연미, 건강미가 자연스레 드러나게 된다.

'죽염을 지나치게 많이 먹을 경우 부작용은 없는가' 라는 질문을 자주 듣게 되는데 통상 여성들은 안색(顔色)을 비롯한 전신의 혈색이 너무 고와져서 오만 사람들에게 "미스 김, 시간 괜찮으시면 저와 커피 한잔 하실 수 있나요?"라는 식의 프러포즈를 받는 등의 부작용으로 불편을 겪게 될 가능성이 높아지게 된다. 눈이 맑아지고 얼굴빛은 밝아지면서 붉은 기운이 돌기 때문이다. 나이가 들면 병들고 피는 탁해지면서 자연치유 능력이 떨어진다. 병이 없기를 바랄 필요는 없다. 만약 병에 걸렸다면, 마음을 경건하게 하고 수행하고 더욱더 정진해야 할 것이다. 크고 작은 병에 걸려 고생할 때 곰곰 잘 생각해 보면 "심신(心身)에 문제가 진행되고 있음을 감지하여 스스로 혁신을 통해 새로운 사람이 되라"는 자연계의 귀띔이자 경고임을 깨닫게 된다. 그러나 우리는 작은 병에 걸려도 너무 놀란 나머지 의료기관에 바로 쫓아가 자연의 이치에 부합하지 않는 인위(人爲), 인공(人工), 조작(操作)의 무리한 치료를 거듭하다가 더 큰 병을 만든다. 병세가 더욱 악화되면 현대의학으로는 더 이상 방법이 없다는 의료진의 견해를 듣고는 스스로

'죽을병'이라 판단하고 절망감에 자포자기하여 치료를 포기하고 자신을 죽음으로 내모는 것이다. 깎아지른 듯한 절벽에서도 끊임없이 스스로 길을 찾는 이는 바위에 난 길을 찾아내 위험에서 벗어나게 되고, 어떤 이는 절망과 자포자기로 인해 길을 찾아내지 못하고 마침내 죽게 되는 이치와 같은 것이다.

인류 생명 구하는 '참 의료', 自然으로 돌아가야 한다

우리가 무병장수(無病長壽)의 화두(話頭)로 삼아야 할 것은 암·난치병으로부터 생명을 구제할 '참 의료'가 무엇인지 진지하게 생각해 보는 것이다. 상업주의, 인위, 인공, 조작, 지식 등 인위적 의학을 넘어 자연치유, 진리의 가르침으로 돌아가야 한다. 한마디로 말하면 '자연으로 돌아가야 한다'는 것이다. 프랑스의 장자크 루소가 '자연으로 돌아가라'고 말한 것이 유명하지만 그에 앞서 이미 2천5백여 년 전에 중국의 위대한 사상가 노자(老子)는 인위, 인공, 조작으로 인한 세상의 병폐를 치유할 묘방(妙方)으로 '무위자연(無爲自然)'을 제시한 바 있다.

'爲無爲 則無不治(위무위 즉무불치)'라는 노자 도덕경의 글귀는 인위, 인공을 배제한 무위자연이라야 제대로 다스려지지 않음이 없다는 이야기다. 이는 인위, 인공의 무리한 치료를 배제하고 자연법칙에 부합하는 무위자연의 의방이라야 고치지 못할 병이 없다는 말로 받아들일 수 있다. 정치와 처세(處世) 등 모든 행위에는 노자의 가르침이 적용될 수 있으며 그것이 의료에 적용된 대표적인 실례가 바로 인산(仁山)의학이다.

단군(檀君) 이래 면면히 내려온 우리 민족의 지혜로운 의료전통을 되살린 것이며, 노자의 무위자연주의 철학을 의학 속에 포함시킨 것이다. 천부의 혜안(慧眼)으로 하늘의 천문(天文)을 보고 땅에는 어떤 약성물질이 있는지를 확인한 것이다. 우리나라 서해안에 하늘의 세성(歲星) 별정기가 주로 조림(照臨)하고 있어서 서해 연안의 천일염전에서 생산된 천일염이 특별히 뛰어난 약이 된다는 사실도 인산의학에서 처음으로 세상에 밝힌 이론이다. 동해안 마른 명태를 위시하여 홍화씨, 유황오리 등 한국산 토종 농림축수산물들의 탁월한 약성에 대해서도 고금동서에 전무후무한 독창적 의론을 편 것으로 유명하다.

그러나 천일염의 경우 약성이 탁월함에도 불구하고 천연적으로 독성물질이 미량 함유되어 있는 데다 산업화의 여파로 인해 강·하천의 오염 때문에 연근해 바닷물 속에 중금속 등 유해물질이 유입됨으로써 천일염을 재제(再製)하거나 다양한 방법으로 가공하는 등 여러 가지 처리방법들이 존재해 왔다. 그중에서도 대나무에 천일염을 다져 넣고 밥 짓고 남은 잔불에 태워 약소금을 만들었던 것은 우리 선조들의 탁월한 소금처리 기술이라 하겠다.

우리 집안에서도 대대로 대나무로 천일염을 법제한 약소금을 만들어왔다. 언젠가 대나무에 소금을 넣어 굽는 할아버지의 모습을 본 인산 선생께서 "할아버지! 지금 뭐 하시는 겁니까? 소금을 구우면서 왜 두 번 정도밖에 굽지 않습니까?"라는 질문을 했다. 인산 선생은 이어 자신의 할아버지(金冕燮)께 "여덟 번을 구운 후 아홉 번째는 고온처리를 해야 우주의 태백성(太白星)에서 매운 쇳가루(辛鐵粉)가 날아 들어오고 세상의 보물이 다 모이며 소금 속의 독기(毒氣)가 다 나가는데 왜 이렇게 뜨뜻미지근하게 처리를 합니까"라고 말했다.

그 뒤로 할아버지는 소금을 아홉 번 굽게 되었고 그렇게 처리한 약소금은 오늘날 산업화된 세계 죽염의 효시이며 인산 선생 말씀대로 만든 죽염은 그동안 한두 번 구운 것에 비해 적게 먹어도 훨씬 더 효과가 뛰어난 현대 난치병의 '신약(神藥)'으로 거듭나게 되었던 것이다.

나에게는 증조부가 되시는 김면섭 할아버지께서는 자기 손자인 인산 선생을 하늘이 내려 보낸 인물이 틀림없다고 생각했다. 증조할아버지께서는 60평생 유의(儒醫)로서 약화제를 제시하여 찾아오는 이들의 병고(病苦)를 해결해 주시곤 했는데 하루는 자신이 처방하는 것을 보고 손자(인산 선생)가 빙그레 웃으며 "그거 효과 안 나는데요"라고 말하자 "과거 궁중 어의(御醫)의 처방인데 왜 효과가 나지 않는다고 하느냐"라고 반문했다. 그러자 "궁중 어의의 처방이니 명현(暝眩) 반응에 의해 화(禍)를 당하지 않으려고 맹물 처방을 하는 겁니다"라고 말했다. 증조할아버지는 손자(인산 선생)에게 그렇다면 대안이 무엇이냐고 물어봤고 손자가 제시한 가감(加減)처방으로 뛰어난 효과를 보게 되었으며 그 뒤로 인산 선생 나이 여덟 살 무렵부터 할아버지 곁에서 늘 환자를 보면서 약 처방을 도맡아 했다.

仁山의학은 '無醫自癒' 로 요약되는 자연주의 의료다

어느 말기 암 환자가 인산 선생을 찾아와 "어떻게 하면 살겠습니까?" 물어보면 "죽염 퍼먹어, 배터지게 먹어"라고 말한다. 또 물어보면 "가봐"라고 한다. 영광굴비를 소금으로 절이듯이 자신의 몸을 소금으로 절이라고 한다. 그렇게 하면 천명(天命)대로 살 것이며, 시체도 썩지 않고 미라가 된다고 우스개이야기처럼 말했다. 소금에 푹 절여 놓으면 균이 퍼지지 않고 암이 퍼지지도 않는다며 죽염처방을 제시했다. 소금이 사람을 살리는 묘약이지만 먹어보고도 올바로 모를 수 있다. 죽염을 대량 섭취하여 천연 소금 고유의 작용 중 하나인 뛰어난 정화(淨化)능력으로 피와 정신이 맑아지면 암·난치병의 생존 화두인 '인산의학' 을 그대로 받아들일 수 있을 것이고 이를 활용해 자신의 생각도, 몸도 얼마든지 바꿀 수 있을 것이다.

우리 생명을 구할 수 있는 화두는 '자연으로 돌아가야 한다' 는 것이다. 자연주의 의료, 무위자연에 비추어 볼 때 죽염이라고 하는 것은 자연의 위대한 능력과 대각자(大覺者)의 지혜가 담긴 식품이자 의약품이다. 인산의학은 인위적인 의료가 아닌 무위자연의 의료다. 밭 마늘을 껍질째 구워서 죽염에 찍어 먹는 것은 단군 이래의 묘법이다. 이 묘법의 출처가 어디인가.

삼국유사(三國遺事)에서 인용한 단군고기(檀君古記)에는 "환웅천왕에게 찾아와 사람이 되게 해달라고 간절하게 염원하는 곰과 호랑이에게 환웅은 신령스러운 쑥 한 뭉치와 마늘 스무 개(靈艾一炷 蒜二十枚)를 주면서 너희들은 이것을 먹되 백일 동안 햇빛을 보지 말라고 처방을 제시하여 그대로 실천한 곰은 21일 만에 원하던 사람의 몸을 얻었고, 호랑이는 금기를 지키지 못해 사람의 몸을 얻지 못했다" 는 기록이 보인다.

'참 의료'의 특급비밀이 바로 단군고기에 이미 등장하고 있는 것이다. 쑥은 인산쑥뜸을 떠올리면 그 내용의 신빙성을 짐작할 것이고 마늘은 '암에 걸려도 죽지 않으려면 밭 마늘 20통 이상을 껍질째 구워 죽염에 푹푹 찍어 먹으라' 는 인산의학의 제1처방을 생각해 보면 '참 의료' 묘방의 실상(實相)을 깨닫게 될 것이다. 그러한 노력을 기울이면 암에 걸리지도 않을뿐더러 설사 다른 부주의로 인해 암에 걸렸다 하더라도 비명횡사하지 않는다고 했다. 그러나 대체로 그와 정반대의 다른 지식이 마음의 밝음을 가려 그 묘방을 알아듣는 사람이 거의 없다. 이를 의심 없이 모두 받아들이고 실천한 사람은 예외 없이 불가사의한 효과를 본다.

서울대 김두종 박사는 삼국유사의 단군고기 인용기록을 근거로 자신의 저서 『한국의학사』 '신시(神市)의학' 이란 대목에서 우리 조상들이 오랜 옛적부터 쑥과 마늘을 약용으로 사용한 대표적 사례로 기술하고 있다. 그런데 그 이야기의 참 의미를 우리가 잘 모르고 단순히 단군신화로 넘긴 것이다. 참 의료의 화두는 "자연으로 돌아가라"는 이야기로 요약될 수 있을 것이다.

자기 몸 안에 내재된 자연치유능력이 제대로 발휘될 때 만병(萬病)은 물러가게 돼 있다. 이것이야말로 노자의 무위자연 이론이며 이를 바탕으로 기술한 자연주의 의학이론이 무의자유(無醫自癒), 즉 인위, 인공의 의료를 가하지 않아야 자연치유능력이 온전하게 발휘되어 어떤 암·난치병·괴질도 근본치료가 가능해진다는 '인산의학' 인 것이다. 인산 선생이 저술한 『신약(神藥)』과 『신약본초(神藥本草)』를 숙독, 정독하고 그대로 실천하노라면 자연주의 의학의 정수(精髓)가 자연스레 우리 몸과 마음에 스며들고 불가사의한 몸속의 자연치유능력이 각종 암·난치병·괴질로부터 우리 몸을 지켜줄 수 있을 것이다. 여러분은 생활 속에서 인산의학의 자연주의 의료를 실천해 천수(天壽)를 온전하게 누리며 건강하고 행복한 삶을 영위하시기를 기원한다.

- 위 글은 2011년 11월 27일 서울 여의도 원불교 교당에서 행한 저자의 특강 내용을 정리하여 그 요지를 발췌한 것입니다.

〈월간 仁山의학 2012년 2월호〉

016

無欲自足은 건강장수의 妙法

일 없이 사는 사람 오막살이집
아무도 찾는 이 없네
깊은 숲속이라 새들만 모여들고
너른 시내엔 물고기들 노니네
아이 데리고 산 과일을 따고
아내와 함께 언덕 밭을 맨다.
집안에 무에 있겠는가
다만, 몇 권의 책이 있을 뿐…

茅棟埜人居 門前車馬疎
林幽偏聚鳥 谿闊本藏魚
山果携兒摘 皐田共婦鋤
家中何所有 唯有一狀書

중국 당나라 때 전설처럼 살다가 기이한 일화와 주옥 같은 시 3백여 수를 남기고는 홀연 사라져버린 한산(寒山)의 시다. 평이한 문체와 꾸밈 없는 표현도 더없이 좋지만 그 잔잔한 시어 속에 은연중 드러나는 무욕(無欲)의 삶의 자세는 읽는 이로 하여금 뭔가 느낌을 갖게 하기에 충분할 것 같다. 권력이나 명예의 달콤한 유혹에 개의치 않고 넘쳐나는 지혜의 빛을 갈무리하여(和其光) 풍진(風塵)의 세상을 한 평생 야인(野人)으로 담담하게 살아가는(同其塵) 모습이 잘 나타나 있다.

꾸미거나 다듬지 않은 질박한 모습으로 자연과 하나 되어(無爲自然) 세사(世事)를 잊고 한가롭게(無事自閑) 욕심 없이(無欲) 자족(自足)의 삶을 살아가는 모습은 21세기 급류초입의 한 모퉁이에 서서 나아갈 방향도 제대로 잡지 못한 채 우왕좌왕 동분서주하는 현대인들에게 시사하는 바 적지 않으리라.

무엇이 사람을 병들게 하는가. 마음도, 몸도 피로에 지치고 스트레스에 골병들고 병마의 고통에 신음하게 되는 근본 원인은 진정 무엇일까? 질병의 원인에 대한 시각과 견해는 동서 의학자 간에 현격한 차이를 드러내고 있지만 대체로 바이러스나 세균에 의한 감염과 생활환경의 변화에 따른 제반 요인, 즉 환경호르몬에 오염된 음식섭취, 운송수단 발달에 의한 운동 부족, 대기·수질오염, 과중한 업무 스트레스, 지나친 음주·흡연, 수면 부족, 피로 누적 등에 의해 발생한다고 보고 있다.

자연의 섭리 무시하면 禍 면치 못해

이를 간단히 요약하여 설명하자면 모든 질병의 근저에는 유위(有爲)와 유욕(有欲), 유사(有事)의 근원적 병폐가 자리하고 있다 하겠다. 좀 더 생산성·효율성을 높이고 편리해지기 위해 끊임없이 노력한 결과 인위(人爲), 인공(人工)의 산물이라 할 각종 문명의 이기(利器)들이 대거 쏟아져 나오게 되었다. 많은 이익과 편의, 혜택을 누리게 된 반면 신체 각 부위의 퇴화와 균형 상실, 부조화를 초래하고 환경공해의 급격한 증가로 인해 예기치 못했던 병마의 잇단 출현을 야기해 적지 않은 희생과 피해를 낳기도 하였다.

자연의 섭리를 무시한 결과가 어떠한가를 보여주는 수많은 사례에도 불구하고 아직도 대다수 세력가들은 끝없는 욕심의 산물인 부(富)에 더 큰 부를 보태기 위해 지구환경 오염과 파괴의 원인 제공을 그치지 않고 있다.

자연을 잃어버린 사람들, 자연환경을 파괴하면서 머지않아 부서지거나 부수어야 할 거대한 건축물과 구축물을 끊임없이 건설하는 사람들. 금세기에 자행한 자연 파괴행위의 과보(果報)는 지금 세대에 국한되는 것도 아니고 한두 가지 대가로 그칠 것도 아니란 생각이 필자만의 걱정은 아니리라.

자연은 인류를 비롯한 세상 만물의 어머니가 아닌가. 어머니를 범하는 자식이 제정신 가진 사람이라고 할 수 있는가. 무위자연(無爲自然)을 지고(至高)의 가치로 내세웠던 노자(老子)는 자연으로부터 비롯된 도(道)가 천하의 시작이요, 어머니라고 설파한 바 있다.

"천하는 시작이 있는데 그것을 천하의 어머니라고 한다. 그 어머니(道)를 앎으로써 그 자식(天下萬物)을 알 수 있는데 이미 그 자식을 안 뒤에는 다시 그 어머니를 지켜야 죽을 때까지 위태로움이 없다(天下有始 以爲天下母 旣得其母 以知其子 旣知其子 復守其母 沒身不殆). 욕망의 근원을 틀어막고 욕망의 출입문을 닫아버리면 평생 힘들 게 없지만 욕망의 문을 열고 그 일을 해버린다면 그런 사람은 종신토록 구제되지 못한다(塞其兌 閉其門 終身不勤 開其兌 濟其事 終身不救)."

노자의 도덕경(道德經) 제52장 구절 중 일부인데 워낙 다양한 해석이 존재하는 경구(經句)인지라 필자 나름대로 풀이한 임의적 해설임을 참고하시기 바란다.

無爲自然의 가치 되새겨 건강한 삶 누려야

바깥에서는 자연을 파괴하는 무도(無道)한 행위가 자행되고 내부에서는 도를 망각한 무도한 삶의 자세와 무절제한 생활방식을 개선하지 않으면서 건강하게 자연수명을 온전히 누릴 수 있겠는가. 자연환경 파괴의 대열에 나 자신 무심코 동참하거나 가세하지 않았는지 반성하고 천하 만물의 어머니 격인 도(道)를 지켜 천수

(天壽)를 다 누리도록 노력하지 않는다면 제 명을 재촉해 비명횡사 (非命橫死)의 지름길로 가는 것과 다를 바 없음을 깨달아야겠다.

인위, 인공의 산물인 각종 문명의 이기를 활용하되 도가 지나쳐 건강을 해치지 말아야 할 것이고 가슴속에 무위자연의 소중한 가치를 한시라도 잊지 말 일이다. 스스로 번잡스러운 일과 인연을 만들어 자신을 속박하고 그 속박의 스트레스와 번민으로 병마를 자초하지 말고 무사자한(無事自閑)의 삶을 추구할 필요가 있겠다.

또한 저승길 갈 때 갖고 가지도 못할 수많은 티끌과 같은, 재산과 명예·권력을 갖기 위한 세속적 욕망 추구를 자제하고 만족할 줄 아는 참된 부(知足者富), 제 자리를 지킬 줄 아는 변함없는 자세(不失其所者久), 죽어도 사라지지 않을 훌륭한 업적과 이미지를 남겨 영원히 사는 참된 수명(死而不亡者壽)을 획득하기 바란다.

그것은 노자의 가르침대로 무욕자족(無欲自足)의 삶을 추구함으로써 가능하리라 여겨진다.

1천3백여 년 전 중국 천태산에서 전설처럼 살다가 숱한 수수께끼를 남기고 자취를 감춘 한산(寒山)의 시는 다름 아닌 무욕자족, 무사자한, 무위자연의 삶을 살아가는 한 은자(隱者)의 삶의 모습을 그려낸 한 폭의 그림 그 자체다. 한산의 시가 그려내는 그 그림처럼 살아가려는 자세와 실천 노력이 있다면 굳이 건강법이나 양생방을 따로 구하지 않더라도 저절로 건강하게 장수할 수 있으리라 생각된다.

〈월간 신토불이건강 1999년 7월호〉

017

질병의 뿌리는
無理와 不道

　맑음과 밝음이 없는 마음은 그 몸을 병들게 할 뿐 아니라, 세상 사람들에게까지 악영향을 미치게 되어 결국 세상까지도 병들게 만든다. 지식과 재물, 권력을 획득하여 잘못 운영한 결과 자신과 가족, 타인, 나아가 세상의 평화까지도 파괴하는 사람들이 적지 않다. 그런 마음의 근저에 자리 잡은 어둠과 어리석음, 탐욕의 뿌리를 제거하지 않는 한 파멸은 예고된 것이나 다름없다.

　예고된 파멸의 비탈길로 곤두박질치면서도 자신의 어리석음과 어둠을 깨닫지 못하고 왜 그런 결말을 맞이해야만 하는가에 대한 성찰과 이해 노력을 찾아보기 힘든 세태다.

　정치적·경제적 파멸뿐 아니라, 난치성 질병의 초래와 그 질병에 대한 잘못된 대응으로 인해 비명횡사로 이어지는 그릇된 삶의 행로를 일절 되돌아봄 없이 살다 가는 가련한 인생들이 우리 주변에는 얼마나 많은가.

백 년도 채 안 되는 그 인생행로를 자기존재의 의미와 가치, 미래의 갈 길에 대해 아무런 성찰과 탐구 없이, 마치 짐승처럼 별다른 생각 없이 살다가 어느 날 문득 찾아오는 난치성 병마의 느닷없는 등장에 혼비백산하여 절망과 자포자기로 생애를 마감하는 그런 삶의 주인공은 절대 되지 말아야 한다.

그러나 유감스럽게도 이 시간 현재 우리가 다 같이 타고 우주를 유영하는 이 지구상에는 별다른 생각 없이 그렇고 그런 삶의 길을 걷는 이들이 너무나도 많다는 사실에 안타까움과 비애감을 갖게 된다. 지위의 높고 낮음, 재산의 많고 적음, 학식의 있고 없음에 크게 관계없이 삶의 바른 길에 대한 무지(無知)와 편견, 몰이해로 인한 '무명(無明)의 삶' 들이 대종을 이루고 있다.

"도대체 명예와 몸, 둘 중 어느 것에 더욱 신경 써야 한단 말인가(名與身孰親), 또 건강과 재산은 무엇이 더 중요하다는 것인가(身與貨孰多), 얻음과 잃음은 무엇이 더 문제인가(得與亡孰病), 너무 아끼게 되면 반드시 크게 소비할 일이 생기게 되며(甚愛必大費), 지나치게 많이 간직하려고 애쓰다가 오히려 더 많이 잃게 되는 법이다(多藏必厚亡). 결론적으로 만족할 줄 알면 욕될 일 없고 그칠 줄 알면 위태로울 일 없게 되나니(知足不辱知止不殆) 그게 바로 탈 없이 오래 갈 수 있는 삶의 바른 길이라 하겠다.(可以長久)".

중국의 위대한 철인 노자(老子)의 개탄 섞인 가르침의 핵심은 삶의 본질, 즉 삶의 바른 길을 좇아서 자연법칙대로 살아가라는 얘기로 요약될 수 있겠다.

명예를 위해 몸 망치고 돈벌이하느라 건강을 잃는 광경은 우리 주변에서 흔히 볼 수 있는 모습들이다. 얼음이 화근인 줄 모르고

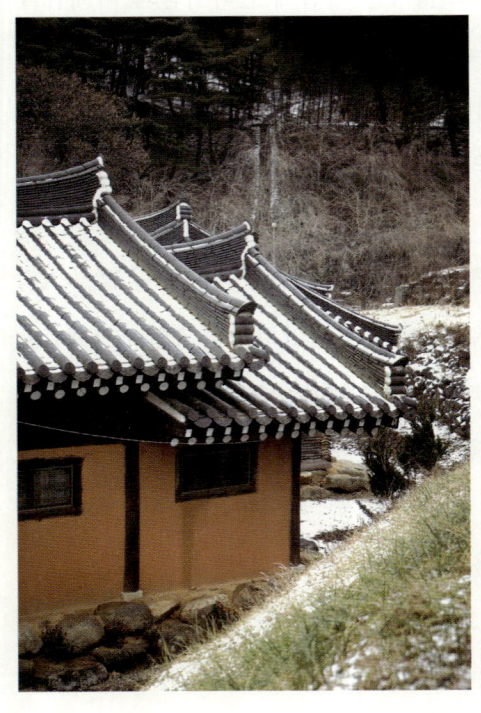

기뻐하는가 하면 잃는 게 다행임을 알지 못하고 도리어 상심하기도 한다. 전도된 생각을 바꾸지 않는 한 자연계로부터 부여받고 내구연한이 보장된 생명과 신체를 자연수명조차 다 누리지 못하고 폐차시켜야 하는 비운을 맞게 된다. '순리와 자연'이라는 최상의 삶의 길을 터득하여 천수(天壽)를 다 누릴 수 있기 위한 '자구(自救) 노력'은 비단 부도 직전의 기업에만 적용되는 얘기가 아니다.

자연의 섭리대로 사는 길만이 건강한 삶이며, 몸과 마음을 다 같이 건강하게 하여 주어진 수명을 다 살고, 사는 동안 삶의 바른 길을 깨달아 제 가야 할 미래로 갈 수 있기 위해서는 복잡다단한 지식이 요구되거나 매우 어려운 관문을 통과해야 하는 것은 아니다.

인위(人爲)와 작위(作爲), 인공(人工)과 조작을 떠나 무위(無爲)의 자연스러움을 잃지 않아야 하며(爲無爲), 이일 저일 복잡다단하게 얽히고 설키게 만드는 일들을 하지 말고 자연에 뿌리를 둔 순리적인 일들을 하는 게(事無事) 바람직하리라.

혀의 감각을 좇아 다섯 가지 맛(五味)에 현혹되지 말고 무미(無味)처럼 느껴지는 담담한 맛을 음미하며 다섯 가지 색깔의 현란함에 눈길 팔지 말고 자연색 그대로를 즐길 줄 알아야 하리라(味無味).

한마디로 자기 자신의 비물질적 존재가 타고 운행하는 탈것(小

乘: 육체)을 이용해 목적지까지 가려면 첫째로 궤도를 벗어나지 말고 길(道)을 따라서 운행하되, 둘째로 기계적 무리가 일어나지 않도록 순리적으로 몰아야 도중에 고장을 안 일으키고 끝까지 갈 수 있는 것과 같은 이치다.

무리와 비자연으로 점철된 삶의 행태들을 갖고서 자연수명을 다 누릴 수는 없을 것이다. 더욱 아쉽고 안타까운 것은 자신의 삶을 돌아볼 줄도 모르고 문제의식도 없으며 그런 생각조차 하지 않고 있다는 사실이다.

건강한 삶의 기반에는 순리와 자연이 자리하고 병들거나 고통받는 삶의 뿌리에는 예외 없이 무리와 비자연이 깃들어 있다. 즉 도리에 맞는 삶인가, 무도(無道)한 삶인가에 따라 건강과 질병, 삶과 죽음이 갈리는 것이다.

의학이 지식 또는 기술에 머물거나 집착해서는 안 되는 소이(所以)가 여기에 있다. 작은 문제나 탈은 기술적 수리 또는 처치가 가능하겠지만 삶의 방식 자체가 궤도를 이탈한 사람들의 탈것만 수리해 본들 그 운전자의 무리와 비자연의 운행으로 말미암아 재고장은 시간문제일 뿐인 것이다.

'물고기가 물 떠나서 어찌 살겠으며 사람이 궤도를 이탈하여 어떻게 존재할 수 있겠는가(魚離水必死 人失道豈存)'라고 말한 어느 선현의 가르침은 현대인들에게 시사하는 바 적지 않다.

〈월간 신토불이건강 2000년 12월호〉

018

혹한이 빚어낼
梅花香을 그리며

　엄동설한(嚴冬雪寒)이라는 말이 실감날 정도로 한파가 이따금씩 몰아치고 있다. 겨울이 겨울다워야 한다는 측면에서는 자연스러운 일이겠으나 추위로 인해 더욱 고통을 받게 될 이웃들을 생각하면 괜스레 마음이 무거워진다.
　어떤 선지식(善知識)은 매 겨울마다 닥치는 일상적 추위에서, 또 그 추위를 딛고 화사하고 향기로운 마음으로 피어나 세상에 봄소식을 알리는 매화의 고결한 자태에서 '하나의 의미'를 발견해 시로 읊은 바 있다.

티끌세상에서 벗어난다는 것, 보통 일 아니니
끈을 단단히 부여잡고 한바탕 달려볼지어다
한 번쯤 뼈에 사무치는 추위를 겪지 않고서야

어찌 코끝을 스치는 짙은 매화 향을 맡을 수 있으랴
나뭇가지를 붙잡고 오르는 게 무에 그리 대단한가
천길 벼랑에 매달린 손을 놓아야 진정 대장부라네

塵勞逈脫事非常　緊把繩頭做一場
不是一番寒徹骨　爭得梅花撲鼻香
得樹攀枝未足貴　懸崖撒手丈夫兒

　당나라 고승 황벽 희운(黃檗希運, ?~850) 선사의 이 게송(偈頌)은 오랜 세월 수많은 사람들의 입에 오르내리며 적지 않은 수행자들에게 구도(求道) 여정의 이정표(里程標)로 우뚝 서서 삶의 또 다른 차원의 길을 제시해 주고 있다. 추위가 그 선각자의 뼈에만 사무치는 것도 아니고, 매화향이 그이에게만 코끝을 통해 마음 깊숙이 전해지는 것만도 아닐 것이다.
　온 세상 누구에게나 겨울 한파는 함께 닥치는 것이고 매화 앞에 서는 사람의 코끝에는 예외 없이 매화향이 진동하게 마련이다. 다만 삶을 치열하게 사는 사람에게는 우주 삼라만상과 대자연의 변화가 예사롭지 않고 특별한 의미로 다가올 뿐인 것이다. 또 그러한 사람에게는 이러한 의미를 직접 발견하여 그 '기쁨'을 나누기 위해 시로 읊지는 못하더라도 최소한 그 시어와의 만남에 의해 기쁨의 감정이 마음 깊은 곳으로 전해짐을 느끼게 될 것이다.

한겨울 내내 따스한 집에서 기거하며 배부르고 등 따시게 사는 사람에게는 추위가 사무칠 리도 없고, 매년 보는 매화와 그 향내가 감동스럽게 느껴지지도 않을 것이다. 노자(老子)께서 강조한 '무위자연(無爲自然)의 소박(素朴)한 삶'이 얼마나 값진 것인가를 어떻게 느낄 수 있겠는가.

추위는 추워서 싫고 더위는 더워서 힘들다며 자연스러운 자연계의 현상을 피하려 하는 자세, 해야 할 도리와 대의명분(大義名分)보다는 자신에게 닥칠 불이익과 조그만 불편을 생각해서 편한 것과 사익(私益) 위주로 사는 자세야말로 참으로 값진 것을 스스로 포기하는 것이라 하겠다.

암, 난치병으로 고생하는 사람들과 대화를 나누다 보면 그중의 상당수가 매사 편리 위주로 생각하고 행동하며, 조금만 불편해도 행하지 않거나 피하려 드는 경향이 있음을 발견하게 된다. 그럴 때마다 금강산 구경을 하고 싶어 하면서도 산길을 오르는 수고조차 마다하는 것과 다를 바 없다는 비유를 쓰곤 한다.

물론 그런 생각만으로 가득 찬 사람들에게 몇 마디의 비유나 훈계 조의 말이 효과가 있으리라는 기대는 하지 않는다. 다만 제 생명의 소중함에 눈떠서 자연의 법칙과 생명원리를 이해하고 생명 건강을 위해 더없이 현명한 길을 제시한 인산의방(仁山醫方)에 담긴 지침에 따라 질병을 극복할 수 있기를 바라는 마음에서 들려주는 고언일 따름이다.

病魔와 당당하게 싸울 수 있어야

　생명의 건강에 문제가 발생하여 이상(異常) 현상이 나타나는 것을 편의상 '질병'이라 할 때 그 질병의 문제를 해결하고 정상 상태로의 회복을 가능하게 하는 원리와 힘은 모든 생명이 자체적으로 보유하고 있음에도 불구하고 끊임없이 바깥으로만 찾아 헤매게 된다.

　의료계에서도 그렇게 인도하고, 인류는 그 '보편타당한 것으로 받아들여지는 일반 의학상식'과 의료진의 인도에 따라 회광반조(回光返照)의 깊은 생각이나 통찰 없이 무심코 따라다니며 치병의 방도를 외적 치료에 주로 의존하게 된다. 즉 체내에 존재하는 병든 세포의 집단을 공격해 파괴 제거하기 위해 무서운 독성을 함유한 살상용 화학무기를 대거 동원하여 사용함으로써 적지 않은 후유증을 초래하고 원상회복을 더욱 어렵게 만드는 결과를 부르게 된다는 얘기다.

　생명이 자체적으로 보유하고 있는 처방과 약물의 위대한 힘을 발견하려는 노력 없이 어떻게 질병의 근본 치료와 생명의 온전한 건강상태 회복을 기대할 수 있겠는가. 시작에 있어서 이미 잘못된 길로 들어섰는데 목표 지점에 제대로 도달하는 결과가 나올 수 있겠는가.

　다만 인체는 원래 신비스러운 능력을 보유하고 있으므로 약간의 잘못된 치료라 할지라도 원상회복을 못하는 것은 아니기 때문에 그 잘못된 치료방식의 허망성(虛妄性)을 깨닫기 어려운 점이 있기는 하다. 물론 외적 치료방식 전체가 불필요하다거나 잘못됐다는 얘기는 결코 아니다. 필요한 부분도 공감하고 효과적 측면도 부인하기 어려운 일면이 있지만, 공격해 파괴 제거하는 방식의 치료로는 한계가 있음을 지적하는 것이다.

어깃장 놓고 꾀를 피우는 당나귀에게 당근과 채찍이 필요하고, 후학 교육에도 회초리와 어루만짐, 꾸중과 칭찬이 다 같이 중요하듯이 질병치료를 위해서도 기력(氣力)을 돋워줌과 병근(病根) 다스림이 조화되어야 한다는 얘기다.

인체의 원기를 돋우고 병마의 기승을 제압하기 위해 죽염이나 유황오리 엑기스, 기타 수반되는 약재를 이용하여 질병과 싸우다 보면 불편과 고통이 적지 않은 게 사실이다. 그러나 이왕 병에 걸려 고생하는데 독한 마음먹고 병과의 한판 싸움을 당당하게 치러 이겨내려 노력한다면 좋은 결과가 오지 않겠는가.

오랜 투병생활에 지쳐 있을 때 또는 긴 시간의 생활고로 심신이 피폐할 때, 또는 그 밖의 여러 가지 인생고에 시달릴 때 앞에서 소개한 그 선각자의 시구는 우리에게 용기를 줄 수 있을 것이다.

한번 뼈에 사무치는 추위를 겪지 않고서야 어찌 심혼(心魂)을 뒤흔드는 매화 향내를 맡을 수 있으랴….

〈월간 신토불이건강 2000년 2월호〉

019

생각을 바꾸면
치료 못할 병은 없다

 지난 4월 26일은 선친 인산 김일훈(仁山 金一勳, 1909~1992)의 99주년 탄신 기념식이 있던 날이었다. 혹자는 16년 전에 돌아가신 분의 탄신을 기념하는 게 뭐 그리 중요하냐고 말할 수도 있을 것이다. 경향 각지에서 대형버스만 10대가 넘게 오고, 자가용을 이용해 오신 분들까지 700여 명이 넘는 분들이 삼봉산 자락에 있는 인산가 수련원을 가득 메웠다.
 이날 오신 분들 중 상당수가 선친의 의학이론인 인산의학의 갖가지 방법으로 암·난치병을 치료한 사람들이다. 매년 700~800명에 이르는 분들이 해발 5백 미터에 자리한 삼봉산 깊은 산속을 찾아온다. 그중 2백~3백 명이 선친의 말씀을 듣고 암·난치병을 고친 분들이고, 또 나머지 분들도 필자나 다른 사람들을 통해 이야기를 듣거나 『신약(神藥)』이나 『신약본초(神藥本草)』를 읽고 스스로 병을 고친 분들이다. 모두 현대의학으로 치료가 불가능하다는 선고를 받고 인산의학으로 살아난 기적의 주인공들이다.

사실이 이러한데도 대다수 언론이나 사람들은 이러한 놀라운 사실을 믿지 않거나 부정적인 시각으로 바라본다. 부정적인 인식의 뒤에는 서양의학의 발전에 대한 믿음이 자리 잡고 있다. 그러나 서양의학이 말하는 발전이라는 것은 지식과 기술의 발전을 지칭하는 것이다. 세계적으로 권위 있는 의사들, 예컨대 하버드의 앤드루 와일이나 미국 국가의학 감독관을 지낸 로버트 멘델존 박사 같은 사람들은 한결같이 "가급적 양의학적 치료를 받지 마십시오"라고 말한다. 그 사람들은 대학 때부터 서양의학을 전공한 학자들이다. 그런데 왜 그런 말을 할까? 그리고 심지어 로버트 멘델존 박사는 자신의 저서 『나는 현대의학을 믿지 않는다』의 서문에 "현대의학은 이미 과학도 의학도 아니고 종교가 되었다"고 호되게 비판하고 있다. 멘델존 박사의 결론은, 너무나 허망한 종교를 우리가 믿고 있다는 것이다. 이러한 허망한 종교의 주술로부터 빨리 해방되어야만 인류의 건강이 그나마 유지될 수 있다는 것이다.

선친께서는 1986년 출간된 『신약(神藥)』 서문에서 이 책을 쓰는 단 하나의 목적은 '의료인도, 의료기관도, 처방도, 약도 필요 없는 사회를 만들기 위해서'라고 적고 있다. 역설적으로, 의학이 필요 없도록 하기 위한 의학을 제시하고 있는 것이다.

대표적인 게 밭 마늘요법이다. 암에 걸려서 큰 병원에서 못 고친다고 찾아온 사람에게 마늘을 구워 죽염에 찍어서 하루에 스무 통, 서른 통 먹으라는 말씀을 하셨다. 그런데 신기하게도 병이 나았다. 하지만 사람들은 암이나 난치병이 본인도 모르게 나으니까 열이면 아홉이 믿으려 들지 않는다.

마늘은 세계에서 가장 훌륭한 항암제 중 하나다. 그런데 오히려 마늘 농사를 짓고 늘 마늘을 손쉽게 접할 수 있는 사람들이 안 믿는다. 이까짓 것이 무슨 약이 되느냐고 말하지만, 그 유명한 히포크라테스가 "음식으로 못 고치는 병은 그 어떤 약으로도 못 고친다"고 말한 바 있지 않은가.

생각을 바꿔야 암·난치병을 이길 수 있다

필자는 아버지이자 스승이신 인산 선생 슬하에서 30여 년 동안 이것저것 몸으로 체득한 사람이다. 우리가 알고 있는 민간요법은 오랜 뿌리를 가진 역사 속에서 수많은 조상들의 경험이 축적된 아주 지혜로운 묘방들이 많다. 그런데 1949년 대한민국 정부수립 이후 이 땅의 뿌리 깊은 전통의료는 한순간에 쓰레기통으로 들어갔다.

이후 1951년 국민의료법을 제정할 때 제헌국회에서는 한의학을 통째로 배제한 바 있다. 천만다행으로 전통의학 원로들의 극한 투쟁에 의해 겨우 한의학이 살아남아 한의사 제도가 좀 활성화되기 시작했지만 그것으로 모든 문제가 해결되지는 않았다. 왜냐하면 우리 정부나 국민들은 당시부터 지금까지 서양의학이 엄청 발달했다는 지나친 믿음을 가졌기 때문이다.

그러한 믿음을 심은 것이 우리의 교육이고, 그 교육은 미국에서 유학한 많은 의학박사나 지식인들이 좌우했으므로 그렇게 된 것이다. 그것을 탓하고자 하는 것은 아니다. 나라가 발전하기 위해서 이런저런 것을 모두 수용해야 하고, 수용해서 우리 것을 만들어야 한다. 그런데 전제가 있다. 제 것의 소중함을 알고, 뿌리 깊은 경험에서 나오는 제 민족의 지혜를 바탕 삼아 다른 문화를 받아들여 새로운 문화의 꽃을 피워야 한다는 것이다.

국민건강을 위한 저비용 고효율의 건강효과, 질병 치료효과를 가져올 수 있는 훌륭한 동양의학, 대체의학을 미국이나 독일 등 서양에서는 머리를 싸매고 공부하고 있는데 이상하게도 한국의 의료계는 그러한 공부를 제대로 하려 들지 않는다.

병을 고치는 것은 치료 능력이다. 그러나 병 고치는 사람의 의료 능력보다 더 중요한 것이 있다. 바로 환자가 '생각을 바꾸면 암도 치료된다'는 사실이다. '현대의학으로 가능한 수단과 방법을 다 동원해서 최선을 다했습니다마는 더 이상 방법이 없습니다'라고 말하며 '절망과 자포자기'를 심어주는 것은 문제가 있는 의료방식이다. 병이 너무 깊어져서 힘들다는 말을 듣는 순간 그 환자는 정신적으로 먼저 죽는다.

그렇게 몸보다 정신이 먼저 죽는 사람이 있는 반면, 암 대하기를 무슨 감기쯤으로 여기는 사람들도 있다. 그런 사람은 암을 고치는 데 1년도 안 걸린다. 남보다 짧은 시간에 낫거나 아예 암이 걸리지도 않는다. 그런데 그냥 그 얘기 한마디 듣자마자 사색(死色)이 된 사람들은 화타, 편작이 와도 못 고친다.

45년 만의 염관리법 개정, 국민건강 위해 다행스러운 일

21년 전, 필자는 잘나가던 직장 생활을 접고 죽염산업을 창시해서 지금까지 죽염업계를 이끌고 있다. 30여 개 죽염 제조업체들의 대표기관인 한국죽염공업협동조합 이사장(1~5대 현재)을 맡고 있다. 처음 죽염사업을 시작할 무렵, 주변 사람들이 이렇게 말하곤 했다. '잘나가던 직장을 그만두고 사업을 하는 것까지는 이해된다. 그런데 하필 세상에서 제일 사양 사업인 소금 장사를 한다고 그러느냐?' 고 걱정 섞인 말을 건네곤 했다. 건강에 해롭다느니, 혈압을 오르게 한다느니, 있던 소금 회사도 다 망할 판에 왜 소금 사업을 시작하느냐고 물었다.

필자가 소금 사업을 시작하게 된 동기는 딱 한가지다. 소금으로 돈을 벌 수 있을 것 같다는 생각이 든 적이 한 번도 없고, 또 소금 사업으로 돈을 벌어야겠다고 생각한 적도 없다. 다만, 죽염과 관련한 선친의 훌륭한 혜안을 직접 국민 앞에 증명해 보이고 싶었고, 동서고금 전무후무한 신의학 체계인 인산의학을 계승 발전시키고 싶었기 때문이다.

　우리는 공기, 물 등 가까이 있는 것들의 가치와 소중함을 잘 모르는 경향이 있다. 소금도 마찬가지다. 우리나라 신안, 옹진, 태안 앞바다의 갯벌 천일염은 미네랄 함유 등 여러 가지 면에서 세계적으로 가장 우수한 품질의 소금이라는 것이 학계의 연구 결론이다. 프랑스의 게랑드 소금보다 월등하다는 것이 다양한 소금연구에 의해 속속 밝혀지고 있다.

　그런데 1990년대 초 산자부에서 소금정책 회의를 열었다. 우리나라 서해바다 연안에 있는 1천7백 개 천일염전을 국가가 보조금과 지원금을 줘서 폐전시키라는 결정이 내려졌다. 한국의 천일염 산업은 경쟁력이 없다는 이유 때문이었다.

　지난해에 45년 만에 염관리법이 바뀌었다. 박준영 전남도지사와 도내 국회의원, 박우량 신안군수 등의 노력으로 국민건강에 지대한 영향을 미치는 천일염이 드디어 식품으로 인정받게 된 것이다. 국가에서 1963년 염관리법을 제정할 당시 대한민국에서 식품을 제조 가공하거나 음식을 만들 때에는 반드시 정제염만을 쓰도록 규정해 놓고 있었다.

　유럽의 상당수 국가에서는, 정제염은 짐승의 사료에도 넣지 못하도록 법으로 규정하고 있다. 그런데 우리나라는 그것만을 식용으로 쓰도록 법으로 규정하고 있었던 것이다. 우리나라 국민들이 왜 암환자가 많은지 알 수 있는 대목이다. 그런데 엉뚱하게 천일염 등 다른 소금에 죄를 뒤집어씌운 것이다. 이러한 염관리법이 드디어 45년 만에 개정된 것이다.

병 때문에 죽는 게 아니라 그릇된 치료 때문에 죽는다

소금 관계 법령이 바뀌었지만 우리들 생활에 큰 도움이 안 될 수도 있다. 법이 바뀌었음에도 불구하고 대형 업체에서 만드는 거의 모든 식품에 여전히 정제염을 쓸 테니까. 그러나 집에서 음식을 조리할 때만큼은 천일염이나 기타 질 좋은 소금을 쓰는 것이 자신과 가족의 건강을 위해 바람직한 일이다. 소금 하나만 가지고도, 소금에 대한 생각만 바뀌어도 수많은 질병을 예방하고 고치고 다스리는 데 효과가 있다.

우리는 약이 되는 물질이 바로 옆에 있는 데도 쓰지 않고 몸에 들어가면 굉장히 문제를 일으키는 항암제나 항생제를 별다른 의심 없이 쓴다. 그것뿐만이 아니다. 지금 AI 바이러스가 전국적으로 문제가 돼서 수만 마리의 닭들이 살처분되고 있다. 30만 마리든, 50만 마리든 한꺼번에 죽여서 파묻어 버리면 안전한 것일까? 그것들이 지하수를 오염시키고 흙에도 섞이는데 그 물을 마시고 그 흙에서 곡식과 채소를 얻는 우리는 정말 안전한 것일까?

미국산 쇠고기 문제도 마찬가지다. 소 사료에 육류가 들어가 소가 미쳐버리는 것이 광우병이다. 소뼈, 쇠고기 같은 것들을 갈아서 소의 사료에 넣은 것이다. 그것이 미국식 사료이다. 미국산 쇠고기뿐만 아니라 대한민국에서 유통되고 있는 대부분의 사료가 미국산이다.

하루는 필자에게 암에 걸린 어느 분이 와서 육류는 해롭다고 하는데 소고기를 먹으면 안 되느냐고 물었다. 그러나 육류가 몸에 해로운가를 묻기 이전에 지금 소가 어떻게 집단 사육되고 있는지를 알아야 한다. 미국에서 사육되는 소들은 좁은 공간에 갇혀 운동도 못하게 한다. 돼지도 마찬가지다. 그들은 일어섰다 앉았다 물 먹고 사료 먹고 똥 싸는 일을 반복하며 200여 일을 살다 죽는다. 항생제를 밥처럼 먹고 맞으면서 말이다.

이런 걸 감안해서라도 우리가 먹는 것들은 가급적 내 손으로 기르고 조리하는 것이 몸에 좋다. 이러한 순리(順理), 자연(自然)의 이치와 '참 의료'를 자각해야 우리에게 주어진 천수(天壽)가 보장되는 것이다. 이치에 맞지 않게 살고, 소위 병에 걸렸어도 '역천(逆天)의 의료'를 하는데 자연의 법칙과 생명원리에 부합하지 않는 그런 부자연스러운 치료를 하면서 병이 낫기를 바라면 되겠는가!

청나라 말엽의 의학자 오당(吳塘)이 일찍이 '백성이 무슨 죄가 있기에 병 때문에 죽는 게 아니라 그릇된 치료 때문에 죽어야 한단 말인가(生民何辜 不死于病而死于醫)'라고 개탄한 대목을 잘 음미해 보기 바란다.

〈월간 仁山의학 2008년 5월호〉

020

送舊迎新의 시기,
去惡生新의 기회

　무한한 시간의 흐름을 타고 항해하는 사람들에게 가장 중요한 것은 지금 현재가 아닐까 싶다. 언제 시작됐는지, 언제 끝날지 아무도 알 수 없는 거대한 시간의 물결의 흐름에 자아(自我)를 맡긴 채 우리는 다 같이 어디론가 쉼 없이 흘러가고 있다.

　그 시간의 흐름을, 우리네 삶의 인식과 진행에 편리하도록 단위별로 나누어 한 해, 한 철, 한 달, 한 주일, 하루, 12시간, 24시간 등으로 구분 지어 그 시간표에 따라 인생을 영위해 간다. 시간의 흐름은 달라진 게 없이 그저 묵묵히 흘러갈 뿐이지만 우리들의 마음은 끊임없이 시작과 마무리를 반복하면서 '뭔가'를 열심히 하고 그 결과에 따라 일희일비(一喜一悲)하는 '몽생(蒙生)의 여정(旅程)'을 이어가고 있다.

　꿈속에서 일어난 일, 꿈속에서 하는 일은 그 꿈에서 깨기 전에는 그것이 꿈일 수도 있다는 생각을 꿈에도 하지 않기 때문에 그 어떤 각성(覺醒)도 없이 인생을 단꿈 속에서 보내는 예가 적지 않은 것 같다. 적어도 하루, 또는 한 주간, 또는 한 해를 돌이켜보면서 철두철미한 자기반성을 통한 각성이 수반되지 않는다면 그 한 단위 시간의 시작은 그저 그렇고 그런, 별다른 의미 없는 출발이 될 것이고 그런 출발이라면 결과 또한 뻔한 것이 아니겠는가? 다사다난했던 임오년(壬午年) 한 해를 마무리하고 대망의 계미년(癸未年) 한 해를 맞이하겠다는 송구영신(送舊迎新)의 분위기가 고조되는 이즈음에 한 번쯤 이 같은 성찰을 해보는 것도 괜찮겠다는 생각에서 몇 마디 드리고자 한다.

끝나가는 한 해에 대한 아쉬움으로 서로들 모여 한 해를 회고하며 위로와 격려를 나누는 망년회다, 송년회다 하는 연말모임이 가뜩이나 피로에 지친 심신(心身)을 더욱더 혹사하는 계기가 되지 않았으면 하는 바람이다. 들뜬 분위기 속에서 돈을 물 쓰듯 하고 술을 물 먹듯 하며 요란하게 송구영신 행사를 한답시고 몸과 마음이 황폐화 되는 것조차 외면해도 되는 것인지….

대나무를 다른 나무들보다 높이 쳐주는 까닭 중 하나는 그 절도에 있다 할 것이다. 속(마음)을 비워 거센 태풍에도 순응하는 데다 자랄 적의 마디마디가 절도 있는 삶의 자세를 그대로 드러내 보여준다는 점에서 무절제한 삶을 영위하는 사람들에게 무언(無言)의 교훈이 될 수 있으리라는 생각이 든다.

술과 음식과 분위기를 즐기되 그 어지러움 속에 휩쓸리지 않을 정도의 자기 절제가 이렇듯 들뜬 분위기에서는 반드시 필요할 것 같다. 공든 탑 무너뜨리기는 얼마나 쉬운가. 자식 낳아 금지옥엽처럼 귀히 여기고 진자리 마른자리 갈아 누이며 잘 길러서 사회에 진출시켜준 부모의 은혜로 건강에 이상 없이 살고 있음을 감사해한다면 제 몸 관리에 좀 더 신경 써야 하지 않을까?

부모와 형제, 주변 친지들의 염려와 보이지 않는 보살핌의 공덕으로 건강하게 열심히 일할 수 있다는 게 얼마나 다행스러운 일인가.

수많은 주위 사람들의 정성으로 쌓여진 건강의 공든 탑을 스스로 무너뜨리는 것은 또한 얼마나 쉬운가. 그러나 한 번 무너진 건강은 우리가 막연하게 알고 있는 것처럼 의학적으로 정상 회복시킨다는 게 그리 간단치 않다는 사실을 간과해선 안 되리라. 건강 문제를 쉽게 생각하고 무심히 살다가 현대 난치병으로 말없이 사라져간 고귀한 목숨들을 우리는 주변에서 얼마나 많이 보아 왔는가?

두 눈으로 똑똑히 보고도 그 같은 현상에서 교훈을 발견하지 못한다면 그런 사람을 과연 현명하다 할 수 있겠는가. 광란에 가까운 우리네 술 문화를 바꾸는 기초적인 작업은 굳이 거창한 구호를 외치지 않더라도 자신부터 정신 차려 그런 흐름에 휩쓸리지 않는 게 첫걸음이라 생각된다.

40대 간암 사망률 세계 제일이요, 그 간암 사망의 대표적 원인이 술이라는 결론이 나왔음에도 자신들의 나쁜 술버릇을 고치지 못한다면 한마디로 쓸데없는 객기(客氣) 부리다 천수(天壽)도 다 누리지 못한 채 명 재촉해 저승길로 속행하는 어리석음이라고 밖에는 달리 표현할 길이 없겠다.

제발 신년 벽두에 모든 분들께 간절히 당부 드린다. 이제부터는 사는 것도 순리(順理)와 자연(自然), 일하는 것도 순리와 자연, 병 고치는 것도 순리와 자연에 따르시기를 바란다.

노자(老子)의 도덕경(道德經)이 순리와 자연의 처세 및 정치철학의 원류라 한다면 선친 인산(仁山)의 『신약본초(神藥本草)』는 순리와 자연의 의세철학(醫世哲學)을 집대성한 것이라 할 수 있다.

물의 덕을 특히 강조한 노자의 수덕치세론(水德治世論)과 공해시대 인류 재액(災厄)의 근저에 있는 화독(火毒)의 해독(解毒)을 위해 북방 여성정(女星精)의 산물인 집오리, 명태, 오이의 수정수기(水精水氣), 바다 정기의 산물인 소금으로 새로운 물성(物性)을 갖는 죽염(竹鹽)을 재창조하여 그 활용 방안을 제시한 인산의 수덕치병론(水德治病論)은 어느 모로 보나 일맥상통한다.

유독성 물질인 수은 독의 강력한 해독제를 천상 북방 일곱별 그룹 가운데 허성(虛星)의 별정기로 화생(化生)한 돼지를 활용하는 처방이나, 수기(水氣)와 화신(火神)의 조화를 꾀해 공해독 해독은 물론 역대 인류 의학자들의 미완성의 꿈으로 남겨진 불로장생(不老長生) 단약(丹藥) 완성의 실례로 제시된 유황오리의 묘방 역시 인산의 수덕치병론에서 비롯된 것이다. '물은 만물을 이롭게 하면서도 그 어떤 것과도 다투지 않는다(水善利萬物而不爭)'는 노자 도덕경의 '부드러움의 철학'은 인류를 위협하는 병액(病厄)의 근저에 자리한 화독(火毒)을 우주의 수정수기를 활용해 물리친다는 인산의학의 독특한 용약론과 그 궤를 같이한다.

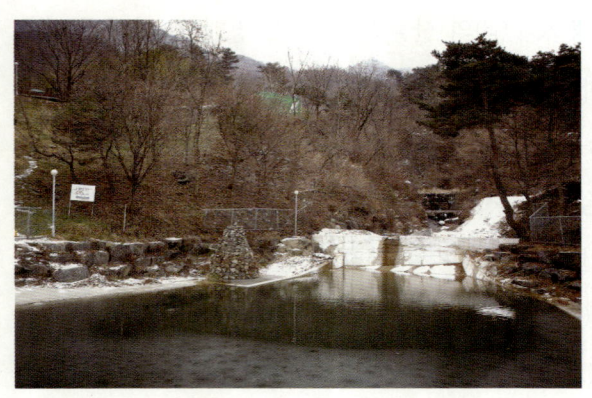

"도(道)를 물에 비유할 수 있겠다(道譬若水). 물에 빠진 사람은 많이 마시고 죽게 되는데 목마른 사람이 적당량 마시면 도리어 죽을 사람 살아나게 된다(溺者多飮之卽死, 渴者適飮之卽生). 그러므로 물에 의해 살기도 하고 죽기도 하고, 성공하기도 하고 망하기도 한다."

한비자(韓非子)의 물 얘기도 물의 활용에 대해 많은 것을 생각하게 한다. 사람의 몸에서 물은 더없이 중요한 역할을 하는데 그 물을 '물로 보지 말아야' 생명의 근원인 물에 대해 올바른 인식을 가질 수 있고 올바른 인식에 기초해서 물의 덕을 활용할 수 있게 된다.

물맛이 어떤 맛인가? 싱겁다고 말하는 사람은 싱거운 사람이다. 지구상 물의 약 98%는 바닷물이고 그 물은 짜기 때문에 물맛은 짜다(鹹)는 게 학계의 정설이다. 그것을 아는 사람은 수덕의 가장 기초가 되는 '소금'의 올바른 가치에 대해 정확히 인식하고 그 유용성을 활용하기 때문에 생명의 건강도 짭짤할 것이고 하는 사업, 하는 공부, 하는 말 모두 짭짤하리라는 것은 의심의 여지가 없겠다.

계미년 한 해는 부디 싱거운 사람이 되지 마시고 건강도, 사업도, 생각도, 말도 모두 짭짤한 그런 한 해가 되시기를 기원 드린다.

〈월간 신토불이건강 2003년 1월호〉

021

진정한 富者와 長壽者의 삶

　회사 경영의 한가롭지 못한 상황에서도 경제의 원리와 동향에 대한 이해의 폭을 넓히려는 소박한 생각을 내어 지난 8월말부터 KAIST(한국과학기술원) 테크노경영대학원 최고벤처경영자과정 (AVM 7기)에서 약 4개월간 '경제공부'를 한 바 있다.
　정해진 교과과목을 남김없이 이수하였을 뿐 아니라 단 하루, 단 한 시간도 결강하지 않고 열심히 쫓아다닌 끝에 드디어 12월 7일 '미래기업의 話頭-道德경영' (*논문은 부록 참조)이란 주제의 수료논문을 제출하고 12월 17일 수료식을 가졌다. 말이 논문이지 학계에서 통용되는 논문의 틀과 분석 방법에 따르지 않고 필자 나름의 기준과 원칙, 틀에 따라 '평소의 경영소신'을 서술한 것에 불과하다는 점을 밝히지 않을 수 없다.
　다만, '평소의 경영 소신'이라는 점에서 임오년 새해에 즈음하여 인산가족들과 회사와의 거래 관계에 있는 모든 분들께도 알려 드려야겠다는 판단에 따라 임오년 신년 벽두의 인사말씀을 대신 하기로 작정하였다.

논문의 극히 일부분을 발췌하여 게재하는 것인 만큼 극히 개략적이고 '말머리(話頭)' 만 보여드리는 것에 불과하지만, 그래도 이를 통해 나머지 다른 내용들을 미루어 짐작할 수도 있겠다는 생각에서 망설임 끝에 소개해 드리는 점을 십분 이해해 주시기 바랄뿐이다.

진정한 富者와 長壽者의 조건

이 세상에서 가장 재산이 많은 최고의 부자는 과연 누구일까? 미국 마이크로소프트의 빌 게이츠나 일본 소프트뱅크의 손정의를 위시하여 미 경제잡지 '포춘'이 선정한 세계 500대 갑부 명단에 오른 사람들은 대개 '부자' 라는 호칭에 손색이 없는 사람들이다.

그러나 시공을 초월하여 불멸의 지혜를 동서양 사람들에게 모두 전해 주고 있는 중국의 위대한 철인 노자(老子)의 정신세계에서는 적어도 그런 사람들은 부자 축에 못 든다. 왜냐하면 그들은 세상의 '티끌' 들을 모아 산더미처럼 쌓아 놓았을 뿐 황금보다 소중한 정신적 재산의 축적에는 그렇게 성공하지 못했음을 스스로 드러내 보였기 때문이다. 자기 딴에 열심히 그런 흉내라도 낸다고 노력한 흔적이 일부 보이기는 한다.

예컨대 관련 산업 발전을 위한 연구나 그 연구의 중추적 역할을 하는 연구소 또는 대학에 거액의 연구비를 출연하기도 하고, 뜻있는 일을 하는 기관이나 단체에 조건 없이 거금을 희사하기도 한 행위는 분명 의미와 가치가 있는 일임에 틀림없을 것이다. 그리고 실제로 많은 자선활동에 참여하기도 하고 여타 좋은 일에 알게 모르게 적지 않은 노력을 기울이는 것으로 알려져 있다.
　그러나 이 모든 노력에도 불구하고 석가모니의 불가적(佛家的) 입장에 비춰볼 때 그것은 '무주상보시(無住相布施)'가 못 된다. 오른손이 하는 일을 왼손이 모르게 하라는 예수의 가르침에 견주어 봐도 그 부자들의 행위는 철학적으로 곰삭은 고차원의 인품의 향기가 맡아지지 않는다.
　더구나 그런 것을 엄청 따지는 노자의 안목에 비춰본다면 훌륭한 점수를 받기에는 애당초 그른 것이라 하겠다. 노자의 눈에는 세상의 황금조차도 티 검불에 불과할 뿐이다. 오히려 만족할 줄 앎으로써 자연계 전체의 보물들을 자신과 우주의 것으로 삼는 지혜로움을 그는 세상 사람들에게 가르쳤다.
　'세상 최고의 부자는 만족할 줄 아는 사람이다(知足者富)'라는 노자의 선언은 그래서 시공을 초월하여 지금껏 가장 빛나는 불멸의 금언(金言)으로 평가받고 있는 것이다. 노자의 생각에는 세상에 굴러다니는 어떤 물질이라 하더라도 그것은 그저 물질에 불과할 뿐이다.

그 물질을 다른 사람들이 대개 갖기 원하는 값진 물질이라 하여 자기 주변에 산더미처럼 쌓아놓고 흐뭇해하는 덜떨어진 사람들의 행위가, 마치 높은 하늘에 둥실둥실 떠다니는 흰 구름과 같은 존재의 자재로운 삶을 살았던 노자의 눈에 훌륭한 모습으로 비칠 리 있었겠는가?

오래 살기 위해, 더 나아가 불노장생을 위해 삼신산 불로초를 구하려 애쓴 사람이 어찌 진시황뿐이겠는가. 역대 왕조의 임금들을 위시하여 수많은 의학자와 호사가들이 비상한 관심을 갖고 불로초를 구득하기 위해 혈안이 되었지만 비자연(非自然), 부도(不道)의 노력을 기울이면 기울일수록 최종적으로 얻는 결과는 명 재촉이었다. 오래 살기는커녕 주어진 천연수명도 제대로 누리지 못하고 서둘러 세상을 떠났다는 얘기다.

노자는 비애의 눈길로 그런 종류의 사람들을 보면서 조용히 한 마디 하였다.

"육신의 내구연한이 비록 끝났을지라도, 즉 육체적 수명이 다하였더라도 그 이미지와 인품의 향기와 사상과 언어가 영원히 사라지지 않는 사람들, 그들이야말로 진정한 장수자(長壽者)라 할 것이다(死而不亡者 壽)." -도덕경 33장-

정당치 못한 富貴는 뜬구름 같은 것

　세상 사람들이 다 같이 원하는 장수와 부귀지만 한 생각 돌리면 진정한 장수자와 부자는 현존하는 50억 인류 누구나가 해당될 수 있는 것이다. 물질적으로 풍요롭지만 만족을 모르고 더 많은 부의 축적을 위해 게걸스레 광분하는 사람과 가진 것은 넉넉지 않지만

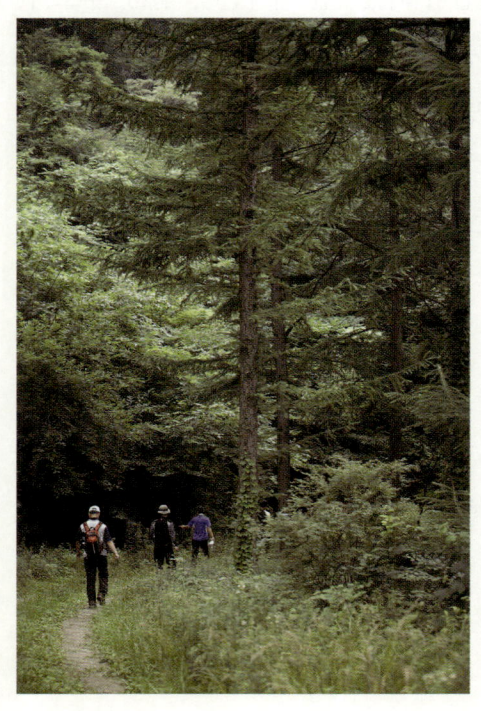

그 모든 것들의 가치를 우주만큼이나 소중히 여기며 언제나 흐뭇해하는 사람 중 과연 누가 '진정한 부자'이겠는가?

"부귀는 누구나 원하는 것이지만 정도로써 획득한 게 아니라면 차지해서는 안 된다. 빈천은 누구나 싫어하는 것이지만 정도로써 벗어날 수 없다면 (빈천을) 굳이 마다해서는 안 된다(富與貴 是人之所欲也 不以其道 得之不處也 貧與賤 是人之小惡也 不以其道 得之不去也-논어 里仁篇)."

공자와 그 제자들의 문답을 기록한 '논어(論語)'에 등장하는 공자의 가르침인데 대개 이 대목에 이르러 가르치는 이나 배우는 사람들이나 땀 좀 흘리게 된다. 전반부는 부드럽게 해석되지만 뒷부분에 가면 이래도 어색하고 저래도 아닌 것 같고…어쨌거나 이 대목을 위시하여 모든 인용문의 해석은 필자 나름의 문리(文理) 터득에 의한 것이니 참고하시기 바란다.

예나 지금이나 부와 권력은 누구나 소유하기를 원하지만 열심히 땀 흘린 결과의 재산 취득이어야 하고 정당한 시험과 공정한 평가에 의한 승진이어야 함은 두말할 필요가 없다. 얼마나 요령과 협잡이 판치는 세상이었으면 당대의 대(大)철인이 정당한 도가 아니라면 부귀를 차지하지도, 누리지도 말라고 경고했겠는가. 또 비록 가난하고 천대받는 처지에서 벗어나기 위해서라 하더라도 권

모술수와 비리, 불법을 동원해 권력을 차지하거나 부를 획득해서는 안 된다는 게 공자의 가르침이다.

사학재단에 수천만 원 내지 수억 원의 뒷돈을 그럴듯한 명목을 붙여 갖다 바치고 교수자리 하나 얻어 하는 사이비 교수일수록 내용도 잘 모르면서, 또 공자의 가르침 내용에 대한 자기 천견(淺見)을 교묘히 위장하면서 공자 비판과 자기 과대선전에 열 올리는 예가 종종 눈에 뜨인다. 공자는 그 당시에도 흔하던 그런 부류의 군상들과 미래에도 그런 비슷한 사람들이 속출할 것을 내다본 듯, 정도가 아니라면 차라리 교수 자리, 벼슬자리, 회사 임원자리 하지 말고 안빈낙도(安貧樂道)함이 망신 안 당하고 사는 바른 길임을 분명하게 밝히고 있는 것이다.

그것만으로는 좀 미흡하다 생각하였던지 "옳지 않은 방법으로의 부와 권력이란 내게는 뜬구름과 같은 것(不義而富且貴 於我如浮雲-논어)"이라며 다시금 반복 강조한 바 있다.

몸과 재물은 어느 것이 더 중요한가

"명예와 몸은 어느 것이 더 소중한 것인가. 몸과 재물은 어느 것이 더 가치가 높은 것인가. 얻음과 잃음은 어느 것이 더 문제인가. 그러므로 너무 아끼면 반드시 낭비할 일이 생기게 되고 지나치게 많이 갖고 있으면 반드시 크게 잃을 일이 만들어지게 된다. 만족할 줄 알면 욕될 일이 없고 그칠 줄 알면 위태로울 게 없으니 이로써 오래오래 탈 없이 존재할 수 있게 된다(名與身孰親 身與貨孰多 得與亡孰病 是故 甚愛必大費 多藏必厚亡 知足不辱 知止不殆 可以長久-도덕경 제44장)."

참으로 상식에 불과한 이야기처럼 들리는 이 이야기를 노자가 강조할 때에는 아마도 그만한 이유가 있었으리라. 다양한 추측이 가능하겠지만 필자 나름대로 추정해 본다면 세인들의 명예나 재물에 대한 욕심이 지나쳐 제 몸 망치면서까지 집착을 못 버리는 당시 세태를 지적한 것이라 하겠다.

또한 미래 세상의 인류 역시 시간·공간을 초월하여 명예와 권력, 재산에 대한 욕심으로 소중한 인생의 도정(道程)을 엉망으로 만들어버릴지 모르겠다는 우려를 한 것으로 보인다. 어차피 소유한 만큼 사람들은 반드시 잃게 된다는 지적은 평범함 속의 진리 바로 그것이다.

억만장자는 그것을 모을 때 그만큼 고생스럽고 그것들을 놓고 이 세상을 떠날 때 그만큼의 허망스러움을 느낄 수밖에 없을 것이다. 지구가 돈다는 사실을 깨닫는 것 이상으로 '돈이 돈다'는 엄연한 사실을 깨닫는 것 역시 부자들이 반드시 받아들이지 않으면 안 될 명제(命題) 중 하나다.

돌고 도는 돈의 순환을 만약 자신의 욕심으로 지체시키거나 정체시킨다면 그 거대한 힘에 밀려 결국 나동그라지게 될 것이다. 우리 주변에 그런 식견 없는 졸부(猝富)들이 얼마나 많은 삼류 소극(笑劇)을 연출하였던가.

철인 노자는 그래서 더욱 돈 곁으로 가지 말고 도(道)로 나아갈 것을 끊임없이 강조한 것인지도 모른다. 만족할 줄 모르는 사람은 명예나 권력·재물 욕심에 눈이 어두워져 도를 볼 수도 없고 따라서 도로 나가는 것 자체가 불가능해진다는 점을 노자는 인류에게 분명한 어조로 설명하고 있는 것이다.

한국의 철인 유영모 역시 노자의 이 대목을 설명하면서 이렇게 덧붙였다.

"사람에게 매이려 하고 재물을 모으려 하는 매임(소속)과 모음(축제)은 그만두어야 한다. 이 세상의 것을 잔뜩 모아서 가지고 있으려 하여도 그렇게 할 수가 없다. 사람이 모으는 것과 매이는 것을 전제로 공부를 한다면 아예 공부를 하지 말든가 해야지 그래서 세상에 나와서 무슨 짓을 하겠는가. 매이고 모으기만 하려고 하면 영원과는 융합될 수가 없다. 꿈같은 이 세상에서 꿈꾸듯 지나가는 것밖에는 안 된다."

참 나인 영원한 생명 앞에서는 명예나 재물은 물론이고 내 몸뚱이조차 애착을 가질 만한 게 못 된다는 노자의 생각을 유영모는 이미 도덕경을 받아들여 육화(肉化)시킨 뒤 새롭게 용솟음치는 지혜의 언어로 그려 보여주고 있는 것이다.

〈월간 신토불이건강 2002년 1월호〉

022

바른 生覺 속에서 살길이 열린다

  20세기 이후 산업화 시대로 접어들면서부터는 인류의 삶이 우주자연의 섭리(攝理)와 차츰 멀어지게 되면서 환경오염, 공해 증가, 유독성 물질의 급증 등 생존을 위한 기본적 건강을 유지하는 것조차 어렵게 되었다. 가장 근원적 문제에 대한 인식을 근거로 인류의 생존을 위협하는 질병 문제를 풀기 위해서는 삶을 영위하는 과정에서 인간생활 깊숙이 자리 잡은 인위(人爲), 인공(人工), 지식(智識), 기술(技術), 조작(操作) 등 비자연적 요소들을 제거하고 자연의 섭리에 맞는 순리적 삶의 방식으로 회귀하는 것이 급선무라 하겠다.

  세상 사람들로부터 지속적으로 추앙을 받는 옛 성현(聖賢)들이 지향하는 바는 인류의 삶의 질의 향상과 평화로운 세상을 구현하는 일이라 하겠다. 대부분의 성현들은 우리들에게 자기중심적인

'개체적 삶'을 벗어나 인류 전체를 감안하여 사는 '우주적 삶'의 중요성을 깨우쳐주고 유한한 '육신적 삶'에 그치지 않고 무한한 '영성적(靈性的) 삶'의 드높은 가치를 깨닫게 해주었다.

이뿐만 아니라 언뜻 생각하면 해결 불가능해 보이는 생사(生死)의 대사(大事)를 초극하여 영원한 삶의 큰길에 들어설 수 있도록 친절하게 안내해 주기도 한다. 다만 다람쥐 쳇바퀴 돌 듯 생로병사를 반복하며 사는 윤회(輪回)와 고통의 삶에 대하여 문제의식을 갖지 못하거나 매사에 의심의 마음을 앞세워 성현의 가르침은 물론이고 그 누구의 이야기든 믿지 못하는 불신(不信)의 병을 앓는 이들은 비록 인류가 그곳으로 가지 않으면 안 될 큰길이 눈앞에 펼쳐지더라도 결코 선뜻 들어서지 못할 뿐이다.

비유하자면 우리들의 몸은 생사에 걸림 없는 참된 자아(自我)가 인연 따라 잠시 점유하여 사용하는 집과도 같은 것이어서 옛 성현들께서는 당연히 집의 단장과 수리에 관한 이야기보다는 집 안에 사는 주인공(主人公)의 바른 길을 제시하는 문제를 집중적으로 거론하게 됨으로써 상대적으로 육신의 생로병사와 고통의 문제에 대해서는 소략하게 다룬 것이 사실이다.

자연의 攝理를 거스르는 삶이 온갖 병마 초래

20세기 이후 산업화 시대로 접어들면서부터는 인류의 삶이 우주자연의 섭리(攝理)와 차츰 멀어지게 되면서 환경오염, 공해 증가, 유독성 물질의 급증 등 생존을 위한 기본적 건강을 유지하는 것조차 어렵게 되었다. 가장 근원적 문제에 대한 인식을 근거로 인류의 생존을 위협하는 질병 문제를 풀기 위해서는 삶을 영위하는 과정에서 인간생활 깊숙이 자리 잡은 인위(人爲), 인공(人工), 지식(智識), 기술(技術), 조작(操作) 등 비자연적 요소들을 제거하고 자연의 섭리에 맞는 순리적 삶의 방식으로 회귀하는 것이 급선무라 하겠다.

그러나 오늘의 시대는 과학만능주의와 배금(拜金)주의, 정신적인 것의 가치보다 물질 중심의 전도된 가치관이 인류를 지배하다시피 하는 지경에 이르렀다. 이러한 거대한 시대적 사조에 휩쓸리지 않고 살아가는 것조차 힘겨운 마당에 옛 성현들의 가르침의 참뜻을 받아들여 지혜롭고 현명하게 살아가기를 기대하기는 어려울 것이다. 그러나 최소한 자연의 섭리를 거스르는 무모한 삶과 그로 인해 발생하는 암·난치병의 경고를 올바로 인식하지 못하고 비순리적 삶과 치병(治病)방식으로 일관하다가 비명(非命)에 생애를 마감하는 불행만이라도 면하기를 진심으로 바라는 바이다.

서양의학이든 동양의학이든 제3의 의학이든 어느 정도 의학에 조예가 깊은 이들을 만나서 대화를 나누다 보면 자신이 배우고 경험하고 터득한 의료방식의 우수성에 몰두한 나머지 다른 의학 이론과 치료방식의 유용성에는 인식이 미치지 못해 부정적 생각과 발언을 서슴지 않는 경우를 종종 접하게 된다. 한편으로 이해되는 면도 있긴 하지만 생명의 원리와 자연의 섭리에 부합하는 높은 수준의 의학 세계로 진입하는 길을 스스로 막는 결과를 자초하는 어리석은 행위라는 점도 지적하지 않을 수 없다.

과학 이상의 과학, 의학 이상의 의학을 보는 안목 필요

진정한 과학자라면 당연히 과학 그 이상을 내다볼 줄 알아야 하듯 훌륭한 의학자라면 의학 그 이상의 것, 즉 우주자연과 생명의 교감 속에서 빚어지는 생명현상의 불가사의(不可思議)한 결과를 얼마든지 도출할 수 있다는 점도 간과(看過)해서는 안 되는 법이다. 자신이 배우고 경험한 지식과 기술의 세계에서 단 한 치도 벗어나지 못하는 사고방식의 소유자들일수록 "나처럼 뛰어난 실력으로도 안 되고 내가 배운 의학적 견해로 판단하더라도 더 이상 방법이 없는 마당에 다른 누가 무슨 방법으로 고칠 수 있단 말인가?"라는 비정상적 생각을 갖는 경향을 보인다.

나라고 하는 자아(自我)중심적 사고방식에서 빨리 벗어날수록 자연의 섭리에 부합하는 자연(自然)의학 내지 상의(上醫)를 먼저 터득하게 된다는 사실을 잊지 말기를 바란다. 한 차원만 달리하더라도 질병은 그 심천(深淺)에 별 관계없이 마음먹기에 따라 얼마든지 치료 결과가 다르게 나타난다는 엄연한 사실을 통해 의료에 종사하는 모든 이들이 '생각의 불가사의한 힘이야말로 제 생명 구원의 최상의 묘방(妙方)'임을 깨닫게 되기를 간절히 기원한다.

佛家의 四諦 八正道說은 病苦 해결의 훌륭한 방법론

인류에게 닥치는 병마(病魔)의 고통의 본질을 이해하고 해결하는 데 노자(老子)의 도덕경(道德經), 예수 그리스도의 성경(聖經), 석가모니 부처님의 불경(佛經) 등 옛 성현들의 가르침을 참고할 경우 의외로 훌륭한 방법론을 발견할 수 있게 된다. 특히 불가의 사제(四諦) 팔정도(八正道)설은 질병의 극복을 위한 방법론으로서도 매우 훌륭한 틀을 갖추고 있다고 하겠다.

"질병의 고통을 겪게 되는 결과(苦)는 질병을 초래한 여러 가지 원인과 조건에 의한 것(集)이므로 반드시 그 원인과 조건을 제거해야만 근본적 해결이 가능하게 된다(滅). 따라서 질병의 원인을

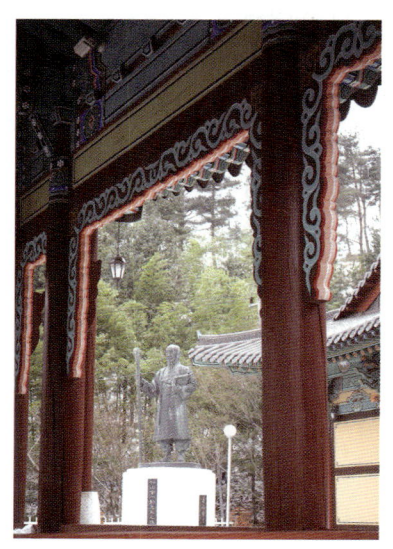

제거하여 병마의 고통으로부터 해방되기를 원한다면 원인 제거를 위한 합당한 방도를 찾아 실천하지 않으면 안 된다(道).

병마 초래의 원인을 제공하는 여러 가지 생활습관들, 예컨대 과음(過飮), 과로(過勞), 과색(過色), 성냄 등의 문제성 습관들을 찾아내어(正見) 철저히 반성하고 금지하는(正思惟) 한편, 참 의학의 지혜가 담긴 가르침에 따라(正語) 제시된 모든 처방들을 정성껏 실천하되(正業) 청결한 음식과 약성 높은 자연물 섭취, 충분한 운동 등 바른 섭생의 길을 가야 한다(正命). 우리 몸에 나타난 생명의 이상 상태가 정상으로 회복될 때까지 초지일관 변함없이 지속적으로 노력하고(正精進) 무병건강을 위한 염원과 기도를 병행하여(正念) 심신의 평화와 안정을 되찾을 수 있게 된다(正定)."

어느 성현의 가르침을 원용하여 따르든지 '참 의학'에 대한 이러한 자각(自覺)과 함께 자연의 섭리에 따른 현명한 섭생(攝生)을 위해 노력한다면 우리 몸에 찾아든 병마는 오히려 심신(心身)의 건강을 더욱 강화시켜주는 전화위복(轉禍爲福)의 계기가 될 것이다. 산하대지(山河大地)는 어느덧 정해(丁亥)년 봄의 마음을 빌려 형형색색의 꽃으로 피어 웃음을 짓고 그윽한 향내로 자연의 기쁜 마음을 전하고 있다. 봄이 피워내는 생명력의 환희를 만끽하면서 더욱 건강하고 행복한 나날 되시기를 기원 드린다.

〈월간 壽테크 2007년 4월호〉

023

道에 따른 의방은 '無醫自癒'

현대의학의 한계와 병폐를 논하는 의학자들이 최근 들어 눈에 띄게 늘어나고 있음은 그만큼 현대 난치병의 해결이 어려워지고 있다는 점과, 그 방법론에 대한 근본적 시각차가 적지 않다는 사실을 방증하는 게 아닌가 여겨진다. 대체의학의 현황과 미래에 대해 비교적 객관적 시각으로 서술한 책 『대체의학』의 저자 로젠펠드 박사를 비롯해 현대의학은 결코 믿을 만한 '종교'가 못 된다고 설파한 로버트 멘델존 박사, 『자연치유』의 저자 앤드루 와일, 수술과 항암제의 부작용 실상을 공개한 일본 국립 게이오 대학의 곤도 마코토 교수 등은 현대의학의 제반 문제와 해결전망에 대해 대체로 탁견을 제시한 것으로 평가받고 있다.

특히 하버드 의대 출신의 정신과 의사이자 인류학 박사인 멜빈 코너 교수는 그가 최근 펴낸 『현대의학의 위기』에서 "현대의학은 생명을 복제하고 인간의 유전자를 완전히 해독하는 등 영광과 번영의 정점에 서 있는 듯이 보이지만 실상은 오히려 위기에 처해 있다"고 진단한다. 그리고 그 원인은 역설적으로 오늘날 서양의학 발전의 밑거름으로 작용했던 '의학의 과학화'가 도가 지나쳤기 때문이라고 코너 교수는 분석했다. 코너 교수는 의학의 지나친 과학화가 초래한 병폐들을 낱낱이 열거하고 있다. 예컨대 최첨단

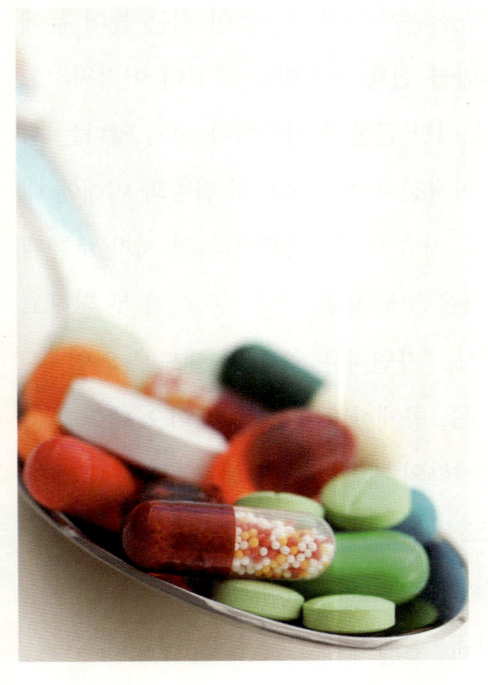

연구실로 변한 병원에서 온갖 의료 기구에 둘러싸인 의사들은 환자의 목소리를 듣지 못하게 되었고 의사와 환자 간의 신뢰는 무너져 내리고 있으며 예방이나 조기진단, 조기치료는 구호에 그칠 뿐이고 첨단의학의 혜택은 치료비를 감당할 수 있는 부유층만 누릴 수 있게 된 것 등은 대표적 사례라 하겠다.

오늘날 세균과의 전쟁에서 우리 인류가 궁극적으로 패배할지도 모른다는 공포가 점차 확산되는 가운데 코너 교수에 의해 유전자치료, 외과적 수술, 정신 질환자와 노인에 대한 치료 등 의료의 거의 모든 영역에서 의료계의 장밋빛 전망과 일반적 통념은 여지없이 무너지고 만다.

현대의학이 맞고 있는 이러한 위기를 극복하기 위해서는 각 개인의 특수상황을 고려하는 인간적 진료, 첨단 의료테크놀로지에 대한 의존성을 줄인 1차 진료, 질병 말기의 위기관리보다는 예방과 초기단계의 발 빠른 개입, 의학적 결정과정에 환자와 가족의 참여, 과잉진료를 받으며 고생하다 죽기보다는 자연스럽고 편안하게 죽을 수 있도록 돕는 등의 조치가 필요하다는 게 코너 교수의 최종 결론이다.

현대의학의 제반문제를 지적한 의학자들이 한결같이 제시한 처방의 내용은 사실 '순리와 자연'으로 귀결된다. 특히 앤드루 와일 박사의 『자연치유』는 인체의 면역체계와 정반대로 작용하는 현대 서양의학적 치료와 약물투여의 문제점을 지적한 뒤 동양의학에서

행하는 여러 요법과 민간요법 중 식이요법의 중요성을 잘 설명하고 있는 대표적 저술이다.

"도(道)란 무얼 하고자 애쓰지 않지만 되지 않는 일이란 없다. 임금이 도를 지킨다면 온 세상 만물은 모두 그의 덕치(德治)에 감화되어 좋은 세상으로 바뀌게 되리라(道常無爲而無不爲 候王若能守 萬物將自化-노자 도덕경 제37장)."

노자의 이 가르침을 오늘의 바람직한 유도의학(有道醫學)의 방향이 어떠해야 하는가를 설명하는 말로 바꾼다면 대략 이렇게 설명해볼 수 있겠다.

"도리(道理)에 맞는 의방(醫方)이란 비자연적인 무리한 치료를 하지 않아도 인체가 지니고 있는 자연치유체계의 작동에 의해 치유되지 않음이 없으리라. 사람들마다 도리에 따라 질병을 다스린다면 만병은 이렇다 할 치료를 하지 않아도 인체의 자연치유력에 의해 저절로 원상을 회복할 수 있게 되리라(道醫常無爲而無不爲 人人若能守 萬病無醫而將自癒)."

〈월간 신토불이건강 2001년 5월호〉

自然의 이치에 맞게 살면 건강하다

건강은 건강할 때 지키란 말이 있다. 즉, 평상시에 건강에 관심을 가져야 한다는 말인데 이를 위해서 지켜야 할 덕목이 두 가지가 있다. 바로 순리(順理)와 자연(自然)이다. 이치에 맞게 사는 게 순리요, 자연이란 자연과 하나가 되어 자연친화적으로 자연스럽게 사는 것에 다름 아니다.

순리적으로, 자연의 이치에 맞게 살아야, 자연법칙에 맞게 살아야 건강하게 살 수 있다. 그런데 요즘 이 순리와 자연의 가치를 교육 현장에서는 물론이려니와 어느 누구도 제대로 가르쳐주지 않는다.

순리와 자연의 가치를 모르고 살아가니 남에게 해를 끼쳐도 어느 누구 하나 그것에 대해 말을 하지 않는다. 사정이 그러하므로 당연히 남에 대한 배려도 없다.

필자의 선친 인산 김일훈(仁山 金一勳, 1909~1992) 선생께서는 어릴 때 늘 "네 마음의 독기(毒氣)부터 버려라"라고 말씀하시곤 했다. 남을 탓하기 이전에 제 자신을 들여다보라는 말씀이었던 것이다. 필자는 선친의 이 말을 순리와 자연의 이치를 깨달은 후에야 비로소 이해할 수가 있었다.

우리는 자연법칙에 대해 공부해야 한다. 그리고 그것을 활용해야 한다. 일례로 제비가 낮게 나는 데는 다 이유가 있다. 그 이유를 알면 닥쳐 올 상황에 대한 대비를 할 수 있는 것이다.

이치에 맞게 살면 하늘의 법에 따르는 것과 다르지 않다. 그러나 이치에 맞지 않는 삶을 살면 스스로 심판을 받게 마련이다. 병이 우리 몸에 찾아올 때, 분명히 신호를 먼저 보낸다. 그 경고를 받아들여 자기 몸을 보호해야지, 그것을 외면하고 살아가면 병을 키우는 꼴이 되고 결국 목숨까지 잃게 되는 것이다.

자연의 법칙 중 가장 대표적인 것이 '배고프면 먹어야 한다' 는 것이다. 그런데 어찌된 일인지 이 가장 기초적인 것조차 지키지 못하는 사람들이 수두룩하다. 먹을 게 없어서라기보다 단지 시간이 없다거나 살이 찐다는 등의 이유로 배가 고파도 먹지 않는다. 가장 기본적인 이치도 지키지 않으면서 어떻게 건강하길 바라는가?

교도소에 있는 죄수들이 죄수복을 입고 있듯 병원에 가면 환자들이 환자복을 입고 있다. 이 환자복이야말로 자연이 준 죄수복이다. 교도소, 경찰서, 병원은 평생 가지 않아도 좋은 곳이다.

불합리한 의료제도를 개선해야 국민이 산다

　마찬가지로 병에 걸렸을 때도 이치에 맞게 치료해야 하고, 중요한 것은 환자가 치료법을 선택할 수 있게 해야 한다는 것이다. 지금 대한민국의 전통 인술(仁術)과 그 요법은 고사 직전이다. 이제 국민들이 일어서야 할 때다. 저비용 고효율의 전통요법들을 국민 건강을 위해 살려내야 하는 것이다. 낮잠 자는 우리의 권리를 되찾기 위해 필자를 비롯한 많은 분들이 '민중의술 살리기' 시민운동을 벌이고 있는 것이다. 결코 민중의술인들의 이익만을 대변하기 위해서가 아니라 국민 건강을 위해서 일을 하는 것이다.

　치료법 선택의 자유는 국민에게 있는 것이지, 국가나 의료계가 주는 것이 아니다.

　현대의학은 이미 그 한계를 속속 드러내고 있다. 현대의학적 방법으로 안 된다고 해서 아예 방법이 없다는 식으로 결론을 내리는 것은 자기 실력의 문제를 감추는 잘못된 관행이다. 최소한 다른 좋은 방법을 찾아보라는 권유라도 있어야 하는 것 아닌가?

　암보다 더 무서운 건 절망과 자포자기이다. 오늘날 암으로 죽는 수많은 사람들은 암이 아니라 암세포를 죽이기 위한 무서운 독성물질인 항암제 때문에 죽는다는 의료계 일각의 주장이 크게 설득력을 얻고 있다. 결국 '항암제 사망'이라는 이야기인데, 유독 대한민국 의료진들은 대부분 이를 인정하지 않고 있다.

하루속히 불합리한 의료제도를 개선해야 국민이 산다. 민중의술 살리기는 불합리한 의료제도를 개혁하고 잘못된 의료 관행으로부터 국민 건강을 지키기 위해 벌이고 있는 운동이다. 인류의 생존을 위협하는 암과 난치병, 각종 괴질과 싸우는 일은 실전 경험이 많은 사람들이 나서야 한다. 그들을 질병을 퇴치하는 일에 동참시켜야 한다는 이야기이다.

아울러, 치료법 선택의 자유를 법과 일반 정서가 모두 받아들이고 이를 제대로 정착시키는 길이 대한민국 국민들이 건강하게 살아갈 수 있는 방법이다. '민중의술 살리기'에 대한 관심이 전국적으로 번져나가 진정한 의료제도 개혁을 통해 국민들이 자유롭게 치료법을 선택하고, 조상대대로 수천 년 동안 살아온 이 땅에서 건강하게 살아갈 수 있기를 바라는 마음 간절하다. 관심과 동참을 통해 '민중의술 살리기' 운동에 힘을 보태주시길 바란다.

〈월간 壽테크 2005년 11월호〉

025

順理와 自然이 의학의 正道

얼마 전, 필자는 부산에서 열린 '민중의술 살리기' 행사에 참석해 '인산(仁山)의학'을 중심으로 한 자연의학을 강연(6월 9일)한 바 있다. 이날 강연회에서는 한일클리닉 김진목 원장과 울산지방법원 황종국 부장판사 등의 인사들이 연단에 올라 한국 민중의술의 우수성에 대해 강조한 뒤 이의 제도적 뒷받침과 국민적 활용방안에 관하여 소신을 밝혀 비상한 관심을 끌었다. 약 15년 전쯤 부산에서 선친(仁山 金一勳, 1909~1992)을 모시고 건강 강연을 가진 적이 있었던 터라 매우 감회가 새로웠는데, 우리 민중의술에 대한 부산시민들의 커다란 관심을 보며 선친이 뿌려 놓으신 '자연(自然)의학'의 씨앗이 이제야 싹을 틔우는구나 하는 감격스러움마저 느낄 수 있었다.

그날 필자는 어려운 경제 여건 속에서 '모든 국민의 심신(心身)

이 다 같이 건강했으면' 하는 바람에서 '자연의 섭리에 따라 순리적으로 살면 저절로 건강해진다'는 요지의 의론(醫論)을 부산시민들께 설명 드렸다.

필자는 어려서부터 선친으로부터 자연의 섭리에 순응하여 살아야 질병을 예방할 수 있고, 또 질병에 걸리더라도 부작용 없이 고칠 수 있다는 말씀과 가르침을 늘 듣고 자랐다. 하지만 이러한 훌륭한 가르침이 실제로 우리 국민과 인류의 건강 증진을 위해서 쓰이는 데는 한계가 있었다. 기존의 의료제도 아래서 숱한 제재가 따랐고, 수많은 치료 결과가 눈앞에 놓여 있는데도 불구하고 단지 제도권 바깥의 민중의술이란 이유 때문에 그 효용성을 인정받지 못했던 것이 사실이다. 선친의 새로운 의학이론인 '인산의학'은 자연의 섭리를 중시하는 의학이기 때문에 '자연의학' 혹은 '자연요법' 등으로 불리기도 한다. 지금 필자가 이야기하고 있는 인산의론, 즉 선친의 의학이론은 오랜 경험과 천부적인 혜안(慧眼)에 근거하여 제시된 새로운 의론체계다.

선친은 죽염(竹鹽)이나 오핵단(五核丹) 등 기존에 존재하지 않았던 새로운 약물을 개발하여 그 제조방법과 쓰임새를 밝히셨고, 또 실제로 그러한 처방과 약물들을 활용하여 수많은 난치병 환자들을 병마의 고통으로부터 해방시켰으며 그렇게 온몸으로 병자구제를 위해 일생을 살다가 가신 분이다. 필자를 비롯해 그 누구라도 선친의 지식이나 기술, 혜안의 천분의 일이라도 따라갈 수만 있다면 아마도 어마어마한 부(富)를 축적할 수 있었을 것이다. 그런데 선친은 최악의 말기 상황인 암이나 난치병, 기타 병명도 몰라 불치병이라 이름 붙여진 것들 앞에서 죽음만을 기다리고 있던 숱한 사람들을 살려내고도 전혀 그 대가나 비용을 받지 않으셨다.

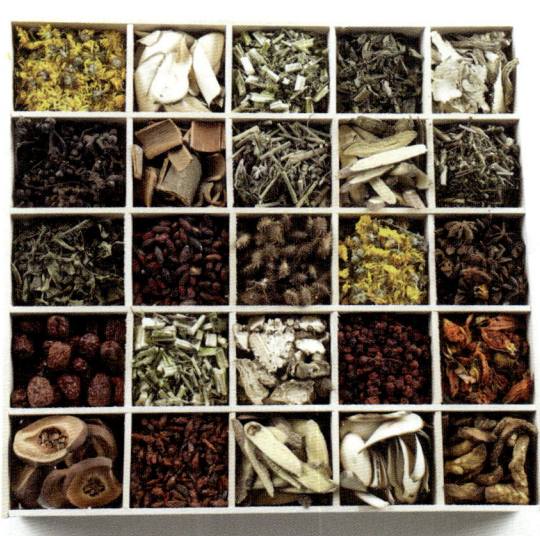

병을 고친 사람이 감사의 뜻으로 봉투를 내어 놓으면 모두 돌려주셨다. 사실 어렸을 때 필자를 비롯한 형제들이 이해할 수 없었던 것은 사실이다. 그러나 자라면서 대단히 훌륭한 분이란 걸 깨달을 수 있었는데, 단순히 부모에 대한 존경심에서가 아니라 선친의 나라에 대한 애국심과 가난한 사람들을 향한 '활인구세(活人救世)' 정신을 대해본 사람이라면 부모 자식 간을 떠나 그 누구도 존경하지 않을 수 없었을 것이다.

선친의 대표적인 저술로『신약(神藥)』과『신약본초(神藥本草)』가 있다. 선친은 이 책들을 통해 요즘 건강식품의 대명사가 되다시피 한 유황오리, 홍화씨, 다슬기, 마른 명태 등의 뛰어난 약성을 모두 다 공개적으로 밝히셨던 아주 훌륭한 정신의 소유자였다.

선친은 이런 훌륭한 온갖 묘법들을 자기 자신의 부귀영달을 위해서 단 한 번도 쓰신 적이 없다. 또한 당신의 '의론' 을 가지고 자손대대로 먹고살기를 꿈속에서조차 원하지 않으셨던 분이다.

'順理와 自然'은 仁山의학의 이론 토대

어떤 사람이 화를 내거나 악독한 마음을 먹고 다른 사람과 싸우거나 해치려 하면 상대가 되는 사람은 말할 것도 없고 당사자를 비롯한 그 사람의 가족과 주변 사람들마저 생지옥이 되어버린다. 반대로 편안한 마음과 편안한 몸, 맑은 정신으로 살면 그러한 사람의 앞에는 '심신(心身)건강의 신천지' 가 놓이게 된다. '심신건강의 신천지'는 자기 자신이 창조하는 것이지 하늘이 내려주거나 주변에서 다른 사람이 만들어주는 것이 아니다.

천당과 지옥은 마음먹기에 달려 있다. 건강 또한 마찬가지다. 누군가 질병에 걸렸다면, 그 질병을 하늘이 내린 것이라고 생각하는가? 정치, 경제가 나빠서 암이 오는 것인가? 아니다. 자기 자신이 순리대로 살지 않았거나 그렇게 살지 못했기에 병이 오는 것이다.

물론 병자들이 지닌 병이 모두 잘못된 사고방식과 생활습관에서 기인한다고 말하는 것은 아니다. 지금과 같이 무서운 세상, 즉 공해가 만연하고 끊임없이 스트레스를 받지 않을 수 없는 구조적인 환경 속에서 살면서 오히려 병이 안 걸리는 게 이상하다. 그러나 그 병을 다스릴 때는 적어도 '순리와 자연'의 요법을 쓰지 않으면 안 되는 것이다. 그것은 쓰면 좋고 쓰지 않으면 말고 식의 선택의 문제가 아니다. '순리와 자연'의 요법을 안 쓰면, 다시 말해 그 내용을 모르고 활용하지 않으면 그만큼 커다란 대가를 치르게 된다.

선친의 '자연의학' 이론은 한마디로 말하면 '자연의 섭리에 따라서 몸과 마음을 다스려 질병 없이 자연계로부터 주어진 수명인 천수(天壽)를 온전히 다 누릴 수 있는 그런 지혜롭고 현명한 섭생(攝生)과 치병(治病)의 도리(道理)'라고 할 수 있다. 그 내용을 좀 더 구체적으로 들여다보면, 섭생을 애초에 잘해야 하고, 그 다음에 병이 걸리더라도 순리와 자연에 근거해서 자연 치유되도록 다스려야 한다는 것이다.

만약에 어떤 사람이 암에 걸렸다고 했을 때, 오랜 시간에 걸쳐 암이 형성되지 않을 수 없는 요인을 스스로 만든 것이지 누군가 암에 걸리게 암 세포를 가져다준 것은 아니다. 몸에서 정상적인 세포가 어떤 원인에 의해 암 세포가 된 것이다. 그런데 암 세포가 생긴 조건과 환경은 놔둔 채 수술, 항암제 투여 등 갖가지 방법으로 암 세포를 공격해 파괴하고 제거하려 하면 암 세포가 어떻게 되겠는가? 어디론가 숨어버리거나 아니면 살길을 찾아 다른 데로 옮겨 갈 것이다. 이것이 소위 말하는 전이(轉移)다. 그 다음엔 확산, 그리고 죽음에 이르는 게 일반적인 암의 경로다. 국소적인 가지치기 식의 방법을 위주로 하여 암을 공격하는 것만이 최선의 방법은 아니다. 몸 전체를 보고 순리와 자연에 따라 질병을 다스릴 때만이 온전한 치료 효과를 기대할 수 있는 것이다.

'민중의술 살리기' 운동은 국민건강을 위한 훌륭한 시도

이처럼 '순리와 자연'의 의방(醫方)은 우리 몸의 질병을 가장 근원적으로 치료할 수 있는 방법이다. 사실 우리 민중의술뿐만 아니라 현대 대체의학의 가장 밑바탕에는 바로 이 자연의 원리가 깔려 있다는 것을 말씀드리고자 한다.

그런 의미에서 최근 벌어지고 있는 '민중의술 살리기' 운동은 시사하는 바가 크다. 갈수록 늘어나는 암 환자들이 제대로 치료받을 수 있는 권리가 이 땅에서는 제대로 보장되지 못한다. 소수의 부유층들을 제외하면 제대로 된 검진을 받고 나서 수술 등 현대의학적 방법으로 치료 몇 번 하기도 힘든 것이 우리의 현실이다. 집안에 암 환자 한 명이 생기면 그 집안은 열에 여덟아홉은 풍비박산이 난다. 그렇게 해서라도 살아나면 좋은데 결국 암 환자는 죽고 나머지 식구들은 엄청난 진료비를 빚으로 떠안게 되는 것이 오늘의 현실이다.

그런 면에서 황종국 판사가 저술을 통해 세상에 던진 '의사가 못 고치는 환자는 어떻게 하나?'라는 질문은 매우 중요하고 적절한 시대적 화두(話頭)라 하겠다. 분명하게, 치료할 수 있는 다른 방법이 있는데도 그걸 제도적으로 막고 있는 것이 우리 의료제도의 현실이다.

선친께서도 건강한 세상은 '사람마다 의사요, 집집이 병원'이라고 말씀하시지 않았던가? 늦은 감이 없진 않지만, 이제라도 큰 돈 들이지 않고 진정 우리 몸의 병을 고칠 수 있는 방법에 대해 우리 모두가 고민해야 할 때다. 그런 의미에서 '민중의술 살리기' 운동은 현재 우리 의료제도의 모순을 바로잡아 국민건강에 적지 않게 기여할 수 있는 훌륭하고 가치로운 시도라고 생각한다.

〈월간 壽테크 2005년 7·8월호〉

3장

道를 따라
心身건강의 신천지로 간다
修心修道

026 "생각을 바꾸면 암은 치유된다"
2006년 7월 26일, 광주 MBC TV특강
027 有道의 삶과 無爲의 치료
028 道를 따르면 건강도 따른다
029 미래의학의 話頭는 '無爲自然'
030 仁山의학은 攝生의 道理를 일깨워준다
031 神藥 靈藥의 효능의 원천은 '마음'
032 월드컵-희망의 妙藥이 주는 活力
033 癌보다 더 무서운 절망이라는 病
034 相生구조라야 生體건강 유지된다
035 연말연시의 話頭는 '心身健康'
036 '죽은 천리마 뼈 사온 얘기'에 담긴 뜻
037 큰길로 가면 위태로울 일이 없다
038 冰壁의 난관을 오르며 깨달은 것들
039 '스코트 니어링의 죽음'에서 배울 점들
040 心身건강의 洞天 仙界로 가는 길

026

"생각을 바꾸면
암은 치유된다"

2006년 7월 26일, 광주 MBC TV특강

    본 기사는 지난 7월 26일(수요일) 오후 2시 광주 MBC 공개홀 (500석)에서 있었던 전주대 대체의학대학 김윤세 교수의 TV 건강 특강을 녹취해 그 요지를 정리하여 옮긴 것입니다. 그날 강연을 들으신 분들과, 강연에 미처 참석하지 못한 분들의 끊임없는 요청에 따른 것입니다. 참고로, 이날의 강연내용은 8월 6일 오후 3시부터 4시 30분까지 광주, 전남지역에 방영되어 시청자들의 비상한 관심을 끌었습니다. 동영상으로 강연을 다시 보고 싶은 분들은 광주 MBC 홈페이지(www.kjmbc.co.kr)나 인산가 홈페이지(www.insanga.co.kr)에 접속하시면 녹화된 영상을 다시 시청하실 수 있습니다.〈편집부〉

    홍진선(사회자) 안녕하십니까? TV특강의 홍진선입니다. 불로초를 찾아서 헤맸던 진시황제처럼 건강하게 오래오래 살고 싶은 소망, 아마 많은 분들의 소망일 겁니다. 날이 갈수록 과학기술이라든지 첨단의학은 발전하고 있지만 (여전히)사람들은 병 때문에 시달리는 경우들이 많습니다. 그래서 저희 광주MBC에서는 암과 같은 불치병으로 고통 받는 분들을 위해서, 그리고 치유법을 알고자 하는 분들을 위해서 TV특강을 마련했는데요, 오늘의 주제는 "생각을 바꾸면 암은 치유된다"입니다. 현재 각종 난치병과 불치병의 원인을 파악하고 한국인에게 맞는 토종 동식물의 약성을 이용해서 몸 안의 자연치유력을 높이는 인산(仁山)의학의 권위자 전주대학교 대체의학대학 김윤세(金侖世) 교수를 모시도록 하겠습니다. 여러분 큰 박수 부탁드립니다.

(일동 박수)

김윤세 교수 여러분 정말 반갑습니다. 여러분을 모시고 또 광주 전남 지역의 분들을 대상으로 이런 좋은 주제를 가지고 말씀드릴 수 있게 돼서 대단히 기쁘고요. 또 저는 여러분들을 만나는 자체가 언제나 건강과 관련된 얘기로 만나니까 더욱더 기쁘게 생각을 합니다. 여러분들 다 건강하시죠?

(일동 "예")

지금 우리가 생각해볼 점이 있습니다. 현대의학이, 더 정확히 말씀드리면 현대 서양의학이 눈부신 과학발전에 힘입어서, 또 과학기술과의 접목을 통해서 대단히 발전해 있다, 이렇게 알려져 있고, 또 우리는 그렇게 그냥 알고 있습니다. 그런데 여러분들이 가족이나 친지가 아파서 문병을 가거나 또 병원에 가서 가족들과 만나서 이야기를 하다보면 '현대의학으로는 더 이상 방법이 없습니다. 해볼 수 있는 방법은 다 해봤습니다. 그러나 이제는 더 이상 해볼 수 있는 방법이 없습니다' 라고 합니다. 방법이 없으니까 돌아가셔서 어떻게 하라는 얘기죠? 그러면 환자들은 그 얘기를 듣고 정말로 마음속으로 죽음을 생각하고 또 정말로 죽어갑니다. 따라서 (의료진들이) 그런 말을 할 권리는 없는 것이고 (환자들 역시)그런 말을 들어야 할 이유도 없습니다. 그런데 아마 그러면 제가 (이 시대의 모든)의학 자체를 부정하는 게 아니냐 생각할 수도 있는데, 우리가 보통 암에 걸렸다가 그것도 두 가지, 세 가지, 네 가지 암에 걸렸다가 살아나면 기적이라고 하는데 병을 고치고 살아나는 게 정상(正常)입니다. 그게 어떻게 기적입니까? 그래서 우리가 잘못된 생각을 가지고 있을 때 국가나 회사가 경제정책이나 돈 버는 문제를 잘못 생각하면 그냥 돈을 좀 잃겠죠. 그리고 벌이가 신통치 않고 회사 경영이 어려워지고 하겠지만, 만약에 우리 생명에 관한 내용을 잘못 알고 있으면 어떻게 되겠습니까? 그런데 여기에 정말로 자기 생명에 대해서 정확히 알고, 또 그 생명 현상에 대해서 어느 정도 이해하고 관리를 내 나름대로는 참 잘했다, 이렇게 하실, 정말 그것을 물어보면 나는 틀림없이 그 부분에 (있어서라면) 자신 있다고 하는 사람이 과연 얼마나 되겠느냐는 거죠. 또 만약에 어떤 분들이 큰 소리 뻥뻥 치고 그런 얘기를 한다면 그것은 정말 관리를 잘해서 그런 게 아니고, 일종의 환상을 갖는 겁니다. 또 정말 잘한 사람도 있어요. 그러면 여러분들이 서로 쳐다보면 다 알아요. 저 양반 참 건강관리 잘했구나! 그리고 몸과 마음이 다 같이 건강해야 되는데, 몸이 좀 튼튼해도 마음이 독심을 품고 남에게 나쁜 말이나 행동이나 하고 사고나 치고 다니는 사람은 장애자이지 건강인이라고 볼 수가 없습니다.

그래서 오늘 제가 말씀드리고자 하는 것은 여러분들이 지금까지 내 생명, 내 생명의 관리, 경영, 또 여러분의 건강문제 이런 것들이 교육이란 이름 아래 대개는 거의 세뇌되다시피 합니다. 그래가지고 줄곧 살아오다 보면 텔레비전에서 뭐가 좋다하면 우르르 가서 사먹어요. 불안한 마음에, 그거라도 안 먹으면 건강이 덜 좋아질까 그거라도 먹으면 건강이 좋아질 수 있을까 이래서 정말 건강에 대한 어떤 올바른 인식과 또 그에 따른 관리, 이런 것들이 적절하게 이루어지지 않고 그냥 누가 좋다, 나쁘다 그러면 안 먹어버리고 이렇게 잘못 알고 있는 부분들이 있게 마련입니다. 그런 것들을 오늘 여러분들이 이 자리에서 어느 정도까지 새로운 인식을 가지셨으면 하는 바람이고요. 또 그런 새로운 인식이 된 뒤에는 여러분들이 그걸 가지고 자기 건강을 위해서 또는 가족의 건강을 위해서 잘 활용하셨으면 하는 바람입니다. 아마 이런 방송에서 이런 주제를 가지고 이런 TV특강을 마련한 것도 여러분의 건강관리에 어떻게든 도움이 됐으면 하는 바람에서였을 것이고, 또 여러분이 여기에 오신 뜻도 그런 바람이 있었을 것으로 생각이 됩니다. 그래서 저는 지금 여러분들이 제 이야기를 듣고 있으니까 지금 여러분들의 생각 속에서 여러분의 가치 기준이나 그런 걸 가지고 제 이야기를 판단하고 받아들이고 부정하고 이렇게 하시기에는 이릅니다. 여러분들이 어디 산에 가서, 절 입구에 입차문래(入此門來) 막존지해(莫存知解)라는 글귀를 보게 됩니다. 산사(山寺)에까지 와서 속세의 지식의 잣대로 임의적 판단을 말아달라는 얘기입니다. 그 안에 들어가서 세상사 복잡한 얘기, 그 산속에 들어가서까지 하려고 할 필요는 없는 거 아닙니까? 따라서 기왕 이곳에 오셨으면 다 잊어버리고 여러분들의 생각은 잠시 보류하고 마음을 비우시고, 제 이야기를 충분히 들으시고 또 현명하게 잘 판단하셔서 여러분의 건강에 활용하셨으면 하는 바람입니다.

지금 우리는 현대의학이 눈부시게 발전해서 암은 곧 정복될 것이라는 얘기를 저만 해도 한 30~40년 들었습니다. 그리고 암세포만 선택적으로 공격해서 파괴 제거할 수 있는 항암제가 곧 개발된다는 얘기를 상당히 오랜 세월 들어왔습니다. 그런데 지난 1970년부터 1994년까지 25년 동안의 암 사망률을 분석한 자료가 시카고 의대에서 발표되었는데, 25년 동안에 암 사망률이 0.01%라도 줄었느냐 하면 줄기는커녕 6% 증가했습니다.

우리나라 통계는 2000년 현재 통계에서 20%에서 23%로 늘었고요. 최근 통계에는 4명 중 1명이 암으로 죽는다고 되어 있습니다. 여러분 다 매스컴에서 보셨죠? 그런데 그렇게 의학이 발달했다고 하면서 앞으로 암으로 죽는 것은 2030년 정도 되면 아마 교통사고로 죽고 자살해서 죽고 물에 빠져 죽고 화재사고로 죽고 모든 사망자 중에 절반이 암 사망자일 것이라고 내다보고 있습니다. 그런데도 우리가 현실과 맞지 않고 거리가 먼, 아직도 흘러간 노래 중에 '암은 곧 정복될 것'이라는 그런 이야기들을 하고 그런 생각 속에 살고 있습니다.

그리고 그것이 무슨 큰 문제이겠느냐고 생각하시겠지만, 암은 곧 정복된다든지 암 치료기술이 발전해서 우리는 그나마 다행이라든지 이런 생각은 우리 인류의 건강에 지대한 악영향을 줍니다. 왜냐하면 암은 치료되기가 어렵다는 것이 대체로 지금까지 알려졌고, 또 실제가 그렇고요, 암 사망률이 1%가 늘어나는 것만 해도 굉장히 무서운 일입니다. 그러면 의학기술은, 또 암 치료기술은 어떤 면에서 그 효과가 없었다는 얘기가 됩니다. 그래서 암 사망률이 지금처럼 이렇게 계속 꾸준히 증가하고 있는 것을 볼 때 암은 치료된다고 낙관적으로 전망할 게 아니고 꾸준히 관심을 갖고 예방하는 것이 더 중요한 일입니다. 그런데 암 예방을 위해서 어떤 노력들도 잘 안 합니다. 의료계는 의료계라 하더라도 국민 스스로도 아프거나 암에 걸리면 병원의 박사들이 잘 고쳐줄 텐데 내가 뭐 굳이 그런 걸(암 예방 노력, 생명 관리, 섭생 등) 할 필요가 있겠나, 또 내 일이 바쁘니까 내가 건강관리 못하는 건 당연하다고 생각들을 합니다. 가끔 암이나 난치병 환자들을 만나게 되면 꼭 먼저 "저는 의학에 문외한입니다"라는 말을 합니다. 누가 의학박사가 되라는 얘기는 아닌데 대한민국의 정치, 외교, 군사, 경제 하는 분들이 다 의학박사가 될 필요도 없고 될 수도 없겠죠. 그러나 자기 생명을 건강하게 관리하면서 천수(天壽)를 다 누릴 정도의 지식과 상식은 초등학교 5학년생 정도의 수준일 경우 일주일 내지 보름 정도 하면 평생 뒤집어쓸 텐데 그걸 안 하고 의학의 문외한이라고 말을 합니다. 그리고 실제로 자기가 생명에 무지한 건 당연하다고 말을 합니다.

자기 생명에 대한 무지, 잘못된 인식, 또 관리의 어떤 부주의, 부실 이런 것들은 우리들의 건강을 위협하게 됩니다. 여러분의 몸에서 암세포는 언제든지 존재하고, 늘어났다 줄어들었다 합니다. 어떤 계기에 그것이 늘어나고 한쪽으로 뭉치고 어떤 경우에 그것이 악영향을 미치고 합니다. 그런데 그러한 것들이 악영향을 미치지 않도록 끊임없이 운동도 하고 섭생도 잘해야 될 책임은 우리 모두에게, 즉 여러분 스스로에게 있습니다. 그런 거 소홀히 하면 꼭 대가를 받습니다. 나라의 법률을 위반하면 어떻게 되죠? 죄수복 입고 교도소로 가게 되죠. 자연계의 법칙을 위반하면 어떻게 되겠습니까? 펜션을 짓는다고 강원도 설악산 같은 데에서, 장비가 좋으니까 땅을 깎고 거기다 집을 짓고 개발을 하고 길을 내고 이랬습니다. 또 나무를 베어서 치우지도 않고 그러다 보니까 이번 비가 오니까 물에 떠내려가면서 절개지가 떨어져 나가고, 또 그 흙이 막고 냇물을 메우고 하천이 범람하고 그래 가지고 이런 자연재해가 일어났는데, 그 대부분은 사람이 자연법칙을 어기면서 일어난 일들입니다. 그런 것들을 매스컴에서 최근에 계속 보도를 했습니다. 난개발이 이런 재앙을 불렀다는 이야기인데, 그걸 보면서도 우리는 그것만 또 생각을 합니다. 난개발은 그렇다 치고 난개발 못지않게 자연법칙과 생명원리에 어긋나게 사는 우리의 삶은 어떻게 되겠느냐 하는 것도 좀 생각해봐야 되지 않겠습니까? 그런데 홍수가 나서 남한강 댐에 수위를 낮추고 수문(水門)을 열 것인가 말 것인가를 가지고 피가 마르는 고민들을 하는데, 그 수문은 그 수문이고 여러분 몸에도 그런 수문이 있습니다. 그것이 콩팥, 오줌통, 신방광이죠. 그것이 정상이 아닌데도 위험한 줄을 모르고 위험하다고 하면서도 그걸 해결할 생각을 하지 않고 대책도 없고 무대책으로 일관하다가 뻥하고 잘못되면 또 급한 마음에 찾아가서 '내가 달라는 돈 다 줄 테니까 나 좀 살려주시오' 이러고 사정을 하고 또 여러 가지 급해서 이것저것 하다보면 벌써 제정신이 아닙니다. 병 고치기가 어렵습니다.

그런데 오늘 서두에 미리 말씀드리지만 난치병이라고 해서 좀 다소 치료에 어려움이 있는 병이 있다고 하는 건 공감할 수가 있습니다. 그런데 불치병이라고 하면 치료가 안 되는 병이란 뜻이거

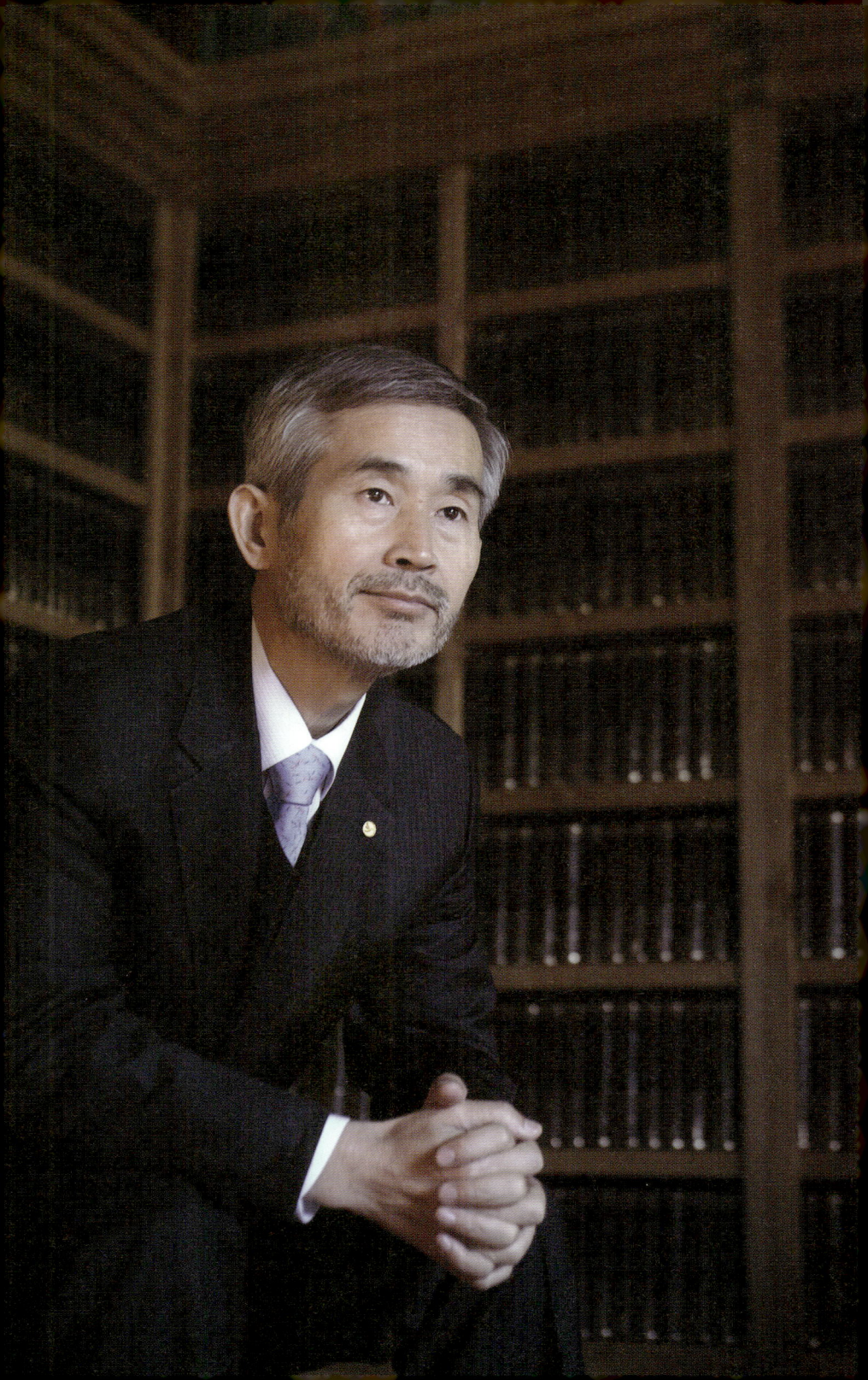

든요. 치료할 수 없는 병, 그것은 그 병을 진찰했거나 치료를 맡은 의사들이 그 당사자가 못 고친다는 얘기지 그 병이 못 고치는 병이 따로 있는 게 아니지 않습니까? 그 병을 못 고치게 되는 원인은 대체로 의료가 제대로 된 참의료가 아니기 때문에 그런 일들이 빚어집니다. 우리 생명을 다루는 데 있어서 생명만 생각하고 환자의 고통과 그 병의 치유만을 생각하고 또 지혜롭고 현명한 그런 치료방법을 생각하고 한다면 여러분의 어떤 병인들 못 고칠 병이 있겠습니까? 그런데도 불구하고 이건 현대의학으로 더 이상 방법이 없습니다라는 말을 합니다. 그건 방법이 없는 것이 아니고 그 방법이 없다고 생각한 겁니다. 저는 왜 그런 말씀을 드릴 수 있냐 하면 좀 특이하게도 저희 선친(仁山 金一勳,1909~1992)은 아주 어린 시절부터 난치병들을 잘 고치셨습니다. 그래서 저는 30년 넘는 세월을 불치병이라고 불리는 병, 난치병이라고 불리는 병, 또 암이 4~5가지 겹친 그런 사람들이 병마를 물리치고 건강을 회복해서 정상생활을 하고, 지금도 주변에 많이 있고 이 자리에도 계십니다. 그런 분들을 너무나 많이 봐왔어요. 여러분 서당 개 3년이면 풍월을 읊는다고 하죠. 풍월을 어떻게 읊죠. 개들이 중얼중얼합니까? 사람이 30년 동안 말기 암 환자들, 또 원인도 모르는 괴질들 이런 병에 걸려서 어떤 훌륭한 의자(醫者)에게 병이 치유되는 과정을 쭉 보면 아무리 머리가 나빠도 감을 잡습니다. 그리고 주워들은 얘기만 해도 평생 어디에서 듣기 어려운 그런 얘기인데 보고, 듣고, 배우고, 체험하고 가르침을 받고 그런 상황이라서 저는 굳이 전쟁에 비유하면 전쟁터에서 잔뼈가 굵었다고 해도 과언이 아닙니다. 그래서 병을 보면 그런 병을 고치는 것은 벌써 하던 가락이 있으니까 이런 병은 저분이 조금만 신경 쓰면 얼마든지 치료가 되겠다. 또 제가 지금 여러분께 설명 드리고자 하는 내용 중에 그런 자연요법에 관한 내용들이 대부분을 차지합니다. 자연요법이란 건 뭐냐면 자연재해를 경험한 여러분들에게 자연요법이라고 하니까 '어메, 자연이란 얘기만 들어도 무섭다.' 또 쓰나미나 이런 걸 생각하고, 그렇지만 자연요법이라고 하는 것은 인위(人爲), 인공(人工), 조작(操作) 이런 게 가미되지 않은, 또 지식의 축적 이런 것이 아닌 정말 떠오르는 지혜, 경험 이런 걸 통해서 우리의 질병을 얼마든지 물리치고 우리 건강을 회복할 수가 있습니다.

"암과 싸우지 말고 친구가 되라"는 어느 의사의 권고

아주 유명한 의사인데, 여러분들이 그 책을 아마 접했을 것입니다. 자신이 암에 걸려서 환자가 되어 암을 극복하는 과정에서 대단히 큰 깨달음을 얻었습니다. 그 깨달음의 내용이 책 제목으로 부각되어 있습니다. 책 내용에는 더 자세히 나와 있고요. '암과 싸우지 말고 친구가 되라'. 지금까지 자기는 의사로서 암이라 하면 공격, 파괴, 제거가 급선무다 이렇게 생각을 했어요. 그런데 암이라고 하는 건 건들면 건들수록 복잡해집니다. 그래서 그것을 공격, 파괴, 제거하면 굉장히 심각한 부작용들이 나타납니다. 그런데도 우리는 암에 걸리면 일단 수술 여부부터 생각합니다. 그거부터 말을 해요. 연세가 많아서 수술도 곤란하겠다라는 결론이 나오면 그러면 이것저것 해보자 합니다. 의료진에서 수술을 해도 되겠다고 하면 대체로 합니다. 그런데 그것은 암은 제거해야 된다고 하는 그런 어떤 정립된 이론에 의해서가 아니고 암이라는 게 악영향을 많이 일으키니까 어떤 식으로든지 어떤 고통과 또 불편이 있고 피해가 있더라도 그렇게라도 해결해야 되지 않겠느냐고 해서 그래가지고 제거를 시도합니다. 그런데 그 뿌리가 깊기도 하려니와 암세포는 건들면 훨씬 더 빨리 전이 확산되는 경향이 있습니다. 그리고 굉장히 위험합니다. 그게 확 퍼지기 때문에, 그런 경우에 우리가 그 암을 공격하지 않고 의사가 쓴 대로 싸우지 말고 친구가 되라, 이랬습니다. 무슨 얘기냐 하면 우리의 생명환경을 바꿔주어 암이 살기 어려운 환경을 만들고 원기를 돋우어서 암이 스스로 맥을 못 추도록 하는 것이 1차 전략이 되어야 합니다. 그런데 그걸 뒷받침하는 일본의 의사들이 잇따라 나왔는데 그중에 대표적인 사람이 일본 국립 게이오 대학의 방사선과 교수이기도 하고 또 부속병원의 방사선과 과장인데 곤도 마코토라고 하는 분입니다. 그분 책은 좀 더 정확하게 썼어요. 뭐라고 했느냐 하면 "암과 싸우지 마라"입니다. 일관된 주제가 이 주제인데, 원래 일본에서 썼던 책의 제목은 "항암제의 부작용을 알 수 있는 책" 이런 책이고 그 내용은 일본의 문예춘추에 오랫동안 연재가 돼서 일본 국내가 떠들썩했습니다. 바로 그 책이 우리나라에 들어와서 번역이 되면서 "암과 싸우지 마라" 이런 제목으로 제작이 됐습니다. 그 일은 곤도 마코토뿐만 아니라 암에 대해서 내용을 잘 아는 의사들은 암 수술을 잘 권장하지 않습니다. 그 다음에 암을 제거하려고 항암제를 투여하는 것조차도 마찬가지입니다. 항암제를 투여하면 항암제는 이름이 항암제니까 암 치료제인가 보다고 생각을 해요. 항암제는 이름은 항암제입니다만, 매우 무서운 맹독성 독극물입니다. 암이 밉다고 그것을 대거 투여해 버리면, 또 어느 양을 투여해 버리면 암도 죽지만, 우리 몸의 생명체를 떠받드는, 우리 몸에 보통 저만 한 체격이면 약 60조 정도 됩니다. 세포들이, 그 세포들이 중요 세포 순서대로 와르르 무너지게 됩니다. 중요 세포가 뭐죠? 분열증식 속도가 대개 빠릅니다. 그래서 항암제를 투여하면 첫째 모공세포 털이 홀랑 빠지죠. 그 다음에 위나 장의 점막이 손상을 받아서 구토가 일어납니다. 밥을 못 먹어요. 그래서 얼마 전 매스컴에 암환자의 20~30%가 영양실조로 사망한다. 왜, 먹을 수가 있어야 먹죠. 위와 장의 점막이 다 헐고 잘못됐는데 어떻게 먹을 수 있겠습니까? 그 다음에 자다가 죽게 되는 결과를 부르는 세포가 있는데, 그게 바로 골수세포입니다. 골수세포가 파괴되면 조혈 기능에 이상이 생기고 또 혈소판 수치가 떨어져 가지고 지혈이 잘 안 됩니다. 밖으로 피가 흐르면 여러분들 누구든지 틀어막을 것 아닙니까? 솜 가지고. 그런데 내부에서 출혈이 일어나면 다음 날 아침에 까만 똥을 싸고 죽습니다. 그러면 그것은 분명히 항암제의 부작용에 의한 사망인데 그거 다 항암제의 부작용에 의한 사망이라고 하면 의사들이 어떻게 치료하겠어요? 그래서 세계적으로 다 알면서도 그건 그냥 암 사망자로 분류합니다.

그런데 곤도 마코토는 그런 것들을 신랄하게 지적을 했어요. 항암제로 목숨을 연장하거나 효과를 볼 수 있는 환자는 전체 암환자의 10%에 불과하다. 이런 내용을 사실 그대로 얘기를 했지만 우리에게는 충격입니다. 그런데도 불구하고 항암제를 투여한다, 그것은 상업과 관련이 있다고 바로 직선적으로 얘기를 해버렸습니다. 방사선과 의사이고 매일 방사선으로 암 다루는 의사입니다. 그래서 그가 그런 아주 신랄한 의료계에 대한 비판과 지적을 했는데, 그분이 자기가 의사로서 잘 못 나가고 해서 한풀이 하느라고 했겠습니까? 그건 의료계에 대한 자성을 촉구하는 차원에서, 그리고 환자들에게 일어나는 피해를 생각해서 그런 얘기를 한 것입니다.

로버트 멘델존 박사의 "나는 현대의학을 믿지 않는다"

또 미국의 로버트 멘델존 박사는 이런 책을 썼습니다. '나는 현대의학을 믿지 않는다'. 제 선친께서 새로운 의학 이론을 제시하면서 그 책 제목을 '신약(神藥)'이라고 지었습니다. 신약, 그 신약이라는 책이 지금까지 한 30만 부가 나갔는데, 신약의 서문에 어떤 얘기가 나와 있느냐 하면 "의료기관도 의료인도 약도 처방도 필요 없는 사회가 됐으면 하는 바람에서 이 글을 쓴다" 이 책을 쓰는 취지를 그렇게 설명하셨습니다.

그런데 아까 말씀드린 미국의 로버트 맨델존 박사의 이런 책을 여러분이 참고하시면 참 좋습니다. "나는 현대의학을 믿지 않는다." 왜 믿지 않는다는 말을 했을까요? 현대의학이라는 새로운 종교가 나왔다 이거죠. 이거는 종교지 과학도 아니고 의학도 아닙니다. 왜, 짜인 스케줄대로, 방법대로 그대로 집전을 하는 사제역할을 한다 이겁니다. 의사와 간호사들이. 그래서 새로운 종교가 돼버린 이 의학이 인류의 건강에는 별반 도움이 되지 않는다고 본다. 그래서 로버트 맨델존 박사는 뭐라고 했느냐 하면 이 지구상에 존재하는 모든 의료체계를 없애버리면 인류는 지금보다 훨씬 더 건강할 것이다. 이렇게 얘기를 했는데, 아쉬운 대로 한 90%만이라도 없애면 좋겠다. 이런 얘기를 했습니다. 로버트 맨델존 박사는 미국의 국가의학감독관을 지냈습니다. 국가의학감독관이라는 건 우리나라에는 그런 제도가 없습니다만, 의료사고가 나면 조사를 하고, 의료사고 피해를 입은 사람들에 대한 구제를 하고, 의사들이 국가정책에 반해서 잘못된 방향으로 가고 있는지 여부에 대해 의사를 조사하는 의사입니다. 그런 국가의학감독관인데 그가 자기 책의 서문에 자신이 양의사임에도 불구하고 "지구상에 오늘날 존재하는 모든 의료체계를 다 없애버리면 좋겠다" 이렇게 말을 했습니다. 병원, 또 다른 의료기관 약국, 한의원 할 것 없이. 왜? 그 의료체계들이 존재함으로써 환자를 만들어내는 경향이 있다. 즉, 병원에 가서 병이 더 많이 생긴다. 또 먹고살기 어려워지면 뭔가 꾀를 내서 간염주사를 만들어 판다든지 이런 걸 한다. 또 지금은 우리는 안 하잖아요. 옛날에는 그거 안 맞으면 큰일 날 것처럼 하다가 지금은 제3국으로 갔습니다. 그래서 뭔가 하는데, 이분이 이런 걸 본 일이 있어요. 소아과 의사들이 먹고살기 어렵고 여러 가지로 그러니까 애들이 요새 막 뛰어다니고 이리 부딪치고 저리 부딪치고 하잖아요. 요새 애들 대체로 그런데, 뭐라고 했느냐 하면 소아과 의사들이 논문을 써서 국가에 올렸는데 다동성 장애아, 너무 많이 움직이는 장애를 가진 아이에 대한 대책, 이래가지고 올렸는데 대책이 뭐냐 하면 근육이완제입니다. 그거 간질환자한테 쓰면 발작 일어나다가 축 늘어지는 그 약입니다. 그거를 소아과 의사들이 국가에 건의하고 대책으로 시행하고 효과가 좋았다고 했어요. 왜 펄펄 뛰던 애들이 주사 한 대 맞으니까 축 늘어지고 하니까, 효과 100%죠. 그래서 국가 예산을 타갔습니다. 그런데 미국에는 그런 조사 담당의사가 있어가지고 그걸 조사해 밝혀내서 그 의사들을 처벌했습니다. 그런 일들이 일어나는 것을 본 로버트 맨델존 박사가 오늘의 의학은 의학이 아니라 이것은 새로운 종교가 됐구나!. 그리고 인류에게 폐단이 크구나! 그래서 자기가 보고 배우고 느낀 대로 거기에서 책을 쓴 것이 우리나라에 번역이 돼 들어오면서 "나는 현대의학을 믿지 않는다"라는 제목을 붙였습니다. 그 책을 보면 서문에 아까 말씀 드린 대로 의료체계가 없어지면 한번 생각을 해보세요. 여러분 언뜻 생각하면 말은 좋지만 큰일 날 짓 아닌가 이렇게 생각하잖아요. 여기 병에 걸려 가지고 걸리기만 하면 죽는다고 생각을 해보세요. 병이 걸리기만 하면 죽게 된다면 인류 중에 몇 사람이나 살겠어요? 옆에서 비참하게 병 걸려 죽는 것 봤는데 건강관리 안 하겠습니까? 걸린 사람은 죽고 안 걸린 사람은 예방하고 지구가 굉장히 건강해지겠죠.

    호랑이 본 사람이 없는데 왜 본 사람이 없죠. 호랑이 본 사람은 호랑이에게 다 죽었어요. 그래서 호랑이 본 사람이 없습니다. 그러지 않으면 호랑이굴에 얼씬도 안 하고 무서워서, 호랑이가 무섭다는 거 아니까 호랑이굴에 얼씬도 안 하죠. 지금 병을 너무 쉽게 생각하는 경향이 있습니다. 그건 뭐냐 하면 의학에 대한 막연한 잘못된 신앙을 가지고 있어요. 신앙은 여러분에게 도움이 안 됩니다. 여러분의 건강에 현대의학이라는 종교를 믿는다고 해서 조금이라도 덕 볼 게 없습니다. 여러분이 교회나 절에 가서 시주하고 헌금하고 하는 거야 저 세상 저도 안 가보고 여러분도 안 가봤으니까 혹시 하늘나라 갈 때 그게 참고가 돼서 재판할 때 좀 여러 가지로 도움이 되지 않을까라는 기대를 하고 할 수 있는데, 그러나 의학이라는 건 그럴 게 없습니다. 평생 병원 안 가는 사람이 건강관리 잘해서 그런 사람이 건강한 것이지요.

98세 無心 도인 권병호 할아버지의 장수 비결

저희 집 동네 옆에 98세 되신 노인이 있어요. 그분 사모님이 지금 95살입니다. 그분들 결혼 75주년이 되었어요. 그런데 그분은 원체 연세가 높으신 관계로 친구가 별로 없어서 저만 지나가면 자기가 친구라고 하는데, 팔십 된 사람이 자기 아버지랑 같으니까 어르신 하고 무릎 꿇고 꼼짝을 못합니다. 그러니까 친구가 없으니까 어쩌다가 지나가는 저를 보면 붙들고 얘기를 시키고 그러시는데, 그분을 주간동아에서 인터뷰를 했어요. 건강비결이 뭐냐 그러고 인터뷰를 하니까 나는 몸에 뭐가 좋은 게 있어서 몸에 좋다고 해서 먹거나 몸에 안 좋다고 해서 안 먹거나 한 일이 없고, 그냥 봐서 맛있어 보이면 무조건 먹고, 또 냄새 맡아서 냄새가 끌리면 먹고 그러지 뭐가 몸에 좋은 것을 먹어야 한다는 생각을 한 적도 없고 하지도 않는다.

그런데 그분은 주무실 때도 할머니의 손을 잡고 주무세요. 그게 뭐냐 하면 내가 좀 건강이 나으니까 내 몸에서 따뜻한 기운이가 가지고 할머니 건강에 좀 도움이 됐으면 하는 겁니다. 굉장히 따뜻한 마음을 가진 분이고, 또 찬물로 냉수욕도 하고 그렇게 마음 편하게 지내십니다. 그냥 저희 이웃에 사시는데 내외만 사세요. 그리고 아드님이 가끔 오시면 선생님 아드님 요새 뭐 하십니까? 하면 가만히 물끄러미 쳐다봐요. 정년퇴직했지 뭐 하겠어. 70살이 됐으니까 그 아드님도 정년퇴직을 했어요. 그분은 정년퇴직하고 나왔죠. 그런데 KBS 인간극장 5부작으로 방영된 적이 있습니다. 제가 그분께 건강강의를 부탁을 드리면 언제든지 흔쾌히 옵니다. 그래서 제가 말씀드릴 때 "선생님 강의 좀 한마디 해주시죠." "나 같은 사람이 강의할 게 뭐 있어?" "선생님은 무슨 얘기를 하든지 그게 곧 건강비결입니다. 그러니까 한마디 해주십시오" 하면 "그거 내가 도움이 되면 가서 할게" 이러고 나오셔서 이야기를 하시는데, 너무나 밝고 명랑하게 말씀을 잘하십니다. 그리고 또 뭐라고 그러냐 하면 "노래도 한 곡조 할까?" 이러고 노래도 부르고 기분 좋으면 춤도 추고 이러고 사시는데, 우리가 의학을 많이 알고 의학에 매달려야 건강하게 오래 살 수 있다. 이거 절대 아닙니다.

"항암제는 죽음 재촉만"이라는 주장의 진실

(이 스크랩 기사는)아까 곤도 마코토라는 사람이 쓴 책이에요. 그 책에 대한 한겨레신문 기사인데 "항암제는 죽음 재촉만" 이런 기사가 그때 나왔었습니다. 이게 언제냐면 7~8년 전입니다. 그 책이 지금 많이 회자되고 있는데, 그러면 제가 지금까지는 오늘의

의료현실에 대해서 말씀을 드렸는데, 의료현실에서 어떻게 생각하면 암담한 느낌까지 드는데, 암 사망률은 계속 늘어났고 앞으로도 늘어날 전망입니다. 그래서 그것을 여러분이나 제가 해결할 방법은 마땅치가 않습니다. 그러나 여러분이 거기에 피해를 받지 않을 방법은 있습니다.

첫째는 여기에 전제한 대로 생각을 바꾸는 일이 제일 중요하죠. 저희 선친을 찾아온 많은 양의사들 중에 이런 분들이 있습니다. 암 판정을 최종적으로 내리는 의사가 가끔 찾아오는데 저희 선친께 찾아와서 저희 선친이 그런 말씀을 많이 하세요. "귀하가 암이라고 하는 순간에 그 환자는 그 소리 때문에 죽게 된다. 그거 아주 주의해야 될 문제다, 전달하는 문제도 아주 주의해야 한다." 그런데 자기들이 정말 그런 이야기를 참고하는데 때로는 가족들이 안 오고 당사자가 와서 이런 얘기를 합니다. "여러 가지 진찰결과를 종합적으로 볼 때 선생은 암입니다"라고 얘기를 하면 대개는 눈이 딱 멈춰 가지고 일순 정신이 휑 나가는 것처럼 보이더라는 겁니다. 그 사람의 가슴속에 이런 생각을 하는 것 같더랍니다. "아이코 나는 죽었구나! 암에 걸리면 죽는다고 하던데" 이런 생각부터 한다는 것이죠. 그리고 얼굴이 시커멓게 되면서 죽음의 그림자가 드리워져요. 그건 순간에 그렇게 됩니다. 그래서 그 의사분이 잠깐 한 가지 검사를 더 할 게 있는데 혈액채취를 좀 해보자라고 해서 다시 검사를 해본 결과 조금 전과 달리 수많은 세포들이 무너져 내렸다는 그런 걸 확인했다는 얘기를 그 의사가 와서 하는데, 대개 그 다음 단계가 뭐냐 하면 재산 중에 이거는 마누라 앞으로 주고 이거는 아들한테 주고 이거는 딸한테 주고 이렇게 정리정돈을 합니다. 그렇게 마음으로 정리하면 그 사람은 반드시 사망하게 됩니다. 그것이 심리적인 요인이 그렇게까지 가겠느냐라고 하는데, 전쟁에서도 정신전력이라고 해서 굉장히 중시합니다. 그런데 정신전력은 암과의 전쟁에서도 필수적이고 가장 중요하다고 볼 수 있습니다.

암에 걸렸는데 어떤 분들은 간이 큰 건지 부은 건지 헷갈립니다만, "암? 그거 걸렸으면 고치면 되지 뭐." 이런 사람도 더러 있습니다. 그러면 사람들이 "맛이 갔나보다" 이렇게 얘기를 하는데, 그런 경우에 왜 삼국지에 보면 좀 보태기는 했겠습니다만, 관운장 독화살 박힌 거 의사가 와서 긁어내는데, 관운장은 바둑 두고 있었고 뼈 긁는 소리가 10리 밖에서 들렸다고 하지 않습니까? 그 관운장은 죽음이 닥치는 것을 "내가 고향 갈 때가 됐나 보다"라고 해서 '시사여귀(視死如歸)'라고 했습니다. 그 정도 간이 크니까 그렇게 수많은 죽음의 위험이 도사리는 전쟁터에서 밤낮 없이 싸우며 살죠. 그런데 개중에는 아주 담대한 사람들이 있습니다. 그런 사람들은 암이 아니라 별의별 병에 다 걸려도 염라대왕이 데려가기 굉장히 곤란합니다. 말을 들어먹어야 데려가죠. 좀 병에 걸리면 나는 죽었구나! 이래야 데려가기 좋은데 눈도 꿈쩍 안 하니까 그걸 어떻게 데려갑니까? 그래서 연행할 때 굉장히 복잡합니다. 그리고는 따질 거 아니에요. "체포영장 가져왔어?"이러고. 그래서 여러분들은 제 얘기가 아니고, 저희 선친의 가르침인데 "암과 감기가 다를 게 없다. 그냥 고치면 되는 것이고 물리치면 되는 것이고, 또 잠시 사람 몸을 괴롭히고 손상은 줄지언정 암이 사람을 잡아가는 것은 아니다"라는 엄연한 진실을 올바로 인식하셨으면 합니다.

청나라 말기에 '오당(吳瑭)'이라는 학자가 어떤 얘기를 했느냐 하면, "도대체 이놈의 병 때문에 사람이 죽는 것이 아니고 의술 때문에 죽는구나(不死于病而死于醫). 의술을 배우려거든 정밀하게 배우지, 못할 거면 차라리 배우지 않는 게 좋다(學醫不精不若不學醫也)." 왜? 사람들 많이 해칩니다. 또 사람들을 많이 죽게 합니다. 요즘 의료인들이 흔히 말기 암환자들에게 "더 이상 방법이 없습니다" 그래요. 병이 이 단계에 가면 모든 동원 가능한 수단과 방법을 동원해도 치료가 불가능하다라고 합니다. 그런데 엄밀하게 따지자면 "자기는 할 도리를 다 했다, 자기가 할 수 있는 방법은 다 했다"라고 말을 해야지 왜 이런 병은 못 고칩니다라고 합니까? 의사가 세상에 자기밖에 없고, 의사가 세상에 양의사밖에 없습니까? 미국 의사, 독일 의사, 프랑스 의사, 인도 의사, 티베트 의사, 한국 의사, 민간요법가들까지 별 사람들이 다 있습니다. 침 잘 놓는 사람, 봉침 놓는 사람, 이렇게 하는 사람, 저렇게 하는 사람 별 사람 다 있어요. 또 기(氣)로 이렇게 해서 치료하는 사람, 다 병을 잘 고치는 건 아니겠지만, 개중에는 병을 잘 고치는 사람이 많은데, 왜 그 환자에게 "아이코 나는 죽었구나! 더 이상 방법이 없다면 사형선고 아닌가"라는 절망과 자포자기의 마음을 심어주는 것입니까? 그런 말이 곧 사형선고 아닙니까?

절망과 자포자기는 암보다 더 무서워

그러면 그 다음 단계는 어떻게 되겠습니까? 그런 얘기를 들은 환자는 절망과 자포자기를 하게 됩니다. 절망과 자포자기는 암보다 훨씬 더 무섭고 직접적 사인(死因)은 바로 그겁니다. 암에 직접적 사인은 별로 없습니다. 항암제의 부작용에 의한 사망이거나 수술에 의한 부작용 사망 이런 것들이 오히려 많지, 그런데도 불구하고 우리는 고정관념 속에서 암을 생각합니다. 암 걸리면 죽는다고 하던데, 그리고 이건 못 고친다고 하던데, 그리고 또 반대로 생각해도 항암제가 개발이 된다든지, 그게 개발이 됐나, 비싸도 개발만 됐으면 좀 써 볼 텐데 이러고 알아봅니다.

긍정적으로 생각하나 부정적으로 생각하나 그것보다는 올바른 인식이 더욱 중요합니다. 우리는 암의 실체에 대해서 우선 정확히 알고 암을 다스리는 내 마음부터 바르게 하고, 그래서 첫째 "암에 대해서 놀라지 않는 사람은 산다"는 말을 명심할 필요가 있습니다. 신약 책에 그런 이야기가 쓰여 있습니다. 그런데 암에 걸렸다

하면 깜짝 놀라는 사람이 있습니다. 그런 사람들은 살기가 어려워지는 단계로 들어갑니다. 그래서 암이라고 하는 것은 이 순리와 자연의 요법을 통해서 다스리면 얼마든지 고치고 건강을 회복할 수 있는 것입니다. "암은 못 고친다"라는 생각은 잘못된 생각이고 잘못된 생각에 의한 주장입니다. 그런 생각을 오늘 이 자리에서 털어버리고 가시면 최소한 건강 염려증 하나 내동댕이치고 가는 겁니다. 다시는 생각할 필요가 없습니다. 왜, 병에 걸리면 치료하면 됩니다. 암이 간에서 나타났다고 해서 간암이라고 하고 위에서 나타났다면 위암이라고 하는데, 간암 한참 치료하다 보면 폐로 전이됐습니다라고 하면서 또 폐암이라는 거예요. 한참 치료하다 보니까 어디 콩팥의 신부전이 왔습니다. 콩팥하고 심장하고 부부간 장기니까 심부전이 옵니다. 이러저러해서 4~5개 암이 걸립니다. 한 가지도 고치기 어렵다, 그러면 용타는 데 찾아다니고 그럽니다.

암은 어디에 있든지 암이고요. 그 다음에 병은 어떤 식으로든지 병입니다. 건강에 이상(異常)이 온 것이죠. 그래서 그 병을 만 가지 병이라고 합니다. 체질에 따라서 증세가 다 다릅니다. 같은 당뇨라도 증세가 다 다릅니다. 감기도 증세가 다 다릅니다. 그래서 사람들이 뭐냐 하면 만병이라고 합니다. 그래서 만병에 만 가지 약이라고 하는데, 만병을 다스리는 데 정말 기본이 되는 것은 만병의 뿌리가 뭡니까? 만병의 뿌리는 생명입니다. 생명력이 약화되면 온갖 병이 다 드러나게 되어 있고 생명력이 강해지면 어떤 병도 누르고 살게 되어 있습니다. 그래서 병의 뿌리를 보고 병이 걸렸으면 생명력이 약화되었다, 의학적인 표현을 한다면 면역기능이 약화된 겁니다. 자연치유 능력에 이상이 생긴 겁니다. 그것을 보고 그 뿌리를 다스릴 생각을 하지 않고 그 병 증세를 쫓아다닙니다.

열이 나면 해열제를 쓰고 아프면 진통제를 쓰고 또 피를 일시적으로 묽어지게 해서 통증을 완화시키고 이런 치료를 하는 것을 대증요법이라고 합니다. 대증요법은 근본 치료요법이 못 되기 때문에 그런 치료에 매달리다 보면 병이 점점 더 깊어지고 악화됩니다. 그래서 감기 걸렸을 때는 항생제를 쓸 것이 아니고 감기 걸리면 몸으로 때우는 게 최고입니다. 몸으로 때우면 보름이면 대체로 해결이 됩니다. 그리고 면역체계에 손상을 주지 않습니다. 그리고 한약은 면역체계의 손상이 대체로 적은데, 요즘은 한약재 자체에 문제가 있습니다. 재배약재들이 대부분인데, 재배할 때 농약을 치든지 잘 다루지 못해가지고 약재에 있어서 문제가 얼어납니다. 미국의 하버드의대 의학박사인 앤드루 와일이 쓴 책이 우리나라 정신세계사에서 번역된 것이 있는데 『자연치유』라는 책입니다. 그 책에 보면 앤드루 와일 박사는 양의사인데도 불구하고 "병에 걸리면 감기가 됐든, 암이 됐든, 무슨 병이 됐든지 간에 어떠한 양의학적 치료도 받지 마라"고 주장합니다. 남의 장사 망치려는 사람 같아요. 그런데 그가 주장하는 것은 이겁니다. 녹차를 많이 먹고 생강, 마늘, 파 이런 것들 써서 병을 다스려야지, 그게 우리 조상들이 소위 양념이라고 해서 우리들의 건강을 몇 천 년 동안 잘 지켜준 그런 음식이자 약인 것입니다. 그런 것들을 미국의 하버드의대의 의학박사가 자기 책에 그런 얘기를 했습니다. 그리고 뭐라고 했느냐 하면 이 한약은 인체의 면역기능을 악화시키거나 파괴하는 쪽으로 작용하지 않는다. 그러나 아스피린이나 진통제는 전부 그런 작용들을 합니다. 그리고 산화(酸化)는 여러분이 잘 알다시피 쇠로 비유하면 녹이 스는 겁니다. 이게 환원(還元)이고, 이게 산화인데. 여기는 수소 쪽입니다. 여기는 산소 쪽이고, 이게 일본 학자들이 주로 이렇게 이런 걸 가지고 이론을 제시한 것인데요. 환원력 높은 물질 중에 옻이 있습니다. 이 옻이라고 하는 것은 굉장히 강력한 환원력을 가진 물질입니다. 그런데 강력한 환원력을 가진 물질들은 사람이 먹을 수 있는 게 별로 없습니다. 시멘트나 그런 것들, 그런데 환원력이 아주 높은 물질 중에 옻이 하나 포함되고 그 다음에 소금 문제에 있어서 여러분들의 뇌리를 강하게 지배하고 있는 잘못된 인식을 주면서 우리 삶에 가장 폐해를 주는 것 중에 하나가 잘못된 소금 인식의 문제인데요. 보통 여기(+4백: 산화환원전위)에 해당됩니다, 이 소금들이. 천일염, 정제염, 가공염 종류가 아주 많습니다. 일반적으로 소금의 경우에 대략 플러스 4백 내외의 수준입니다. 그런데 질 좋은 소금이라는 것은 천일염을 가지고 원료를 해야 합니다. 천일염을 가지고 원료로 해서 처리하게 되면 전통적으로 내려온 처리 방법 중에 대나무에 넣고 하는 죽염 처리가 있죠. 정제염을 넣고는 그런 것이 안 나옵니다. 우리나라 서해안 천일염을 가지고 대나무에 넣고 9번 굽게 되면 보통 4, 5번만 구워도 마이너스 1백정도가 되고요. 9번 처리하게 되면 보통 마이너스 3백 내지 4백정도가 나옵니다. 보통 플러스 4백 정도의 산화력을 지닌 소금을 법제한 물질에서 이러한 환원력이 나오는데, 그 환원력이 무슨 큰 의미가 있겠나 생각할 수 있습니다만, 이 녹이 슬기 시작하면 그 녹이 슨 것을 복원하는 것은 굉장히 어렵습니다. 산화를 천천히 하게 하는 것은 비타민 C라든가 여러 가지 항산화 요법이 있죠. 그런데 환원력이 강하다고 하는 것은 그렇게 흔치가 않습니다. 그래서 그런 물질을 찾아서 환원력을 높여주게 되면 정말 우리의 건강은 획기적으로 좋아질 수 있다고 하는 게 바로 이 이론을 주장하는 중산영기(中山榮基)라고 하는 일본의 학자입니다.

이제 자연요법 얘기를 좀 하겠습니다. 서민 대중들의 건강에 지대한 영향을 미친 것으로 알려진 『신약(神藥)』이라는 책에서 우리 생활에 필요한 많은 자연요법 이론이 나왔어요. 그중에 오리에게 유황을 먹이는 유황오리, 또 돼지에게 부자를 먹이는 부자돼지, 염소에게 음양곽을 먹여서 약으로 쓰는 음양곽 염소, 또 독사나 구렁이의 구더기를 내서 닭을 먹이는 그런 약닭요법, 그리고 이런 죽염요법, 홍화씨 이런 것들이 나오는데 『신약』이나 『신약본초(神

藥本草)』에서 이론을 제시했을 때 사람들은 대체로 의문을 많이 가집니다. 짜게 먹으면 해롭다고 하는데, 죽염이 아무리 법제했다고 해도 소금은 소금 아닌가, 그래서 옆 사람이 죽염 먹고 병을 고쳐도 자기의 고정된 관념을 가지고 다른 소금보다 낫겠지만 그래도 소금은 소금이다 이렇게 생각합니다.

죽염은 저비용 고효율의 효과 거둘 수 있는 새로운 물질

저는 여러분에게 어떤 물질에 대해서 애정과 관심을 갖는다는 차원을 넘어서 올바른 인식이 필요하다는 말씀을 드립니다. 또 다른 것에 대해서 올바른 인식이 없으면 여러분들의 건강에는 그렇게 큰 것이 아닙니다만, 소금은 여러분들의 생명이 처음 시작될 때 어머니의 양수 속에서 한 방울의 소금물로 시작됐고, 지금 여러분들의 신체 중량의 70%가 물입니다. 그 물의 98% 정도가 소금물입니다. 지구 표면의 70%가 물이죠. 그중에서 98%가 바닷물입니다. 미시시피강, 양자강, 황하, 아마존강 등을 다 합쳐도 2~3%가 안 됩니다. 그래서 걸어 다니는 소금물 주머니가 사람이라는 생명체입니다. 그럼에도 불구하고 자기 몸을 이루는 가장 중요한 요소인데도 그 소금을 제일 관심이 없어 합니다.

그리고 그 소금이라고 하는 것이 내 생명에 오히려 해를 끼치는, 짜게 먹으면 안 좋다라고 하니까, 소금을 덜 먹으면 낫지 않겠는가라고 생각하는데, 염분이 부족하면 자신도 모르게 뼈부터 약해집니다. 그렇게 되고 기운이 떨이지고 봄에 여러분들이 나른하죠? 식물이나 동물이 활동하기 위해서 대량의 염분을 소모합니다. 그때 우리 몸의 염분이 따라서 소모됩니다. 간장독의 간장도 염분농도가 낮아서 싱거워집니다. 그럴 때 사람은 굉장히 피곤함을 느껴요. 그런 것을 어떻게 해서 알 수 있느냐 하면, 하루에 10시간 정도의 산행을 뙤약볕 속에서 하게 되면 땀으로 나가는 소금에 의해 체내 염분이 부족해가지고 염분 부족이 어느 단계까지 가면 탈수현상이 옵니다. 염분 부족에 의한 탈수가 오면 가장 먼저 다리의 힘이 빠집니다. 그런데도 보충을 하지 않으면 일어나서 걸을 수가 없어요. 도저히 못 일어납니다. 그런데도 놔두면 얼굴이 창백하고 땀을 흘리고 물을 아무리 마셔도 계속 물이 빠져나갑니다. 그래가지고 그 뒤부터는 눈이 뒤집히고 그 다음에 눕게 되고 그래도 내버려 두면 호흡 곤란이 와서 죽습니다. 24시간 내에 죽을 수 있는 게 바로 염분 부족에 의한 탈수입니다.

저도 철인3종경기 경남연맹 회장을 했고요. 철인3종경기를 하다가 죽는 게 대부분 처음에는 심장발작이라고 생각했는데, 그게 아니고 염분 부족에 의한 탈수가 원인이 되어서 대개 그런 사망사고가 일어나는 겁니다. 그렇게 염분 부족이 부르는 폐해도 크지만 그런 소금에 대한 올바른 인식을 하고 여러분이 환원력이 높은 소금을 가지고 여러분의 건강을 다스린다면 그건 저비용 고효율의 건강효과를 낼 수 있습니다.

우리 주변에 널린 게 神藥 靈藥들

아까 민중의술이라고 했는데, 서민대중에 의해서 우리 생명을 관리하고 잘 다스리는 게 가능하겠나, 쉽고 간단한 이 부분을 여러분들이 인식을 새롭게 하면 얼마든지 아버지가 아들의 암을 고치고 아들이 아버지의 암을 고치고 풍을 고치고 얼마든지 가능합니다. 그것을 가능하게 만든 지침서가 바로 『신약』, 『신약본초』 이런 책들입니다.

거기에 나오는 자연요법은 죽염을 비롯해서 유황오리라든지 마른 명태라든지 다슬기라든지 우리 농어촌 어디에나 흔한 것들 아닙니까? 그걸 가지고 여러분들이 활용하면 하루 종일 농약을 쳤다고 가정을 해보시죠. 농약 어떻게 해독합니까? 병원에 가면 해독약 있습니까? 돼지 작은창자국을 푹 끓여가지고 막걸리 한 사발에 국 한 그릇만 먹으면 하루 종일 체내로 유입된 농약독은 다 씻은 듯 사라질 수 있습니다. 그리고 산에 갔다가 요즘에 뱀들이 좀 있어요. 저도 많이 만나는데, 하도 산을 많이 다녀가지고 제가 얼굴이 까맣죠. 뱀을 보게 되면 뱀 중에 아주 맹독성 뱀이 있습니다. 그런 뱀에 물리면 산에서 큰 도시로 나올 때까지의 그 시간에 사망할 확률이 아주 높아집니다. 나오는 도중이라도 그때 명태만 있으면 마른 명태를 5마리 한꺼번에 넣고 끓는 것을 계속 먹이면 그 사람 절대 안 죽습니다.

그러니 약이라고 하는 것은 지혜에 의해서 우리 주변에 흔한 것이 약이지, 구하기 어렵고 쓰기 어렵고 만들기 어렵고 그런 것이 약이겠습니까? 여러분의 약은 여러분 주변에 다 있습니다. 첫째 여러분 주방 안에 다 있고, 여러분 울타리 안에 다 있고, 그 다음 약은 동네에 있습니다. 그 다음 약은 국가 안에 다 있습니다. 그래서 우리 주변의 흔한 물질을 가지고 이용해서 우리의 난치병들을 고칠 수 있다. 그렇기 때문에 이것은 서민대중에 의한 아주 쉽고 간단한 요법이 됩니다. 그런 치료법을 활용하면 여러분들은 저비용으로 고효율의 건강효과를 가져올 수 있는 그런 것이 되기 때문에 여러분이 공부하기에 따라서, 활용하기에 따라서 얼마든지 여러분들은 남한테 아쉬운 소리하지 않고, 내 병 내가, 내 아들 병 내가, 내 부모 병 내 손으로, 우리 가족 친지 병 내 손으로 치료할 수가 있습니다. 또 그거 하라고 그런 책을 쓴 겁니다. 왜? 이 의료는 제 병 제 힘으로 자력치료, 자력의료가 중요하고 그 다음에 자가요법입니다. 약국, 병의원, 또 용타는 곳 찾아다니지 말고 제 집에서 제 힘으로 고치라는 얘기입니다. 그 다음에 자연요법입니다. 제 집에서 하되 그러기 위해서는 주변에 흔한 물질이어야 합니다. 소금, 명태, 또 다슬기, 그런데 이런 것들이 이 원칙에 의해서 자력-제 힘으로, 자가-제 집에서, 자연-자연요법으로 다스리라는 겁니다. 그것은 자연치유력이 우리 몸속에 있기 때문에 가능합니다. 자연치유력이라는 신묘한 힘이 인체에 없다면 불가능합니다.

이 땅의 名藥들은 모두 염분 함유량 높은 것들

여러분들은 병 걸려도 대체로 내버려두면 다 회복되게 되어 있는데, 그러나 불안하고 혹시나 해서 걱정이 되니까 이 자연치유력에 도움을 주는 물질을 활용하자, 그것이 다슬기, 옻, 법제한 소금, 그 다음에 소금을 약으로 쓰면 천일염이 여기에 해당이 됩니다. 우수한 천일염을 쓸 필요가 있죠. 그 다음 옻 같은 경우에는 어떤 분들은 옻을 먹는다면 반대합니다. 왜 옻에 독이 있거든요. 옻에 독이 있는데 간(肝)에 큰일 난다. 그런데 말기 간암에 가장 효과가 빠른 게 옻입니다. 왠지 압니까? 옻은 어혈을 풀어주는데 옻처럼 강력한 힘이 없습니다. 저거보다 훨씬 더 강한 게 하나 있기는 합니다만 뭐가 있느냐 하면 우리나라 토산 곰의 쓸개입니다. 웅담입니다. 지금 웅담은 99.9%가 가짜입니다. 대체로 중국산이고 대개는 사료 먹여서 기른 놈이에요. 곰이라는 놈은 전부 약이 되는 것만 먹고, 힘이 좋아서 곰의 쓸개 국산은 만약 이만 한 거(굵은 밤알 크기) 있으면 최소 1억 이상 달라고 할 겁니다. 그런 비싼 거 먹을 거 뭐가 있어요? 옻이 얼마나 흔합니까? 근데 옻이 독이 강하거든요. 간이 과부하가 걸려서 피를 정화(淨化)하지 못하면 과부하 걸려서 있는데, 간에 있는 어혈들을 그냥 때려 부숴서 깨버리는 힘이 옻에 있습니다. 그 힘을 뭐라고 하느냐 하면 파혈(破血)이라고 합니다. 파혈작용을 한다. 파혈은 산 피를 깨버리면 큰일 납니다. 어혈을 깬다 이 말입니다. 어혈을 깨는 파혈 작용이

제일 센 것이 웅담이고, 그 다음에 옻이고 그 다음에 죽염입니다. 웅담 장수들 먹물 갈아놓고 탁 떨구면 확 퍼지죠. 그거 죽염으로 해봐도 됩니다. 죽염은 그렇게 피를 맑히는 작용이 있는데, 산화환원전위가 마이너스 4백 정도에 이르는 높은 환원력을 가지고 있습니다. 마른 옻 껍질 역시 피를 맑히는 강력한 작용을 가지고 있습니다.

이런 자연물질들을 써서 여러분들이 건강을 돌본다고 하면 저비용, 고효율뿐만 아니라 서로서로 누구의 병이든지 그리 어렵지 않게 고쳐줄 수 있습니다. 동네사람들도 고쳐주고, 그런데 환원력이 아주 높고 피가 맑아지는 작용이 그렇게 강한 이 옻 같은 것을 병 고치는 데 약으로 쓸 때 옻에 독이 있는데, 그 독이라는 것은 아무것도 아닙니다. 옻을 그냥 먹는 사람이 어디 있습니까? 그런데 옻 진보다는 마른 옻 껍질이 좋고, 지리산 부근에 많죠. 참옻 껍질 6백 그램 한 근이면, 양계장 닭은 힘이 없으니까 놔먹인 닭 중에 중간 정도 자란 닭 한 마리에 옻 껍질 말린 거 6백 그램 정도면 해독이 충분히 됩니다. 그래서 그것을 끓여서 약으로 쓰게 되면 닭한테는 미안합니다만, 대게 아무리 암이 심한 사람들도 한번 해보시면 2~3마리 먹으면 금방 알아요. 이게 무슨 약이 되겠느냐 이렇게 생각하지만 실제로는 저거 10마리 먹으면 안 낫는 병이 없고요.

부인병은 오리만 끓여 먹어도, 제가 오리하고 꼭 원수진 것 같죠. 오리만 끓여 먹여도 모든 부인들의 암은 다 나을 수 있습니다. 그런데 혹시나 해서 효과가 더디어서 불안하니까 약재를 넣고 싶다고 하는데, 그때 넣는 거는 인동초의 꽃 금은화, 민들레(포공영) 이런 약들입니다. 민들레 전초는 6백 그램 정도 넣으면 됩니다. 포공영은 부인들 유방암 약에 빼면 안 되는 약이고, 금은화는 부인들 자궁암에 빼면 안 되는 약인데, 금은화가 인동초의 꽃인데 어떻게 겨울을 견디죠? 인동초의 힘은 소금에서 나옵니다. 염분 함유량이 높은 게 인동초입니다. 그 다음에 민들레의 강력한 생명력도 소금에서 나오는 겁니다. 소위 유기나트륨이죠.

그런 것들이 인체에 작용하게 되면 전부 소염소종(消炎消腫) 작용을 합니다. 암 치료 작용을 하는 거예요. 그리고 암에 좋다는 과일이 별로 없는데, 하나 있죠. 그게 바로 그냥 먹어도 짭짤한 토마토입니다. 염분 함류량이 높은 거는 나무 중에 십장생인 대나무, 소나무, 주목(朱木)이니 하는 것들입니다. 그 다음에 해인사 팔만대장경 경판이 바로 자작나무입니다. 염분함유량이 높은 나무로서 다 오래갑니다. 그런데 또 고승들이 바닷물에 3년간 담가서 경판을 새겼는데, 8백년 지났는데 좀이 안 슬어요. 그 방부력과 생명력이 어디서 나옵니까? 소금에서 나옵니다. 그런데도 불구하고 우리 생명에 중요한 역할을 하는 그 소금을 우리는 가장 원수로 여기고 있습니다. 그래서 누가 손해를 보겠습니까? 결국 우리 스스로 잘못된 생각이 나를 죽이는 것이죠. 암 때문에 죽는 것이 아니고, 잘못된 생각이 나를 엉뚱한 데로 끌고 가죠.

노자 도덕경 제50장에 보면, 귀생(貴生)이라는 장인데, 거기 아주 간단한 말 한마디가 나오는데 묘한 말입니다. '출생입사(出生入死)'라 그랬어요. 출생입사라 하니까 사람들이 무슨 말인가 합니다. 노자의 말은 간명하기로 이름 나 있죠. 출생입사, 무슨 말이죠? 어떤 분들은 말이 쉽잖아요. 태어나서 살다가 들어가서 죽는다. 아주 말이 멋있죠. 아마도 노자가 하고 싶은 말은 이걸 겁니다. 출어생지(出於生地) 입어사지(入於死地)라, 생지에서 나가서 사지로 들어가는 것은 누가 들어가는 거죠? 자기가 가는 거죠. 삼풍백화점이 무너질 때 그 속에 있다가 나온 사람이 있었어요. 그런데 무너지는 순간에 바깥에 있다가 안으로 들어가는 사람이 있었습니다. 그게 그 사람에게는 사지입니다. 생지에서 나와서 사지로 들어가는 것은 다 자기가 하는 겁니다. 그래서 이분이 뭐라고 하느냐 하면, 왜들 저렇게 사지로 들어가느냐 그건 살려고 하는 욕심이 지나치기 때문이다(以其生生之厚). 자연스럽게 살지 않고 욕심으로 산다 이거죠.

섭생(攝生)을 정말 잘하는 사람은 육지에 다니면서 무소에게 받힐 일이 없고 호랑이한테 긁힐 일이 없다. 전쟁터에 들어가서도 총알이나 화살에 맞을 일이 없다. 물소가 받을 곳이 없고, 호랑이가 발톱으로 칠 데가 없다. 또 칼이나 활이 파고 들어갈 곳이 없다. 왜 그럴까? 그는 죽을 땅에 있지 않기 때문이다(以其無死地).

사지에 들어간 적이 없는데 죽을 리가 있습니까? 그런데 사람들은 다 제 발로 사지를 찾아 들어갑니다. 그래서 안타깝게도 출생입사 그랬는데, 태어나서 살다가 들어가 죽는다, 죽으면 땅으로 들어간다는 해석도 합니다만 깊이 생각해볼 중요한 가르침입니다. 성인들의 이야기 속에서 우리가 정말 건강하게 살 수 있는 비밀들이 공개되어 있는데도 불구하고 우리가 좀 더 주의 깊게 보고 듣고 또 그걸 통해서 깨닫고 하지 않고 그냥 흘려버립니다. 좋은 생각은 잊지 마시고 나쁜 것들은 잊으시면 됩니다. 암이 못 고치는 병이다, 그거 아닙니다. 암은 감기와 똑같이 고칠 수가 있습니다. 암이나 기타 난치병은 얼마든지 고치고 건강을 회복할 수 있습니다. 불치병이라고 하는 것은 없습니다.

생명원리와 자연의 법칙에 맞으면 '참된 의학'

제가 여러분들을 위로하고 희망을 드리고자 이런 말씀을 드리는 게 아니고, 그게 사실이기 때문에 말씀을 드리는 겁니다. 암이 못 고치는 병이 아니라는 사실을 아시고요. 또 그것은 의료기관에 가서 수술을 하고 비싼 항암제를 써야 낫느냐, 그게 아닙니다. 암을 고칠 수 있는 약은 여러분 부엌 안에 다 있습니다. 그것도 저런 책이나 자료들을 보면서 여러분 스스로 공부하십시오. 암을 극복하는 사람들 모임 있죠. 한국 암을 이겨내는 환자모임 회장, 이정갑 회장인데요. 이분이 뭐라고 했습니까? "의사만큼 암 공부하는 게 최선"이다. 그러면 머리 아프게 언제 내가 요새 기억력이 옛날 같지 않은데 언제 저런 공부하나 그러는데, 제가 드린 말씀이 오늘 이런 공부의 핵심입니다. 그리고 여기서 한 일주일만 관심 갖고 이것저것 보시면 공부 끝입니다. 그래가지고 여러분들은 그냥 타고난 명대로, 암이 걸리면 걸린 대로 참된 의학요법으로 다스리고 건강을 회복할 수 있습니다. 참된 의학이라는 것은 여러분들께서 두 가지 잣대를 통해서 확인할 수가 있어요. 첫째 순리적인 것이냐, 둘째 자연의 법칙에 맞는 것이냐, 그래서 생명의 원리와 자연법칙에 맞으면 참된 의학입니다. 여러분의 생명을 위한 의학입니다. 그것을 가지고 여러분들의 생명을 구하지 못할 이유가 하나도 없습니다. 자력(自力), 자가(自家), 자연(自然)의 세 가지 원칙을 가지고 순리와 자연의 참된 의학의 잣대로 여러분들이 재면서, 그래서 쉽고 간단한 요법을 여러분 가정에서 쓸 수 있습니다.

여러분들의 생명환경은 지금 공해나 온갖 복잡다단한 여러 가지 나쁜 조건에 의해서 위협을 받고 있습니다. 명대로 살기가 굉장히 어렵습니다. 그런 것들을 자력, 자가, 자연, 또 천연약물, 천연 요법들의 도움을 받아서 얼마든지 건강하게 여러분들의 수명이 다할 때까지 천수를 건강하게 다 누릴 수가 있습니다. 그렇게 하도록 하자면 여러분들이 좀 불편하시더라도 일주일 보름 정도 관심을 갖고 공부하시면 그것으로 충분합니다. 저를 두 번 다시 만나야 하는 것도 아니고 책 보고 이런 자료를 관심 있게 보거나 인터넷 사이트에 들어가서 확인하면 그런 내용들이 명명백백하게 공개가 되어 있습니다. 다만, 지금은 의료정보나 건강정보 상식들이 마침 이번 장마기간에 내린 폭우처럼 정보의 홍수에 의한 범람이 있어 가지고 올바른 판단을 하기가 어려운데 그런 것들은 여러분들이 참된 의학이 제시한 기준을 가지고 잘 판단하셔서 올바른 정보와 지식을 여러분의 것으로 하고, 그것을 잘 활용하면 여러분들은 저비용 고효율의 건강효과를 거둘 수가 있습니다. 무슨 말씀인지 아십니까? 또 그렇게 하실 거죠? (일동 박수)

여러분들이 지금까지 제가 말씀드린 대로, 제 힘으로 제 병을 고쳐야 한다는 사실을 꼭 명심하고, 또 이리저리 찾아다니지 마시고 제 집에서 또 복잡하고 어려운 치료법과 힘든 치료법이 아닌 자연스러운 자연요법 그대로 순리에 따라 병을 고치면 되는 것입니다.

그러나 그것보다 더 좋은 것이 있습니다. 건강할 때 섭생(攝生)을 잘하고 건강관리 잘해서 여러분들의 생명을 경영한다는 생각 아래 건강을 잘 관리하면 여러분들은 지금 이후 천수(天壽)를 건강하게 누릴 수 있고, 그래야 여러분의 행복과 여러분 가정의 행복이 보장됩니다. 꼭 그렇게 하시기 바랍니다. 감사합니다.

〈월간 壽테크 2006년 9~10월호〉

027

有道의 삶과, 無爲의 치료

　역사적으로 그 명성이 높고 만인에 의해 추앙 받고 있는 이들, 즉 성인(聖人)이나 현자(賢者)들의 세계관을 통해 세상의 사물과 현상을 관찰하다 보면 자신의 실력에 비해 더 나은 통찰력이 발휘됨을 종종 느끼게 된다.

　노자(老子)의 도덕경(道德經)을 위시하여 무지무욕(無知無欲), 허정(虛靜), 소박(素樸), 유약(柔弱)의 숭고한 의미와 활용가치를 깨닫게 되고 공자(孔子)의 제반 가르침을 통해 훌륭한 삶의 핵심 원리와 판단 준거로서의 인(仁)의 개념이 분명해지게 되었다.

　석존(釋尊)과 예수의 등장으로 인류는 인생에 있어서 최대의 현안이라 할 생사(生死) 문제 해결의 실마리를 찾을 수 있게 되었을 뿐만 아니라, 삶의 방식 자체가 무도(無道)와 무지(無智)의 삶에서 유도(有道)와 지혜의 삶으로 바뀌는 변화를 겪게 되었다.

인생을 영위함에 있어서 성현들의 현존하는 가르침들은 좋은 지침과 훌륭한 이정표가 될 수 있는 만큼 깊은 이해에 따른 실천이 유익하리라 생각된다. 즉 성현들의 가르침을 자기 섭생(攝生)의 나침반으로 활용할 필요가 있다는 얘기다.

질병을 만들 수밖에 없는 삶의 패턴을 바꿀 생각은 하지 않고 수술 또는 약물 및 기타 화학요법에 지나치게 의존하여 오히려 소중한 생명을 손상당하거나 잃게 될 가능성이 높은 현대인들에게 노자의 '무위자연'이라는 한마디의 가르침은 특히 값진 것이라 생각된다.

사람의 두뇌로 상상하기조차 어려울 정도의 복잡다단한 메커니즘을 이루고 있는 인체의 제반 문제와 질병을 자동차 고장 수리하듯 다루는 오늘의 의료현실을 감안할 때 순리와 자연을 강조한 노자의 자연주의사상은 더욱 돋보인다.

현대 암·난치병, 無爲自然에서 해결 실마리 찾아야

인공과 작위적(作爲的) 요소가 배제된 무위의, 자연스러움의 의방(醫方)이야말로 21세기 인류를, 창궐하는 병마로부터 보호할 수 있는 이론적 근거이자 철학적, 의학적 기반으로 삼을 만한 것이라 생각된다.

무위란 '아무것도 하지 않는다'는 뜻이 아니라 자연스러움과 거리가 있는 인위(人爲), 작위(作爲), 인공(人工), 억지, 부자연스러움, 비순리적인 다스림 등을 배제해야 한다는 가르침이다.

　이를 의학에 대입시킨다면 질병의 뿌리를 다스리지 않고 가지와 잎만 눈에 잘 보인다 해서 가지치기에만 매달리는 치료방식 같은 것은 인위와 인공, 비순리적 치료의 대표적 사례라 하겠다. 예컨대 암이 어느 특정 부위에 발생하여 세력을 형성하고 있을 때 오늘날 의료계에서는 일단 인류 건강의 적인 암 덩어리를 제거해야 위험을 줄이거나 건강 회복이 가능하다고 굳게 믿을 뿐 아니라 실제로도 그렇게 실행하고 있다.

　암의 제거를 위해 그것을 잘라내는 방식의 수술이나 방사선을 쬐어 파괴시키는 방법, 항암제 등을 투여해 암세포들을 공격하는 등의 온갖 수단을 동원하게 된다.

　이때 환자는 그 과정에서 암 덩어리 이외의 적지 않은 부분도 손상을 입는 데다 암세포뿐만 아니라 인체 생명유지에 매우 중요한 정상세포들까지도 함께 파괴되어 질병의 근본해결은 고사하고 체력 저하에 따른 재발, 전이, 확산의 과정을 통해 목숨을 잃게 되는 결과를 맞이하게 된다.

　본인이나 가족 친지의 암 치료 과정을 통해 오늘의 의료현실이 대략 이런 방식으로 진행된다는 것은 대개 짐작할 수 있을 것이다. 이런 방식의 밑바탕에는 암의 발생 원인이 뚜렷하게 밝혀지지 않은 현재로서는 그것이 최선이라고 굳게 믿는 마음이 자리하고 있는 것이다.

그러나 조금만 더 생명의 본질에 관심을 갖고 살펴본다면 그러한 치료방식이 커다란 근본적 문제점을 안고 있음을 감지할 수 있다. 즉, 가지치기만 해놓은 나무는 시간이 지나면 다시 가지와 잎이 무성해진다는 점을 상기해볼 필요가 있겠다.

일단 몸에 병이 발생하면 내적 자기 성찰을 통해 지금까지의 삶을 되돌아보고 과음, 과식, 과로, 지나친 스트레스, 건강에 유해한 환경, 상심(傷心), 과색(過色), 노여워하는 마음, 습관성 화냄, 공해음식 등 건강을 해칠 만한 요소들을 찾아내 그것부터 제거함이

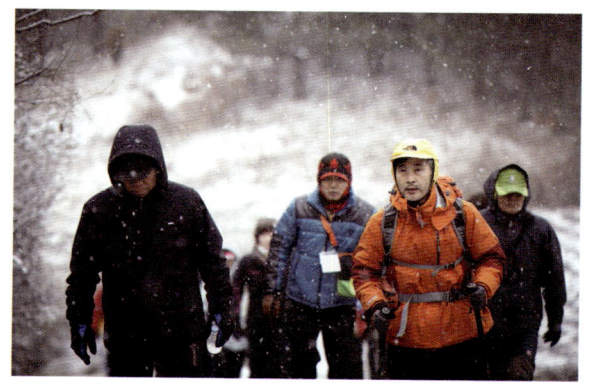

급선무일 것이다.

　그 뒤로도 음식이나 약물의 현명한 선택을 통해 체력이 좋아지고 원기(元氣)를 회복할 수 있도록 노력한다면 질병은 결국 인체가 본래 지니고 있는 자연치유능력에 의해 소멸하거나 물러가게 되지 않겠는가.

　사람의 생명을 나무에 비유한다면, 어떤 병충해에 의해 가지와 잎이 시들고 병든다 해서 가지를 쳐내고 독한 약물을 투여했을 때 그 나무 자체가 고사(枯死)하는 예가 적지 않다는 사실에 유의할 필요가 있다.

　사람이든 동물이든 나무든 생명의 존재들은 좋은 기후와 토양에서 원기가 손상되지 않고 체력이 양호할 경우 질병에 잘 걸리지도 않으려니와 설혹 걸렸다 하더라도 약간의 몸살 끝에 다시 건강을 회복하게 된다.

만병통치의 妙方은 무위자연의 다스림

　노자의 무위자연 사상에 대해, 치료를 하지 않거나 포기하라는 뜻으로 받아들일 필요는 없을 것이다. 인체 내의 자연치유능력의 함양과 발휘를 촉진시켜 좀 더 자연스럽고 무리 없이 저절로 회복되도록 현명한 노력을 기울이라는 뜻으로 해석될 수 있겠다.

　인산(仁山)의학과 그 요법이 소금, 마늘, 명태, 오리 등 잘 알려진 음식물을 이용하거나 약쑥 등의 흔한 물질을 활용하여 순리적으로 원기를 돋우면서 인체 세포들을 무력화시키는 각종 독소들을 제거 또는 중화(中和)시키는 데 중점을 두었다는 사실은 노자의 무위자연 사상과 일맥상통한다 하겠다.

무지(無知), 무욕(無慾), 허정(虛靜), 유약(柔弱)으로 요약되는 노자 식 유도(有道)의 삶의 방식은 만병 예방의 큰길이요, 무위자연의 다스림은 만병통치의 묘방이라 할 만하다.

"성인은 세상 사람들이 욕심내지 않는 것을 욕심내기 때문에 얻기 어려운 재화 따위는 귀중히 여기지 않는다. 세상 사람들이 배우려 하지 않는 것을 배우기 때문에 뭇사람들이 지나쳐버린 것이라 해도 돌아가 본다. 만물의 자연스러움을 도울 뿐 감히 인위적 노력은 하지 않는다."
(是以聖人慾不慾, 不貴難得之貨, 學不學復衆人之所過, 以輔萬物之自然而不敢爲)

도덕경 제64장의 이 대목을 위시하여 '인위적 억지가 없음을 실천하면(爲無爲) 다스려지지 않음이 없다(無不治)' 는 등의 가르침은 오랜 세월이 지난 지금까지도 여전히 유도적 삶의 이정표로서 빛을 발하고 있다.

〈월간 신토불이건강 2000년 6월호〉

028

道를 따르면
건강도 따른다

　인산가에서 제시한 신의학 이론을 다른 말로 표현하자면 노자(老子)가 줄곧 강조한 무위자연(無爲自然)의 의학, 도의학(道醫學), 덕의학(德醫學), 순리의학(順理醫學)이라 할 수 있다. 의학뿐만 아니라 정치, 경제, 의료, 교육 등 모든 분야에서 이러한 덕목들은 기초가 되고 근간이 되는 것이고 또 그래야 제 길로 가는 것이라 필자는 믿고 있다.

　물론 달리 생각하는 사람들이 더 많겠지만 필자가 굳이 이해하고 받아들이기 어려워하는 철학론을 새삼 강조하는 이유는 나름대로 터득한 '한 소식'으로 독자제현의 삶의 질 향상에 조금이나마 보탬을 드리려는 충정 때문이다.

　이러한 덕목을 이해하고 받아들일 때 우리들의 삶은 빈부귀천을 떠나 존귀한 가치를 발견하게 되고 천수(天壽)를 다 누리되 건강하게 삶의 시간을 보낼 수 있으며, 하는 일 역시 보람과 긍지를 느낄 수 있으리라 생각된다.

세상에서 경험하게 되는 크고 작은 문제와 사건들은 대개 우리들의 삶의 방식이 순리와 자연이라는 보이지 않는 위대한 궤도를 벗어날 때 발생하게 된다. 문제의 본질은 자기 자신에게 있으며 더 엄밀히 말하면 사람의 씨앗이라 할 마음씨, 마음 씀씀이, 생각의 방향에 달려 있음을 우리는 깨달아야 한다.

깨닫고 나면 우리는 지나온 삶의 방식의 문제를 해결할 방법을 찾을 수 있게 되며, 의지를 갖고 노력함으로써 얽히고설킨 복잡다단한 속박과 문제로부터 해탈·해방될 수 있는 것이다.

함곡관장 윤희의 간청에 따라 마지못해 5천여 언의 도덕경을 설한 희대의 선각자 노자가 '무위자연의 도'를 강조하고 또 강조한 소이(所以)를 짐작할 수 있으리라. 문제의 현상에만 집착해서 해결책을 찾되, 문제를 나름의 방식으로 해결한답시고 더 큰 문제로 만드는 어리석음은 어느 분야에서나 자주 목도되고 있다

'쇠뿔 바로잡다가 소를 죽인다'는 속담에 비유될 만한 일들이 정치, 경제, 의료, 교육 등 각 분야에서 보이고 있음은 차원 높은 도(道)의 사회적 활용이 얼마나 어렵고 힘든가를 웅변해주고 있다.

"내가 설명한 도에 관한 얘기는 매우 알기 쉽고 극히 실천하기 쉬운데도 천하 사람들은 알지도 못하고 실천하지도 않는다(吾言

甚易知 甚易行 天下莫能知 莫能行)"고 개탄한 노자의 탄식 어린 이야기에 공감이 간다.

이런 장황한 설명을 전제한 것은 '무위자연의 도'에 입각한 인산(仁山)의학의 산업적 응용이 인산가의 사업영역인 만큼 그 본래적 정신에 위배되지 않는 경영으로 인산가족들의 기대에 부응하겠다는 결심을 피력하기 위함이다.

아버지 仁山의 꿈을 실현시키려는 '일 욕심' 뿐

지난 6~7월의 증자과정에서 보여준 인산가족들의 호응과 높은 참여는 필자에게 너무도 과분한 배려임에 틀림없으나 어깨가 무거워졌고 휴식만 취할 때가 아니라는 생각에 요즘 더욱 심기일전하여 경영에 전념하고 있다.

그 막중한 책임을 감당할 능력과 재주가 모자라긴 하지만 인산의학의 본래정신인 '무위자연의 도'에 따라 무리하지 않고 순리적으로 경영에 임해 인산가족들의 성원과 기대에 보답할 계획이다.

필자는 큰 욕심이 하나 있다. 바로 무위자연의 인산의학을 세상에 정착시켜 '의료기관도, 의료인도, 의료술도, 처방도, 약도 필요 없는 무병무의(無病無醫)의 지구촌'을 이루려 한 아버지 인산의 꿈을 실현시키려는 '일 욕심' 이다. 필자의 욕심은 그것뿐이다.

〈월간 신토불이건강 2000년 8월호〉

029

미래의학의 話頭는
'無爲自然'

　국내 한 유명 일간지는 10월 20일부터 매주 수요일 6부작으로 방영되는 '초인(Superhuman), 의학의 진정한 미래'라는 디스커버리 채널의 프로를 소개하면서 "가장 훌륭한 치료약은 우리 자신의 '초인적인' 몸속에 숨어 있는 '자연치유력'이라는 사실을 일깨워주는, 잘 만든 다큐멘터리"라는 내용의 기사를 게재한 바 있다. 영국 BBC와 공동 제작한 이 시리즈는 "인간은 놀랍도록 강력하고 독창적인 생명유지 시스템과 자가 치유력을 보유하고 있다며 21세기의 슈퍼맨이란 바로 우리들 신체 자체"라는 메시지를 전해주고 있다고 소개했다.

　시간을 초월하여 예나 지금이나, 공간을 뛰어넘어 동양이나 서양을 막론하고 사람들의 생각, 특히 성현(聖賢)들의 생각과 안목은 대동소이하다고 느낄 때가 종종 있다. 수많은 현대 서양의학자들이 오랜 연구와 실험 끝에 얻은 결론의 핵심내용과 2천5백여 년 전에 설해진 노자(老子) 도덕경(道德經)의 사상 내용이 여합부절하게 일치하는 것은 결코 우연이 아닐 것이라는 느낌이 든다.

현대의학자들이, 무위(無爲)의 정치를 위시하여 무위의 사업(處無爲之事)과 말없음의 교육(行不言之敎)을 줄곧 강조한 노자 가르침의 시대적 구현인 듯한 내용들을 '의학의 진정한 미래' 모습으로 상정(想定)하고 있다는 점은 매우 흥미로운 사실이다. 정치는 세상의 병리현상을 고치기 위한 처방이라면 교육은 사회의 병증을 치료하기 위한 처방이라 할 수 있다. 따라서 사람의 몸과 마음의 병을 다스리는 것과 원리 면에서 다를 바 없다는 것이 필자의 견해다.

즉 다같이 '무위자연(無爲自然)'의 대원칙에 따라 세상을 다스리든지, 사람들을 가르치든지, 몸과 마음의 병을 다스려야 한다는 논리라 하겠다. 그 어떤 노력도 기울일 필요가 없다는 맹목적 '무위(無爲)'가 아닌 인위(人爲), 인공(人工), 조작(操作)의 가함 없는 순리적이고 자연스러운 통치행위와 치료행위가 중요하다는 메시지로 간주할 수 있겠다.

'無爲自然'의 원칙에 따라 제시된 仁山의학과 그 요법

1980년대에 들어서면서 마치 노자가 직접 서술이라도 한 것처럼 처음부터 끝까지 무위자연의 원칙에 따라 모든 의방(醫方)을 제시한 의서(醫書)가 출현하여 세인들의 비상한 관심을 모은 바 있다.

다름 아닌 '인산의학(仁山醫學)'의 제서들, 즉 『우주와 신약(神藥)』, 『구세신방(救世神方)』, 『신약(神藥)』, 『신약본초(神藥本草)』 등의 의서로서 이들은 한결같이 자연물의 약성을 활용하여 각종 암과 현대 난치병·괴질 등을 치유하는 경험적 의방들을 '무위자연'의 원칙에 입각하여 설명하고 있다.

이 의서들은 주지하다시피 세상 사람들에게 '불세출(不世出)의 신의(神醫)'로 널리 알려진 인산 김일훈(仁山 金一勳, 1909~1992) 선생에 의해 완성된 신의학(新醫學) 이론서들이다. 이 책들을 저술한 인산 선생은 일생동안 그 어떤 대가나 보수를 바라지 않고 각종 암·난치병 환자들의 병고(病苦)를 해결하기 위해 노심초사(勞心焦思)하면서 청빈(淸貧)하기 그지없는 생애를 마칠 때까지 인술(仁術)을 베풀다 84세를 일기로 경남 함양 땅에서 선화(仙化)하신, 그야말로 값지고 훌륭한 삶의 행적을 보여준 분이다. 한 마디로 '참 의자(醫者)'의 전형(典型)이라 하겠다.

그 내용을 아는 이들은 그래서 더욱 가치 있는 희망과 복음(福音)의 메시지로 받아들이지만 그 참뜻을 잘 이해하지 못하는 사람들은 시골 한 촌로의 황당무계한 주장쯤으로 간주하여 인산의학의 제반 내용들을 까닭 없이 무시하거나 비방하는 우(愚)를 범하곤 한다. 이러한 사정은 개인들뿐만 아니라 지자체나 국가 차원에서도 몰이해의 극치를 보여 국민건강과 국가산업발전에 적지 않은 기여를 하고 있음에도 불구하고 오히려 불량식품을 제조 보급하여 부당이득을 챙기거나 교묘히 법망을 피하여 좋지 못한 일을 하는 집단으로 예단하는 경향을 보인다.

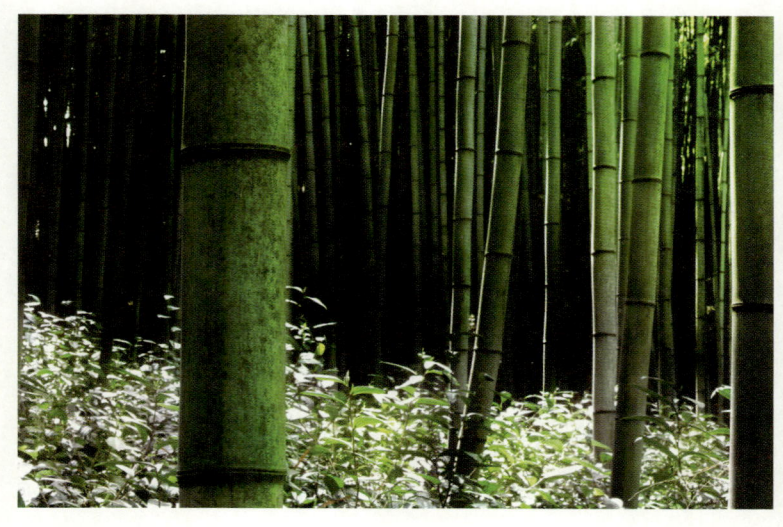

짠 것 기피하는 세상을 상대로 '소금장사'를 하는 이유

이는 아마도 인산 가문(家門)에서 직접 사업 일선에 나서서 영업활동을 함으로써 빚어지는 오해일 수도 있을 것이다. 인산의학 대중화의 길을 연 『신약(神藥)』이 출간된 1986년 무렵에는 대부분의 사람들이 이 의학 내용을 대해 제대로 이해하지 못하고 그래서 아무도 선뜻 나서서 인산 의방(醫方)을 받아들이거나 그 관련 물질들을 생산하려는 움직임이 없는 관계로 내 힘으로 직접 만들어 보여주겠다고 시작한 사업이 외형상으로나마 그런대로 성장해 가는 모습을 보이는 데서 비롯된 오해와 억측의 결과가 아닌가 여겨진다. 억울하기 짝이 없고 답답하기 그지없으나 관심이 없고 애정이 없어 내용을 잘 알지 못하는 데서 빚어지는 오해인 만큼 인내심을 갖고 진상(眞相)을 알리는 일에 좀 더 노력하는 길밖에는 달리 뾰족한 수가 없어 보인다.

인산의학 관련 물질 가운데 비교적 대중화가 쉬울 것이란 판단에 따라 1987년 8월 27일 함양군으로부터 '태움에 의한 가공염 허가'를 받아 죽염 제조업을 시작했을 때 주위의 반응은 "전 세계 의학자들과 식품영양학자들이 짜게 먹는 식생활은 건강에 좋지 않다고 기회 있을 때마다 강조하는 마당에 대표적 사양산업 가운데 하나인 '소금장사'를 시작하는 것은 현실을 모르는 데서 기인한 만용에 불과한 것"이라며 극력 만류한 바 있다.

불행 중 다행으로 이제는 만족할 만한 수준은 아니지만 인산의학에 대해 긍정적 시각으로 보거나 신뢰하고 실천하는 사람들이 꾸준히 늘어난 까닭에 과거에 비해 여러 가지 면에서 덜 피곤하고 힘도 덜 드는 게 사실이다. 3만여 인산 가족들과 인산 제품, 상품을 애용하는 고객들께 이 자리를 빌려 깊은 감사를 드린다. 그러한 성원에 보답하는 길은 인산의학의 정도와 원칙에 따라 우수한 품질의 제품, 상품을 생산하거나 유통, 보급하는 일이라 여겨져 더욱 열심히 연구개발을 위해 노력할 계획이다.

老子의 水德治世論과 仁山의 水氣治病論

필자가 17년 전에 설립한 기업이 수많은 시련과 난관에 봉착하면서도 마치 불사조(不死鳥)처럼 다시 살아나곤 하는 이유는 아마도 인산의학 자체가 '무위자연' 의 불변의 진리에 근거한 것이고 또한 인산요법들과 그 관련 물질들 역시 그러한 철학적 토양에 뿌리를 내린 때문이 아닌가 여겨진다. 자연법칙에 근거한 현명한 치료가 못될 바에는 오히려 손대지 않는 편이 '인체의 자연치유력' 에 의한 원상회복을 위해 더 나으리라는 것은 불문가지(不問可知)의 일이라 하겠다.

노자 도덕경 5천여 언의 핵심 키워드는 '무위자연(無爲自然)' 이요, '제 힘으로 제 병 고치고(自力治療), 제 집에서 제 병 고치며(自家治療), 자연법칙에 부합하는 요법으로 제 병 고쳐야 한다(自然治療)' 는 인산의학의 삼자(三自)원칙을 한마디로 요약한다면 그것은 다름 아닌 '무의자유(無醫自愈)'라 할 것이다. 또한 물의 덕(德)과 물의 힘을 그 누구보다도 강조한 노자의 정치철학을 수덕치세론(水德治世論)이라 한다면 인류를 위협하는 모든 병마(病魔)의 뿌리를 화독(火毒)으로 간주하고 북방(北方) 일곱 그룹의 별, 즉 수정수기(水精水氣)를 다량 함유한 물질을 해독제(解毒劑)로 제시한 인산의학은 한마디로 '수기치병론(水氣治病論)'이라 하겠다.

난치성 병마가 그 어느 시대보다도 기승을 부리고 있는 오늘의 질병환경을 극복하기 위한 인류의 노력은 간단없이 이어지고 또한 어느 정도 성과가 나타나기도 했지만 아직 만족할 만한 수준에 이르지 못한 데다 어쩌면 이제 그 한계에 봉착한 것이 아닌가 여겨지기도 하는 게 작금의 시대적 상황이다. 이러한 상황을 해결, 극복하기 위해서는 인류 의료계가 병원체(病原體)를 공격, 파괴, 제거하는 인위적(人爲的)이요, 무리(無理)한 방식에서 탈피하여 '무위자연(無爲自然)과 무의자유(無醫自愈)'로 요약되는 순리와 자연의 의학으로 방향을 전환할 필요가 있겠다는 게 필자 나름의 견해다. 십분 참고하여주실 것을 당부 드린다.

〈월간 壽테크 2004년 11월호〉

030

仁山의학은
攝生의 道理를 일깨워준다

　인산(仁山)의학은, 제 병은 제 집에서 자연물의 약성을 활용해서 고치라고 하고 그 방법을 알려준다. 생명을 잃으면 모든 것이 끝이다. 내 생명을 송두리째 남의 손에 맡기지 않으려면 섭생도 잘하고 병이 생겨도 내 손으로 고칠 생각을 해야 한다.
　함양, 이곳은 선친인 인산 김일훈(1909~1992) 선생께서 말년을 보내시며 인산의학을 정립한 곳이다. 선친의 의학은 어떤 이론이나 책을 보고 습득한 것이 아니라 오로지 하늘과 땅, 바람, 초목, 자연의 신비를 보시고 보신 그대로 사람들에게 일러주신 것이다. 그곳에는 대단히 큰 깨달음의 세계가 있다. 수처작주 입처개진(隨處作主 立處皆眞)이라는 옛말이 있다. '깨닫고 나서 자기가 주인공으로 살아가면 어디에 가든지 주인공이 되며 그가 서 있는 곳이 모두 참이다' 라는 말인데, 깨달으면 새로운 세계가 있고 깨닫지 못하면 그 자리에 머물게 된다.

仁山의학은 心身건강의 새로운 길

　새로운 세계에서는 몸과 마음 모두가 건강해야 한다. 몸만 건강해서는 안 된다. 사실 체력이 좋으면 몸을 무리하게 사용하게 된다. 필자도 체력을 믿고 몸을 무리하게 써 봤던 사람이라 잘 안다. 정신의 건강, 영성적(靈性的)인 자아(自我)가 확립되어 있지 않으면 삶은 엉망진창이 되기 쉽다. 지옥은 자기 스스로가 만든 것이지 하느님이 갖다 주시는 것이 아니다. 예를 들어 부부 간에 늘 싸움을 그치지 않으면 가정을 지옥으로 만드는 것이고 그런 가정 안에서 자란 아이는 하루빨리 그곳을 벗어나고 싶어 한다. 스스로가 만든 지옥, 스스로가 만든 문제는 스스로의 힘으로 해결하겠다는 생각을 해야 한다.

　점점 증가하고 있는 암·난치병도 마찬가지다. 이 병들이 올 것을 대비하고 예방해야겠다는 생각을 해야 하고 내 몸 안의 자연치유능력을 발현시켜 병마(病魔)가 스스로 물러가게 해야겠다는 결심과 노력을 해야 한다. 지금은 아프면 유명하다는 병원부터 찾아간다. 선친께서는 암에 걸려도 놀라지 않는 사람은 산다고 하셨다. 그런데 그런 사람은 백 명에 한 명 있을까 말까 하다. 암 때문에 죽는 것이 아니라 암에 걸렸다는 얘기를 듣고 겁에 질려 죽게 된다는 이야기다. 그러면 죽음을 벗어나기 어렵다. 자신의 생각이 잘못되어서 반(半)자살행위를 하고 있다는 것을 모른다. 몸이 병 들었다고 해서 정신마저 병들게 만들면 안 된다. 스스로의 자연치유능력을 믿고 활용하되 특히 정신의 건강을 잃지 않아야 한다.

인산의학은 지구 모든 인류에게 반드시 들려주어야 할 건강 지침서이며 바른 이정표다. 그래서 그 이정표를 당당하고 명명백백하게 제시하는 것이다. 선친인 인산 선생은 『신약(神藥)』과 『신약본초(神藥本草)』라는 책을 통해 우주자연의 이치와 심신(心身)건강의 대도(大道)를 모두 공개하셨다. 그러나 대부분의 사람들이 잘 모르고 있고 설명해도 이해하거나 받아들이려 하지 않는다. 불신(不信)과 편견(偏見)의 벽이 이렇듯 높은 오늘의 현실이 안타깝다. 이 자리에 모인 분들은 정말 큰마음 먹고 이곳까지 오셨으니까 충실하게 학습하고 산행하고 암벽도 타고 심신을 수련해서 여러분 안에 자리 잡고 있는 불신과 편견을 극복하셨으면 한다. 그렇게 빈 공간을 만들어야 새로운 지혜가 들어갈 공간이 생긴다. 계속 자신의 잣대로 세상을 판단하면 참다운 지혜를 만나도 알지 못하고 받아들이지도 못한다.

자연계의 비밀이 숨어 있는 대나무와 소나무

마음을 비우는 것은 생각처럼 쉽지 않다. 죽염 하면 떠오르는 것이 대나무일 것이다. 왜 대나무지? 소나무의 속을 파고 넣으면 안 되나? 참나무 속을 파서 넣어도 될 텐데? 하는 생각을 할 수 있다. 대나무는 이미 속을 비웠다. 그래서 어떤 센 바람이 불어와도 부러지지 않는다. 소나무나 다른 나무는 버티고 있다가 뿌리까지 뽑혀버린다. 마음을 비운 나무와 그렇지 못한 나무는 환란이 닥치면 차이가 드러난다. 대나무 속에 쌀을 넣어 밥을 지어 먹거나 고기를 넣어 요리를 해 보면 그 맛은 기가 찰 정도로 좋다. 대나무는 그렇게 오만 것을 맛있게 하고 약으로 만들어주는 역할을 한다. 그 대나무 안에 소금을 넣어 소나무 장작불로 아홉 번 구운 것이 죽염이다. 그것은 자연의 이치, 자연계의 일급비밀을 깨달은 사람이나 알 수 있는 것이다.

어떤 사람은 대나무에 소금을 아홉 번 구웠다고 해서 염화나트륨이 달라지느냐고 말한다. 염화나트륨이 어떤 식으로 존재하느냐에 따라 사람의 몸에 들어가 해(害)를 끼치기도 하고 약이 되기도 한다. 식은 밥과 따뜻한 밥이 같지 않은 원리다. 옛날에 어른들이 정자에 앉아 있다가 비실비실 걷는 사람을 보면 '저 사람 왜 저러나? 식은 밥 먹고 사나?' 하셨다. 식은 밥 먹고 사는 이는 힘이 없어 산에 가자고 하면 못 간다고 손을 내젓는다. 하지만 늘 뜨거운 밥을 먹는 이는 다르다. 힘이 있고 기운이 있어 산에 가자고 하면 선뜻 따라나선다. 똑같은 밥인데도 식은 것이냐 따뜻한 것이냐에 따라 달라진다. 자연의 이치는 이런 것이다. 여러분은 자연계의 비밀, 생명의 비밀을 깨달아야 하고 나아가 보다 가치 있는 삶으로 자신을 이끌고 갈 생각을 해야 한다.

생명의 의미와 가치 깨닫고 天壽 누릴 섭생을

여러분은 생명의 주인이 여러분이라는 사실을 알아야 한다. 자각(自覺)은 대단히 중요하다. 여러분의 생명이 어떻게 영위되는지를 여러분이 자각하지 않으면 안 된다. 아무리 전문가라 하더라도 다른 사람이 여러분 생명의 전문가가 될 수 없다. 왜냐하면 섭생을 잘하고 못하고는 여러분 자신에게 달린 문제이기 때문이다. 건강검진을 통해서 병을 발견하고 해결할 수 있다는 말은 사실과 먼 이야기다. 의학은 실사구시의 학문이지 맹신의 문제가 아니다. 그저 비참하게만 안 죽으면 천만다행이라는 정도로 생각해서도 안 된다.

스스로가 생명의 의미를 깨달아서 자연의 섭리에 맞게 섭생해야 한다. 절대 잊지 말아야 할 말이 있다. 이미 2천5백 년 전에 노자께서 하신 말씀이고 그 뒤 2천 년이 지나 프랑스의 장 자크 루소라는 철학자도 이 말을 했다. "자연으로 돌아가라!" 정치도, 의학도, 처신도 물 흐르듯이 자연스럽게 살아가라는 의미다. 우리는 병에 걸리면 병을 공격하는데 이는 병의 내성(耐性)을 키워 어떤 약을 써도 소용없는 백약무효(百藥無效)의 상태로 몸을 만들기 쉽다. 오늘날 우리의 생명 환경이 이렇다고 말해 주는 사람이 없고 또한 설혹 말해 준다 한들 귀담아들으려는 사람도 없다. 너무 안타까운 일이다.

우리는 제 생명의 비밀을 깨닫고 천수(天壽)를 누릴 정도로는 섭생을 해야 한다. 절에 가면 '삼일수심천재보(三日修心千載寶)'요 '백년탐물일조진(百年貪物一朝塵)' 이라는 글을 자주 보게 된다. 삼일 동안 마음을 닦는 일은 천 년의 보배이며 백년 동안 재물을 탐하고 권세를 탐하는 것은 하루아침의 티끌과 같다는 뜻이다. 최소한 삼박사일은 해야 소위 흘러 다니는 구름, 바람이 말해 주는 하늘의 언어를 조금이라도 알아들을 수 있을 것 같다는 생각에서 삼박사일 심신수련 프로그램을 만들었다. 물론 더 깊은 공부를 해야 한다. 『신약』과 『신약본초』를 꼭 읽어보시길 바란다. 인산의학 책은 여러분이 굳이 나의 얘기를 듣지 않아도 책을 읽고 또 읽게 되면 자신도 모르는 사이에 굉장히 중요한 의학적 비밀을 알게 되고 실천해 보면 그대로 된다는 것을 알 수 있다.

모순과 문제점이 적지 않은 우리나라 의료현실

이제 우리나라의 의료현실에 대해 이야기를 하고자 한다. 우리나라의 의료현실은 미국이나 유럽, 중국, 일본과 본질적으로 다른 문제가 있다. 우리의 의료현실을 잘 말해 주는 상징적인 사건이 몇 가지 있다. 구당 김남수 선생이 지금 백 살이 가까워지시는데 그분은 우리나라 전통 한의학의 위상(位相)에 악영향을 미칠 그 어떤 행위도 한 적이 없다. 오히려 그분의 뛰어난 침술과 뜸술로 한의학의 위상이 높아졌다고 할 수 있을 것이다. 오죽 뜸을 잘 뜨면 국회의사당 안에도 구당 선생의 뜸사랑봉사실이 있을 정도였겠는가. 그런데 모 의료단체에서 고소, 고발을 해서 영업정지를 당하고 오십 년 이상 해 오신 일을 그만두게 되었다. 그래서 미국으로 갔다.

법원의 판결은 그분이 침사(鍼士) 자격은 있되 뜸사(灸士) 자격은 없으므로 침을 놓되 뜸을 시술해서는 안 된다고 했다. 침술은 정말 고도의 기술이 필요한 일이지만 뜸술은 뜸자리만 잡고 불만 붙이면 되므로 특별한 기술을 필요로 하지 않으며 따라서 자가요법(自家療法)으로서 누구나 할 수 있는 행위라 하겠다. 궁중요리의 달인에게 짜장면 만드는 자격증이 없다고 짜장면 만들지 말라고 트집 잡는 것과 다를 바 있겠는가? 분명 뭔가 잘못되어도 크게 잘못된 것이다.

장병두 할아버지의 사건 또한 우리나라 의료현실의 문제점을 여실히 보여주는 예다. 그분이 지금 106세가 되셨는데 김지하 선생이 어려운 병으로 고생할 때 이분께서 자신을 살려주셨다고 증언했고, 또 신모 국회의원도 난치병으로 고통 받을 때 이분께서 고쳐주었다고 알려졌다. 그 밖의 많은 사람들이 '장병두 옹께서 내 병을 고쳐주셨다' 라며 증언하고 탄원을 올렸는데도 불구하고 서른도 안 된 검사가 기소를 하고 비슷한 또래의 판사가 유죄판결을 내려 그분의 의료활동을 불법행위로 간주해 정지시켰다.

장병두 할아버지가 돈을 많이 받은 것도 아니고 사기를 치거나 어떤 종류의 피해를 입힌 것도 아니다. 그저 많은 사람들의 병을

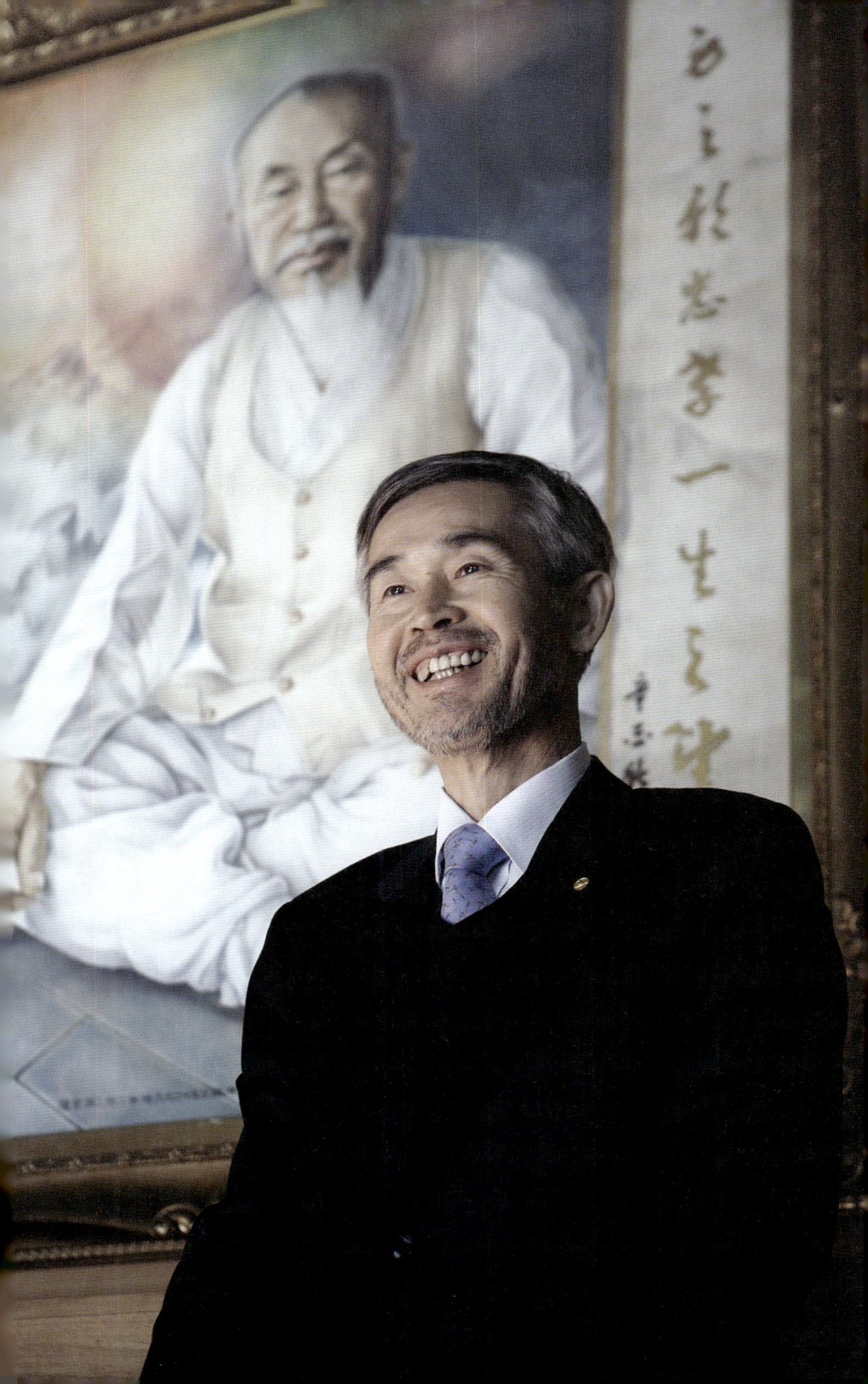

고쳤을 뿐인데 누군가 불법의료행위로 고발했고 위법이라는 판정을 받게 된 것이다. 불법이라고 하면 그 위법행위로 인한 피해자가 있어야 하는데 그 누구도 피해를 본 사람은 없고 도리어 죽어가는 사람을 살렸고 불치병을 고쳤다고 수많은 사람들이 증언을 했는데도 법정은 유죄를 선고했고 법조문대로 처벌을 한 것이다. 나는 이런 판정이 옳다고 보지 않는다. 법은 판단의 준거로는 삼아야 하지만 법도 사람이 만든 것이므로 법을 운용할 때는 감안해야 할 정황이라는 것이 있다고 본다.

하루바삐 고쳐야 할 불합리한 의료관계 법령들

또한 양의사가 침을 공부해 침을 놓으면 치료효과를 높일 수 있고 국민 건강에 도움이 될 텐데 이것을 법으로 금하고 있고 또 한의사는 MRI를 찍을 수 없도록 규정하고 있다. 의료법 위반이기 때문이다. 서로의 밥그릇을 넘보지 말라고 법으로 금지해 두고 의료효과를 높이기 위한 보다 나은 논의는 뒷전으로 밀려나 있다. 60년이라는 세월 동안 많은 분들이 불합리한 침구사법을 고치기 위해 노력했으나 이해를 달리하는 의료관계자들의 반대로 한 문장도 바뀐 것이 없다.

의료관계법령은 국민건강에 초점이 맞추어져 있어야 하는데 의료집단 간의 이권을 조정하고 보호해 주는 역할을 하고 있다. 『의사가 못 고치는 환자는 어떻게 하나』라는 책 세 권을 저술한 황종국 변호사는 부산지법 의료전담 재판장을 역임하고 책을 쓸 당시에는 울산지법 부장판사로 재직하고 있었는데 대한민국 의료관계 법령이 국가와 국민에게 지대한 악영향을 미친다고 보고 반드시 고쳐야 한다는 요지의 책을 펴내 세인들의 비상한 관심을 모은 바 있다.

황 변호사는 '의사가 고칠 수 있다고 주장하는 환자는 전체 환자 중 80%에 불과한데 그럼 의사가 못 고치는 나머지 20%의 환자들은 누가 고치는가, 제도권에서 못 고친다고 다른 사람도 못 고치게 법으로 막으면 어떻게 하느냐' 고 지적하면서 그러한 법은 반드시 고쳐야 할 법이라고 주장한다. 필자 역시 국민건강을 위해서는 현행 의료법 개정이 절실하다고 생각해서 모임을 갖고 있는데 지지부진하다. 소신이 강한 여러 사람들이 모이다 보니 토론도 지나치게 격렬하고 서로 협조가 잘 이루어지지 않아 추구하는 일이 잘 안 풀린다.

국민은 이러한 현실을 잘 모르고 있고 제도의 장벽은 뚫을 장사가 없을 정도로 두꺼운 은산철벽(銀山鐵壁)과 같다. 하지만 희망을 포기할 필요는 없다. 우리 힘으로 그런 법을 합리적으로 개정하고 세계 어디에 내놔도 부끄럽지 않을 이상적인 법을 만들겠다는 희망을 여전히 갖고 있다. 설령 우리가 못하더라도 지금의 의료관계법은 절대로 영원하지 않을 것이라고 본다. 왜냐하면 변수가 있기 때문이다. 주요국들과의 FTA가 체결되면 세계 유수의 병원과 의료진, 의료 달인들이 대거 한국 의료계로 상륙하게 될 것이다. 그러면 국제 기준에 크게 어긋나지 않도록 법을 바꾸게 되어 있다. 스스로 못 바꾸면 타의에 의해 바꾸게 되어 있는데 우리나라 의료관계법령을 외국인에 의해 바꾸다 보면 우리 국민건강을 위해 충분히 합리적이고 좋은 법을 만들기 어려울 것이다. 그래서 아직도 의료관계법령을 바꾸기 위한 노력을 게을리하지 않고 희망을 버리지 않고 있다. 우리 손으로 내 생명, 사랑하는 내 가족들의 생명, 내 자손의 건강을 위해 불합리한 법령을 바꾸기 위한 노력을 지속해야 한다.

동서고금에 前無後無한 인산 선생의 醫方

인산의학에서 제시한 처방들은 5백40페이지나 되는 『신약(神藥)』에 다 나와 있다. 낱낱이 읽어보면 동서고금에 전무후무한 처방이라는 것을 알 수 있다. 죽염 이야기가 나오니 절에서 처음으로 만들었다는 이야기를 하는 이가 있는데 분명히 말씀 드리자면 선친인 인산 김일훈 선생께서 9살 되던 해(1917)에 선친의 할아버지(김면섭)가 약소금 굽는 것을 보고 재래방식을 수정 보완하여 새로운 죽염제조법과 그 활용법을 창안해 낸 것이 오늘의 죽염산업을 탄생시킨 배경이다.

당시 할아버지는 그 지역의 존경받는 한학자이자 의사이셨다. 옛날에는 학문이 뛰어난 학자들 중에서 처방전을 써 주면 사람들이 그 처방전을 가지고 약방에 가서 약을 지어 달여 먹는 것이 일반적이다. 할아버지가 유명한 학자이긴 하셨지만 손자가 워낙 영특하니 무슨 말을 해도 귀담아들으셨다고 하는데 어린 손자가 왜 소금을 그렇게 굽느냐고 여쭈니 할아버지께서 대대로 해온 것을 하는 것이라고 대답하시고는 그 이유에 대해서는 더 자세히 설명하지 못하셨다.

그러자 아홉 살에 불과한 선친께서는 '천일염 속에는 약도 있지만 독도 강합니다. 소금을 굽는 이유는 그 독을 없애고 약을 증대시키는 일인데 대나무에 넣고 한 번 혹은 두 번 정도 구우면 어쩌다 더러 낫는 수도 있고 안 낫는 수도 있는 그런 정도의 물질이 될 뿐입니다. 여덟 번을 굽고 마지막 아홉 번째에는 섭씨 1천3백도가 넘는 고온에 구우면 할아버지 눈에는 안 보이지만 태백성의 별정기에서 나오는 매운 쇳가루가 그대로 날아와 죽염 속에 합류하게 됩니다. 그 죽염 안에는 비상 성분이라는 비소가 있는데 그 비소가 1백 분의 1로 줄어들게 되고 병을 물리치는 약이 되며 인체에 전혀 해가 없게 됩니다' 하고 설명을 드리니 할아버지는 태백성은 뭐고 매운 쇳가루는 뭔지 도대체 알 수 없긴 하나 손자의 말이 너무 조리정연하므로 일단 말한 그대로 해 보셨고 그것을 약으로 써보아 효능효과가 뛰어난 명약임을 알게 되셨다.

그것이 1917년, 아홉 번 구워 완성한 죽염이 탄생하게 된 배경이고 할아버지는 손자 덕분에 그 일대에서 유명한 명의로 더욱 이름이 알려지게 되셨다. 아홉 번 굽는 죽염의 원리와 신비에 대해 이렇게 설명할 수 있는 사람을 본 적이 있는가. 선친은 아홉 살에 이러한 이치를 알고 계셨다. 『신약』과 『신약본초』의 내용은 이와 같은 설명으로 가득 차 있다.

  선친은 이후 독립운동을 하다 모진 고문도 당하셨고 광복 후 독립운동을 하던 동지들의 추대로 이승만 대통령을 만나 한의와 양의를 통합하는 통합의과대학과 그 부속 의료기관을 마련해야 한다는 의료보건 문제에 대한 소신을 밝혔으나 당시 한의학을 쇠꼬챙이로 온 몸을 쑤시고 소나 염소가 뜯어먹는 나무뿌리 풀뿌리 뜯어다 먹이는 그런 하찮은 것으로 무시하던 풍토였던 관계로 제대로 뜻을 펼치지 못하셨다. 6·25가 터질 것을 예언해 당시 내무부 장관이던 백성욱 박사와 상의를 했으나 그 역시 소용없는 일이 되어 버리고 대통령께 전쟁이 날 것이고 대책을 마련해야 한다고 건의한 백성욱 박사는 얼마 뒤 자리에서 물러나게 되었다.

  백성욱 박사의 건의가 받아들여지지 않을 것을 미리 예견한 선친은 6·25가 나기 석 달 전에 부산으로 옮기셔서 그곳에서 의료활동을 하셨다. 3·15 부정선거를 염두에 두고 이승만 대통령이 도와 달라고 할 때는 아예 연락이 안 되는 지리산 중의 깊은 산속으로 피신해 버리기도 하셨다. 그렇게 지혜롭고 병을 잘 고치시는 분이 스스로 야인(野人)으로 평생 막노동을 하며 사는 길을 택하였지만 그래도 이 지구상에 왔다가 그냥 갈 수는 없다는 생각에 말년에 책을 쓰시고 강연을 하셨다.

그때 5년 동안 아버님의 구술을 받아 펴낸 책이 『신약(神藥)』이다. 5백40페이지이고 2백자 원고지로 3천 매가 넘는다. 『신약』은 동의보감, 의학입문, 본초강목, 그 어떤 책과도 관련이 없다. 홍화씨가 뼈에 좋고 마른 명태가 공해독, 맹독성 독사의 해독, 원자핵 해독에 좋다는 사실은 어떤 책에도 나와 있지 않다. 많은 분들이 정말 명태가 해독에 좋을까, 죽염이 면역력에 좋을까 고개를 갸웃하다가 마는데 십 년, 백 년 생각만 한다면 절대로 깨닫지 못하고 알지도 못할 것이다.

모든 처방을 세상에 공개한 떳떳한 의학

인산의학은, 제 병은 제 집에서 자연물의 약성을 활용해서 고치라고 하고 그 방법을 알려준다. 양의나 한의나 자기 의술을 다 공개하는 이는 드물다. 양의든, 한의든 일반 의사들조차 간호사가 간신히 알아볼 정도로 쓴다. 하지만 인산의학은 하나에서부터 열까지 선친께서 알고 계신 모든 방법을 다 공개하고 있다. 필자는 1987년 8월 27일에 죽염사업을 시작했는데 지금은 죽염 제조업체가 50군데가 넘는다. 선친은 죽염의 비법을 자신의 아들에게만 알려주시는 그런 분이 아니다. 모든 사람에게 알려주셨다. 『신약』 첫 장이 바로 죽염의 원리와 제조법에 관한 것이다. 모두가 읽어보고 만들라고 공개하신 것이다. 선친은 자신의 명예나 제 식구만을 위해 비법을 공개하고 책을 쓰고 강연을 다니시지 않으셨다. 모두를 위해, 인류를 위해 하신 일이다. 생명을 잃으면 모든 것이 끝이다. 귀중한 생명을 남의 손에 맡길 양으로 '병이 나면 의료기관에 가면 되지'라고 생각하면 안 될 것이다. 내 인생을, 내 생명을 송두리째 남의 손에 맡기지 않으려면 섭생도 잘하고 병이 생겨도 내 손으로 고칠 생각을 해야 한다.

현재 매달 발행하는 잡지 '인산의학'을 받아보시는 회원이 8만 가정이다. 그 가정 중 상당수가 가족끼리 죽염을 먹고 마늘을 구워 먹고 서로에게 뜸을 떠준다. 이러면 정부나 의료계에서 뭐라 할 리 없다. 누가 이것을 문제 삼겠는가. 인산선생께서 바라시던 것이 바로 이런 것이었다. 아내가 남편의 병을 고치고 남편이 아내의 병을 고치고 아들·딸이 제 부모의 병을 고치고 할아버지·할머니의 병을 돌보는 일이 각 가정마다 이루어지길 바라셨다. 자신의 정성으로 자신의 생명을 지키고 가족의 생명을 지키라고 모든 비법을 알려주셨다. 자연계의 진리는 어렵지 않다. 단지 그것의 비밀을 우리가 알지 못해 다가가지 못한 것이다. 『신약』과 『신약본초』를 읽고 또 읽다 보면 자연의 이치와 '참 의료의 진리'에 다가갈 수 있게 될 것으로 확신한다.

〈월간 仁山의학 2011년 6월호〉

031

神藥 靈藥의
효능의 원천은 '마음'

한 해가 또 저물어간다. 매년 이때가 되면 지난 시간을 돌이켜 보게 되는데, 망년회나 송년회가 형식적이라는 생각보다는 지난 일을 돌이켜봄으로써 앞날의 이정표로 삼는다면 크게 해될 것은 없다고 생각한다.

'여우의 의심' 즉 호의(狐疑)라는 말이 있다. 여우는 쏜살같이 도망가다가도 의심을 하며 머뭇거리게 되고 반드시 한 번은 멈춰 서서 뒤돌아보는 습성이 있는데, 사냥꾼은 이때를 놓치지 않고 뒤돌아보는 여우를 겨냥하여 쏘아 죽인다는 뜻이다.

믿음이 없어 쉬 의심하는 자의 종말을 빗대어 표현한 말인데, 병 치료에 있어서도 이런 경우를 어렵지 않게 발견할 수 있다. 『신약』의 여러 처방 중 하나인 죽염의 효능을 이야기할 때, 죽염이 암이라는 난치병을 이기는 약이 될 수 있다고 말하니까 우선 믿기지가 않는 것이다.

예전에 선친 인산 김일훈(仁山 金一勳, 1909~1992) 선생이 살아계실 때 네 가지, 다섯 가지 말기 암 환자에게 죽염부터 먹으라니까 '할아버지가 암이 뭔지를 모르신다'고 생각하는 경우가 비일비재했다. 그러나 몰라서가 아니라 너무 뛰어난 방법이기 때문에 그렇게 알려준 것인데 복잡하거나 환자가 알아듣지 못할 말을 해야 훌륭한 의자(醫者)라고 생각을 한다. 극단적으로 말하자면 물만 제대로 먹어도 암이나 난치병을 고칠 수 있고 또 누구나 고칠 수가 있다.

그 모든 약의 약효가 시작되는 원천은 우리들의 마음이다. 병 치료에 앞서 '내가 살 수 있을까?' 걱정부터 하는 사람은 치료가 간단치 않다. 그러나 '어떻게 하면 살 수 있을까?' 부터 생각하는 사람은 살 가능성이 높다. '내가 어떻게 해서든지 반드시 살아야겠다!' 고 마음먹는 사람은 대체로 쉽게 죽지 않는다.

『神藥』 속에 비명횡사 면하고 무병장수할 수 있는 길 있어

이 지구상의 생물 중에서 세제니 뭐니 인간 생활의 편의를 위해서 만든 유독성 발암물질을 가장 많이 만들고 가장 많이 써서 독을 가장 많이 지니고 있는 게 바로 인간이다. 몸속에 독성물질이 축적되면 육체는 물론이고 뇌세포에 문제가 생긴다. 그런 문제를 필자의 선친께서는 40~50년 전부터 굉장히 우려하셨다.

농약을 남발하는 것은 물론 식량증산을 위해 화학비료를 많이 쓰고 생활의 편의를 위해 수많은 세제와 화학물질을 만드는데, 그것으로 인해 암은 물론이고 인간 정신 상태에 큰 문제가 생긴다는 것이다. 그런 사람들이 어처구니없이 타인의 목숨을 앗아가는 것은 물론이고 우리 사회를 엄청난 혼란 속으로 몰아가고 있다. 그러나 인산의학의 처방으로 내 몸의 독은 내가 없앨 수 있다. 결론부터 말하자면 선친의 저술인, 5백40페이지에 이르는 『신약(神藥)』이라는 책 속에 그 방법이 있다. 이 책은 82년부터 86년 봄까지 필자가 서울에서 직장생활을 하면서 주말마다 기차와 버스를 갈아타고 함양에 내려가 선친의 구술(口述)을 받아 펴낸 책이다.

  그 책, 어찌 보면 소설 같고 또 어떻게 보면 그 뜻이 도저히 이해가 잘 되지 않아 얼핏 황당무계하다는 생각이 들 수도 있겠지만 거기에 적힌 한 글자 한 글자의 의미를 잘 되새겨보면 가히 전무후무한 의서(醫書)라 할 수 있다. 인류 역사상 그런 책은 있지도 않았고 있은 적도 없었다.

  대부분의 전문가라는 사람들이 이 책 한 번 제대로 읽어보지 않고 이 책에 대해 황당무계하다고 말한다. '동의보감' 뿐만 아니라 유명하다는 중국의 의서들만 보더라도 핵심은 다 빠져있기 일쑤다. 자기가 터득하지 않으면 안 된다. 그래서 '책만 보고 병을 고친다'는 말은 실현되기 어려운 꿈같은 얘기다. 그리고 그런 훌륭한 처방을 공개한 사람도 없다.

그러나 『신약(神藥)』은 그렇지 않다. 한방 의서에 나와 있는 약재의 30분의 1도 안 되는, 몇 종류 안 되는 약재를 가지고 병을 치유케 한다. 시시때때로 『신약(神藥)』를 읽어보시기 바란다. 지금 당장 급하지 않더라도 읽어두면 나중에라도 병에 걸렸을 때 요긴하게 쓸 수 있다. 암이나 난치병에 걸리게 되면 책을 읽고 관련 분야에서 아무리 방법을 찾아봐도 내용이 머릿속에 잘 들어오지 않기 때문이다. 우울한 생각과 잘못하면 죽는다, 위험하다, 과연 살 수 있을까? 하는 생각들이 끊임없이 일어나 그 내용이 눈에 안 들어온다. 그래서 그런 일이 닥치기 전에 미리 대비하고 준비해야 하는 것이다.

주변에 흔히 비명횡사(非命橫死)하는 사람들을 가만히 보면 올바른 의학만 만났어도 다 살 수 있는 사람들이다. 그런데 엉뚱한 의료를 만나서 돈은 돈대로 쓰고 몸은 몸대로 다 망가지고 그 다음에 결국 떠나가는 것이다.

암 · 난치병보다 더 무서운 것은 절망과 自暴自棄

제 명을 채우지 못하고 비명횡사하지 않으려면 첫째 병에 걸리지 않아야 한다. 그 다음 만약 병에 걸리면 자연요법으로 치료하는 것이 가장 좋다고 본다. 필자가 어려서부터 암에 걸린 사람들을 봐 온 것만 대략 30만 명이 넘는다. 병 치료를 위해 선친을 만나고자 하는 사람들 거의 전부가 말기 암 환자들이었다.

그 사람들이 아버님과 대화를 나누는 것을 보면 O표, △표, X표로 구분 짓곤 했다. 거의 맞았는데, O표는 틀림없이 3년 이상 산다, △표와 X표는 잘해야 산다. 왜냐하면 죽염을 먹으라고 가르쳐주면 '아이고 선생님, 이 짠 걸 이렇게 많이 먹어도 됩니까?' 라고 반문한다. 그런데 O표인 사람들은 "전 뭘 먹어야 됩니까? 선생님 드시는 거 그거 뭡니까?" 그래서 "죽염이야" 그러면 "그거 저 좀 줘 보십시오." 이런 사람들은 대번에 살아난다.

선친께서는 '아무리 말기 암에 걸려도 놀라지 않는 사람은 다 산다'고 말씀하셨다. 대개 "선생은 암입니다" 그러면 그 즉시 눈에 초점을 잃는다. 그 다음에는 속으로 '아이고, 나 죽었네' 이렇게 생각을 하고 그 뒤부터는 자기가 스스로 삶을 포기한다. 자기가 자기를 죽이는 사람은 아무리 화타, 편작이라고 해도 구할 수가 없다.

인산의학에서는 『신약(神藥)』이나 『신약본초(神藥本草)』를 통해서 정말 훌륭한 처방들을 명명백백하게 공개했다. 스스로 터득을 해서 누구한테도 물어보지 않고도 자기 병을 고친 사람이 수두룩하다. 죽염도 미리 쓰면 호미로 막을 수 있는 것을, 그렇지 않고 병에 걸린 뒤에 쓰기 시작하면 가래로 막기도 힘이 든다. 쑥뜸 또한 미리 뜨면 2백~3백 장이면 만병(萬病)을 다 예방하는데, 병 걸린 뒤에는 그 2백~3백 장이 아니고 2천~3천 장을 떠도 고치는 게 쉽지 않다. 특히 풍 같은 경우에는 3백 장만 뜨면 십 년 동안 풍을 예방할 수 있는데 풍을 맞은 뒤에 뜨면 3천 장을 떠도 힘이 든다.

이런 사실은 스스로 터득하는 것이 좋다. 그것이 경제적으로나 육체적으로나 여러모로 훨씬 득이 된다. 금은보화나 수학지식 이런 것들은 죽을 때 다 놓고 가야 되는데 인산의학의 지식과 지혜는 죽을 때도 갖고 간다. 가슴속에 진리를 깨달으면 그 진리는 저 세상 갈 때도 가지고 간다. 그 나머지 명예나 재산, 심지어 가족도 같이 갈 수 없다. 아무리 빛나는 눈이라도 결국은 죽으면 흙에 파묻히는 것이다.

세상 떠날 때 가져갈 것은 자기가 살아가면서 터득한 올바른 이치, 즉 진리에 대한 깨달음이다. 그러므로 생명과 관련된 이치는 하루속히 터득하고 깨달아야 인생이 편안하고 즐겁다. 『신약(神藥)』과 『신약본초(神藥本草)』는 누구나 쉽게 그 깨달음의 경지에 도달할 수 있도록 도와주는 '참 의료의 이정표(里程標)'요, 참으로 고맙고 소중한 책이다.

〈월간 仁山의학 2008년 12월호〉

032

월드컵-
희망의 妙藥이 주는 活力

　월드컵의 열풍이 온 나라를 들끓게 하고 있고 급기야 한국 대 이탈리아전을 보다가 심장마비로 사망하는 일까지 발생함으로써 '8강 진출'에 대한 국민적 '흥분의 도'를 짐작하게 한다.
　이번 월드컵은 여러 가지 방면에서 많은 교훈을 주고 있다. 히딩크 감독의 선수 선발과 훈련과정에 철저히 적용되었던 정도(正道)와 원칙의 준수가 얼마나 중요한 것인지를 새삼 깨닫게 해주었다.
　그리고 스스로 설정한 목표를 달성하려는 집념과 그 집념을 뒷받침하는 치밀한 준비 또한 훌륭한 결과의 밑거름이었음을 일깨워주기도 하였다. 전술전략에 뛰어난 용장(勇將)과 그 어떤 두려움도 망설임도 없이 싸움에 임하여 혼신의 기량과 힘을 다하는 강병(强兵)들의 투혼은 정치불신에 따른 지방선거 무관심과 경기 불투명에 따른 위축된 국민의 마음에 자신감과 활력을 불어넣어주는 희망의 묘약(妙藥)이었다.

국가 경영이든, 기업 경영이든, 또는 자기 생명의 경영이든 완벽한 이론과 기술보다 더 중요한 것은 어떤 상황에서도 좌절하지 않는 굳건한 의지와 초지일관의 노력, 절망을 희망으로 바꾸어 마침내 훌륭한 결과를 도출해낼 수 있는 용기와 투혼이 아닌가 여겨진다.

'불세출의 신의(神醫)'로 일컬어지는 이(仁山 金一勳, 1909~1992)의 슬하에서 태어나 자란 인연으로 필자는 평생 대가를 바라지 않고 오로지 병자들을 절망과 고통으로부터 해방시켜주려 애쓰는 '참 인술(仁術)의 모습'을 보고 듣고 배울 기회를 가질 수 있었다.

직·간접의 가르침을 통해서도 선친께서는 '희망의 한 생각이 생사(生死)의 기로에 선 사람을 살려내는 최상의 묘약' 임을 늘 강조하시곤 했었다. 처음에는 솔직하게 말해서 절실하게 가슴에 와닿는 가르침은 아니었으나 세월의 흐름에 따라 점차 희망과 자신감이야말로 더없이 묘한 '심신(心身)건강의 영약(靈藥)'이라는 생각으로 정착되었다.

전쟁터에서 어떤 원인으로 기가 죽거나 전의(戰意)를 상실하게 되면 다소 화력(火力)이나 전술 면에서 우위에 있다 하더라도 결코 이길 수 없다는 생생한 실례를 이번 월드컵은 잘 보여주었다.

이러한 실례가 시사하는 교훈을 인체생명의 건강 문제에 대입시켜 보면 설령 일반적 의료의 관점에서 고치기 어렵다는 판단이 내려졌다 하더라고 깊은 지혜와 많은 경험을 근거로 한 실전적 의료의 관점에서는 얼마든지 병마와 싸워 이길 묘안을 제시하여 성과를 거둘 수도 있다는 사실을 간접적으로 보여주는 예라 하겠다.

실제로 필자는 선친의 슬하에서 무수히 많은 말기 암·난치병 환자들의 투병실태를 살펴볼 기회가 있었는데, 최악의 상황에서도 끝까지 희망과 용기를 잃지 않고 지혜로운 '인산의방(仁山醫方)'에 따라 질병 극복 노력을 기울여 마침내 병마를 물리치고 재생의 기쁨을 누렸던 많은 사람들을 볼 수 있었다. 그것은 결코 우연이 아니고 또한 요행으로 얻을 수 있는 결과도 아니다. 그러나 대부분의 난치병 환자들과 그 가족 친지들은 병마퇴치에 있어서 생사(生死)를 한순간에 판가름 내는 '한 생각'의 중요성을 인식하지 못하고 무슨 약을 먹고 어떤 치료를 해야 환자를 살릴 수 있을지에만 온통 관심을 쏟는다.

그리고 일반적인 의료진의 '치료 포기'를 '사망선고'로 받아들여 너무 쉽게 '자포자기' 하는 경향이 짙다. 사실 어떤 약물이나 치료법보다도 더 중요한 것은 '희망'이라는 묘약과 '자신감'이라는 영약이다. 병마의 외침(外侵)에 인체라는 드넓은 세상의 황제에 해당하는 '마음'이 싸울 생각을 않고 무릎 꿇어 항복한다면 아무리 훌륭한 장수들이 많다 하더라도 그 세상은 전쟁에 패하여 종말을 고하게 마련이다.

　근 1백조에 달하는 단위 생명체, 즉 세포들이 모여 자연법칙에 따라 조화와 균형을 유지하며 살아가는 게 우리네 인체가 아닌가. 그 단위 생명체들을 다스리는 주역이 다름 아닌 '마음'인 것이다. 정신의 건강과 마음의 의료의 중요성을 인식 못하는 의학이라면 그런 의학은 이름만 의학일 뿐 병 고칠 의(醫)자에 걸맞지 않을 뿐 아니라 도리어 병 고치려는 환자의 의지에 찬물을 끼얹는 역효과를 부를 가능성도 적지 않다 하겠다.

　그 누가 별로 강한 팀이라 여기지 않던 '한국팀'이 저토록 눈부신 활약을 통해 국민의 기대를 뛰어넘는 쾌거를 이루리라 짐작이나 했겠는가. 정도와 원칙에 따라 선수를 선발하고 철두철미한 훈련과 팀워크 조성을 통해 준비하고 노력한 끝에 얻은 당연한 결과가 아니겠는가.

　여기서 한국인은 지금껏 해내기 어렵다고 여기던 많은 것들을 노력 여하에 따라 얼마든지 이뤄낼 수 있다는 '가능성'을 발견함으로써 개인적으로나 사회적으로 훨씬 더 큰 발전을 기대할 수 있게 되었다. 그것은 얼마나 큰 수확인가.

　이를 계기로 우리가 다시 한 번 되새겨 볼 일이 있다. 의료문제의 핵심으로 들어가면 눈부신 의학발전이라는 것이 마치 속 빈 강정처럼 겉은 화려해도 정작 인류의 병마 퇴치를 위해서는 크게 도움이 되지 못하고 있다는 사실을 우리는 올바로 인식할 필요가 있겠다. 그 다음에 외화내빈(外華內貧)이요, 속수무책의 난감한 의료 현실을 직시하고 의학의 한계를 초극하여 인류를 각종 암과 난치성 질병들의 고통으로부터 해방시켜줄 새로운 해결책을 찾아내는 것이 순서일 것이다.

그 과정에서 생래적 지혜와 오랜 경험으로 그 효능효과가 확인된 '인산의학(仁山醫學)과 그 요법'에 주목할 필요가 있겠다. 팔십 평생을 더없는 가난과 홀대 속에서도 일체 물욕 없는 청빈한 삶을 고집하며 난치병자 구제와 만대에 전할 처방과 약물 개발에 헌신한 결과물이 바로 '인산의학과 그 요법'들이다.

인산의학과 그 요법은 현존하는 모든 의학의 한계로부터 출발하여 간이(簡易)한 의방과 약물로 난치성 병마를 물리치게 만드는 묘력(妙力)을 지니고 있음을 연구자·경험자들은 알고 있다. 따라서 의료진과 환자 그리고 가족들은 인산의학으로부터 지혜를 빌리고 그 지혜로운 의방을 실천하기 위한 정성과 노력만 투자한다면 그 어떤 절망스러운 상황에서도 재생의 희망과 기쁨을 얻을 수 있으리라 생각한다.

〈월간 신토불이건강 2002년 7월호〉

033

癌보다 더 무서운
절망이라는 病

"물소리도 끝나고 더 나아갈 수도 없는 곳
이제는 더 이상 길이 없는가 여겼더니
푸른 버들 흩날리고 붉은 꽃 만발한 곳
그곳에 또 하나의 마을이 있었네."

水窮山盡疑無路 柳綠花紅又一村

옛 시인의 시가 보여주는 '또 하나의 마을'은 새로운 희망과 기쁨을 주는 그런 마을이다. 그곳에 가려면 더 이상 길이 없다고 여겨지는 그때, 다시 정신을 가다듬어 먼저 욕심과 어리석음으로 가득 찬 마음을 비운 뒤 다시 정신을 가다듬어 더욱 주도면밀하게 찾아볼 필요가 있으리라 생각된다.

길이란, 찾는 사람에게 보이는 법이다. 더 이상 길이 없을 것으로 생각되는 극한 상황에서도 마음을 가라앉히고 잘 찾아보면 반드시 열린 길이 있게 마련이다.

도(道)의 묘미란 바로 누구나 더 이상 길이나 방도가 없다고 여길 때 한 생각을 되돌려 마음의 눈으로, 지혜의 눈으로 살펴보면 육안으로 보이지 않던 새로운 길과 사물의 현상 이면에 존재하는 실상이 조견(照見)되는데서 느낄 수 있을 것 같다.

종종 현대 의학적으로 더 이상 치료방법이 없다는 소견에 말기 암환자나 기타 불치병이라 간주된 병을 앓는 환자들이 그야말로 '물에 빠진 사람 지푸라기라도 잡으려는 심정'으로 인산의문(仁山醫門)을 찾아온다.

세상의 의학으로 비록 고칠 수 없다 하더라도 인산의학에서는 혹시 길이 있을지 모른다는 일말의 기대감, 실낱같은 희망 한 가닥에 의지한 채 '인산(仁山)'을 찾아오는 것이다.

가끔 그들과 만나서 대화를 하다 보면 '암이나 기타 난치병보다 더 무서운 병이 따로 있구나'라는 생각이 들곤 한다. 의학에 대한 절망과 치료에 대한 자포자기야말로 화타·편작이라도 고치기 어려운 불치병이라는 생각을 떨치기 어렵다.

질병은 자연계나 신의 선물도 아니고 다른 사람이 만들어 건네준 것도 아니다. 제 병은 제가 만드는 것이다.

공해가 늘어나고 생활환경이 악화됨에 따른 외적 요인에 의한 것이라 하더라도 그것을 극복하고 건강을 유지 내지 증진시킬 책임은 자신에게 있는 것이다.

또 극단으로 치닫는 성격이나 분노의 마음, 원한, 과음, 과색(過色), 과로, 운동부족 등 내적 요인에 의한 병증 역시 부단한 심신 수련과 자기혁신을 통해 미연에 방지하거나 순리적 치료로 원상회복시킬 책임은 자신에게 있음을 알아야 한다.

自暴自棄한 사람들에겐 백약이 무효

논어에는 공자께서 난치병에 걸린 제자를 찾아가 '어찌 이런

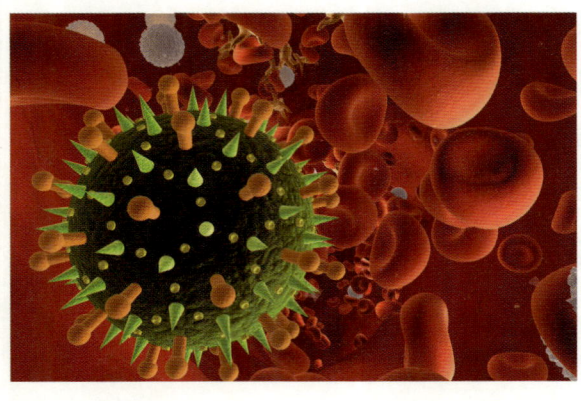

훌륭한 사람이 이다지도 몹쓸 병에 걸렸단 말인가' 라며 탄식한 대목이 나온다. 역사적으로 많은 사람들이 어려운 병에 걸려 고생할 때 '하늘이여. 무심도 하셔라. 어찌 제게 이렇듯 가혹한 병고의 시련을 주시나이까' 라며 다분히 원망 섞인 하소연을 해왔다.

어떤 경우에는 질병 발생의 원인이 명백하여 자타가 인식할 수 있기도 하지만 복합적 환경과 조건에 숨겨져 드러나지 않을 때는 자연이나 신, 또는 사회나 타인을 원망하게 되는 것이다.

필자는, 제 병증의 뿌리가 박힌 토양이 어디의 무슨 토질인가를 알아내야 할 책임조차도 환자 또는 환자의 보호자에게 있다고 확신하는 사람이다. 다만 경험이 많은 사람들의 조언(助言)을 통해 제 병의 원인과 그에 따른 대처방안을 찾아보는 것도 한 방법이 되리라 생각된다.

제 병증의 근원을 찾으려는 노력을 게을리하는 사람들은 주변에 떠도는 근거 희박한 온갖 설에 끌려 다니게 마련이다. '무슨 병에 어떤 물질이 약 된다더라' 는 등의 제설에 현혹되어 그 질병 발생의 원인제거에 소홀하고 약물이나 처방의 치료원리 탐구에 등한하여 병의 뿌리를 더 깊게 만드는 결과를 부르는 것이다.

즉, 마음을 비운 채 자신의 사고방식과 생활습관에서의 문제점을 살펴 그 해결책을 찾고자 노력하지 않고 반쯤 정신이 나간 사람처럼 갈 길 못 찾아 헤매기만 할 뿐이다.

인산의학은 현대 의학적 소견이 어떻든 간에 세상의 난치·불치병에 대한 독특한 처방과 약물을 제시하고 있다. 자연계의 법칙에 근거하여 주변의 흔한 음식물이나 기타 물질을 이용해 순리적으로 병을 고치고 건강을 회복할 수 있도록 그 처방과 약물, 치료원리 등을 명명백백하게 일련의 서적들을 통해 공개하고 있는 것이다.

1980년에 간행한 『우주와 神藥』을 위시하여 1981년의 『구세신방(救世神方)』, 1986년의 『신약(神藥)』, 1992년 선화 이후의 유저 『신약본초(神藥本草)』전편, 1998년 『신약본초(神藥本草)』 후편 등 인산의학 관련 제 서적들에는 고금동서에 그 유례를 찾기 어려운 창조적 신의학 이론을 제시한 인산(仁山) 선생(1909~1992)의 생래적 혜안과 경험의 산물이 집대성되어 있다.

너무나 자상하면서도 쉽고 간단한 묘방과 주변에서 구할 수 있는 흔한 물질, 예컨대 집오리, 명태, 오이, 다슬기, 옻 껍질, 마늘, 대파, 홍화씨, 죽염, 쥐눈이콩 등을 이용한 치병법(治病法)으로 인해 인산의학은 서민에 의한 서민의 신의학으로 서서히 정착되어 가고 있다.

그러나 의심이 병이 된 사람과 일찍이 절망하여 자포자기한 환자들에게는 인산의학의 처방과 약물이 그저 그렇고 그런 민간 속설의 하나로 여겨질 뿐이어서 애당초 열심히 하지도 않고, 그래서 효과가 날 가능성은 거의 없게 된다.

병 치료는 마음먹기에 달려 있어

　질병의 치료는 첫째 현명한 의학이론에 따른 처방과 약물의 선택에 달려 있고 그 다음으로는 실천하는 환자와 가족의 정성과 노력에 좌우된다는 사실을 명심할 필요가 있다.

　어떤 어려움이 따르더라도 기필코 병을 극복하고 건강을 되찾아 좋은 세상을 스스로 창조하며 천수(天壽)를 다하는 날까지 '빛나는 삶'을 살고자 서원(誓願)하는 자세도 잊지 말아야 할 일이다.

　이번 가을 뜸을 뜨면서 스스로 느끼기도 하고 다른 이들의 뜸뜨는 것을 보면서 더 절실하게 깨달은 바가 있다. 즉 독한 마음을 먹고 시작하면 누구나 그 고통스러운 쑥뜸도 무난히 해낼 수 있지만 안일한 생각이나 약한 결심으로 달려들면 대개 중도에 포기하게 된다는 사실이다.

　어떤 고통이든지 그 고통을 피하려 하지 말고 순리적으로 받아들여 차분히 극복해 내고자 노력하면 고통은 어느덧 고통이 되지 못한다는 점을 이 가을 쑥뜸 고행자들에게 사족으로 덧붙이면서 이 글을 맺는다. 그리고 암보다 더 무서운 '절망'의 병자들에게 거듭 말씀 드린다.

　더 찾아보면, 희망을 갖고 더 찾아보면 반드시 활로(活路)는 드넓게 열려 있다는 사실을 깨닫게 될 것이라고….

〈월간 신토불이건강 1999년 10월호〉

相生구조라야
生體건강 유지된다

주역(周易)에 '음(陰)이 양(陽)과 대적할 만하다 여기게 되면 반드시 싸우게 된다(陰疑於陽必戰)'는 구절이 있다. 서로 조화를 이루지 못한 상황에서 상호간의 세력이 비슷해질 경우 결국 갈등이 일게 되고 쌍방의 공격 파괴행위가 자행되는 상극구조로 치닫게 되는 법이다.

음양뿐 아니라 만물의 속성을 금목수화토(金木水火土)로 요약 정리하고 있는 오행(五行)의 이론에서도 상생(相生)의 순리적 궤도를 벗어나게 되면 서로 조화를 이루지 못하고 상충상극(相沖相剋)의 전쟁터로 바뀌게 되어 공멸하거나 피비린내로 얼룩진 참혹한 희생을 배경으로 '적자생존(適者生存)'하는 비극이 연출된다. 상충상극에서 상생의 구조로 바뀌지 않는다면 그 누군들 상호간의 공격과 파괴행위 속에서 안전을 보장받을 수 있겠는가?

16대 국회가 서울구치소로 옮긴 것 같다는 비아냥이 나올 정도로 많은 국회의원들이 불법대선자금에 연루돼 구속되고 권력의 심장부에 있던 공직자들이 정권교체 때마다 줄줄이 감옥으로 직행하는 모습은 우리 정치풍토가 아직은 상충상극의 구조를 탈피하지 못한 게 아닌가 하는 의구심이 든다. 경제 역시 노사 간의 갈등은 물론이고 대기업과 중소기업 간의 비협조로 인한 끊임없는 마찰 등 상충상극 구조를 크게 벗어나지 못하고 있는 것으로 생각된다.

우리 사회의 相沖相剋 구조가 초래하는 안타까운 현실들

얼마 전에 우리 사회를 떠들썩하게 만들었던 '만두파동' 역시 무한 경쟁이 요구되는 국제 경제전쟁 앞에서 우리끼리 공격 파괴 행위를 함으로써 맥 빠지고 진 빠져서 국제 전쟁터에는 나가보지도 못하고 주저앉는 안타까운 모습을 보여주는 한 예가 되었다. 이런 얘기는 조사를 담당한 경찰청이나 식품의약품안전청이 뭔가를 잘못했다는 것도 아니고, 해당 식품회사들이 아무런 잘못도 없는데 억울한 일을 당했다는 논리를 펴기 위해 꺼내는 것도 아니다. 다만 우리 사회의 상충상극 구조로 인한 자가 파괴의 현실이 너무도 안타깝다는 생각에서 다 같이 해결방안을 모색해 봤으면 하는 취지로 고언(苦言)을 드리는 것이다.

그리고 이런 사건을 계기로 정말 얘기하고 싶은 내용은 우리 사회에서 일어나는 이러한 현실적 아픔들이 같은 원리에 의해 우리 몸에서도 똑같이 일어나는데도 정작 심각한 지경에 이르기 직전까지는 전혀 감을 못 잡다가 급기야 코앞에 닥치면 혼비백산 허둥대다가 단 하나밖에 없는 소중한 생명을 잃는 예들이 적지 않다는 것이다. 결론부터 말하자면 우리 몸의 상충상극 구조를 하루속히 상생 구조로 바꾸어줄 필요가 있다는 얘기다.

인체 생명을 위협하는 각종 병원균들과 미생물들의 끊임없는 공격에 대응하기 위해 개발된 페니실린이나 스트렙토마이신 등의 약물들이 인류 질병치료에 미친 영향은 지대한 것이지만 그에 수반된 여러 심각한 부작용들과 더욱 강력한 내성 균주의 출현을 초래함으로써 어느 시점부터는 감당하기 어려운 상황에 직면할 수밖에 없는 한계를 드러내는 것 또한 사실이다. 폐렴과 폐결핵 등의 질환 치료를 목적으로 투여한 약물들의 치료효과를 뒤좇아 소화 장애를 필두로 온갖 위장질환과 다른 고장 등의 심각한 부작용이 나타나는 실례를 우리들은 자주 경험하거나 목격한 바 있을 것이다.

과연 무엇 때문이었을까? 오늘날 지구촌에 존재하는 대부분의 의료체계들은 질병 치료의 방식을 공격, 파괴, 제거를 목표로 하는 상충상극 구조를 갖고 있다. 즉 인체를 공격하는 세균 무리들을 적으로 간주하고 그 적들을 파괴 제거할 수 있는 의약품들을 개발하여 대응함으로써 전쟁이 또 다른 전쟁을 부르는 악순환이 계속되어 인체는 그야말로 전쟁이 그칠 날 없는 '최악의 전쟁터'로 바뀌어버린 것이다.

'相剋의료'로 내 몸을 세균들의 전쟁터로 만들 것인가

내 몸을 '세균들의 전쟁터'로 만드는 의료행위가 과연 현명한 것인지는 각자 깊이 생각해볼 문제지만 이러한 상충상극의 대결 구도보다는 순리자연의 법칙에 근거한 '상생과 조화의 의료'를 도모함이 더 낫다는 나름대로의 판단에 따라 이러한 의료의 전형(典型)이라 볼 수 있는 새로운 의료체계, 즉 '인산의학(仁山醫學)'을 대안으로 제시해본다. 인산가의 고객들은 이미 오래전부터 귀에 못이 박힐 정도로 들어온 얘기겠지만 아직도 전 국민 중에서 대부분의 사람들이 일반 의학상식과 정면 배치되는 논리를 펴는 '인산의학'에 대해 전혀 알지 못하거나 혹은 제대로 이해하지 못하는 현실을 간과해서는 안 되겠다는 판단 하에 이 글을 쓴다.

예를 들어 영양실조가 원인이 되어 나타난 폐결핵을 인체에 다른 부작용이나 무리 없이 근본적으로 치료하기 위해 비위(脾胃)의 기능을 강화시키는 처방을 쓴다면, 즉 다시 말해 금장부(金臟腑)인 폐기능을 되살리기 위해 어머니 격인 토장부(土臟腑)인 비위 기능을 북돋울 수 있는 약물로써 보조할 경우 토생금(土生金)의 상생 원리에 따라 질병은 순리적으로 자연스럽게 약화 소멸되고 마는 결과를 얻을 수 있다. 실제로 폐렴, 폐결핵, 폐암의 경우 껍질째 구운 밭 마늘을 뜨거울 때 껍질을 벗겨 죽염에 찍어서 일정량 복용할 경우 의외의 큰 효과를 볼 수 있는데 바로 '토생금의 원리'로 이해할 수 있는 처방이라 하겠다.

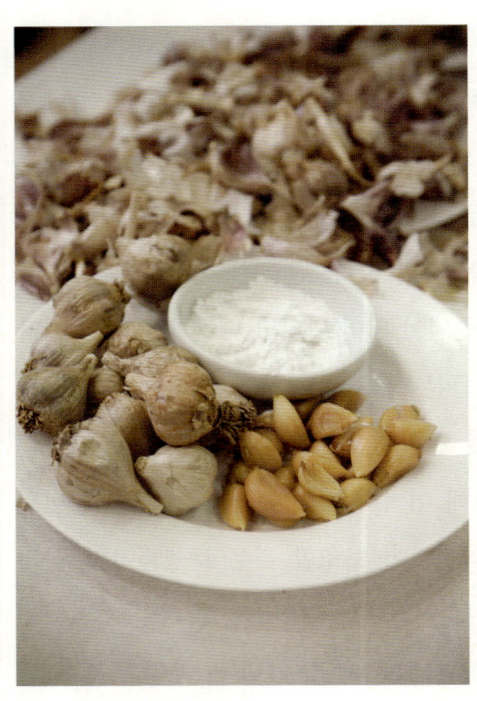

우리 사회의 제반 병리 현상이나 우리 인체의 온갖 병적 현상들이 근본적으로 해결되지 않고 있는 이면에는 이처럼 부지불식간에 만성화되고 이제는 거의 체질화되다시피 한 상충상극 방식의 처방관행이 자리 잡고 있는 만큼 위정자와 우리 모두는 진정한 '심신(心·身)의 건강'을 위해 상생과 조화의 처방이 받아들여져 정착될 수 있도록 다 같이 노력하기를 바라는 마음 간절하다.

과거 우리 선조들 중에서 질병이 자신의 몸에 찾아와 그토록 애를 먹여도 그저 담담하게 관조할 뿐, 미워하거나 원망하지도 않고 공격할 생각조차 가진 적 없는 그야말로 '무심(無心)'의 선사들이 적지 않았는데 그중 조선조 중후기의 고승 함월해원(涵月海源, 1691~1770) 선사의 심적 면모를 엿볼 수 있는 한 편의 선시(禪詩)는 우리들에게 시사하는 바 적지 않다. 번뇌와 스트레스에 열오른 우리들의 머리를 식힐 겸 함께 음미해 보았으면 한다.

육신의 뿌리는 허공인데
아픔을 느끼는 존재는 뭘까
병드는 가운데 병들지 않는 것
바위 앞을 흐르는 푸른 물소리
四大本來空 痛者是甚麽
病中不病者 岩前綠水聲

〈월간 壽테크 2004년 6·7월호〉

035

연말연시의 話頭는
'心身健康'

　벌써부터 한 해의 마무리를 준비하는 송년모임들로 바쁜 일정을 보내는 이들이 부쩍 많아졌다. 불경기로 인한 전반적인 소비 위축 분위기에도 불구하고 그래도 할 건 해야겠다는 의지는 여전한 것 같아 그나마 다행이라는 생각이 든다. 경제적으로 어렵다고 해서 우리들의 사기마저 저하되어서야 되겠는가?
　연말연시 회식에서는 의례적으로 술과 노래가 곁들여지게 마련이어서 자칫 건강에 무리를 주거나 악영향을 미치게 할 소지가 적지 않다는 점을 감안하여 이번만큼은 마음을 더욱 굳게 다질 필요가 있으리라 생각된다. 즉 모든 생각과 판단을 '건강 중심'으로 할 필요가 있다는 얘기다.
　생명이 하나쯤 더 있다면 몰라도 오직 하나밖에 없는 생명의 건강까지 해쳐가면서 주색(酒色)과 가무(歌舞)를 즐겨야 할 필요성이 있는지 깊이 성찰해 볼 문제다. 친목 도모도 좋고 스트레스 해소도 중요하겠지만 더더욱 중요한 것은 역시 뭐니 뭐니 해도 우리들 몸과 마음의 건강을 꾸준히 보전하는 일일 것이다

건강을 잃고 난 뒤에야 건강의 소중함에 대해 깨달았다 한들 질병 극복과 건강 회복이 그리 쉽지 않다는 슬픈 현실에 또다시 참담함을 느끼게 될 뿐이다. 지금은 공해시대인 만큼 오염된 공기, 물, 식품을 통해 체내로 유입되는 각종 유독성 물질에 끊임없이 시달려 인체의 면역체계는 자포자기의 상태 일보 직전까지 가 있는데도 이를 무시하고 '무도(無道)와 비자연(非自然)의 삶'의 행태를 바꾸지 못한다면 결과는 불문가지(不問可知) 아니겠는가?

성적(成績) 스트레스에 스스로 목숨을 끊는 학생들이 잇따라 나타나고 생활고(生活苦)를 비난해 고민 끝에 죽음을 선택하는 사람들 역시 늘어나는 추세다. 뭔가 생명의 소중함에 대한 이해가 태부족한 상태에서 맞이하는 고난의 무게를 감당하기 힘들었으리라는 생각은 들지만 어쨌든 이것도 하나의 '생명경시(生命輕視)' 풍토의 산물이 아닌가 여겨져 심히 우려스러울 뿐이다.

자기 생명의 존엄성에 대한 인식을 근거로 한 '건강 중심'의 생각과 판단을 소홀히 하지 않는 것이 올 한 해 마무리의 가장 중대한 일 중 하나라 할 것이다. 어떤 시련과 고난이 닥치더라도 건강만 뒷받침된다면 시간을 갖고 하나하나 해결해 나갈 수 있겠지만 그렇지 못할 경우 그동안 쌓은 명성과 부(富)는 허망한 모래성처

럼 결국은 무너지고야 말 운명에 처하게 되지 않겠는가!

 이번 연말연시에 꿈에도 잊지 말아야 할 화두(話頭)는 바로 본인의 '심신건강(心身健康)'이다. 인산 가족들과 독자의 건강과 행복을 기원 드린다.

〈월간 신토불이건강 2003년 12월호〉

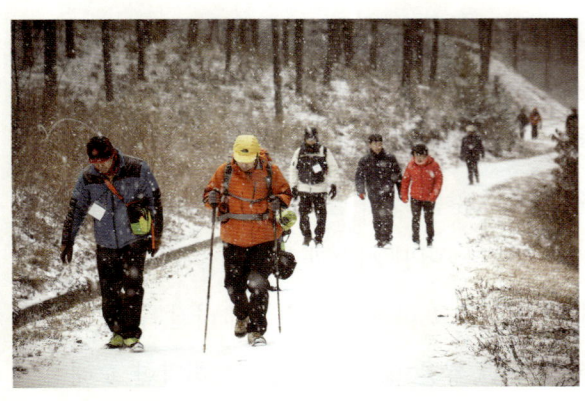

036

'죽은 천리마 뼈 사온 얘기'에 담긴 뜻

2004년, 갑신(甲申)년 새해가 밝았다. 계미(癸未)년 한 해 동안 일어났던 많은 일들이 이제 역사의 뒤안길로 사라지게 되었고, 대신 올 한 해 어떤 일들이 역사의 한 페이지를 장식하게 될지 자못 궁금하다.

역사의 수레바퀴가 어디를 향해 굴러가든 한 가지 분명한 것은 우리들의 생명은 존귀한 것이고 그 생명의 건강 또한 더없이 소중한 것이라는 점이다. 그러나 우리들의 삶의 모습은 어떠한가. 건강에 대해 무관심할 뿐만 아니라 매우 소홀히 여기는 것은 기본이고 제 생명을 스스로 해치는 비극들 역시 비일비재한 실정이고 보면 정말 무슨 말을 해야 할지, 어떻게 하면 좋을지 갈피를 잡기 어렵게 된다.

이 세상에 단 하나밖에 없는 유일무이한 생명의 문제에 있어서도 이러할진대 그 밖의 다른 문제에 대해서는 불문가지(不問可知) 아니겠는가? 우주의 소중한 시간을 향유하는 인생살이에 있어서 지엽적이고 말초적인 문제에 집착하느라 좀 더 중요하고 본질적인 문제들을 대부분 외면하고 살아가는 어리석음을 연출하는 예를 우리 주변에서 드물지 않게 보게 된다.

어느 가수가 목청 돋우어 노래한 '있을 때 잘해 후회하지 말고'의 노랫말이 상징하듯 곁에 있을 때는 그 존재의 소중함을 모르다가 떠난 뒤에 후회하게 되며 또한 가까운 사람의 지속적인 은혜와 사랑을 깊이 생각하기보다는 어쩌다가 만나는 사람들의 단편적 후의(厚誼)에 호들갑을 떠는 모습들을 우리는 얼마나 자주 보게 되는가? '돈을 벌기 위해 건강을 버리며 일하다가 돈을 벌 만큼 번 뒤에는 생명의 건강을 되찾기 위해 또다시 돈을 버린다'고 지적한 어느 지혜로운 이의 이야기처럼 우리는 사소한 것에 목숨을 걸 뿐 아니라 자신의 소중한 것들을 너무도 쉽게 포기하거나 내팽개친다. 갑신년 새해부터는 이러한 어리석음이 두 번 다시 반복되지 않기를 바라는 마음 간절하다.

참으로 쉽고도 간단한 방법을 통해 그 누구도 해결하기 어려운 문제를 해결한 옛 선인들의 지혜는 오랜 세월이 흘러도 여전히 빛을 발한다. 전국책(戰國策)에 수록되어 전해 오는 '죽은 말뼈 사온 이야기'는 시간과 공간의 제약을 넘어 2천 수백 년이 지난 오늘의 인류에게도 시사하는 바 적지 않다. '죽은 천리마의 뼈를 비싼 값으로 사옴으로써 살아 있는 천리마를 가진 사람들을 제 발로 찾아 오게 하였다'는 게 얘기의 핵심요지다.

곽외의 '죽은 천리마 뼈 사온 얘기'에 담긴 뜻

때는 전국 시절이다. 오랜 전쟁으로 나라가 피폐할 대로 피폐해진 연(燕)나라의 소왕(昭王)은 즉위 직후 인재의 소중함에 대해 절실하게 깨달은 터라 당대의 현자(賢者)로 손꼽히는 곽외(郭隗)를 초빙하여 대책을 숙의한다. 곽외는 여기에서 바로 방법론을 말하지 않고 옛날이야기를 통해 우회적으로 설명한다.

"옛날 어느 나라 임금이 천리마를 몹시도 갖고 싶어 했습니다. 그런데 그 누구도 선뜻 나서지 않는데 궁중에서 청소 일을 맡아보던 사람(涓人)이 자청하여 천리마를 구해 오겠다고 나서는 것이었습니다. 다른 신하들은 물론이려니와 임금까지도 별로 신뢰하지 않았지만 별다른 묘안도 없는 터인지라 그가 원하는 천금을 주어 구해오게 하였습니다. 그는 사방을 헤매던 끝에 명마(名馬)가 있다는 곳을 찾아냈으나 그 말은 이미 죽은 뒤였습니다. 그는 그 죽은 명마의 뼈를 오백 금을 주고 사서 궁중으로 돌아와 임금께 진상하였습니다. 임금은 처음에 진노하였지만 '죽은 천리마의 뼈를 후한 값으로 샀는데, 하물며 산 천리마를 가진 사람들이 소문 듣고 찾아오지 않을 리가 있겠습니까'라는 설명에 기다려보기로 하였고, 그 뒤 과연 1년도 채 안 되어 천리마를 가진 사람들이 셋이나 제 발로 찾아와서 팔기를 원하니 소원대로 천리마를 구할 수 있었습니다."

곽외는 이 이야기에 덧붙여 천하의 어진 이들을 불러들여 적재적소에 활용하고 싶다면 여러 가지 면에서 부족하기 이를 데 없지만, 자신을 '죽은 천리마 뼈'로 활용하여 사방에서 '산 천리마'들이 제 발로 찾아오도록 만드는 게 하나의 방법이 될 수 있음을 진언하였다. 이 이야기를 들은 소왕은 곧바로 곽외를 높은 관직에 봉하고 '임금의 스승'의 예로써 깍듯이 예우(禮遇)하였다. 곽외의 예상은 적중하여 '소왕이 현자(賢者)를 깍듯이 예우한다'는 소문을 듣고 각국의 인재들이 연나라 조정에 구름처럼 몰려들어 연나라 부흥에 기여했다는 얘기다.

기업하기 좋은 환경 만들어주면 외국기업들 제 발로 찾아온다

우리 위정자들이 국내 기업이나 기업인들에게는 별반 공을 들이지 않으면서 외국 기업이나 기업인들에게는 국내 유치를 위해 온갖 우대정책과 행정서비스를 아끼지 않는 모습은 뭔가 좀 앞뒤가 안 맞는 느낌이 들 뿐 아니라 본말이 전도되었다는 생각마저 든다. 국내 기업들이 잘 돌아가고 기업하기 좋은 환경이 된다면 외국 기업들이 감을 잡고 너도나도 들어오겠지만, 그렇지 않으면 아무리 공을 들여도 그들은 이익을 쫓아 더 좋은 곳으로 떠나게 마련인 것이다. 국내 기업들이 대거 해외로 빠져나가는 오늘의 현실은 뭘 말해 주는 것일까.

나라뿐 아니라 회사 역시 기업 내에서 열심히 일하는 기존 직원들에게는 관심을 덜 기울이고 소홀히 하면서 외부로부터 인재를 영입하는 데 공을 들인다면 '참 인재'들은 머지않아 적당한 기회에 회사를 떠나려 하지 않겠는가! 어떤 문제의 답이든 바깥에서만 찾으려 할 게 아니라 눈길을 안으로 돌려 주위를 잘 살펴본다면 가까운 곳에서 쉽고도 간단한, 현명하고 지혜로운 답을 발견할 수 있으리라는 생각이다.

'소금 有害論'은 소금의 본질적 문제 외면한 편견의 소산

말 꺼낸 김에 '소금 얘기'도 한마디 하고 넘어가는 게 좋겠다. 대부분의 전문가 집단과 지식인들은 아직도 짜게 먹는 식생활 방식은 건강에 이롭지 못하다고 인식하고 있다. 바로 소금 문제의 본질을 외면하고 지엽적 문제에 집착하는 대표적 예라 할 것이다. 대나무 통 속에 천일염을 넣어 아홉 번 구워낸 죽염(竹鹽) 같은 '질 좋은 소금'의 경우 섭취량에 전혀 구애받지 않고 식성대로 마음껏 짭짤하게 먹을 수 있는 세계 유일의 소금이라 할 수 있다.

즉 인체 필수 미네랄은 보존되면서 비소, 납 등 유해성 물질들이 제거된 '질 좋은 소금'의 경우 양껏 짜게 먹어도 전혀 문제가 없을 뿐 아니라 도리어 건강에 이로운 반응들이 잇따라 나타난다는 경험적 확인 예가 적지 않다는 점에서 소금 섭취 문제의 본질이 무엇인가를 미루어 짐작할 수 있겠다. 무슨 문제든 본질적인 면을 외면한 채 지엽적 문제에 매달린다면 문제의 핵심을 인식하지 못하게 되고, 따라서 문제의 근본해결은 기대하기 어려울 것이다.

싱겁게 먹는 게 건강에 이롭지 못한 소이가 여기에 있다 하겠다. 거듭 강조하거니와 소금 문제의 본질은 섭취분량에 있는 것이 아니라 소금의 질에 있다는 점을 간과해서는 안 된다.

소금을 질 좋은 소금으로 대체하면서 여타 식생활 패턴을 지혜롭고 현명하게 바꾸어 나가는 것이야말로 생명건강의 기초를 튼튼히 하는 첩경이자 올바른 길이라 할 수 있겠다. 건강 문제 역시 기초체력이 튼튼하여 몸 스스로 질병을 물리치도록 하는 게 근본 대책이지, 원기 부족으로 인해 이 병 저 병 걷잡을 수 없이 생성되는 것을 쫓아다니며 해결하기란 거의 불가능하다는 게 '건강 현자(賢者)' 들의 중론(衆論)이다.

갑신년 새해에는 부디 지엽적 문제에 매달려 근본을 외면하는 어리석음이 다시는 없도록 지혜롭고 현명하게 인생살이를 영위해 나가기를 기원하는 마음이다. 온 가족 모두 건강과 행복이 늘 함께하는, 그런 한 해가 되시기를 거듭거듭 기원 드리며 새해 인사를 가름한다.

〈월간 신토불이건강 2004년 1월호〉

037

큰길로 가면
위태로울 일이 없다

    좀 더 많은 사람들에게 영향을 미치는 공적(公的)인 일이든 자기 자신에게만 영향을 미치는 사적(私的)인 일이든 어느 길을 선택해서 가느냐에 따라 결과는 달라지게 마련이다.

    길에는 큰길도 있고 작은 길도 있는가 하면 돌아가는 길도 있고 질러가는 길도 있다. 평탄한 길도 있고 험난한 길도 있으며, 오르막길도 있고 내리막길도 있다.

    다른 많은 사람들이 간다 하더라도 가지 말아야 할 길이 있고, 아무도 가려 들지 않는 가시밭길이라 해도 더욱 중요한 가치와 공익(公益)을 위해 반드시 가야만 할 길도 있다.

    각자 제 갈 길이 있는데 어떤 이는 잔뜩 욕심을 부려 엉뚱한 길을 선택해 화(禍)를 자초하기도 하고 또 어떤 이는 잔꾀를 발동하여 질러가는 길을 찾아 위태로움을 무릅쓰고 가다가 봉변을 당하기도 한다.

　지도자(知道者), 즉 제가 가야 할 길을 올바로 안다는 것은 일이 십 년 공부해서 터득될 일도 아니고 돈이나 권력으로 해결할 일도 못 된다. 누구 말처럼 남에게 '머리를 빌려' 제 갈 길을 찾아낼 수도 없는 노릇이고 보면 '길 찾기(求道)'란 그리 쉬운 일이 아니라는 걸 짐작할 수 있게 된다. 그래서 그냥 대충대충 남이 가는 대로 쫓아가면서 살다보면 그 인생 노정이란 게 그저 그렇고 그런 삶의 연속이 되다가 '대과(大過) 없이' 삶을 마무리 짓는 것으로 만족할 수밖에 없게 된다.

　숨을 거두고 눈빛이 땅에 떨어질 무렵(眼光落地), 자신이 걸어온 인생노정을 돌이켜보면서, 함께 길을 걸었던 도반(道伴)의 손목을 지그시 잡은 채 만족스러운 미소를 띠고 또 다른 세계로의 길 떠날 채비를 할 수 있을 정도의 삶은 되어야 하지 않겠는가.

　최소한 그 정도의 삶은 되어야만 지상(地上)에 다녀간 '빛의 삶'을 사셨던 많은 분들의 고장으로 가서 합류(合流)할 수 있지 않겠는가. 그러려면 이제 눈길을 외부세계로부터 거두어 안으로 돌려 남들이 가는 길에만 정신 팔지 말고 '제 갈 길 찾는' 일에 모든 노력을 기울이는 게 현명할 듯싶다.

　"명예와 몸은 어느 것이 더 중요한 것인가(名與身孰親). 몸과 재물은 어느 것이 더 소중한 것인가(身與貨孰多)"라는 두어 마디 물음을 통해 철인(哲人) 노자(老子)는 외부세계의 그 어떤 가치도 깨달음의 빛에 의지하여 내부세계의 제 갈 길을 찾아가는 그 드높은 가치와 비교될 수 없다는 사자후(獅子吼)를 토해낸 바 있다.

"큰길은 매우 평탄한데도 사람들은 지름길로 다니는 것을 좋아한다(大道甚夷而人好徑). 조정에는 인재가 없고 밭은 묵었으며 창고는 비었음에도 하는 짓들은 화려한 옷치장에 좋은 칼 차고 으스대며 음식은 배 터지게 먹고 재물은 한껏 낭비해 댄다. 이는 제 것이 아닌 남의 것으로 잘난 체하는 짓이므로 바른길이 못 된다(非道也)." 도덕경 53장

마치 요령과 편법이 판을 치는 요즘의 세상을 예견하고 지적한 가르침처럼 느껴지는 것은 진리의 언어(法語)란 본시 시공(時空)을 넘어 여여(如如)히 빛을 발하는 속성이 있기 때문이 아닌가 여겨진다.

외부세계로만 치닫는 눈길을 내부세계로 돌려 제 갈 길을 찾기 위해서는 노자가 누차 강조한 대로 비움과 고요함을 기본으로 삼지 않으면 안 될 것 같다. 다른 것들로 채워진 것에는 정작 담아야만 할 가치 있는 것들을 담을 수 없고 고요함을 잃으면 변화의 소용돌이에 휘말려 중요한 것들을 시종여일 유지할 수 없게 되기 때문이다.

"비움의 극치를 이루고(致虛極) 최대한의 고요함을 유지한다(守靜

篤). 만물이 번성하여도 나는 원점으로 돌아갈 것을 (미리) 본다. 어떤 것들도 일시적 영화를 거두어 뿌리로 돌아가게 마련이다. 그것을 고요함이라 하고(歸根曰靜) 그 고요함을 자연계 질서로의 복귀라 하며(靜曰復命) 자연계 질서로의 복귀를 정상이라 하고(復命曰常) 그 정상을 아는 것을 밝음이라 한다(知常曰明). 그런데 어떤 길이 정상인지를 모르면 화를 부를 엉뚱한 길로 가게 된다(不知常 妄作凶). 정상적인 길, 큰길, 제가 가야만 하는 그 길로 간다면 오래도록 무사히 목적지를 향해 갈 수 있게 되고 제 수명이 다할 때까지 위태로울 일이 없게 된다(道乃久 沒身不殆)."

도덕경 16장의 이 구절이 시사하는 대로 우리네 삶의 길을 방향 잡아 나간다면 최소한 길 걷는 도중에 봉변을 당하는 위태로울 일은 면할 것이고, 더 나아가 오래오래 목적지를 향해 갈 수 있음으로써 마침내 밝은 세상, 또 다른 차원의 좋은 세상으로 들어서리라 생각된다.

'길'로써 비유를 삼아 얘기하면 다른 모든 사안에 대해서도 미루어 짐작하기가 좋은 법이다. 즉 인체 생명의 원리에 따른 바른 섭생만이 주어진 천명(天壽)을 건강하게 온전히 누릴 수 있는 큰 길임을 짐작할 수 있으리라. 뱀 쓸개나 해구신(海狗腎), 기타 정력제를 마구 섭취하고 일시적 쾌락에 혼백을 뺏겨 기력을 소진하는 짓은 '상도(常道)를 모름으로써 재앙을 부르는(不知常妄作凶)' 대표적 사례라 하겠다.

 육체적인 것이든, 정신적인 것이든 정도와 원칙을 벗어난 지름길 행(行)을 고집한다면 예기치 못한 봉변을 당해 중도에 좌절하게 되는 인생을 스스로 만드는 꼴이 되리라. '큰길을 가면 오래도록 먼 길을 가더라도 목숨이 다할 때까지 위태로울 일이 없을 것'이라는 노자의 가르침을 다시 한 번 되새기며 우리 모두의 '건강 나침반'으로 삼기를 제안해 본다.

※노자 '도덕경'의 해설은 해설가에 따라 워낙 천차만별로 나타나 부득이 비재철학을 돌아보지 않고 필자 스스로 풀이한 것임을 첨언한다.

〈월간 신토불이건강 2002년 8월호〉

038

氷壁의 난관을 오르며
깨달은 것들

　지금 우리들이 건너고 있는 '세월의 강(江)'은 경인(庚寅)년 설인 2월 14일이 되기 전까지는 기축(己丑)년이므로 현재는 기축년의 막바지 고개를 넘고 있는 중이라 할 수 있다. 겨울은 왜 겨울인가? 생명 있는 모든 존재는 먹이 사슬의 일시적 공백기와 온 천지가 얼어붙는 맹추위 속에서 '겨운 삶을 살아가는 시기'이므로 참으로 힘겨운 계절이라 할 수 있다.

　기축년의 겨울은 유난히 많은 눈이 자주 내리고 강추위가 연일 계속됨으로써 가뜩이나 힘겨운 사람들에게 더욱 긴 인고(忍苦)의 시간을 갖게 한다. '아이티'의 지진 참사로 인해 지구촌 전체가 예상치 못한 비극을 지켜보면서 결코 남의 일 같지 않다는 생각에 연민의 정과 슬픔을 함께 나누며 각국에서 지원활동을 펴고 있음은 그나마 맹렬한 한파(寒波) 속에서도 따뜻한 인간적 정(情)을 느끼게 한다.

 기축년의 동장군(冬將軍)이 이끄는 겨울나라 한파군(寒波軍)이 기습해 올 때 따뜻한 남쪽나라로 피신하거나 양지바른 햇볕을 찾아 이동하지 않고 그들과 맞서서 용감하게 싸우는 특수부대 전사(戰士)들이 있다. 위에서 아래로 내달리며 공격하는 설원(雪原)의 스키부대, 평평한 얼음 위로 쏜살같이 다니는 빙상(氷上)의 스케이트부대, 눈 덮인 산과 고개를 넘어 강행군하며 추위를 물리치는 겨울 산의 게릴라전 부대, 철옹성 같은 난공불락(難攻不落)의 바위벽과 얼음벽을 넘어 새로운 세상을 탐구하고 더 높은 곳의 추위와 싸우며 그들의 성벽을 기어올라 넘어가는 고산(高山) 정복대와 암·빙벽(岩氷壁)부대 전사들이다.

 특히 빙벽을 오르는 독특한 묘미에 이끌려 빙벽에 도전하는 사람들이 해마다 늘어나고 있는 것은 우리 사회에 안일무사(安逸無事)주의에 빠지지 않도록 스스로를 채찍질하며 자신의 내부에 자리 잡고 있는 '도전 본능'을 찾아내 극대화시키는 구도자(求道者)들이 적지 않다는 사실을 보여주는 사례라 하겠다. 특히 한파의 주력부대가 자리 잡고 있는 설악산의 소승폭포, 토왕성폭포, 춘천의 구곡폭포, 화천 딴산 빙장, 양구 용해소 빙장, 충북 영동의 송천 빙장, 강원도 영월의 한반도 빙장 등 전국 각지의 빙벽을 찾아다니며 한파와의 전쟁을 이어가는 구도자적 빙벽전사들은 불굴의 도전정신과 그리벨, 페츨사의 아이스바일, 크램폰 등 세계 공인의 신무기들로 무장하고 나름대로 익힌 전술전략을 활용해 한랭(寒冷) 전선에서 한파의 선봉부대인 얼음의 벽과 전투를 벌이고 있는 것이다.

필자 역시 무자년 겨울(2008년 12월~2009년 2월)에 빙벽등반을 시작해 10여 차례 크고 작은 전투에 참가한 이래 2009년 12월 27일 강원도 양구 용해소 빙벽장 전투를 시작으로 두 번째 빙벽과의 전쟁을 벌이고 있는 중이다. 소속부대는 한국의 빙벽전 사령부 예하 김용기 등산학교 제8기 빙벽반이다. 1월 3일 영동 빙장, 10일 화천 딴산 빙장, 17일 영동 빙장, 24일 영월 한반도 빙장, 31일 설악산 소승폭포 빙벽으로 이어지는 한파군 빙벽과의 전쟁을 계속하고 있는 중이다.

물론 경인년 봄의 임금(東君)이 아지랑이 선발대를 앞세워 온갖 꽃들의 미소를 띠고 등장할 무렵 동장군의 기세가 수그러들면서 머리를 숙이고 방향을 돌려 등을 보이며 후퇴할 때에는 페어플레이 정신에 따라 추격전을 펴지 않고 싸우면서 정든 친밀감 때문에 아쉬움 속의 전송을 할 뿐이다. 말이 전쟁이지 얼음벽과 씨름을 하는 '친선 씨름대회'이기도 하고 또한 서로 어울려 많은 추억과 이야기들을 만들어내는 '얼음 잔치'이기도 하다.

따라서 한겨울의 빙벽 전장(戰場)은 이러한 '아이스 페스티벌'을 통해 따뜻한 방 아랫목 신세를 지지 않고 한파를 정면으로 맞이하고 얼음과 부대끼면서 그 차디찬 얼음과도 정들게 되는, 그래서 그 맹렬하던 동장군이 얼음부대원들을 이끌고 떠나는 것을 오랜 친구와의 이별처럼 서운해 하기도 하는 기이한 장면들이 연출되는 그런 전쟁터인 것이다. 좀 더 있어만 준다면 맛있는 막걸리나 프랑스 코냑이라도 아끼지 않고 내어다 함께 술잔을 기울이고 싶은 생각조차 간절하다는 사실을 동장군과 그 군사들에게 말해주고 싶은 심정이다.

전국 각지의 명산들을 다니며 암벽등반을 하다가 10여 개월 만에 다시 빙벽등반에 나서자 그동안 굳은 몸과 마음으로 헉헉거리는 숨소리만 거칠어질 뿐 직벽 80여 미터의 빙벽은 그야말로 난

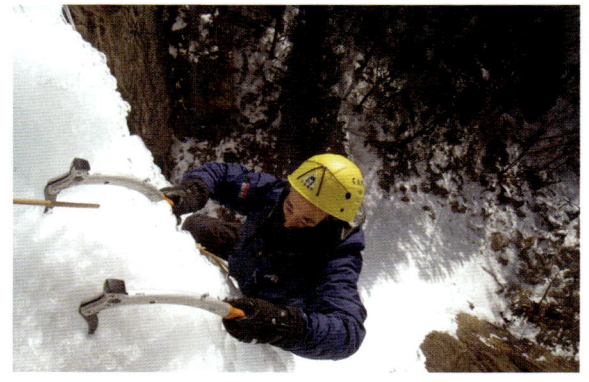

공불락의 거대한 철옹성으로 다가오며 저 성벽을 오를 일이 난감하게만 느껴진다. 나의 힘과 기량이 부족할 때 벽은 더욱 높고 험준해 보이는 법이다.

양구 용해소에서의 1차전을 치르고 영동 송천 빙장에서 제2차전을 치르고도 경직된 몸은 풀릴 기미가 보이지 않더니 화천 딴산에서의 제3차전을 치르면서 조금 균형이 잡히고 영동의 제4차전에서 버벅거리면서라도 약 80m 최상단 부위에 오를 수 있었으며 영월 한반도 빙장의 제5차전에서 비로소 어느 정도 발에 힘도 들어가고 약간의 요령을 터득해 힘을 덜 들이면서 목표지점까지 오를 수 있었다. 암벽등반, 빙벽등반의 세계에 발을 들여놓은 이래 강사진들의 지도와 그에 따른 반복훈련을 통해 조금씩 나아져가는 자신을 본다는 것은 만족감을 넘어 그 어떤 난관과 어려움도 극복 해결할 수 있다는 자신감을 갖게 한다는 차원에서 대단히 의미 있는 일임에 틀림없다는 생각을 한다.

우선 넘어야 할 산과 고개, 벽 앞에 서서 "힘들 것이다, 불가능할 거야"라는 주저의 마음으로 발길을 돌리는 나약함을 떨치고 과감하게 도전하여 잠재된 모든 역량을 총동원해 난관을 극복하고 문제를 해결하기 위한 부단한 노력을 경주하는 활기찬 삶의 길을 걷는다는 자부심을 갖게 되는 것이다. 높디높은 바위절벽과 까마득한 얼음의 벽을 올려다보면서 그 속에 길이 있으리라고는 그 누구도 생각하지 못할 때 간절한 구도(求道)심으로 길을 찾고 과감한 도전정신으로 천길 벼랑 끝에서 주저 없이 한 걸음 내디딤으로써 눈앞에서 펼쳐지는 '새로운 세상'을 보게 되고 '새로운 자아(自我)'를 완성해 가는 여정(旅程)에 들어섰음을 직감하게 된다.

바위는 바위일 뿐이고 얼음은 얼음일 뿐이라고 생각하는 대부분의 사람들과는 달리 바위와 얼음을 내 안의 바위벽이자 얼음벽이요, 넘어야 할 내 안의 산과 고개로 간주하고, 언뜻 보면 결코 쉽게 파악되지 않는 '길 없는 길'을 찾아내 그 길을 통해 목표지점으로 가는 사람들이 적지 않다. 어찌 생각하면 바보스럽고 무모해 보이기까지 한 그런 삶을 스스로 선택하여 목숨을 건 도전을 계속하는 고집쟁이들의 초인적 노력 덕분에 신(神)만 알 수 있을 것으로 여겨졌던 '불가능의 영역(領域)들'이 차츰 줄어들게 되었다.

자연이 만든 높은 산과 벽을 따뜻한 마음을 지닌 사람들이 서로 끌어주고 밀어주면서 만든 새로운 루트들은 뒤따라가는 이들에 의해 좀 더 넓혀지고 잘 정비된 통로가 되어 미지(未知)의 세계로 안내하는 훌륭한 이정표(里程標)가 되는 법이다.

이 겨울, 얼음의 벽을 아이스 바일로 찍으며 오르다가 문득 머나먼 바다를 여행한 끝에 산골 본향(本鄕)으로 회귀(回歸)하는 여정에서 거대한 폭포를 거슬러 오르는 연어들의 몸짓이 연상된다. 편안한 생활에 젖어 가만히 앉아서 별다른 노력 없이 우리들의 몸과 마음을 잉태시켜 세상에 나오게 한 '영성(靈性)의 본향'으로 찾아갈 수 있겠는가?

　깊은 산속에서 발원하여 제 본향인 바다를 향해 흐름을 이어가던 어느 계곡물이 동장군의 성화에 못 이겨 얼어붙은 빙벽을 거슬러 오르는 행위는 폭포로 내리 쏟아지는 수직의 물을 안고 씨름하는 것이요, 아이스 바일로 얼음을 찍는 것은 '칼로 물 베기'에 불과한 허망한 몸짓이지만 어찌 생각해 보면 깊은 철학이 담긴 구도자들의 구도행각으로 볼 수도 있겠다. 그 행위의 의미와 가치가 어떻든 간에 머리 아픈 복잡한 얘기보다는 아무튼 빙벽등반은 보기보다, 생각보다 그리 위험한 것은 아니며 누구라도 노력만 하면 오묘한 맛에 이끌려 시간이 날 때마다 마치 전쟁터를 방불케 하는 전국 각지의 빙벽장을 성지(聖地)처럼 순례하는 구도자로 바뀌게 될 것이다.

　　수직 절벽의 바위 몸에
　　백색의 얼음 옷을 휘감고
　　俗人의 발길이 닿지 않는 철옹성 안에서
　　立禪삼매에 든 허허로운 禪客
　　차디찬 얼음으로 俗塵을 씻고
　　혼신의 힘을 다해 높은 벽을 오르는
　　구도자들의 구도 행각은
　　어쩌다 내리비치는 햇살에 눈부시도록 빛난다

다른 이들이 부귀공명을 탐하든
아니면 명예와 안락을 추구하든
아랑곳하지 않는다
세상에는 다양한 길이 존재하니까
다만, 얼음벽에 매달려
내 안의 높은 벽을 넘기 위해
얼음벽과 씨름을 하다가
이내 목숨을 건 전투를 벌인다
그러나 종내에는 싸우다가 정들어
서로 헤어질 무렵에는
다시 만나기를 기약하는 연인들처럼
아쉬움에 자꾸만 뒤돌아보며
무거운 발길을 돌린다.

그들, 빙벽을 오르는 구도자들은 스스로 깨닫든 깨닫지 못하든 노자(老子)께서 도덕경(道德經)을 통해 강조한 바대로 '도의 속성에 가장 가까운(幾於道) 물의 덕성에서 삶의 지혜를 배우라'는 상선약수(上善若水)의 가르침을 몸소 체득하기 위한 구도(求道) 행각을 이어가는 것으로 생각된다. 전국의 모든 빙벽장에서 빙벽등반을 즐기는 분들의 안전등반을 기원한다.

〈월간 仁山의학 2010년 2월호〉

039

'스코트 니어링의 죽음'에서 배울 점들

生不如死의 "인위적 연명치료 중단" 판결의 의미

젊은 시절에 한때, 인도의 현대 4대 성인(聖人)의 한 사람으로 일컬어지는 크리슈나무르티의 애인이기도 했던 헬렌 니어링과 재혼하여 이후 53년 동안 자연을 벗 삼아 미국의 산골마을에서 자연의 섭리대로 살다가, 태어난 지 1백년 되던 해에 스스로 자신의 목숨을 거두어 저세상으로 떠난 미국 펜실베이니아대학교 경제학과 교수를 지낸 스코트 니어링(Scott Nearing, 1883~1983)의 죽음은 진정한 존엄사(尊嚴死)의 한 전형으로 전해져 온다.

인공 구조물들과 콘크리트가 싫어서 산속에 흙과 돌과 나무를 이용해 손수 집을 짓고 자연과 동화(同化)되어 살면서 그곳을 찾아오는 이들에게 인위(人爲)가 아닌 '무위자연(無爲自然)'의 소중한 가치를 일깨워주는 것을 낙(樂)으로 삼았던 자연주의자. "평생 병원, 약국을 멀리하고 일체의 의약품을 사용하지 않았기 때문에 도리어 건강할 수 있었다"는 경험적 사실을 기회 있을 때마다 강조하는가 하면 심지어 설탕조차도 단풍나무의 수액을 달여서 시럽을 손수 만들어 당분을 취할 정도로 철저한 자연주의로 일관한 그들 부부의 삶은 한 폭의 아름다운 풍경화 그 자체다.

이들 부부의 풍경화의 마지막 장면은 스코트 니어링이 스스로 선택한 그의 존엄사다. 스코트 니어링은 1백 살이 되던 해에, 즉 탄생 1세기를 넘긴 뒤 점차 기력이 쇠하는 등 여러 가지 징후들을 감안할 때 이 세상을 떠나야 할 시기가 되었음을 직감하고 새로운 출발을 위한 준비에 들어간다. 삶의 종말이 아니라 새로운 삶의 시작인 만큼 절대로 슬퍼하거나 괴로워할 필요가 없으며 더구나 의료술을 동원해 아무런 의미를 부여할 수 없는 '연명(延命)치료'를 할 필요가 없다고 선언하고 자신이 존엄성을 잃지 않고 자연스럽게 떠날 수 있도록 의료인이나 종교인을 입회시키지 말아달라는 부탁을 가족들과 주변 사람들에게 한 뒤 일절 곡기(穀氣)를 끊은 채 며칠 지내다가 자신의 1백 살 생일(1983년 8월 6일)을 지난 지 18일 만인 8월 24일 유유히 세상을 하직하였다. 죽음을 준비하면서 미리 작성한 "주위 여러분에게 드리는 말씀"이라는 제목의 '스코트 니어링의 유언'은 시공(時空)을 넘어 많은 사람들에게 잔잔한 감동을 주고 있다.

주위 여러분에게 드리는 말씀
인생의 마지막 순간이 오면
나는 자연스럽게 죽게 되기를 바란다.
나는 병원이 아니고 집에 있기를 바라며
어떤 의사도 곁에 없기를 바란다.
의학은 삶에 대해 아는 것이 거의 없는 것처럼 보이며
죽음에 대해서도 무지하니까.

그럴 수 있다면 나는 죽음이 가까이 왔을 무렵에
지붕이 없는 툭 트인 곳에 있고 싶다.
그리고 나는 단식을 하다 죽고 싶다.
죽음이 다가오면 음식을 끊고
할 수 있으면 마찬가지로 마시는 것도 끊기를 바란다.

나는 죽음의 과정을 예민하게 느끼고 싶다.
그러므로 어떤 진통제나 마취제도 필요 없다.
나는 되도록 빠르고 조용히 가고 싶다.
회한에 젖거나 슬픔에 잠길 필요는 없으니
오히려 자리를 함께한 사람들은 마음과 행동에
조용함과 위엄, 이해와 평화로움을 갖춰
죽음의 경험을 함께 나눠주기 바란다.

죽음은 무한한 경험의 세계
나는 힘이 닿는 한 열심히, 충만하게 살아왔으므로
기쁘고 희망에 차서 간다.
죽음은 옮겨감이거나 깨어남이다.
삶의 다른 일들처럼 어느 경우든 환영해야 한다.

법이 요구하지 않는 한
어떤 장의업자나 그 밖에 직업으로 시체를 다루는 사람이
이 일에 끼어들어선 안 된다.
내가 죽은 뒤 되도록 빨리 친구들이
내 몸에 작업복을 입혀 침낭 속에 넣은 다음
평범한 나무 상자에 뉘기를 바란다.
상자 안이나 위에 어떤 장식도 치장도 해서는 안 된다.

그렇게 옷을 입힌 몸은
화장터로 보내어 조용히 화장되기를 바란다.
어떤 장례식도 열려서는 안 된다.
어떤 상황에서든
언제 어떤 식으로든
설교사나 목사, 그 밖에 직업 종교인이 주관해서는 안 된다.

화장이 끝난 뒤 되도록 빨리 나의 아내가,
만일 아내가 나보다 먼저 가거나 그렇게 할 수 없을 때는
누군가 다른 친구가 재를 거두어
바다가 바라다 보이는 나무 아래 뿌려주기 바란다.

나는 맑은 의식으로 이 모든 요청을 하는 바이며,
이런 요청이 내 뒤에 계속 살아가는
가장 가까운 사람들에게 존중되기를 바란다.

    자연주의자, 근본주의자, 무정부주의자로 불리거나 한편으로는 평화주의자, 채식주의자, 사회주의자로 불리기도 하는 스코트 니어링의 이러한 죽음이야말로 자타가 공감하는 존엄사의 한 전형이라 할 것이다. 자연의 섭리를 외면하거나 무시한 채 산소호흡기 등을 통해 진정 누구를 위한, 무엇을 위한 치료인지도 불분명하고 참으로 어떤 의미도 찾기 어려운 무리한 연명치료를 고집하다가 대법원의 최종 판결에 의해 마지못해 산소호흡기를 제거하면서 '존엄사' 운운하는 것은, 공감은 고사하고 이해 납득하기조차 쉽지 않은 처사다.

    굳이 꼭 자신들의 의료행위를 정당화시키고 미화(美化)시키고 싶다면 그 누구의 공감도 얻지 못하고 비웃음만 더 살 무리한 용어보다는 인위적, 인공적 연명치료를 중단함으로써 자연 수명을

마치게 되었다는 의미의 '자연사(自然死)'라는 표현이 더 잘 어울릴 듯싶다. 우리들의 삶에서 인위(人爲), 인공(人工) 등 비자연적 요소들을 제거함으로써 우리는 더 중요한 가치인 자연(自然)으로 돌아갈 수 있고 자연의 섭리에 따라 살다가 자연의 섭리에 따라 떠날 수 있게 되는 것이다.

'얼마나 사느냐' 라는 삶의 양(量)보다는 '어떻게 사느냐' 라는 삶의 질(質)을 더 중시하기 시작한 시대적 흐름을 감안해서라도 의료에 종사하는 모든 이들은 차제에 상업적 의도 또는 의료적 편견에 기인하는 것으로 의심받을 수 있는 무리한 연명치료를 지양(止揚)하고 환자가 떠나야 할 때 떠날 수 있도록 환자와 그 가족들을 배려해 주었으면 한다. 어떻게 해서라도 목숨을 연장시켜 고쳐보려는 의자(醫者)로서의 의료 욕구를 이해하지 못하는 바는 아니지만 산소호흡기에 의지하여 '산 것도 아니고 그렇다고 죽은 것도 아닌' 생불여사(生不如死)의 삶을 몇 년씩 이어가게 하는 것은 굳이 대법원의 판결이 아니더라도 합리적 처사가 못 된다는 것을 자각(自覺)해야 할 것 같다. 의료계 자체적으로 '자연사(自然死)'에 관한 분명한 기준을 만들어 자연의 섭리에 따라 떠나야 할 때 떠날 수 있도록 배려하는 것이 합리적이요, 문제 해결의 상책(上策)이라 하겠다.

〈2009년 7월 11일자 '주간함양' 신문〉

040

心身건강의
洞天仙界로 가는 길

 생명을 지닌 모든 것, 즉 모든 생명체에는 그 생명의 탄생과 존재, 사망에 이르기까지의 과정에 어떤 원리가 작용하게 마련이다. 이러한 생명의 존재원리에 대해 무관심과 몰상식, 그릇된 상식과 지식으로 치닫기만 하는 게 현대를 살아가는 대부분 인류의 피할 수 없는 현실이다.

 왜 이렇게까지 가고 있는가를 이제는 생각하지 않으면 안 되는 시점인데도 대부분 무감각, 무관심, 딴생각, 자포자기로 일관하다시피 하는 현실은 그런 문제에 관심을 갖고 그것을 해결하기 위해 고민하고 노력하는 사람들을 안타깝게 한다.

 바로 자기 자신의 생명에 관한 중요한 문제임에도 강 건너 불구경하듯이 별로 대수롭지 않게 생각하다가 자기 생명시스템에 이상이 발생하면 그제야 필요 이상으로 넋 나간 사람처럼 허둥대며

갈 길 모르고 헤매다가 비명(非命)에 가고 만다. 같은 인류요, 우리 국민이며, 이웃이요, 친지, 친족, 가족들이 이렇듯 생명원리에 무지몽매한 상태에서 맞게 되는 비명횡사(非命橫死)를 인류 의료계를 비롯해 너나 할 것 없이 수수방관만 하고 있음은 참으로 슬프고 또 슬픈 일이 아닐 수 없다.

과거의 뭇 성현들은 그래도 인류의 비명횡사를 막기 위해 생명존재의 근저에 자리 잡고 생명시스템을 교란시키는 중요 원인들을 찾아내 시정시키기 위해 온갖 노력들을 기울여왔다.

그러나 그런 노력들을 물거품으로 만드는 혹세무민의 온갖 잡설과 사술(詐術), 상혼(商魂) 가득한 달콤한 독설(毒說)들의 횡행으로 인류의 바른 가치관은 붕괴되어가고 영리추구에 급급한 장사꾼들의 표리부동한 해괴한 주장들만 세상을 풍미하고 있음은 실로 안타깝기 그지없다.

국조 신인 단군의 여천지합기덕(與天地合其德)의 천부신서(天符神書)의 지혜로운 가르침과 석가세존의 인류 삼독(三毒), 즉 탐욕·성냄·어리석음을 물리칠 계정혜(戒定慧) 삼학(三學)의 묘방은 저급 정보의 홍수 속에 파묻혀 그 진가를 발휘하지 못하고 있다.

분노와 공격성으로 서로가 서로를 해치는 인류에게 널리 사랑하는 묘법을 제시한 예수의 박애(博愛)와 폭행과 살상(殺傷)을 일삼는 사람들의 가슴에 새로운 휴머니즘을 심어주려 노력한 공자

(孔子)의 묘방인 '인(仁)'을 어디에서 찾을 수 있단 말인가. 우주 자연과 생명존재 사이의 관계 속에 내재된 법칙과 도리(道理)를 설파(說破)하여 인위(人爲)와 인공(人工), 작위(作爲), 무리(無理) 가 판치는 세상을 무위자연(無爲自然)의 신천지로 이끌려 한 노자(老子)의 그 '길(道)' 마저 사람들의 무지(無知)와 탐욕으로 생산해 낸 쓰레기 더미에 파묻혀 통로와 그 입구를 분간하기 어렵게 되었다.

이런 난감한 세상의 인류와 미래 인류의 영원한 건강 도리(道理)를 우주의 자연법칙과 인간의 생명원리에 근거하여 제시한 이가 근세에 있었음은 인류의 생존과 번영을 위해 참으로 다행스럽다 하겠다.

성현들의 가르침 속에 건강 비결 있어

어진 마음의 산(仁山)이요, 어진 마음의 바다(仁海)이며 또한 바다의 상징물(海印)이기도 한 사람의 몸을 그 원료가 되는 물질(9차 법제 竹鹽)로 다스려 조화와 균형의 상실로 초래된 질병으로부터 건강을 회복할 수 있도록 다양한 신약(神藥), 영약(靈藥), 묘방(妙方)을 제시한 이는 인산 김일훈(仁山 金一勳, 1909~1992) 선생이다.

그 최초의 저서 『우주와 신약(神藥)』(1980)을 위시하여 『구세신방(救世神方)』(1981), 『신약(神藥)』(1986), 『신약본초(神藥本草)』

(1992) 전편, 『신약본초』(1998) 후편으로 이어지는 저술 및 어록에 담긴 자연법칙과 생명원리, 건강도리, 신약 묘방 등의 내용은 가히 혁명적이라 할 획기적 발상과 놀라운 아이디어들로 가득 차 있음을 발견할 수 있다.

필자의 선친이므로 필자는 일찍이 그 놀라운 혜안(慧眼)과 기발한 아이디어, 인류에 대한 끝없는 관심과 사랑, 필설로 형언키 어려운 신비한 치병 효과 등에 대해 줄곧 목격할 수 있었다. 안타까운 것은 경천동지(驚天動地)의 기적 같은 일들이 시도 때도 없이 벌어지고 목도되는데도 이상하리만치 그 누구도 관심을 갖고 연구하거나 실천하려 들지 않은 채 많은 세월이 흘러갔다는 점이다.

세인들의 무관심 속에 위대한 각령(覺靈)은 세상에 복음(福音)을 남긴 채 육신의 탈을 벗고 선계(仙界)로 떠나버리셨고 그제야 하나 둘씩 사람들이 모여 그가 남긴 '인산(仁山)의학'의 교본들을 본격 연구하기 시작했음은 그나마 다행스러운 일이라 하겠다.

그 무슨 수식어로 그토록 위대한 각령의 영묘한 가르침과 그 가르침 속에 용해되어 전해지는 엄연한 자연법칙과 생명원리, 건강도리의 위대성과 실용성을 수식할 수 있겠는가. 필자는 다만 『신약본초』 등의 이정표에 의지하여 인류 누구나 인산이 제시한 심신(心身) 건강의 동천선계(洞天仙界)로 들어가 천수(天壽)를 다 누릴 때까지 건강하고 행복하게 살기를 바랄 뿐이다.

〈월간 신토불이건강 2001년 3월호〉

4장
4천년 전통 이어온 자연요법
천연물 神藥

5장
생명의 불 돋우는 靈艾炷
쑥뜸 神方

6장
생명의 물 맑히는 甘露精
죽염 妙法

P.a.r.t. 2
活人
仁山神方

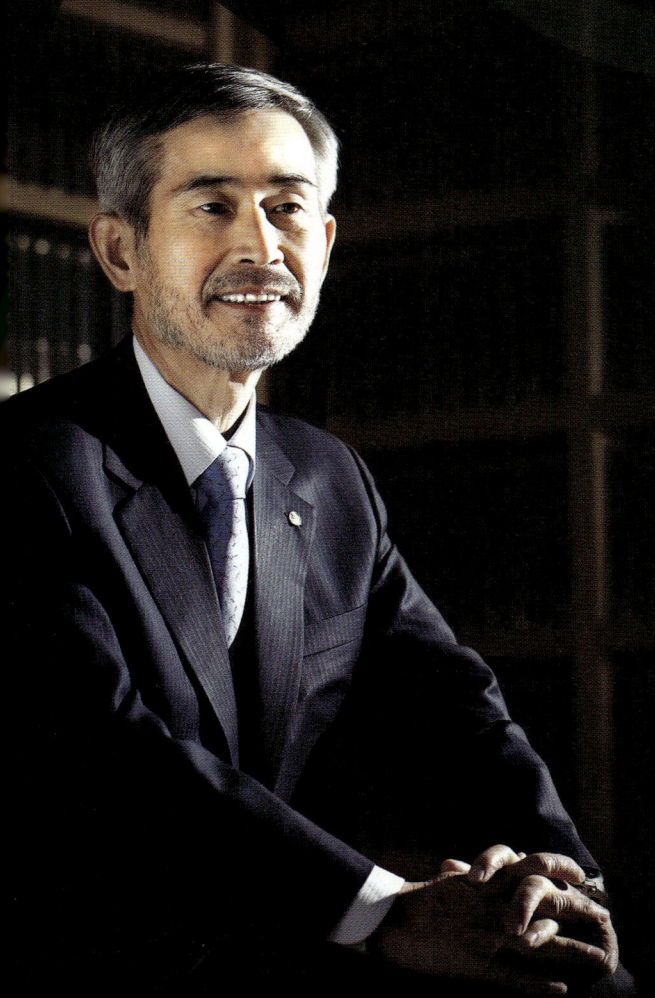

4장

4천년 전통
이어온 자연요법
천연물 神藥

041 仁山 醫方 잘 쓰면 '如意珠' 된다
042 眞理도, '活人神藥'도 멀리 있지 않다
043 『神藥』을 읽고 또 읽으면 '自醫 묘법' 터득
044 4천년 時空 넘어 復活한 神市의학
045 順理 自然 앞에서 불치병은 없다
046 無爲 의료라야 自然治癒 가능하다
047 다친 뼈 회복의 靈藥-홍화씨 이야기
048 원시시대부터 쑥과 마늘의 약성 활용
049 宇宙의 마음 가질 때 병 고치고 인생도 바뀐다
050 天然物 약성을 제대로 활용하는 지혜

041

仁山 醫方 잘 쓰면 '如意珠' 된다

　세상살이에서 소원(所願)대로 모든 것이 이루어진다면 얼마나 좋겠는가마는 "인생(人生)은 고해(苦海)"라는 가르침이 시사하는 것처럼 그리 잘되지 않는 것이 우리의 슬픈 현실이다. 정치가 안정되고 경제가 잘 돌아감으로써 집집마다 풍족하고 행복하게 살았으면 하는 바람은 누구나 원하는 것이지만 이처럼 소박한 바람조차도 실현되기 어려운 세상을 우리는 살아가고 있다. 소위 '여의(如意)치 못하다', 즉 뜻한 바와 같이 되지 않았다는 얘기다.

　'역사 바로 세우기'라는 이름 아래 진행되는 친일(親日) 행적 및 친북(親北) 좌익 활동 규명을 내세워 극한 대결구도로 치닫는 여야(與野) 정치인들의 '상극(相剋)정치'가 국민들에게 불안과 실망을 안겨주는 것도 문제지만 활로(活路)가 보이지 않는 경기침체의 늪에서 허우적거리는 민생경제 또한 간과할 수 없는 근심거리다. 나라는 나라대로 가정은 가정대로 개인은 개인대로 모두들 어려움을 겪고 있지만 그 어느 것 하나도 이렇다 할 해결책은 여의치 않아 보인다.

세상만사 뜻대로 되지 않는 게 우리네 인생살이

경제적으로 어렵던 처지를 극복하기 위해 온갖 고생을 마다하지 않고 모든 노력을 기울인 끝에 마침내 먹고살 만하게 되었고 내 집 마련의 꿈도 이루었으며 자가용 승용차를 마련해 온 가족 모두 행복한 삶이 시작되는가 싶을 때, 청천 날벼락처럼 예고 없이 찾아든 난치성 병마의 기습에 변변한 싸움 한 번 못해 보고 힘없이 무너져버린 이 땅의 불운한 가장들의 삶은 여러 가지 면에서 시사하는 바 적지 않다. 즉 세상일 참으로 뜻대로 되지도 않고 만만치도 않다는 것을 단적으로 보여주는 예라 하겠다.

피비린내로 얼룩진 폭력배 생활을 청산하고 새 삶을 시작하려다가 뜻하지 않은 병마(病魔) 앞에 좌절되어 비명(非命)에 삶을 마감하는 안타까운 사연들도 종종 눈에 띈다. 개인이든, 가정이든, 나라든 경험적 지혜의 소산(所産)이라 할 정신적, 물질적 건강이 뒷받침되지 않을 경우 그 앞날의 운명은 그야말로 예측하기 어려운 것이다.

그래서 우리들은 날마다 달마다 해마다, 아니 만날 때마다 서로에게 모든 소원하는 일들이 뜻대로 이루어지기를 축원하곤 하는 것이다. 그러나 기원이나 축원이 중요하긴 하겠지만 바라는 바가 이루어질 수 있도록 여건과 환경을 조성하고 뜻한 바대로 되지 않을 수 없도록 지혜와 정성을 곁들인 노력이 선행(先行)되지 않으면 그저 축원은 축원으로 끝날 가능성이 높다. 그것은 자신의 바람이든, 타인의 소원이든 마찬가지일 것이다.

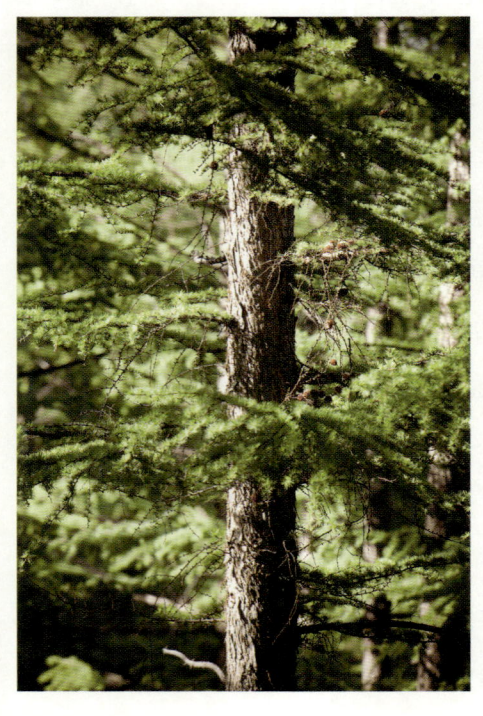

하늘로 올라 구름 모아 비를 뿌려 만물을 화육(化育)할 그날을 꿈꾸며 긴긴 칩거(蟄居)의 나날을 보낸 용(龍)이 '그것'을 얻지 못하면 결코 승천하지 못한다는 것이 있다. 바로 '여의주(如意珠)'라는 것이다. 인도의 산스크리트어로 Mani(마니, 摩尼)라 불리는 이 구슬은 용왕(龍王)의 뇌 속에서 나온 것이라 하며 사람이 이 구슬을 가지면 독(毒)이 해칠 수 없고 불에 들어가도 타지 않는 공덕이 있다고 한다.

여의주를 얻어 龍이 승천한다는 얘기에서 생각해볼 점

'뜻한 바대로 이루어지게 해주는 구슬'이라는 의미의 '이 여의주를 얻어 용(龍)이 승천한다'는 이야기에서 대개 그저 그렇고 그런 얘기려니 하겠지만 잘 살펴보면 매우 흥미로운 사실을 발견할 수 있을 것 같다. 이 세상을 살면서 뭐 한 가지라도 제대로 이룬다는 게 쉽지 않은데 만약 누구나 공감할 수 있을 정도의 뭔가를 해내거나 세상 사람들에게 크게 기여를 한 바 있다면 그 사람에게는 어떤 형태의 것이든 나름대로의 '여의주'가 존재한다고 할 수 있겠다.

어떤 사람이 벼락출세를 했을 경우 '개천에서 용 났다'거나 '미꾸라지 용 되었다'는 표현을 우리는 종종 말하거나 듣게 된다. 그러나 눈에 보이는 것은 그 사람의 성공이지만 그 성공 이면에 깃든 피땀 어린 노력의 과정에서 뭔가 남다른 것 하나, 즉 그것이 여의주가 됐든, 법력(法力)이 됐든, 또한 세속적인 표현으로 지혜와 용기가 됐든 그런 것들이 보이지 않게 작용했을 것이라는 점은 간과(看過)하게 마련이다.

지혜로운 여인이 생명의 씨앗을 잉태하여 기도하는 마음으로 정성껏 보육(保育)하여 성장시키게 되면 뒷날 그들에 의해 어둡던 세상이 밝아지거나 새로운 역사가 쓰이게 됨을 우리는 종종 보아 왔다. 그 여인을 매개체로 하여 세상에 나온 그들을 우리는 현자(賢者) 또는 성자(聖者), 신선(神仙), 도인(道人) 등의 이름으로 부르며 추앙하게 된다. 그들을 나오게 한 여인들 역시 우리들은 성모(聖母) 또는 현모(賢母)라는 이름으로 존경하게 되는데 그 성모와 현모들에게 그들의 훌륭한 아들들은 살아 있는 '여의주'라 할 것이다.

仁山의학의 方藥들을 잘 활용하면 '如意珠' 된다

좀 속된 표현이긴 하지만 이해를 돕기 위해 인용하자면 훌륭한 스님들이 출가 전에 낳은 자녀들을 신도들 사이에서 '생사리(生숨利)'라 부르는 것은 같은 맥락에서 이해될 수 있겠다. 즉 지혜와 정성과 공력의 결정체라는 의미에서 사리(숨利), 도태(道胎), 성태(聖胎), 단(丹), 그리고 종내는 '여의주'라는 표현을 통해 그 신묘한 작용까지도 상징적으로 설명한다. 표현이야 다소 다르지만 궁극적으로 말하고자 하는 내용은 대동소이하다는 것을 짐작할 수 있겠다.

"도(道)에 따라 천지(天地)가 서로 만나 조화를 이루면 세상은 감로(甘露)에 젖게 된다(天地相合而降甘露)"는 노자(老子)의 천명 역시 '도'라는 것은 천지간의 사리요, 여의주라는 얘기에 다름 아닙니다. 도저히 세속적 가치로 환산할 수 없는 보배, 즉 무가보(無價寶)라 할 '여의주'를 찾아내거나 이룰 수 있는 묘법을 제시하는 것은 아마도 대각자(大覺者)의 혜안(慧眼)이라야 가능할 것 같다.

공해시대에 질병 없이 天壽 누릴 묘방, 話頭 삼기를

각설하고 필자는 이쯤에서 지금까지 뜸만 들이고 말하지 않았던 마음속의 생각을 말하려 한다. '인산의학(仁山醫學)'의 산물인 죽염(竹鹽)은 천지가 빚은 무가보(無價寶)인 소금을 인류구제의 염원을 담아 성지(聖智)와 성덕(聖德)으로 재창조해 낸 신물(神物)이요, 이를 활용하는 사람들에게 난치성 병마를 극복하고 건강을 되찾아 행복한 삶을 영위할 수 있게 해주는 '여의주(如意珠)'라 할 수 있겠다. 바닷물의 결정체가 대나무 통 속에 담겨져 섭씨 1천4백도의 소나무, 송진 불속에서 용해되어 끓은 뒤에 재결정되는 죽염 탄생의 과정을 생각해 볼 필요가 있겠다.

또한 『신약(神藥)』이라는 의서(醫書) 제25장을 통해 제시된 영구법(靈灸法: 인산 쑥뜸법) 역시 단순한 질병치료법을 넘어 인체의 단전(丹田), 즉 영천혈(靈泉穴)에 영애(靈艾)를 이용해 우주에

너지를 모아 도태(道胎)이자 여의주를 이루는 묘법이라는 점을 밝힌다. 참고로 단전 부위의 맨 살갗에 올려지는 쑥뜸불의 온도는 섭씨 6백~7백도 정도 되는데 이러한 뜸쑥을 수백 장 내지 수천 장을 태워도 아무런 화상독이 남지 않는다는 사실에 주목하기 바란다.

왜 그렇다는 것인지를 설명하려면 너무나도 많은 근거 자료와 나름대로 공부와 경험을 통해 축적한 내용들을 하나하나 설명해야 하는 번거로움이 따르므로 그저 뜬금없이 오늘의 공해시대를 사는 사람들에게 '질병 없이 천수(天壽)를 누릴 수 있는 묘방'으로서의 영구법을 하나의 화두(話頭)로 던지는데 그치고자 한다. 물론 누군가 궁금증을 못 이겨 자세한 내용을 물어온다면 굳이 설명을 마다하지는 않을 생각이다.

현금(現今)이 불신(不信)시대라는 시대적 특징을 감안하여 더 이상 장황한 설명은 하고 싶지 않다. 신뢰하고 따를 것인지 불신하고 외면할 것인지는 독자들의 몫으로 남겨 두되 다만 『신약(神藥)』, 『신약본초(神藥本草)』를 정독, 숙독하고 먼저 경험한 이들의 체험담을 잘 귀담아들어본 뒤 현명하게 판단하기를 바랄 뿐이다.

〈월간 壽테크 2004년 10월호〉

眞理도, '活人 神藥'도 멀리 있지 않다

'진리(眞理)는 먼 곳에 있지 않다(道不遠人)' 는 말이 있다. 질병으로부터 우리 몸을 구하는 묘방(妙方)이나 약(藥) 또한 절대 멀리 있지 않다. 우리 몸을 살리는 신약(神藥), 영약(靈藥)은 생각보다 가까운 곳에 있다는 얘기다. 선친(仁山 金一勳, 1909~1992)께서 혜안(慧眼)으로 집대성한 '참 의학' 의 결정(結晶)인 '인산의학' 에서 말하는 신약(神藥)이란 대체로 산삼(山蔘), 웅담(熊膽)처럼 구하기 힘든 것들이 아니라 모두 우리 주변에서 쉽게 구할 수 있는 것들이다.

이를테면 유황오리, 명태, 홍화씨, 마늘, 다슬기, 민들레, 금은화 등 이런 것들인데, 너무 흔하니까 별것 아닌가보다 생각할 수도 있지만 그렇지 않다. 5천년 중국의학이 아무리 연구해 봐야 유황오리만 한 명약이 지금까지도 없었고 앞으로도 없을지 모른다.

그런데 유황오리가 왜 좋은지 사람들은 잘 알지 못한다. 오리에게 유황을 먹이는 이유는 오리가 유황의 독성을 해독하고 유황의 약 기운만 남게 하기 때문이다. 유황은 독성을 가지고 있다. 그런데 오리에게 유황을 먹이면 오리 뇌수 속에 있는 해독력이 유황의 독성을 다 없애고 유황 속의 불기운과 약만 남게 한다.

유황오리의 사례는 빙산의 일각에 불과하다. 선친은 이러한 천하의 신약(神藥), 영약(靈藥), 묘약(妙藥), 명약(名藥)들을 장장 5백40페이지에 달하는 『신약(神藥)』이란 책에 기록으로 남겨 놓았다. 그 책에는 수백 가지의 처방이 있는데, 그 뛰어난 처방들을 인류의 건강과 행복을 위해 약성, 복용법, 효과 등에 대해 상세하게 기록해 전해 주고 가신 것이다.

죽염은 어떻게 구워서 먹고, 죽염으로 간장을 담가 먹으면 어떤 약이 된다는 식의, 지금까지 상상하지도 못했던 방법을 통해 음식마저도 더없이 좋은 신약으로 바뀔 수 있다는 사실과 그 원리를 일러주신 것이다.

그런데 선친이 공개한 활인(活人) 신약(神藥)과 묘법(妙法)에 대해 고마워하는 사람보다는 그것을 악용하는 사람들이 더 많았다. 최소한 출처라도 밝혀야 하는데, 마치 자신이 개발한 듯 얘기를 하고 다니는 사람이 부지기수였다. 그래서 아버님 생전에 그런 사정과 특허 등을 통한 사용 제한 방법을 말씀드렸더니 곧바로 꾸중을 하시는 게 아닌가?

"야 이놈아, 맛있는 거 있음 나눠 먹어야지 혼자 먹으면 그게 인간이냐? 같이 먹도록 해. 그리고 그들이 지금 당장은 널 해치는 것 같지만 그게 하나의 산업을 형성하는 거야. 나쁠 것도 없어. 네가 그런 생각을 하면 그건 욕심이다. 욕심은 화(禍)를 불러. 절대 특허를 출원하는 등의 방법으로 다른 이들이 죽염 만드는 것을 제한할 필요가 없는 것이야….”

선친은 아무런 욕심 없이 세상의 전무후무한 신의학(新醫學) 이론을 정립하고 공개하셨다. 우리는 건강을 빌릴 수는 없지만 지혜를 빌릴 수는 있다. 인산의 지혜는 빌려 쓰는 자의 것이다. 인산의 지혜는 본래 자연의 섭리이자 인류의 보물이다. 우주 자연의 공익적인 지적 재산을 선친이 육화(肉化)시킨 후 체계적으로 정립해서 원래 주인에게 되돌려주신 것이다. 우리는 그냥 활용하기만 하면 된다.

'참 의료'는 학습과 실천을 통해 저절로 터득되는 것

'인산의학'의 묘법 중에서 단연 최고라 할 수 있는 것이 영구법(靈灸法), 즉 인산쑥뜸이다. 사람 살리는 데 이만한 묘법이 없다고, 이미 쑥뜸을 통해 수차례 목숨을 건진 적 있는 필자는 분명하게 말할 수 있다.

선친은 이 지구상의 의학자들이 백 년, 천 년을 연구해도 암·난치병에 대한 근본 생각이 바뀌지 않는 한 암은 치료가 불가능하다고 말씀하셨다. 이유는 모든 암의 뿌리, 즉 암을 관장하는 사령부가 뇌에 있기 때문이다. 그런데 현대의학은 암 발생 부위의 보이는 암 덩어리만 제거하려 든다. 위(胃)에 있는 위암은 제거할 수 있다. 그런데 위에 암이 형성될 때 그 암의 원 뿌리는 뇌에 들어가 있다. 위를 관장하는 뇌가 '위뇌(胃腦)'이다. 간을 관장하는 되는 '간뇌(肝腦)'이다. 폐뇌, 대장뇌, 소장뇌 등 모두 12뇌가 있다. 거기 각 뇌에 암이 자리 잡은 후 폐로, 위로 암이 내려가는 것인데 폐에 있는 암은 없애고 위에 있는 암은 없애는데 폐뇌, 위뇌에 있는 암은 알지도 못하고 보지도 못하는 것이다. 그래서 위, 폐에 있는, 보이는 암을 다 제거해도 사령부 격인 뇌에 있는 보이지 않는 암이 다시 내려가는 것이다.

우리 몸에 12뇌가 있다는 자체를 현대 서양의학이나 동양의학에서 밝힌 바가 없다. 존재 사실 자체를 모르는 것이다. 의학이 발달했다고 하지만 선친은 이렇다 저렇다 얘기하기 싫으니 그저 빙그레 미소만 짓고 아무 말씀도 하지 않으셨다. 얘기를 해봐야 전혀 알아듣지를 못하니까 그러셨던 것인데, '인산의학' 이야말로 전무후무한 신의학 이론이다.

쑥뜸은 사람에게 살길 열어주는 신비스러운 妙法

그렇다면, 쑥뜸이 필요한 건 어떤 이유에서일까? 쑥은 몸 깊숙이 불기운을 침투시켜 뜨거운 열로 암 세포를 소멸시킨다. 쑥뜸은

5분 이상 타는 크기의 뜸을 떠야 제대로 효과가 난다. 한 장 타는 시간이 5분 이상 되는 큰 쑥뜸을 오랜 세월에 걸쳐 뜨게 되면 각종 암·난치병·괴질들을 물리칠 뿐 아니라 종내에는 몸 안에 양기(陽氣)가 충만해져 밥을 안 먹어도 배가 고프지 않은 단계에 이르게 된다.

사람이 완전히 바뀌는 것이다. 생각조차 뿌리부터 근본적으로 바뀐다. 탁한 피, 악한 피, 독한 피들을 모두 없애버린다. 피가 맑아지다 못해 피에서 향내가 난다. 쑥이란 것은 이루 말할 수 없이 강력한 힘을 지니고 있는 불가사의한 존재다. 마늘에 있는 유황도 불기운인데, 마늘은 먹을 수 있는 유황불이고 쑥은 태워서 얻을 수 있는 유황불로서 사람 몸속의 유독(有毒), 유해(有害) 물질들을 모조리 태워 없애주고 새 피와 새 살을 나게 해주며 식어 들어가는 우리 몸의 온도를 정상 온도로 높여주는, 그야말로 세상에 둘도 없는 신비의 물질이다.

쑥뜸이라고 하는 것은 생사기로(生死岐路)에 놓인 사람에게 세상 그 누구도 제시할 수 없는 살길, 즉 활로(活路)를 열어주는 신비의 묘법이다. 마른 명태는 수정수기(水精水氣)로 화독을 극복하는 방법이고 쑥뜸은 더 무서운 불로 몸 속의 화(火)를 제압하는 것이다. 암 세포는 섭씨 39~43도면 다 소멸하게 된다. 그런데 쑥뜸의 온도는 중심부 온도가 섭씨 7백도나 되고, 살 표면에 닿는 온도는 섭씨 2백도이다. 따라서 뜸뜨는 자리를 지나는 경락(經絡)과 혈액 속의 암 세포들이 모두 사멸하는 것은 자명(自明)하다. 뜸을 크게 뜨게 되면 짧은 시간에 아주 많은 암 세포가 사멸한다. 1백일 정도만 그렇게 하면 암세포란 것은 살아남을 수가 없다.

번듯한 의료기관에 가서 이것저것 다 해보고, 결국에는 최선을 다했지만 안 되겠다는 무책임한 말을 언제까지 들어야 하는 것인가. 이것은 '참 의료'의 정신이 아니다. 방법과 자격을 논하기 전에 사람의 생명을 구할 수 있는 것이 '참 의료'이다.

'참 의료'는 학습과 실천, 경험을 통해서만이 터득되는 하나의 실질적인 능력인 것이다. 이러한 올바른 인식 아래 스스로 깨우쳐 '인산의학' 같은 참 의학을 자신의 것으로 만들어 자신과 가족의 건강을 돌보아야 한다. 그래야 나와 내 가족, 이웃과 대한민국 국민, 지구촌 인류 모두가 건강해질 수 있는 것이다. '참 의료' 자각(自覺)을 통한 의료 부국(富國)의 길은 진리가 사람에게서 멀리 있지 않은 것처럼 결코 먼 곳에 있지 않다는 점을 깊이 인식했으면 하는 바람이다.

〈월간 仁山의학 2010년 4월호〉

043

'神藥'을 읽고 또 읽으면 '自醫 묘법' 터득

　요즘 감기 치료약의 오남용에 대한 문제를 제기하는 전문가들이 적지 않고 따라서 관련 보도 역시 늘어나는 추세다. 알려진 바와 같이, 우리나라 사람들의 항생제 등 약물 오남용은 세계적으로 유명하다. 몸에 들어가면 몸이 처리하기 어려울 정도로 수많은 의약품들을 주는 대로 받아먹으면 나중에 골병드는 건 바로 자기 자신과 사랑하는 자녀들이다.

　그런데도 불구하고 바른말이 귀에 들어오지 않고, 들어도 무슨 말인지 모르고, 또 실천도 하지 않는다. 귀찮아한다. 그러므로 자기 생명을 구할 수 있는 '참 의료'를 찾아서 인산의문(仁山醫門)을 두드린 분들은 특별한 인연이 있다고 생각한다. 구도자적인 마음으로 병마 퇴치의 바른 도리를 갈구하고, '참 의료란 과연 무엇인가'라는 것에 대한 탐구와 그에 대한 열정이 없었다면 불가능한 인연이었을 것이다.

흔히 '감기 치료약은 없다'고 말한다. 그러나 분명히 감기 치료약은 있다. 암이나 난치병의 치료약과 방법도 물론 있다. 그런데 서양의학자들의 말은 감기약이라고 만들어 파는 것들 중에 정말 감기에 효과가 있는 의약품이 없다는 것이다. 그리고 아직 감기 치료약을 발견하지 못했다는 뜻이다. 하지만 그것이 누구도 감기 치료약을 만들 수 없다 뜻은 아니다.

'인산의학'의 여러 비방(秘方)이 제시된『신약(神藥)』이란 책에 나와 있는 '영신해독탕'을 쓰게 되면 감기는 직방으로 낫는다. 다만 조건이 있다. 이 땅에서 자생한 약재(藥材)들을 사용해야 한다는 것이다. 지금은 대부분 중국에서 수입된 약재들을 쓰는데, 예전 같으면 한 첩 먹으면 떨어질 게 다섯 첩, 열 첩 이렇게 먹어도 들을까 말까. 질병이란 우리 몸의 정상적 기능에 문제가 생긴 것이고 비정상적 상태일 뿐인데, 문제의 답이 없고 해결책이 없다고 하면 잘못된 것이다. 제 지혜가 부족한 것이고, 제 경험이 미흡한 것이다.

病者 救濟라는 본래 목적만을 지향하는 '참 의료' 절실하다

필자의 선친(仁山 金一勳, 1909~1992)은 '인산의학'을 언어나 문서를 통해 공식적으로 제시하기 전에도 일상생활에서 어떤 문제에 봉착하면 10초 이내에 그 해결책을 제시하곤 했다. 1980년대 후반의 어느 해인가 채소가 너무 풍년이 들어 무값이 폭락했던 적이 있었다. 전라남도 어느 군으로 기억되는데, 그때 TV 뉴스에 성난 농민이 굴삭기를 동원해 수확도 하지 않은 무 밭을 갈아엎는 장면이 나왔다. TV 뉴스를 보시던 선친께서 혀를 끌끌 차시면서 하시는 말씀이 "대한민국 농림장관이라는 자는 뭐 하는 자냐. 농림부에는 사람이 없는 모양이다. 저런 일을 국가라고 하는 조직이 해결하지 않고 방치하고 있다니 한심하기 이를 데 없구나!" 이러시는 것이었다. 그래서 "아버님 오죽하면 저렇게 하겠습니까? 저 사람들도 갖은 노력을 하다가 부득이해서 저러는 것일 텐데, 그러면 무슨 좋은 수라도 있겠습니까?" 그랬더니 "너도 머리가 그렇게 안 돌아가느냐?" 그러시더니 "저 무를 갖다가 쓸어가지고 솥에 넣고 엿을 달이면 기관지에 얼마나 좋은 약인데, 그 효능이 알려지면 미국에다 팔아 달러 벌고 일본에 팔아 엔화 벌고, 좀 좋으냐?"

필자는 생각 끝에 '제가 무 몇 트럭 사다가 무엿 좀 해보겠습니다' 라고 선친께 말씀드렸다. 그랬더니 길을 튼다는 차원에서 한번 해보라고 하셨고 그때부터 무엿을 개발해서 지금까지 끊임없이 생산판매하고 있다. 올해도 수십 트럭 분량의 무를 사다가 엿을 만들고 있다. 무엿은 여러 한약재와 엿기름을 넣어 만들기 때문에 밥숟가락으로 얼마든지 퍼먹어도 문제가 없다. 안전하면서도 아이들 감기나 폐, 기관지염에 적지 않은 도움이 된다.

실제로는 어느 의약품보다 부작용도 없고 좋은 약인데 사람들은 엿이라는 말에 신뢰를 하지 않는다. 엿을 먹고 병을 고치면 무슨 문제가 있는 것처럼 말한다. 엿을 먹고 병 고치든 개똥을 먹어 병이 낫든, 질병이 발생했으면 치료하는 것이 유일한 목표인데도 보건복지부나 의료계에서는 '개똥 먹어서 병이 나을 리도 없고 그런 식으로 치료를 해서도 안 된다'는 식의 주장을 하고 있다. 그러니 그들의 말을 하느님 말씀 못지않게 무조건적으로 신뢰하는 국민이 적지 않은 이 나라에서 부작용이 어찌 많지 않겠는가? 부작용이 많아도 부작용인지 알지 못하고 왜 그런 문제가 생기는지도 모르고 죽어간다.

우리 몸의 자연치유 체계를 인식하고 순리적으로 대처해야

감기가 만병의 근원이라는 건 근거가 없는 이야기라고 하는데, 필자 집안에도 철칙이 있다. 필자 또한 제대로 감기에 걸리면 열이 나고 고통스러워 아버님께 약 좀 안 써주십니까? 이러면 '몸으로 때워! 감기는 다 낫게 되어 있어'라고 말씀하시며 약을 안 써주신다. 필자는 속으로 '아버지가 고쳐주실 생각을 않으시니 앞으로는 절대로 감기에 걸리지 말아야지.' 다짐을 하곤 했는데, 사실 감기는 그대로 나둬도 15일을 전후해서 자연치유되도록 되어 있다. 곧 죽을 사람 아닌 다음에는 대개 자연치유가 되는 법인데 우리 몸의 면역시스템이 그렇게 되어 있다.

그런데도 불구하고 감기약만 가지고도 연간 1조원이 넘는 매출이 일어난다. 그리고 또 1조5천억 원의 의료비가 발생한다. 암 치료 비용이 1조5천억 원 정도 나오는데, 1조5천억 원이라는 돈은 실로 어마어마한 숫자다. 얼마나 많은 사람들이 감기 하나 때문에 먹고사는 것인지 알 수 있다.

그러나 앞으로 의료계를 위한 의료는 존재하기 어려울 것이다. 환자를 위한 의료가 되어야 한다. 환자가 이러한 종류의 약을 이렇게 먹으면 부작용이 따르게 되고 후유증이 생길 수 있다며 부담스러워서 약을 안 준다고 대부분의 외국 의사들은 말한다. 그런데 우리 의사들은 그렇게까지 생각을 안 하는 것으로 보인다. 의사

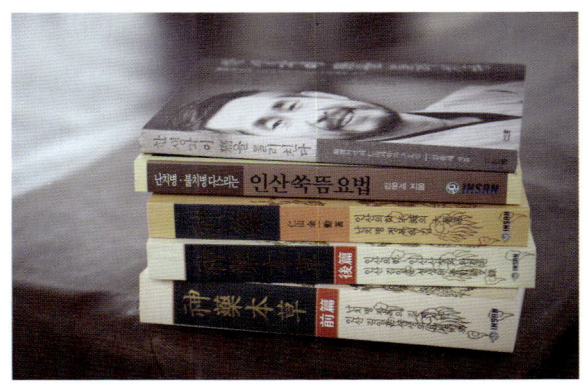

월급이 얼마인데 처방도 없이 환자를 돌려보내겠는가? 얼마 전 방영된 EBS TV 보도에서는 같은 감기 증상을 놓고 여러 나라 의사들에게 진료를 한 결과, 유독 우리나라 의사들만이 약을 처방했는데 많게는 10가지 종류나 처방을 한 의사도 있었다고 밝힌 바 있다. 정말 이 나라 의료시스템이 묘하게 의료를 위한 의료, 제약산업을 위한 의료, 병원산업을 위한 의료로 짜여 있는 것이다.

그렇다고 우리 주변에 있는 의료진들이 다 안 좋은 사람들이라는 뜻이 아니라 대체로 그런 분위기와 경향으로 가고 있다는 것이다. 우리나라에도 약을 과용하지 않는 의사들이 적지 않게 있다. 그런데 그 사람들은 동네에서 전혀 환영받지 못한다. 사람들은 '저 의사한테 가봐야 약도 안 지어준다'고 투덜대는 것이다. 그런 사람들이 참 훌륭한 의사들인데도 말이다. 그런 양심적이고 훌륭한 의사들이 이 땅에 많아지도록 하려면 국민들이 빨리 자각(自覺)을 해야 한다.

의료계의 잘못된 행태에 문제를 제기하면, 무슨 얘기만 하면 아, 경제도 어려운데 기업에 큰일 나지 않겠느냐고 괜히 문제 삼을 필요가 없다고 말한다. 극단적인 흑백논리가 너무나도 심해 제로가 아니면 백, 흑(黑) 아니면 백(白) 둘 중에 하나를 선택하라고 강요한다. 이런 것은 경직된 사회일수록 강하다. 경직이란 게 뭔가? 사람이 죽으면 뻣뻣하고 딱딱해지며, 살아 있는 사람은 부드럽고 유연하다. 우리 몸은 어릴 때, 젊을 때는 유연하다가 나이가 들면 자꾸 굳어진다. 몸이 굳는 것도 나쁘지만 생각이 굳는 것도 나쁘다. 경직된 사고방식은 정말 위험하다.

앞서 말했듯이 감기라고 하는 게 치료가 쉬운 것 같지만 치료약은 거의 없다고 보는 게 서양의학의 정설이다. 그런데 인산의학의 차원에서 보면 감기는 이래도 되고 저래도 된다. 그냥 15일 동안 콜록콜록하면서, 열은 나지만 고통을 참으며 따뜻한 데서 잘 먹으면서 자연치유를 기다리는 방법도 있다. 또 죽염 먹고 낫는 법도 있고, 두부에 갱엿을 해서 먹는 법도 있다. 입맛대로, 하고 싶은 대로 하면 된다.

『神藥』을 읽고 또 읽으면 무병장수의 길 自得하게 된다

정말 해결하기 어려운 문제를 만났을 때 그것을 해결하는 힘은 경험과 지혜에서 나온다. 자기 자신의 무한한 잠재력을 개발하면 된다. 필자는 요즘 암벽에 빠져 있다. 인수봉을 오르는데, 한번은 예순두 살 먹은 사람이 인수봉 벼랑을 기어 올라가고 있었다. 산을 오른 지 얼마나 되었느냐고 했더니 1년 되었다고 대답하였다. 그 열정과 집념과 노력은 젊은 사람들도 혀를 내두르는 2백 미터 수직 벽을 올라가게 했다. 그곳에서는 자칫 한순간 발을 잘못 디디면 떨어져 죽을 수도 있다. 그런데도 불구하고 안전장치를 도모하면서 올라간다. 자기의 잠재 능력을 개발하면서 1~2년 지나면 처음에는 1분도 못 매달려 있다가 꾸준한 노력을 기울이면 차츰 근육이 생기고 적응이 되고 또 방법이 찾아지면서 결국은 해낼 수 있게 된다.

필자가 말하고자 하는 의도의 핵심은 다른 것이 아니다. '인산의학'에서 제시한 『신약(神藥)』은 정말 이 지구 인류 전체에게 닥친 암·난치병·괴질의 해결 묘법이라는 것, 또한 『신약(神藥)』을 읽고 또 읽으면 그 묘법이 결국 터득되어 자기 것으로 된다는 것이다.

우리의 당면 과제는 암 난치병·괴질이 창궐하는 이 시대에 제 명대로 사는 게 첫 번째이다. 그 다음에 2차 목표는 웬만하면 자연계로부터 부여받은 수명으로 추정되는 125세까지 사는 것이다. 다시 말씀드리지만, 암·난치병이 창궐하고 괴질이 만연하는 이 시대에 우리들 모두는 절대로 비명횡사(非命橫死)하는 일이 없도록 『신약(神藥)』, 『신약본초(神藥本草)』를 거듭거듭 읽어두시면 반드시 좋은 결과가 있으리라고 생각한다.

2009년 기축(己丑)년은 인산 김일훈 선생 탄신 1백 주년이 되는 뜻깊은 해이기도 하다. '참 의학의 이정표'로 굳건히 자리매김한 '인산의학'을 여러분의 것으로 만들어 아무쪼록 새해에도 인산 가족들과 모든 국민들의 가정에 건강과 평화가 늘 함께하기를 기원한다.

〈월간 仁山의학 2009년 1월호〉

044

4천년 時空 넘어
復活한 神市의학

　지금으로부터 1백1년 전(1909)에 태어나 평생을 병자구제에만 전념하다가 19년 전(1992)에 84세를 일기로 선화(仙化)한 인산(仁山) 김일훈(金一勳) 선생에 의해 정립되어 세상에 제시된 '인산의학'은 만고불변의 의학적 진리를 담고 있으며, 지구상에 존재하는 여러 가지 다양한 의료 중에서도 인류의 암, 난치병 퇴치의 대도(大道)를 밝힌 '참 의료'의 표본이라 할 수 있겠다.

　내가 실천해서 효과가 나는 것을 내 가족에게, 내 가족들이 실천해서 좋은 것을 내 이웃에게, 내 이웃들이 실천해서 득이 되는 것을 우리 국민 모두에게, 우리 국민이 덕을 본 것을 전 세계 인류에게 전해서 인류 모두가 건강하고 행복하게 살자는 것이 인산의학을 제시한 참뜻이라 하겠다.

　누구나 체험한 그대로 주변 사람들에게 알리고 가족들에게 적용하다 보면 결국 '참 의료의 진실'이 세상에 알려지고 만고불변의 의학적 진리가 비로소 받아들여지게 될 것이다. 인산의학의 바이블이라고 할 수 있는 『신약(神藥)』과 『신약본초(神藥本草)』 전·후편을 읽고 또 읽으면 누구나 오묘한 우주 자연의 섭리와 생명운용의 비밀을 깨달을 수 있게 될 것이다.

'단군신화(檀君神話)'라고 일컬어지는, 정확히 말하면 '단군고기(古記)' 즉 단군 옛 기록이라는 고대 문헌에는 신불(神市)천왕이 세상을 다스렸다는 내용이 나와 있다.

雄率徒三千 降於太伯山頂神檀樹下 謂之神市 是謂桓雄天王也
-省略-
時有一熊一虎 同穴而居 常祈于神雄 願化爲人
時神遺靈艾一炷 蒜二十枚 曰爾輩食之 不見日光百日 便得人形
熊虎得而食之 忌三七日 熊得女身 虎不能忌而不得人身
熊女者無與爲昏 故每於檀樹下呪願有孕
雄乃假化而婚之 孕生子 號曰檀君王儉
〈三國遺事 紀異卷第一 檀君古記〉

아시다시피 하나의 굴에서 함께 살던 곰과 호랑이가 신불천왕, 즉 환웅천왕을 찾아와 사람이 되게 해달라고 기원을 했다. 그러자 환웅천왕께서 신령스러운 쑥 한 뭉치, 마늘(蒜) 20개를 주면서 1

백일 동안 이것들을 먹되 햇빛을 보지 말라고 했다. 여기에서 호랑이는 성질 급하고 귀가 얇은 남자를 상징하는데, 금계(禁戒)를 지키지 못하고 실패하게 된다. 느긋하고, 인내심이 있고, 마음이 착하고, 상냥하고 부드러운 여성을 상징하는 곰은 쑥과 마늘을 이용해 난치병, 괴질을 물리치고 사람답게 살 수 있는 기회를 얻게 됐다는 요지의 내용이 '삼국유사'가 인용한 '단군고기'의 본래적 의미라 할 수 있다.

그런데 이런 우리 민족의 시조(始祖)와 건국(建國)에 얽힌 이야기를 신화(神話)로 치부해 버리면서 그때부터 면면히 전해 내려오는 대단히 지혜로운 뿌리 깊은 전통의료의 원리와 방약(方藥)들을 외면하고 '현대의학이 눈부시게 발전하였으므로 그것을 주류의학으로 삼아 활용하면 된다'는 당시 위정자 나름대로의 판단 아래 전통의학을 생매장시켜버린 뒤 그 대가로 우리는 암, 난치병, 괴질에 의해 많은 사람들이 비명(非命)에 죽어가고 있다.

인산 선생께서는 이런 잘못된 현실을 가슴 아파하면서도 현대 서양의학의 문제점을 말하기보다는 대중 공개 강연과 저술을 통해 곧바로 우주자연의 섭리와 생명 운용의 비밀을 밝혀 그에 따른 신묘한 방약(方藥)과 함께 모든 '참 의료의 진실'을 세상에 전했다.

편견(偏見)과 불신(不信)의 울타리에 갇혀 있지 않고 열린 마음으로 살길을 찾기 위해 부단한 노력을 기울이는 이들은 『신약(神

藥)』 등의 '참 의료 복음서(福音書)'들을 만나면 그 책을 보고 십분 활용하여 제 병도 고치고 가족들 병도 고친다. 그러나 평상시 섭생에 대해 무관심하거나 세상일에 의심이 많은 사람들은 정말 효과가 있을지, 그것을 어떻게 믿어야 할지에 대해 고민하느라 머뭇거리다가 병을 키워서 마침내 화(禍)를 당하고 마는 비극을 초래한다. 정말 안타까운 일이다.

소금 섭취 진리는 '입맛 당기는 대로 먹는 것'

세상에서 항암제라고 하면 대개 암 치료제라고 알고 있는데, 항암제는 고단위로 맞으면 즉사할 수도 있는 맹독성 독극물인 것이다. 보통 항암제의 4대 부작용을 거론하지만 세세히 보면 수십 가지에 달한다는 사실을 알 수 있다. 어느 병원이든 항암제 맞는 환자 옆에 가서 보면 항암제에 검은 비닐봉지를 씌워 투약하는 것을 볼 수 있는데 그로 인해 부작용 내용을 확인한다는 것이 그리 용이하지만은 않다는 것을 알 수 있다. 항암제는 다른 적절한 방법이 없을 경우에 한해서 부득이하게 쓸 수는 있어도 적극적으로 써서는 안 된다는 게 선진국 의료진들의 일반적 견해이다.

인산의학의 특징을 가장 잘 보여주는 단적인 예가 소금 섭취에 관한 시각이다. 짜게 먹을 것인가 싱겁게 먹을 것인가는 제 식성대로, 입맛 당기는 대로 먹는 것이 만고불변(萬古不變)의 진리(眞理)이므로 더 논할 가치가 없는 이야기이고 어떤 종류의 소금을 먹을 것인가 하는 질의 선택 여부가 소금 문제의 핵심이요, 본질이라는 엄연한 사실을 밝힌 바 있다. 먹을 수 있는 한 질이 좋은 소금이나 죽염으로 충분한 양을 섭취할 때 우리 몸의 면역력과 지구력(持久力)은 확연하게 차이가 나타나게 된다.

매우 험난하고도 먼 길을 갈 때 보통 쉬지 않고 10시간 이상 땀을 흘리며 걸으면 쓰러지거나 아니면 제정신이 없게 된다. 그러나 평소에 죽염을 충분히 섭취하는 사람은 10시간이 아니라 20시간도 거뜬히 걸을 수 있다. 평상시 질 좋은 소금을 얼마나 섭취했느냐의 결과는 그렇게 결정적인 순간에 차이가 크게 나타나는 것이다. 따라서 생사(生死)의 기로(岐路)에 섰을 때는 평상시 늘 짜게 먹어왔던 사람은 살고 싱겁게 먹어왔던 사람은 죽을 수도 있다는 이야기가 될 수 있겠다.

그런데도 불구하고 진정한 의미의 소금이라고 부를 수조차 없는 기이한 물질, 더 정확히 말해 순도 99.9% 순수 염화나트륨을 국가와 국민이 소금이라고 여기며 그 일부 '소금'의 폐단과 문제에 대해 지나치게 침소봉대(針小棒大)해서 강조하면서 정작 진정한 의미의 소금에 대해서는 그 중요성과 가치에 대해 올바로 인식조차 하지 못한 채 무조건적으로 섭취를 제한하거나 줄임으로써 국민건강에 지대한 악영향을 자초하고 있다. 인산의학은 그 점을 지적하고 있는 것이다.

전 세계의 90%가 넘는 사람들이 짜게 먹는 것은 해롭고 싱겁게 먹는 것이 좋다고 하는 데 반하여 유독『신약(神藥)』에서만 질이 좋은 소금을 충분히, 짭짤하게 먹는 것이 건강에 유익하다는 '소금의 진실'을 밝혀 일반 상식과 전면적으로 배치되는 얘기를 했다. 그러나 오늘의 현대과학은 오히려 인산의학 이론의 타당성과 놀라운 과학성, 그것의 유효성과 가치를 하나하나 명명백백하게 검증해 주고 있다.

많은 사람들의 경험과 과학적 연구 결과 밝혀진 바에 따르면 죽염은 인체의 원기를 돋우고 피를 맑히며 면역기능을 강화시키는 작용을 하는 것으로 밝혀졌다. 또한 죽염은 쇠가 녹이 스는 것을 지연시키는 항산화 작용을 넘어 녹이 슨 걸 없애버리는 놀라운 환원력(還元力)을 가지고 있다는 사실도 확인되었다. 몇 년 전, 일본의 연구진들은 죽염이 전 세계의 어떤 음식과 의약품도 현실적으로 불가능한 산화환원전위계수(ORP) -3백mv 이상의 높은 환원력을 나타낸다는 사실을 검증 확인하여 책으로 펴내 인산의학의 지론이 현대과학과 상치되지 않는다는 점을 밝힌 바 있다.

공해독, 核毒의 해결 묘책으로 活人核 五核丹 제시

1980년『우주와 신약』을 필두로 1981년『구세신방』, 1986년『신약』이라는 책이 잇따라 등장하면서 신화(神話) 속에서나 본래의 모습을 잃어버린 채 간간이 모습을 보이던 뿌리 깊은 한민족 전통의학의 원형(原形)은 4천3백 년의 시공을 넘어 더 구체적이고 더 확실하게 오늘의 환경공해에도 맞는 대책을 하나부터 열까지 마련하여 인류를 위기에서 구할 활인구세(活人救世)의 신방(神方) 신약(神藥)으로 다시금 부활하였다. 인산 선생은 "세계대전이 발발하고 핵무기가 터지면 인류를 어떻게 구제할 것인가?"라는 난제(難題)에 대해 '나는 활인핵(活人核)을 만들어 해결하겠다' 며 활인핵인 오핵단(五核丹) 만드는 법을 『신약(神藥)』을 통해 구체적으로 제시하였다.

오핵단은 실로 상상을 초월하는 활인신약으로서 다섯 가지 원료 중 하나만 써도 각종 암을 그리 어렵지 않게 고칠 수 있는데도 우리 사회에서는 이것이 정말 효과가 있는지 물어보지 않고 보건복지부의 공인과 의약품제조허가를 받았는지에 대해서만 물어보거나 따지고 있는 실정이다.

이론 체계나 제도적 뒷받침도 중요하겠지만 그보다 더 중요한 것은 실제로 암을 고칠 수 있는 효과를 내느냐의 여부일 것이다. 이제 국민의 생명을 담보로 하여 저지르는, 상업의료의 횡포와 본말이 전도된 잘못된 법과 제도는 바뀌어야 하고 민주국가의 주인인 국민 스스로도 이러한 불합리한 의료 현실을 바꾸기 위해 부단하게 노력해야 할 것이다. 잘못된 의료관계 법령의 폐해는 생때같은 수많은 사람들을 비명에 죽게 할 수도 있기 때문이다.

현대의학이란 말은, 말뜻을 잘 생각해 보면 이 시대에 존재하는 모든 의학을 의미하는 것인데도 그 참뜻을 망각하고 자기 자신이

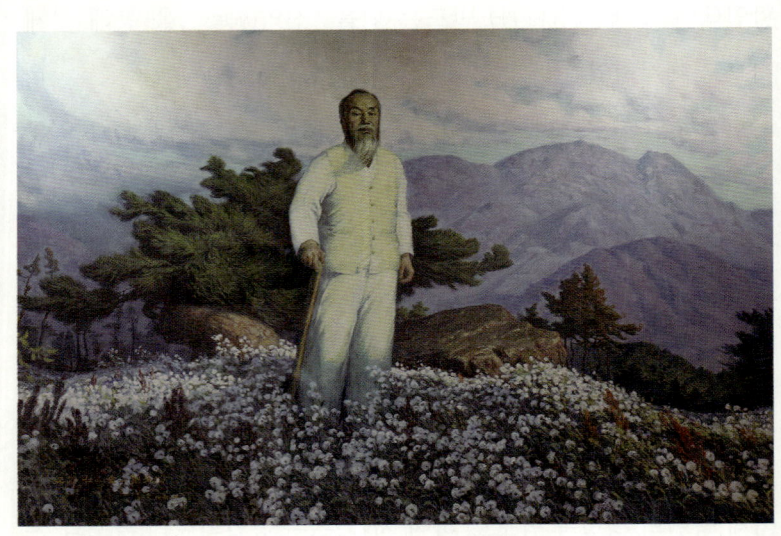

배운 서양 의학적 방법, 또는 동양 의학적 방식으로 치료하다가 더 이상 방법이 없다는 판단 아래 환자에게 '현대의학으로는 더 이상 방법이 없다'며 '사형선고'를 내리기도 하고 그 환자는 손도 써보지 못하고 죽어가게 된다. 그때부터는 의료진들도 손 놓고 수수방관 속수무책일 수밖에 없는데도 불구하고 다른 방법을 찾아보려는 환자와 가족들의 시도나 노력조차 차단 봉쇄해 버리는 조치는 참된 의료인의 자세라 할 수 없을 것이다.

인산 선생은 이미 50~60년 전부터 오늘의 이러한 현실을 예견하였다. 이승만 대통령에게도 양·한방의과대학을 세워 민족의 뿌리 깊은 전통의학을 기본으로 해서 많은 장점과 놀라운 발전을 이룩한 서양의학을 접목시켜 새로운 '한국적 의학'으로 탄생시킨다면 대단히 훌륭한 의료경쟁력을 갖고 세계의 환자들을 고치고 국민의 건강을 돌볼 수 있다고 직언을 한 바 있다. 하지만 당시의 정치현실은 이러한 선각자(先覺者)의 혜안(慧眼)을 이해할 만큼 성숙되지 못한 게 사실이었고 그 진언(進言)은 결국 받아들여지지 않았다.

인산 선생은 그런 현실을 개탄하면서 하늘만 보이는 지리산 자락 함양 살구쟁이 마을로 거주지를 옮겨 세상과 담을 쌓은 채 막노동으로 생계를 이어갔을 뿐이다. 천부(天賦)의 특이한 의료능력을 지니고 태어나 이 지구상에 전무후무한 새로운 의학이론을 제시하고 암, 난치병, 괴질을 손바닥 뒤집기보다 쉽게 고쳤던 희대의 천재 의료인이 아무도 모르는 가운데 병자(病者) 구제(救濟)를 위한 더 많은 역할을 하지 못한 채 아쉽고 안타까운 삶을 살다가 간 것이다.

필자는 1970년대 중반부터 선친 인산 선생의 독특한 의학적 진리와 참 의료의 진실을 알리기 위해 국회, 신문사 등을 열심히 찾아다녔다. 그 와중에 조선일보 논설위원 송지영 선생을 만났는데 그는 나에게 이런 말을 했다.

"자네 아버님의 의술은 정말 훌륭한 의술이고 세상을 구할 의술이라고 나는 확신한다네. 그러나 우리나라 의료 현실의 벽이라고 하는 것은 자네가 상상하는 것 이상으로 높다는 사실을 알아야 하네. 길은 두 가지가 있는데 하나는 자네가 직접 기자(記者)가 되어 자네 아버님의 훌륭한 의술의 진실에 대해 기사를 쓰거나 자네 아버지의 의술내용을 구술 받아 그것을 책으로 펴내 국민에게 직접 심판을 받도록 하는 것이네."

그래서 그러한 생각을 한시도 잊지 않고 모 주간신문의 기자로 입사하여 마침내 10년여의 노력과 작업 끝에 1986년 6월 15일 아버님의 구술을 받아 기록 정리하여 『신약(神藥)』이란 책으로 펴낸 바 있다. 인류의 생존마저 위협하는 각종 암, 난치병, 괴질을 효과적으로 퇴치할 전무후무한 혁명적 방약(方藥)을 제시한 『신약』의 등장으로 4천3백 년의 뿌리를 가진 우리 민족의 지혜롭고 현명하며 미풍양속으로 이어져온 상고시대 신불(神市)천왕의 신비한 의학은 새롭게 부활하였다. 즉 단군의학이요, 신불의학이며, 환웅의학으로 불리는 고대의학을 그대로 부활시키면서 그 방약의 하나로 등장하는 쑥과 마늘에다가 소금을 아홉 번 법제하여 신물질로 재창조한 죽염(竹鹽)을 보태 인산의학의 3대 신약(神藥)으로 제시한 것이다.

藥 아닌 藥-흔한 식품이 藥 이상의 神藥, 妙藥

죽염의 제조방법과 치병(治病) 양생(養生)을 위한 활용법을 세상에 제시하면서 '소금으로 신약을 만든 까닭'을 밝힌 바 있다.

"내가 이것으로 신약(神藥)을 만들어야 모든 인류의 암, 난치병, 괴질을 물리치고 건강을 되찾을 수 있어요. 만약 웅담, 사향을 권한다면 돈 많은 갑부들이나 먹고 살지, 가난한 백성들이 어떻게 살 수 있겠어요? 그래서 태평양 물이 마르지 않는 한 끝없이 나올 수 있는 천일염을 대나무 통에 넣고 소나무 장작불을 이용해 아홉 번 법제하여 신약으로 만들어야겠다고 생각한 것입니다."

인산 선생의 죽염 제조방법 천명(闡明)에 의해 한국의 죽염산업이 1987년 8월 27일 경남 함양 죽림리 인산농장에서 처음으로 시작되고 이어서 세계 죽염산업으로 발전하게 되었다. 그리고 오리에게 유황을 먹이고, 뼈에 좋은 홍화씨의 약성을 밝혀내 세상에 알리는 등의 위대한 업적에 의해 관련 산업이 등장하여 수많은 종사자들이 참여함으로써 우리 농촌경제가 활성화되는 등의 부수적

효과가 있기도 하였으나 그런 것들 자체가 인산의학의 산물이라는 것을 모르는 사람들이 아직도 더 많은 실정이다.

각종 암, 난치병, 괴질이 그 어느 시대보다도 극성을 부리는 공해시대를 사는 오늘의 인류에게 4백 년 전, 1백 년 전에 완성된 처방으로 과거에는 없었던 수많은 공해 관련 질병, 예컨대 수은, 비상, 카드뮴 등 유독성 중금속독이 근저에 자리 잡고 있는 병들을 고치기 어렵다는 것은 공지의 사실이다. 하다못해 감기 하나도 현대의학으로 이렇다 할 해결방법이 없어서 항생제 위주의 땜질 처방에 의존하고 있는 실정인 데 반하여 『신약』에 나와 있는 '영신해독탕'의 경우 질 좋은 약재를 제대로 구해서 쓰면 세 첩 이상 쓸 필요 없이 낫는 것을 확인할 수 있다. 그런데 우리가 흔히 알고 있는 것과는 달리 지구상에 감기를 고칠 수 있는 공식적이고 확실한 처방과 약은 없다는 것이 정설이다.

예부터 치료가 어렵기로 정평이 난 부인들 질병 중에 산후풍으로 인한 사지백절유주자통은 대개 30~40년 고생하다 죽게 되는데 『신약』에서는 선대 명의들의 소풍활혈탕에다가 몇 가지 본방에 없는 약재를 가미해서 가미소풍활혈탕을 제시한 바 있는데 대개의 경우 세 첩만 쓰면 30~40년 고생하던 부인들의 고질적인 산후풍도 깨끗하게 낫는 것을 체험할 수 있다.

신약(神藥)은 굳이 영어로 표현하자면 Miracle drug, 즉 불가사의하고 신비한 효과를 발하는 약이면서 또한 약이 아니고 음식인 것들을 지칭한다. 그 약은 비록 효과 면에서 다른 약들과 달리 너무나 신비하지만 굳이 약이라고 할 것도 없는 것들이다. 마늘이 약인가? 양념이고 음식일 뿐이다. 소금을 누가 약이라고 하나? 그래서 우리 주변에 흔한 농림축수산물, 광물, 이런 것들을 암, 난치병, 괴질을 고치는 신약으로 지목해 그 약성을 밝혀주면서 활용하면 된다고 알려주었는데, 첫째는 무지(無知)하거나 게을러서 실천을 안 하고, 둘째는 대부분 자기 이익과 부합하는 말만 하는 것에 식상해서 남의 말을 믿지 못하는 불신(不信)시대이기 때문에 믿고 따르지 않는 경향이 짙다.

믿고 따르고 실천하는 사람은 효과를 보지만 끝없는 의심을 버리지 못하고 계속 죽염 하나라도 망설이면서 조금씩 먹는 사람은 별 효과가 없다. 인산 선생은 '죽염을 얼마나 복용하는 것이 좋겠느냐'는 질문에 '배 터지게 먹으라'는 말과 함께 무시로 복용하는 것이 왜 효과적인지에 대해 늘 설명하곤 했다.

이렇듯 암, 난치병을 치유할 수 있는 신약과 묘방은 『신약』 속에 들어 있다. 늘 곁에 두고 읽고 또 읽다 보면 두고두고 자신과 가족들의 각종 암, 난치병, 괴질들을 물리치고 건강을 회복해 무병장수할 수 있는 천금보다 귀중한 '건강과 행복의 복음서(福音書)'가 바로 『신약(神藥)』, 『신약본초(神藥本草)』 전·후편이다.

〈월간 仁山의학 2010년 6월호〉

045

順理 自然 앞에서
불치병은 없다

인산 김일훈(仁山 金一勳, 1909~1992) 선생의 신약본초(神藥本草)론, 일명 인산의학(仁山醫學)으로도 불리는 이 의론의 핵심 사상은 순리자연(順理自然)이다. 의료가 불필요한 건강한 세상을 이루기 위해서는 인위(人爲)와 인공(人工), 조작(操作), 무리(無理)를 가할 수밖에 없는 기술의 의학, 지식의 의학 한계를 극복할 수 있는 순리적이고 자연스러운 이론과 방법에 따른 치료여야 한다는 것이다.

다시 말해 무리와 비자연이 빚은 각종 암·난치병을 극복하기 위해서는 무엇보다도 순리와 자연에 근거한 새로운 의방이 제시되어야 한다는 얘기다. 한마디로 인위, 인공, 무리의 치료가 아닌 무위(無爲), 자연(自然), 순리(順理)의 의방으로 다스린다면 불치병이란 없다는 것이다

주변에 널린 것이 암 치료제요, 영약인 것을

  무궁무진한 영약(靈藥)이 주변에 널려 있다는 것을 모른 채 지금 이 순간에도 수많은 사람들이 각종 질병으로 죽어가고 있다.

  과학이 끊임없이 발달하고 현대 의료술이 계속 향상되고 있음에도 불구하고 인간의 무지와 그릇된 편견은 있지도 않은 '불치병'을 만들어 스스로 명을 재촉하고 있다. 집오리·옻·금은화·포공영 등 영약이 주변에 흔한데도 암에 걸려 병상에서 숨지기 일쑤다.

  자연은 그 무한한 신비의 창조질서 속에 사람이 질병을 막고 건강하며 오래 살 수 있도록 온갖 약물(藥物)을 두루 갖추어 놓고 있다. 옛 성현(聖賢)들은 자연이 인간에게 부여한 혜택을, 인간생활에 이용하는 '방법'을 밝혀 주었다.

  인간이 약성(藥性)을 알아내기 지극히 어려운, 불가사의한 힘을 가진 약을 '신약(神藥)'이라고 부른다. 인산 선생이 일찍이 밝히신 공간(空間) 색소중(色素中)에 흩어져 있는 미세한 입자(粒子)의 약물, 즉 산삼분자(山蔘分子)·부자분자(附子分子)·기타 약분자에 관해서는 고금(古今) 어느 의서(醫書)에서도 밝힌 기록이 없다. 그러나 옛날이나 지금이나 공간 색소 중에는 무궁한 양의 이들 약물이 존재하고 있다.

  바닷물 속에도 또한 상당량의 특이한 약소(藥素)들이 함유되어 있다. 두부를 만들 때 쓰는 간수는 바닷물에서 추출하는 것인데,

그 속에 미세한 광석물질로 이뤄진 핵비소(核砒素)라는 물질이 들어 있다. 핵비소는 인체의 암 세포를 소멸하는 무서운 독성을 가진 약소다. 그런데 이 핵비소가 핵심성분인 것이 바로 오늘날의 '죽염' 이다. 죽염은 왕대나무 속에 서해안에서 생산되는 굵은 소금을 다져 넣고 아홉 번 반복해서 구워 만드는 것이므로 그렇게 부르는 것이다. 죽염은 핵비소와 대나무 속의 유황성분, 그리고 송지(松脂)의 합성에 의해 이루어지는 것이다.

조금만 관심을 갖고 관찰하여 보면 우리나라 땅에 존재하는 만물 중 특이한 약성을 지니고 있는 것들이 적지 않다는 것을 알 수 있다.

그중에서도 특히 강한 효능을 가진 것들이 야산의 산삼(山蔘)·인삼·참옻[漆]·벌나무(간암약)·토종오리(뇌수가 암약)·동해산 마른 명태·서해의 핵비소(核砒素) 등이다. 또한 공간 색소 중에 있는 각종 약분자들도 질적으로 우수한 것들이다.

과학문명의 부산물인 각종 공해독과 잦은 핵실험 등으로 인해 공간의 활인색소(活人色素) 조직이 점차 파괴되어감에 따라 암환자는 물론 현대의학이 밝히지 못하는 괴질환자가 급증하는 추세를 보이고 있으며, 앞으로 더욱 늘어날 것이다. 지금 이 순간에도 세계 곳곳에서 수많은 사람들이 암과 그 밖의 난치병으로 신음하고 있다.

고도로 발달한 현대 의학기술로도 암 등 각종 난치병으로 스러져가는 많은 인류의 생명을 완전무결하게 소생시킬 수 있는 약물이나 그 방법을 아직껏 개발해 내지 못하고 있는 실정이다.

無知와 편견이 不治病 만든다

선친(仁山 金一勳, 1909~1992)께서 독립운동 시절 최초로 자신의 몸에 35분 이상 타는 뜸을 직접 시술한 것을 시작으로 줄잡아 70여 년의 역사를 지닌 인산쑥뜸은 곱추의 등을 펴고 소경을 눈뜨게 한 것을 비롯해 암·백혈병·중풍 등 불치의 환자를 기적적으로 소생시켜 왔으며, 지금도 곳곳에서 도저히 믿기지 않을 기적이 계속되고 있다.

최근에도 난치병이나 암으로 고통을 겪고 있는 이들이 끊임없이 인산 의문(醫門)의 문안으로 들어와 쑥뜸요법 등을 통해 순리적 치병(治病)의 성공을 거두고 있으니, 인산쑥뜸은 단지 인산 선생의 학설로서가 아니라 살아 있는 묘방(妙方)의 실체로서 그 특출함을 증명하고 있다.

인산쑥뜸은 선친께서『우주와 신약(神藥)』,『구세신방(救世神方)』,『신약(神藥)』,『신약본초(神藥本草)』 등의 저술에서 밝혔듯이, 단지 육체의 질병을 치료하기 위한 시술법에 머물지 않고 뜸을 통해 도(道)에 이르는 길을 제시한 심오광대한 철학에 바탕을 둔 수련학이기도 하다. 많은 사람들이 이점에 매료되어 해마다 인산쑥뜸의 문에 들어오고 있다.

사람의 몸에 불을 붙여 오랫동안 태우는, 기성 의학지식으로는 도저히 납득되지 않는 기상천외한 방법을 통해 심신의 건강을 도모하는 인산쑥뜸은 그 신비를 언어로 표현할 수 없다고 하여 선친 스스로 '영구법(靈灸法)'이라 이름 붙인 바 있다.

인산쑥뜸은 자가 시술을 원칙으로 하는 치료법이자 수행법으로, 가까운 사람으로부터 다소 도움은 받을 수 있으나 타인에게 시술을 의뢰하는 것은 적당치 못하다. 인산쑥뜸은 준비에서 실행, 마무리까지 3~4개월 정도의 시간이 소요되므로 타인에게 전적으로 시술을 의뢰하는 것은 사실상 불가능하다. 신체의 미묘한 변화를 감지해 가면서 스스로의 인내와 노력으로 실행함으로써만 인산쑥뜸을 온전히 마칠 수 있다.

때문에 쑥뜸을 뜨는 사람 스스로 뜸을 뜨는 방법과 수칙을 숙지하는 것이 무엇보다 중요하다. 자가 시술이 불가능한 경우 보호자가 쑥뜸법을 익혀 피시술자와 대화해 가면서 떠주는 것이 좋다. 뜸을 뜨기 전에 준비물을 철저히 챙기는 것을 비롯하여 관련 서적을 정독하여 쑥뜸법을 익혀야 한다. 특히 인산쑥뜸의 교과서라 할 『인산쑥뜸요법』과 『신약』 제25장을 반드시 읽어두는 것이 좋겠다.

여유가 생겨 쑥뜸강연회에 참가하면 쑥뜸에 대한 기본적인 이해를 높이는 데 큰 도움이 될 것이다. 우리가 무지와 편견에 사로잡혀 있기 때문에 불치병인 것이지, 사실 불치병이란 없기 때문이다.

〈월간 壽테크 2006년 8월호〉

046

無爲 의료라야
自然治癒 가능하다

　인생을 영위함에 있어서 일찍이 성현(聖賢)들에 의해 제시되어 오랜 시간과 공간을 초월하여 지금까지 존재하는 가르침들은 우리들 인생 노정(路程)의 좋은 지침과 훌륭한 이정표(里程標)가 될 수 있는 만큼 깊은 이해에 따른 실천이 유익하리라 생각된다. 즉 불멸의 고전(古典)을 통해 전해지는 성현들의 가르침을 자기 섭생(攝生)의 나침반으로 활용할 필요가 있다는 얘기다.

　삶의 환경이 예전과 같지 않은 오늘의 세상을 살면서 질병을 만들 수밖에 없는 삶의 패턴 자체를 바꿀 생각은 하지 않고 대증요법의 범주를 크게 벗어나지 못하고 있는 수술 또는 약물 및 기타 화학 요법에 지나치게 의존하여 오히려 소중한 생명을 손상당하거나 잃게 될 가능성이 높은 현대인들에게 노자의 '무위자연(無爲自然)'이라는 한마디의 가르침은 특히 값진 것이라 생각된다.

조금만 관심을 갖고 살펴본다면 무위자연의 의료여야 근본 치료가 가능하리라는 메시지를 '도덕경' 곳곳에서 읽을 수 있으리라.

사람의 두뇌로 상상하기조차 어려울 정도의 복잡다단한 유기적 메커니즘을 이루고 있는 인체의 제반 문제와 질병을 비교적 적은 수의 부품으로 구성된 자동차나 선박의 고장 수리하듯 다루는 오늘의 의료 현실을 감안할 때 순리(順理)와 자연(自然)을 강조한 노자(老子)의 자연주의사상은 더욱 돋보인다.

현시대가 빚은 질병, 無爲自然에서 해결 실마리 찾아야

인위와 인공, 작위적(作爲的) 요소가 배제된 무위의 자연스러움의 의방(醫方)이야말로 창궐하는 병마로부터 21세기 인류를 보호할 수 있는 이론적 근거이자 철학적, 의학적 기반으로 삼을 만한 것이라 생각된다.

무위(無爲)란 '아무것도 하지 않는다'는 뜻이 아니라 자연스러움과 거리가 있는 인위(人爲), 작위(作爲), 인공(人工), 억지, 부자연스러움, 비순리적인 다스림 등을 배제해야 한다는 가르침이다. 이를 의학에 대입시킨다면 육안으로 잘 보이지 않는 질병의 뿌리를 다스리지 않고 가지와 잎이 눈에 잘 보인다 해서 가지치기에만 매달리는 치료방식 같은 것은 인위와 인공, 비순리적 치료의 대표적 사례라 하겠다.

예컨대 암이 어느 특정 부위에 발생하여 세력을 형성하고 있을 때 오늘의 의료계에서는 일단 인류 건강의 적인 암 덩어리를 제거해야 위험을 줄이거나 건강 회복이 가능하다고 굳게 믿을 뿐 아니라 실제로도 그렇게 실행하고 있다. 암의 제거를 위해 그것을 잘라내는 방식의 수술이나 방사선을 쬐어 파괴시키는 방법, 항암제 등을 투여해 암세포들을 공격해 괴멸시키려고 시도하는 등 온갖 수단을 동원하게 된다.

이때 환자는 그 과정에서 암 덩어리 이외의 적지 않은 부분도 손상을 입는 데다 암세포뿐만 아니라 인체의 생명유지에 매우 중요한 정상세포들까지도 함께 파괴되어 질병의 근본해결은 고사하고 체력 저하에 따른 재발, 전이, 확산의 과정을 통해 오히려 명(命)대로 살 수 있는 기회를 확실하게 상실함으로써 마침내 수명을 단축시켜 목숨을 잃게 되는 결과를 맞이하게 된다.

가지치기식 治病 방식의 한계, 看過하지 말아야

본인이나 가족, 친지의 암 치료 과정을 통해 오늘의 의료 현실이 대략 이런 방식으로 진행된다는 것은 대개 짐작할 수 있을 것이다. 이런 방식의 밑바탕에는 암의 발생 원인이 뚜렷하게 밝혀지지 않은 현재로서는 그것이 최선이라고 굳게 믿는 마음이 자리하고 있는 것이다. 그러나 그것은 다양한 시각과 의료방법이 존재하고 또한 다른 많은 방법들 역시 현대 암·난치병의 예방과 근본치료에 얼마든지 효과적으로 기여할 수 있고 또 실제로 기여하고 있

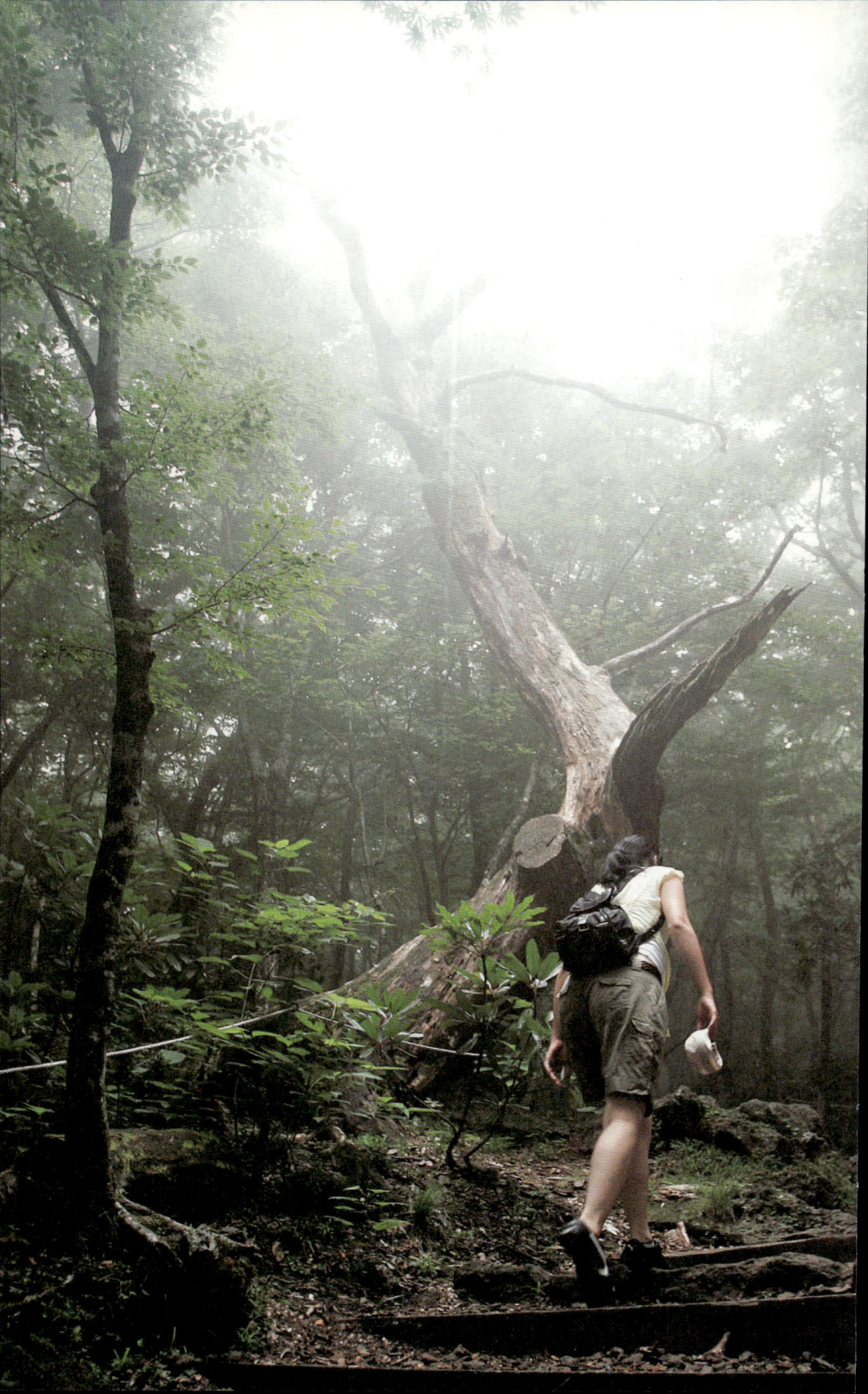

다는 사실을 지나치게 가벼이 여기거나 간과(看過)한 소치에 불과하다.

우리들이 조금만 더 생명의 본질에 관심을 갖고 살펴본다면 오늘날 한국 의료의 주된 치료 패턴으로 자리 잡은 서양의학적 치료 방식이 커다란 근본적 문제점을 안고 있음을 감지할 수 있다. 즉, 가지치기만 해놓은 나무는 시간이 지나면 다시 가지와 잎이 무성해진다는 점을 상기해 볼 필요가 있겠다.

일단 몸에 병이 발생하면 내적 자기성찰을 통해 지금까지의 삶을 되돌아보고 과음(過飮), 과식(過食), 과로(過勞), 지나친 스트레스, 건강에 유해한 환경, 상심(傷心), 과색(過色), 노여워하는 마음, 습관성 화냄, 공해 음식 등 건강을 해칠 만한 요소들을 찾아내 그것부터 제거함이 급선무일 것이다.

그 뒤로도 음식이나 약물의 현명한 선택을 통해 먼저 제반 독(毒)을 풀어주어 체력이 좋아지고 원기(元氣)를 회복할 수 있도록 노력한다면 질병은 결국 인체가 본래 지니고 있는 불가사의(不可思議)한 자연치유능력에 의해 소멸하거나 물러가게 되지 않겠는가.

사람의 생명을 나무에 비유한다면, 어떤 병충해에 의해 가지와 잎이 시들고 병든다 해서 가지를 쳐내고 독한 약물을 투여했을 때 그 나무 자체가 고사(枯死)하는 예가 적지 않다는 사실에 유의할 필요가 있다. 사람이든 동물이든 식물이든 생명의 존재들은 좋은 기후와 토양에서 원기가 손상되지 않고 체력이 양호할 경우 질병에 잘 걸리지도 않으려니와 설혹 걸렸다 하더라도 약간의 몸살 끝에 다시 건강을 회복하게 되는 법이다.

난치병 극복 妙方은 病과 싸우지 않는 不爭의 다스림

자연법칙에 따른 삶의 길을 상징하는 도(道)의 중요성과 이러한 도에 가장 가깝다는 물의 위대한 속성에 대해 설명한 이들은 적지 않지만 그중에서도 특히 노자의 '물 이야기'는 우리들의 삶과 관련하여 많은 시사를 던져주고 있다. 어쩌면 그가 쓴 '도덕경'은 물의 철학을 피력한 '수덕치세론(水德治世論)'이라고도 말할 수 있을 정도로 물 이야기가 많이 등장한다.

"가장 훌륭한 삶은 물에 비유할 수 있겠습니다. 물은 만물을 이롭게 하면서도 결코 그 어떤 대상과도 다투지 않습니다. 뭇사람들 싫어하는 곳, 낮은 곳으로 가서 자리 잡지요. 그러므로 물은 도와 가장 가깝습니다…. (上善若水 水善利萬物而不爭 處衆人之所惡 故幾於道…)"

역성(易性)의 장으로 이름 붙여진 제8장의 글을 필두로 물의 이야기는 정말 물 흐르듯 이어진다. 노자는 심지어 죽는다는 말조차도 물속으로 사라지는 것을 형용한 몰신(沒身)이라는 단어를 쓸 정도로 물과 관련된 표현이 많이 등장한다. "도가 천하에 있음은 시냇물, 골짜기 물이 바다로 연결되어 있음과 같다(譬道之在天下

猶川谷之於江海"고 한 제32장의 대목 역시 도를 물에 비유하여 도의 속성에 대한 이해를 돕고 있다.

"바다가 여러 골짜기의 임금이 될 수 있는 까닭은 스스로 낮춤을 잘했기 때문에 능히 모든 골짜기의 임금이 된 것(江海之所以能爲百谷王者 以其善下之 故能爲百谷王)"이라는 66장의 글에서도 제 몸을 낮추는 물의 덕성을 잘 보여주고 있다.

"천하에 물보다 더 부드럽고 약한 것은 없지만 굳고 센 것을 공격하는 데 물보다 앞설 것은 없다. 왜냐하면 그 무엇으로도 물과 바꿀 만한 것이 없기 때문이다(天下莫柔弱於水而攻堅强者 莫之能勝 以其無以易之)"라는 제78장의 글은 노자가 물의 비유를 통해 강조하려는 유약의 위대성을 극명하게 보여준다. 순리적인 삶, 자연스러운 삶, 유연한 삶이야말로 노자가 '도덕경' 전편을 통해 누누이 강조하는 삶의 바람직한 자세인 것이다.

水精水氣 화생물의 약성 활용하는 仁山의 '水德治病論'

노자의 무위자연(無爲自然) 사상과 여합부절하고 일맥상통하는 의학이론이 근래 세상에 제시되었으니, 앞서 설명한 바 있는 인산 김일훈(仁山 金一勳, 1909~1992) 선생의 신약본초(神藥本草)론이다. 이 의론의 핵심사상은 의료가 불필요한 건강한 세상을 이루기 위해서는 인위(人爲)와 인공(人工), 조작(操作), 무리(無理)를 가할 수밖에 없는 기술의 의학, 지식의 의학 한계를 극복할 수 있는 순리적이고 자연스러운 이론과 방법에 따른 치료여야 한다는 것이다.

노자의 무위자연과 대비되는 '무의자유(無醫自癒)'라는 말로 인산의학이 추구하는 의학적 목표의 본질을 설명할 수 있겠다. 이러한 '무의자유'의 이상적 의료를 가능케 하는 것이 바로 해독(解毒)작용으로 상징되는 물의 힘을 이용해 만병을 다스리는 인산의학의 '수덕치병론(水德治病論)'이다.

공해독을 비롯한 제반 火毒을 푸는 北方 별의 정기

수덕치병론은 인체의 만병을 유발 생성시키는 다양한 종류의 화독(火毒)을 천상(天上) 북방(北方) 여성(女星)·허성(虛星) 등의 별 정기, 즉 수정수기(水精水氣)의 화생물(化生物)로 다스려 불의 독을 물 기운으로 풀어주어야 한다는 원리와 처방을 담고 있다. 인산의학에서는 각종 암은 물론 화공약독, 연탄독, 독사(毒死)독, 심지어 핵(核)독까지도 모두 화독으로 파악하고 있는 것이다. 우리는 심적 스트레스조차 심화(心火) 또는 심번(心煩)이라고 하지 않는가?

인산의학의 바이블이라 할 수 있는 『신약본초』의 본초학 이론에 따르면 수은 독을 비롯한 각종 화공약독 해독(解毒)의 신약(神藥)이 되는 토종 돼지의 약성의 근원은 북방 일곱 별 그룹 중 허성(虛星)의 수정수기(水精水氣)요, 온갖 공해독 해독의 영약(靈藥)인

집오리의 약성의 근원은 북방 여성(女星)의 수정수기라는 것이다. 또한 독사에 물려 생명이 위태로울 경우 여성 별정기로 화생하였다는 토산 마른 명태 5마리를 한꺼번에 달여 그 국물을 먹여 소생시킨다는 처방도 인산의학의 대표적 묘방 중 하나다. 이는 명태의 어떤 성분이 독사독 해독작용을 한다는 식의 기존 의약학적 이론과 달리 마른 명태의 수정수기가 독사의 사화독(巳=蛇火毒)을 해독할 수 있는 신약이라는 인산의학 특유의 의학관의 소산이라 하겠다.

구전으로만 전래되어오던 옻과 다슬기(민물고둥)의 신비한 약성을 밝혀 의약학적 참가치를 비로소 알게 한 것이라든지 고금동서 그 어떤 문헌에도 소개된 바 없었던 홍화(紅花)라는 꽃의 씨앗이 부러진 뼈, 부서진 뼈를 신속하게 회복시켜주는 묘약(妙藥)이라는 새로운 사실을 밝힌 것도 인산의학인 만큼 인산의학의 높은 실용적 가치를 충분히 짐작하게 한다.

전 세계 식품영양학자와 의학자, 약학자들이 한결같이 하루 5그램 이상 섭취할 경우 건강에 이롭지 않다고 강조하는 소금 섭취 문제에 있어서도 양(量)을 탓하지 말고 천연 소금을 법제(法製)하여 탁월한 약성의 질 좋은 소금으로 재창조하여 만병을 다스리는 신약(神藥)으로 활용하도록 제시한 것은 수덕치병의 한 전형으로서 시대의 병마를 해결할 혜안(慧眼)의 소산(所産)이라 하겠다.

공해독 解毒을 위한 仁山의학의 水氣治火 묘법

 북방 여성(女星)의 별정기로 화생한 물체들, 즉 집오리, 명태, 오이 중에서 특히 공해시대 인류 병독을 해결하고 부족할 수 있는 원기를 보충할 최상의 신약(神藥)으로 제시된 집오리의 경우 유황을 먹여 미흡한 약성을 보강함으로써 불로장생(不老長生)의 단약(丹藥)으로 완성시킨 점은 타의 추종을 불허하는 지혜로운 안목의 대표적 실례로 꼽을 만하다. 심한 화상(火傷)을 입어 심장에 화독(火毒)이 범하여 죽어갈 때 일반적 의료진들의 견해에 따르면 그 어떤 소생 방법도 없다는 결론에 도달하였더라도 토산 오이생즙을 먹여 되살릴 수 있다는 처방 역시 여성(女星)의 수정수기로 화상의 화독을 다스린다는 인산의학의 이수치화(以水治火) 원리에서 나온 것이다.

 염분 함량이 상대적으로 높은 물질들, 예컨대 민들레 전초를 말린 포공영(蒲公英)을 비롯해 인동초(忍冬草)의 꽃을 말린 금은화(金銀花) 등을 암 퇴치 신방(神方)의 약재로 즐겨 사용하는 것과 바다의 수정수기(水精水氣)에다 금(金) 목(木) 화(火) 토(土)의 사기(四氣)를 조화시켜 새로운 물질인 죽염(竹鹽)으로 재창조하여 만병 퇴치에 활용하는 예를 통해 인체 생명의 건강에 지대한 영향을 미치는 수정(水精), 즉 소금의 정체와 실상(實相)에 대해 더없이 정확하게 간파하고 있었음을 짐작하게 한다.

 현대의학적 시각, 엄밀히 말해 서양의학적 견해로도 염분농도가 2% 부족하면 갈증이 나게 되고 4~5% 부족 되면 피로감을 느끼며 10% 이상 부족하면 생명이 위태로워진다고 파악하고 있다. 그러면서도 소금의 질에 따라 인체에 미치는 작용이 크게 달라지리라는 개연성과 실제의 그러한 사실에 대해서 올바른 인식을 갖고 있는 의학자나 관련 내용들을 밝혀 놓은 자료가 전무하다시피 한 게 오늘의 현 실정이다.

 이렇듯 고금동서 어느 문헌과 이론에서도 비슷한 유례를 찾아볼 수 없는 독창적 이론일 뿐 아니라 그 효과가 실제로 이론을 뒷받침한다는 점 때문에 인산의학의 수덕치병론은 수많은 사람들에게 광범위한 공감대를 형성해 가고 있다. 물 흐르듯 자연스러운 삶이 훌륭한 삶이듯 현대 난치병을 다스리는 것 역시 물 흐르듯 자연스러워야 한다는 게 인산의학의 수덕치병론의 핵심사상이며 병 없이 건강하게 천수(天壽)를 온전히 누릴 수 있는 섭생의 대도(大道)라 하겠다.

〈월간 壽테크 2007년 6월호〉

047

다친 뼈 회복의 靈藥-
홍화씨 이야기

　　1983년인가 84년인가, 그 무렵 여름의 일이다. 언젠가 신문기사에도 밝힌 것처럼 선친이 한때 그곳에 사신 적도 있고, 또 선친을 따라 채약하러 다녀본 적도 있고 해서 가끔 산행을 하는 무주 적상산에서의 일이다. 산의 초입에 있는 한 농가에 들러 예순을 넘긴 듯해 뵈는 그 집 주인과 마주하였는데, 홍화씨 얘기가 나오는 것이었다. 다리 부러진 닭에게 저기 핀 주황색 꽃의 꽃씨 몇 알을 먹였는데, 반나절도 지나지 않아 멀쩡해지더라는 이야기다.

　　그 노인이 홍화씨의 약성을 알고 있는 것이 신기해서, '어떻게 그걸 아셨는지요' 하고 물었다. 노인은 개나 닭의 다리가 부러졌을 때 홍화씨를 먹이면 곧 낫는다고, 자기 할아버지로부터 들었다는 것이었다.

　　나는 되물었다.

"그럼 노인께서는 저 꽃의 씨앗이 사람의 다친 뼈도 고쳐주는 특효약이라는 사실을 알고 계신지요?"

노인은 그 사실을 모를 뿐만 아니라 자기가 다리뼈를 다쳐, 병원에도 못 가고 그저 부목을 대고 낫기만을 기다린 적도 있었단다.

옛날에도 민간에서는 가축이 뼈를 다치면 더러 홍화씨를 먹였다고 한다. 그런데도 여태껏 사람이 그걸 먹어 다친 뼈를 고칠 방법은 생각지 못했다. 인산 선생이 사람들에게 입으로 전하고 책에서 밝혀 홍화씨가 사람의 뼈에 좋다는 사실이 널리 알려지게 되고, 요즘 여기저기서 홍화씨를 재배하고 중국산 홍화씨를 수입하기도 하는 것이다.

"홍화씨는 뼈에만 좋습니다"라는 신문광고를 본 일이 있다. 얼핏 보았을 때는 "홍화씨는 뼈에 특히 좋습니다" 하는 내용인 줄 알았는데 그게 아니었다. 말하자면 뼈 전문 치료제라는 것이었다. 물론 광고는 그렇게도 할 수 있겠다. 문제는 사람들이 대부분 그렇게 생각하고 있다는 점이다.

홍화씨뿐 아니다. '명태는 연탄가스 중독에, 돼지창자는 농약독 중독에, 오이는 화상에' 하는 식으로 이해하고 있다. 연탄가스 중독을 푸는 데 효과가 있으면 당연히 여러 공해독 해독에도 효과가 있을 것이다. 질병의 원인과 그 치료원리를 이해하지 못한 채 무좀에는 무슨 약, 두통에는 무슨 약, 타박상에는 무슨 약 하는 식으로 질병과 약을 잘게 쪼개 보는 습관이 문제다.

이런 사고방식이 보편화된 요즘에는 '한 가지 약으로 열 가지 병을 다스린다'고 하면 사기꾼 취급을 한다. 그런 게 어디 있느냐는 식이다. 그래서 무슨 말을 하기가 참 어렵고 겁이 난다. 옛날에는 된장 한 가지로도 많은 병을 다스렸다. 배 아플 때도, 소화가 안 될 때도, 타박상에도, 몸살에도 된장을 썼다.

인산의학이 바로 그렇다. 인산의학에서는 서양의학처럼 인체의 질병을 수천 가지로 세분화해서 보지 않고 오장육부에 관련된 질병으로 크게 몇 가지로만 구분하고, 그에 따라 큰 윤곽에서 치료법을 제시한다. 그 치료법도 공통적인 부분이 많다. 가령 몸 안의 함

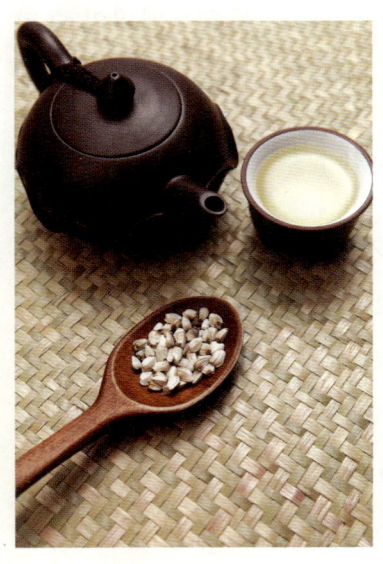

성(鹹性)을 높이고 원기를 돋우기 위해 밭 마늘 죽염을 쓴다든지, 모든 처방에 공통약이라고 하여 유황오리를 비롯한 몇 가지 공통 약재가 들어가는 따위가 그렇다.

치료법이 복잡해서는 도무지 병을 고치기 힘들다. 몇 가지 병을 함께 앓는 사람이 십여 종류 이상의 약을 먹는 경우도 있는데, 그렇게 해서는 어느 한 가지도 다스리기가 어렵다.

인산 선생은 생전에 '만병통치(萬病通治)'를 자주 말씀하셨다. 선생은 88년 3월 8일에 한국경제신문 고광직 부장과의 대담에서 이렇게 밝혔다.

"옛 의서인 본초는 지나치게 복잡하여 이렇게도 해보고 저렇게도 해보면서 평생 경험만 하다가 늙어 죽게 만들어. 그런 짓은 어릴 적에 다 치워버려야겠다고 생각했으니, 앞으로 세상에 그런 일이 없게 하려고 해. 한 가지 약으로 천하의 병을 고칠 수 있는 법을 전해서 말이야."

'촌철살인 일침활만인(寸鐵殺人 一鍼活萬人)'. 한 뼘 쇠붙이로 사람을 죽일 수도, 작은 침 하나로 만인을 살릴 수도 있는 법. 독자는 틈나는 대로 『신약(神藥)』과 『신약본초(神藥本草)』를 읽고 또 읽어 그 원리를 익혀 한 가지로 만사를 해결하는 지혜를 터득하기 바란다.

〈월간 신토불이건강 1998년 9월호〉

원시시대부터
쑥과 마늘의 약성 활용

자신의 생명을 스스로 구할 수 있는 '참 의료'를 학습하고 몸소 체험하는 일은 무척 중요하다. 그런 의미에서 인산가에서 매달 열리고 있는 건강수련회에 참가하고자 시간을 낸 분들은 '심신(心身)건강의 바른 길'을 찾아 천리 길을 멀다 여기지 않고 문밖을 나선 현명한 구도자(求道者)들이라고 말할 수 있겠다.

우리 인체에 피가 흐르는 곳을 혈관(血管)이라고 하고, 기(氣)가 흘러 다니는 통로를 경락(經絡)이라고 한다. 그런데 현대 서양의학에서는 현재까지도 공식적으로는 '경락이란 없는 것'으로 간주하고 있는 실정이다. 과학적으로 검증된 바가 없다는 것이 이유이다.

하지만 수 천 년 전부터 동양에서는 14경락의 기(氣)의 흐름을 간파하고 무술의 수련이나 질병의 치료에 광범위하게 활용해왔다. 경락은 눈에 보이는 혈관과는 달리 전신을 그물처럼 에워싸고 흐르면서도 정작 육안으로는 확인할 길이 없다는 점 때문에 오랜 세월 그 메커니즘을 아는 의자(醫者)들만 의료에 활용했을 뿐이다. 인체에 가장 크게, 신속하게 영향을 미치는 경락에 대해 올바른 이해를 하지 못할 경우 질병의 치료는 국소적이고 대증(對症)요법적인 한계를 벗어나기 힘들 뿐 아니라 온전한 의료라고조차 보기도 어려울 것이다.

그러나 현재 지구촌의 주류의료로 자리 잡고 있는 서양의료체계는 기(氣)의 소통이나 경락의 이해, 전인적 치료에는 한계를 보이는 것이 사실이지만 첨단 진단장비의 개발과 수술 기량의 향상, 드러난 문제와 증상의 해결 등 다른 차원에서의 비약적 발전을 딛고 세계 의료의 선두주자로서의 역할과 기능을 해내고 있는 것이 오늘의 현실이다.

經絡에 대한 올바른 이해 없이 암, 난치병 고치기 어려워

의료에 있어서 경락을 이해하지 못하면 침이나 뜸을 뜰 수가 없다. 인체의 14경락에서 흐르는 기가 모이고 교차되는 곳, 그곳을 경혈(經穴)이라고 한다. 경혈은 한마디로 물이 흐르다가 고이는 연못 같은 곳인데 그곳에 침을 놓게 되면 흐름이 원활하지 못하거나 막혔던 기가 소통이 됨으로써 그로인한 병증이나 제반 문제가 저절로 해결되는 것이다. 이렇게 침을 놓는 행위는 서양 사람들 눈에 대단히 이상하게 보일 수밖에 없는 것이다. 자기들은 주사기에 약물을 넣어 혈관에 주사를 놓는데, 동양인들은 혈관도 아닌 곳에 그냥 쇠꼬챙이로만 보이는 침을 꽂으니 말이다.

미국의 닉슨 대통령이 중공을 방문했을 당시 중국 병원에서 환자의 머리와 팔 다리에 침을 꽂은 채 개복(開腹)수술을 하는 장면을 목격하게 되었는데 그 환자는 별반 아픈 내색 없이 집도하는 의사와 얘기를 나누고 있는 게 아닌가? 닉슨대통령과 그 수행원들이 놀란 것은 말할 것도 없으려니와 동양의학은 미개하다고만 여기던 미국의료인들의 의학관 자체에 큰 변화를 가져와 그 이후 침과 뜸을 위시한 동양의학 전반이 미국 대륙으로 건너가기 시작했고 급기야 1984년 세계보건기구는 한국과 중국, 일본의 의견을 반영해서 360경혈을 공식화 시킨 바 있다. 오늘의 쑥뜸 수련회의 주제인 쑥뜸 이야기의 절반은 경락(經絡)과 경혈(經穴), 그 속을 흐르는 기(氣)와 그리고 피(血) 이야기이다.

쑥뜸을 뜨면 숨을 쉬기가 쉽지 않다. 특히 초보자들은 더욱 그러하다. 숨을 못 쉬는 게 아니라 조금씩 끊어서 쉰다. 왜냐하면 숨을 쑥 들이마시면 배가 더욱 뜨겁고 아프기 때문이다. 그런데 어느 단계를 지나면 밤톨만 한 크기 뜸쑥의 중심부 온도가 섭씨 7백도에 달하는 고온의 쑥불이 복부의 경혈에서 타고 있는데 전혀 뜨겁거나 아픈 줄 모르고 쿨쿨 코를 골면서 잠을 자게 된다. 그래서 필자의 선친(仁山 金一勳, 1909~1992)께서는 이러한 쑥뜸법을 신령스런 뜸 법, 즉 영구법(靈灸法)이라고 말씀하셨고, 이 신묘한 쑥뜸법의 구체적 내용은 필자의 기술(記述)에 의해 『신약(神藥)』책 제25장 '영구법(靈灸法)의 신비'에 상세하게 소개된 바 있다.

원시의학 시절부터 쑥과 마늘을 활용한 지혜로운 민족

4천3백여 년 전, 이 세상에 아주 훌륭한 분이 계셨다. 바로 '단군(檀君)'이다. 사람들은 전설이다, 신화다 말하지만 여러 사료(史料)와 정황을 종합해 볼 때 단군은 실존 인물이다. 그분이 당시 의학의 묘법(妙法)을 두 가지나 전해주셨는데, 하나는 세계의 대표적 의료진들로부터 이 세상 최고의 항암제라고 인식되어 세상에 알려진 마늘이고, 나머지 하나가 바로 용도가 무궁무진하고 암, 난치병, 괴질의 근본적 퇴치에 활용할 경우 효능효과가 신비스럽기 그지없는 영초(靈草)- 약쑥이다.

천상(天上) 세계로부터 하강(下降)했다는 환웅(桓雄)천왕께서, 그 당시에 찾아와 '사람이 되어 신시(神市) 백성이 되기를 원하는 곰과 호랑이'에게 "신령스런 쑥 한 뭉치(靈艾一炷)와 마늘 20개(蒜二十枚)를 주면서 너희들은 이것들을 먹되 백일 동안 햇빛을 보지 말라고 했다"는 단군고기(檀君古記)라는 기록의 일부가 전하는데 이 원시적 묘방(妙方)은 오랜 세월이 지난 오늘에 이르러 한 훌륭한 선각자(先覺者)에 의해 다시금 홀연 부활(復活)하여 많은 생령(生靈)들을 구제하고 있다.

국산 밭 마늘을 하루 20통 이상 껍질 채 구워 뜨거울 때 껍질을 깐 뒤 죽염에 찍어서 백일 이상 지속적으로 정성스럽게 먹을 경우 암, 난치병, 괴질을 물리치고 건강을 회복해 제 수명대로 사는 데 전혀 지장이 없다는 것이 바로 인산의학의 핵심처방이다. 곰과 호랑이에게 100일 동안 햇빛을 보지 말라고 하면서 먹으라고 내 준 것이 신령스런 쑥 한 뭉치, 마늘 20개였다는 사실은 잇따라 등장하는 각종 암, 난치병, 괴질에 속수무책(束手無策), 수수방관(袖手傍觀)으로 일관할 수밖에 없는 참담한 오늘의 의료계에 많은 것을 시사하고 있다.

100일 동안 햇빛을 보지 말라고 한 것은, 우리 몸에 암이나 괴질에 걸린 세포들의 생존 주기가 21일이고 21일 단위로 3~5회의 신진대사(新陳代謝)가 이뤄져야 하기 때문이다. 지혜로운 묘방을 활용하여 병증을 다스릴 경우 21일을 지나 100일 정도 되면 우선 죽음을 면할 수 있게 되는 것이다. 성질 급한 호랑이는 암, 난치병, 괴질에 걸려서도 여전히 조급증을 버리지 못하고 이리 뛰고 저리 뛰는 참을성 부족한 남성들을 상징하는 것이라 하겠고 환웅천왕의 가르침대로 정성스럽게 실천하여 마침내 21일 만에 소원을 이뤘다는 곰은, 자신에게 닥친 병증을 침착하게 전화위복(轉禍爲福)의 계기로 삼아 근신(謹愼)하면서 자연의 섭리에 따른 현명한 생활방식으로 복귀하여 이전과는 확실하게 다른 새로운 삶을 살아가는 지혜로운 여성들을 상징적으로 비유한 것이라 하겠다.

仁山의학의 神藥 통해 단군시절 神市의학의 妙方들 부활

이렇듯 단군시절부터 면면히 전승되어 오는 뿌리 깊은 의방(醫方)의 핵심 내용을 오늘의 발병(發病)환경에 맞도록 명명백백하게 복원시켜 놓은 책이 바로 선친 인산(仁山) 김일훈(金一勳, 1909~1992)의『神藥』이라는 책이다. 관심을 갖고 잘 읽어 보면, 그 책 속에는 쑥과 마늘의 이야기뿐만 아니라, 죽염 등 각종 암, 난치병, 괴질들로부터 목숨을 구할 수 있는 수많은 신약묘방(神藥妙方)들이 기록되어 있다.

죽염을 발명하신 이유는 병 치료 말고도 이 것 먹고 싱거운 소리 하지 말고 짭짤한 민족이 되라는 뜻도 내포돼 있을 것이다. 뜸을 많이 뜬 사람들은 어떤 위기를 맞아도, 어떤 위협에도 눈 하나 깜짝하지 않는다. 그만큼 뜸을 많이 뜬 사람들은 자신도 느끼지 못하는 사이에 정신력이 강해진다.

우리 민족이 오랜 세월 험한 침탈과 수난의 역사를 거치면서 이 땅의 수많은 의학적 묘법들이 대부분 사라졌다. 흔적도 없고 아는 사람도 하나 없이 그렇게 없어졌던 것을 필자의 선친께서 너무도 안타까워한 나머지 인류의 건강을 위해 하나부터 열까지 다 복원해 놓은 것이 바로 '신약(神藥)'이요, '인산(仁山)의학' 이다.

요즘 신종 플루다, 뭐다 해서 나라 전체가 뒤숭숭하다. 신종 플루 역시 작심하고『神藥』책 열심히 읽어보면서 뜸 뜨고 죽염 열심히 먹으면 절대 안전하리라고 우리 인산의 가족들은 한결같이 확신한다.

  각종 암, 난치병, 괴질들의 위협으로부터 살아남을 수 있는 묘법을 일러주었지만 열심히 하다가도 좀 나아졌다 싶으면 하다 멈추거나 엉뚱한 방향으로 가는 바람에 제대로 된 효과를 보지 못하는 경우도 적지 않은 것이 오늘의 현실이다. 인산의학으로 병을 치유하거나 예방하려면 초심(初心)을 끝까지 유지하며 초지일관(初志一貫) 해야 한다는 것을 명심하길 바란다. 가장 좋은 방법은 『神藥』책을 곁에 두고 더도 덜도 말고 그대로 실천하는 것이다.

-위 글은 지난 2009년 9월 25일 경남 함양군 함양읍 죽림리 인산가 건강수련원에서 열린 '가을철 제3차 쑥뜸수련회'에서 있었던 김 윤세 대표의 강연 내용을 정리, 손질하여 그대로 수록한 것입니다.

〈월간 仁山의학 2009년 10월호〉

049

宇宙의 마음 가질 때 병 고치고 인생도 바뀐다

　인산(仁山)의학은 정형화되어 틀에 갇혀 있지 않다. 정형화된 어떤 틀을 만들어 체계화하고 과학적으로 검증한다면 인류로부터 더욱 신뢰를 높일 수도 있을 것이다. 그러나 이는 학자들의 몫이라 생각하고 그동안 보고 느끼고 경험하고 깨달은 내용들을 가감 없이 말씀드리고자 한다.

　이 시대 각 방면의 달인(達人)들의 이야기는 지식과 기술도 중요하겠지만 결국 마음으로 귀결된다. 마음을 긍정적으로 갖는다면 반드시 성과를 거둘 수 있겠지만 반대로 부정적인 생각을 갖는다면 어떤 일도 이룰 수 없을 것이다.

　이곳 인산연수원의 개발허가를 신청할 때도 하나부터 열까지 쉬운 일이 없었다. 이곳은 지리산국립공원 인근의 산림보전지역이라 허가가 불가능하다는 것이었다. 그러나 가능한 모든 방법을 총동원해 지속적으로 노력할 경우 개발할 수 있다고 생각했고 될 수 있는 방법을 찾았다. 될 수 있는 방법은 경상남도의 결정을 이끌어내면 일괄허가를 받을 수 있다는 것이었다. 그래서 경상남도 관계자들을 찾아가 심의위원회 의결을 이끌어내고 마침내 개발허가를 얻을 수 있었다. 이러한 결과를 도출할 수 있었던 것은 '할 수 있다'는 긍정적인 생각을 가지고 지속적으로 노력했기 때문이라고 생각한다.

암에 걸린 사람들도 대개는 "이런 병에 걸리면 죽겠지"라는 부정적인 생각 속에 스스로의 노력을 게을리한 채 암이 악화되어 죽는다고 생각하고 죽어가지만, 어떤 이는 암을 고치기 위한 길을 "인산의학에서 찾아내 그 방법대로 암을 물리쳐야겠어"라고 긍정적인 생각을 굳히며 열심히 노력해 아무리 어려운 상태라 하더라도 종내에는 암을 극복하고 살아난다. 된다고 생각하고 모든 노력을 기울이는 사람과 안 된다고 생각하고 별다른 노력을 기울이지 않는 이의 결과는 확연히 다르게 마련이다.

생각을 바꾸지 않으면 병은 고치지 못한다

모 신문사에 '김윤세의 신토불이 건강'이란 제목의 칼럼을 1994년 5월부터 1995년 4월까지 1년간 연재한 적이 있었는데 이 내용을 모아 펴낸 책이 『김윤세의 신토불이 건강』이다. 그 후 내용을 일부 수정하고 원고를 보완 정리하여 『한 생각이 암을 물리친다』라는 제목의 책으로 다시 출간했다.

'한 생각'에서 '생각'이란 생각 염(念)자를 파자하여 풀 경우 '지금의 마음'을 의미한다는 것을 알 수 있을 것이다. 또한 생각 사(思)자에 있는 '田'자는 뇌를 뜻한다. 뇌와 심장(心)을 말한다. 소위 생각하는 기관이다. 생각에 따라 사람은 바뀐다는 것이다. 나쁜 생각을 가진 사람과 좋은 생각을 가진 사람은 다른 결과를 보게 될 것이다.

자신의 마음을 성인(聖人)의 마음으로 바꾸어 세상에 존재하는 모든 생명체(衆生)들을 구제해 열반의 세계, 극락의 세계, 천당의 세계로 갈 수 있도록 하겠다고 마음먹으면 그는 성인이 될 수 있는 길로 들어서는 것이다. 다만 시종일관 끝까지 마음 변치 말고 정진해야 목표지점까지 도달하게 될 것이다. 석가, 예수, 노자 등 성인들을 신뢰하고 따르는 이들도 모두 같은 맥락이다. 다만 성인들께서 존재했던 시대와 문화, 환경 등의 차이로 인해 성인들의 가르침이 다르게 표현될 뿐이다. 따라서 다른 사람의 종교를 비방하고 음해하거나 공격할 필요는 전혀 없으리라 본다.

그릇된 생각을 바꾸지 않으면 절대로 병을 고칠 수 없다. 약, 치료해 줄 사람, 의료 환경이 아무리 좋고 어떤 노력을 기울여도 암·난치병은 속수무책으로 못 고치는 경우가 많다. 병을 온전하게 치유하는 이는 어떤 계기를 통해 생각을 바꾸어 '참 의료'를 만나 받아들여 자신의 병을 낫게 한 사람들이다. 자기 혁신을 통해 끊임없이 변화를 추구하는 사람 또한 다른 이들과는 확연하게 다르다.

　죽염을 퍼먹어서 보름이나 한 달 뒤에는 혈색(血色)이 달라지고 마치 딴사람처럼 바뀌기도 한다. 어떤 이들은 이를 보고 "다른 이들은 효과를 보는데 저는 왜 효과를 보지 못합니까"라고 묻는 이들도 있다. 필자는 그 사람들에게 "절대 효과 나지 않도록 고양이 밥 먹듯이 조금씩 먹으니 그런 결과가 나오는 것입니다"라고 말한다.

죽염 한 번에 150g 먹어도 위·장 문제 없어

　죽염을 하루에 몇 그람씩 복용해야 과학적으로 의학적으로 안전하게 먹을 수 있느냐고 물어보는 이들이 많다. 사실 그 소리 듣기 싫어 "집에 삽이 있느냐"고 물어보고 그것으로 죽염을 퍼먹으라고 말하기도 한다. 인산 김일훈 선생은 "죽염을 배 터지게 먹어"라고 말했다.

　실제로 이 말을 신뢰한다면 몸에 필요한 충분한 분량을 퍼먹어 봐야 한다. 몸에 절대로 아무 문제가 없다. 죽염을 지나치게 먹어 문제가 생기게 하거나 죽고 싶어도 아무런 위해(危害)요소가 없기 때문에 안전상 별다른 문제가 없다. 만약 지나치게 많이 먹으면 어떤 이들은 하루에 설사처럼 느껴질 정도의 묽은 변을 10여 차례씩 보기도 한다. 이는 몸속에 내재해 있던 나쁜 물질들이 바깥으로 배출되는 것이다.

　인산 김일훈 선생은 암·난치병 환자가 찾아오면 "죽염 퍼먹어", "배 터지게 먹어"라는 말 이외에 대체로 다른 표현을 잘 쓰지 않았다. 언뜻 듣기에도 표현이 좀 지나친 것 아니냐는 생각이 들어서 "아무리 몸에 좋은 산삼(山蔘)이라 해도 과하게 쓰면 부작용이 나타나거나 또 다른 문제가 발생하지 않겠습니까"라고 여쭈어본 적도 있었다. 환자들에게 "죽염 퍼먹어", "배 터지게 먹어"라는 말씀을 가급적 하지 않았으면 좋겠다고 선친께 말씀드리자 선친은 "죽염을 많이 먹어 죽는 것이 아니라 안 먹거나 조금씩 먹어 병이 악화되어 죽는다"라며 오히려 죽염을 만드는 제조업체 대표가 그것도 파악하지 못하느냐고 꾸지람을 하시는 것이었다.

　선친인 인산 선생께서 작고(作故)하신 이후 1994년 미국 하버드대학 대이너파버 암센터 수석연구원에게 죽염 샘플을 보내며 죽염의 항암효과 여부와 얼마나 먹는 것이 안전한지에 대한 연구를 의뢰했다. 6개월 뒤 나온 결론은 지속적으로 복용할 경우 암 치료 효과가 있으며 미국인 평균체중 75kg일 경우, 한 번에 150g까지 먹어도 위나 장의 점막에 전혀 손상이 일어나지 않는다고 했다.

　아스피린을 비롯한 대부분의 의약품들은 정량을 초과할 경우 곧바로 위나 장의 점막에 손상이 나타난다. 어떤 의약품이든 정해진 용량을 먹는다고 해도 위나 장의 점막에 전혀 손상을 입히지 않는 물질은 없다. 그러나 죽염은 150g을 한 번에 먹어도 위나 장의 점막에 손상이 가지 않는다는 것이 연구실험 결과 밝혀진 것이다. 한국사람 평균체중을 60kg로 환산할 경우, 한 번에 120g까지 먹어도 어떤 문제도 발생하지 않는다는 결론이 나온다. 혹시 혈압에 문제가 생기지 않을까 걱정도 될 것이다. 그러나 우리 몸은 지구상의 모든 컴퓨터로 확인하는 것보다 더욱 정확하기 때문에 그런 걱정은 기우(杞憂)에 불과하다.

몸에 수분이 필요하면 갈증이 난다. 그러나 어느 정도 물을 먹어야 안전한지 체크하지 않는다. 그냥 갈증이 해소될 때까지 먹으면 되고, 밥도 몇 그램 먹는가가 아니라 배고픔이 가실 때까지 먹으면 되는 것이다.

仁山의학의 기본은 無醫自癒다

인산 김일훈 선생은 "자연으로 돌아가라"고 말했다. 노자의 철학은 '무위자연(無爲自然)사상' 이며 인산의학의 핵심은 한마디로 무의자유(無醫自癒)다. 인위(人爲), 인공(人工), 조작(操作)이 가해지는 비자연적 의료를 베풀지 않는다면(無醫) 인체가 본래부터 지닌 자연치유(自然治癒) 능력에 의해 만병(萬病)은 저절로 자연스럽게 치유될 수 있다(自癒)는 것이 인산의학의 기본 이론이다.

선친께서 '자연으로 돌아가라' 고 한 것은 그렇게 해야만 자신의 명(命)대로 살 수 있다는 확신에 의해서다. 자연으로 돌아가라는 것은 첫째 배고프면 먹고, 졸리면 자는 것이다. 그러나 우리는 배가 고프다고 먹는 게 아니라 필요에 의해 임의로 정해 놓은 시간에 식사를 하고, 졸려서 자는 게 아니라 늦은 밤까지 불을 밝히고 일을 하거나 놀다가 잠을 잔다. 밤낮으로 몸을 혹사시키며 자연과 점점 멀어지는 삶을 영위하는 것이다. 옷도 천연섬유가 아니고 화학사가 대부분이며 음식도 질 좋은 음식을 먹지 않고 인공감미료 등 각종 첨가물이 많이 들어간 음식을 가리지 않고 섭취한다.

한결같은 마음으로 죽염 먹어라

『한 생각이 암을 물리친다』의 '한'은 여러 가지 의미를 내포한다. 첫째 '하나의 생각'이라는 의미다. 때에 따라서는 훌륭한 하나의 생각이 사람의 인생을 바꿀 수 있는 것이다. 자신의 인생을 바꾸고 건강도 바꿀 수 있는 좋은 한 생각을 떠올릴 필요가 있다는 점을 강조한 것이다.

둘째, 초지일관 같은 마음으로 '한결같이' 지속적으로 잘해야 한다는 의미다. 죽염을 열심히 먹다가 죽염에 대해 잘 알지 못하는 주변 사람들의 말을 듣고 그만 먹거나 소홀히 먹는 경우가 적지 않다. 자기 스스로 효과적인 의방과 약물들을 쓰레기통에 버리는 것과 다름없는 것이어서 어떤 효과도 기대하기 어렵다는 이야기다.

셋째, '한'은 나의 마음을 우주의 마음으로 바꿀 때 병도 고칠 수 있고 인생도 달라질 수 있다는 의미다. 내 마음을 우주의 마음으로 바꿔야 한다. 그렇지 않고 악한 마음, 나쁜 마음, 독기를 갖는다면 제 몸에서 생성되는 그 독만으로도 수십 명을 죽일 수 있다. 이 같은 편협한 마음을 버리지 못하고 모든 문제를 남의 탓으로 돌리려는 것이 습관화되고 있다.

천주교에서는 남의 탓은 이제 그만 하고 '내 탓이오' 운동을 벌여야 한다고 강조한 바 있다. 남의 탓을 하는 마음은 남의 눈의 티끌만 보고 제 눈의 대들보는 보지 못하는 것이다. "내 탓이오"라는 기본적인 생각을 바탕으로 좀 더 여유롭고 광범위한 공공(公共)적인 생각을 가져야 한다. 공공의 마음, 무지무욕(無知無慾)의 성현

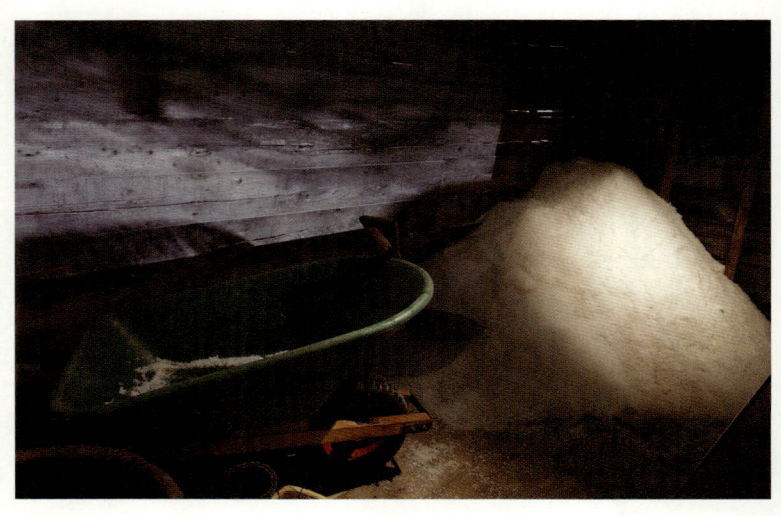

(聖賢)의 마음으로 자연스럽게 삶을 영위한다면 아예 병에 걸리지 않을 뿐 아니라 만약 병에 걸려도 자연요법을 활용해 좀 더 순리적으로 자연스럽게 치유될 수 있을 것이다. 만약 이와 같은 정상적 생각을 갖지 않는다면 죽염을 오랜 기간 먹을지라도 효과가 날 수 있도록 제대로 먹을 수 있는 지혜가 열리지 않을 것이다.

의료기관이 사라진다면 건강해질 수 있다

인간 세상의 감옥이 따로 있듯이 자연계의 감옥은 바로 병원인 셈이다. 먼저 바깥세상의 옷을 벗기고 환자복으로 갈아입힌 다음 싫건 좋건 타의에 의해 부작용과 불편, 고통이 수반되는 주사를 맞고 온갖 약물을 복용해야 한다. 자연계의 참뜻을 이해하고 받아들여 먼저 '자연법칙 위반 죄'를 뉘우친 다음 죄의 대가를 치르지 않을 경우 병원에서의 가벼운 처벌에 그치지 않고 긴급 체포되어 저승으로 곧바로 후송당하는 비명횡사(非命橫死)의 화(禍)를 면하지 못하게 되는 것이다.

그러나 제도권 교육에서의 의학교육은 특정 의학 위주의 일방통행식 세뇌와 다름없는 교육을 통해 조화와 균형의 의학관(醫學觀)을 갖지 못하고 자신이 배우지 않은 다른 의학에 대해서는 무지(無知)와 편견(偏見)으로 무장된 적대적 감정만을 부추기는 모순과 부작용을 낳고 있을 뿐이다. 무엇 때문에 우리가 이렇게 살아야 하는가. 국민에게 어떤 교육을 시키고 있는가.

상대의 불행은 곧 나의 행복이 되는 왜곡된 경쟁으로 점철된 삶, 이처럼 유치한 경쟁체제가 우리 사회를 근본적으로 멍들게 하고 있는 것이다. 우리는 이러한 분위기에서 살아남기 위해 스스로 교육이라는 명분 아래 자진해서 길들여지고 있다. 다 그런 것은 아니지만 서양의학 교육을 받은 사람은 한의학 이론을 받아들이지 못하고 또한 한의학 교육을 받은 사람도 서양의학을 받아들이지 못한다. 살아 있는 학문은 내가 배운 것 이외에 다른 이들의 것이라 해도 장점이 있다면 받아들이고 그것을 공부해야 함이 마땅하다. 현재 미국, 중국 등 세계는 동서양의학의 장점을 추려 '통합의학'이라는 이름으로 새로운 글로벌 의학을 정립해 나가고 있다.

그러나 유독 우리나라만 벽을 쌓아놓고 양의사, 한의사, 약사 단체들이 삼국지 전쟁을 벌이면서 국민건강을 담보로 의료시장의 영유권 싸움을 계속하고 있다. 결코 바람직하지 못한 이런 상황이 왜 문제가 되는지 파악하지 못하고 국민은 고스란히 피해를 당하고 있는 것이다.

일본 게이오대학 의학부 방사선과 곤도 마코토 교수는 『암과 싸우지 마라』라는 항암제 부작용에 대해 설명한 책을 발간했다. 이 책에 따르면, 현재 암환자 중 항암제가 효과를 내는 경우는 단 10%에 불과하고 나머지 90%는 항암제를 쓸 필요가 없거나 오히려 부작용을 일으킬 수 있는 소지를 지니고 있다고 폭로했다. 그럼에도 대부분 항암제를 처방하는 이유는 병원의 영리추구와 관련 있을 것으로 보인다는 설명을 덧붙이고 있다.

　미국의 로버트 S. 멘델존 박사는 『나는 현대의학을 믿지 않는다』라는 책을 발간했다. 저자가 미국의 국가의학감독관으로서 미국 내에서 일어나는 각종 의료 비리를 조사하면서 내린 결론은 병원, 약국, 의사, 제약회사 등 지구상에 있는 모든 의료시스템을 모조리 없애버린다면 아마도 인류는 지금보다 훨씬 더 건강해질 수 있다는 것이다.

　인산 김일훈 선생은 40년 전부터 줄곧 이 같은 말씀을 해왔다. 자신의 힘으로 자신과 가족들의 암·난치병·괴질들을 고칠 수 있는 의방(醫方)을 『신약(神藥)』, 『신약본초(神藥本草)』라는 저서를 통해 세상에 공개한 것은 단 한 가지 이유다. 자연요법의 효과적 활용을 통해 각종 암·난치병·괴질 환자가 없어져서 지구상의 의료기관도, 의료인도, 약도, 처방도 필요 없는 '건강한 지구촌'이 되기를 희망하셨기 때문이다.

항암제 부작용 올바로 알고 맞을지 여부를 선택해야 한다

　우리나라는 의료사고가 나면 판사가 다른 의사를 불러 이에 대한 의견을 물어본다. 때문에 의료사고에서 의료기관이 유죄를 받는 경우는 거의 없다. 죄가 없기 때문이 아니라 최종적으로 판사가 의사에게 묻고 판정하기 때문이다.

　그러나 미국은 국가의학감독관이라는 제도가 있다. 국가의학감독관은 '의사를 잡는 의사' 라는 별명을 가졌다. 우리나라는 이와 같은 제도가 없다. 정부 당국은 "식품이나 의약품에 어떤 문제가 드러났다"는 보도가 나올 경우 어느 정도 시간이 경과한 다음 대체로 "별다른 문제가 없는 것으로 확인됐다"는 발표를 한다. 때문에 국민은 자신도 모르는 가운데 식품, 의약품 문제로 인해 큰 피해를 보는 경우가 적지 않다.

우리나라의 경우 암에 걸려 입원하면 수술을 위시하여 방사선 조사, 항암제 투여 등이 별다른 설명조차 없이 마치 정해진 코스인 양 진행된다. 미국이나 유럽 대부분의 의사들은 항암제가 모든 암에 효과가 있는 것은 아니며 크고 작은 다양한 부작용도 나타나게 된다고 설명해 주고 그럼에도 항암제를 맞겠느냐고 물어본다. 그 이후 환자의 동의를 받고 나서야 항암제를 투여한다. 그러나 우리나라는 암이 발병하면 당연한 것처럼 항암제 투여가 진행된다.

우리나라 의료법은 항암제에 대한 다양한 부작용에 대해 환자가 알아들을 수 있게 설명해 주도록 되어 있다. 그러나 우리 국민들은 대부분 이런 법이 있는지도 모르고 무심코 치료를 받아들임으로써 보지 않아도 될 불필요한 피해를 보고 그런 악순환이 되풀이되고 있는 것이다. 과학발전에 힘입어 현대의학은 눈부시게 발전해 왔고 각종 암과 에이즈 등 난치병 정복도 멀지 않았다고 오래 전부터 호언장담해 왔지만, 과거 40여 년 전에 비해 암 사망률은 10배 이상 늘었으며 전 국민의 1%에도 미치지 못하던 당뇨병 환자 역시 전 국민의 10%를 넘기며 더욱 증가추세를 보이고 있는 실정이다. 이제 한국도 암환자 100만 명 시대에 들어섰다는 매스컴의 보도는 질병문제의 심각성을 단적으로 보여주는 대표적 사례라 하겠다.

자신의 병을 알고 스스로 치유하자

우리는 잘못된 관행, 잘못된 용어, 잘못된 판단 때문에 건강에 금이 가고 비명횡사로 이어지는 불행을 스스로 초래하는 안타까운 장면들을 숱하게 목격하면서도 올바른 교훈을 얻지 못한 채 여전히 "나는 의학의 문외한"이라며 제 생명에 대한 무관심과 무방비로 일관하는 우(愚)를 범하고 있다.

우리들의 생명은 단 하나다. 생명이 잘못돼 병이 올 때까지 우리의 몸을 너무 혹사시킨다. 세계 양주 소비량은 우리나라가 최고다. 술 문화, 음식문화도 너무 무리하고 직장생활에도 휴식이 없다. 일 년 중 법정휴가, 토요일, 일요일은 충분히 쉬어야 하지만 그러지 못한 것이 현실이다. 결국 병에 걸린다면 자신의 몸을 망가뜨려 벌게 된 돈을 그대로 몸의 치유를 위해 다시 다 쏟아 붓게 되는 비극을 연출하게 되는 것이다.

우리는 월간 『仁山의학』, 『신약(神藥)』, 『신약본초(神藥本草)』 전·후편 등을 5번 이상 읽는다면 어떤 병에 걸려도 자신이 직접 생명과 질병의 실체를 올바로 인식하고 제대로 치유시킬 수 있을 것이다. 자신의 병을 정확하게 인식하고 근본원인을 파악해 치료해야 생명의 건강을 온전하게 회복시킬 수 있다. 죽염으로 혈액(血液)을 정화(淨化)시키고 마늘로 원기(元氣)를 돋우며 유황오리로 해독(解毒)해 인체의 생명력을 원천적으로 강화시켜야 한다. 근본적인 원인을 해결하면 암과 난치병도 얼마든지 고칠 수 있다는 것을 경험을 통해 확신하게 될 것이다.

인산의학의 방침대로 자신이 가족 모두의 병을 고칠 수 있으며 굳이 값비싼 약을 쓰지 않고도 주변에 흔한 국산 농림축수산물의 뛰어난 약성을 활용해 얼마든지 암·난치병·괴질을 고칠 수 있는 것이다. 마늘은 양념이지만 양을 10~20배 정도 늘린다면 암 치료를 위한 훌륭한 약으로도 사용할 수 있다. 마늘은 신비의 암 치료약, 보양제가 된다. 인체의 원기를 돋워 살아날 수 있는 힘을 준다. 죽염은 정화작용을 한다. 썩지 않게 하는 힘을 지니고 있다. 그래서 선친께서는 "배 터지게 먹어"라고 했다. 하버드대 연구 결과를 비롯해 지금까지 진행된 연구 성과만을 보더라도 인산의학의 이러한 논리는 언뜻 생각하기에는 무식하기 짝이 없는 것처럼 보이지만 직접 실천 확인해 보면 만고불변의 진리이며 우주자연의 법칙에 근거한 것임을 확연히 알 수 있을 것이다. 인산의학의 제서들을 읽고 또 읽어서 '참 의료의 진리'를 하루속히 자각(自覺)하여 여러분 모두 천수(天壽)를 온전히 누리시기를 기원한다.

〈월간 仁山의학 2011년 8월호〉

050

天然物 약성을
제대로 활용하는 지혜

　천수(天壽)를 다 누린다는 말이 있다. '참 의료의 진실'을 깨닫고 실천하면 하늘이, 자연계가 부여한 본래의 수명(壽命)대로 살 수 있다는 얘기다. 죽염과 마늘, 홍화씨를 비롯해 우리 주변에서 구할 수 있는 흔한 약재들을 잘 활용하여 순리적으로 섭생할 경우 자연계로부터 부여받은 수명, 즉 1백20세에서 1백25세는 기본으로 살 수 있다는 것을 알 필요가 있겠다. 이건 절대 불가능한 일이 아니다. 선친(仁山 金一勳, 1909~1992)의 저술로서 우주의 '신약(神藥) 비밀'이 담겨 있는 『신약(神藥)』을 잘 읽고 실천하면 나와 내 가족의 병은 내 손으로 고쳐 모두들 제 명대로 살 수 있게 될 것으로 판단된다.

　우리는 오늘날의 한국 의료, 아니 세계 모든 현대의료의 진실을 제대로 인식할 필요가 있고 또한 '참 의학의 진리'를 깨달아야 할 필요가 있을 것이다. 의료의 진실을 말하면 마치 다른 의료체계를 비난하고 음해하고 험담하는 것처럼 들릴 수 있으나, 전혀 그럴 이유도, 필요성도 없고 다만 의료의 올바른 방향에 대해 다 같이 깊이 생각해 보자는 것이다. 의료는 방향이 대단히 중요하기 때문에 의방(醫方)이라고 하며, 의방이란 말은 처방(處方)이라는 뜻으로도 쓴다. 방약(方藥)은 개개의 물질이고 방향은 어떤 방향으로 치료하느냐 하는 것이기 때문이다.

서양의학을 예로 들면 암이 있으면 공격, 파괴, 제거하기 위해 노력한다. 암세포는 공격이 오면 자연히 피하고 숨는다. 그 과정에서 정상세포도 죽고 그 와중에 사람도 죽어버린다. 이게 전 세계를 지배하고 있는 서양의학의 현주소요, 현실이다. 즉 방향이 잘못됐다는 것이다.

서울의 정남쪽 280여 킬로미터에 위치한 이곳(경남 함양)에서 서울 가는 방향은 분명히 북방으로 가야 하지만 남쪽으로 가도 된다고 말해도 따지고 보면 틀린 말은 아니다. 남쪽으로 방향을 잡더라도 지구를 한 바퀴 돌게 되면 분명코 서울로 갈수 있기 때문이다. 다만, 바다를 건너고 산을 넘어서 머나먼 길을 가야 하는 데다 어쩌면 서울에 도달하지 못하고 비명(非命)에 생을 마감할 수도 있다는 위험이 존재할 뿐인 것이다.

요즘엔 당귀(當歸), 천궁(川芎), 백출(白朮) 등 병마(病魔) 퇴치에 쓰이는 약초를 캐는 사람이 거의 없다. 세계적인 약재의 보고

(寶庫), 지리산의 약초도 그냥 생겨나 자라다가 자연사하도록 방치할 뿐, 그것을 국민보건을 위해 값지게 활용할 방법이 전혀 없는 것이다. 국립공원관리공단 직원들이 자연보호를 위해 채약(採藥) 자체를 자연훼손으로 간주하고 법에 따라 감시를 하고 단속을 하기 때문이다.

사정이 이렇다 보니 약초를 재배할 수밖에 없는데, 농약과 화학비료를 기본으로 사용하게 되는 데다 지력(地力)이 약한 땅에서 윤작(輪作)을 하지 않고 지속적으로 다량 재배를 함으로써 약재의 질이 예전 같지 않은 게 사실이다. 대표적인 약재 인삼을 재배하는 데도 3년이 지나면 대체로 뿌리가 견디지 못하는데 게다가 1년에 여러 차례 농약을 뿌리니 3년 동안 상당히 많은 농약을 뿌리는 셈이다. 이렇게 인삼을 생산해서 크고 좋다며 비싼 값을 받고 판다. 그러나 그 인삼은 손으로 비비기만 해도 쉽게 부서진다. 옛날 인삼은 아주 단단했다.

약효가 덜 나는 것은 그래도 나은 편이지만, 더 중요한 문제는 독이 될 수도 있다는 것이다. 그래도 그 정도는 우리 농촌에서 기른 것이어서 그나마 다행인 셈이고 현재 유통되는 약재의 70% 이상이 중국에서 들여온 것이어서 특히 문제로 지적되고 있다. 중국에서 엉망으로 길렀다기보다 우리나라에 들여오는 과정이 문제라는 것이다. 약재들을 싣고 오는 배 밑창이 섭씨 50도에서 80도인데 썩지 말라고 방부제를 치고 바구미, 벌레 등이 쉴 새 없이 생기니 그것을 방지하기 위해 살충제를 뿌려 들여온 것을 약이라고 먹는 게 오늘의 현실인 것이다.

자연법칙에 따르는 정신자세라면 못 고칠 병 없어

　일본의 의학자 중에서 곤도 마코토(近藤城)라는 의사가 일본에서 쓰이고 있는 항암제의 90%는 쓸 필요가 없거나 써서는 안 되는 환자에게 쓰이고 있다는 내용과 수술의 부작용, 병폐 등을 소상히 밝혀 일본 전역에서 크게 화제를 불러일으킨 책이 있다. 일본에서의 책 제목은 『항암제의 부작용을 알 수 있는 책』이고 한국에 들여와 번역 출간한 책의 제목은 『암과 싸우지 마라』이다.
　지구상 2백30여 개 나라 중에 암이 80% 이상 완치된다고 말하는 국가는 아마도 대한민국밖에 없을 것이다. 여기에서 완치라는 말은 그 정의가 특이한데 병이 다 나아서 완치가 아니라, 수술하고 약 먹고 항암제를 맞으면서라도 5년 이상 생존한 경우 완치로 분류하고 다른 치료나 요법을 써서 회복되었더라도 완치로 간주한다. 어떻게 해서 무슨 방법으로 살았는지는 추적이 불가능하다. 이런 부정확한 통계에 의한 주장을 무엇 때문에 하는 것인가?
　우리는 오랜 세월 놀라운 발전을 이룩한 과학의 뒷받침에 의해 현대의학이 눈부시게 발달되었다고 세뇌를 받아왔다. 당뇨와 암에 걸린 사람들의 수가 30~40년 전보다 10배 이상 늘어나서 전 국민의 10%가 넘는 5백만 명, 세계는 2억 명 이상이 당뇨를 앓고 있으며 10초에 한 명꼴로 사망하고 30초에 한 명꼴로 다리를 절단하고 있는 상황을 어떻게 설명할 것인가? 그뿐이 아니라 심혈관계 질환을 비롯해 각종 암 등 모든 병의 발병 및 사망률이 10배가 넘게 늘어났는데도 도대체 무엇을 근거로 의학이 발달했다고 말하는 것일까? 의학이 아무리 발달해도 각종 암, 난치병의 발생 사망률을 줄이지는 못한다는 이야기인가? 세계 주류의학이자 중심의료체계인 서양의학의 장점이 많은 것은 사실이지만 질병의 양태나 상황, 나라마다 민족마다의 토양과 체질에 따라 또 다른 치료법이 더 효과적인 경우도 분명히 있을 수 있다는 점을 간과(看過)해서는 안 되리라 여겨진다. 국소적이고 일시적이며 대증요법의 큰 틀을 벗어나기 어려운 치료 행태에 비해 다만 시간이 조금 더 걸릴 뿐이지만 근본적으로 질병의 뿌리를 제거하는 치료법이 없는 것이 아니다.

병소(病巢)를 공격, 파괴, 제거하는 것을 목표로 삼는 치료를 근본적 치료라고 할 수 없다. 만병(萬病)의 뿌리는 대병(大病)이 아니라 생명(生命)이므로 생명력을 북돋움으로써 모든 질병은 인체의 자연치유력에 의해 저절로 낫게 되는 법이다. 지혜롭고 현명한 의료는 이렇듯 생명력을 강하게 해서 병이 저절로 낫게 하는 것으로서 이것이 바로 '참 의료'라 하겠다.

어떤 질병이라 해도 병은, 기본에 충실하되 생체의 자연치유력이 발현되도록 무리한 치료를 하지 않기만 해도 대체로 낫게 되어 있다. 자연의 섭리대로만 삶을 영위하면 절대로 병 때문에 죽을 일이 없을 것이다. 우리 몸의 모든 세포들이 활성화되도록 생각을 바로 하고 면역기능을 높이는 음식을 먹고 운동을 꾸준히 하면 만병은 저절로 물러가게 된다. 30년~40년 동안 병을 만든 사람들이 일단 병들면 괜스레 마음이 바빠져서 고치는 데는 일주일만 지나도 극도로 조바심을 낸다. 꾸준히, 정성스럽게, 빠짐없이 자연요법의 활용을 통해 몸과 마음을 잘 다스린다면 종내에는 낫게 되어 있다. "근본으로 돌아가라"는 중요한 가르침을 가장 강조한 이가 바로 노자(老子)다. 그런 노자께서 우리에게 가르친 것이 바로 무위자연(無爲自然)의 대원칙이다. 노자 '도덕경' 제8장에 보면 상선약수(上善若水)라는 말이 있는데, 가장 훌륭한 것은 물과 같다, 즉 도에 가장 가까운 훌륭한 삶의 패턴은 마치 물 흐르듯 순리적으로 살아간다는 말이다. 물은 만물을 이롭게 하면서도 서로 싸우지 않고(水善利萬物而不爭) 남들이 싫어하는 낮은 곳으로 흐르기 때문에 도와 가장 가깝다(處衆人之所惡故 幾於道)는 것이다.

자연의 이치에 부합하는 순수한 정신의 에너지로 암, 난치병을 다스린다면 병을 고치는 것은 일도 아니다. 그런데 정신의 문제는 전혀 생각하지 않고 무슨 약을 먹어야 낫느냐만 물어본다. 즉 정신을 하나로 모으는 것이 대단히 중요하다는 사실에 대해 전혀 감을 잡지 못하고 하는 말이다.

『神藥』책 속엔 毒이 藥 되는 비밀 있어

불로장생(不老長生)을 꿈꿨던 진시황은 49살에 수은 중독으로 죽었다. 고래로 불로장생약으로 알려진 것이 주사(朱砂)다. 수은(水銀)과 유황(硫黃)의 화합물인 그것을 법제(法製)해 독을 없애면 불로장생약이 된다는 것인데, 법제가 덜 되었을 때 먹어서 중독돼 죽은 것이다.

그동안 동양의 학자, 서양의 연금술사들이 불로장생의 비밀을 밝히고자 수없이 연구를 했지만 성공한 사람이 단 한 명도 없었다. 그런데 그것을 간단히 성공시킨 예가 등장한 것이다. 바로 인산 선생이 『신약(神藥)』이란 저술을 통해 명명백백하게 제시한 유황오리다. 오리에게 유황을 먹이면 유황 속의 어떤 독도 사라진다. 오리의 머릿속에 있는 강력한 해독제가 모조리 해독(解毒)하기 때문이다. 오리는 온몸 구석구석 모조리 다 약이 된다.

오리는 그냥 끓여서 쓰게 되면 기름의 성질이 찬데 오리에게 유황을 2년 동안 먹이면 유황의 불기운이 오리의 냉기 가득한 기름을 없애준다. 오리는 그 기름 속의 냉기만 없애면 천하의 명약이다. 오리의 냉기를 없앨 묘방을 인산 선생이 제시한 것이다. 인산의학의 핵심 묘법의 비밀이 바로 감로(甘露)와 유황(硫黃) 속에 있다.

인산의학에서 가장 중요하게 다루는 것 중 하나가 감로(甘露)다. 천종(天種) 산삼(山蔘)에는 감로정 분자가 1/1만3천, 홍화씨에는

1/1만2천, 죽염에는 1/1만1천의 감로수가 함유되어 있다는 것이 인산선생의 유저(遺著) 『신약본초』의 설명이다. 불화(佛畫)에서 관세음이 들고 있는 호로병 속에 들어 있는 것이 감로수라고 한다. 관음불이 들고 있는 호로병에 든 감로수 한 방울만 먹으면 죽은 사람도 살아난다는 전설이 있다. 인산의학에서는 감로수를 다량 함유한 물질들의 약성을 활용하도록 권한다. 예컨대 산삼은 진품을 구하기가 어려우니 좀 더 흔한 물질 가운데 감로수가 많은 홍화씨를 쓰라고 한 것이다.

1990년 5월에 인산 선생을 찾아온, 진주에 사는 이영남 여사는 당시 30대 초반이었는데 심부전, 신부전, 자궁암, 위암 등 무려 네 가지 말기 암 환자였다. 물을 먹어도 곧바로 토할 정도였다. 진주의 한 병원에서 두 달을 넘기지 못할 거라고 해서 이 여사가 남편과 함께 인산 선생을 찾아왔는데 인산 선생은 "죽염 배 터지게 퍼먹어"라고 말하며 처방을 내렸다. 그날 이후로 이 여사는 정말 매일 배 터지게 죽염을 먹었다. 하루에 밭 마늘을 20통 이상 죽염에 찍어 먹으라는 인산 선생의 말을 듣고 본인은 암이 네 가지니 네 배를 먹으면 되겠다고 생각하고 인산요법을 시작해 죽염을 하루에 60g씩 먹었고 마늘을 하루에 최대 60통씩이나 구워서 죽염에 찍어 먹었다. 토하면 쉬었다가 먹고 또 먹고 했다. 너무 힘이 들었지만 그만큼 효과가 월등히 나타났다. 아무것도 못 먹던 사람이 마늘을 구워서 죽염에 찍어 먹은 뒤로는 물도 마시고 죽도 먹고 밥도 먹을 수 있게 되었다. 그리고 네 가지 말기 암이 온데간데없이 사라지고 20여 년이 지난 지금도 아주 건강하게 잘 살고 있다. 이처럼 인산의학에서 제시한 물질들은 세상의 상식과는 달리 아무리 많이 먹어도 부작용이나 해가 없다는 사실을 여러 사례들을 통해 알 수 있다.

'세상을 제대로 본다'는 말뜻은 육안으로 보이는 것뿐만 아니라 육안으로 보이지 않는 것도 본다는 것을 의미한다. 세상을 보는 새로운 안목이 열리기 위해서는 어느 정도 장수(長壽)를 해야 할 필요가 있다. 하루살이가 다음 계절의 일을 어찌 알고 말할 수 있겠는가? 인간이 어느 정도 수(壽)를 누려야 깨달음을 얻게 된다는 논리가 그런 이유다. 세속적인 복록을 누리기 위해 1백살을 넘겨야 한다는 말이 아니라, 인산의학에서 강조하는 진리에 대한 깨달음을 얻기 위해서 장수해야 한다는 말이다. 제 명대로 살기 위해서는 스스로 공부하고 깨우쳐서 건강을 챙겨야 한다. 건강하게 1백살을 넘겨 살 경우 아무리 바보라도 육신을 벗어놓고 떠날 때 최소한 제 스스로 어디로 갈 것인지 감을 잡고 방향을 잡아 본인이 가야 할 곳으로 갈 수 있게 될 것이다. 그곳이 어디냐고 필자에게 묻지 말고 스스로에게 물어보기 바란다.

〈월간 仁山의학 2010년 7월호〉

5장

생명의 불
돋우는 靈艾一炷
쑥뜸 神方

051 仁山농장에서 있었던 쑥뜸 수련회 광경
052 암·난치병으로 '쑥밭' 된 몸, 쑥뜸으로 살릴 수 있다
053 仁山쑥뜸은 苦海 건네주는 배
054 생명의 불 돋울 약쑥의 妙力
055 깨닫지 못할 뿐 암의 해결책은 내 안에 있다
056 쑥뜸 苦行길의 평온과 행복
057 仁山쑥뜸은 인산仁術의 최고봉
058 靈灸法, 나를 살리는 '참의료' 妙方
059 어느 소녀의 믿기지 않는 쑥뜸 이야기
060 운명을 바꾼 그해 가을 쑥뜸
061 仁山쑥뜸에 대한 이해와 뜨는 방법
062 生命의 불꽃을 지피는 '仁山쑥뜸의 신비'

051

仁山농장에서 있었던 쑥뜸 수련회 광경

지난 98년 8월 22일 인산연수원에서 열린 쑥뜸 수련회가 끝난 뒤 몇몇 회원들로부터 부탁을 받았다. 연수원에서 뜸을 뜰 수 있도록 공간을 제공해 달라는 것이었다. 인산연수원은 회원들에게 늘 개방되어 있지만, 사실 특별한 경우가 아니면 뜸뜨는 용도로는 시설을 제공하지 않았다. 자칫하면 자문을 해주는 게 시술행위로 비쳐 법적인 문제가 따를 수 있고, 또 예기치 않은 일이 생길 수 있기 때문이다. 그렇게밖에 할 수 없는 불가피한 사정임에도 늘 회원들께 죄송할 따름이었다.

그런데 아예 뜸뜰 작심을 하고 농장에 와서 부탁하는 데야 사실 마다할 명분이 없다. 흔쾌히 승낙을 했는데, 참가자들의 각오가 참으로 대단했다. 20명쯤 되는 회원들이 아예 짐을 싸가지고 와 열성적으로 뜸을 뜨는 것이다. 암을 이겨내기 위해서, 심장이 좋지 않아서, 교통사고로 몸을 제대로 쓰지 못해, 정신건강을 위해서, 까짓것 얼마나 뜨거운지 한번 덤벼보려고… 참가자 수만큼이나 사연도 가지각색이다.

회원들은 서로 도움을 주고받으며 쑥뜸 잔치를 벌였다. 참가자 중에는 어린아이도 있었다. 한 열성 회원은 휴가 중에 여섯 살 아들을 데리고 와 그 아이에게 무려 10분 타는 뜸 장으로 뜸을 떠주었다. 아이는 아무렇지도 않다는 듯 단전 뜸을 거뜬하게 해냈다. 이 광경을 목격한 어른들은 한편 놀랍고 부끄럽기도 했을 것이다.

그 일이 있은 며칠 뒤에는 더욱 놀라운 일이 벌어졌다. 소리를 듣지 못해 말도 거의 할 수 없는 아홉 살 여자 아이가 있었다. 인산쑥뜸으로 병을 고치겠다고 하여 부모가 와서 함께 뜸을 떴다. 어떤 날은 10장, 어떤 날은 20장 그렇게 숙제하듯 일과로 정해 뜸을 떴는데, 어느 날인가 소리를 알아듣는 것이 아닌가.

일대 사건이 벌어진 것이다. 그 엄마는 물론이고 함께 뜸을 떴던 어른들도 벌어진 입을 다물 줄 몰랐다. 연수원이 눈물바다가 되었다. 모두 감격에 겨웠던 것이다.

마치 거센 파도가 밀려왔다 간 것처럼 이제 연수원에는 쑥 냄새도 거의 가시고 조금은 허전한 느낌도 있다. 워낙 그 열기가 강해서였을까. 그 아이도 내년 봄을 기약하고 그리운 집으로 돌아갔고, 어른들도 저마다 만족에 겨워 일상으로 복귀했다. 이번 쑥뜸 참가자들은 단 한 명도 실패하지 않고 모두 기대 이상으로 뜸을 떴고 삶의 희망을 안고 돌아갔다. 이런 좋은 결과가 나오기까지는 많은 분들의 노력이 있었다. 필자는 일주일에 이틀은 서울 사무실에서 지내는데, 반가운 소식이 많이 들려왔다.

 필자도 얼마 전부터 뜸을 시작했다. 올해로 15년째다. 사람들은 묻는다. 그만큼 떴으면 별로 안 뜨겁지 않으냐고. 그렇지 않다. 뜸은 언제 떠도 뜨겁다. 말이 필요 없는 자연적인 현상이다. 마찬가지로 뜸은 반드시 뜬 이상으로 도움을 준다. 정신적으로, 그리고 육체적으로. 뜸을 떠보면 육신과 정신을 분리시켜 생각할 수 없음을 알게 된다.

 그래서 인산 선생은 생전에 '뜸은 치병(治病)과 수행(修行)의 양방(良方)'이라고 늘 말씀하셨다. 15년째 뜨면서 느끼는 것은 둘 다를 노린다면 역시 '뜸'이라는 것이다. 이번에도 역시 거친 세상사에 묻혀 소홀해 온 나 자신을 되돌아보게 되었다. 세상을 향해서가 아니라 바로 네 자신을 향해서 소리치고 다듬으라는 '뜸의 불호령'을 받는 중이다.

 늘 마음에만 둘 뿐 한 번도 실행에 옮겨보지 못한 회원은 조그마한 뜸이라도 도전해 보기 바란다. 어린아이도 거뜬히 해내지 않는가.

〈월간 신토불이건강 1998년 10월호〉

052

암·난치병으로 '쑥밭' 된 몸, 쑥뜸으로 살릴 수 있다

　암이나 난치병, 원인을 알 수 없는 각종 괴질이 창궐하는 지금, 인류는 절체(絶體) 절명(絶命)의 위기에 처해 있다고 해도 과언이 아니다. 이럴 때 치료법 하나를 잘못 선택하면 큰 화를 당할 수가 있다. 그렇기 때문에 치료법을 선택할 때는 정말 신중해야 하는데, 필자는 선친(仁山 金一勳, 1909~1992)께서 『신약(神藥)』 등 저서를 통해 명명백백하게 제시한 방법 이외의 어떤 방법도 사람들에게 권하지 않는다.

　선친께서 인산의학의 모든 비방(秘方)을 글로 남긴 『신약(神藥)』이나 말씀을 옮겨 놓은 『신약본초(神藥本草)』를 읽는 것만으로도 자신의 병은 물론이고 가족들의 암·난치병·괴질 등을 얼마든지 고칠 수 있다. 필자의 말이 거짓이 아니라는 것은 수많은 체험자들의 증언과 기록들을 통해 확인할 수 있다. 책에 나와 있는 대로만 따라 해도 병 없이 건강하게 천수(天壽)를 다 누릴 수 있고, 조금 더 노력하는 사람은 무병장수할 수도 있다. 선친은 병 치료는 물론, 무병장수의 최고 묘법(妙法)인 인산쑥뜸요법에 대해 『신약(神藥)』과 『신약본초(神藥本草)』에서 명명백백하게 밝힌 바 있다. '뜸은 이렇게 떠라', '크기는 이렇게, 뜨는 시간은 이렇게' 또 '피고름 나올 때와 마무리는 이렇게 하라' 는 등 쑥뜸의 모든 요령과 기술을 다 공개했다.

그런데도 책은 읽어보지도 않고 잘 알지도 못하면서 인산쑥뜸처럼 뜸장을 크게 해서 경혈에 올려놓으면 경락이 파괴되어 굉장히 위험하다는 말을 하는 이들이 종종 있다. 그들이 무슨 근거로 그런 이야기를 하는지 모르겠지만 그것은 분명히 틀린 말이다. 자기가 경험해 보지 않고 모르는데도 불구하고 추측으로 아무렇게나 말을 하는 사람들은 소위 서양의학, 즉 현대의학을 전공한 의학자 또는 의료인들이거나 혹은 경험의 폭이 그리 넓지 못한 비제도권 의료인으로서 자신이 추구하는 의학적 이론 이외에는 내용을 잘 모르는 데다 편견마저 보이는 경우이거나 그들의 말만을 무조건 사실로 맹신하는 일부 사람들이다.

죽염만 해도 그렇다. 그들은, 소금은 염화나트륨이 주성분이고 그 염화나트륨은 한 번을 굽든 아홉 번을 굽든 구웠다고 해서 달라진다는 과학적인 근거는 없다고 말을 한다. 연구를 해본 뒤에 그런 말을 하면 수긍할 수 있겠지만, 연구해 본 일도 없고 연구 성과에 대한 논문 한 번 읽어본 일 없는 사람들이 그런 말을 한다는 것 자체가 문제인 것이다. 죽염에 관한 연구는 이미 오래전부터 진행됐고, 인터넷상에도 상당수 논문들이 떠다니는데도 자기가 전문가랍시고 확증도 없이 추측만 가지고 확인된 것인 양 말을 하는 것이다.

無病長壽, 지식보다 지혜가 필요하다

 대부분의 사람들이 지식보다 지혜가 더 중요하다는 사실을 잘 모르는 것 같다. 현대인들의 머릿속에는 '산 지식'보다 생명력을 잃은 '죽은 지식'이 많다. 즉, 현실과 동떨어진 이론이 많고, 비현실적인 지식의 세계에 안주하면서 지혜로운 사람의 가르침을 자꾸 의심만 한다. 질병에 걸려서 병마와 싸우는 사람에겐 병 치료 자체가 생사(生死)를 가르는 전쟁터다. 그 전쟁터에서 병마와 오랜 세월 싸운 사람은 나름대로 사는 방법을 터득한다. 그것이 '참 의료'이다. 죽어가는 사람을 살리는 것이 의료이지, 사람이 죽든 살든 상관 않고 그 방법이 잘 되었네 못 되었네 따지기만 한다면 그것은 '의료'가 아니며 '실사구시(實事求是)'를 가장 중요시해야 할 의료인의 바람직한 자세 또한 아닌 것이다.

 생사(生死)가 걸린 문제는 누구를 막론하고, 서양의학적 동양의학적 소견이 다를 수가 있고 대체의학적 소견이 다를 수가 있다. 그러므로 각각의 소견을 참고하되 판단은 스스로 해야 한다. 병이 만들어지는 것도 몸과 마음의 관리를 잘못해서 나오는 것이다. 스스로 만든 병을 고칠 책임이 다른 사람에게 있는 것이 아니다. 고치든 고치지 못해 죽든 간에 목숨은 자기 손에 달려 있으며, 그런 연유로 오로지 내 병은 내가 고쳐야 하는 것이다. 내 병을 고치는 데는 나만 한 의사가 없다. 우리 몸에는 자연치유 체계가 있다. 그리고 병과 싸울 때 병의 힘이 1이라고 하면 우리 몸의 자연치유 체계는 99이다. 99대 1로 싸운다고 생각해 보면 절대 우리 몸의 자연치유능력이 병에게 질 가능성이 없다.

다만 미리 절망하고 자포자기(自暴自棄)하면 내 몸에서 일어나는 묘한 힘과 약리작용은 사라진다. 호랑이한테 물려가도 정신만 차리면 살 수 있다는 말은 틀린 말이 아니다. 암·난치병에 걸려도 정신만 차리면 살 수 있다. 그럴 때 곁에 두고 읽으면 아주 큰 도움이 되는 책이 바로 『신약(神藥)』이다. 지구상에 존재하는 수많은 의서 중에서 『신약』보다 더 간단명료하게 처방과 노하우를 적어 놓은 의서는 아마도 없으리라 생각된다.

쑥뜸은 극강한 쑥불의 힘을 이용하는 것

『신약(神藥)』 제25장이 바로 '영구법의 신비'다. 영구법(靈灸法)이라 함은 인산쑥뜸을 의미한다. 쑥뜸의 재료는 쑥이다. 봄철 쑥은 얼음도 뚫고 올라온다. 그 힘이 불의 힘이며, 쑥은 곧 하늘이다. 강화도의 쑥을 약쑥으로 쓰는데, 강화도는 하늘에서 불이 내려오는 곳이다. 마니산 참성단에서 성화(聖火)의 불을 붙이기도 하는 이유가 있는 것이다. 역사적으로도 구한말 때 강화도는 쑥밭이 된 적이 있다. 프랑스, 미국 등 열강의 함대들이 강화도를 침략해 포격을 가해 해안가 하늘에서 불이 물처럼 내려와 다 타버린 것이다. 그렇게 초토화된 땅에 맨 먼저 올라온 게 바로 쑥이다.

강화도는 다 쑥밭이다. '쑥밭'이 됐다가 진짜 좋은 '쑥밭'이 됐다. 땅이 초토화되었다는 쑥밭이 전자(前者)이고, 질 좋은 쑥이 자라는 진짜 좋은 쑥밭이 후자(後者)의 뜻이다. 강화약쑥은 지구 중심부에 있는 유황불을 머금고 올라온다. 옛날에 부싯돌 켤 때 쑥 뭉치에다 부싯돌을 대고 켜면 쑥불은 꺼지지 않았다.

쑥을 봄에 끓여 먹으면 생기의 원천이 나오는데, 생기를 유지하는 힘 중 하나는 불의 기운이고 하나는 소금의 기운이다. 초목의 잎이 필 때 몸이 나른한 것은 체내의 소금을 상실하기 때문이다. 쑥은 아스팔트를 뚫고, 얼음을 뚫고, 눈을 뚫고 쑥쑥 올라온다고 해서 쑥이다. 쑥은 솟아오를 뿐만 아니라, 쑥의 기운은 오장육부 깊은 곳까지 쑥쑥 들어간다. 깊이 들어갈 때 '쑥' 들어간다고 하는 말은 다 숨은 뜻이 있는 말이다.

지구상에서 사람의 몸에 올려놓고 불을 붙여 태워서 살이 타는데도 사람이 죽지 않고 병들지 않는 것이 있다면 쑥 한 가지뿐이다.

그것도 강화약쑥 한 가지뿐, 먹는 쑥은 안 된다. 그런데 그걸 미리 알고 단군 옛 기록(檀君古記)에는 환웅(桓雄)천왕이 사람이 되기를 원하는 곰과 호랑이에게 쑥과 마늘을 주어 쓰게 했다는 내용이 있다.

쑥으로 뜸을 뜨면 진짜 신비한 치병효과가 있고 정신세계 개척의 효과가 있다. 뜸을 뜨면 정신집중이 되고 피가 맑아져 공부도 저절로 잘된다. 서울대 의대 고 김두종 박사는 단군기록의 쑥과 마늘 이야기를 인용해 '우리 민족은 아득한 옛적 원시 시절부터 쑥과 마늘을 식용 또는 의료에 사용한 것으로 보인다'고 자신의 저술 '한국의학사'에서 설명했다. 그러한 쑥의 신비한 약성과 효능을 세세하게 밝혀 암·난치병 퇴치의 묘방으로 활용할 수 있게 제시한 것이 바로 선친의 저서 『신약(神藥)』이다. 약쑥을 잘 활용해서 암·난치병이나 괴질을 퇴치하고 명대로 살 수 있는 시스템을 갖추게 해야 한다. 이것은 한국의 강화약쑥을 이용한 '인산쑥뜸법'을 이용할 때 비로소 가능하리라 여겨진다.

쑥뜸을 뜨면 병을 고치는 것은 물론이려니와, 누구든지 인생을 한 번 더 '덤'으로 살게 된다. 육체적으로는 목숨을 연장시켜 줬으니 그 이후의 삶이 덤이요, 정신적으로는 그동안 알지 못했던 영(靈)적인 세계를 알게 되었으니 그 또한 덤이 아니겠는가.

〈월간 仁山의학 2009년 3월호〉

053

仁山쑥뜸은
苦海 건네주는 배

　요즘처럼 고통 속에, 아니 고통을 스스로 끌어들여서 고통 받는 쑥뜸 기간 중에는 정말이지 쑥 얘기조차도 꺼내기 싫어진다. 그리고 다른 이들에게 쑥뜸을 권하는 것 자체가 자꾸만 망설여진다. 그것은 쑥뜸의 놀랍고 신비스러운 여러 가지 효과에 대한 회의에서가 아니라 더없이 좋다는 것이 명백하다 하더라도 적지 않은 불편과 고통이 따르는 현실적 이유 때문이다.

　그 현실적 이유가 쑥뜸을 몸소 실천하는 기간 중에는 뇌리에 강하게 각인되어 지워지지 않을 뿐 아니라 더욱 선명하게 부각되고 심지어 그 비중이 더 크게 여겨지기까지도 한다. 그럼에도 또다시 쑥뜸 얘기를 시작하는 것은 쑥뜸이 비단 의방(醫方)으로서만 유효한 것이 아니고 인체의 심신(心身)에 깊숙하면서도 광범위하게 영향을 미치는 관계로 많은 생각과 실천 경험, 토론을 필요로 하기 때문이다.

가을 쑥뜸 뜨기에 가장 좋다는 계절 입추(立秋), 처서(處暑)가 되면 우선 쑥뜸 실천자들은 이번 가을 뜸을 뜰 것인가의 여부를 놓고 적지 않은 고민을 하게 된다. 인산 가족들에게 쑥뜸은 마치 불가(佛家)에서 우기(雨期) 또는 혹한기에 나돌아 다니지 않고 공한처(空閑處)를 정하여 안거수행(安居修行)하는 하안거(夏安居), 동안거(冬安居)와 유사한 일면이 있다.

다만 하안거, 동안거는 한여름과 한겨울 석 달가량 기간을 정해 수행 정진하는 데 비하여 쑥뜸 실천은 봄·가을로 약 1백일 동안 자신의 생각을 점검하고 생활방식을 개선하며 뜸을 뜨고 고약을 붙여 마무리한다는 점에서 몇 가지 차이점을 보인다.

인산 가족들은 편의상 쑥뜸 실천을 '춘안거(春安居)' '추안거(秋安居)'로 부르기도 하는데 그것은 쑥뜸을 뜨면서도 가급적 나돌아 다니지 않고 한곳에서 몸과 마음을 편안한 상태로 유지하기 때문이다.

필자는 이런저런 이유와 동기로 어느덧 15년 세월을 1년에 한 번꼴로 쑥뜸을 떠왔다. 물론 그중에 몇 번은 술 먹을 일이 생기는 등의 피치 못할 이유로 온전하게 마무리 짓지 못한 때가 있었으나 아무튼 특별한 사유가 없는 한 1년에 1회 또는 2회 쑥뜸을 떠왔다.

올가을에도 처서인 8월 23일부터 쑥뜸을 시작해 몇몇 도반(道

伴)들과 함께 열심히 정진하고 있다. 나 자신 모범을 보여야 하는데도 뜸뜨는 전날까지 음식을 가리지도 못하고 술 마실 일을 피하지 못하는 등 준비를 철저히 하지 못한 점이 아쉽다.

그러나 쑥뜸을 눈 딱 감고 퍼뜩 '해치울' 대상으로 여기지 않고 죽을 때까지 생활 속의 동반자로 함께 가고자 하는 마음가짐을 갖고 있다. 그래서 가급적 자연스러움을 잃지 않고 순리적으로 뜨면서 그간 숨 가쁘게 앞으로만 달려온 삶의 궤적을 되돌아봄과 동시에 앞으로 나아갈 방향을 더욱 심도 깊게 모색하는 계기로 삼고 있다.

醫方인 동시에 修行 묘법인 仁山쑥뜸법

인산의학에서 제시된 인산쑥뜸법, 일명 영구법(靈灸法)은 의학 역사상 초유의 특별한 의미와 가치를 지닌 의학적 묘방이자 철학적 묘법이라 할 수 있다. 현대의학이 해결하기 어려운 온갖 난치병·불치병을 해결할 수 있는 획기적 의방(醫方)이기도 하지만 성불화선(成佛化仙)을 기약할 수 있는 수행(修行)묘법이라는 게 인산의학의 창시자 인산 선생의 견해이다.

신뢰 여부는 각자의 몫으로 남겨 두겠지만 어쨌든 그 무지막지해 보이는 인산쑥뜸 실천 인구가 점점 늘어만 가는 것은 인산쑥뜸 이론의 신뢰성을 어느 정도 증명해 보여주는 것으로 받아들여도 좋겠다.

필자 역시 처음에는 병마의 위험으로부터 벗어날 목적으로 쑥 뜸을 시작하였으나 차츰 쑥뜸의 진정한 가치는 육신의 질병 치료나 건강 증진 효과 이외에 정신생명의 건강과 정신세계 개척을 통해 자아완성(自我完成), 즉 성불화선(成佛化仙)을 가능케 한다는 점에 있음을 인식하게 되었다.

그래서 필자는 쑥뜸을 통해 새로운 자아를 발견하는 기쁨과 새로운 세계로 진입하는 즐거움을 동시에 느끼곤 한다. 풀 한 포기, 나무 한 그루, 노래하는 새, 법문하는 계곡 물소리, 흘러가는 구름, 선정(禪定)에 든 소나무 등 세상에 존재하는 만물의 새로운 형이상학적 가치와 의미에 차츰 눈떠가는 기쁨은 세상의 그 어떤 재미와도 견줄 수 없을 정도다.

가는 곳은 법계(法界)요, 마시는 것은 법주(法酒)이며, 사는 곳은 동천(洞天)이고, 고해(苦海)의 몸은 법해(法海)로 바뀌었으며 하나하나 깨달아가는 기쁨은 다름 아닌 법열(法悅)이다. 인산동천(仁山洞天)의 구름 속에 앉아 있노라면 문수(文殊)의 화신이라 알려진 당나라 때 한산(寒山)의 시 한 구절이 저절로 생각난다.

"그 누가 세속의 번잡함을 초탈하여 함께 흰 구름 속에 앉아 있을쏜가."

(…誰能超世累 共坐白雲中)

육신생명의 질병은 의학적 방법으로 다스릴 수 있지만 정신생명의 문제는 결코 의학적 처방이나 약물로 해결될 문제가 아니다.

정신세계 개척을 위한 다양한 방법 가운데 인산 선생은 쑥뜸법을 으뜸으로 규정하였고 필자를 비롯한 많은 실천자들은 그 가르침에 전적으로 동감하고 있다. 필자는 그래서 병이 있든 없든 형편이 되든 안 되든 가리지 말고 1년에 한 번쯤은 반드시 춘안거나 혹은 추안거 기간을 정하여 쑥뜸 정진할 것을 독자들께 간곡히 권유하는 것이다. 편작심서(扁鵲心書)의 쑥뜸 찬가를 소개하며 필자의 쑥뜸 권고문을 마치고자 한다.

일 년에 오직 삼백 번만 고생하시라
관원 뜸은 공력이 보통 아니라네
몸이 가볍고 건강해지며 질병 없나니
팔백 살 팽조보다는 더 오래 살리라

一年辛苦惟三百 灸取關元功力多
健體輕身無病患 彭錢壽算更如何

〈월간 신토불이건강 1999년 9월호〉

054

생명의 불 돋울
약쑥의 妙力

 시작도 끝도 없이 흐르는 시간의 강물이 어느덧 새천년 경진(庚辰)년 춘분의 이정표를 지나 미래를 향해 내닫고 있다. 지중(地中)에 움츠러들었던 불기운(火氣)이 서서히 오르기 시작하고 햇볕의 조사(照射) 각도 역시 조금씩 바뀌며 대지를 봄의 훈풍으로 감싸 온갖 생명체들의 활동재개를 북돋워주는 모습이다. 지난 동지(冬至)에 시작된 따뜻한 기운이 바야흐로 만물에 생기를 불어넣어주는 춘삼월 호시절로 진전되었음을 느끼게 된다.
 '인산식 건강법'을 따르는 인산 가족 중에는 해마다 우수절(雨水節)을 기점으로 '생명의 불'을 지피기 위해 쑥뜸을 뜨는 이들이 적지 않다. 올봄에도 곳곳에서 쑥뜸을 통해 뜨거움의 고통보다 훨씬 큰 대가를 수확했다는 소식이 잇따라 들려온다. 현대 난치병·불치병을 극복하고 새 삶의 희망과 기쁨을 얻었다는 얘기부터 정신세계의 새로운 경지를 법열(法悅)로써 체험했다는 사례까지 다양한 경험담들을 접하면서 자연의 보물은 역시 '노력하는 사람들의 것'이라는 점을 재확인할 수 있었다.

불가사의한 仁山쑥뜸법의 효능

인산이 목표로 삼은 건강 신천지는 『신약(神藥)』, 『신약본초(神藥本草)』에서 제시한 것처럼 다양한 진입로가 존재한다. 전통의학에서 밝힌 약재와 처방을 가감하여 쓰기도 하고, 천문(天文)을 활용하여 새로운 약용물질의 용법을 추가하기도 하였다.

인산의문(仁山醫門)에서 제시한 마른 명태, 유황오리, 밭 마늘, 홍화씨, 죽염, 토종 돼지, 쥐눈이콩, 참조기, 참복어알 등 약성이 새롭게 밝혀진 것들은 일일이 열거하기 어려울 정도고 특히 일명 영구법(靈灸法) 또는 영천구법(靈泉灸法)으로 불리는 인산쑥뜸법의 경우 그 방법의 특이성과 효과의 탁월한 면에서 세인들을 놀라게 하기에 충분하다.

그 지혜로운 안목의 한계가 어디까지인지 짐작하기 어려운 심원한 통찰력과 신화나 전설을 방불케 하는 구료(救療) 행적이 말해 주는 높은 인술(仁術)의 경지, 상상을 초월하는 획기적 치병 방법 등은 현재까지 오히려 인산의학에 대한 세인들의 올바른 이해를 더욱 어렵게 만드는 요소로 작용하고 있다.

'짜게 먹는 식생활은 건강에 이롭지 못하다'는 세상의 상식으로 이해하기 힘든 게 인산식 죽염요법인데 그것은 그래도 좀 나은 편이다. 우선 큰 고통이 따르지 않는 데다 조금씩 섭취량을 늘려 가면서 효과 여부를 관찰할 수 있고 효과 여부에 따라 계속할 것인지를 결정하면 되기 때문이다.

그러나 인체의 기(氣)가 흐르는 통로인 경락(經絡)의 중요 경혈(經穴)에 한 장 타는 시간이 5분 이상 되는 큰 뜸을 뜨도록 안내해야 하는 인산 쑥뜸법은 그 불가사의한 효능효과와 놀랍고도 신비한 수많은 작용에도 불구하고 많은 사람들에게 애용되지는 못하고 있는 실정이다.

우선 콩알만 한 크기의 뜸 장을 3장 내지 9장 가량 뜨게 하는 전통한방의 쑥뜸 법에 비해 큰 밤알 크기의 뜸 장을 적게는 7~9장부터 많게는 하루 40~50장까지 뜨도록 하는 등 서로 판이하게 다른 점이 적지 않다.

仁山쑥뜸법으로 봄철 건강 지키시길

과연 그렇게 높은 온도의 뜸쑥을 맨살에 올려놓고 태워도 부작용이나 위험, 또는 생각지 못했던 다른 문제점이 발생하지 않을까 걱정하게 된다. 물론 직접 해보지 않은 채 생각만으로는 매우 위험해 보이고 또 무지막지한 행위로까지 비칠 수 있다. 그러나 인산 쑥뜸법을 직접 실천해 본 사람들은 그 안전성과 유효성에 놀라고 시키지 않아도 필요하면 언제든지 제 스스로 마치 방전된 배터리를 재충전하듯 기력회복과 질병 퇴치 및 예방을 위해 서슴지 않고 쑥뜸을 뜬다.

　인산쑥뜸법의 창시자인 선친(仁山 金一勳)께서도 30년 넘는 세월 동안 자신의 몸에 직접 뜸쑥불을 붙이셨고, 필자 역시 20년 세월 허구한 날 중완·단전·족삼리를 쑥불로 지진 바 있다. 인산쑥뜸은 기존의 의학지식이나 상식의 잣대로 이해될 대상이 못 된다. 또한 백 날 천 날 생각해 본다 한들 그 심오한 쑥뜸의 원리와 작용, 그에 따른 인체의 변화에 대해 만 분의 일도 짐작하기 어려울 것으로 생각된다.

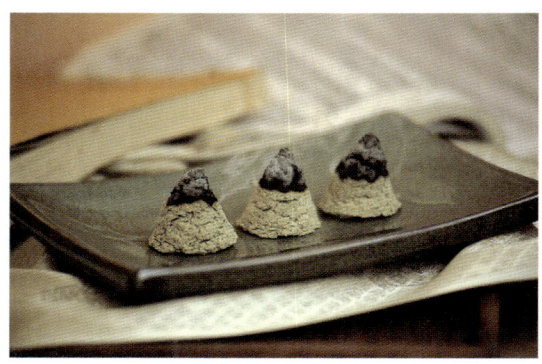

약쑥은 지중에서 오르는 불기운과 하늘에서 비치는 볕기운(陽氣)에 의해 생겨난 영초(靈草)이자 신물(神物)이라 하겠다. 우주로부터 모아 놓은 신체의 기(氣)가 약화되는 것을 영초 약쑥의 불기운을 이용해 회복시키는 방법이 바로 인산쑥뜸법이다. 인체 내의 원기가 약화되면 없던 병도 생기게 되고 원기를 돋워주면 있던 병도 맥을 못 추거나 물러가는 이치를 이해한 사람은 인산쑥뜸법의 불가사의한 작용에 대해 어느 정도 짐작할 수 있을 것이다.

그러나 우주 삼라만상에 대한 몰이해와 사물과 현상의 이치에 어두운 안목으로 인산식 쑥뜸을 바라본다면 그것은 다만 사람의 살을 쑥불로 지지는 매우 무식하고 위험한 행위에 불과하다고 단정할 가능성이 높다. 어떻게 보느냐는 전적으로 보는 사람의 자유지만 그 몰이해와 편견이 자신은 물론이고 다른 이의 건강에까지 악영향을 미칠 수 있다는 게 문제인 것이다. 더구나 의료에 종사하는 사람이라면 그 불균형·부조화의 시각과 안목으로 인해 피해 볼 사람마저 생길 수 있음도 감안해야 할 것 같다.

경진(庚辰)년 봄 인산식 건강법으로 우주에 충만한 생기색소(生氣色素)를 활용하여 만병을 물리치고 최상의 건강상태를 유지하시기 바란다. 자연계의 보물은 전적으로 그것을 인식하고 활용하는 사람들의 것이라는 사실을 이번 봄철 쑥뜸체험자들의 고백을 통해 새삼 재확인하게 된다.

〈월간 신토불이건강 2000년 4월호〉

055

깨닫지 못할 뿐
암의 해결책은 내 안에 있다

　인산(仁山)의학은, '제 병은 제 손으로 고칠 수 있다'는 인산 김일훈 선생의 신념을 바탕으로 본인이 갖고 있는 잠재적 의료 능력을 개발하도록 가르친다. 공격, 파괴, 제거가 아니라 무위, 자연, 순리를 따르는 자연치유능력을 활용하는 것, 이것이 바로 인산의학의 핵심이다.

의학적 진리는 먼 곳에 있지 않다
인산 선생의 저서 『신약(神藥)』 서문에 시 한 구가 적혀 있다.

"봄을 찾아 진종일 헤매었어요
짚신이 다 닳도록 헤매었어요
뜰 앞 매화나무 가지 끝에

봄이 달려 있는 것을…"

　이 시는 당나라의 어느 비구니가 도를 깨치고 나서 '진리는 결코 먼 곳에 있지 않다' 라는 뜻을 전달하고자 읊은 것인데 여러분이 구하는 의학적 진리 역시 결코 먼 곳에 있지 않다. 여러분이 다 알고 있는 것, 누구나 다 할 수 있는 것인데도 불구하고 그동안 너무 멀리서만 찾으려 했다. 내 생명을 잘 영위하면서 자연과 더불어 천수(天壽)를 누리는 방법이 있는데 그동안 우리는 제도교육이 행하는 특정한 방법으로만 교육을 받다 보니 차원이 높은 다른 방법들을 오히려 그릇된 방법이라고 규정해 온 것이다.

인산 김일훈 선생에 대해서

　『신약』은 1986년 6월 15일 출판되었고 5일이 지난 6월 20일에 '제1회 『신약』 저자 인산 김일훈 선생 초청강연회'가 열렸다. 책이 출판된 지 불과 5일밖에 지나지 않았는데도 5백명이 넘는 사람들이 운집해서 (공식적으로는) 78세에 세상에 처음으로 등장하신 인산 김일훈 선생의 강연을 들었고 25년이 지난 지금 인산의학의 효과를 경험한 많은 사람들이 인산 선생의 의학과 철학을 자기 가족과 이웃에게 알리고 있다. 하지만 인산 김일훈 선생을 만나보신 분들도 많지 않고 선친의 의학을 알리기 위해 많은 강연회를 열어왔지만 아직도 인산 선생이 어떤 분인지, 인산의학이 무엇인지 모르는 분들이 많다.

'참 의학의 성인(聖人)'으로서 그분의 위대함을 가족이라고 해서 다 아는 것은 아니다. 평생 가난하게 살면서 온갖 궂은일을 다 하셨어도 대가를 바라고 환자를 치료하거나 처방전을 알려준 적이 없으셨다. 꿋꿋하게 인술(仁術)의 대도(大道)를 지키며 일생을 사신 분이기에 죽염을 비롯한 모든 신비로운 처방들을 책과 강연을 통해 공개하시는 것도 주저하지 않으셨다.

선친인 인산 선생께서는 일제 강점기에 독립운동을 하다 체포되어 손톱, 발톱이 다 빠지는 고문을 받으셨는데도 스스로 쑥뜸을 떠서 비명횡사(非命橫死)의 문제를 해결하고는 팔십이 넘도록 건강을 잃지 않으셨고 또한 독립운동 동지들 생각에 일생 동안 요를 깔고 주무시지 않았던 의(義)로운 분이셨다. 자식 된 도리로 아버님께 제발 요를 깔고 주무시라고 여러 번 간청을 드렸지만 늘 "나는 괜찮다. 너희들 깔고 자라"는 말씀만 반복 하셨다. 자제들이 귀찮게 계속 간청하니 어느 날 "이건 너희들과는 아무 상관이 없다"며 독립운동 당시의 일을 얘기해 주셨다.

당시 선친께서 만주에서 독립운동을 할 때 언제 도끼가 날아오고 총알이 날아올지 모르는 상황에서 동지 중에 누구라도 총에 맞아 피를 흘리고 쓰러지게 되면 가슴 속에서 태극기 하나를 꺼내 들고 대한독립만세를 외치고 죽었다고 한다.

그때 살아남은 동지들은 도망칠 수밖에 없었는데 아버님도 도

망치면서 나중에 꼭 동지들의 시체를 찾아 장례를 치러줘야지 결심을 하셨다고 한다. 그런데 계속해서 도망 다닐 수밖에 없는 상황이 이어지고 또 남북이 갈라져 가지 못하게 되니 언 땅에서 죽어간 동지들을 생각하면 방에 불을 지피고 요를 깔고 잠을 잘 수가 없다고 말씀하셨다.

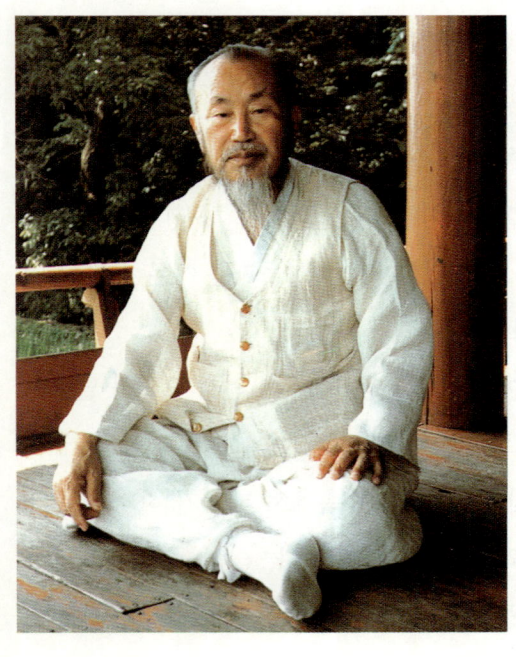

어려서부터 깨달음이 깊어 우주의 오묘한 법칙을 알고 계셨고 여덟 살 때부터 난치병을 고치신 분이셨지만 한 번도 호강하신 적이 없으셨다. 굶어 죽진 않았으나 정말 가난하게 사셨다. 선친이 비방을 공개하고 강연을 하신 때가 78세이셨다. 무슨 욕심이 있으셨겠는가? 평생을 집도 없이 떠돌며 사신 분이 사흘에 한 끼 먹어도 되고 일주일에 한 끼 먹어도 되고, 있으면 먹고 없으면 안 먹고. 그렇게 사신 분이 부귀와 영화를 누리고자 책을 내신 것은 절대 아니다.

함양은 면적이 서울의 1.3배지만 인구는 4만1천 명 정도로 인구밀도가 낮다. 지금도 함양 사시는 분들 중 선친을 잘 알고 계신 분들이 계시는데 필자를 만나면 아주 반가워한다. '자네 선친과 함께 정자에서 시도 많이 읊고 술도 같이 마셨다'고 하시면서 10시간을 먹든 12시간을 먹든 앉은 자리에서 그대로 일어서서 한 치의 흐트러짐 없이 걸어가셨다고 한다. 그분들도 선친께서 침을 잘 놓았다, 약을 잘 썼다, 민간요법을 잘 알았다, 아는 게 많아서 '김박사'라는 별칭으로 부르기도 하셨다고 하지만 선친의 의학과 사상의 깊이가 어느 정도인지 잘 알지 못하셨다.

선친은 건강을 해치는 악순환을 끊었으면 하는 바람으로 『신약』을 세상에 내놓으셨다. 『신약』에는 우주 자연의 비밀이 담겨 있다. 그 대가로 선친이 고통을 많이 받으셨다. 누군가 30세에 죽을 운명인데 80~90세까지 그 생명을 연장시켰다면 그 대가는 선친께서 받으셔야 했다. 하지만 그러한 자연의 비밀도 인연이 닿아야 가능한 일이다.

자연계의 비밀을 담은 간단한 처방

　선친의 처방은 실로 간단했다. 주로 '죽염 퍼먹어' 이 다섯 글자, 아니면 '떠!' 이 한 마디로 끝이 났다. 나머지는 처방을 듣고 난 뒤 혹은 책을 읽고 공부를 한 뒤 자기 스스로가 살기 위해 노력해야 한다. 선친은 자식에게도 그랬다. 필자는 죽을 고비를 대여섯 번 넘겼는데 다섯 번은 아버님이 뜸을 떠주셨고 마지막 여섯 번째는 정말 살기 위해 스스로 쑥뜸을 떴다. 얼마 뒤 아버님께서 강연차 올라오셨는데 사람들에 둘러싸여 있어 인사조차 하기 힘들 정도였다. 인파를 뚫고 인사를 드렸더니 저를 보시면서 너 뜸 떴느냐 물으시고는 "이놈이 이제 살았네" 그러셨다. 다른 사람들이 "선생님, 무슨 말씀이신지?" 하고 물으니 "이번 가을에 서른한 살로서 수명이 끝나게 되는데 다시 말해 서른한 살까지 살 운명인데 자기 스스로 뜸을 떠서 명이 이어졌다"고 대답하시는 거였다. 죽기 5년 전부터 중완, 단전에 2천 장 넘게 뜸을 뜨면 명이 이어진다고 말씀하셨는데 남도 아니고 자식인데 "너 뜸 안 뜨면 죽어! 당장 떠!" 이렇게 말씀하신 것도 아니고 늘 지나가는 얘기처럼 "넌 뜸떠야 돼"라고만 하셨던 터라 그 말씀을 듣고 나니 자식으로서 서운하기까지 했다. 하지만 아버님은 그런 분이셨다.

나의 어머님은 1960년, 서른두 살에 돌아가셨는데 쑥뜸을 뜨라는 아버님의 제안을 받아들이지 않으셨다고 한다. 자연계의 비밀을 알아들으면 살고 아니면 자기 명대로 살다가야 하는 것이다. 가족이라고 예외가 있지 않았다. 선친께서는 병의 치유방법을 취미로 말씀하신 것도 아니고 자녀들의 비즈니스를 위해 말씀하신 것도 아니고 자신이 배운 것만 고집하는 편견에 사로잡혀 얘기하신 것도 아니다. 정말 우주 자연의 법칙을 깨닫고 인류의 암·난치병을 저비용으로 쉽게 고치는 방법을 알고자 실험하고 스스로에게 행하신 방법을 모두에게 알려주신 것이다.

4천년 이어져온 민족의학의 실상

4천년이 넘는 뿌리와 연원을 지닌 우리 전통의학의 실상이 무엇인지 『신약』을 보면 알 수 있다. 선친이 암·난치병·에이즈는 감기보다 고치기 쉽다고 말씀하시면 사람들은 어이없어 했다. 특히 소금, 우리나라 서해안의 천일염이 세계적으로 유례를 찾기 어려운 신비한 약성을 지닌 신약(神藥)이 될 수 있다고 하면 '짜게 먹으면 해롭다는 현대의학에 정면 배치되는 것'이라고 받아들이지 않는다. 세계가 다 소금은 해롭다 하는데 무슨 소리냐고 귀담아듣지도 않는다.

사람들은 잘못된 소금을 먹으면 해롭다고 해야 할 것을 마치 소금 전체가 해로운 것처럼 말한다. 무염식이 좋다고 하는데 정말 큰일 날 소리다. 염분이 부족하면 소화력이 떨어질 뿐 아니라 계속 싱겁게 먹으면 면역능력, 질병 대항능력마저 떨어진다.

 소금이 인류 건강에 이롭다는 것은 만고불변의 진리다.『신약』에서 제시한 죽염을 일단 먹어보고 나서 이로운지 해로운지 얘기해야 한다. 죽염을 티스푼으로 두 숟가락만 먹어보라. 술을 더 마신 날이어도 술에 덜 취하고 다음날 일어나면 술로 인한 후유증이나 해가 없다. 죽염에는 놀라운 정화(淨化)능력이 있다. 죽염을 먹으면 피가 극도로 맑아진다. 우리의 몸을 해독하면서 면역기능을 정상화시키니 각종 질병의 해결사가 된다. 현재 죽염회사가 공식적으로 50여 개다. 비공식적으로는 5백여 개가 된다고 한다. 많은 국민들이 죽염을 믿고 활용하고 있다는 얘기다.

 인산 의학에서 제시한, 아무것도 아닌 것처럼 보이는 처방들이 효과를 보고 있는 것이다. 죽염은 만병에 작용한다. 적당히 먹은 사람은 적당히 효과를 보고 독한 마음으로 무섭게 먹은 사람은 병든 몸이 획기적으로 달라진다.

山蔘의 효과를 내는 구운 밭 마늘

 미국 하버드 대학의 앤드루 와일 박사는 지난 천 년 동안 존재해 왔던 최고의 항암식품으로 마늘을 꼽았다. 문제는 섭취하는 방법인데 자극이 강하니까 갈아서 요구르트나 우유에 섞어 먹으라고 권했다. 선친이 제시하신 방법은 밭에서 나는 마늘을 껍질째 푹 구워 뜨거울 때 껍질을 까서 죽염에 푹푹 찍어 먹으라는 것이다.

암·난치병 환자는 하루 20통 이상을 먹도록 제시하였고 병이 중하지 않은 사람은 5통이든 10통이든 몸이 받아들이는 대로 자기 원하는 만큼 먹으면 된다. 원기회복과 항암에 뛰어난 밭 마늘은 천종 산삼(山蔘)의 효과를 내며 죽염은 곰의 쓸개인 웅담(熊膽)의 청혈(淸血) 효과를 낸다. 그래서 구운 마늘을 죽염에 찍어 먹으면 자연치유능력이 극대화되고 암·난치병·괴질이 마침내 몸에서 물러가게 되는 것이다.

병의 뿌리를 없애는 쑥뜸

선친의 의학은 남다른 점이 많다. 현대 의료계는 만약 위암이 걸렸다 하면 간(肝)에 전이되었는지 폐에 전이되었는지 살펴본다. 하지만 인산의학은 다르다. 위에 암세포가 있다고 한다면 정말 중요한 병의 사령부는 뇌에 있다고 본다. 위뇌, 간뇌, 폐뇌, 소장뇌 등 12가지 뇌가 있다는 사실은 현대의학으로는 알 수가 없다. 한의학도 마찬가지다. 이것은 한의학에서도 알지 못하는 사실이다. 현재는 암에 걸렸다 하면 수술을 해서 암 부위를 제거하고 항암제를 맞고 그러다 퍼지면 손을 쓰지 못한다.

사람이 병에 걸리면 일단 병의 사령부는 12뇌 중의 해당 뇌에 모여 자리를 잡는다. 그 뒤 온몸에 퍼지게 되는데, 수술로 암 덩어리를 제거했다 하더라도 인체 질병의 사령부인 12뇌의 암세포들을 없애지 않고서는 완전히 치유되지 않는다. 인산쑥뜸을 뜨면 12뇌의 모든 병균을 완전히 소멸시켜 그것이 진물과 고름이 되어 몸 밖으로 나오게 만든다.

인산쑥뜸에 쓰이는 약쑥은 단 하나뿐이다. 그것은 지구상에 있는 모든 풀 중 혹은 어떤 가연성 물질 중에 중완과 단전에 뜸을 떠도 죽지 않게 만드는 유일한 것, 바로 강화도 마니산 일대에서 나는 강화약쑥이다. 강화약쑥만이 여러분의 배나 머리에 놓고 살이 지글지글 거릴 정도로 태워도 생명에 지장이 없다. 그 외 다른 어떤 물질을 중완, 단전에 놓고 태우면 즉사한다. 우리 조상이 수천 수만 가지 풀 중에 사람 몸에 불을 붙여 병을 고칠 수 있는 방법을 알려줬는데도 불구하고 후손들은 외면하고 있다. 선친이 5분 이상 뜸을 뜨라고 하면 어떤 사람들은 왜 이렇게 크게 뜨느냐고 묻는다. 이유는 낫지 않기 때문이다. 그래서 선친께서 그렇게 제시하신 것이다. 인산쑥뜸을 뜨면 정말 죽을 맛이다. 하지만 그렇게 죽을 기를 쓰고 뜨고 나면 병은 싹 낫는다. 인산쑥뜸을 뜨면 몸속의 염증과 독혈(毒血)이 다 뽑혀져 나온다. 이런 기술은 어떤 의료진도 꿈꾸지 못한 독창적인 신기술이다.

眞理는 우리 가까이에 있다

현재 병원에서 사용하는 '암 완치' 라는 말에는 문제가 있다. 완치라는 말은 암이 치료되고 건강이 회복되어야 완치라고 할 수 있을 텐데 암에 걸려 5년 안에 죽지 않으면 완치라고 한다. 죽지 않았다고 해서 완치라고 하는 것은 문제가 있다.

이것은 용어가 사람을 혼란케 하는 것이다. 존엄사라는 용어도 마찬가지다. 산소호흡기를 내내 붙이고 있다가 그것을 떼어내는 걸 존엄사라고 하는데 사실 존엄사라면 삶의 존엄을 잃지 않고 떠나는 것을 의미해야 한다. 산소호흡기를 제거했다고 해서 존엄사라고 부르는 것 역시 용어의 혼란이다. 항암제라는 말도 마찬가지다.

항암제가 암세포를 죽이는 것으로 알고 있지만 암세포보다 정상세포를 더 많이 죽인다. 항암제의 부작용이 실로 엄청나다는 것도 사람들은 잘 알지 못한다.

진리는 우리 가까이 있는데 다만 내가 진리를 갈구하는 마음과 열정이 부족해서 깨닫지 못하고 있을 뿐이다. 여러분이 생명의 비밀, 건강을 지킬 수 있는 법칙을 깨닫지 못하면 비명(非命)에 갈 수도 있다. 여러분 스스로가 갈구하지 않으면 구하지 못한다. 열 명이 참 의학적 진리를 들어도 열 명이 다 실행에 옮기는 것은 아니다. 여러분의 생명, 가족의 생명, 그것의 소중함을 위해서라도 생명구원의 '참 의료'를 실행해 보시길 바란다.

〈월간 仁山의학 2011년 5월호〉

056

쑥뜸 苦行길의
평온과 행복

　단풍과 낙엽이 온 산을 붉게 물들여가고 있는 계절이다. 이 같은 정경을 낭만적으로 받아들이는 이들이 많겠지만, 사실 가을을 맞는 초목들에게는 영광의 시절에 종막을 고하는 처량한 시대의 도래일 뿐이다.

　굳이 따지자면 아름다운 마무리라고나 할까, 아니면 마무리의 아름다움이라 해도 무방하리라. 지중의 따뜻함이 상승하여 연록의 아름다움으로 세상을 수놓은 이래 한여름 영광의 시절을 누린 뒤 지는 노을처럼 사라짐의 아름다움을 연출하는 장면에서 자연 법칙의 한 단면을 보게 된다.

　생겨난 것은 반드시 사라진다(生者必滅)는 것, 다시 말해 모든 생명체들은 영원성이 없다(諸行無常)는 사실을 말 없음의 교훈(不言之敎)으로 보여주고 있다. 어떤 시인이 '가을 서리가 온갖 풀

죽인다(秋霜殺百草)'고 읊은 데 대해 또 다른 한 시인은 '가을 서리가 온갖 풀 염장시킨다(秋霜鹽百草)'로 표현을 바꾸었다는 얘기에서 표현의 묘미를 새삼 느끼게 된다.

언뜻 생각하면 그게 그 말 아니냐고 할 수도 있겠지만 가을 서리를 '사살자(司殺者)'로 여기는 시각과 '정리정돈자'로 보는 안목의 견해 차이가 결코 작지 않음을 짐작할 수 있겠다. 즉, 죽이는 것은 존재의 소멸을 뜻하지만 염장시키는 것은 변화에 따라 또 다른 용도로 쓰이게 됨을 시사한다는 점에서 시어(詩語)의 의미가 크게 달라진다는 사실을 깨닫게 된다.

가을걷이에 나선 농부의 손놀림이 바빠지는 결실의 계절에 우리는 무엇을 수확할 것인가. 인도의 수행자들은 우기(雨期) 동안 조용한 곳을 찾아 들어가 수행 정진하는 안거(安居)를 통해 매년 자신을 채찍질한다.

우리나라 불교교단에서도 오랜 전통에 따라 여름과 겨울에 두 차례 안거의 기간을 설정하여 가일층 수행정진에 힘쓴다. 배고프면 밥 먹고 추우면 몸을 따뜻하게 하기 위해 옷 찾아 입을 줄 알되 제 영혼의 굶주림, 정신 생명의 건강에는 무관심한 게 세상의 일반적 삶이지만 대다수 수행자들이 정신세계 개척을 위해 뭔가 나름대로 애쓰고 있음은 그나마 다행이라 하겠다.

물질세계의 오욕락(五慾樂)에 탐닉하여 생사의 큰일(生死大事)을 잊고 사는 속물적 삶이 판치는 세상에서 그래도 귀감으로 삼을 만한 집단과 그 구성원들이 존재한다는 사실은 인류의 밝은 미래를 기약할 수 있는 근거로 삼아도 될 듯싶다.

마음의 평화 만끽하는 재미도 만만치 않아

인산문(仁山門)에서도 안거(安居)의 전통이 확립되어가고 있다. 역사적으로 그 유례를 찾기 어려울 정도의 독특한 이 안거방식을 필자는 편의상 춘안거(春安居), 추안거(秋安居)라 부른다. 입춘절부터 곡우절까지의 기간과 입추절 이후 상강절까지의 기간에 중완·단전·족삼리 등의 혈처(穴處)에 쑥뜸을 뜨면서 심신(心身) 단련과 질병 예방 및 치료에 전념하는 것을 뜻한다.

왜 하필 쑥뜸을 곁들인 안거여야 하는가에 대해서는 본 지면에서뿐만 아니라 『신약(神藥)』, 『신약본초(神藥本草)』, 『인산쑥뜸요법』, 쑥뜸 경험자들의 체험담을 통해 누누이 설명한 바 있으므로 추가 설명을 생략하겠다. 다만 인산쑥뜸법의 실천으로 기사회생한 기적의 주인공들과 정신세계 개척에 힘을 얻은(得力) 사람들의 경험담을 근거로 판단할 때, 더없이 좋은 수도(修道)와 치병(治病), 소재(消災)의 신묘방(神妙方)임에 틀림없다는 것만은 자신 있게 말할 수 있다.

올가을 상당수의 인산 가족들은 인산쑥뜸법, 일명 영구법(靈灸法)을 이용해 그동안 느슨했거나 무리했던 점, 과음, 과색, 과로 등 건강에 좋지 못한 영향을 미친 일들을 점검하고 다스려 원상회복 내지 건강증진을 도모하는 기회를 가진 바 있다.

　대개 무리 없이 좋은 결과를 거둔 경우가 많지만 더러는 기대한 만큼의 성과를 거두지 못한 예도 있었다. 인식 또는 기술적 미흡 못지않게 중요한 것은 쑥뜸에 대한 애정과 감사의 마음가짐인데 지나치게 두려워하거나 기피하고, 또는 무리를 가함으로써 소기의 성과를 거두지 못했다는 아쉬움이 남는다.

　잘 드는 예리한 칼이 잘 쓰면 좋지만 잘못 쓰면 그만큼 더 위험하다는 사실을 감안할 때, 인산쑥뜸 역시 효과가 강력한 만큼 무리했을 때의 후유증은 더욱 심각해질 수밖에 없음을 인식해야겠다. 필자 역시 이 가을 바쁜 일 대략 추스르고 난 지난 한글날(10.9)부터 쑥뜸을 시작해 고행(苦行)길에 올랐다. 힘겹고 고통스러운 게 사실이지만 세간의 번잡사로부터 해방돼 정신을 한데 모은 채 '마음의 평화'를 만끽하는 재미 역시 만만치 않다.

　'죽염 열심히 퍼먹는 것도 쑥뜸 부지런히 뜨는 것도 모두 조상 음덕이 있거나 전생 작복(作福)의 결과로 가능하다'고 주위 사람들에게 가끔 설명해 주시던 선친(仁山 金一勳)의 가르침이 생각난다. 이 가을 쑥뜸 고행을 하면서도 고통 속의 '평온과 행복'에 잠겨 망중한(忙中閑)을 즐기는 자아(自我)는 분명 육신의 자아가 아닌 내 속의 '또 다른 나'라는 인식을 하게 된 것은 이번 쑥뜸의 망외소득(望外所得)이라 하겠다.

〈월간 신토불이건강 2000년 11월호〉

057

仁山쑥뜸은
인산仁術의 최고봉

 가을철은 인산(仁山)쑥뜸을 뜨는 데 더할 나위 없이 좋은 계절이다. 인산쑥뜸은 자연계의 법칙과 크게 다를 바 없다. 자연계의 법칙은 조금씩 끊임없이 공부해야 깨달음을 얻을 수 있는데, 단계별로 조금씩 깨우치고 알아가는 과정을 통해서 결국 진리에 도달하게 되는 것이다. 쑥뜸과 관련한 기본적인 내용만 잘 숙지하면 실전에서 큰 도움이 될 뿐만 아니라, 쑥뜸을 통해 우주의 법칙과 쑥뜸의 영묘한 신비를 체험할 수 있을 것이다.
 '참 의료', 다시 말해 인산의학 혹은 자연의학이라 하는 것은 이치에 맞는 것이고, 그것은 자연법칙의 비밀이라 할 수 있다. 자연의학은 자연의 섭리에 따라서 몸과 마음을 다스려야 한다는 것을 전제로 하는데, 그럴 경우 누구나 질병 없이 천수(天壽)를 누릴 수 있다. 이는 옛날 훌륭한 의자(醫者)들이 한 이야기인데, 그 내용은 시대를 초월해서 지금에도 크게 다를 바 없다는 것을 알 수 있다.

　우리 조상들은 의술(醫術)을 인술(仁術)이라고 했다. 가장 어진 사람이라야 의술을 펼칠 수 있고 의술은 인자한 기술(技術) 중 하나라고 했다. 남들이 난치병에 걸려 죽어갈 때 그 병을 내 몸의 병인 양 생각하고 고쳐주기 위해 애를 쓰기 때문에 인자한 도리라고 할 수 있다. 그것은 반드시 지혜가 있어야 한다. 그런데 의료기관에 가서 치료하는 걸 지켜보면 지혜는 고사하고 형식적인 치료를 하고 있다는 것을 어렵지 않게 목도할 수 있다. 환자가 얼마나 괴로워하는지, 고통을 해소해 줄 수는 없는지, 의사로서 그런 노력이나 의지는 없고 습관적으로 평소 하던 대로 하다가 목숨을 잃게 하는 경우가 적지 않다.

　우리가 살아가면서 죽을 때까지 가지 말아야 할 곳 중 하나가 병원이다. 죄수복 같은 푸른 환자복을 입으면 멀쩡한 사람도 바로 환자가 되고 마는 곳이 바로 병원이다. 건강한 사람은 평생 건강검진 한 번 안 받고도 문제없이 잘 살 수 있다. 그런데 많은 사람들이 세뇌가 돼 건강검진을 자주 받아야 빨리 병을 발견할 수 있는 것으로 착각하고 있다.

　제 스스로 건강할 때 건강을 챙기면서 죽염 먹는 것을 비롯한 음식에 신경 쓰고 운동을 게을리 하지 않는다면 평생 병원에 가지 않고 건강하게 살 수 있다. 병이 생겨도 죽염이나 약이 되는 음식이나 양념 등을 통해 다스려 치유시킬 수 있고, 좀 더 심한 질병은 쑥뜸을 통해 완치시킬 수 있는 것이다.

의술이 자연의 법칙을 벗어나면 의술이 아니라 잔인한 기술(忍術)이 된다. 잘못된 의술은 오히려 사람을 더 빨리 죽음으로 몰고 갈 수 있고, 의술이 없는 것만 못한 결과를 불러올 수가 있는 것이다.

仁山쑥뜸은 암·난치병을 다스리는 최상의 妙法

인산쑥뜸 이론은 필자의 선친(仁山 金一勳, 1909~1992)께서 자신의 몸에 직접 실험을 하면서 완성한 새로운 뜸법이다. 선친은 어떠한 경우에도 병자를 구제할 때 대가를 바라신 적이 한 번도 없다. 평생 돈이란 개념을 생각하지 않고 걸인(乞人)처럼 떠돌며 지내셨는데, 말년에 지어드린 삼봉산 자락의 통나무집이 큰 걱정 없이 약 2년간 사셨던 유일한 집이자 마지막 거처였다.

독립운동을 하실 때는 동가식서가숙(東家食西家宿)하셨기 때문에 원래 집이 없었고, 광복 이후엔 남의 집 셋방살이를 하셨는데 돌아가실 무렵까지 당신 연세와 똑같은 숫자인 83번 이사를 하시고 84세에 돌아가셨다. 다만, 감사의 표시로 드리는 쌀 한두 말이나 정종 한두 병, 몇 만원 정도 받으셨지만 그마저도 내치기 일쑤였다.

이와 같이 훌륭한 분이 사심 없이 인류의 건강을 위해서 제시한 암, 난치병, 괴질을 다스리는 최상의 묘법(妙法)이라 할 수 있는 것이 바로 인산쑥뜸이다. 그렇기 때문에 인산쑥뜸에 관한 이론을 들을 수 있는 사람은 우리나라 4천만 인구 중에 1퍼센트도 안 되며, 이렇듯 선택받은 사람들 중에서도 직접 쑥뜸을 뜨는 사람은 그중에 10~20퍼센트도 안 된다.

그러므로 쑥뜸을 뜨는 사람은 행복한 사람이라는 것을 말씀드리고 싶다. 비록 고통스럽지만 더 좋은 신체의 건강과 깊은 정신세계의 한 줄기 빛을 보는 일이기 때문이다. 산을 오를 때는 힘들어도 정상에 올랐을 때의 기쁨과 비슷한 일이 바로 쑥뜸의 과정이라고 말할 수 있겠다. 전생(前生)의 업보마저도 쑥뜸으로 해결할 수가 있는데, 욕심으로 뜸을 뜨기보다는 기도하고 참회하는 마음으로 뜸을 뜨는 것이 진정한 뜸 법이라 할 수 있다. 뜸을 뜨면 자기가 살아온 지난날을 돌이켜보게 되고 잘못된 행동들을 뉘우치게 된다. 뜸을 뜨면 생각하는 일 외에 아무것도 할 일이 없다. 내가 왜 이 병에 걸렸는가를 곰곰이 생각해 보게 되고 결국 그 원인을 찾게 된다.

현대의학이 암이나 난치병, 각종 괴질들을 고칠 수 없다고 규정한 이유는 그 병의 원인을 모르기 때문이다. 의사들도 환자를 대할 때 어느 특정 부위가 왜 나빠졌는지 환자가 이야기하지 않으면 그 이유를 모른다. 병의 원인에 대해서 오로지 알 수 있는 것은 자기 자신뿐이다. 쑥뜸을 뜨게 되면 자기 자신을 돌아보지 않을 수 없으며, 왜 이런 병까지 가게 되었는지, 그 근본 원인을 알 수 있다. 그것은 부모도, 아내도, 스승도 그 어느 누구도 가르쳐주지 못하며 알 수도 없는 것이다. 죽으나 사나 자신이 해결하고 깨달아야 하는 것인데, 쑥뜸을 뜨면 그것이 가능해진다는 이야기다. 이러한 바탕 위에서 비명횡사(非命橫死)를 막고 천수(天壽)를 누릴 수 있는 게 가능해지는 것이다.

제 힘으로, 제 집에서 自然요법 이용해 自家의료 가능

질병은 끊임없이 창궐하고 그 원인을 알 수도 없는 새로운 병들이 생겨나고 있는데 현대의학은 거의 답보 수준을 벗어나지 못하고 있다. 의학기술이 발전하는데도 갈수록 암환자는 늘어만 가고 변변한 해결책과 대안을 내놓지 못하고 있는 실정이다.

그런데 쑥뜸에 관심을 두고 인산가까지 찾아온 분들은 어떤 인연에 의해 어떻게 오셨든지 간에 현대의학이 암이나 난치병 치료에 크게 도움이 되지 못한다는 사실을 남보다 먼저 깨달은 분들이다.

하지만, 아직도 그러한 사실을 까마득히 모르고 있는 사람들이 대부분이다. 이는 국가적 불행이자, 전 인류적 불행이라 하지 않을 수 없다. 그 해결책을 알고 계신 분들은 혼자만 그 좋은 길을 알고 계시지 말고 『신약(神藥)』, 『신약본초(神藥本草)』 등 그들에게 빛이 될 수 있는 책들을 소개해 주고 함께 질병 없는 세상을 만들어 나가야 하겠다. 과거 어떤 분들은 『신약(神藥)』, 『신약본초(神藥本草)』 등을 수백 권씩 사서 나눠주기도 했다. 그 내용을 혼자만 알고 있기에는 너무나 안타까웠기 때문인데, 결코 누가 시켜서 한 일도 아니다. 『신약(神藥)』이나 『신약본초(神藥本草)』 책 한 권 때문에 생사의 기로에서 결정적으로 목숨을 구한 이들이 한둘이 아니다.

현대의학이 질병의 원인을 제대로 짚어낸 게 지극히 적으므로, 사실 질병의 치료약이나 치료방법이 확실하게 제시된 게 거의 없다. 암 치료만 봐도 그렇다. 지금 현대의학에서 암 치료라 하면 일단 수술을 하고 항암제 투여 및 방사선 치료에 국한돼 있다. 이러한 방법들은 암 치료에 큰 도움이 되거나 치료를 위한 방법이라기보다는, 현재로서는 그 방법밖에 없다는 결론이 나서 시행하는 방법들이다. 이러한 내용들을 의사에게 자세히 물어보면 이야기를 해주는데 물어보지 않으면 이야기를 해주지 않는다. 왜 자세히 설명해 주지 않는 걸까. 현행 의료법에 치료의 부작용이나 제반 내용에 대해 자세히 설명해 주게 되어 있음에도 불구하고 자세히 설명하지 않는 이유는, 수술이나 항암제 투여 등으로 인한 부작용을 자세히 설명하면 치료를 받을 사람이 많지 않기 때문이다.

그러므로 오로지 내 생명은 내 손으로 내가 구한다는 생각을 가져야 한다. 내가 공부하고 내가 질병에 도전해서 나와 내 가족의 병을 치유하겠다는 생각으로 현대의학의 맹점을 커버할 수 있는 다양한 대안요법, 그중에서도 순리(順理)와 자연(自然)의 요법인 인산의학을 통해 해결책을 찾는 길이 가장 빠른 길이라는 것을 분명히 말하고자 한다.

제 힘으로, 제 집에서, 자연요법을 이용해서 자가 의료가 가능케 한 것이 바로 인산의학의 핵심 사상이요, 선친의 의료철학이었다.

어떤 상업적 의도나 목적이 있었다면 어려운 병에 걸리면 "인산가로 와야 한다"고 말했겠지만, 『신약(神藥)』에는 분명히 누구나 책을 보고 제 집에서, 제 손으로 병을 고치라고 적혀 있다. 우리 주변에서 흔히 구할 수 있는 것들의 약성을 밝히고 그 자연물들의 활용방법을 소상하게 기록해 놓고 책으로 만들어 세상에 내놓았다.

쑥뜸이나 죽염, 오핵단 등 인산의학의 핵심적인 묘법들을 활용하기에 앞서 먼저 인산의학의 내용이 담긴 책들, 앞서 밝힌 『신약(神藥)』이나 『신약본초(神藥本草)』 등을 먼저 읽어 두는 것이 좋다. 쑥뜸에 도전하는 분이라면 『인산쑥뜸요법』 또한 좋은 길잡이가 될 것이다.

〈월간 壽테크 2007년 10 · 11월호〉

058

靈灸法,
나를 살리는 '참 의료' 妙方

  쑥뜸의 계절이다. 절후(節侯)상 춘분(春分)이 지나게 되면 시기적으로 쑥뜸을 시작하는 분들보다는 마무리를 준비하는 분들이 많을 것이다. 쑥뜸의 계절이 찾아오면 인산 가족들 중에 고민스러워 하는 분들이 많다. 필자만 해도 "안 뜹니까?" "언제 뜨나요?" "떴어요?" 하는 말들을 곧잘 듣는다.

  하지만 이런 말들을 굳이 스트레스로만 여길 것은 아니다. 관심의 정도가 깊다고 생각하고 응대하면 오히려 쑥뜸을 뜨고자 하는 데 있어 자극제가 될 수도 있다. 서로 격려하며 뜸을 뜨면 혼자 뜰 때 오는 두려움이나 부담 등을 덜 수도 있고, 또 인산가 황토방에 드러누워 뜸을 뜨게 되면 다른 이들과 서로 정보 교류도 할 수 있는 것이다. 남들 뜨는 것을 보면서 배우기도 하고 급할 때 서로 도와줄 수도 있다.

필자도 전에 친구들과 뜸을 뜰 때는 셋 또는 다섯이 쭉 누워서 뜸을 뜨곤 했다. 처음 며칠간은 엄청 뜨겁다. 그러나 그 고비만 넘기면 고통은 별로 없다. 산에 오를 때도 처음 30분이 숨차고 괴롭지 본궤도나 능선에만 올라가면 힘이 덜 들고 수월하다는 느낌이 드는 것과 다르지 않다. 쑥뜸도 처음 3일 내지 1주일 정도, 시간으로 따지면 열 시간 내지 스무 시간 정도가 괴롭다. 그 괴로움 앞에 무릎을 꿇으면 다시 쑥뜸에 도전하기가 어렵다. 그런 이유로 쑥뜸을 뜰 때 준비 없이 어설프게 시작하면 안 된다고 말하는 것이다.

쑥뜸 뜰 때 제일 중요한 것은 병마를 해결하려는 '毒한 마음'

쑥뜸을 뜰 때 제일 중요한 것은 마음가짐이다. 한마디로 '독하게 마음먹는 것'이다. 얼마 전 한 분이 필자에게 전화를 걸어 '내 체력으로 쑥뜸을 뜰 수 있느냐?'고 물어왔다. 필자는 아주 많이 편찮은 것으로만 알고 그분을 직접 뵈었다.

그런데 전화로 꼼짝도 못하겠다고 말하던 사람이 집 안을 왔다 갔다 하면서 일을 보고 있는 것이 아닌가? '제 체력 가지고 되겠습니까?'라고 말하기에 '그 체력이 어때서요?'라고 했더니 '제가 아주 약합니다'라고 하는 것이다. 밥 먹고 배변 잘 보고 걸어다닐 수 있는 힘만 있으면 뜸을 뜨고도 남는 체력이다. 뜸뜨는 데 씨름 선수의 체력이 필요한 것은 아니다.

옛날에는 암에 걸려도 그것이 암인지 모르고 20년, 30년 살다가 간 사람들이 수두룩했다. 그런데 요즘에는 암만 발견되면 2~3년 내에 사망해 버린다. 그것을 해결한답시고 자꾸 건드리기 때문이다. 내버려두면 몸이 알아서 정리하고 치료한다. 우리 몸이 알아서 빨리 안 죽게 하려고 암세포를 한쪽으로 몰아놓는다. 버리는 카드를 활용한다고 하면 이해가 빠를 것이다. 위(胃)가 약하거나 해서 어차피 나중에 오장육부(五臟六腑) 중에 하나를 버려야 한다면 위를 먼저 버리는 게 좋겠다는 판단을 우리 몸이 알아서 하는 것이다.

패혈증(敗血症)에 걸려서 바로 죽지 않게 하기 위해서 암세포들을 한쪽으로 몰아주는 것이다. 당연한 말이지만, 평소 위가 약한 사람이 위암에 걸리는 것이다. 위가 아주 튼튼해서 모래를 씹어도 괜찮은 사람이 위암에 걸리는 일은 없다. 그리고 늘 우울증이 있고 폐와 기관지가 약한 사람이 폐암에 걸리지, 폐가 튼튼한 사람이 폐암에 걸리는 예는 특별한 경우가 아니라면 없다.

암 덩어리가 한쪽으로 몰려 어느 부위에 뭉쳐 형성되는 것도 그 사람이 빨리 죽지 않게 하기 위해서 우리 몸이 알아서 내린 조치인데, 그걸 의료라는 이름 아래 공격, 파괴, 제거하기 위해 억지로 휘저어 놓는 것이다. 그렇게 하면 어떻게 되겠는가? 순식간에 암세포가 퍼져버린다. 폐암이 간암 되고, 간암이 폐암 되고 위암 되고, 췌장암 되고… 막 퍼져버리는 것이다. 암세포를 건드리는 것은 좋은 일이 아니다. 이미 건드렸으면 스트레스 받지 말고 이미 건드려서 처리해 버렸으니 쑥뜸 뜨고 죽염 많이 먹고 유황오리 부지런히 쓰고 해서 암세포가 더 자라거나 전이(轉移)되지 않도록 조치하는 것이 현명한 방법이다.

중요한 것은 긍정적인 자세로 스스로 병을 이기고자 하는 의지를 갖는 것이다. 예수가 고치기 어려운 병을 가진 환자를 고친 다음에 '너의 기도가, 너의 생각이 네 병을 고쳤다'는 이야기를 들려주었다. 이 말은 덕담이 아니라 진실이다. 필자의 선친(仁山 金一勳, 1909~1992)께서는 어떠한 경우에도 '자네는 좀 힘들겠네' 이런 이야기를 하시거나 그런 생각을 가슴에 지닌 채 겉으로 다른 표정을 지으신 일이 단 한 번도 없다. 다만 '죽염 퍼먹어!' '오리탕 끓여서 부지런히 먹어!' '자네는 옻닭 해 먹으면 되겠어!' 같은 말들로 환자들을 다독이셨다.

'뭐, 이렇게 하면 낫겠습니까?'라고 반문하면, '그거 낫고 안 낫고 가 어디 있어? 다 제 하기 나름이지' 하시며 항상 그 사람에게 희망을 주는 긍정적인 말씀만 하셨다. 대개는 마음이 자비로우시니까 저 사람에게 용기와 희망을 불어넣기 위해서 저런 말씀을 하신다고 생각하는데(필자도 처음엔 그렇게 생각을 했었다) 실은 큰 뜻이 그 속에 숨어 있는 것이다. '희망과 용기라는 약은 산삼(山蔘)보다도 낫다'라는 말씀을 그 당시에는 아무도 이해하지 못했다.

뜸뜨는 필자를 두고 종종 친구들이 '네가 인간이냐?'며 우스갯

소리를 한다. 살이 타 들어가는데 가만 누워서 뜸을 뜨고 있다고 하는 말들인데, 실제로 떠보면 처음 며칠만 지나면 그렇게 뜨겁지는 않다. 견딜 만하니까 뜨는 것이다.

뜰 안에 있는 풀과 나무, 짐승들이 암·난치병의 천하 名藥

병마(病魔)가 찾아오면 대응 방법은 여러 가지가 있다. 항생제를 쓸 수도 있고, 항암제를 쓸 수도 있고, 스테로이드제를 쓸 수도 있다. 일반적인 약물을 써서 우선 급한 불은 끄는 것인데 나중에 후환(後患)을 남길 일을 하고 있는 것이다. 첨단과학의 힘에 의지해서 눈부시게 발전했다는 현대 서양의학에 의해서 주로 그런 치료를 하고 있는데, 서양의학의 치료에 문제가 있음을 느낀 사람들은 또 한의원으로 간다. 한의사들 중에도 한약의 현실적 약성을 모르고 한의사 노릇을 하는 사람들이 있다. 그것은 '참 의료인'이 아니라 의료를 빙자한 상행위에 불과하다. 큰 병원이 됐든, 작은 병원이 됐든, 한의사가 동의보감 처방에 따라서 약을 달여 환자한테 주는데 그 약재를 누가 어떤 방식으로 만들었는지 모른다는 것은 말이 안 된다.

지금 대구 약령시장이든, 경동시장이든 약재의 70~80%가 중국산 약재들이다. 그 약재에 벌레들이 하도 생기니 살충제와 방부제를 적지 않게 친다. 소금물에라도 담가서 씻으면 조금 나을 텐데 그렇게 하지도 못한다. 재배 과정에서 이미 농약을 많이 친다.

요즘엔 농민조차도 자기가 먹을 고추나 무, 배추는 수확기 직전에는 농약을 안 친다. 내다 팔 것만 농약을 치는 것이다. 인삼으로 유명한 어느 지역의 인삼 농가에 가면 1년에 적어도 스무 차례 이상 농약을 친다는 이야기를 듣는다. 3년 근으로 치면 예순 번 이상 농약을 친 셈인데, 그나마 지력(地力)이 약해서 손으로만 툭툭

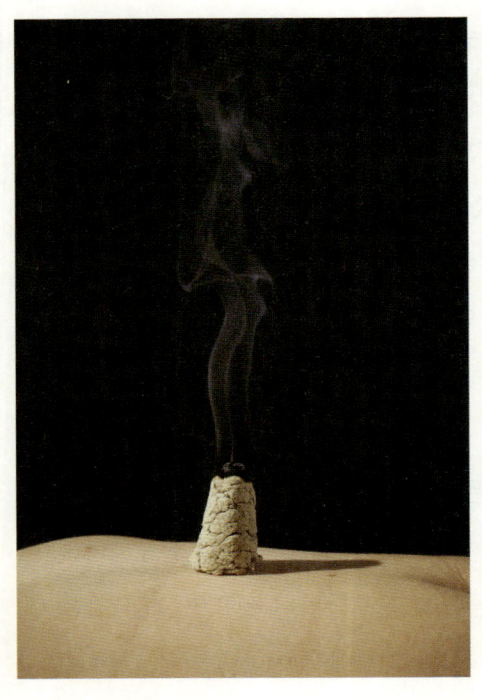

쳐도 인삼이 뚝 부러진다. 인삼의 약성이 크게 다른데도 과거에 인삼 5그램 들어갔다고 지금도 인삼 5그램을 넣고 약을 쓴다.

한의학은 우리 한민족 5천 년의 정신적 뿌리를 가지고 있는 의학이다. 얼마나 많은 선조들의 경험이 축적되고 지혜가 가미된 빛나는 의학인데 오늘날 의학자들이 공부를 제대로 안 하고 연구를 제대로 안 해서 국민 건강에 크게 기여하지 못하고 있는 것이다.

갈릴레이가 지구가 돈다고 했을 때, 그 당시 대부분의 사람들이 갈릴레이를 보고 미쳤다고 생각했다. 의학이라고 해서 다를 건 없다. 지금 암환자들이 맞고 있는 항암제의 경우 10년쯤 뒤에는 '왜 이렇게 무시무시한 것을 사람한테 놔줬을까?'라는 말이 나올 것이다. 이것은 필자의 얘기가 아니고 미국과 일본과 한국의 수많은 의사들의 지적이다. 『항암제로 살해당하다』라는 책을 쓴 일본의 자연환경 운동가 후나세 순스케라는 사람이 쓴 책에 따르면, 항암제는 암환자들에게 써서는 안 될, 매우 위험한 유독성 물질이다. 그런데 대한민국의 모든 병원, 일본의 모든 병원, 미국의 모든 병원이 최선의 방법인 양 항암제를 주사하고 있다. 그런 것은 '참 의료'가 아니다. '참 의료'는 내 몸속에서 일어나는 것들을 잘 관찰하는 것이 '참 의료'이다.

마당의 뜰 안에, 자기 동네에 있는 풀과 나무, 짐승들이 다 천하의 명약(名藥)들이다. 일례를 들자면, 강원도에서 무연탄이 많이 난다. 무연탄으로 연탄을 만드는데, 연탄불을 피울 때 발생하는 이산화탄소 때문에, 소위 연탄가스 중독으로 사람들이 많이 죽었다. 그런데 자연은 그 해결 방안을 미리 다 준비해 두고 있었던 것이다. 강원도 동해에서 잡은 명태(明太)가 덕장에서 얼고 녹기를 반복하며 마르고 있었던 것이다. 이 마른 명태를 끓여 먹으면 연탄중독은 씻은 듯 없어지는 것이다. 자연계는 독(毒)이 있는 곳에 해독(解毒)제를, 병이 있는 곳에 치료약을 준비해 두고 알려줬는데 인간이 눈감고 귀 막고 외면해서 모르는 것뿐이다. '인산(仁山)의학'은 그것을 일깨워주는 것뿐이다. '제 집에서, 제 힘으로, 가족들끼리 자연물의 약성을 활용해서 이렇게 병을 고쳐라' 라는 말이 인산의학의 핵심이다.

필자가 얼마 전 대한변리사협회 회장인 이상희 박사를 만났는데 이 박사는 죽염에 대해 이야기를 나누다가 소금에 관한 견해를 '한마디로 소금은 신(神)이 인간에게 선사한 가장 훌륭한 자연항생제'라고 정의를 했던 일이 있다. 이상희 박사의 말대로 일반 항생제는 부작용이 있지만 이 자연항생제는 부작용이 없다. 옛날 선조들은 그 비밀을 알았기 때문에 배가 아프면 소금을 퍼먹었고, 할머니들이 소금을 볶아서 배에 대고 소금 찜질을 했다. 또 농약이나 독극물을 먹고 병원에 가도 소금물을 먹인다. 소금처럼 좋은 약이 이 지구상에는 없다. 그런데도 그 진실을 알지 못하고 짜게 먹는 게 해롭다는 말을 한다. 소금은 그 양(量)보다 질(質)이 문제가 되는 것인데도 무조건 먹는 양을 줄이는 것이 대수인 것처럼 말하는 것이다. 물론 여기서 말하는 소금은 세계적으로 가장 풍부하게 인체 필수미네랄을 함유하고 있는 국산 천일염, 즉 서해안 갯벌 천일염을 의미한다.

쑥뜸은 5분 이상 타는 것이라야 제대로 효과를 낸다

 쑥뜸의 경우 '인산의학'에서는 5분 이상 타는 것을 뜨라고 제시한다. 5분 이상 되는 것이라야 적어도 섭씨 6백~7백 도가 되기 때문이다. 온도가 그 정도는 되어야 12뇌 속의 암 사령부의 암세포를 소멸할 수 있는 것이고 온몸 구석구석에 있는 암세포들, 기타 다른 병균이나 바이러스들이 죽어서 빠져나오게 되는 것이다. 그것들이 우리 몸에서 빠져나올 때 처음 염증으로 시작해서 차차 고름, 피, 피고름 등으로 쏟아져 나오는 것이다. 부항(附缸)으로는 한 20~30% 정도 뽑아내지만, 쑥뜸은 몸에 있어서는 안 될 것들을 남김없이 뽑아버린다.

 요즘이 가장 뜸뜨기 좋은 계절이지만, 뜰 형편이 안 되는 분들은 지금부터 몇 달간 집중적으로 체력관리를 잘한 다음에 가을 처서(處暑) 무렵부터 뜨면 된다. 오늘의 이 '쑥뜸수련회'를 계기로 많은 사람들이 '참 의료'를 자각(自覺)해서 참 의료의 실천도구로서 가장 훌륭한 것 중 하나인 쑥뜸을 떠 정신세계도 개척하고 몸도 건강해질 수 있도록 하면 좋겠다는 것이 필자의 한결같은 바람이다.

〈월간 仁山의학 2008년 4월호〉

059

어느 소녀의 믿기지 않는 쑥뜸 이야기

지난 처서(處暑) 때 함양 인산동천에서 개최된 가을 쑥뜸 수련회가 끝날 무렵, 이웃 고을에서 혼자 참석한 초등학교 6학년 여학생 이(李)모 양으로부터 뜸자리를 잡아달라는 부탁을 받았다. 인산(仁山)의학에서는 그간 펴낸 『신약(神藥)』, 『신약본초(神藥本草)』, 『인산쑥뜸요법』 등을 통해 암, 백혈병 등 현대 난치병 극복의 대안으로 쑥뜸법을 제시한 바 있다. 그래서 해마다 봄, 가을 쑥뜸 철이면 병고에 시달리는 많은 사람들이 인산의학에서 제시한 특유의 쑥뜸법(일명 靈灸法)에 따라 쑥뜸 고행길(苦行路)에 나서곤 한다.

독립운동을 하다가 일본 관헌에게 붙잡혀 뼈가 가루 될 정도로 극심한 고문과 고초를 겪은 인산쑥뜸법의 창시자 인산 선생(필자의 先親)은 물론이고 필자의 가족, 친지, 제자 등 인산의학을 좇는 많은 사람들 역시 구두선(口頭禪)에 그치지 않고 해마다 앞장서서 그 길을 기꺼이 걷고 있다. 더군다나 요즘처럼 IMF 경제난이 가속화되는 시점에서는 고비용의 다른 치료에 비해서 저비용 고효율의 쑥뜸요법을 선호하는 예가 부쩍 늘어나 쑥뜸 인구는 더욱 증가추세를 보인다.

인산 선생에 의해서도 '누워서 하는 참선' 이라는 뜻의 '와선(臥禪)' 으로 이름이 붙여진 바 있는 인산쑥뜸법은 기존 한방 의료계의 쌀알 크기, 콩알 크기 쑥뜸에 비해 크기도 밤알만 하고 타는 시간도 5~20분가량 되는 것이어서 그 쑥뜸 효과는 얻고 싶지만 누구나 선뜻 실행에 옮기기는 쉽지 않다.

현대 난치병이 악화돼 코앞에 닥친 죽음의 그림자를 맞으면서도 상당수의 사람들은 '그렇게 무지막지한 쑥뜸을 어떻게 뜨겠느냐' 며 좀 쉬운 다른 방법을 가르쳐 달라고 말한다. 필자는 그럴 때마다 이해를 돕기 위해 '1백일간의 해병대 지옥훈련' 또는 잠시 속세의 잡다한 인연을 잊고 심산 속에 들어가 수도하는 '입산수도' 의 정신자세가 난치성 병마를 퇴치하고 기사회생(起死回生)하는 데 반드시 필요한 요소라고 설명하곤 한다.

그런데 내게 뜸자리를 잡아달라며 뜸뜨기를 자청한 이모 학생의 경우 나이도 어리거니와 그렇게 심각한 질환도 아니고 또 흉터를 꺼리는 여성이라는 점 때문에 잠시 나를 당혹스럽게 하였다. '꽤나 뜨거운 고통이 있는데 괜찮겠니' 라는 내 이야기에 그 여학생은 아무렇지도 않은 표정으로 즉석에서 '그래도 병을 고쳐야지요' 하면서 거듭 간청하였다.

결국 이튿날 어머니와 함께 다시 와서 각각 뜸자리를 잡은 뒤 돌아간 그 모녀로부터 목표한 쑥뜸 고행 길을 원만히 마무리 짓고 병도 고쳤으며 무용대회에 나가 특상을 받기도 했다는 전언(傳言)을 뒤에 들었다. 참으로 가슴 흐뭇한 사연으로 기억에 남아 있다.

필자는 그 뒤 상담과정에서 '그렇게 큰 뜸, 그렇게 힘든 쑥뜸을 어떻게 뜨겠느냐며 죽으면 죽었지 못하겠다' 는 환자들에게 이모 학생의 실례를 들며 병을 고치는 데는 약물이나 의료방법 못지않게 마음가짐도 매우 중요하다는 설명을 덧붙이곤 한다.

일상생활에서의 편리함 추구도 도가 지나치면 질병과 재앙을 부르는 법이거늘 하물며 삶과 죽음의 갈림길에서조차 굳은 결심을 하지 않는 안일무사주의와 나약한 정신에야 누가 무슨 도움을 줄 수 있겠으며, 어떤 방법이 과연 효과가 나겠는가.

〈월간 신토불이건강 1998년 11월호〉

060

운명을 바꾼
그해 가을 쑥뜸

    장충동에 살 때니까, 아마 지금(1989년)부터 대략 16년 전쯤의 일로 생각된다. 그때 동생(윤수)과 함께 지독한 피부병에 걸려 말할 수 없는 고통을 겪었다. 온몸 군데군데 물집이 잡히고 그 속에 누런 고름까지 보이는 것이었다. 모양이 흉한 것은 둘째고 겉으로, 속으로 어찌나 가려운지 견딜 수 없을 정도였다. 인근 약국에서 피부병에 좋다는 연고도 바르고 내복약도 복용하였으나 병세는 계속 악화일로였다. 본디 자식들이 어디 아프다고 하여도 별반 관심을 가지지 않던 아버지(김일훈)께서 비로소 약간의 관심을 보이기 시작하였다. 하도 오랫동안 고생하니까 아마 다소 심상치 않다고 생각하셨던 것 같다.

    "낫지 않으면 뜸뜨는 길밖에 없다."

    아버지는 지나가는 말처럼 아무렇지도 않게 이야기하셨지만 나는 벌써 수삼년 동안 쑥과 친해(?) 있었으므로 쑥이란 존재가 얼마나 무서운지를 잘 알고 있었다. 장충동으로 이사 오기 3년 전쯤 종로구 수송동 혈액은행 건물에서 살 때에 중풍으로 말을 못하고 몸의 반쪽이 마비되어 고생하는 사람들과 고질 당뇨환자들이 쑥뜸을 뜨면서 고통스러워하는 것을 익히 보아왔던 것이다. 70년대 초반의 일로 기억되는 이 무렵, 제법 널찍한 집 안에서 여기저기 드러누워 쑥뜸으로 불치병을 고치고 가는 수많은 사람들을 보았고, 또 아버지의 일손이 달릴 때는 더러 내 손으로 직접 떠준 일도 있었다.

　새알만 한 뜸쑥이 시뻘겋게 달아오르면 사람들은 몸이 오그라들기라도 하는 듯 움찔하면서 이를 악물거나 주먹을 꽉 쥐고 바르르 떨기도 하는 등 매우 고통스러워하곤 하였다. 아버지는 나를 앉으라고 한 다음 피부병으로 인해 가장 심하게 곪아 있는 왼쪽 장딴지의 곪은 당처에 쑥을 뭉쳐 올려놓고 불을 붙였다. 쌀알만 한 것 두어 장 뜨더니 콩알 크기로 커지고 이내 어른의 엄지손가락만 한 것으로 바뀌었다.

　한 장, 한 장 탈 때마다 이제나 저제나 그만 뜨기를 바랐지만 호흡을 제대로 할 틈 없이 사정없이 뜨셨다. 당시 몇 장을 떴는지는 정확히 기억이 나지 않지만 모두 세 곳을 떴으며 아마 한 곳에 15장 정도씩 뜨지 않았나 생각된다. 당시 숨이 턱턱 막히고 이를 악물 정도의 고통도 역시 세월의 거대한 물결을 좇아서 이제는 아득히 먼 곳으로 가버리고 말았다. 분명한 것은 자연의 흐름이 즐거움만 앗아가는 것이 아니라 괴로움 또한 예외 없이 싣고 가버린다는 점이다.

74년 7월 14일, 서울을 떠나 경남 함양읍으로 이사 가서 3년여의 세월을 사는 동안 나는 또 한 차례 쑥뜸을 만나게 된다. 어느 날 왼쪽 겨드랑이에 몽우리 하나가 생겨나 독기를 발하는데 몹시 아프고 불편스러워 참다가 아버지께 말씀을 드렸더니 당장 쑥뜸을 뜰 준비를 하고 누우라고 하셨다. 아버지는 일반적으로 수술을 요할 것으로 생각되는 모든 질환에는 볼 것도 없이 쑥뜸을 처방한다.

대부분의 사람들은 '아이고 선생님, 그걸 어떻게 합니까. 죽으면 죽었지 그건 못하겠습니다' 하면서 고개를 절레절레 흔든다. 그러나 나는 그럴 처지도 못 되고 또 그보다는 아버지의 신비에 가까운 독특한 의료술을 십분 신뢰하기 때문에 아버지의 지시를 어기는 법이 없었다.

그런데 이날은 너무 급작스레 미처 마음의 준비도 없이 눕는 바람에 고통이 더욱 컸었던 것 같다. 아버지는 왼쪽 팔을 들고 누운 나의 겨드랑이 털을 가위로 싹둑 잘라버리고 예의 방법으로 쑥뜸을 시작하셨다. 나는 가끔 아버지께서 뜸뜨는 광경을 보았는데 약간의 두려움 또는 거리낌이라도 있으시련만 일절 내색이 없기 때문에 고통을 느끼시는 건지 못 느끼시는 건지 도무지 짐작할 수가 없었다.

　나도 한번 그렇게 태연스레 참아봐야지 하며 마음을 먹고 실제로 겉으로는 천장을 응시하면서 아무렇지도 않은 표정을 지었지만 우선 호흡을 제대로 할 수 없었으므로 여간 괴로운 것이 아니었다. 얼굴 표정을 태연스레 하고 뜸뜨는 부위 역시 움찔거리지 않으려 하다 보니 자연히 어금니만 지그시 물다가 정 뜨거워 못 견디게 되면 꽉 물게 된다. 그렇게 뜨고 나면 이가 몹시 아프다. 처음에 몇 번은 저절로 주먹을 꼭 쥐고 전신에 힘을 주게 되지만 고통이 극에 달하면 자연에 내맡길 수밖에 없게 된다. 온몸의 힘을 빼고 지극히 자연스러움에 합일(合一)될 때 뜨거움의 고통은 더 이상 악랄하게 괴롭히지 않고 기본적 고통만이 남아 차분하게 괴로움을 준다. 그것은 그래도 웬만큼 참을 만한 것이다.

　확탕(鑊湯) 지옥을 말로만 들었지 가보지 않았으므로 잘 모르겠으나 그때 나는 약 2시간 동안 뜸을 뜨면서 더없이 지루하게 느껴지는 불 속의 긴긴 고행(苦行)의 여정을 15년이 지난 지금까지도 생생하게 기억하고 있다. 뜨거운 불길 속에 난 길이 가도 가도 끝이 없다고 생각했던 당시의 쑥뜸 고통은 그러나 시작에 불과하였음을 깨달은 것은 그로부터 5년이 지난 1980년 가을 무렵이었다. 여름의 무더위가 한창 기승을 부리다가 막 물러갈 무렵 배가 시름시름 아프기 시작하는데 심상치가 않았다. 아버지께 여쭈었더니 지극히 간단하게 '뜸을 뜨려무나' 하셨다.

이때는 서울 도봉구 수유4동에 살 때였는데 막 『우주(宇宙)와 신약(神藥)』이라는 아버지의 첫 번째 저서가 세상에 첫선을 보였을 때다. 아버지의 가르침대로 중완(中脘)에 뜸을 뜨기 시작하였다. 말이 5분짜리이지 막상 5분짜리 뜸을 시작하니 누운 그대로 잔등과 이마와 콧등에 생땀이 솟는 것이었다. 그러나 참고 계속하니 그냥 참을 만하였다. 그때 정확하게 몇 장을 떴는지는 기억이 나지 않는다.

뜸을 시작한 지 몇 시간 안 되어 워낙 지독한 뜸의 고통 때문인지 심상치 않게 몸을 엄습해 오던 배의 통증은 씻은 듯 사라졌다. 80년 5월부터 나는 '수산(水産)신보'라는 전문지 기자로 일하고 있었는데 이 무렵 조선일보사 월간 '山'지 주간으로 근무하던 백순기 선생과 가끔 만나고 있었다. 뜸을 뜬 지 10여 일이 지난 어느 날 퇴근 무렵이었다. 백 선생께서 회사로 전화를 걸어 기자촌 입구에 있는 은성 레스토랑으로 지금 곧 택시 타고 오라며 잠시 후 나가서 기다리겠다고 하였다.

목적지에 이르자 백 선생은 손수 택시비를 치러주시고는(사실 나는 그때 택시비가 없었다) 나를 이끌고 레스토랑으로 가서는 다짜고짜 술 한잔하자고 권하는 것이었다. 누가 독일산 백포도주를 선물했는데 마침 함께 마시고 싶은 생각이 나서 불렀다는 것이다. 나는 술이라고 하면 주종을 불문하고(요즘은 술의 품질을 살피지만) 즐기는 편이었으므로 여간해서는 사양하지 않는다.

그러나 고생고생하면서 쑥뜸을 뜨다가 쑥뜸 시 금기 사항의 세 번째 항목 안에 드는 술을 먹어야 할 것인지 말아야 할 것인지 망설이다가 왠지 쑥뜸에 관한 구구한 설명을 하는 것이 어색할 것 같다는 생각이 들어 말없이 술잔을 비우고 말았다. 백 선생과는 내가 평소 존경하고 또 기자로서 자주 가르침을 받기도 하는 그런 관계였다. 뜸뜨지 않을 때는 그리 술을 좋아하건만 좋은 술과 그에 걸맞은 분위기가 좀처럼 형성되지 않다가 쑥뜸만 시작하면 술의 유혹이 줄줄이 이어진다.

본디 뜸자리가 아문 직후에는 한동안 술을 끊었던 탓도 있겠지만 체내의 반응이 몹시 민감해져 술이 빨리 취하게 된다. 그런데 이날은 뜸을 뜨는 도중이어서 몸이 지칠 대로 지친 데다 빈속에 몇 잔을 연거푸 들이켜니 기분은 날아갈 듯 좋아졌지만 몸이 말을 듣지 않았다.

어떻게 집에 돌아왔는지 일절 기억이 없는 것으로 미루어 백 선생께 크게 결례를 한 것 같으나 고의성이 없는 술자리에서의 웬만한 결례는 사과를 않는 것이 더 자연스럽다고 믿으므로 특별히 상황을 알리고 신경 쓰지 않았다. 백 선생도 이후 별다른 책망을 하지 않았던 것은 그게 더 자연스럽다고 생각했기 때문인지 모른다.

아무튼 77년 가을 이후 두 번째 뜬 중완·단전 뜸은 이렇게 도중하차하고 말았다. 이튿날 오전 뜸자리에 고약을 붙이고 말았던 것이다. 이듬해인 1981년 5월부터는 불교신문사에 기자로 입사하여 일하고 있었다. 월급날이었고 여름휴가가 시작될 무렵이니까 7월 25일임을 알 수 있다.

오전에 급여를 수령한 뒤 오후부터 휴가에 들어가므로 가벼운 마음으로 출근을 서두르다가 갑자기 심상치 않은 고통이 서서히 밀려오고 있음을 느꼈다. 모든 행동을 중지하고 배를 움켜쥐고 앉아 한동안 고통이 진정되기를 기다렸으나 온몸의 기운이 빠지고 식은땀이 비 오듯 흐를 뿐 고통은 점점 더 심해져갔다. 참다 참다 아픈 배를 움켜쥐고 5백m쯤 떨어진 아버지께 찾아가니 아버지는 또 "너는 뜸을 뜨지 않으면 옳게 못 산다"며 누우라고 하셨다. 쑥뜸의 고행(苦行)길이 또다시 시작됐음은 물론이다.

대뜸 1분짜리로 시작하여 숨 돌릴 겨를 없이 배 위에 놓인 뜸쑥의 불에서 솟아오르던 연기가 끝날 때마다 상복부의 통증은 극에 달하였다. 처음에는 뜸자리 부위가 뜨겁고 아팠으나 5분 이상 타는 것은 상복부 전체를 불칼로 도려내는 듯한 극심한 통증을 수반하곤 했다.

뱃속의 통증과 뜸 불의 고통이 만나자 그 큰 고통이란 필설로 이루다 표현할 수 없을 정도로 괴로웠고 생지옥 같은 불길의 고통 속에서 숨조차 멈출 듯한 답답하고 괴로운 시간을 보내야 했다. 고통의 시작은 기억되지만 고통의 절정의 순간은 무념(無念) 무아(無我)의 정신상태를 강요당한다.

천장으로 솟아오르는 연기를 보면서 잠시 불쑥 다가서는 고통을 잊으려 수를 헤아린다. 하나 둘 셋…스물…서른…마흔…예순…일흔… 수도, 수를 헤아리는 주체도, 생각도 일시에 모두 고통 속으로 사라져버린다. 다시 이 세상 고통을 구원하는 구고(救苦)의 화신(化身)이라 일컫는 관음(觀音)을 생각하며 반야심경(般若心經)을 속으로 외운다. '관자재보살, 행심반야바라밀다시…무지역무득 이무소득고' 대개 이쯤에서 관음도, 반야심경 경문도, 염송하는 주체도 또다시 고통 속으로 삽시에 사라져버리게 되고 파도처럼 고통이 밀려나가면 그제야 사라졌던 존재는 돌아와 조각난 생각의 파편들을 모아 마저 외워 마치곤 한다.

고통은 피할수록 더 고통스럽다는 것을 알게 된다. 아무리 거대한 고통이라 하여도 감연히 나아가 맞부딪치고 그것을 자연스럽게 수용하면 고통은 성난 파도가 평정을 되찾듯 그렇게 서서히 본디의 뿌리 없는 제 모습을 드러내게 된다. 그러나 이 세상 어느 누가 고통스러움에 정면으로 맞부딪치려고 하겠는가.

고통은 강보의 어린아이로부터 1백 세 노인에 이르기까지 누구나 싫어하고 피하는 법이다. 인간의 이러한 속성 때문에 인간은 결국 영원히 고통의 지배를 면하기 어려울 것이다. 옛 선사들이 "백 척 낚싯대 끝에서 한 걸음 내디디라"(百尺竿頭 進一步)고 하고 "은산철벽(銀山鐵壁)에 머리를 부딪쳐보라"고 한 것은 참으로 묘미 있는 가르침임을 알게 된다. 이러한 정신세계에 도달하였을 때 인간은 '죽어도 죽은 게 아니요', 그렇지 못하였을 때 인간은

'살아도 산 것이 아님'을 알게 된다.

얼마나 시간이 흘렀는지 모른다. 그리도 모질게 나를 괴롭히던 뱃속의 통증과 쑥불의 고통이, 고통에 지쳐 있는 나를 더 이상 괴롭히지 못하게 되자 나는 졸음이 파도처럼 밀려왔다가 밀려가곤 하는 것을 느꼈다. 아버지께서 뜸을 끝내시고 내게 한잠 자라고 하여 나는 지친 끝에 깊은 잠을 잘 수 있었다.

그해 12월 31일 우리 집 식구들은 모조리 함양으로 다시 이사하였다. 82년 봄, 함양에서 노용신, 양기탁 씨와 3월초 눈 덮인 지리산 등정을 마치고 셋이서 아버지께서 살고 계신 읍내 상동 154-3 소재 집의 골방에서 공동으로 쑥뜸을 시작하였다.

"너는 너의 운명에 대해서 알아야 한다. 명리학을 배우고도 짐작을 못하느냐. 뜸을 뜨지 않으면 안 돼."

언젠가 아버지께서 가르침을 주셨지만 나는 그때 "저는 오늘을 성실하고 바르게 살기 위해 노력할 뿐 죽고 사는 것에 대해선 일절 관심이 없습니다"라고 대답했었다. 그러나 가끔씩 떠오르는 아버지의 가르침은 풀 수 없는 하나의 화두(話頭)로 뇌리에 맴돌았다.

죽을 운명이라면 그것을 알건 모르건 죽을 것이고 살 운명이라면 운명을 알려고 노력하는 그 시간에 보다 가치 있고 보람된 일을 찾아서 하고 싶다는 것이 나의 생각이요, 변함없는 지론이다. 아버지께서 명리학을 공부하라고 해서 한때 명리정종(命理正宗),

연해자평(淵海子評), 복서정종(卜筮正宗) 등의 술서를 원전으로 탐독하기도 하였으나 얼마 후 운명에 대하여 알려고 애쓴다는 것 자체가 한심스럽다는 생각이 들어 책을 덮은 뒤로는 일절 다시 보지 않았다.

'내일 죽어도 여한이 없도록 오늘을 성실하게 살자' 는 것이 나의 지론이고 보면 그러한 방서(方書)들의 술수를 배운다는 것은 다만 시간낭비일 뿐이라는 생각이 드는 것이다.

술서를 덮은 뒤로는 주로 주역(周易), 도덕경(道德經), 금강경(金剛經), 원각경(圓覺經) 등 경전들을 애독하며 소일하였다. 또 81년에 간행된 아버지의 저서『救世神方(구세신방)』의 개정증보판을 제작하기 위하여 당시 읍내 하동 586-3번지 소재 아버지의 거처를 오가며 틈틈이 원고정리를 하기도 하였다.

지난 86년 6월 출간된『神藥(신약)』의 앞부분에 수록된 죽염, 오핵단, 삼보주사 세 장(章)은 82년부터 83년 1월 15일, 함양을 떠나 서울로 가기 전의 1년 남짓한 기간 동안에 정리된 부분이다. 82년 3월 중순경에는 세 사람이 나란히 누우면 서로 어깨가 닿을 정도로 비좁은 방 안에 자욱하게 연기를 피우면서 열심히들 떴다. 당시 각자 몇 장씩이나 떴는지 선명하게 기억이 나지는 않으나 대략 하루 평균 5분 이상짜리 9~15장씩 20~30일가량 뜬 것으로 추측된다.

뜸을 마치고 고약을 붙여 거의 아물어갈 무렵의 어느 날이었다.

집 안에서 아내와 잠시 말다툼을 벌이고 상당히 불쾌해 있던 차에 마침 몹시 시장기를 느껴 아이들에게 타서 먹이는 분유를 가루 상태로 약간 떠먹은 것이 화근이 되었다. 잠시 후부터 예의 고통이 서서히 다가오기 시작하자 온몸의 힘이 쭉 빠지고 얼굴은 백지장처럼 하얗게 되었으며 식은땀이 줄줄 흘렀다. 마침 여동생이 왔다가 고통스러워하는 나를 부축하여 읍내의 병원을 찾아가는데 평소 5분, 10분에 전혀 힘 안 들이고 가던 거리인데도 너무나 멀게 느껴져 걸을 수가 없었다. 마침 지나가던 교통경찰관에게 사정하여 순찰차에 타고 병원으로 가서 진통 주사를 맞기 시작하였으나 연거푸 몇 대의 주사를 맞아도 통증은 전혀 차도가 없었다. 방법이 없다는 병원 측의 이야기에 병원 문을 나서서 시장 안의 약국에서 진통제를 사서 복용하였으나 역시 차도가 없었다. 진통제는 일절 반응이 없는데 통증은 자꾸만 심해져갔다. '혹시 이대로 죽는 것은 아닐까' 하는 생각이 들었다. '죽는 거야 괜찮지만 해야 할 일, 하고 싶은 일을 못하고 죽으면 어찌하나' 하는 생각도 들었다.

불현듯 '뜸을 뜨지 않으면 너는 옳게 못 사느니라' 하신 아버지의 가르침이 떠올랐다. 하동의 아버지 거처로 찾아가 "아버지, 너무도 아파 죽을 것 같습니다"라고 하고 배를 움켜쥐고 방바닥에 엎드려버렸다. 여전히 창자를 쥐어짜는 듯한 통증이 계속되었다.

"바로 누워라."

아버지는 큼직한 중완침을 침통에서 꺼내더니 막 아물기 시작한 중완혈을 찔렀다. 뜸자리가 딱딱하여 침이 들어가지 않자 뜸자리 바깥의 살에서 중완혈 중심 쪽으로 비스듬히 찔렀다. 중완혈로 침은 들어갔으나 통증에는 전혀 영향을 미치지 않았다.

아버지는 일어나 서랍 속에서 조그만 봉투를 꺼내더니 콩알만 한 크기의 까만 물질을 주셨다.

"이건 아편인데 이것으로도 진통이 되지 않으면 뜨는 수밖에 없다."

아편 역시 조금의 효과도 나타나지 않았다. 머리를 동쪽으로 향하여 누우라고 하신 다음 아버지는 중완에 뜸을 뜨기 시작하였다. 뱃속의 통증과 쑥불의 고통은 다시금 나의 내부에서 사활(死活)을 건 일전(一戰)을 벌이는 것이었다. 또다시 뜨거운 불 칼로 상복부 전체를 도려내는 듯한 통증이 계속됐다. 고통이란 무엇인가. 인간이 고통스럽다고 느끼는 한 끈질기게 괴롭히다가 마음을 비우고 그것을 자연스럽게 수용하면 비로소 떠나가기도 하는 알 수 없는 감각의 하나.

극심한 고통을 겪을 때마다 고통을 인내하는 정신적 존재는 성숙의 도를 더해 가는 듯하였다. 생명의 뿌리를 송두리째 뒤흔드는 고통은 인간에게 환영받지는 못하는 것이지만 그러나 결코 외면해서도 안 되고 외면할 수도 없는 나름의 가치와 숙명을 지닌 것임이 분명하다는 생각이 들었다. 두어 시간 뒤 나는 온갖 고통에 짓눌려 지칠 대로 지쳤다. 마치 두 마리의 호랑이가 한판 싸움을 벌이듯 병고(病苦)의 통증과 쑥불의 고통은 극한 대결 끝에 다 같이 소멸하고 말았다.

다섯 자 남짓한 육신 하나를 이끌고 산다는 것이 이렇게도 괴로운 것인가. 내 주위에 있는 식구들 또한 내가 고통을 치를 때마다 마음 편할 리 없었을 것이다.

83년 1월 16일, 가족을 함양에 둔 채 홀로 서울에 올라와 모 출판사에 근무하면서 잠자리가 마땅치 않아 사무실에서 숙식을 하며 두어 달 남짓 정신없을 정도로 바쁘게 일을 하였다. 두어 달 후 화곡동에 조그만 단칸방을 빌려 가족을 오게 하였다. 내게는 아내와 큰아이(男·4살), 작은아이(女·2살)가 있었다.

출판사에서 고승들의 법문카세트를 취재하여 이를 제작하는 두 달가량의 기간 동안 시간에 쫓겨 밤을 지새운 적이 한두 번이 아니었다. 그 작업을 모두 마무리 짓고 5월초 나는 연희동에 있는 농수산신보의 편집기자로 직업을 바꾸어 일했다.

병약한 몸에 깡다구 하나. 사람들은 가끔 내가 아무 힘도 없으면서 또 가진 것도 없는 빈털터리이면서 웬 자존심이 그리 강하고 웬 배짱이 그리 좋으냐고 농담 비슷한 힐난을 하곤 했다.

그러나 아무리 강인한 정신력으로 육신을 지탱한다 하여도 오전 8시에 출근하여 오후 9~10시까지 쉬지 않고 폭주하는 신문 편집업무에다 첨예한 인간관계의 대립(나의 성격이 모난 탓이 대부분) 등으로 더할 수 없는 피로가 누적되어 마침내 3개월이 지난 어느 날 작업 도중 자리에 주저앉고 말았다. 온몸의 힘이 쭉 빠지고 식은땀이 비 오듯 흘렸다. 그리고 거대한 고통이, 마치 대지 위로 밀려오는 안개처럼 멀리서 서서히 다가왔다.

'아, 또 나는 숙명처럼 괴로움과 만나는구나. 도대체 이것은 언제까지 날 괴롭힐 것인지….'

오후 3시쯤이었다. 배를 움켜쥐고 3층 사무실을 내려가 택시를 잡는 시간은 불과 몇 분이었으나 통증은 말할 수 없는 괴로움을 안겨주었다. 차가 밀리는 것 등 평상시에는 아무렇지도 않던 일이 모두 나를 괴롭히는 일로 받아들여졌다. 통증이 너무 심하여 나는 바로 집으로 가지 않고 화곡동 모 병원 응급실로 갔다.

시시각각 통증은 밀려오는데 병원의 의사·간호사들은 태평성세였다. 아무도 거들떠보지 않는 가운데 딱딱한 나무의자에 앉아 한참을 기다린 후에 팔에서 약간의 피를 뽑아 피검사를 실시하였다.

잠시 후 젊은 의사와 간호사가 내게 다가왔다.

"이 환자야?" "네."

"보세요. 아니 어쩌다가 이 지경까지 가도록 방치했습니까? 빨리 수술해야 하겠습니다."

"무슨 병인데요?" 나는 우선 통증만 다소 진정시켜주면 좋겠다 싶어서 무슨 병이냐고 물은 것이었다.

"급성 복막염인데 시간이 너무 지났기 때문에 곧 수술하지 않으면 터져서 죽게 됩니다. 시간이 급하니 빨리 결정을 해주십시오."

간호사에게 내가 생각할 시간적 여유는 얼마나 있느냐고 물었다. 간호사는 조금 있으면 터지기 때문에 5분 이내에 결정해야 한다고 말했다. 나는 "알겠다"고 말하고 잠시 생각에 잠겼다가 일어섰다.

'내가 길을 가다 죽는 한이 있어도 천하에 둘도 없는 명의(名醫)라고 믿는 분의 자식이 되어서 그분이 가장 비판하는 수술을 할 수는 없다.'

아버지는 수술을 참으로 못마땅해 하신다. 수술로 치료하는 거의 모든 질병(특수한 예 몇 가지를 제외한)을 얼마든지 다른 방법으로 치료할 수 있을 뿐 아니라 수술요법이 어떤 질병을 근본적으로 고칠 수 있는 방법이 아니라는 점 때문이다.

"아니, 그런 몸으로 어디를 가시렵니까?"

의사와 간호사의 눈이 휘둥그레졌다.

"예, 나는 지금 괜찮아요. 수술은 좀 더 생각해 보겠습니다."

병원에서 집까지는 1km 남짓한 거리였다. 늘 걸어 다니는 길이었지만 괴로운 몸으로 걸으려니 참으로 먼 고행 길로 여겨졌다. 중간지점의 어느 약국에서 세 번 먹을 진통제를 지어달라고 하여 한 입에 털어 넣고 고통에 정신이 팔려 그야말로 무아(無我)의 상태로 집에 도착하였다.

아내는 나의 얼굴만 보고 내가 아파서 돌아온 것을 알아챘다. 아이들도 아직 해가 훤한 시간에 돌아온 아빠를 반가워는 하면서도 하얀 얼굴에 비 오듯 땀이 흐르고 일그러진 표정 탓이었는지 달려들지는 않았다. 밤 12시 전에 돌아온 적이 거의 없었던 나로서는 아내와 아이들에게 미안감이 들었다.

그러나 그런 생각도 잠시뿐 지독하게 엄습하는 복부의 통증 때문에 천장 가구 등 모든 사물이 노랗게 보였다. 주인댁 전화를 빌려 함양 아버지께 전화를 드리라고 하였으나 잠시 외출 중이라는 것이었다. 하늘이 무너지는 것 같았다. 무릎을 꿇고 앉은 채로 방바닥에 엎드려 어찌할 바를 모르고 계속되는 통증의 횡포를 감수하는 수밖에 없었다. 시간이 얼마쯤 흘렀을까. 아내가 함양 아버지의 전화라고 하여 마루로 나가 수화기를 들었다.

"아버지, 저는 이제 죽으려나 봅니다. 더 이상 고통을 참을 수가 없어요. 수술하면 괜찮을 것 같다는데 수술이라도 해볼까요?"

"그놈, 쓸데없는 소리를 다 하는구나. 네 병은 수술로 나을 병이 아니다. 진통제나 더 사다가 먹고 기다리려무나. 내가 곧 서울로 간다."

이때가 오후 6시. 함양에서 당장 출발하여 온다고 하여도 남원에서 밤 11시반 기차를 타야 하므로 이튿날 새벽 6시는 되어야 집에 당도할 수 있다. 진통제를 몇 번 먹을 분량을 사다가 또다시 먹었으나 통증을 완화시키는 데는 전혀 도움을 받지 못했다. 아내와 아이들은 방에 들어오지도 못하고 마루에서 방 안의 동정만 살피고 있었다.

이렇게 고통을 받을 때는 철저하게 자아(自我)뿐이다. 부모, 처자 그 누구도 나의 고통을 조금이라도 덜어줄 수 없는 것. 나의 고통은 나의 것이고 그것은 나 자신이 어떻게든 해결하지 않으면 안 된다. 숨이 넘어갈 듯한 통증이 계속됐다. 5분 견디기도 힘든데 어떻게 12시간을 기다린단 말인가. 그러나 한 가닥 구원의 희망이 있으니 기다리자. 아버지께서 오실 때까지만 참아보자.

무슨 생각을 할 것인가. 역사적으로 고난을 극복하며 세상에 큰 일을 하였던 사람들을 생각해 볼까. 영웅들의 이름과 사건들이 머릿속에서 맴돌기만 할 뿐 정신이 오락가락하여 그 사람들의 일화를 되새길 수가 없다. 오로지 고통만이 온몸과 정신을 지배하고 있을 뿐이다. 지구촌은 저 지독한 악마의 폭정에 의해 암흑기를 겪고 있다. 성군(聖君)의 출현은 언제일까.

이토록 괴로움이 심할 때 차라리 잠이라도 잘 수 있다면 좋으련만, 아니, 잠시 기절이라도 한다면 얼마나 좋을까. 12시간 동안 줄곧 단 10초도 잠들지 못하고 먼동이 트는 새벽까지 이리 구르고 저리 구르고 하면서 고통 속에 몸부림쳤다.

"얘는 자느냐?"

정신이 오락가락하여 몽롱한 가운데 문 밖에서 아버지의 목소

리가 들려왔다. '아, 이제는 살았구나.'

아버지는 방에 들어 오시자마자 바로 누우라고 하고 침통에서 침을 뽑아 몇 군데 찔렀다. 복부를 꾹꾹 눌러 보시더니 중완·단전과 아픈 당처 두 곳에 뜸쑥을 올려놓고 불을 붙였다.

또다시 나는 생지옥 같은 불속의 고행 길로 접어들었다. 그러나 워낙 극심한 통증에 시달렸던 터라 차라리 쑥불의 고통은 참을 만하였다. 복부의 통증은 절망을 내포하고 쑥불의 고통은 그 속에 희망을 간직하였음을 느끼는 순간이었다. 거대한 괴물처럼 내게

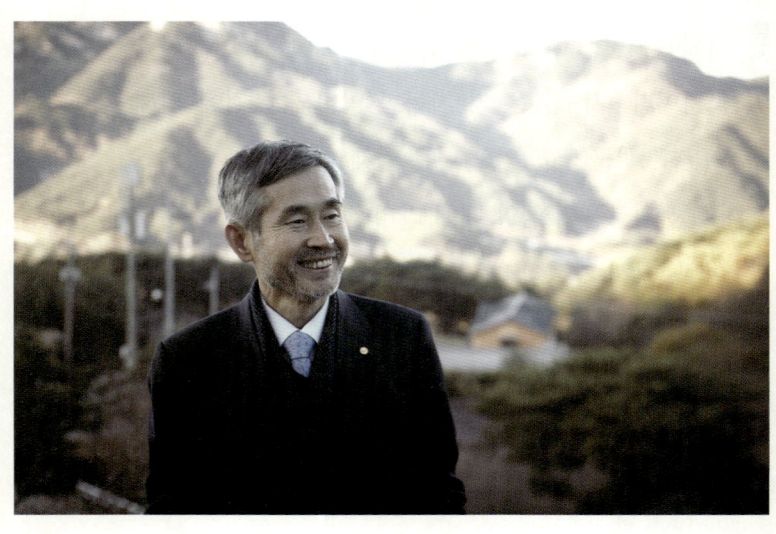

다가와 그리도 나를 괴롭히던 통증이 새벽안개가 걷히듯 서서히 물러가기 시작하였다. 고통과 고통이 맞부딪쳐 소멸하는 순간이었다.

"뜸을 뜨지 않으면 옳게 못 산다고 했는데 너는 아직도 못 알아 듣는구나. 너는 뜸을 뜨지 않으면 안 돼."

아버지의 말뜻은 평소 봄·가을로 중완·단전에 5분짜리 쑥뜸을 거르지 말고 계속하라는 이야기였다. 그러나 박봉에다 잠잘 시간조차 넉넉지 않은 서울의 샐러리맨에게 쑥뜸을 정기적으로 거르지 않고 뜬다는 것은 참으로 힘겨운 일이다. 더구나 신문사 기자로 근무하는 처지에 날마다 술에 찌들어 사는 생활은 쑥뜸을 더욱 어렵게 만든다.

"알겠어요, 아버지."

아버지는 뜸을 끝내고 돌아가시면서 화제를 써주셨다. 가미반총산(加味蟠恩散)이었다. 이것을 지어다 놓고 한 일주일 복용하라고 하시며 차후에도 아프거든 이 화제대로 지어다 먹으라고 일러 주셨다. 그 화제는 지금도 나의 수첩에 적혀 있다.

이렇게 하여 당시의 위기는 넘겼다. 그런데 얼마 뒤 또 한 차례 복부의 통증이 오기에 아버지 친구의 아들이 경영하는 모 한의원에 찾아가 약을 지어다 먹고 진정되었다. 이 후 한 달쯤 지나는 사이 나는 농수산신보에서 두 달간의 우여곡절 끝에 불교신문사로 직장을 옮겨갔다.

당시 불교계는 신흥사 살인사건의 여파로 전국 승려대회가 열리고 황진경 총무원장이 물러나는 등 몹시 혼란 속에 빠져 있을 때였다. 하필 가장 어려운 시기에 끈질기게 교섭해 오는 옛 선배, 동료들의 권유로 직장을 옮기게 된 것이다. 조계사로 출근하자마자 동료들과 헤어져 봉은사로 근무지를 이전하리는 지시를 받고 또다시 인간적 괴로움 속에서 나날을 보냈다.

이 무렵 나에게 또 한 차례의 고비가 찾아들었다. 복부의 통증이 또다시 시작된 것이다. 나는 즉시 한의원을 찾아가 아버지께서 써주신 가미반총산을 지어다가 복용하였다. 마침 추석절이어서 교통전쟁 속에 아내와 아이들을 데리고 함양으로 가야 했으나 함양행을 포기하고 사당동의 형님 댁에서 홀로 고통 속에 명절을 보냈다.

'이렇게도 괴로운 삶을 계속 살아야 하는가?' 하는 삶의 회의가 비로소 싹트기 시작하였다. 아파서 아버지께 괴로움을 끼치는 것도 한두 번이지 벌써 몇 번째인가. 다음에 또다시 이러한 고통이 온다면 차라리 모든 것을 잊고 세상을 하직하는 편이 나을 것 같다고 생각하였다. 84년은 내게 정신적 괴로움이 가장 컸던 해다. 묘하게도 육체적 괴로움은 오지 않았으나 아내와 아이들과 헤어져 살면서 많은 번민 속에 보냈던 세월이었다.

85년 가을은 나의 운명이 바뀐 생애의 전환점이 되었다. 이 무렵 신문사의 가을 휴가 기간 동안 박원배 기자와 함께 백양사를 다녀왔는데 그때 절 밑 동네 가게에서 맥주를 마신 것이 화근이 된 것 같았다. 백양사에서 하룻밤을 지내고 오후 늦게 서울 등촌동 집에 도착하여 저녁식사를 마친 뒤 얼마 지나지 않아 또다시 복부의 통증이 서서히 시작되는 게 아닌가. 오후 9시가 조금 넘었는데 아내와 아이들은 그날따라 일찍 잠이 들었다.

경험으로 미루어 조금만 더 지나면 나는 내 마음대로 나의 육신을 움직일 수 없게 된다. 아, 어찌해야 할 것인가. 통증이 와락 밀려와 그 통증에 짓눌려 죽기 전에 내 손으로 목숨을 끊는 것이 낫지 않을까. 어떻게 또다시 그 지긋지긋한 통증과 싸우며 살아날 수 있단 말인가. 생각만 해도 몸서리쳐지는 일이다.

지금까지 겪었던 위기상황이 다시금 또 찾아올 경우 질병으로 죽음을 맞아 '불세출의 신의(神醫)'라 불리는 아버님의 명예에 누를 끼치지 말고 내손으로 목숨을 거두는 게 낫겠다는 판단 아래 미리 숫돌에 시퍼렇게 갈아서 지니고 다니던 스위스 칼을 꺼내 책상 위에 놓고 말할 수 없는 번민(煩悶)과 회한(悔恨)이 교차되는 깊은 상념에 빠져들었다. 더 이상 지체할 시간이 없을 것 같다는 강박관념 속에 천 길 벼랑 끝에 선 심정이 되어 "자 이제 죽고 사는 문제는 하늘에 맡기고 과감하게 한 걸음 내딛자"며 칼을 집어 들었는데 이때 번갯불처럼 뇌리를 스치는 것이 있었다.

"너는 떠야 돼!"

죽음의 고비마다 찾아오셔서 자식을 되살려 놓은 뒤에 늘 예외 없이 툭 던지고 가신 한 마디가 깊디깊은 먼 세상으로부터 들려오는 게 아닌가? 그때 묘하게도 여섯 살 난 큰아이와 네 살 난 작은아이의 숨소리가 새근새근 나의 귓전을 울렸다. 오랜 이별의 기간 동안 아빠를 보고파 하다가 함께 지내게 되어 더없이 기쁜 표정으로 뛰놀던 아이들이 곤히 잠자는 모습은 평화, 그 자체였다. 마치 전광석화(電光石火)처럼 생각이 쑥뜸에 미치었다. 죽을 결심이라면 쑥뜸으로 그 거대한 괴물 같은 고통과 정면으로 부딪쳐보는 것이다.

부랴부랴 장롱 속의 뜸쑥을 찾아 꾹꾹 뭉쳐서 중완·단전에 올려놓고 뜨기 시작하였다. 깊이 잠든 식구들을 깨울세라 조용히 혼자 누워서 계속 불을 붙였다. 방 안은 쑥 연기가 자욱하였고 정적 속에 성냥 긋는 소리와 연기로 인해 아이들이 가끔 콜록거리는 소리만이 간간이 들렸다.

이튿날 출근하기 위해 아침상을 받아 식사를 하는 나를 보더니 아내는 깜짝 놀라는 것이었다. 매일 두어 숟갈 깔짝깔짝하다가 가던 사람이 웬일로 세 공기의 밥을 그리도 맛있게 다 먹느냐는 거였다. 그러고 보니 무심코 먹었지만 이날따라 밥이 매우 달다는 것을 깨달았다. 그리고 어젯밤 엄습하던 통증이 언제 물러갔는지 곰곰 생각해 봐도 알 수가 없었다.

"어젯밤 송담(松潭)에 비바람 몹시 불더니 / 물고기 뿔 하나 보이고 학 울음소리 세 번 울리더라"(昨夜松潭風雨惡 魚生一角鶴三

聲)는 서산대사의 오도송(悟道頌)이 생각났다. 그리고 어느 선사 (당나라 黃檗希運 선사)가 "한번, 뼈에 사무치는 추위를 겪지 않고서야 / 어찌 심혼을 울리는 매화의 향기를 맡을 수 있겠는가"(不是一番寒徹骨 爭得梅花撲鼻香)라고 읊었던 깨달음의 세계에 대한 깊은 공감이 갔다. 이어 반야심경의 공(空)의 의미가 새롭게 마음 속에 부각되는 것이었다.

아무튼 이 무렵 참으로 신나게 뜸을 떴다. 추석이 중간에 놓여 함양에 갔을 때도 함양 집에서 계속 뜸을 떴다. 추석 날, 그리도 심한 고통을 주던 쑥불이, 고통 대신 훈훈하면서도 묘한 느낌을 주었다. 막내 동생(윤국)더러 떠달라고 하고는 자다가 깨다가 하면서 새벽 4시까지 뜸을 뜨고 동생이 피곤해 하기에 뜸을 그쳤다.

이튿날 저녁 고통 없이 훈훈하기만 하던 쑥불이 갑자기 몸서리 치게 뜨거웠다. 아버지께 말씀드리자 이제 그만 뜨라고 하여 그해 가을의 쑥뜸을 마무리 지었다.

이때부터 나의 몸에는 변화가 시작되었고 세상이 다르게 보이는 등 심적 변화도 계속 그치지 않았다. 몸은 낡은 자동차를 새롭게 보링한 듯한 느낌이었고 세계관은 오늘날까지 계속 변화를 거듭하고 있다.

나는 나의 경험으로 미루어 쑥뜸은 새로운 운명을 창조할 신이(神異)한 힘이 있다고 확신한다. 85년 가을 이후 나는 '세상 인류를 위하여 아버지의 위대한 지혜를 전하겠다'고 생각하였던 78년의 결심을 실행에 옮겨야겠다고 생각하였다.

전세에서 사글세방으로 옮기면서 전세금 일부를 적립해 놓고 『神藥(신약)』이란 책의 제작을 위해 원고 정리 작업을 개시하였다. 윤우 형과 동생 윤수와 나는 종로구 부암동의 산 날망의 허름한 나의 사글세방에서 밤을 낮 삼아 작업을 진행하였다.

86년 봄은 책 제작 작업이 막바지에 이르렀을 때다. 신문사 근무를 마치고 귀가하여 원고 정리를 하다 보면 대개 밤 12시까지 작업을 한다. 이때부터 뜸을 시작하면 새벽 1~2시쯤 끝나고 뜸자리 고통으로 인해 보통 4시쯤 잠자리에 들게 된다. 평균 수면시간은 3시간가량.

86년 늦은 봄의 어느 날. 아버지께서 서울에 오시어 신문사 근처 서울다방에 계신다는 말을 듣고 부랴부랴 달려갔다. 아버지가 서울에 오시면 어디서들 알고 오는지 주위에는 늘 10여 명의 수행인이 있게 마련이다. 지하다방의 널찍한 자리에 둘러앉아 아버지 이야기에 심취되어 있던 사람들을 비집고 들어가 아버지께 인사를 드렸다.

"아버지, 언제 오셨어요?"

나의 얼굴을 힐끗 쳐다본 아버지는 대뜸 이렇게 이야기하는 것이었다.

"허허, 이놈이 이제 살았구나. 꼭 죽을 놈이었는데… 약쑥이 묘하긴 묘한 것이야."

빙 둘러서서 아버지의 이야기에 귀를 기울이고 있던 사람들이 눈이 휘둥그레지면서 물었다.

"선생님, 자제분이 살았다는 이야기가 무슨 말씀이신지요?"

"응 그건 이 아이를 잉태할 때 아이 어머니 자궁의 온도가 35.5도에 불과해 세상에 존재할 수 있는 기간이 30년에 불과하다는 이야기야."

"그런데요?"

"그런데 지난 가을 스스로 쑥뜸을 떠서 선천온도 부족의 결함을 후천적으로 보완함으로써 죽음의 강을 건넜다는 이야기이지… 윤세야! 이번 원고에는 인공장수법(人工長壽法)을 써서 세상에 알리려무나. 서른 살에 요절할 사람에게 25살부터 5년간 중완·단전에 쑥뜸을 5분 이상 타는 것 2백 장씩 1천 장만 뜨면 얼마든지 후천적으로 수명을 늘릴 수 있다고…."

-위 글은 필자의 체험담을 있는 그대로 느낀 그대로 서술한 글이다. 필자는 85년 가을부터는 매년 봄, 가을마다 쑥뜸을 거르지 않고 해왔으며, 올가을에도 9월 초에 약간의 쑥뜸을 실시해 현재 고약을 붙이고 있는 중이다. 85년 이후의 이야기는 정신과 육체의 미묘한 변화와 쑥뜸 가족들의 일화 등 너무 방대한 것이므로 나의 쑥뜸 체험기는 이 정도로 마무리 지을까 한다.

〈월간 민의약 1989년 10월호〉

仁山쑥뜸에 대한 이해와 뜨는 방법

쑥뜸이란 무엇인가?

예부터 동양의학에서는 '첫째가 뜸(灸)이요 둘째가 침(針), 셋째가 약(藥)'이라 하여 병세가 깊어 침이나 약으로 고칠 수 없는 중한 병은 뜸으로 다스리라고 하였다. 맹자도 해가 오래되어 깊은 병은 삼 년 묵은 약쑥으로 고칠 수 있다고 하였다. 정통 뜸법의 원전이라 할 '편작심서(扁鵲心書)'에서도 '평상시 중완, 단전 등에 뜸을 뜨면 영원히 살지는 못할지라도 1백 년은 능히 장수할 수 있다'고 하여 쑥뜸을 최고의 장수법으로 여겼다.

쑥뜸의 기원은 원시시대로 거슬러 올라간다. 불이 발견된 뒤 원시인들은 아픈 곳에 본능적으로 불을 가까이함으로써 통증을 다스렸는데, 세월이 흘러 동양의학에서 경락학설이 정립되면서부터 본격적으로 발전하게 되었다.

사람의 몸 안에 기가 흘러 다니는 길을 경락(經洛)이라고 하는데, 그 길에 기의 정거장이라고 할 수 있는 수많은 혈(穴)이 분포한다. 기가 몰려 있는 혈을 바늘로 찌르는 것이 침, 손으로 누르는 것이 지압, 열자극을 가하는 것이 뜸이다. 어느 것이든 경혈을 자극하여 기의 소통을 원활하게 함으로써 병을 고친다는 공통점이 있다.

뜸의 종류에는 어떤 것이 있나?

수천 년의 역사를 가진 뜸은 그 종류가 크게 직접구법과 간접구법 두 가지로 구분된다. 직접구법은 뜸 장을 피부 위에 올려놓고 직접 태우는 방법이고 간접구법은 생강, 마늘, 부자, 소금 따위를 뜸자리에 놓고 그 위에 뜸 장을 얹어 태우는 방법이다. 어떤 방법이든 인체에 따뜻한 자극을 가한다는 점에서 공통점이 있다. 요즘에는 피부에 링처럼 된 기구를 올려놓고 그 위에 뜸 장을 놓아 불이 피부에 직접 닿지 않도록 하는 간접 뜸 법이 널리 사용되고 있다.

직접구법이라 하더라도 인체의 특정한 혈에 쌀알 또는 콩알 크기 정도의 뜸 장을 올려놓고 뜨는 것이 보통이었다. 한의학의 고문헌들을 보면 뜸 장의 수를 대개 7장에서 49장까지로 정해 놓고 그 이상을 넘지 않도록 하고 있다.

침과 뜸 치료는 함께 하지 않는다.

예부터 침과 뜸은 함께 사용하지 않았다. '본초강목'에 다음과 같은 구절이 있다. '침을 놓을 때는 침만 놓고 뜸을 뜰 때는 뜸만 떠야 한다. 그러므로 침을 놓은 다음에는 뜸을 뜨지 말고 뜸을 뜬 다음에는 침을 놓지 말아야 한다.' 신응경에도 다음과 같은 글이 있다. '황제내경에서는 침을 놓으면 뜸을 뜨지 말아야 하고 뜸을 뜨면 침을 놓지 말아야 한다. 서투른 의사는 침을 놓고는 또 뜸을 뜨며 뜸을 뜨고는 또 침을 놓는다'고 하였는데, 지금 의사들은 '내경'의 글을 잘못 이해하고 침을 놓고는 뜸을 뜨며 뜸을 뜨고는 또 침을 놓는 일이 있다. 이것은 의학책에 어떤 침 혈은 어느 곳에 있는데 침을 몇 푼 놓으며 뜸을 몇 장 뜬다고 한 것을 잘 알지 못한 것이다.

인산쑥뜸이란?

인산쑥뜸은 직접구법으로 5분 이상 타는 뜸 장으로 수백 장을 뜨는 것이 보통이다. 이러한 뜸 법은 문헌으로 볼 때 거의 드문데 오로지 '편작심서'에서 그 흔적을 살펴볼 수 있다. 이 책을 보면 오랫동안 타는 뜸 장을 1백여 장씩 뜨는 편작의 뜸 법은 당시로서는 전무한 방법이었고 이단적인 의술이었다. 이러한 편작의 뜸 법을 한걸음 더 발전시켜 지상 최고의 의술로 정착시킨 것이 바로 인산쑥뜸법이다.

인산 선생이 독립운동 시절 최초로 자신의 몸에 15분 이상 타는 뜸을 직접 시술한 것을 시작으로 줄잡아 70여 년의 역사를 가지고 있는 인산쑥뜸은 곱추의 등을 펴고 소경의 눈을 뜨게 한 것을 비롯해 암, 백혈병, 중풍 등 불치의 환자를 기적적으로 소생시켜 왔다.

인산쑥뜸은 인산 선생이 『우주와 신약』, 『구세신방』, 『신약』, 『신약본초』 등의 저술에서 밝혔듯이 단지 육체의 질병을 치료하기 위한 시술법에 머물지 않고 뜸의 정진을 통해 도(道)에 이르는 길을 제시한 심오광대한 철학에 바탕을 둔 수련학이기도 하다. 사람의 몸에 불을 붙여 오랫동안 태우는, 기성 의학지식으로는 도저히 납득되지 않는 기상천외한 방법을 통해 심신의 건강을 도모하는 인산쑥뜸은 그 신비를 언어로 표현할 수 없다고 하여 인산 선생 스스로 '영구법(靈灸法)'이라 이름 붙인 바 있다.

누가 인산 뜸을 뜨는가?

인산쑥뜸은 거의 질병의 종류를 가리지 않는다. 그러나 물에 빠졌거나 음독으로 숨넘어가기 직전에 놓인 경우 등 어떤 방법으로도 소생을 기대하기 어려운 위급한 상황이 아니라면 때와 기력을 고려하여 뜨는 것이 좋다. 즉 봄, 가을에 뜨되 뜸 불을 견뎌낼 수 있을 정도의 체력을 기른 뒤에 뜸을 드는 것이 좋으며 중증 질환인 경우 인산의학의 약물요법, 식이요법, 운동요법 등을 통해 병증을 어느 정도 다잡은 뒤에 마무리의 방법으로 인산쑥뜸을 선택하는 것이 이상적이다. 특히 다음의 경우에는 인산쑥뜸을 뜨기에 무리가 따른다. 오랫동안 병고에 시달린 나머지 기력이 극도로 쇠약하여 도저히 뜸뜰 힘이 없는 사람, 말기 간암 환자 등, 이런 경우는 뜸뜨기 전에 뜸뜰 수 있는 최소한도의 체력을 회복해야만 한다.

인산 쑥뜸은 언제 뜨는가?

인산쑥뜸은 봄, 가을에 뜨는 것이 원칙이다. 다만 농약중독, 음독 등으로 급사 위기에 처한 사람은 달리 손쓸 도리가 없으므로 때를 가리지 말고 즉시 실행에 옮겨야 할 것이다. 그렇지 않으면 철을 가려서 떠야 한다. 쑥뜸은 무더위나 찬바람과는 상극이다. 여름철에는 화독을, 겨울철에는 냉독을 입을 우려가 있다. 더구나 여름, 겨울은 모든 동식물들의 기력이 쇠진해져 쑥뜸뿐 아니라 모든 약효가 떨어진다.

* 봄철 뜸: 입춘~하지(최적기는 우수~춘분)
* 가을 뜸: 입추~동지(최적기는 처서~추분)

인산쑥뜸을 뜨는 방법

① 미리 그날 뜰 분량의 뜸 장을 만들어 놓는다.
② 뜸을 떠야 할 자리를 확인한다.

③뜸자리 위에 뜸 장을 올려놓는다.

④뜸 장에 불을 붙인다.

⑤뜸장이 모두 타면 재를 털지 말고 그 위에 새 뜸 장을 올려놓는다.

⑥뜸 장을 2~3장 태운 뒤 재를 붓으로 쓸어낸다. 재를 절대로 입으로 불지 말 것.

⑦이상과 같은 방법으로 2~3시간 동안 뜸을 뜬다.

⑧뜸자리에서 고름이나 피가 흘러나오면 화장지로 닦아낸다. 절대 고약을 붙이거나 약물 치료를 하지 말 것.

⑨뜨겁다가 뜨겁지 않은 상태가 오면 밤낮을 가리지 말고 뜰 수 있는 만큼 뜬다.

⑩안 뜨겁다가 다시 뜨거운 상태가 오면 뜸뜨기를 마친다.

이상은 중완, 단전, 족삼리 등의 혈에 뜰 때의 방법이다. 백회, 전중 등의 혈에 뜰 때는 뜸장 크기를 줄여야 한다. 자세한 내용은 『인산쑥뜸요법』 참조.

*중완, 단전, 족삼리(양쪽)에 모두 뜨고자 할 때는 우선 중완과 단전에 떠서 완전히 끝마치고 고약을 붙인 다음 족삼리에 뜨는 것이 좋다.

*중완과 단전에 동시에 뜰 때는 두 곳을 따로 뜨는 것이 아니라

한꺼번에 뜬다. 단, 불을 붙일 때는 먼저 중완의 뜸 장에 불을 붙이고 조금 뒤에 단전 뜸 장에 불을 붙여야 한다. 뜸은 위에서 아래쪽으로 내려가며 뜨는 것이 원칙이다. 반대로 올라가며 뜨면 심장과 뇌에 화기가 미칠 우려가 있다.

*인산쑥뜸에서도 쑥뜸을 뜰 때 침은 물론 약물의 사용도 금하고 있다. 쑥뜸의 효과가 반감되거나 예기치 않은 부작용이 우려되기 때문이다. 인산쑥뜸을 뜨면 완전히 마무리될 때까지 다른 치료법을 사용할 수 없으므로 약물요법, 식이요법으로 체력을 기르고 어느 정도 병을 다잡은 다음 쑥뜸으로 마무리하는 것이 일반적이다.

인산쑥뜸을 뜨기 위해 무엇이 필요한가?

①뜸쑥: 5월 단오 전후로 베어낸 강화도산 싸주아리쑥 중에서 3년 정도 묵은 것을 준비한다. 쑥대에서 쑥을 뜯어내 절구에 빻은 다음, 체로 걸러내는 가공과정을 거쳐야 뜸쑥을 만들 수 있다. 별도로 가공할 필요 없이 바로 뜸을 뜰 수 있도록 만든 뜸쑥을 구하는 것이 좋다.

②가제와 복대: 인산쑥뜸을 뜨면 뜸자리에서 진물이나 고름, 죽은피 따위가 흘러나온다. 쑥불이 전신을 돌며 몸속 곳곳의 병균을 죽이고 독성을 제거하여 그 잔해가 고름과 죽은피가 되어 흘러나오는 것이다. 그러면 부드러운 화장지로 닦아내야 한다. 낮에 일

하는 시간에도 계속 흘러내릴 수 있으니 뜸뜨지 않는 시간에는 뜸자리에 가제를 댄 다음 복대를 두르는 것이 좋다.

③고약: 쑥뜸을 완전히 끝내고 난 뒤 몸속의 죽은피, 병균의 잔해를 빼내기 위해 고약이 필요하다. 손으로 주물러서 고약 자리를 넓혀 쓸 수 있는 옛날 고약이 좋다. 발근고가 붙어있는 고약인 경우에는 고약에서 발근고를 떼어내고 써야 한다.

④쑥뜸설명서: 인산쑥뜸은 일반 쑥뜸과 달리 준비해야 할 것도 많고 유의사항, 금기사항 등 까다로운 점이 더러 있다. 또한 이를 지키지 않아 효과를 보지 못하거나 부작용이 생길 수도 있다. 반드시 『인산쑥뜸요법』, 『신약』 등을 1회 통독한 다음, 쑥뜸 실행에 관한 부분은 두어 번 정독하고 필요한 곳에 밑줄을 치거나 책갈피를 끼워 필요할 때 즉시 펴볼 수 있도록 한다.

⑤쑥뜸유경험자 연락처: 이미 인산쑥뜸을 몇 번 경험한 사람의 연락처를 알아두는 것이 필요하다. 유경험자에게 미리 협조를 당부하여 뜸뜨는 도중 일어나는 여러 현상이나 부작용에 대해 문의할 수 있으면 좋을 것이다.

⑥부드럽고 큰 붓: 쑥뜸을 뜨면 그 부위에 뜸쑥이 탄 재가 쌓인다. 이것을 입으로 불어내면 안 된다. 부드럽고 큰 붓으로 쓸어내도록 한다. 굵기가 두꺼운 서예용 붓을 이용하면 된다.

⑦죽염: 쑥뜸을 뜨기 일주일 또는 열흘 전부터 쑥뜸을 완전히 끝마칠 때까지 죽염을 복용하면 제반 부작용을 예방하고 체내의

불순물을 걸러내는 효과가 있다. 죽염은 반드시 9회 법제한 죽염을 이용해야 한다.

⑧쑥뜸 뜰 장소: 찬바람이 들어오지 않는 밀폐된 공간이 필요하다. 쑥뜸을 뜰 때 찬바람은 매우 해롭다. 따뜻하고 밀폐된 공간을 이용해야 한다. 인산쑥뜸을 뜨면 뜨거움의 고통이 따른다. 신음소리가 나오고 약쑥 냄새 또한 진동하니 쑥뜸을 뜰 기간 동안 혼자서 쓸 수 있는 공간을 확보하는 것이 좋다.

인산쑥뜸을 위한 몸의 준비

인산쑥뜸은 보통 5분 이상 타는 뜸 장을 올려놓고 살갗을 직접 태우는 시술법이기에 일시적으로 상당한 체력의 부담이 생겨 기력을 보하는 조치가 필요하다. 또한 쑥뜸 이전에 집중적으로 장청소를 하거나 체내 제독을 하면 뜸을 뜨기가 한결 수월해진다. 다음과 같은 준비를 권장한다.

①마늘 죽염요법: 뜸뜰 기력이 부족한 사람은 뜸뜨기 보름 전부터 쇠고기 사골국을 끓여 먹으면 좋다. 더욱 좋은 방법은 마늘 죽염 요법이다. 토종 밭 마늘을 구해 껍질을 까지 말고 통째로 프라이팬 위에 올려놓고 굽는다. 이때 연탄불을 사용해서는 안 된다. 장작불이나 가스불을 사용하도록 한다. 젓가락으로 찔렀을 때 군고구마처럼 푹 들어가도록 바싹 굽는다. 그 정도가 되면 껍질은 시커멓게 탄다. 다 구운 마늘의 껍질을 벗겨낸 다음 인산식으로

아홉 번 법제한 양질의 죽염에 푹 찍어 하루에 10통 이상씩 보름 이상 먹는다. 그러면 몸속에 쌓인 독소가 상당히 빠져나간다.

②생강 감초탕: 체내의 제독, 청혈, 및 보기(補氣: 원기 충전)를 위해 생강감초탕을 복용하는 것도 매우 효과적인 방법이다. 생강, 감초, 대추를 2:1:1의 비율로 넣고 물을 적당량 부은 다음 6시간 이상 푹 달여서 이를 하루 5~9차례 마신다. 이때 아홉 번 구운 죽염을 곁들인다.

③마른 명탯국: 마른 명탯국도 해독과 원기회복에 좋은 방법이다. 동해산 마른 명태(동해산은 구하기 어려우므로 북양명태를 동해에서 말린 것도 무방하다)를 푹 달여 양념을 하고 죽염으로 간을 맞춘 다음 하루 세 차례 마신다.

〈월간 仁山의학 2009년 9월호〉

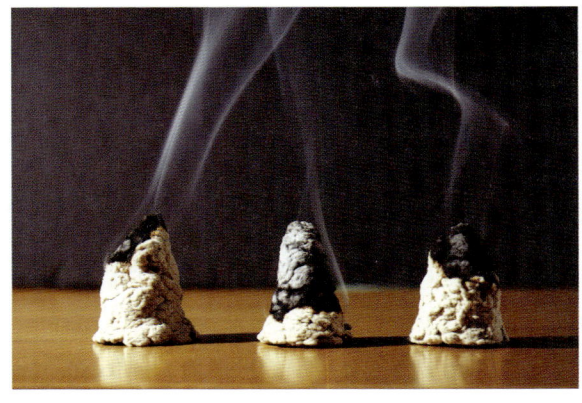

062

生命의 불꽃을 지피는 '仁山쑥뜸의 신비'

　요즘처럼 바쁜 일정 속에서도 만사를 제치고 불원천리(不遠千里) 용기를 내어 쑥뜸을 뜨기 위해 건강(쑥뜸)수련회에 직접 참여한 것은 대단한 일이다. 해외 오지로 선교를 나가는 성직자들은 병원 등의 의료기관이 없을 경우 병에 걸리면 스스로 치유해야 한다. 이 때문에 필자는 그런 분들을 대상으로 누차 인산(仁山)의학에 대한 강의를 하곤 했다. 그분들은 자신이 직접 병을 고쳐야 하기 때문에 더욱 절실하다고 하겠다.

　인산의학 이론의 핵심은 "병은 자신이 만드는 것" 그래서 "자신의 병은 자신의 집에서 자신의 힘으로 고쳐야 한다"는 것이다. 『내 안의 의사를 깨워라』라는 7백여 페이지 분량의 책을 곧 출간할 예정이다. 우리 몸에는 정말 훌륭한 '자연치유 능력'이라 이름 붙여진 자연치유시스템이 있다. 그런데 이와 같이 훌륭한 자연치유시스템을 자신과 의료인의 무지(無知)와 그에 따른 무리한 치료행위로 여지없이 무너뜨리고 있다.

몸속의 의료시스템이 제대로 작동하면 병이 온전히 치료되는 것이고 그러지 않으면 완치된 것이 아니다. 암세포가 숨어 있거나 달아난 것이며 그 암세포가 다시 등장할 때 의료기관에서는 재발되거나 확산됐다고 표현한다. 이는 현대의학이란 이름 아래 인류가 착각하고 있는 것이다. 이것은 의료가 아니다. 병이 나은 것처럼 보이기는 하지만 참으로 치유된 것이 아니라 착시현상일 뿐이다.

미국의 하버드대 의대 교수이자 대체의학·통합의학의 권위자인 앤드루 와일 박사가 저술한 『자연치유』에 따르면 감기·암 등 어떤 질병에 걸리더라도 "서양의학에서 권유하는 주된 치료를 받지 말라"고 강조한다. 소위 소화제·항생제·신경안정제 등으로 대표되는 대부분의 의약품을 절대 복용하지 말고 대신 생강·마늘·파·부추·녹차·현미를 먹으라는 것이다.

세계 석학이 뽑은 최고 식품 '마늘'

앤드루 와일 등 세계 최고의 석학들이 약이 되는 식품 10가지 중 첫째로 꼽는 것이 '마늘'이다. 미국·유럽의 석학들은 지난 1천 년 동안 마늘이 가장 위대한 식품이었다고 말하고 있다. '불세출(不世出)의 신의(神醫)'로 불리는 인산 선생의 인산의학에 따르면 마늘에는 삼정수(三精水)가 있다. 여기서 말하는 세 가지 물은 피를 만드는 '혈정수(血精水)', 살을 만드는 '육정수(肉精水)', 뼈를 만드는 '골정수(骨精水)'이다.

천 가지 약과 마늘 한 가지를 비교해도 절대 뒤지지 않는다. 마늘을 먹으면 대장암·위암 등 백 가지 암에 모두 좋다. 마늘은 죽은 살을 없애고 새살이 나오게 한다는 거악생신(去惡生新) 작용이 가장 뛰어난 식품이다. 이와 같은 마늘에 대한 이야기는 중국 명나라 말기 이시진이 저술한 '본초강목'에도 나와 있다. 대산(大蒜)이 곧 마늘이다. 마늘은 독성이 있지만 암독을 공격해 없앤다. 독은 있는데 암을 치유한다는 것이다. 그러나 마늘은 독성이 강해서 많이 먹으면 시력이 약해질 수 있다. 독을 어떻게 없애고 먹어야 하는지 정립된 이론도 해법도 찾기 힘들다. 인산의학에서는 마늘을 껍질째 구워 독성은 날아가게 하고 약성은 남아 있는 상태에서 죽염에 찍어 먹는 방법을 제시했다.

유명 대학병원에서 간암 3기 선고를 받고 찾아온 사람에게 "밭마늘을 껍질째 구워 죽염에 푹푹 찍어서 최소 하루 30통 이상 먹으라"고 알려드렸다. 그분은 S대병원에서 6개월 시한부 생존 선고를 받았지만 죽염 밭 마늘 요법을 실천해 암을 완전하게 고치고 15년이 지나 71세 나이임에도 불구하고 여전히 폭탄주를 10잔이나 마시고도 거뜬한 건강한 사람이 됐다. 현대의학에서 암의 완치는 5년 생존을 말한다. 진정한 의미의 완치는 15년, 30년이 지나도 같은 병에 걸리지 않는 것이다.

그러나 우리 의료는 대체로 항암제에 의존한다. 대한민국 국민은 항암제를 암 치료제라고 잘못 생각하고 있다. 항암제는 암 치료약이 아니며 맹독성 독극물이라는 사실을 알아야 한다. 이는 암이 두려워서 하는 치료다. 항암제를 맞으면 암세포를 죽이는 것이 아니라 숨어버리게 한다. 병원에서는 현재로선 그 방법밖에 없다고 말한다. 해답이 없는 문제가 있는가? 지식이 많으면 더 장애가 될 수 있다. 이것은 잘못된 의료문화인 것이다.

부산지방법원 의료사건 전담 재판장을 맡았던 황종국 변호사가 저술한 『의사가 못 고치는 환자는 어떻게 하나』에는 의료관계법령의 불합리한 조항들과 의료기관의 이권을 국가에서 얼마나 잘 보장하고 있는가에 대한 내용들이 자세히 나와 있다.

丹田에 뜸뜨면 無病長壽한다

인산의학에서는 암·난치병들을 효과적으로 퇴치하는 법으로 죽염요법, 쑥뜸요법, 홍화씨요법, 다슬기요법, 명태요법, 유황오리요법 등 수많은 자연요법들을 제시한 바 있다. 그것은 민간요법이 아니라 확실한 의학적 원리에 근거해 많은 실험을 통해 효능·효과를 확인한 것으로 '참 의료의 묘법'이라 하겠다. 이런 자연요법으로 내 몸의 병을 순리적 방식에 의거해 물리칠 방법을 생각해야 한다.

인산의학에서 가장 빠르고 훌륭한 처방은 중완과 관원(단전)에 쑥뜸을 뜨는 것이다. 선친의 처방은 항상 간단하다. "죽염 퍼먹어" "배 터지게 먹어" "가봐"가 다였다. 선친은 "네 병은 네가 만들었다" "몸으로 때워라"라며 약을 써주지 않았다. 너무 힘들면 딱 한마디로 "떠"라고 했다. 쑥뜸을 뜨라는 말이다.

필자는 병으로 죽을 고비를 5번 이상 넘겼다. 그때마다 선친은 중완·단전에 쑥뜸을 떠주셨다. 5년 동안 2천 장 이상 쑥뜸을 뜨고 시각·후각·청각 등 여러 가지 면에서 달라졌으며 체력도 더욱 좋아졌다. 산속에 머물다가 함양읍에만 가도 사람의 몸에서 피비린내가 진동해 돌아다니기 힘들었다. 암환자들이 문 안으로 들어서면 멀리서도 냄새가 났다. 그 냄새 때문에 필요 이상으로 술을 많이 마신 기억이 난다.

1986년 초가을 어느 날, 종로4가의 광장시장 상인들 열댓 명과 더불어 북한산을 새벽 4시에 등반했음에도 불구하고 불을 비추지 않아도 길이 잘 보였고, 숨이 차지 않아 빨리 걸으면서도 한 번도 쉬지 않았다. 함께 등반한 다른 이들은 땀을 비 오듯 흘렸으나 유독 필자만 땀이 별반 나지 않았다. 이 모두가 거듭된 쑥뜸으로 인해 몸이 크게 달라진 결과라는 것을 짐작할 수 있다.

뜸을 뜨면 원하는 결과가 확실히 나온다는 명확한 메시지를 전해 드리고 싶다. 필자도 30년 동안 몇 천 장의 쑥뜸을 떴다. 다른 이들이 뜸뜨는 것도 봤다. 그들 모두가 뜸을 떠본 결과 "몸이 확실히 좋아졌다"는 것이다. 죽염을 1백 일 이상 다량 섭취해 나을 병이라 해도 쑥뜸으로는 15일 내지 30일 만에 그 이상의 효과를 볼 수 있다. 전 세계 의료진이 모두 불가능하다고 한 난치성 질병 또한 시간을 가지고 열심히 쑥뜸을 뜬 사람 대부분이 치유되는 것을 많이 보아왔다.

한편 '천일염 산업이 살아야 국민 건강이 좋아진다'는 확실한 사실을 차제에 밝히고자 한다. 또한 강화도의 약쑥이 없어질 때까지 뜸을 뜬다면 스파르타 군인보다 강한 한민족이 될 것이다. 선친은 뜸을 뜨면 아주 무서운 '화랑정신'이 싹튼다고 했다. 뜸을 뜰 때의 인내심을 가진다면 세상에 나가 어떤 일이든 잘 해낼 수 있을 것이다.

죽염은 물의 효과다. 우리 몸의 70%가 물이다. 그리고 체액 중 대부분이 피다. 질 좋은 소금의 대표 격인 죽염을 많이 먹으면 피가 맑아지고, 99%의 염화나트륨으로 구성된 특정 소금의 경우 비록 식성대로 섭취한다 하더라도 건강에 이롭지 못하다. 죽염은 우리 몸의 혈액을 정화(淨化)하는 효과가 있다. 정화하는 힘은 산소와 소금에서 나온다. 바다는 바람 속의 산소와 물 속의 소금으로 정화되는 것이다. 우리 몸의 체액은 죽염으로 정화된다.

우리 몸 안으로 불기운을 집어넣어줄 수 있는 곳은 단전(丹田: 관원혈)이다. 붉은 빛깔의 불을 상징하는 '불의 밭'이란 의미를 지닌 단전(丹田)은 인체 온기(溫氣)의 원천인 불을 지펴줄 수 있는 가장 훌륭한 아궁이에 해당되는 곳이다. 그곳에 불을 지펴주면 몸에서 꺼져가는 불씨가 다시 피어오르기 시작한다. 단전에 뜸을 많이 뜨면 몸이 펄펄 끓게 돼 무병장수한다. 여성들 대부분의 병은 수족 냉과 복부 냉, 자궁 냉이다. 단전에 뜸을 뜨기 시작해 약 보름 내지 한 달이 지나면 몸이 따뜻해지고 혈액순환이 잘돼 얼굴이 복숭아 빛으로 된다. '생명의 불꽃'을 다시 피어오르게 하는 것이다. 이와 같은 묘법은 미국이나 유럽 각국의 유명 의료진 1백 명이 천년만년 연구해도 알아내기 힘들 것이다. 이와 같은 이야기는 『신약(神藥)』제25장 '영구법의 신비'에 상세하게 나와 있다. 이 내용을 읽어보면 뜨지 말라고 해도 아마 뜨게 될 것이다. 지나치게 많이 고민하지 말고 읽고 쑥뜸을 잘 이해한 뒤에 과감하게 실천하는 것이 건강을 위하는 바른길일 것이다. 쑥뜸은 5분 이상 타는 뜸으로 5백~3천 장을 떴을 때 사람이 상상하기 어려운 특별한 효과를 볼 수 있게 된다.

짜게 먹어 해로운 것은 소금이 아닌 염화나트륨

죽염에 대한 이야기는 끝이 없다. 선친의 인술(仁術)이 얼마나 훌륭하다고 생각했으면, 20대 초반부터 지금까지 약 40년 가까운 세월을 한결같이 줄곧 죽염·쑥뜸에 대한 같은 이야기를 지속적으로 해오고 있을까. 이 모든 이야기는 진정 인류 건강을 위해 말씀드리는 것이다. 1만 일이 넘는 세월 동안 한 가지 주제를 가지고 소신껏 같은 이야기를 한다면 이제는 그 이야기에 귀를 기울여야 할 필요성이 있지 않을까 생각된다.

필자는 스스로를 생각해 볼 때 적어도 머리가 아주 나쁘고 생각이 편협해 전후좌우가 꽁꽁 막힌 벽창호는 아니라고 자부한다. 열여섯 살의 어린 나이에 아버님의 특명을 받아 사서삼경(四書三經)의 원전을 읽기 시작해 10여 년 동안 공부했다. 그리고 교과부 산하 국가 출연기관인 한국고전번역원 부설 고전번역교육원(당시의 이름은 민족문화추진회 國譯연수원)에서 국역자 양성 5년 과정을 졸업한 뒤 8년여 불교신문사에 재직하는 동안 1894년 전남 해남의 대흥사 강백 범해각안(梵海覺岸) 선사가 편찬한『동사열전(東師列傳)』이라는 한국 역사 고승 198인의 전기(傳記)를 번역한 바 있으며 그 번역본은 그대로 한글대장경에 수록되어 있다. 이 책으로 1991년 제2회 불교출판문화상을 수상했으며 1991년 12월 17일 문화부 추천도서로도 선정된 바 있다. 이같이 1만 일이 넘는 세월을 한결같이 똑같은 주제의 이야기를 해온 덕분에 이제는 죽염과 5분 이상 타는 특별한 쑥뜸법으로 특징지어지는 인산의학에 대해 어느 정도 인식이 된 것 또한 사실이다.

미국·러시아·프랑스·독일·이탈리아 등 대부분 나라 음식을 먹어보면 몹시 짜다는 것을 알 수 있다. 필자는 원래 음식을 짜게 먹는 편인데 독일에서 음식을 먹어보고는 "너무 짜다"고 느꼈다. 우리나라 국민은 이미 싱겁게 먹고 있는데도 불구하고 "소금을 너무 많이 먹는다"며 "염화나트륨 섭취를 줄여야 한다"고 국가 차원에서 특단의 조치를 취하겠다는 발표를 잇따라 내놓고 있다. 식약청장, 보건복지부 장관이 모두 같은 논리의 이야기를 하고 있는 것이다. 정부 차원에서 시간과 돈을 낭비하면서 왜 그런 일을 하고 있는가. 우리나라 국민이 인체 필수미네랄을 다량 함유하고 있는 질 좋은 소금을 선택해 2~3배는 더 짜게 먹어야 열 배, 백 배 더 건강해질 텐데 왜 거꾸로 이야기하고 있는 것인가.

짜게 먹어서 해롭다는 것은 소금이 아니라 순수 염화나트륨을 말하는 것이다. 소금의 주요 성분이 염화나트륨인 것은 사실이지만 염화나트륨이 곧 소금은 아니다. 우리나라의 서해안 천일염 속에는 대부분의 인체 필수 원소들이 골고루 포함돼 있다. 미국·호주·중국 등의 소금은 미네랄이 거의 포함되어 있지 않은 거의 99% 염화나트륨인 데 비하여 다만 프랑스 게랑드 천일염만은 우리나라 천일염에 비해 약 10분의 1 정도의 미네랄이 포함돼 있을 뿐이다.

많이 먹어도 문제없는 천연식품 '죽염'

어떤 분은 "죽염을 얼마나 먹어야 하느냐"고 물어본다. 나는 "그냥 묻지도 따지지도 말고 한 바가지씩 먹어라"고 말한다. 죽염을 많이 먹어 몸에서 받지 않으면 토하기 때문에 양을 제한할 필요가 전혀 없다. "하루에 물은 몇cc 먹어야 하나? 밥은 얼마나 먹어야 하나?"에 대한 대답은 "자신이 먹고 싶은 만큼"이다. 이처럼 소금도 천연식품으로서 그 양을 제한할 필요가 없는 것이다. 자기 식성대로 먹을 뿐이다. 사람마다 상황마다 달라질 소금의 양을 무엇 때문에 제한하는가?

순수 염화나트륨으로 구성된 소금을 많이 먹으면 위와 장에 모두 탈이 난다. 천일염을 먹으면 혈압도 오르지 않고 위장에도 탈이 나지 않는다. 과거 우리 선조들은 속이 쓰리거나 소화가 잘되지 않으면 소금을 한 스푼씩 먹었다. 소금의 문제는 양이 아니라 질에 초점을 맞춰야 한다.

소금이 해롭다는 논리의 대상은 서해안 갯벌에서 만든 천일염이 아니다. 국민 대다수가 먹고 있는 소금은 동해 바닷물을 울산 석유화학공업단지에 공업용수로 사용하기 위해 탈염공업을 통해 전기분해하여 만든 거의 순수 염화나트륨이다. 여기서 생산된 소금은 쓰레기 소각장에서 나오는 것과 마찬가지로 일종의 부산물염이라고 불리는 '소금 아닌 소금'이다. 이곳에서 생산된 소금은 대한민국 국민이 먹는 양의 2~3배에 달한다. 이 소금을 소비시켜야 할 필요성이 제기된 것이다.

과거 소금은 담배와 같이 국가에서 하는 전매 사업이었다. 소금산업이 국영화에서 민영화되면서 1963년 염관리법이 제정되어 전 국민에게 바로 순수 염화나트륨으로 구성된 그 소금만을 먹도록 규정해 놓았다. 전 세계에 유례없는 불합리한 법령으로서 국민의 건강을 지대하게 해치는 법인 것이다. 염관리법은 1962년 '염관리임시조치법'에서 1963년 '염관리법'으로 개정되면서 대한민국의 모든 식품제조가공업소·식품조리업소·의약품제조업체 등은 반드시 이렇게 생산된 정제염만을 사용하도록 규정함으로써 대한민국의 불행한 역사가 시작된 것이다. 우리나라에 위장병 환자가 가장 많은 이유도 이와 같은 법 때문이라 할 수 있겠다.

국민건강에 지대한 악영향을 미치던 '염관리법'이 2008년 3월 28일 마침내 종지부를 찍고 '개정염관리법'이 시행됐다. 이 법의 주요 골자는 우리나라 식품제조가공·의약품제조 업체 등에서 천일염을 쓸 수 있도록 불합리한 규정들을 합리적으로 개정했다는 것이다. 그러나 이 내용을 아는 사람은 거의 없으며 그래서 여전히 정제염을 사용하고 있다. 국민의 건강에 지대한 악영향을 미치고 천일염 산업에 최대 타격을 준 결정적 계기는 1992년 열린 염정책회의였다. 그 당시 필자는 국내 죽염업체 대표로 참여했다. 회의의 주요 골자는 우리나라 1700여 개 천일염전이 국제경쟁력이 없으므로 국가 폐전지원금과 보조금을 지급하여 폐전을 유도하고 외국에서 저렴한 소금을 들여와 먹는다는 것이었다. 이 때문에 서해안 천일염전이 약 절반으로 줄어들게 된 것이다. 우리나라 천일염은 전 세계에서 유일무이한 미네랄의 보고(寶庫)이다.

전 과학기술부 장관이자 대한변리사협회 회장 이상희 약학박사는 "천일염은 신(神)이 인간에게 선물한 가장 훌륭한 자연 항생제"라고 초지일관 말한다.

　1986년 펴낸 『신약(神藥)』맨 첫 장에는 '신비의 식품의약 죽염'을 소개한 데 이어 유황오리 · 홍화씨 등의 약성을 밝혀 유황오리 산업, 홍화씨 산업 등 다양한 산업이 탄생했다. 또한 우리나라 농림축수산물이 세계 최고의 맛과 영양으로 인해 최상의 경쟁력을 가진다는 것을 밝힘으로써 한국 농촌의 발전적 미래를 여는 결정적 계기를 제공하기도 했다.

－위 글은 필자가 2012년 2월 17일부터 18일까지 열린 인산가 쑥뜸 건강수련회에서 특강한 내용의 요지를 정리한 것입니다.

〈월간 仁山의학 2012년 3월호〉

6장

생명의 물 맑히는 甘露精 죽염 妙法

063 "소금문제의 본질은 量이 아니라 質"
064 짭짤한 음식은 건강의 礎石이다
065 소금은 자연이 준 최고의 항생제
066 無心竹에서 죽염이 나오는 道理
067 죽염 만나 삶 바뀐 어느 스님 이야기
068 竹鹽은 '훌륭한 攝生'의 필수 물질
069 소금만 잘 써도 나라 경제, 국민 건강 살아난다
070 '천일염의 날'에 생각해 볼 생명력의 寶庫
071 '다이옥신 파동'으로 仁山 지혜, 죽염 안전성 더욱 부각
072 다이옥신 파동, 식품안전성 향상을 위한 계기 삼아야
073 仁山의 '仁術정신' 죽염으로 꽃피다
074 '건강의 敵'이 아닌 생명 守護의 파수꾼
　　　죽염의 날, '소금의 眞實'을 밝힌다
075 '참 의료' 自覺이 心身 건강의 첫걸음

063

"소금 문제의 본질은
量이 아니라 質"

　소금 역사에서 가장 획기적인 일이 24년(1987년 8월 27일) 전 오늘 시작됐다. 현재까지 소금을 많이 먹는 것이 해롭다는 양(量)의 문제만 제기됐다. 죽염산업이 등장하면서 소금의 문제가 양이 아닌 질(質)의 문제라는 새로운 인식을 갖도록 했다.

　죽염산업의 배경에는 인산(仁山)의학이 있었으며 인산의학의 배경에는 인산(仁山) 김일훈(金一勳) 선생(1909~1992)이라는 고금동서에 전무후무한 신의(神醫)가 있다. 그 뒤 배경에는 유의(儒醫) 가문인 인산 가문이 있었다. 인산의학은 홍화씨 · 다슬기 · 유황오리 등 많은 우리나라 토종산물들을 산업화시켰다.

　1987년 8월 27일 국내는 물론 전 세계 최초로 경남 함양군으로부터 죽염의 제조허가가 났다. 그 제조허가로 인해 이곳 인산가는 죽염산업의 메카가 됐으며 세계 죽염산업의 성지(聖地)가 됐다.

죽염산업이 다른 산업과 확연히 차별화되는 이유는 우리 인류의 생명건강에 지대한 영향을 미치고 있는 소금에 대한 그릇된 인식을 바꾸게 했다는 점 때문이다

그동안 소금에 대한 잘못된 인식으로 인해 인류의 건강을 해치는 우(愚)를 범했으며 인간의 비명횡사(非命橫死)를 자초하는 과오를 범해 왔다. 그 누구도 소금에 대한 인식의 오류를 지적하지 않았고 그 내용을 안다고 해도 해결할 수 있는 방안을 찾을 수 없었다. 인산 선생은 인류의 암·난치병·괴질이 창궐하면서 비명횡사자가 속출하고 심지어 앞으로 인류가 전멸할지도 모른다는 위기의식을 가졌다. 2000년 이후에는 이와 같은 일이 현실화될 것이라고 예언했다.

죽염산업은 인류 구제의 훌륭한 수단

오늘(2011년 8월27일) 열린 죽염의 날 기념 학술 심포지엄에서 김영희 박사(약학)는 "인산 선생께서는 태평양 물로 인류의 병마를 물리치고 병자들을 구제하기 위해 헌신적으로 노력해 오신 분"이라고 말했다. 인류 구제의 수단으로 태평양 물을 가지고 만든 소금을 제시했다. 죽염은 태평양 물이 마르지 않은 한 끝없이 생산되는 소금을 가지고 인류의 암·난치병 괴질의 병마를 물리칠 묘약(妙藥)으로 만들겠다는 신념의 결과다.

과거 사찰에서 전통적으로 스님들이 대나무에 천일염을 넣고

아궁이에서 1~2번 구워 만들어 배가 아플 때나 양치할 때 사용했다. 그와 마찬가지로 우리 인산 가문에서도 증조할아버지 때부터 약소금을 제조해 왔다. 인산 선생은 9살 되던 해 소금을 대나무에 넣어 구우면 약이 되긴 하는데 천일염 먹는 것과 비교해 크게 달라질 것이 없다고 말했다. 그것을 획기적으로 만들 수 있는 방법으로 여덟 번 굽는 것을 반복하고 아홉 번째는 바람과 송진을 활용해서 1천3백도 고온으로 처리하면 소금 속의 유독성물질과 유해중금속이 처리된다고 했다. 또한 태백성으로부터 매운 쇳가루(辛鐵粉)가 소금 속에 합성돼 인류의 암·난치병 괴질을 물리칠 수 있는 묘약, 신약이 될 수 있다고 한 것이다.

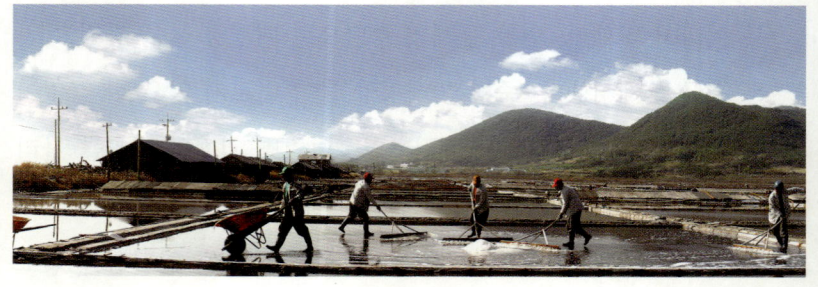

인산 선생은 9살 되던 1917년에 소금을 가지고 전혀 다른 물질을 만드는 법을 창안하시고 죽염을 직접 제조해 암이나 기타 난치병 환자들을 구제한 특이한 족적을 보여주고 있다. 광복 이후 조상들의 지혜가 담긴 뿌리 깊은 민족전통의학을 활용해 대한민국 국민은 물론 전 세계 인류의 건강을 획기적으로 좋아지게 하겠다고 생각하고 이승만 정권에 합류했다. 그러나 우리나라 국가 의료를 서양의료 중심의 의료체계로 구축함으로써 선친은 어떤 역할도 할 수 없게 되어 모든 것을 등지고 지리산 깊숙한 이곳 함양지역으로 들어와 은둔 생활을 했다. 병을 고치는 것은 화타, 편작은 물론이고 귀신보다 더 잘 고쳤다. 그러나 나라에서는 물론이고 함양에서조차 그 어떤 사람도 선친의 탁월한 의료능력을 알아보지 못했다. 자궁암이 발병해 독일로 병을 고치러 갔다가 치유하지 못하고 선친을 찾아온 병자도 있었다. 그 병자에게 선친은 오리 10~15마리를 구해 똥과 털만 제거하고 달여 먹으라고 간단한 처방을 했다. 그것을 먹은 후 자궁암이 깨끗이 나았을 뿐 아니라 10년 넘게 건강하게 살다가 명이 다해 죽었다.

　이와 같은 명의 중의 명의가 고독 속에 살다가 인류 건강을 위해 아무런 기여를 못한 채 생을 마감하는 것이 너무 안타까워 선친의 인산의학의 이론을 5년여 동안 구술을 받아 기술한 『신약(神藥)』이라는 책을 1986년 6월 얼마 되지 않는 전세금을 모두 투자해 출간했다. 책의 맨 앞부분에 서술한 '죽염의 제조방법과 활용법'이라는 내용을 바탕으로 죽염산업이 시작됐다. 1년 뒤인 1987년 8월 27일 국내 최초 죽염제조 허가가 났다. 그 1년 뒤에는 전국 각지에서 죽염 제조공장 허가가 나서 현재 죽염제조 공식 업체가 50여 개나 있다. 1997년 한국죽염공업협동조합을 설립했으며, 금년 봄까지 죽염공업협동조합 이사장직을 5대 14년을 역임한 바 있다.

죽염, 소금에 대한 획기적인 의식 전환을 초래

 죽염은 하나의 소금산업에 불과하지만 어떤 의미를 가지는가. "소금을 몇 그램 먹는 것이 바람직하다" "많이 먹으면 해롭다" 등의 잘못된 인식, 즉 소금의 양에 대한 문제에서 질에 관한 문제로 바뀌게 된 것이다. 아홉 번 법제한 죽염이라고 한다면 밥사발에 한 사발을 먹어도 문제가 없다. 문제가 되는 것이 아니라 우리 몸이 바뀐다. 소금의 양은 절대 제한할 필요가 없는 것이다. 소금을 많이 먹을 이유도 필요도 없다. 식성대로 먹는 것이 영원불변의 진리일 뿐이다.

 현재 식품, 의약계에서는 소금의 질을 논하지 않고 염화나트륨과 나트륨의 양의 문제에만 집착하고 있다. 나트륨 섭취량을 2~3g, 소금 섭취량을 5g으로 제한하는 것이 세계보건기구의 지침이다. 현재 우리나라의 소금 섭취량이 평균 13g으로 많이 먹는다고 이야기하고 있다.

다시 한 번 '죽염의 날'을 계기로 말한다. 소금은 그동안 너무 억울한 누명을 써 범인 노릇을 하며 옥살이를 해왔다. 이는 1963년 제정시행된 염관리법 때문이다. 우리 국민의 식생활에 가장 중요한 영향을 미치는 소금을 적으로 간주해 왔으며 소금을 식품도 아닌 광물질로 분류해 왔다.

2008년 3월 28일 천일염이 식품으로 분류되고 간장 등 식품에 사용할 수 있도록 법령을 개정했다. 2008년 3월 28일 이후 천일염은 광물담당 부서에서 식품담당 부서로 이관되었다. 그때부터 소금을 식품으로 보는 변화가 왔다. 또한 소금에 대한 인식도 바뀌고 있다. 그러나 아직도 인류는 소금을 많이 먹으면 안 된다고 생각한다.

우리는 여러 가지 식품에 대해 잔류 농약 등 질에 대해 상당히 생각한다. 그런데 왜 소금은 아무것이나 먹어야 한다고 생각하는가. '죽염의 날'을 맞아 소금의 질에 대한 올바른 인식을 하고 소금은 여러분의 건강을 지켜주는 은인(恩人)이지 적이 아니라는 점을 다시 한 번 강조하는 바다. 질 좋은 음식, 농산물뿐만 아니라 생명에 지대한 영향을 미치는 소금 문제의 본질을 생각하고 질이 좋은 소금을 선택하는 것이 온 가족의 건강에 지대한 영향을 미친다는 엄연한 사실을 잊지 말아야 하겠다.

〈월간 仁山의학 2011년 9월호〉

064

짭짤한 음식은 건강의 礎石이다

요즘은 너나 할 것 없이 과거에 비해 밖에서 음식을 사먹을 기회가 더욱 많아졌다. 필자 역시 서울이나 또 다른 대도시에 나들이 할 때는 거의 대부분의 식사를 음식점 음식에 의존할 수밖에 없는 형편이다.

인류사회의 초기에는 먹이를 구하는 것이 생존과 직결되는 일인 만큼 먹잇감을 놓고 목숨을 건 치열한 싸움을 벌일 수밖에 없는 상황이었을 것으로 짐작된다. 근·현대사회에 접어들어서도 얼마 전까지 즉 보릿고개가 '넘기 힘든 고산준령'으로 떡 버티고 있었던 그 시절까지는 우리에게도 '먹이'는 생존의 필수조건에서 크게 벗어날 수 없었다. 필자 역시 탈만 나지 않을 것이라면 뭐라도 배가 불룩해질 때까지 대식(大食)과 다식(多食)을 다반사로 했던 기억이 지금껏 생생하기만 하다.

추석이나 설 명절에는 모처럼 고깃국과 떡, 그 밖의 맛난 음식들이 가득한 상에서 먹고 또 먹고 또 먹은 끝에 신트림이 나다가 뱃속의 음식이 발효되어서 목구멍으로 이상한 냄새가 넘어오는 걸 경험한 적이 한두 번이 아니었다.

지금에 와서 돌이켜보면 참으로 우습기도 하고 한편으로 서글픈 생각까지 드는 유년과 소년 시절의 그 기억 때문에 '배부르고 등 따시게 된' 요즘에도 나든, 남이든 음식 남기는 것을 이해 못하는 습성을 바꾸지 못하고 있는 실정이다. 아니 오히려 지금까지도 절대로 귀중한 음식을 많이 만들거나 필요 이상으로 주문해서 남겨 버려서는 안 된다는 확고한 신념을 갖고 있다고 표현하는 게 더 적합할 듯싶다. 곡채식이든, 육식이든 얼마나 많은 정성과 손길이 가는 것이고 또한 얼마나 소중한 목숨들의 희생으로 만들어지는 것인가를 생각하지 않고 먹어선 안 된다는 게 변함없는 우리 집 가풍이요, 생활신조 중 하나이기도 하다.

量보다 質이 중요시되는 시대, 음식장사도 그에 걸맞은 마인드 지녀야

과거 배를 채우기에 급급했던 시절에 우리는 어디 지방 쌀이 차지고 맛있다거나 어떤 특산품이 어떻더라는 이야기나 생각은 그리 중시되지 않았었다. 즉 중요한 것은 식량의 확보와 그 분량이었지 그들의 질(質)에는 크게 관심을 기울일 마음의 여유가 없었던 것이다.

이제 시대는 달라져서 음식은 단순히 허기진 배를 채우는 수단과 재료로만 국한되는 게 아니라 즐기는 대상으로까지 격상되었다. 별로 살림이 넉넉하지 못한 서민들 역시 배를 채우려는 기본적 목적에다 기왕이면 맛을 즐길 수 있는 질 좋은 음식을 선택하려는 새로운 경향으로 가고 있는 게 오늘의 현실이다.

바로 이점을 깊이 있게 통찰하고 읽어내지 못하는 음식점 주인과 종업원이라면 '요행' 말고는 성공 가망성이 없기 때문에 다른 업종으로 시급히 전업하는 게 본인의 경제를 위해서나 소비자들의 건강과 식도락(食道樂) 향상을 위해서 더 나을 듯싶다.

양(量)의 시대에서 질(質)의 시대로 바뀐 지금에 와서도 그것을 체감하지 못하고 질 좋은 재료의 선택과 그것의 가공 조리 기술의 개발에 별다른 노력을 기울이지 않는다면 '음식장사' 자체가 '욕벌이' 밖에 될 게 없지 않겠는가.

음식의 재료가 쌀이든, 잡곡이든, 파·마늘·생강과 소금·간장·된장이든 그 어느 것 하나라도 정성이 깃든 질 좋은 것을 선택하여 가공 조리할 때 그 요리는 상품으로서의 가치가 있게 되는 것이다. 그만한 가치가 없는 상품을 필요 이상의 금액으로 파는 행위는 상 도덕상 옳지 못하고 그 상품이 사람 먹는 음식이라면 타인의 건강에 자기도 모르는 사이 조금씩 악영향을 미치는 결과를 초래할 수도 있을 것이다.

대부분의 음식 업을 영위하는 이들이 의외로 소금의 중요성에 눈뜨지 못해 음식 조리의 기초가 부실해지고 맛도 제대로 내지 못할 뿐 아니라 소화에도, 영양에도 미흡한 먹거리들을 양산해 내는 우(愚)를 범하고 있음은 한 번쯤 짚고 넘어갈 문제라 아니할 수 없겠다.

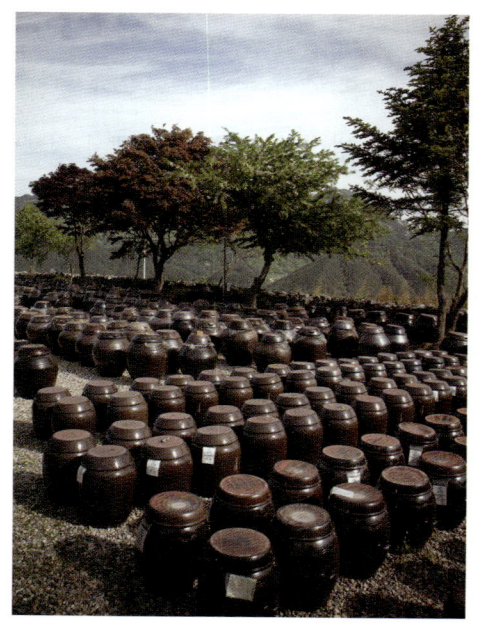

'짜고 맵게 먹는 식생활이 건강에 해롭다'거나 또는 '지나친 염분섭취량이 혈압 상승, 성인병 유발 등의 건강상 문제를 야기한다'는 식의 논리는 언뜻 타당성 있는 것처럼 들리지만 소금이나 매운맛을 내는 재료의 질을 고려하지 않고 섭취량에만 집착함으로써 중대한 판단상의 오류를 범하게 되었다.

質 좋은 염분은 많이 먹어도 몸에 害 없어

결론부터 말하면 질 좋은 염분의 경우 다소 지나치게 섭취했다 하더라도 정상적 신체라면 전혀 무리 없이 처리되고 건강상 아무런 문제가 발생하지 않는다는 점을 수많은 경험들이 증명해 주고 있다.

바닷물을 갯벌 염전에 가두어 햇볕에 증발·결정시켜 소금을 생산하는 방식의 천일제염법에서 정제염·재제염 등 제조방식의 변화, 가공 처리상의 부주의, 불합리, 부자연에서 비롯된 일부 소금의 문제를 질 좋은 다른 전체 소금 문제로 동일시한 그릇된 판단에서 오늘날 널리 상식화된 '소금유해론'이 대두된 것으로 판단된다.

그러나 이러한 그릇된 소금 인식이 인류건강에 얼마나 직간접으로 악영향을 미치는지에 대해서는 아직껏 잘 안 알려져 있다. 소금이 생명유지의 필수 기초물질이라는 점을 정확히 이해하고 문제의 본질, 즉 질적 수준을 향상시키거나 새로운 물질로 대체해야 할 필요성을 절감한 의학자, 식품영양학자, 기타 관련 학자, 전문가, 일본의 자연식 이론가들은 소금의 질에 따라 인체에 미치는 영향이 크게 달라지거나 정반대 작용으로 나타날 수 있음을 공감하고 있다. 따라서 천일염을 볶아서 식성대로 먹도록 권장하는 경향이다. 그러나 대부분의 관련 학자 및 전문가 그룹 인사들은 소금에 대한 편견에서 크게 벗어나지 못하고 부정적 견해를 기회 있을 때마다 피력하곤 한다. 소신도 좋고 신념도 괜찮지만 사람의 생명을 다루는 의학처럼 철저한 실사구시(實事求是)의 정신을 요구하는 분야도 그리 많지 않을 것 같다.

그런 만큼 소금에 대한 바르고 정확한 인식이 선행되지 않는 한 그 주의 주장은 한낱 허망한 물거품 같은 것으로 돼버리고 도리어 자신의 소신과는 정반대로 인류의 건강에 부정적 영향을 미치는 결과를 부르게 된다.

결론적으로 말해 순도 99.9%의 염화나트륨과 천일염이 다르고 또 인체 생리에 필수적인 원소들을 골고루 함유하고 있으면서도 또 다른 유독성 물질을 함께 지닌 천일염을 푸른 대나무 통 속에 넣어 아홉 번 고열 처리해 태움-용융-재결정의 과정을 거친 죽염(竹鹽)은 서로 물리화학적으로 현격히 다르다는 사실을 알아둘 필요가 있겠다. 그리고 이들 세 종류의 소금들이 일반 계측기기로 측정하기 어려운 생기(生氣) 또는 서기(瑞氣)의 측정을 시도하면 각자 방출되는 기가 정반대로 나타남을 확인할 수 있게 된다. 즉 검사 및 검증 방법을 총동원하여 측정해 볼 경우 그 물질의 내용에 대해 좀 더 바르고 정확한 인식을 할 수 있게 된다는 얘기다.

따라서 특정 물질의 한 단면과 속성에 대해서만 집중적으로 부각시켜 마치 전체의 소금과 소금 이외의 짠 것들, 예컨대 민들레, 집오리, 금은화, 토마토 등 다른 물질에 비해 상대적으로 염분 함유량이 높은 물질들 전체가 인체건강에 불리한 것처럼 강조하는 내용은 합리성이 결여된 편견이요, 설득력을 잃은 주장이라 하겠다.

累卵 위기의 인류건강에 새로운 이정표가 될 仁山의방

서울의 인사동을 비롯해 전국 각지의 '맛좋다'는 집들이 유명 방송·신문·잡지 등에 소개됐다는 보도내용을 게시하면서 전략 상품 메뉴들의 우수성을 홍보하지만 정작 맛과 영양의 기초를 다지는 소금을 별생각 없이 씀으로써 스스로 음식문화 수준의 미흡성을 드러내 보여주게 된다.

음식에 대한 깊은 지식과 뛰어난 조리 솜씨, 음식이 인체에 미치는 영양학적, 약리학적 작용에 대해 정확한 이해와 통찰력을 지닌 이들은 최소한 9회 법제 죽염까지는 몰라도 간수 빠진 천일염을 볶아서 쓰거나 구운 소금, 1회 내지 3회 법제한 죽염을 음식 조리에 활용하는 성의를 고객들에게 표시한다.

수년 전, 호텔신라 한식당에서 '죽염 꽃갈비구이' '죽염 삼계탕' '죽염 막된장찌개' 등을 선보인 것은 대표적인 예이고 다른 여타 호텔들도 다양한 '죽염 요리'들을 개발해 서비스함으로써 음식문화의 수준을 한 차원 높였던 사례는 여타 음식점들도 참고할 만한 일이라 하겠다.

어쨌든 중요한 것은 음식점 음식이든, 단체음식이든, 가정음식이든 죽염과 죽염간장·된장·고추장을 활용하면 맛이 좋고 소화흡수가 잘되며 김치·젓갈 등의 경우 저장성·감칠맛이 뛰어나다는 점이다. 이 점을 간과해서는 안 될 듯싶다. 벌써 재료가 다르고 맛이 다른데 어떻게 인체에 미치는 영향이 똑같겠는가.

공자(孔子)의 식성을 그대로 기록한 논어 향당(鄕黨)편에 따르면 공자께서는 '간장을 제대로 써서 간을 맞게 한 음식이 아닐 경우 드시지 않았으며(不得其醬不食) 언제나 생강을 빠뜨리지 않고 섭취하였다(不撤薑食)'고 한다. 훌륭한 성인의 식습관에서 깊은 통찰력에 따른 지혜로움을 엿볼 수 있는 대목이다.

나와 가족의 심신적(心身的) 건강을 위해서는 음식에 대한 바른 인식과 정확한 정보 및 활용법, 섭생의 지혜 등이 끊임없이 요구된다 하겠다. 그중에서도 특히 노자(老子)가 강조한 무위자연(無爲自然)의 순리적 삶과 무의자유(無醫自癒)의 인산의학(仁山醫學)적 치병(治病) 방책이 21세기 의학의 새 유형으로 정착되어가고 있음은 누란(累卵) 위기의 인류건강을 위해 매우 다행스러운 현상이라 하겠다.

〈월간 신토불이건강 2001년 10월호〉

065

소금은 자연이 준 최고의 항생제

인산(仁山) 김일훈(金一勳, 1909~1992) 선생은 동서양이나 고금(古今)을 통틀어 전무후무(前無後無)한, 즉 과거에도 없었고 앞으로도 있을 가능성이 희박해 보이는 훌륭한 명의(名醫)로서 1909년 태어나 1992년 84세를 일기로 세상을 떠났다. 뛰어난 의료능력을 기반으로 한 참된 인술(仁術)을 제대로 펴보지 못하고 이 세상을 떠났다. 이는 국민 모두와 인류의 불행이라고 할 수 있다. 다만 본인이 왔다간 의미와 가치가 물거품이 되지 않도록 책으로 신약(神藥) 묘방(妙方)에 관한 지혜로운 말씀을 남겼다. '내가 세상을 떠난 후에 책을 펴라'는 유언에 따라 1992년 7월초『신약본초(神藥本草)』를 발간했다. 이 책에는 1986년 6월 20일, 서울 한국일보사 대강당에서 열린 최초의 대중 공개 강연회를 필두로 1992년 5월 19일 선화하실 때까지 국내외 각지를 순회하며 개최한 32

차례의 강연록 전문이 수록돼 있다. 이에 앞서 1986년 6월에는 『신약(神藥)』이라는 책을 펴냈다. 그야말로 전무후무한 21세기 신의학(新醫學) 이론을, 전 세계의 어떤 의료인도 치료가 불가능하다는 모든 암·난치병·괴질에 대해 간단명료한 치료방법을 명명백백하게 제시했다.

상당수 의료인이 환자와 가족에게 "치료가 불가능하다" "어렵다" "이런 병은 절대 낫지 않는다", 급기야 "더 이상 방법이 없다"고 말하기까지 한다. 지구상의 모든 의학을 다 알지도 못하고 또한 그것을 대변할 입장도 아니면서 이런 무책임한 말을 왜 하는지 모르겠다. 나는 30여 년간 선친의 숭고한 의학이론인 '인산의학'을 말로써, 글로써 세상에 알리는 데 노력해 왔다.

죽염산업 일으켜 仁山의학 알리기

24년 전 죽염산업을 창시해 현재까지 그 업에 종사하는 것도 인산의학의 대표적인 물질 중 하나인 죽염을 앞세워 인산의학의 의미와 가치를 올바로 인식시키기 위한 목적에서 비롯된 것이다. 여기에는 대단히 깊은 의미가 있다. 인산의학을 세상에 알리기 위한 전략의 하나로 직접 죽염산업을 일으켰고 창시한 것이다. 결국 죽염이 상징하고 있는 것은 인산의학의 활인구세(活人救世)정신이요, 세상의 지식에 기반한 일반적 의학이 아니라 생래(生來)의 지혜와 오랜 경험이 스며 있는 자연주의 의학인 것이다.

우리가 생명을 영위하는 데 있어 소금은 생명의 힘이 나오는 근원이다. 그럼에도 불구하고 "소금은 사람에게 해로운 것이다" "염화나트륨을 많이 섭취하면 안 된다"라는 식의 말도 안 되는 생각을 하고 있다. 이는 대한민국 국민들을 암·난치병·괴질에 걸려 죽게 하는 결과를 자초하는 대단히 무서운 발상이다. 여러분께서는 오늘 이후 소금에 대해 단 한 가지만이라도 올바로 인식하고 제대로 활용하는 지혜를 터득하길 바란다.

짜게 먹는 것이 아니라 식성대로 먹는 것

"염화나트륨이 해롭다" "소금이 해롭다"는 등의 일반적인 인식과 그 반대의 논리를 펴는 인산의학적 소견의 차이에 대해 말하겠다. 세상에서는 염화나트륨이 해로워 소금을 적게 섭취하라고 한다. 소금을 적게 섭취하면 대단히 치명적인 무서운 폐단이 있다는 사실에 대해 그 누구도 말해 주지 않는다. 또 소금을 많이 먹더라도 다른 문제도 없고 건강이 도리어 좋아진다는 만고불변의 의학적 진리를 누가 이야기해 주는가? 지구상의 인구가 50억~60억 명인데도 올바른 말, 우리 생명에 도움이 되는 지혜로운 말을 하는 사람이 거의 없다는 현실이 안타까울 뿐이다.

지구상에 혹시 짜게 먹는 사람을 본 적 있는가? 우리나라 사람이 짜게 먹는가? 세계 어느 나라의 어떤 사람이든지 다만 제 식성대로 먹을 뿐이다. 현재 지구상에 필요 이상으로 짜게 먹는 사람이

단 한 명도 없는데 "짜게 먹으면 해롭다"고 끊임없이 이야기한다.

만약 유명 사찰의 선원(禪院)에 가서 건강강의를 할 경우 스님들에게 건강 이야기를 한다면서 "스님들! 절대로 술을 많이 먹지 마십시오" "알코올은 간에 해롭습니다"라고 말한다면 그것은 전혀 현실적이지도 않고 사리에 맞지도 않을 것이다. 가령 목사님들의 대규모 집회에 가서 "건강을 위해 절대로 술과 담배를 하지 마세요"라고 말하는 것도 마찬가지다. 지금까지 먹지도 않고 앞으로도 먹을 일도, 생각도 없는데 그런 이들에게 아무런 필요성도 느끼지 못하는 쓸데없는 이야기를 하는 것과 같은 것이다.

소금도 마찬가지다. 짜게 먹는 사람이 없는데 왜 짜게 먹지 말라고 끊임없이 말하는가. 짜게 먹으면 어떻게 해로운지 말해 보라고 하면 소금이 각종 질병을 유발하거나 혈압을 오르게 하는 등의 문제를 일으키는 주범임에 틀림없다고, 여러 실험을 통해 나온 과학적 근거에 의한 소견이라고 자신 있게 말한다. 어떤 소금을 가지고 했느냐 되물으면 "소금은 다 같은 것 아닙니까?"라고 되묻는다.

소금은 수십, 수백 종류가 있고 소금마다 원소 조성 비율과 함유량이 다른데 그러한 점을 충분히 고려하지 않고 앞뒤가 안 맞는 이야기를 하는 것이다. 어떤 물질이든 그 물질의 원소 조성 비율과 함유량이 다르면 인체에 미치는 영향은 제각기 다르게 나타나게 마련이다. 굳이 일부러 짜게 먹거나 싱겁게 먹을 필요가 없다는 것이다. 다만 제 식성대로 먹는 것이 만고불변(萬古不變)의 진리(眞理)인 것이다.

소금 문제, 어떤 소금이냐에 따라 다르다

이것은 인산의학과 우리들이 알고 있는 세속적인 지식의 차이다. 소금 문제의 본질에 대해 말하겠다. 짜게 먹는 것의 본질이 무엇인가? 소금의 진실은 무엇인가? 짜게 먹는 것이 해로운 것이 아니다. 누구도 부인할 수 없는 정확한 사실을 말하겠다.

법적으로는 소금인데 소금이라고 절대 말할 수 없는 것. 순수 염화나트륨에 가까운 소금을 법적 용어로는 정제염이라고 한다. 순수 염화나트륨을 먹으면 우리 몸이 전쟁터가 된다. 그래서 혈압이 급상승하고 세포막 투과도 자유롭게 안 되는 등 여러 가지 문제가 발생한다. 염화나트륨의 경우 본인 식성대로 먹더라도 몸에 해를 끼치게 되어 있다. 그런데도 불구하고 순수 염화나트륨을 그 누가 소금이라고 말하는가. 소금의 주된 성분이 염화나트륨일 뿐이다. "염화나트륨이 소금이다"라고 말하는 것은 잘못된 표현이다. 순수 염화나트륨을 사용했을 때 우리 생체에 악영향을 미치게 된다는 것은 과학적으로, 논리적으로 맞는 이야기다. "순수 염화나트륨으로 이뤄진 정제염을 먹지 말고 서해안 갯벌에서 만든 국산 천일염을 먹어야 한다"고 말해야 한다. 그러나 "소금이 몸에 해롭다" "한국 사람은 소금을 너무 많이 먹는다" "5g 이하로 제한해야 하는 것이 맞다"라고 말한다. 만약 소금 섭취량을 5g으로 제한하면 대한민국 사람들은 모두 암에 걸려 죽고 말 것이다. 싱겁게 먹는 것이 마치 미덕(美德)이고 마치 과학적인 태도인 양 착각하는 것은 어딘가 엉뚱한 길로 가고 있는 것이다. 이것을 바로잡고 지적한 것이 인산의학이다.

서해안 천일염은 자연이나 신(神)이 인류에게 선물한 최고의 자연 항생제다. 중독성과 부작용도 없는 항생제다. 그래서 우리 조상들은 배가 아프면 소금을 먹거나 찜질을 하게하고 또한 감기에 걸려도 소금을 먹도록 했다. 과거 아이가 오줌을 싸면 키를 쓰고 소금을 얻어 오게 했다. 오줌을 지리는 것은 콩팥과 방광에 문제가 생겼다고 판단했기 때문이다. 과거에는 부잣집에서나 소금을 충분하게 넣어 짭짤하게 먹었다. 가난한 집은 소금이 귀해서 넉넉히 넣지 못했다. 그러면 아이들이 신(腎), 방광(膀胱) 기능이 약화되어 오줌을 쌌다. 우리 조상들 스스로 묘약(妙藥)을 처방해 아이에게 키를 씌워 병을 고칠 수 있는 묘약, 소금을 얻어오게 한 것이다.

仁山 선생 말씀 속에 숨은 만고불변의 眞理

인산의학을 창시한 인산 김일훈 선생은 죽염을 몇 그램 먹으라고 말씀하신 적이 없다. 항시 "배 터지게 먹어!" 하셨는데 이렇게 말씀하시는 것에 만고불변의 의학적 진리가 담겨 있는 것이다. 경제적 여유가 있는 사람은 건강이 나빠지면 웅담·사향 등을 먹으면 되지만 그렇지 못한 사람은 웅담·사향의 효과를 내는 죽염을 먹으면 된다. 죽염을 많이 먹으면 피가 대단히 맑아진다. 그런데 조금씩 먹으면 별반 효과를 보지 못한다. 죽염을 먹으려면 많이 먹어야 한다. 너무 많이 먹으면 해로운 것이 아닌가 하는 생각을 하지만 실제로 써볼 경우 사실은 그렇지 않다.

인산의학에서 죽염을 배 터지게 먹으라고 하는 것에 만고불변의 진리가 있고 그 속에 소금의 진실이 있다. 소금 문제의 본질은 양이 아니라 질에 있는 것이다. 순수 염화나트륨을 먹으면 10g만 먹어도 위험하다. 그러나 천일염을 먹으면 20~30g도 괜찮다. 죽염은 최대 5배 더 먹어도 문제가 없다. 현대의학·서양의학, 제도권·비 제도권 가릴 것 없이 궁극적으로 소금 문제의 본질에 대해 어떻게 보는가. 소위 전문가라는 이름 아래 엉뚱한 소리, 엉뚱한 생각, 엉뚱한 지식을 가지고 전파하면서 국민 건강을 해치고 있다. 그런 어불성설(語不成說)의 말로 인류에 해가 되는 말을 하고 있는 것이다.

지난 8월 27일 제24회 죽염의 날 기념 심포지엄에서 국립 목표대학교 천일염생명과학연구소장 함경식 박사는 "대한민국 천일염 같은 우수한 소금은 전 세계의 어떤 나라에서도 찾아볼 수 없다. 다른 나라 대부분의 천일염은 정제염 수준의 염화나트륨"이라고 발표했다. 그런데 서해안 갯벌에서 다양한 원소가 골고루 함유된, 질이 매우 우수한 소금이 생산된다. 염화나트륨 함량이 80~85%

며 그 외에는 미네랄로 꽉 찬 질 좋은 소금이 대한민국 서해안 갯벌에서만 나오는 것이다.

그래서 『신약(神藥)』에서는 죽염활용법과 제조법에서 죽염을 제조할 때는 반드시 대한민국 서해안의 갯벌에서 만든 천일염을 써야 한다고 했다. 그리고 한국 지리산 인근의 토종 대나무를 써야 하며, 연료는 반드시 우리나라 소나무 장작을 써야 한다고 했다. 고온처리는 송진을 이용, 바람으로 고온(高溫) 처리해 용융시켜 끓도록 해야 한다고 했다. 죽염을 발명한 분으로서 이러한 죽염제조의 원칙을 제시했다.

그런데 어떤 사람들은 비용을 아끼기 위해 자신의 생각을 가미해 원칙을 지키지 않고 구운 소금 또는 죽염을 만들었다. 2002년 다이옥신 사건 때 이와 같은 원칙을 무시한 채 자신의 생각을 가미해 죽염을 만드는 이들이 있었는데 그 사람들은 자동차 폐타이어를 연료로 사용해 구운 소금을 만들었다. 폐타이어가 타게 되면 엄청나게 많은 다이옥신이 생성된다. 구운 소금과 죽염 모두 사실 확인도 거치지 않은 채 다이옥신이 다 같이 검출됐다는, 말도 안 되는 보도가 났다. 이로 인해 잘 먹던 죽염을 전부 쓰레기통에 버리는 웃지 못 할 사건이 일어났다. 국민 건강은 또다시 후퇴했다.

현대의학, 자연치유능력 원천적 봉쇄

여러분은 현대의학이 대단히 발달했다고 생각한다. 그러나 병원에서는 "최선을 다했는데도 저희로선 더 이상 방법이 없다"고 통보한다. 이로 인해 환자 스스로 목숨에 대해 자포자기하게 만든다. 과연 이와 같은 '사형 선고'는 어떤 근거로 하는지 모르겠다. 자기 나름의 변명의 여지가 있겠지만 이 같은 말은 도가 지나친 표현이다. 자신이 살릴 수 없고 병을 고칠 수 없다는 생각을 확대해석해 현대의학 이외의 제3, 제4의 방법을 찾아볼 수 있는 여지조차 없애는 지나친 표현인 것이다.

"병원에서 할 수 있는 조치는 이것으로 더 이상은 없습니다. 다른 병원, 또 다른 요법으로 해볼 수 있겠습니다"라고 환자에게 말해 주는 것이 옳다. 의료계의 잘못된 관행이지만, 그 말만 전적으로 의지한 채 스스로 죽어가는 사람도 잘못된 것이다. 이제 상식의 틀을 깨고 여러분들이 인산의학을 만났으니 생각도 달라지고 마음자세도 달라져야 한다고 생각한다.

앞으로 여러분이 아프면 이 병원 저 병원을 찾아다니며 난민 생활을 할 것이 아니라 '내 병을 고칠 수 있는 참된 인술(仁術)이 무엇인가?' '자신의 병을 고칠 수 있는 궁극적인 힘이 어디서 나오는가?'라는 화두를 붙들고 간절한 구도(求道)의 마음으로 길을 찾으면 이에 대한 올바른 해답은 여러분 몸에서 나온다. 여러분 몸에는 화타, 편작이나 히포크라테스보다 더 나은 의사가 있다. 그것이 면역체계, 자연치유능력이다. 내 몸의 자연치유능력의 발현을 원천적으로 봉쇄하는 것이 오늘의 현대의학이다.

이와 같은 이야기는 통합의학의 최고 권위자인 미국의 하버드 의대 앤드루 와일 박사의 『자연치유』라는 책에 잘 표현돼 있다. 이 책에서는 암·난치병에 걸렸을 때 맨 처음 해야 할 일은 항생제 등 현대의학 치료를 안 하는 것이 치료의 출발이라고 말했다.

하버드 의대 교수가 왜 이와 같이 서양의학 전체를 부정하는 듯 한 이야기를 했을까. 서양의학의 반역자처럼 보임에도 불구하고 의학의 진실을 말하고 만고불변의 진리를 말한 것이다. 새로운 지혜를 자신이 터득한 것이다. 하버드 의과대학 출신의 세계적인 인류학자이자 의학자인 멜빈 코너의 저서 『현대의학의 위기』, 로버트 S. 멘델존의 『나는 현대의학을 믿지 않는다』에서도 같은 맥락의 이야기를 전개하고 있다.

로버트 S. 멘델존의 『나는 현대의학을 믿지 않는다』에서는 현대의학을 구성하는 의료체계가 모두 없어져야 인류는 더욱 건강해질 수 있다고 말했다. 병원·의료진이 존재하는 한 인류가 건강해진다고 해도 끊임없이 병을 만들려고 할 것이라고 말했다.

이는 의학계를 음해하고 공격하는 말처럼 들리지만 진정한 '참의료'의 올바른 방향을 제시한 것으로 판단된다. 선친은 몇 권의 저술을 통해 어떤 어려운 병도 스스로 고칠 수 있도록 신묘한 처방과 약물의 제조법 및 활용법까지 제시하고 가정주부가 의사보다 나은 '참된 의사'가 될 수 있는 길도 제시했다. 모두 건강해져서 지구촌의 어떤 의료기관도, 약도, 처방도 필요 없는 사회가 되기를 바라는 마음에서 『우주와 신약』 등의 저술을 펴낸다고 밝혔다.

『여자들이 의사의 부당의료에 속고 있다』는 멘델존 박사의 저서는 현대의학의 적지 않은 그늘을 보여주는 대표적 명저 중 하나라 할 것이다. 항암제 투여로는 암을 극복하지 못한다고 미국 의사들은 말한다. 항암제의 부작용에 대해서도 상세하게 설명을 들려준다. 우리나라는 환자에게 부작용에 대해 설명하고 동의를 구해야 하는데 그것을 단지 보호자의 서명 하나로 끝낸다.

일본 게이오 대학 교수이자 방사선과 의사인 곤도 마코토의 저서인 『암과 싸우지 마라』에서는 모든 암환자 중에서 항암제가 듣는 경우는 전체의 10%에 불과하다고 말했다. 이것을 쓰는 것은

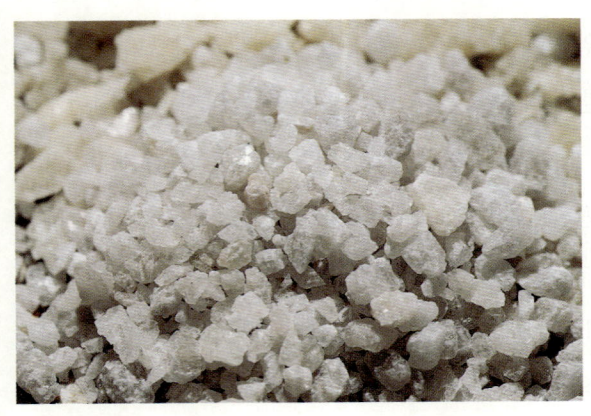

'병원의 영리추구와 관련이 있는 것으로 보인다'라고 말했다. 자연환경운동가 후나세 순스케가 저술한 『항암제로 살해당하다』라는 책을 읽어보면 아마도 돈을 주면서 항암제를 맞으라고 해도 절대로 맞지 않을 것이다. 우리나라 국민의 대부분은 극약인 항암제를 암 치료약이라고 생각한다.

처방을 공개한 '참 의료' 仁山의학

우리의 생명, 가족들의 생명을 구할 수 있는 '참 의료'가 무엇인지, 인술(仁術)이 어떤 것인지. 인산 선생의 저서를 보면 알 수 있다. 참된 의료는 이것이다. 첫째, 인류 건강을 위해 조건 없이 처방을 공개하는 것이다. 1980년 『우주와 신약』을 필두로 『구세신방』, 『신약』, 『신약본초』 등을 통해 암·난치병 등으로부터 건강을 회복할 수 있는 처방·약·활용법을 모두 공개했다. '참 의료인'이 아니라면 절대 그렇게 할 수 없다.

아들(필자)이 죽염제조업을 하고 있음에도 불구하고 죽염·죽염간장 등의 만드는 법 등을 모두에게 공개했다. 자식을 위해 세상에 온 것이 아니라 인류를 위해 왔다는 생각 때문에 인산의학에서 제시한 모든 물질의 제조 노하우도 전면 공개했다. 공개주의 의료를 하는 것이 '참 의료의 표상'이다.

사람이 병에 걸리거나 물에 빠지면 아무런 조건 없이 고치거나 건지는 방법을 알려주어야 함에도 불구하고 의료가 지나친 상업주의로 가고 있다. 수술이 꼭 필요하지 않아도 수술을 권한다거나 항암제의 부작용이 크다는 것을 알면서도 제대로 알려주지 않은 채 권하는 것 등이 대표적인 사례라 하겠다. 이렇듯 복잡하게 얽히고설킨 공해세상에서 건강하고 행복하게 살아가려면 어떻게 해야 하는가? 의과대학·한의학대학에서 의료기술을 배우는 것이 능사가 아니다. 요새는 누구의 말도 믿지 않는다. 지금 인류에게 유통되는 '참 의료', '참 인술'의 벽은 불신(不信)의 벽이다. 모두를 믿지 못하는 것이다. 나를 믿어 달라고 하지는 않는다. 참된 이야기를 들어도 알아듣지 못하고 믿지 않는다.

竹鹽 꾸준히 먹으면 天壽 누린다

인산의학에서 암·난치병을 물리칠 대표적 신약(神藥) 묘방(妙方)으로 밭 마늘을 껍질째 구워 5통, 10통, 20통, 30통까지 먹으라고 한다. 암 등 건강이 좋지 않은 사람은 방귀를 하루 3백 회 이상 뀐다. 몸에서 나오는 유독가스가 내 몸 구석구석에서 나온다. 마늘의 유황성분에서 나오는 약리작용인 것이다. 20~30일이 되면 소리는 요란하나 냄새는 없다. 몇 주 지나면 대·소변의 양이 급증한다. 먹는 것보다 더 많이 배출된다. 숙변이 모두 배출되는 것이다. 마늘이 일반 항암제의 백 배 천 배 효과적이라는 사실을, 경험을 통해 제대로 인식할 필요가 있겠다.

가장 신묘한 명약이 마늘이다. 인류역사상 쑥과 마늘이 가능 큰 명약이다. 그리고 나머지 하나가 인산의학에서 제시한 죽염이다. 바로 이것은 인류의 암·난치병을 물리칠 수 있는 위대한 힘이 있는 삼대(三大) 대표적 명약이자 신약(神藥)이다. 그러나 이러한 사실을 모르고 약을 엉뚱한 데서 찾는 과정에서 병은 자꾸 커지고 생명력은 약화되는 것이다. 가족들도 비명횡사(非命橫死) 가능성이 높아진다. '참 의료'의 인식이 제대로 되어 있지 않기 때문이다.

'전문가들을 찾아가야지'라는 생각에 따라 쫓아다니다가 잘 안 되었다고 생각한다. 현실에 대해 올바른 인식을 하지 못하고 자꾸 환상을 가지고 난민처럼 돌아다니다가 비명횡사를 자초하게 되는 것이다.

인산의학은 오늘 여러분의 생명을 위기로부터 구해 줄 수 있는 서광(瑞光)이라 하겠다. 빛과 소금을 가지고 세상에 간을 해서 짭짤하게 만들고 혈액을 정화할 수 있는 질 좋은 소금을 만나야 한다. 인산의학을 만난 인연으로 지금부터 마음을 비우고 죽염을 먹으며 도를 구하는 길로 들어선다면 천수(天壽)를 다 누리도록 행복하게 살 수 있을 것이다. 여러분과 여러분 가족 모두의 건강과 행복을 기원한다.

-위 글은 지난 9월 20일 대전 사학연금회관에서 '한 생각이 암을 물리친다'는 주제로 강연한 내용이다.

〈월간 仁山의학 2011년 10월호〉

066

無心竹에서
죽염이 나오는 道理

　찬 기운이 뼛속까지 스며드는, 영하 20도를 오르내리는 산중의 혹독한 추위와 온 산야를 뒤덮는 하얀 눈….

　어떤 상황에서도 언제나 바르고 곧은 자세와 푸르름을 잃지 않는 대(竹)가 더욱 돋보이는 계절이다. 신사년(辛巳年)의 일기(一期)가 막을 내리고 임오년(壬午年) 일기가 시작되는 즈음에 대의 정신과 덕성, 그리고 '말 없음의 말'로 들려주는 무언(無言)의 법문(法門)에 귀 기울여보는 것도 괜찮을 듯싶다.

　대는 '파죽지세(破竹之勢)'라는 말에서 알 수 있듯이 수직으로 쪼개질지언정 결코 부러지거나 허리 굽히지 않는 '강직함' 그 자체다. 이 같은 강직성을 필두로 한 대의 많은 덕성과 장점 때문에 예부터 시인 묵객들과 사상가들에 의해 군자(君子)로 불렸는지도 모르겠다.

눈 속에, 찬바람 속에 화사한 마음을 보여 봄을 알리는 매화(梅花), 유연하면서도 고고한 기품을 잃지 않으며 심원한 향내를 풍기는 난초, 무서리 내려 온갖 초목의 잎새와 꽃이 시들 무렵 오히려 짙은 향기와 고운 자태를 한껏 드러내는 국화와 함께 대는 오랜 세월 군자로 불리어왔다.

이들 사군자(四君子)는 기품 있는 자태의 이면에 훌륭한 덕성 또한 겸비함으로써 실체적 존재보다 더 많은 그림과 글 속의 존재로서 줄기찬 생명력을 보여주고 있지 않은가.

어떠한 향기도, 덕성도 없는 그저 그렇고 그런 삶을 사는 많은 사람들에게 사군자는 '말 없음의 말'로써 좀 더 나은 인생의 도정(道程)을 펼쳐 보여주고 있음을 새삼 깨닫게 된다.

특히 북풍한설의 혹독한 추위에 온 산하가 얼어붙는 요즘 같은 계절에는 늘 푸르름을 잃지 않고 꼿꼿한 자세로 일관하는 대의 기품과 덕성이 더욱 돋보이게 마련이다.

대의 빈 마음을 보면 '빔의 쓰임새'가 생각나지요

중국 당나라 때 시문(詩文)으로 크게 이름을 드날린 백낙천(白樂天, 772~846)의 양죽기(養竹記)는 대를 좋아하여 대 가꾸기에 관심과 애정을 쏟았던 그의 마음이 엿보이는 명문(名文)이다.

대는 어진 이를 닮았습니다

대의 뿌리는 굳건하지요

굳건하게 심는 것은 덕이랍니다

대의 뿌리를 보면 생각나지요

제대로 심은 것은 뽑을 수 없다는 노자(老子)의 가르침이…

대의 성질은 곧습니다

곧음으로써 몸을 세우는

어진 이를 보는 듯하지요

대의 곧은 성질은

세상의 중심에 서서 결코 기울지 않는

어진 이의 성질 그대로입니다

대의 마음은 비어 있지요

빈 마음으로 도(道)를 체득한답니다

대의 빈 마음을 보면

'빔의 쓰임새'를 그리도 강조한 노자의 도덕경 구절이 생각나지요

대의 마디는 굳셉니다

굳셈으로써 뜻을 세우는

어진 이와 흡사하지요

대의 굳센 절개를 보노라면

명예와 행실을 갈고닦아

언제 어디서나 한결같은

어진 이의 기개를 떠올리게 됩니다

竹似賢 竹本固 固以樹德

見其本則思善建不拔者

竹性直 直以立身 見其性則思中立不倚者

竹心空 空以體道 見其心則思應用虛受者

竹節貞 貞以立志 見其節則思砥礪名行 夷險一致者

필자 역시 이 글 양죽기(養竹記)를 쓴 백낙천(白樂天) 선생처럼 대를 무척이나 아끼고 위하는 편에 속한다.

문학적이고 철학적인 맛과 멋에다 필자는 생활에 유용한 대의 활인공덕(活人功德) 한 가지를 더 추가해 대의 덕성을 살펴보고자 한다.

선친(仁山 金一勳, 1909~1992)의 제조방법 창시에 의해 세상에 알려진 죽염(竹鹽)제법에 따라 제조한 죽염은 인류의 병마 퇴치와 건강증진에 더없이 중요한 물질로 차츰 자리매김해 가고 있다. 이는 대의 활인공덕이 극대화된 실례라 하겠다.

속 빈 강정은 별 볼일 없는 것의 상징이지만, 속 빈 대나무는 얼마나 다양한 쓰임새를 빚어내고 있는가. 대금·퉁소·단소의 오묘한 소리는 사람의 기(氣)와 조화를 이룬 결과로서 듣는 이들의 심금을 울리는 '무심(無心)의 법문(法門)'이라 하겠다.

재래식 똥통에 대를 박아 삼투압에 의해 대통 속에 고인 물은 예부터 어혈(瘀血)의 묘약으로 활용되었고, 대를 가열하여 똑똑 떨어지는 대기름(竹瀝)을 모아 중풍을 다스리는 약으로 써온 역사는 결코 짧지 않다.

대통 속에 쌀을 넣고 밥을 지어 대통 밥이라 부르고 술 단지에 대를 넣어 그 속에 고인 술을 대통 술이라 하며 즐긴 것도 어제오늘의 일이 아니다. 죽순이 고급 요리 중 하나로 애용되고 이른 봄에 대줄기에 고이는 물을 마치 고로쇠 물처럼 마시는 것 역시 대의 쓰임새가 얼마나 다양한지를 보여주는 좋은 예라 하겠다.

담양의 대나무박물관은 우리나라 역사에서 대가 생활 속에서 얼마나 다양하고 광범위하게 쓰여 왔는지를 잘 정리된 수많은 유물과 자료를 통해 생생하게 보여주고 있다.

대나무 · 소나무 불과 소금의 절묘한 조화로 活人物—竹鹽 탄생

속을 비우고 마음을 비운 허심(虛心)의 대통 속에 천연소금을 채워 푸르름의 상징이요, 십장생(十長生)의 하나인 소나무 장작으로 불을 지펴 굽되 아홉 번을 반복하여 죽염을 탄생시키는 과정은 대와 소나무와 사람과 불과 바다가 어우러진 한 폭의 그림이라 하겠다.

그 그림은 암, 난치병 등의 병고로 신음하는 수많은 생령(生靈)들에게 새 삶의 희망과 기쁨을 선사하려는 한 의자(醫者)의 자비심과 지혜와 경험을 상징적으로 보여주고 있다. 무심(無心)의 대가,

자비와 지혜의 상징으로서 '활인구세(活人救世)'라는 최상의 용도로 쓰일 수 있는 '신약(神藥)'의 산파역을 하게 된 것은 어쩌면 당연한 일일 수도 있다.

'수레도, 그릇도, 집도 비었음(無) 때문에 쓰임새(用)가 나온다'는 노자의 무용(無用)의 가르침을 대나무는 실제적으로 보여주는 좋은 사례인 것이다. '있음의 이로움은 비었음의 쓰임새로부터 나온다(有之以爲利 無之以爲用)'는 무용(無用)의 철학적 의미가 현실화된 것이라고나 할까.

아무튼 속 빈 대나무가 철학적 물질인 천일염을 받아들여 장생의 소나무 불에 의해 단련되는 과정을 거쳐 하나의 새로운 물질로 다시 태어난 죽염(竹鹽)은 그래서 철학적으로나 의학적으로나 인류에게 많은 것을 생각하게 만든다. 암, 난치병 시대를 살고 있는 인류가 미래의 건강한 삶을 위해 끊임없이 탐구해야 할 화두(話頭)의 하나로서 '죽염'을 떠올리고 언젠가 생각이 성숙되어 마침내 그 의미와 가치를 깨닫는다면 아마 죽염은 충분히 그에 상응할 만한 역할과 기능을 할 수 있을 것으로 생각된다.

필자는 오랜 경험과 사유(思惟)를 통해 이제는 나름대로 그런 확신을 갖고 있다.

〈월간 신토불이건강 2002년 2월호〉

067

죽염 만나
삶 바뀐 어느 스님 이야기

11월 하순에 접어들면서 특히 분주한 나날을 보냈다. 앞서 10월 하순부터는 쑥뜸을 뜨느라 함양 삼봉산 내 인산동천(仁山洞天)에서 두문분출하고 추안거(秋安居)에 들어갔었다. 그 기간 동안 누적된 피로에 지친 심신(心身)을 재충전한다는 생각에서였다. 그런데 참 묘한 것이 산문 밖을 나서지 않았더니 낌새들을 챘는지 불원천리하고 평소보다 더 많은 사람들이 찾아오는 것이었다.

하고 많은 복 중에 '일복'을 많이 갖고 나와서인지 몰라도 눈앞에 쌓이는 게 일이요, 일 좇아서 사람 많이 찾아와 쉴 틈은 고사하고 그렇게 좋아하는 책 볼 여가조차 없다는 게 여간 아쉽지가 않았다. 정계, 재계 인사는 물론 문화, 예술계 등 각계각층 사람들이 심산유곡의 인산의학(仁山醫學) 본산(本山)을 이런저런 이유로 찾아오게 된다. 그중 11월 5일 찾아온 한 스님의 증언은 많은 것을 생각하게 하는 내용이라 요지를 소개할 필요를 느낀다.

이야기인즉, 자신은 한 번에 1백만~2백만 원어치씩 죽염을 구입해 스스로 다량 복용하는 것은 물론 주위의 많은 사람들에게 권하기도 하는데 죽염 탄생 배경과 죽염 생산자, 생산시설 등 궁금한 것이 많아 방문했다는 것이었다. 아기 때 스님이 된 동진(童眞) 출가자로 법랍, 즉 절집 나이 사십이 넘은 고참 스님으로서 큰 절 재무 등의 소임을 거쳐 지금은 부산의 모 여자상업고등학교 이사장으로 재직하고 있다는 자기소개도 빠뜨리지 않았다.

죽염을 복용하게 된 동기는 대략 이렇다. 얼마 전 갑자기 몸에 마비가 시작된 이후 응급처치 과정을 거치고 그 뒤 누군가 건네준 죽염 3백g을 하룻밤 새 전량 복용하여 무척이나 고생했지만 1백kg 가까운 체중이 30kg가량 빠진 것은 물론 오장육부 전체가 더할 수 없이 좋아졌다는 게 대강의 줄거리다.

'너무 좋아서' 그때부터 죽염을 애용하기 시작했고 타인에게 권유하거나 직접 구입하여 선물하는 등 자칭 엄청난 '홍보활동'을 하고 있다는 얘기를 곁들였다.

아닌 게 아니라 40대 후반쯤으로 짐작되는 나이답지 않게 피부색이나 주름살 없는 탄력, 맑은 눈빛 등이 그 나이 또래의 다른 사람들과는 확연하게 달라 보였다. 혹자는 산중에서 정갈한 음식에 좋은 공부하면서 청정한 몸 관리와 마음가짐으로 사는 이들인 만큼 그 정도는 당연하지 않겠느냐는 반문을 한다.

그러나 당사자 증언도 그렇거니와 산중 수도인이라 하여 다들 그 스님처럼 심신(心·身)이 다 같이 맑고 건강한 것만은 아니라는 것을 알 만한 사람들은 대개 알고 있는 바다. 특히 그 스님은 그날의 첫 만남에서 죽염 생산자에 대한 느낌과 분위기가 범상치 않음을 감지했다며 적지 않은 대화를 나누고 돌아갔다.

떠나가는 그 스님에게 그럼 그러지 말고 이달 23일 인산가 고객회원들 80여 명이 모여 수련회를 갖는데 그때 직접 자신의 죽염활용 체험담을 들려주는 게 어떻겠느냐고 제안하였더니 세 번을 거듭 진의(眞意)를 확인한 다음 알겠다며 돌아갔었다.

그 스님은 약속대로 23일 인산 본산(本山)에 예정 시간보다 좀 빨리 도착해 생산공장에서 강의를 마치고 6시쯤 그곳에 도착한 필자와 반갑게 조우하였다. 그리고 약속대로 강단에 올라 80여 청중이 듣는 자리에서 자신의 인생행로에서 죽염을 만나 삶이 송두리째 변화된 과정을 솔직 담백하게 증언하였고 그 내용은 녹음되었다.

이 이야기를 이 글에서 소개하는 나름의 까닭이 있다. 흔한 얘기로 어쩌다 한번 있을 수 있는 이런 건을 계기로 한껏 '죽염 홍보'에 열을 올리는 얄팍한 상혼이라 지레 짐작할 가능성도 없지 않아 약간의 사족을 덧붙이지 않을 수 없음을 고백한다.

작금 세계보건기구(WHO)나 미국의 국립보건원(NIH)에서 권장하는 1일 소금 섭취 제한량은 대략 6~10g 정도에 불과하고, 그것도 모자라 전 세계 의약학자·식품영양학자 우리나라 보건·의료 종사자 등 대부분의 해당분야 전문 지식인들이 입만 열었다 하면 '짜게 먹어서는 안 된다'는 주문을 외곤 한다.

식품·영양학적인 또는 의학적인 견지에서 소금 섭취 문제를 생각할 때 그렇게 보고 그렇게 권고하는 게 이제는 하나의 세계적 사조를 이룬 만큼 그 나름의 이유와 타당성이 있으리라 짐작하지만 한 가지 짚고 넘어가지 않을 수 없는 대목이 있다. 소금=염화나트륨이라는 분석적 견해에 집착해 원소의 조성을 중심으로, 즉 물질 중심의 사고방식으로 소금과 건강문제를 생각하려는 경향을 보인다. 그래서 그런 사고방식의 관찰 결과를 미루어 확대해석해 '짜게 먹는 것은 안 좋다'는 근거 희박한 주장을 의학계의 보편타당한 결론처럼 밀어붙이고 있는 게 작금의 현실이다.

그러나 그것은 소금의 종류가 셀 수 없을 만큼 많고 그 종류에 따라 PH 등 물리화학적 작용 또한 크게 다르며, 미량원소나 강력한 작용을 주도하는 원소들의 존재 여부에 따라 소금이 인체에서 반응하는 결과는 전혀 다르게 나타난다는 사실을 간과한 단견(短見)에 불과하다.

'죽염(竹鹽)'이라는 물질의 등장으로 눈치 빠른 사람들은 의학자이든, 식품영양학자이든, 아니면 타 분야 종사자이든 가릴 것 없이 소금의 종류와 질에 따라 생체에 미치는 영향은 매우 다양하게 차이를 보인다는 사실을 간파할 수 있게 되었다. 하지만 막연한 소금 지식만을 고집하여 무조건 부정적 시각으로만 보려는 수많은 '전문가'들은 자신들의 단견을 별생각 없이 피력하여 이미 적지 낳은 경험을 통해 '죽염의 진실'을 잘 알고 있는 사람들의 비웃음을 자초하곤 한다.

전문 지식인들의 편견과 오만은 요즘같이 급속도로 지식과 정보가 때와 장소를 가리지 않고 전 세계적 정보망을 통해 흘러 다니는 정보화 시대에 어느 무인도의 원주민 같은 신세로 전락하게 되리라는 것은 짐작하기 어렵지 않다.

한 스님의 죽염 3백g 하루 복용 사례는, 양은 그보다 적지만 그와 비슷한 수많은 사례와 함께 일반 소금과 달리 죽염이 얼마나 안전하고 얼마나 다종다양한 광범위한 효능효과를 내는지에 대한 선언적 의미를 갖고 있다는 판단에서 공개하는 것이다. 따라서 이 사례를 접하는 이들은 이를 시비(是非)의 소재로 삼지 말고 연구의 참고 자료로 활용해 훌륭한 연구 결과를 도출하는 계기로 삼았으면 하는 바람이다.

〈월간 신토불이건강 2002년 12월〉

068

竹鹽은 '훌륭한 攝生'의 필수 물질

　함양은 어디에서 들었던 전설(傳說)이나 신화(神話)보다도 더욱 신비하게 느껴질 새로운 신화와 전설의 본고장이라 할 수 있다. 인산 김일훈(仁山 金一勳, 1909~1992) 선생에 의해 세상에 제시된 『신약(神藥)』, 『신약본초(神藥本草)』 전·후편 등을 읽고 또 읽어서 최소한 5번 내지 10번 정도 숙독하게 되면 아마 그 어떤 질병이라 해도 그 어떤 난치병이나 괴질, 세상에서 불치병이라고 얘기하는 그런 병이라도 제 손으로, 직접 제 병을, 제 가족들의 병을 고칠 수 있으리라고 확신한다.

　필자는 지금부터 '참 의료의 진실'을 말하고자 한다. '참 의료의 진실'은 스스로 배우고 실천하는 과정을 통해서 터득하는 수밖에 없다. 필자가 바라는 바는 모두가 '참 의료의 진실'을 깨닫고 실천하여 생활 속에서 '참 의료'를 활용하는 것이다.

짜게 먹으면 위암에 걸린다?

　며칠 전 신문(2010년 4월 14일자 조선일보)에 "짠 음식이 우리나라 사람의 위암을 일으킨다는 사실을 구체적으로 확인한 대규모 조사결과가 나왔다"는 기사가 게재되었다. 기사에 따르면 김모 국립암센터 암역학연구과 박사팀은 1996~1997년 국민건강보험공단에서 실시하는 건강검진의 설문조사를 통해 30~80세 교직원, 공무원과 가족 224만8129명에 대해 음식을 짜게 먹는 군과 싱겁게 먹는 군으로 나누고 6~7년이 경과한 2003년 각각 얼마나 위암이 생겼는지를 추적 조사한 결과 짜게 먹는 군의 위암 발병률이 싱겁게 먹는 군보다 10% 높게 나타났다고 발표했다.

　이 조사결과를 발표하면서 김 박사팀은 "짜게 먹는 습관과 위암의 관계를 조사할 때, 지금까지는 이미 암이 발생한 환자의 기억을 더듬어 과거에 짜게 먹었다고 연관시키는 정도였으나 이번 연구는 현재 짜게 먹고 있는 사람은 나중에 실제로 위암이 많이 발생한다는 점을 밝혔다"는 점에 의의가 있다고 덧붙였다.

　이 기사를 보도한 이 모 기자는 '지금까지 짠 음식과 사람의 위암 관계가 의학적으로 규명되지는 않았다' 고 전제한 후 "이번 연구결과를 통해 한국인의 위암 발병률이 높은 이유 중 하나가 짜게 먹는 식습관이라고 해석할 수 있게 됐다"고 말한 김 박사의 발표를 인용해 기사를 마무리 지었다.

　어떤 소금을 먹느냐, 그것이 진짜 문제인 이 기사에 대해 생각해 보자. 짠 음식이라는 말은 인류 중에서 미국인 도는 중국인, 인도인이라고 지칭하는 것 이상으로 너무나도 광범위한 표현이다. 흔히 중국인들을 일컬어 장사에 밝다고 말하는데 일리 있는 이야기지만 중국인 13억 모두가 장사에 밝다는 의미는 아닐 것이다.

마찬가지로 음식을 짜게 만드는 것은 간장, 젓갈 등 소금 이외에도 대단히 많을 것이고 소금만 해도 크게 구분하여 천일염, 재제염, 정제염, 가공염의 네 가지이지만 특성에 따른 그 종류를 구분할 경우 헤아리기조차 어려울 정도로 종류가 많은 것이 사실이며 또한 제조방식과 산지(産地)에 따라 소금 속에 내재된 천연 원소들의 함유량이 제각기 다르므로 인체에 미치는 영향도 제각각 다를 것이라는 점은 그 누구도 부인할 수 없는 사실인데도 아무런 구별 없이 뭉뚱그려 소금 또는 짠 음식이 위암을 유발하는 주범이라는 식의 논리를 전개한다.

언뜻 들어보면 그럴듯한 이야기로 들릴지 모르나 소금의 주성분으로 알려진 염화나트륨 이외의 원소, 특히 칼륨, 칼슘, 마그네슘 등 생체 필수 원소들이 일정량 소금 속에 함유될 경우 염화나트륨의 혈압 상승, 위나 장 점막 손상 등의 폐해를 일으킬 가능성은 크게 줄어들거나 사라진다는 게 오히려 정설이다.

특히 미네랄이 풍부하게 함유된 국산 천일염을 국산 대나무 통속에 다져넣고 소나무 장작을 연료로 사용해 아홉 번 구워 소금 속의 유독성 물질을 제거한 죽염(竹鹽)의 경우 위나 장의 점막은 물론이고 신체 어느 부위의 상처나 염증, 궤양 등에 쓰더라도 오히려 손상 부위가 신속하게 복구(復舊)되는 변화를 직접 확인할 수 있다. 제염법의 변화에 따른 일부 소금의 폐단을 전체 소금의 문제로 오인함으로써 비롯된 오늘의 잘못된 '소금 유해론'을 조속히 시정하지 않을 경우 그 폐해는 걷잡을 수 없이 확대되어 국민 건강에 지대한 악영향을 미칠 것으로 판단된다.

50년 넘게 짜게 먹고 살았는데…

실제로 인체 필수 미네랄이 골고루 함유된 국산 천일염의 경우 다소 짭짤하게 음식을 만들어 먹더라도 혈압을 상승시키지 않는다는 연구결과가 있고 더구나 죽염을 이용한 음식의 경우 오히려 짭짤하게 먹는 것이 혈압을 낮추는 것으로 나타났다는 연구결과를 감안할 때 '짠 음식 위암 유발론'의 오류는 비록 의학자가 아니더라도 충분히 미루어 짐작할 수 있는 내용이라 생각된다. 99% 이상의 순수 염화나트륨을 '소금으로 착각'하고 식품으로 사용하면서 대두된 문제를 다른 전체 소금의 폐해처럼 오인한 데서 빚어진 '소금과 짠 음식 유해론'의 어처구니없는 억지 논리를 이제는 폐기처분해야 할 때다.

이 점 혹시라도 이해가 잘 안 가거나 그렇지 않다는 반증을 할 수 있는 연구기관이나 단체, 기업 또는 개인이 있다면 언제든지 비교 분석 등의 실험을 통해 검증 및 확인도 가능하다. 염화나트륨이 98%가량 함유된 죽염의 경우 세계보건기구 또는 국립보건원 등의 의료기관에서 제시한 1일 권장 섭취량의 5~10배 이상을 섭취해도 안전상의 문제가 전혀 없을 뿐만 아니라 오히려 건강상의 이득이 더 크다는 사실을 죽염 애호가들은 '제 몸의 생체실험'을 통해 언제나 보여주고 있다.

참고로 이렇게 말하는 필자는 죽염을 다량 섭취한 세월이 50여 년에 이르고 가족들 또한 음식을 통한 간접섭취 이외에 직접 섭취하는 죽염의 양이 평균적으로 보건당국 권장량의 5배를 넘고 있다. 필자의 가족들 모두 건강보험증을 확인해 보면 정확히 알겠지만 건강보험료를 꼬박꼬박 잘 내고 있는 데 반하여 현대 난치병이나 암 등의 질병으로 인해 나라의 건강보험재정을 축낸 적이 없다.

어떤 이들은 본래 타고난 건강 체질이 아니냐고 반문하지만 필자는 체구도 크지 않고 젊을 적에 비위(脾胃)의 허약으로 인해 많은 고통을 겪었다. 그러나 집안의 건강지침인 죽염과 쑥뜸 등을 이용한 자연요법을 실천해 건강한 몸으로 다시 태어날 수 있었다.

생지(生地)에서 사지(死地)로 들어가는 사람들

이제부터는 이야기의 방향을 돌려서 고전(古典) 속의 옛 성현(聖賢)들의 가르침 한 구절을 음미해 보도록 하자. '우리의 삶을 어떻게 영위할 것인가' 라는 명제(命題)를 놓고 역사적으로 수많은 성현(聖賢)들에 의해 적지 않은 가르침이 제시됐는데 그중 노자의 '섭생론(攝生論)'은 시공(時空)을 초월하여 수많은 사람들에게 '자연의 섭리(攝理)에 따른 삶의 이정표'로서 그 역할과 기능을 다하고 있다.

'귀생(貴生)'이라는 장(章)의 이름이 붙은 노자(老子) 도덕경(道德經) 제50장에서는 "섭생을 잘하는 사람에게는 죽을 땅이 없다(善攝生者 無死地), 즉 우주자연의 이치에 부합하는 순리적(順理的) 삶을 사는 사람은 스스로 자신을 죽을 땅으로 들여보내지 않는다"라는 묘한 메시지를 만나게 된다. 장의 첫머리에 '출생입사(出生入死)'라는 매우 간단한 말 한마디가 나오는데 참으로 묘한 말이다. '출생입사'는 너무나도 간명(簡明)하기 때문에 수많은 다

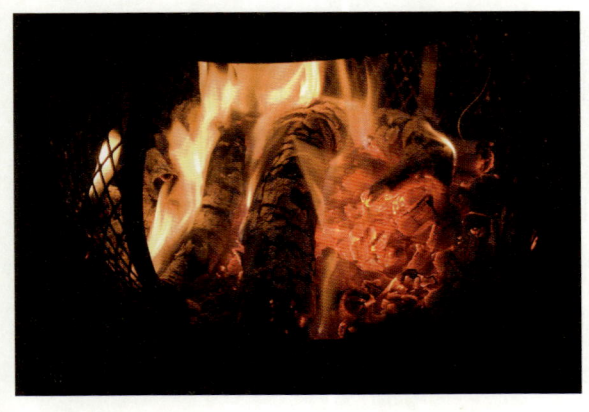

양한 해석들이 쏟아져 나오고 그런 해석들을 접하노라면 노자께서 이야기하고자 하는 참뜻을 이해하기란 더더욱 어려워지는 것을 느낀다.

어떤 이들은 이 대목에 대해 "태어나서 살다가 들어가서 죽는다"라는 글자대로의 해석을 하면서 더 이상 복잡하게 생각할 필요가 있겠느냐는 견해를 보인다. 자기 나름대로 해석하는 것은 그렇다 치더라도 노자께서 이야기하려는 진정한 의도가 무엇인지에 대해서는 좀 더 진지한 고민을 할 필요가 있으리라 여겨진다. 필자는 나름대로 오랜 세월 연찬하며 고민한 끝에 아마도 노자가 하고 싶은 말은 이런 뜻이 아닐까 하는 지금 시점에서의 결론을 내려본다. '출생입사'는 '출어생지(出於生地)하여 입어사지(入於死地)라, 즉 생지(生地)에서 나가서 사지(死地)로 들어간다'는 뜻으로 판단된다.

"생지에서 나가 사지로 들어간다(出生入死). 생지에서 제 명대로 사는 사람들이 열에 셋은 되고(生之徒十有三) 사지에 들어가 제 명을 다하지 못하고 비명(非命)에 죽어가는 사람들 또한 열에 셋은 된다(死之徒十有三). 생지에서 있으면서도 오래지 않아서 제 발로 사지로 이동해 가는 사람들 역시 열에 셋쯤 된다(人之生 動之死之者 亦十有三). 대체 왜 그런가(夫何故)? 자기 자신의 삶을 제대로 경영하지 못한 채, 그저 살아 있으니까 살고, 살던 대로 살아가기 때문이다(以其生生之厚)."

생지에서 사지로 가든, 사지에서 생지로 가든 모두 제 스스로 자기 자신을 이끌고 어디론가 가는 것이다. 과거 삼풍백화점이 무너질 때 그 속에 있다가 나온 사람이 있는가 하면 바깥에 있다가 무너지는 순간에 안으로 들어간 사람이 있었다. 그때 그 사람에게는 그곳이 사지다. 생지에서 나와서 사지로 들어가는 것은 다 자기 스스로 하는 것이다. 세상의 이러한 모습들을 보면서 노자는 왜들 저렇게 제 스스로 사지로 들어가는가 하는 의문을 던지며 "아마도 그건 이치에 맞는 무위자연(無爲自然)의 삶을 영위하는 게 아니라 인위(人爲), 인공(人工)의 무리한 삶에 집착하거나 되는 대로, 살던 대로 살아가기 때문(以其生生之厚)"이라는 점을 일깨워주기 위해 들려준 이야기로 생각된다. 즉 간명하고 자연스럽게 살지 않고 아무런 생각 없이 살거나 욕심을 부려 복잡다단하기 이를 데 없이 사는 것이 문제의 핵심이요, 본질이라는 얘기이다.

섭생 잘하는 사람 死地로 갈 일 없다

"섭생(攝生)을 정말 잘하는 사람은(蓋聞善攝生者) 육지에 다니면서도 물소에게 받힐 일이 없고 호랑이한테 긁힐 일이 없다(陸行不遇兕虎). 전쟁터에 들어가서도 칼이나 화살에 맞을 일이 없다(入軍不被甲兵). 물소가 받을 곳이 없고(兕無所投其角), 호랑이가 발톱으로 칠 데가 없다(虎無所措其爪). 또 칼이나 활이 파고들어 갈 곳이 없다(兵無所容其刃). 왜 그럴까(夫何故)? 그에게는 죽을 땅이 없고 따라서 그는 죽을 땅에 있지 않기 때문이다(以其無死地).”

제 스스로 사지에 들어간 적이 없는데 비명(非命)에 죽을 리가 있겠는가? 그럼에도 사람들은 다 제 발로 사지(死地)를 찾아 들어간다.

노자의 가르침대로 섭생을 잘하는 사람들, 즉 생명을 잘 경영하는 이들은 스스로 암·난치병·괴질을 자초하여 사지(死地)로 갈 일도 없으려니와 설혹 자기 자신의 과오는 아니지만 몹쓸 병에 걸렸다 하더라도 모든 것을 훌훌 털고 자연(自然)으로 돌아가서 자연의 법칙에 부합하는 순리적 삶을 영위하면서 무리한 치료보다는 제 몸 안의 자연치유능력을 극대화시켜 암·난치병·괴질을 자연스럽게 물리치도록 하는 현명한 섭생과 지혜로운 치병(治病)의 길을 선택하여 스스로 활로(活路)를 찾아 사지로부터 벗어날 수 있을 것이다. 자연으로부터 세상으로 나온 인간에게 발생한 가장 심각하고 중대한 문제일수록 최상의 현명한 해법은 반드시 ‘자연’으로부터 나오기 때문이다.

성현(聖賢)들의 가르침 속에는 우리가 정말 건강하게 살 수 있는 비밀들이 숨김없이 공개되어 있는데도 우리가 좀 더 주의 깊게 보고 듣거나 또 그걸 통해서 깨달음을 얻지 못하고 그냥 흘려버리는 경향 때문에 별다른 도움을 받지 못한다.

‘참된 의학’이라는 것은 두 가지 잣대를 통해서 확인할 수가 있다. 첫째 순리적인 것인지의 여부요, 둘째 자연의 법칙에 맞는 것이냐의 여부이다. 생명의 원리와 자연법칙에 맞으면 '참된 의학'이요, 우리들의 생명을 위한 의학이 틀림없으므로 그것을 가지고 자신과 가족들의 생명을 구하지 못할 이유가 없는 것이다. 자력(自力), 자가(自家), 자연(自然)의 세 가지 원칙을 가지고 순리와 자연의 '참된 의학'의 잣대로 지혜로운 판단과 선택을 하고 '참 의료의 묘방(妙方)과 신약(神藥)'을 활용하여 온 정성을 다하여 각종 암·난치병·괴질들을 물리치면 생명의 건강은 자연 회복될 수 있는 것이다.

오늘의 생명환경은 공해나 온갖 복잡다단한 여러 가지 좋지 못한 조건에 의해 적지 않은 위협을 받고 있어서 제 명(命)대로 살기조차 쉽지 않은 것이 작금의 현실이다. 그러나 진리를 갈구하는 간절한 구도(求道) 자세로 해결책을 찾는다면 자력, 자가, 자연, 또 천연약물, 자연요법들을 활용해 얼마든지 건강을 회복해 자연수명이 다할 때까지 천수(天壽)를 건강하게 다 누릴 수가 있을 것이다. 건강할 때 섭생(攝生)을 잘하고 생명의 경영 관리를 잘해야 천수(天壽)를 온전하게 누릴 수 있고 그래야 가정의 행복도 보장될 수 있을 것이다.

인류 생명의 비밀은 천일 밤낮을 이야기한다 해도 다 설명하기 어렵고 또 서로 시간낭비이므로 직접 책이 너덜너덜해질 때까지 『신약(神藥)』, 『신약본초(神藥本草)』 전·후편을 읽는 것이 좋을 듯하다. 그러면 아마 화타, 편작을 능가하는 명의(名醫)가 되는 길을 그 속에서 발견할 수 있을 것이다. 역사상 『신약(神藥)』, 『신약본초(神藥本草)』처럼 간단명료하면서 사람의 생사(生死)에 크게 영향을 미치는 놀라운 비밀과 법칙을 꿰고 있는 서적은 아마 어디에서도 찾아보기 어려울 것이다.

『신약(神藥)』, 『신약본초(神藥本草)』에는 우주자연의 법칙들이 대거 포함되어 있기 때문에 너무나 광범위하다. 예수 그리스도의 성경을 어느 페이지 어느 부분이든 한번 읽어본다면 좋은 얘기 아닌 것, 신비하지 않은 얘기, 공감되지 않는 얘기가 있는가? 비록 쉬운 듯 느껴지면서도 대단히 깊이 있는 이야기가 아니던가? 성현(聖賢)들의 글은 그런 묘미(妙味)가 있고 인류에게 전하는 메시지가 강렬하다. 그 진리를 제 것으로 만들어야 자신의 미래가 밝아지고 또 훌륭한 인생이 영위될 가능성이 높다. 제 인생을 어떻게 만드느냐의 여부는 자신이 마음먹기에 달려 있는 것이다. 금강경도, 도덕경도, 논어도, 주역도, 동서고금 성현(聖賢)들의 가르침들은 모조리 그러한 메시지들을 담고 있다.

부디 처음 먹었던 구도(求道)의 열정으로, 즉 진리(眞理)를 갈구하는 마음으로 '참 의료'를 터득 활용하기 위해 노력한다면 앞으로 전개될 인생을 건강하고 행복하고 빛나는 삶으로 만들 수 있으리라 확신한다.

〈월간 仁山의학 2010년 5월호〉

069

소금만 잘 써도
나라 경제, 국민 건강 살아난다

 필자는 지난 20여 년 동안 죽염을 알리고자 부단한 노력을 기울여왔다. 그런데 아직도 갈 길이 멀다는 생각이 든다. 전국에 죽염을 쓰는 사람이 수십만 명 내지는 수백만 명이나 되는데 정말 효과가 나게 쓰는 사람은 아주 극소수에 불과하다. 필자의 생각엔 죽염을 제대로 쓰는 사람은 1%도 안 되는 것 같다. 『신약(神藥)』이나 『신약본초』, 『죽염요법』에 자세히 나와 있지만, 다시 한 번 강조해서 말하면 죽염은 먹을 수 있는 최대한 많은 양을 먹어야만 효과가 난다. 어차피 소금인데 아무리 좋은 거라도 많이 먹으면 안 되겠지, 적당히 먹어야지 하면서 스스로 통제해 버리면 좋은 효과가 나지 않는다.

 소금은 바닷물에서 만들어진 것이고 또 그것과 같은 것이 우리 몸속의 혈액이다. 지구 표면의 70%가 물이고 그 물은 거의 전부가 소금물이다. 지구상에 존재하는 모든 강물을 합친다 해도 담수 비율이 2%를 넘지 않는다. 나머지는 모두 소금물이다.

우리 인체 중량의 70% 또한 물이다. 물론 아주 어릴 때는 80% 정도였다가 나이가 들어 몸에 수분이 좀 빠졌을 때는 60%까지 내려가지만 평균 70% 정도가 되는데, 그 물의 거의 전부가 소금물이다. 그런데도 정제염 등 특정한 조건하에서 만든 소금이 인체에 해를 끼칠 수가 있다는 내용을 침소봉대하고 또 소금에 대한 정확한 인식 없이 무조건 소금은 해롭다, 짜게 먹는 것은 해롭다는 말을 한다. 그러나 소금이 무조건 해롭다는 말은 천부당만부당한 얘기다. 소금도 소금 나름이다. 물론 일부의 소금이 몸에 해로울 수 있다. 그러나 그것을 전체로 확대해석하는 것은 문제가 있다. 미네랄 성분 등이 제거된 순수한 염화나트륨 성분의 소금이 문제가 되는 것이지, 천일염이나 죽염이 문제가 되는 것은 아닌 것이다.

염관리법 개정, 서해안 갯벌 천일염 적극 활용해야

1963년 제정되어 올 3월까지 유지되어 온 염관리법에 의하면, 국가의 모든 식품제조 및 가공, 접객업소 등에서는 김치를 담그거나 빵이나 과자를 만들거나 사탕을 만들 때 정제염만을 쓰도록 의무화했다. 국민의 건강 추구권을 무시한 법이라고 말할 수밖에 없다. 그런 법이 45년 동안 유지되다가 전혀 다른 이유로 개정되어 2008년 3월 28부터 시행되고 있다. 개정된 염관리법은 정제염만을 쓰도록 의무화한 규정을 바꿔 천일염도 식품의 원료로 쓸 수 있는 길을 열어놓았다. 우리나라 천일염 생산의 80%를 차지하고 있다는 전남 신안군의 박우량 군수, 박준영 전남도지사 같은 분들이 앞장서고 KBS, MBC 같은 방송에서 집중적으로 이 문제를 제기한 힘도 컸다.

그런데 안타까운 것은 법이 개정됐음에도 불구하고 정작 국민은 그 내용을 잘 모른다는 사실이다. 법 개정이 된 줄 모르는 사람이 대부분이다. 국민건강을 위해서 더없이 좋은 상황이 전개됐는데도 라면회사나 식품가공회사 등 식품업계에서는 천일염을 거들떠보지도 않는다. 자기와 가족의 건강을 생각하는 가정주부들 중에서도 소수가 천일염 이벤트를 한다니까 가서 몇 봉지 사 오는 것으로 끝이다. 그러나 그 정도로는 국민건강에 별 도움이 안 된다. 허구한 날 아이들이 입에 달고 다니는 것이 라면이요, 빵, 과자 같은 것들인데 거기에는 여전히 정제염이 들어가 있다. 정제염 때문에 일어나는 건강상의 문제는 매우 심각하다.

이제 전 국민이 미네랄을 함유한 소금, 즉 천일염이나 죽염 등을 하루빨리 쓸 수 있도록 유도할 필요가 있다. 나 혼자만 먹으면 되지 굳이 시민운동가도 아닌데 뭐 그런 일을 할 필요가 있겠느냐고 생각할 수도 있다. 하지만 국민 모두가 건강해야만 그 건강을 바탕으로 경제활동에 전념해 경제가 살아나든지 일자리가 창출되든지 하는 것이다.

소금 하나만 제대로 써도 암을 예방하고 치료할 수 있는데도 불구하고 현실은 그렇지 못하다는 것은 참으로 안타까운 일이다.

면역기능 강화 으뜸은 쑥뜸과 죽염

한국은 의학에 밝은 사람들이 장수하는 경향이 있다. 그런데 미국으로 대표되는 서양의학은 인체의 면역체계 및 자연치유 기능과 그 치료 방법에 역행하는 치료를 의료라는 이름으로 행하기 때문에 미국의 의사들 평균 수명은 미국인 평균수명에 비해 약 15년 내지 18년 정도 적다. 미국엔 예순을 넘기는 의사들이 별로 없으며, 대부분 예순 이내에 사망한다. 그러니까 정말 올바른 의학이고 양생(養生)법이라고 한다면 그 양생법에 의해서 자기부터 건강해야 하는 것이다. 자기 자신부터 건강하지 못한 사람들이 남의 병을 고친다는 것은 모순이다.

인류는 의학에 의존해서 건강하게 사는 것이 아니다. 질병은 미리미리 사전에 예방하는 것이 최선의 방법이다. 질병을 예방하기 위해서는 면역력을 길러야 하는데, 면역기능을 강하게 하려면 약을 가급적이면 쓰지 않는 것이 좋다. 그리고 섭생과 운동에 힘써야 한다. 자신의 의지와 상관없이 호흡으로도 공해가 들어오고 음식물을 통해서도 독성물질이 들어오고, 또 운동부족으로도 면역력이 저하될 수 있다. 약화된 면역기능을 제자리로 돌리는 데는 죽염과 쑥뜸이 단연 으뜸이다. 굳이 구분하자면 쑥뜸이 죽염에 비해서

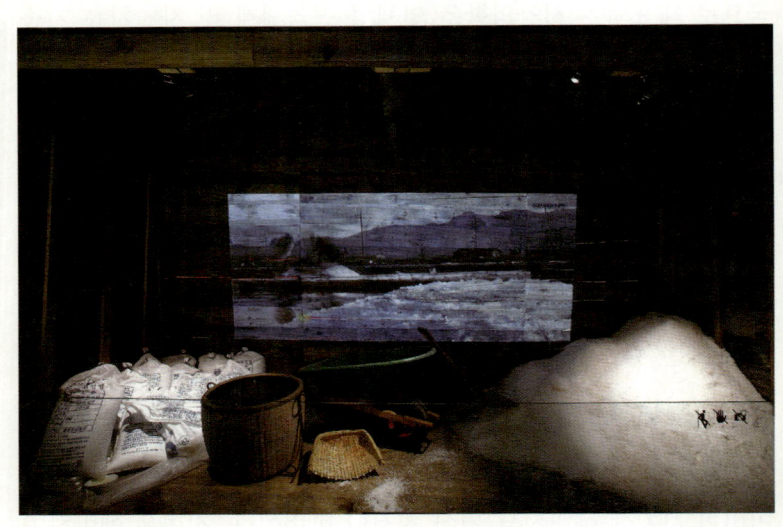

월등 강력하다. 쑥뜸을 아주 열심히 뜨는 사람들은 평생 보약이나 산삼을 먹을 일이 없다. 인산의학은 이처럼 아주 간단명료하게 인류건강을 위한 방책을 제시하고 있는데, 문제는 너무도 간단명료하고 쉬운 방법이기 때문에 대중들이 신뢰를 안 한다는 것이다. 그러나 정말 중요한 것은 우리가 메일 숨 쉬면서도 그 고마움을 잊고 지내는 공기처럼, 우리의 생명을 구하는 정말 훌륭한 비밀은 잘 드러나 있으며 비밀이 없다는 것이 최고의 비밀이다. 마음의 눈을 뜨지 못하고 마음의 문을 열지 않아서 누가 얘기를 해줘도 알아듣지 못하는 것이다.

　인산의학에서 면역력을 높여 원기를 강하게 하고 질병을 치유하는 방법으로 가장 많이 이야기되는 것이 바로 밭 마늘 죽염요법이다. 밭에서 재배한 마늘을 구워서 아홉 번 구운 죽염에 듬뿍 찍어 먹는 방법이다. 보통 10~30통 정도 밭 마늘을 구워서 죽염에 찍어 먹으면 첫째 피가 맑아지고 원기를 돋우는 작용을 한다. 마늘과 죽염이 몸 안에 축적된 나쁜 가스를 배출시키면서 피와 살과 뼈를 만드는 일을 하는 것이다. 모든 병은 피가 탁해지는 것이 그 근본 원인이다. 피를 맑게 하는 것만 신경 써도 무병장수할 수 있다. 그런데 이 좋은 기능을 하는 죽염과 마늘을 우리는 거들떠보지도 않는 것이다. 거들떠보지 않는 것은 둘째 치고, 소금이 몸에 해롭다는 막연한 말만 되풀이하고 있다. 소금에 대한 이해를 할 생각은 하지 않고, 제 몸이 원하는 것이 무엇인지 알려고도 하지 않는 것이다.

소금 섭취량이 문제가 아니라 質이 문제

　소금 섭취량은 전혀 중요하지 않다. 다만, 천일염이냐 정제염이냐 하는 소금의 종류를 구분할 필요가 있으며, 또 같은 소금이라고 해도 그 질은 엄청 차이가 난다는 것을 알아야 한다. 천일염이라면 하루에 30그램이든 40그램이든 자기 몸에서 당기는 대로 먹으면 그게 정답이다. 자기 입맛에 간이 맞게 먹는 것이 만고불변의 법칙인 것이다. 그러나 전기분해 방식으로 바닷물 속의 순수염화나트륨 만을 추출하여 만든 특정 소금은 자기 식성대로 간이 맞게 먹어도 우리 몸에 여러 가지 해로운 작용을 일으킨다. 특정 소금을 비난하기 위해서가 아니다. 순수 염화나트륨만으로 뭉쳐져 있는 소금은 우리 몸에 들어가면 피를 탁하게 하는 등 많은 문제를 일으킨다. 그러나 죽염이나 천일염 같은 미네랄 함유 소금들은 우리 몸에 들어가 조화와 균형을 이루면서 오히려 피를 맑게 하는 기능을 하고 필수 소량 미네랄 등을 공급해 준다.

　인산의학은 지혜롭고 현명한 섭생의 방식이고 치병(治病) 이론이다. 제때 잘 활용하면 병을 예방하는 것은 물론이고 병에 걸리지도 않을 것이다. 병에 걸려도 여러 가지 자연요법으로 극복할 수 있다. 소금 하나만 잘 써도 무병장수할 수 있는데, 이런 간단한 방법을 모르고 우리 사회가 너무 멀리 돌아가는 것 같아 안타까움을 금할 길 없다.

〈월간 仁山의학 2008년 6월호〉

070

'천일염의 날'에 생각해 볼 생명력의 寶庫

    3월 28일은 '천일염의 날'이다. 국가에서 지정한 기념일은 아니지만, 사람들로 하여금 염관리법 개정으로 천일염이 식품으로 인정받은 날과 소금의 중요성을 의미 있게 되새기게 하기 위해 전라남도에서 지정한 기념일이다. 2007년 11월 22일, 45년 만에 염관리법 개정안이 국회를 통과했고 이듬해인 2008년 3월 28일부터 그동안 광물질로 분류되었던 천일염이 식품으로 정식 인정받게 되었다.

    1963년 염관리법을 제정할 당시, 식품을 제조 가공하거나 음식을 만들 때 반드시 정제염만을 쓰도록 한 규정은 45년간 국민건강에 지대한 악영향을 미치며 그대로 존속되어왔다. 유럽의 상당수 국가에서 정제염은 짐승의 사료에도 넣지 못하도록 법으로 규정하고 있음에도 불구하고, 우리나라는 그것만을 식용으로 쓰도록 법으로 규정하고 있었던 것이다.

　식용에 쓰이는 소금은 천일염이나 정제염이 대부분으로 바닷물의 오염이 날로 심각해지고 갯벌의 자정(自淨)작용도 한계상황에 이르러 연근해의 바닷물을 사용하는 소금의 품질 또한 예전 같지 않아 보다 우수한 품질을 가진 식염의 필요성이 절실히 대두되던 터에 2008년 3월 28일 염관리법이 바뀐 것은 만시지탄(晩時之歎)이 있지만 그나마 국민건강을 위해 참으로 다행스러운 일이라 하겠다.

　소금관계 법령이 바뀌었다고 우리의 식습관이 하루아침에 바뀌지는 않을 것이다. 법이 바뀌었음에도 대형 식품가공업체나 식당에서는 여전히 정제염을 쓰고 있는 현실이 이를 증명하고 있다. 값이 싸다는 이유는 드러나지 않은 가장 큰 이유일 테고, '깨끗하다'는 것이 밖으로 드러내는 이유일 것이다.

　그런데 여기에서 '깨끗하다'는 의미를 생각해 볼 필요가 있다. 아시다시피, 정제염은 바닷물을 공업용수로 쓰기 위해 염기를 제거할 때 얻게 되는 일종의 부산물염이다. 바닷물을 전기분해하여 얻어낸 순도 높은 염화나트륨의 결정체인데, 염화나트륨 이외의 물질들을 불순물로 간주하여 이 원소들을 거의 제거했기 때문에 깨끗해 보이고 위생적이라는 생각이 들기도 하겠지만 몸에 좋은 미네랄 성분도 함께 사라졌으므로 영양적인 면에서는 좋다고 말할 수는 없는 것이다. 면역력이나 암 치유와 관련해 갈수록 미네랄의 중요성이 부각되고 있는 추세를 감안한다면 충분히 고민해 볼 필요가 있는 내용이다.

하지만, 염관리법 개정 이후 가정 식단에서는 조금씩 변화의 조짐이 보이고 있다. 집에서 음식을 조리할 때만큼은 천일염이나 죽염 등 질 좋은 소금을 쓰는 것이 자신과 가족의 건강을 위해서 바람직한 일이라고 생각하는 사람들이 늘어나고 있는 것이다. 소금에 대한 생각만 바뀌어도 수많은 질병을 고치고 다루는 데 효과가 있다는 것이 여러 가지 증거를 통해 밝혀지고 그 '소금의 진실'이 사람들의 인식을 바꾸고 있는 것이다.

필자는 선친(仁山 金一勳, 1909~1992)의 뜻을 받들어 1986년 6월부터 선친의 저술『신약(神藥)』에서 제시한 물질인 죽염을 산업화하기 위한 준비에 착수하였다. 이후 1년여 노력 끝에 1987년 8월 27일 경남 함양에서 국내외 최초로 죽염제조허가를 받아 세계 최초로 죽염을 산업화한 이후 줄기차게 소금의 중요성을 강조해 왔으며 사업도 오로지 창립 이후 지금까지 23년 동안 죽염제조업의 외길을 고수해 왔다.

소금의 '억울한 누명'을 벗기고 '소금 본래의 참 가치'를 알리기 위해 강연이나 대내외 활동을 통해 '짠 것은 해롭다, 소금은 해롭다, 소금 섭취의 제한이 바람직하다'는 그릇된 인식의 높은 벽에 맞서 '소금 문제의 본질은 섭취의 양(量)에 있는 것이 아니라 인체 필수 미네랄들의 함유 여부와 소금 속 독성 처리 여부에 따른 질(質)의 문제'라고 끊임없이 주장해 왔다.

필자가 경영하고 있는, 전형적인 굴뚝산업인 죽염제조 회사가 2000년 벤처기업으로 확인 받고 정부 차원의 천일염 산업 육성을 추진하고 있는 점 등으로 미루어 볼 때 비로소 그러한 노력의 결실이 보이는 것 같아 흐뭇하지만, 한편으로는 '아직 멀었다'는 생각을 지울 수가 없다. 천일염 산업 발전을 위한 자금을 대폭 지원하는 것은 필요한 일이지만 천일염 육성사업의 핵심과제를 올바로 인식하지 못한 채 언저리에서 맴돈다는 아쉬움을 떨치기 어려운 것도 또한 사실이다.

몇 년 전부터는 정부에서 알아주든 말든, 지방자치단체에서 인식을 하든, 못하든 관계치 않고 인식을 같이하는 많은 동호인들, 회사 등록고객 회원들을 초청한 가운데 죽염산업의 발상지인 경남 함양군 함양읍 죽림리 1048-4 인산가에서 매년 8월 27일 '죽염의 날' 축제를 개최하고 있다. 올해도 8월 27일(금요일)에 죽염산업화 23돌 '죽염의 날 축제'를 함양 인산농장에서 개최할 예정이다.

소금에 대한 인식 바꾸면 몸이 바뀐다

소금에 대한 생각 하나만 바뀌어도 우리의 삶의 질은 획기적으로 바뀔 것이다. 하물며 우리가 지금까지 교육받은 '의학'에 대한 고정관념을 바꾸었을 때 어떤 일이 일어날지 상상하는 일은 그다지 어렵지 않다. 우리에겐 이미 세계 각국의 대체의학과 전통의학을 넘어 시대에 걸맞은, 즉 21세기 인류에게 닥친 새로운 질병환경에 맞는 실사구시(實事求是)의 실용의학이론인 '인산의학(仁山醫學)'이라는, 동서양을 막론하고 전무후무한 훌륭한 의학적 대안이 있기 때문이다.

식용 소금의 질적인 문제에 있어 획기적인 전환점이 된 것은 1986년 『신약(神藥)』이 출간되면서부터다. 인산 선생은 이 책을 통해 '염성(鹽性)이 강한 생명체는 질병에도 강하다'는 이론을 주장함으로써 상식적인 소금 섭취 개념과는 정면으로 상반되는 죽염 섭취법을 권장하였다.

죽염은 인산 선생의 혜안(慧眼)을 통해 나타난 새로운 물질이며, 종래의 소금과는 물리적·화학적으로 성상(性狀)이 다른 물질이다. 또한 국가기관이나 제약회사, 또는 약학, 의학 관련 석·박사들의 개발에 의해 등장한 것이 아니라 복용자들의 체험을 통해 그 제법과 효능이 널리 알려지게 된 특이한 물질이기도 하다. 일찍이 인산 선생은 죽염의 약성과 제조 원리를 음양오행과 천문지리의 이치에 맞게 만들었으며 죽염의 약성 또한 같은 학문적 논리로 상세히 설명해 놓았다.

시도 때도 없이 생성, 소멸하는 온갖 종류의 암·난치병·괴질 등 질병 문제를 해결하기 위해 우리 인류는 무진 애를 써온 것이 사실이다. 그러나 이렇다 할 해결책은 동서양을 막론하고 제도권, 비제도권 의료를 막론하고 그 어디에서도 제시된 바 없으며 찾아볼 수도 없는 것이 작금의 현실이다. 지금까지의 노력으로도 해결하지 못한 것을 같은 방식의 노력을 통해 해결할 수 있을 것이라는 기대는 실현 불가능한 환상에 불과하다. 이 환상으로부터 빨리 벗어나는 것이야말로 현실적 해결책을 마련할 수 있는 첫걸음이다.

美 시카고 대학 의료연구진이 1995년에 25년간의 암 사망률 분석결과를 토대로 '인류의 암 치료 노력은 실패로 귀결됐다' 라는 요지의 연구보고서를 발표한 적이 있는데, 이것이 오늘의 우리 의료 현실이다.

그렇다면, 이렇듯 암담한 우리 의료의 현실에 대안은 없는 것일까? 때로는 자연현상과 사물을 꿰뚫어보는 천부적 혜안(慧眼)의 소유자가 제시하는 단순명쾌한 해결책이 인류에게 훨씬 더 큰 도움이 되기도 한다는 것을 우리는 각자(覺者)들의 행적(行跡)을 통해 알고 있다.

'인산의학'은 지금까지 대두된 모든 문제들의 답을 제시한, 다시 말해 현실적 대안과 해결책을 제시한 '참 의료'의 전범(典範)이다. 단군(檀君) 이래 4천여 년 동안 면면히 이어져온 뿌리 깊은 민족의학을 토대로 선친(仁山 金一勳, 1909~1992)의 혜안(慧眼)과 경험에 의해 정립된 인산의학은 인류의 건강을 위협하는 모든 난치성 병마에 대한 근본 해결책을 명명백백하게 제시하고 있다.

선친에 의해 새롭게 밝혀진 자연의 법칙과 생명의 원리, 그에 근거한 난치성 질병 치료의 신약묘방(神藥妙方)이 바로 '인산의학' 그 자체인 것이다. 인류의 난치성 병마를 물리치고 본래의 건강을 회복하여 삶의 질을 높여 행복하게 살고자 하는 온 인류의 시대적 과제에 대한 가장 분명한 해결책이라 할 수 있다.

누구라도 인산의학이 제시하는 갖가지 처방과 약물이 등장하게 된 배경, 자연법칙과 사물의 이치에 관심을 갖고 자신과 가족들의 생명을 구할 수 있는 '참 의료'를 실천하기 위해 정성을 다해 노력한다면 제 병, 제 힘으로, 제 집에서, 자연물의 약성을 활용하여 그 어떤 암·난치병·괴질이라 할지라도 근본적으로 해결할 수 있을 것으로 판단된다. 단 하나밖에 없는, 더없이 소중한 생명의 건강을 위하여 그 무엇보다도 중요한 우리의 생명을 구할 수 있는 '참 의료'에 대한 자각(自覺)과 실천이 가장 시급한 것이고 가장 중요하다는 것을 절대로 잊지 말았으면 한다.

〈월간 仁山의학 2010년 3월호〉

071

'다이옥신 파동'으로
仁山 지혜, 죽염 안전성 더욱 부각

　최근 식품의약품안전청(청장 이영순)의 "죽염·구운 소금 속 다이옥신 다량검출" 발표(2002.8.8)에 따른 파문이 확대되면서 한동안 국민들의 뇌리에서 잊혀져가던 '죽염'이 다시금 세간의 관심사로 급부상하고 있다. 한국죽염공업협동조합 이사장으로서 죽염산업이 본격화되기 시작한(1987.8) 이래 15년간 수많은 시련과 우여곡절을 겪은 터라 새삼 별다른 근심거리로 작용할 만한 것도 못 되지만 그래도 내용을 모르고 오해하거나 필요 이상 걱정하는 분들이 있다는 점을 감안하여 사족(蛇足) 같긴 하지만 몇 마디 짚고 넘어가는 게 좋을 듯싶다.

　남 열심히 일하는 것에 대해 왈가왈부하는 것 자체를 가장 싫어하고 그런 얘기 듣는 것 또한 달가워하지 않는 성격의 소유자로서 이런 문제로 직언(直言)과 고언(苦言)을 한다는 게 내키지는 않지만 '국민건강'이라는 중차대한 사안임을 고려해 부득이 솔직담백하고 명명백백하게 진실을 밝히지 않을 수 없음을 첨언한다.

솔직히 말해서 물리, 화학에 조예가 깊지 못한 사람으로서 식약청 발표(8.8) 이전까지는 다이옥신에 대해 폭넓은 지식은 물론 깊이 있는 학식을 전혀 갖고 있지 못했었다는 사실을 먼저 밝힌다. 그럼에도 불구하고 이번 식약청 발표 이후 단기간에 수많은 다이옥신 관련 정보와 지식을 흡수하여 끝없는 소화력으로 소화해 내면서 내린 내 나름의 결론은 "죽염에 대해서 얼마나 말할 게 없으면, 즉 얼마나 흠잡을 데가 없으면 다소 겉으로 보기에 무식해 보이는 다수 국민을 일시적으로 기만하면서까지 다이옥신 문제를 들고 나와 소비자들의 건전한 '소금 인식'에 대혼란을 야기하는가"라는 것이다.

국민건강과 소비자 안전을 위해 '죽염·구운 소금 속 다이옥신 검출' 사실을 서둘러 발표했다는 식약청 발표가 과연 식약청 생각대로 국민건강과 소비자 안전에 기여했는지 여론조사기관에 의뢰해서라도 확인해 볼 것을 이번 기회에 제안한다. 특히 발암물질인 다이옥신을 다량 섭취할 가능성이 있으므로 추가 조사가 끝날 때까지 죽염·구운 소금 섭취를 삼가고 천일염 또는 꽃소금을 먹도록 권고한 식약청 관계자들의 TV·신문 인터뷰 내용은 보는 이들의 간담(肝膽)을 서늘케 한다.

소금 문제의 본질에 대해 논할 때다

　1조 분의 몇으로 검출되는 극미량의 다이옥신에 집착하느라 강·하천을 통해 바다로 유입된 산업폐수, 생활오수 속의 온갖 유독성물질, 예컨대 수은, 비소, 납, 카드뮴, 니켈, 크롬 등이 함유된 천일염의 문제점을 망각한 채 그러한 소금을 국민에게 권하는 것이 과연 '국민건강'을 위하는 것인가. 그리고 화학실험용 시약이나 다름없는 순수 염화나트륨(NaCl)을, 예전부터 먹어왔던 소금, 또는 그보다 위생적으로 처리된 질 좋은 소금으로 착각하고 섭취함으로써 위장 점막 손상, 혈압 상승, 비만 초래 등 생체시스템에 온갖 혼란을 초래하는 소금 문제의 본질을 외면하고 극미량이어서 인체에 대한 악영향 가능성이 거의 없는 다이옥신 문제에 매달리는 게 과연 현명한 처사인가. 국민 대다수가 식용으로 섭취하는 정제염을 식품위생법에 근거하여 관리하지 못하는 근본적 문제 해결을 위한 노력에는 왜 그다지도 미온적이고 소극적인 것인가.

　필자는 그래도 몇 십억 매출을 올리는 기업인 축에 들어 적지 않은 세금을 내는 납세국민으로서 우리나라 식품의 안전을 관리한다는 공무원들의 그토록 지나친 편견과 필수기초식품인 소금에 대한 몰이해에 비애를 넘어 분노감마저 느끼게 됨을 고백하지 않을 수 없다. 이런 문제를 접할 때마다 세금을 돌려받고 싶은 생각이 간절해지는 게 어디 필자 한 사람뿐이겠는가.

　물론 이 이야기는 국민보건과 식품·의약품의 안전을 확보하기 위해 맡은 분야에서 열심히 땀 흘려 '일하시는' 대다수 보건의료 관련 공무원들에게는 절대로 해당되지 않음을 거듭거듭 밝힌다.

죽염·구운 소금 제조법에 어두운 일부 업자들의 일부 불량 제품에서 다량의 다이옥신이 검출됐다고 해서 대다수 다른 건전한 기업들의 하자 없는 제품들까지 일방적으로 문제의 기업, 문제의 제품인 것처럼 매도해서는 안 되는 것과 같은 이치다.

각설하고 식약청 식품 관련 공무원들의 공무집행에 참고가 되기를 바라고, 마음 놓고 섭취할 수 있는 질 좋은 소금을 원하는 소비자들의 판단과 선택에 조금이나마 보탬이 되기를 바라는 마음에서 이 글을 쓰는 것이니 만큼 다소 견해가 다르더라도 대승적 차원에서 너그럽게 받아들여주시기 바란다. 이번 '죽염·구운 소금 다이옥신사건'을 계기로 국민건강과 직결되는 소금 문제의 본질이 무엇이고 모든 식품 속에 잔류하는 다이옥신으로부터 덜 위험해지기 위해서 정부와 국민의 할 일이 무엇인지에 대해 필자 나름의 소견을 개진코자 한다. 한마디로 결론부터 말하면 다이옥신의 문제는 전 지구, 전 산업, 전 식품의 문제이고 어느 한두 가지 식품이나 산업 쪽에서 저감 노력을 기울여 해결되거나 도움이 될 사안이 못 된다는 것쯤은 웬만한 상식의 소유자라면 모를 리가 없을 것이다.

왜 다소비 식품의 다이옥신 문제는 외면하는가

다소비 식품인 쌀과 채소, 어패류, 육류 속의 다이옥신 잔류 량은 차치하고라도 서울지역 산모(産母)의 젖에 함유된 평균 농도 15 피코그램의 다이옥신 저감화 대책은 안 세워도 되고 다소비 식품이 아닌 죽염 속 다이옥신은 과연 국가 차원의 저감 대책을 세워야 하는 이유는 뭔가.

또 대책을 세우는 것은 좋지만 아홉 번 굽는 죽염의 경우 굽기 전 본래 천일염의 다이옥신 양이 46분의 1로 도리어 감소한 것으로 미루어 죽염제조법이 제대로만 하면 가장 확실한 다이옥신 저감책이라는 사실을 알아야 할 것이다. 인산의학의 창시자인 인산 김일훈 선생의 지혜는 소금 속 다른 유독성 물질 제거뿐 아니라 다이옥신까지도 완벽하게 제거하도록 배려한 '선견지명(先見之明)'이었음이 이번 다이옥신 파동을 계기로 분명하게 드러난 것이라 하겠다.

자동차 배기가스에서, 쓰레기 소각장에서, 논두렁 밭두렁 태우는 곳에서, 농림산물에 살포되는 농약에서, 육류 어패류의 지방 속에서 생성되기도 하고 잔류하기도 하는 게 다이옥신 아닌가. 식약청 주장대로 소금 굽는 과정 중 섭씨 3백~4백도의 불완전 연소에서 생성되는 일면이 있다면 그것은 일부 업체의 일부 제품에서 나올 수 있는 불량품 생산에 관한 문제이므로 도나 시·군 위생과를 통해 '생산 공정 시정지시나 명령'만으로도 국민이 필요 이상 공포심을 갖게 하지 않고 조용하게 얼마든지 개선이 가능한 사안이다.

그것을 마치 70여 개사 150개 제품 전반이 그런 문제점을 안고 있는 양 발표문을 작성하여 대대적으로 보도하도록 만들고 또한 그렇게 인식하는 결과로 나타난 것은 '국민건강과 소비자 안전을 위한 배려일 뿐 어떤 다른 의도도 없었다'는 식약청의 주장을 신뢰할 수 없게 만든다.

식약청이 작성하여 각 언론사에 돌린 '구운 소금과 죽염에서 발암물질인 다이옥신 다량 검출'이라는 제목의 보도 자료를 눈여겨 본 사람이라면 하루 식품섭취총량의 1%도 채 안 되고 전체 국민의 1%도 안 되는 소수의 사람들이 소비하는 죽염·구운 소금에 관한 사안을 저토록 대대적으로 발표한 이유가 뭘까 하고 한번쯤 궁금증을 가졌을 것이다.

게다가 전 국민의 죽염·구운 소금 인지도 자체가 낮고 사용자 또한 소수인 데다 제조업체는 4~5개 업체를 제외하고는 회사나 기업이라는 표현조차 어울리지 않을 정도의 영세업체들이 대부분이며 그중에서도 불과 2~3개 제품에서만 '다량 검출'이라는 표현에 걸맞을 정도의 수치가 검출됐을 뿐인데도 마치 국민건강과 소비자 안전에 심대한 영향을 미치는 중대한 사안인 양 발표를 서둘렀다. 소금뿐만 아니라 그 어떤 식품도 다이옥신의 위해(危害) 수준이나 1일 섭취 허용기준치가 없는 오늘의 현실에서 대국민 홍보나 업체에 대한 사전 계도 또는 협의 없이 일방적으로 죽염·구운 소금 업계 전체를 싸잡아 매도한 처사가 과연 옳은 것인가.

국민을 납득시킬 만한 다른 이유나 또는 그런 성급하고 불합리한 조치를 하지 않을 수 없었던 부득이한 사정이라도 있었단 말인가? 정보문명의 극치를 이루는 요즘 같은 대명천지(大明天地)에서도 마치 미국 개척 시대의 '서부활극'을 연상케 하는 공권력의 남용이 이토록 쉽사리 저질러지고 수많은 사람들이 모여 15년 내지 20년 동안 온갖 노력을 기울여, 일구어나가는 '의미 있고 가치 있는 토착식품산업'을 뿌리째 뒤흔드는 횡포가 어떻게 이해 납득될 수 있겠는가.

'소금은 건강에 해롭다'는 인식의 오류 뒤집는 벤처산업

전 세계 식품영양학자는 물론 의료계 종사자 대부분에 의해 제기된 '짠 것은 몸에 해롭다'는 식의 무분별한 주장이 별다른 근거도 없이 마치 정설처럼 굳어지고 보편타당성을 갖는 진리처럼 신봉되는 게 오늘의 현실 아닌가. 따라서 가만 놔둬도 '소금장사'는 힘들고 지치게 되어 있으며 소금산업 자체의 성장한계를 극복하기 어려운 업종 특성을 갖고 있는 만큼 적극 육성은 못할망정 필요 이상의 규제는 바람직하지 못하다는 공감대가 형성돼 있다.

왜냐하면 고성장 산업은 아니지만 기초필수식품인 만큼 누군가는 해야 하는 사업이기 때문이다. 이에서 진일보하여 생각해 본다면 '건강에 해롭다'는 보편화된 인식을 바꿀 혁신적 아이디어 산업으로서 모험과 도전정신을 근간으로 성장하는 전형적 벤처 업종이기도 하고 또 실제로 필자가 설립하여 이끄는 죽염생산업체는 2000년 5월 벤처기업 확인을 받은 벤처기업이기도 하다.

　죽염산업이 시작된 이래 죽염을 먹고 그로 인한 부작용이나 탈난 사람 없고 그것을 활용해 질병 퇴치나 건강증진에 적지 않은 효과를 봤다는 사람은 헤아릴 수 없을 만큼 많다. 또한 위염・위궤양 치료에는 효과가 뛰어나고 고혈압 개선 효과도 있음이 과학적 연구 성과로 입증(※2002년 10월호 특집기사 참조)된 바 있다. 또 설령 질병 퇴치 목적이 아니더라도 죽염은 음식 맛을 내거나 미용, 등산 시 또는 격렬한 운동 시에 매우 다양하게 활용하여 좋은 효과를 본 경험자들이 적지 않다.

　요즘 수많은 사람들이 걸려 고생하는 유행성 결막염, 즉 아폴로 눈병에 걸렸을 때 생수나 증류수에 아홉 번 처리한 죽염을 용해해 짭짤한 국 정도의 농도(약 1~2%)로 죽염수를 만들어 수시로 눈에 넣었더니 빠른 사람은 1일, 더딘 사람은 3일 안에 깨끗이 나았다고 귀띔해준 수많은 경험 사례들은 오늘의 현실에 실질적 도움 될 '처방'이라 하겠다. 필자와 가족은 물론 주변의 수많은 사람들이 실제 효과를 본 경험의방으로서 아무런 부작용도 없었던 만큼 아폴로 눈병으로 고생하는 이들에게 '써볼 것'을 권하는 바다.

법적 의미의 약보다 '진정한 藥' 찾는 데도 노력해야

　인류 의료계가 지향하는 것은 무엇인가. 인류의 병고(病苦)를 효과적으로 퇴치할 약물의 발견 또는 개발이요, 그것들을 실제 질병

치료와 예방에 유효적절하게 활용하여 효과를 거둠으로써 인류의 생명을 위협하는 병마를 물리쳐 건강을 회복케 하고 병 없이 장수하게 돕는 것이 의자(醫者)의 사명 아닌가.

따라서 의자는 의약품 승인 받은 것에 한해서만 의약품으로 생각하는 협의적 약(藥)의 개념에서 탈피, 각종 농림축수산물이나 광물 특히 우리가 먹는 음식물 가운데 약용 가능한 물질들을 찾아내는 정성도 소홀히 하지 말았으면 하는 바람이다.

의료인도, 비 의료 일반 국민도 너나 할 것 없이 각종 암, AIDS 등 인류 난치성 병마 퇴치를 위해서는 모든 지혜와 노력을 아낌없이 바쳐야만 한다는 굳은 신념을 필자는 갖고 있다. 물론 그런 명분을 빙자해 불법을 저지르거나 지나치게 상업적 이윤추구에 치우치는 것은 경계해야겠지만 인류생명의 건강을 지키기 위한 '무의무약(無醫無藥) 무병무고(無病無苦)'를 지향하는 참 의료 실현을 위해서는 전 의자들의 '열린 마음'이 필수적이라 생각된다.

'국내산 전기다리미에 문제 많아' 라는 식의 조사결과를 발표한다면 이익은 외국 다리미 제조업체로 갈 것이고 '국산 쌀 대부분 다이옥신 검출'이라는 식의 보도가 나간다면 소비자들은 신속히 미국 캘리포니아산 쌀을 수입함으로써 한국 농촌의 붕괴를 자초하게 되지 않겠는가.

죽염·구운 소금 산업 역시 농업이나 기타 다른 모든 제조업과 마찬가지로 보호 육성돼야 할 중요하고 가치 높은 산업이라는 점을 감안한다면 시일이 걸리더라도 150개 전 제품을 수거 검사하여 한 시료에 대한 2~3개 기관의 복수검사 결과를 대조 분석한 다음 통계 처리하여 안전대책 마련 후 발표했어야 마땅하지 않을까?

국민 다소비 식품도 아니고 많은 국민이 이용하는 것도 아니며 1일 섭취 식품 중 1% 이상 비중을 차지하지도 않는, 국민건강에 미치는 영향이 극히 적은 희소식품 두 품목에 대한 '국민 경각심 고취'가 과연 그렇게도 급한 사안이었을까? 보통의 상식을 가진 국민이 납득하기 어려운 일이라면 국민의 공복을 자처하는 식약청 공무원들이 응당 좀 더 신중했어야 하지 않을까?

필자가 경영하는 기업은 미리 포항공대에 의뢰하여 안전에 문제 없음을 증명할 검사 결과를 갖고 있었음에도 식약청의 무차별 발표와 대다수 언론의 일방적 매도로 큰 피해를 입어 국가를 상대로 손배소를 제기하고 해당 언론에 반론보도를 청구하는 고육책(苦肉策)을 쓰지 않을 수 없었음을 심히 유감으로 생각한다.

국민 건강과 소비자 안전을 위해 일하는 대다수 식약청 관계자들께는 더없이 미안한 일이지만 업무처리에 대한 불합리성 시정과 불필요한 피해 예방에 좀 더 노력해 달라는 정중한 요청일 뿐이라는 점을 감안하여 너그럽게 이해해 주시기 바라며 차후에 식품 안전 확보에 훌륭한 업적을 이룩한 공직자들께는 '인산상(仁山賞)'이라도 제정하여 시상할 생각도 갖고 있음을 차제에 밝힌다.

〈월간 신토불이건강 2002년 10월호〉

072

다이옥신 파동,
식품안전성 향상을 위한 계기 삼아야

지난 8월 8일 식품의약품안전청의 발표로 야기된 '다이옥신 파동'은 우리 사회에 적지 않은 교훈을 남겼다. 역사를 통해서 또는 어떤 사건을 계기로 얻게 되는 교훈의 참된 의미를 제대로 깨닫지 못한다면 그 집단이나 사회의 발전을 기대하기는 어려울 것이다.

우선 이번 파동은 문제의 본질을 외면하고 핵심을 파악하지 못함으로써 귀중한 시간과 인력과 경비를 낭비한 또 하나의 사례로 남게 됐다는 점을 지적하지 않을 수 없다. 식약청 방문과 매스컴, 강연회 등을 통해서 누누이 설명했듯이 소금 문제의 본질은 화학 실험용 시약이나 다름없는 순수 염화나트륨을 국민 대다수가 섭취함으로써 야기되는 건강상의 불이익에 있는 것이지 어느 식품에서나 적지 않게 검출되게 마련인 다이옥신 검출 유무에 있지 않다는 게 필자의 일관된 견해다.

서로 생각이 다를 수 있다는 점을 십분 감안한다 하더라도 소금 문제를 종합적으로 연구 실험해 보면 왜 소금을 굽는지, 구워야 좋은 것인지, 비록 값이 비싸더라도 많은 사람들이 왜 그 소금을 애용하는지, 물리화학적으로 어떤 특성과 차이를 나타내는지 정확히 알 수 있게 될 것이다.

정확히 알고 합리적으로 규제하고 단속한다면 과연 그 누가 감히 토를 달 수 있겠는가. 식약청의 막강한 권력과 집행하는 모든 예산이 국민의 공감과 혈세(血稅)로부터 나온다는 점을 생각할 때 나라 발전을 위해서라도 직언(直言)과 고언(苦言)을 아끼지 말아야 한다는 생각이 과연 필자 한 사람만의 생각일까?

이해를 돕기 위해 몇 가지 사항을 다시금 반복하여 설명하고자 한다. 이번에 문제를 삼은 '죽염'은 거듭거듭 강조하건대 몇몇 우둔한 사람들이 과학적 사고에 어둡고 의학적 지식의 부족함을 무릅쓰고 돈벌이에 급급하여 저지른 몰상식한 행위에서 발단된 것이 결코 아니다. 천부적 혜안과 일생의 오랜 경험을 통해 절망과 고통의 말기 암환자들에게 평생 대가를 바라지 않고 참된 인술(仁術)을 펼쳤던 한 의자(醫者)의 농축된 지혜의 산물중 하나다. 그 의자의 호를 붙여 '인산의학(仁山醫學)'으로 불리는 그 이론체계 속에는 죽염뿐만 아니라 홍화씨, 유황오리, 마른 명태, 다슬기, 약염소, 약닭, 마른 옻껍질 등 자연물의 약성을 활용하여 난치성 병마를 물리치는 신약묘방(神藥妙方)들이 즐비하다.

기존의 의학지식의 잣대로 재면 이해하기 어렵고 황당무계해 보이기까지 하지만 더 이상 살려낼 방법이 없다는 의료계의 최종 선언에 절망과 고통을 안고 마지막 살길을 찾는 환자들에게는 인산의학은 그야말로 실낱같은 희망의 끈이요, 새 삶의 가능성을 열어주는 한 줄기 서광(瑞光)과도 같은 것이었다.

그리고, 그 인산의학의 '의학 같지도 않은, 의학 너머의 의학'의 이론과 처방 및 약물에 따라 목숨을 건진 기적의 주인공들이 속출하는 이변이 잇따랐다. 오늘날 TV나 신문 등 영향력 있는 대중 매체의 광고·선전 없이 죽염의 효능·효과가 입에서 입으로 전해져 그나마 이 정도의 시장을 형성한 것도 따지고 보면 모두 죽염을 이용하고 효과를 본 사람들의 줄기찬 노력의 결과다.

처음에는 예외 없이 '또라이' 취급을 받거나 귀가 얇아 죽염장사들의 꾐에 넘어가 주책 떨고 다니는 것쯤으로 치부되다가 어떤 계기로 '죽염의 진실'을 알게 되는 어려운 과정을 거쳐 한 사람 한 사람 늘어나게 된 것이 오늘의 죽염 소비자들이다.

짜게 먹는 것이 좋지 않다는 얘기를 귀에 못이 박히도록 듣고 세뇌되다시피 한 오늘의 현실에서 '소금'을 다량 섭취한다는 것은 혁신적 발상의 전환이거나 아니면 너무 무식해서 소금장수 말만 믿고 무조건 따르는 어리석음의 발로에 해당될 것이다. 소비자들의 요청에 의해 생산되기 시작한 것을 계기로 이 땅에 자생적으로 등장한 죽염산업이 15년 동안 숱한 난관과 위기 속에서도 마치

들풀처럼 죽지 않고 살아나는 그 놀라운 생명력의 원천은 과연 무엇일까?

필자는 분명히 알고 있고 그래서 자신 있게 말할 수 있다. 그것은 죽염 스스로 갖고 있는 광범위한 용도와 뛰어난 효용성이라는 사실을 차제에 분명히 밝힌다. 물론 법·제도가 현실을 충분히 반영하지 못하는 안타까움이 존재하지만…. 우선 필자 자신과 가족들도 죽염이 갖는 다양한 효용성을 폭넓게 체험한 바 있고, 주변 사람들 중에도 난치병 치료는 물론 조그만 상처의 회복에 이르기까지 그 신묘한 효과를 체험한 이들이 적지 않다는 사실에서 죽염의 위상(位相)과 가치를 짐작할 수 있으리라.

자기 나름의 견해든, 전문가로서의 견해든 관계없이 그 어떤 견해보다도 더 중요한 것은 '사실' 여부다. 내 생각에는 효과가 없다는 판단이 분명해 보여도 실제로 드러나는 결과가 다를 수 있다는 사실을 굳이 외면할 필요가 있겠는가.

이번 다이옥신 파동의 교훈은 우리 사회에 식품안전의 중요성을 일깨워준 한편, 소금 또는 식품안전 문제의 본질에 대해 생각해 보는 계기를 마련해 주었다. 그러나 미약하기 이를 데 없는 자생적 산업이 소비자들의 '절대적 신뢰'에 힘입어 조금씩 성장해 가다가 여지없이 공든 탑이 무너져 내리는 슬픈 운명에 처하게 되는 그런 결과도 가져왔다.

국가기관과 기업·소비자들이 머리를 맞대고 '죽염의 진실'과 관계없이 실추되어버린 신뢰 회복을 위해 다 같이 노력한다면 어쩌면 이번 파동이 전화위복의 계기로 작용할 수도 있으리라는 기대는 아직도 차마 버릴 수가 없다. 어떻게 일궈온 산업이고 얼마나 중요한 가치를 갖는 사업인가.

부탁하건대 인산의 고객회원과 거래업체, 협력업체 관계자 및 주주 여러분들의 죽염 활용 늘리기, 인산의학 서적 읽게 하기, 고객회원 확보하기 등의 노력을 통해 죽염산업 발전을 후원하여 주시기를 앙망(仰望)하는 바이다. 필자와 임직원들 역시 배전의 노력으로 이 산업 발전을 주도해 나갈 계획이다.

업계 생존을 도모하기 위한 잡지 제작과 그 광고를 중앙 일간지에 게재하는 과정에서 일부 표현상의 문제로 본의 아니게 식약청의 이미지에 다소 누를 끼친 것 같아 매우 송구스럽게 생각하며 차후 죽염업계의 질서 재편과 거듭남을 위해 배전의 노력을 기울이는 것으로 그 미안한 마음을 표하고자 한다.

〈월간 신토불이건강 2002년 11월호〉

073

仁山의 '仁術정신' 죽염으로 꽃피다

　오는 8월 27일은 필자가 선친(仁山 金一勳, 1909~1992)의 뜻을 세상에 전하려 세계 최초로 죽염을 산업화한 지 20돌이 되는 날이다. 지난 20여 년간 몇 차례의 크고 작은 고비가 없었던 것은 아니지만 큰 무리 없이 이겨내었다. 인산(仁山)의학을 아끼고 사랑해 준 관계기관의 인사들과 인산 가족 여러분들의 성원에 힘입은 바 크다고 하겠다.

　필자는 누가 뭐라고 해도 흔들리거나 서두르지 않고 묵묵히 한 길만을 걸어왔다. 처음 죽염사업을 시작할 때 준비가 부족하다, 경험이 축적되지 않았다, 소금산업은 대표적 사양산업이다 등의 이유를 들어 사업 자체를 반대하는 사람도 많았다. 그러나 사업이 번창하자 이번에는 선친의 좋은 뜻을 상업화할 수 있느냐, 초심(初心)의 변질이 아니냐는 등의 질책들이 들려왔다.

필자가 선친의 뜻을 이어받아 죽염을 산업화해야겠다고 나선 것은 개인의 사리사욕을 채우기 위한 방편이 아니었다. 가난한 병자들을 위해 필생의 비방이 담긴 의학 서적들(『신약(神藥)』, 『신약본초(神藥本草)』 전·후편 등)을 남기고 아무런 대가 없이 병을 치료해 주시며 살다 선화(仙化)하신 선친의 그 큰 뜻을 감히 필자가 모두 헤아릴 수는 없지만, 다만 선친의 그 큰 뜻을 세상에 널리 전하고 '인산묘방(妙方)'을 대표하는 죽염을 누구나 쉽게 구할 수 있게 하기 위한 목적으로 죽염을 굽기 시작한 것이다.

섣불리 의료사업을 하지 않는다는 것도 죽염사업을 시작할 때부터 다짐한 것이기도 하다. 금전에 구애받지 않고 봉사의 개념으로 사업을 펼친다면 별문제겠으나 그렇지 않은 다음에야 이 사업은 사람보다는 이윤이 앞설 가능성이 농후한 데다, 의학은 누구나 배우고 익혀 스스로 자기 병을 다스려야 한다는 선친의 뜻도 있었기 때문이다. 선친의 유지를 받들어 사업을 시작한 이상, 정직한 물건을 만들어야 한다는 것이 필자의 철칙이었고 그 생각은 20년이 지난 지금까지도 추호의 변함이 없다.

돌아보면, 선친 슬하에서 30여 년 넘는 세월 동안 자연스레 견문각지(見聞覺知)한 내용을 세상에 전하고자 밥 먹는 것도 잊고 잠도 거르면서 아버지로부터 구술을 받아 『신약(神藥)』을 기술(記述)하는 한편, 그 전대미문의 의술인 인산의학의 증거를 보이기 위해 죽염 등을 만들고 강연을 하느라 동분서주해 온 날들이 주마등처럼 스쳐 지나간다.

아버지 인산의 뜻 펴기 위해 국내외 최초로 죽염산업 일으켜

알려진 바와 같이 죽염은 인산 김일훈(仁山 金一勳, 1909~1992) 선생의 혜안(慧眼)에 의해 만들어진 신물질(新物質)이다. '죽염'이란 말조차 없던 그 시절, 인산 선생이 함양읍 죽림리 초막에서 말기 암환자 등 숱한 난치병 환자들을 치료하며 천부적인 의술로 구료(救療) 신화를 이어가던 그 무렵, 다른 한편에서는 필자가 터를 다지며 죽염공장을 지었다. 빈부귀천 가리지 않고 누구나 쉽게 병을 고칠 수 있도록 하기 위해 자신의 경험 비방을 세상에 널리 알렸던 아버지 인산의 뜻을 널리 펴기 위해 세계 최초로 죽염산업을 일으킨 것이다.

죽염산업의 시발(始發)은 1986년으로 거슬러 올라간다. 당시 선친께서는 너른 장소를 물색하다가 천년 고찰인 지리산 실상사의 넓은 마당에서 죽염을 구웠다. 하지만 때마침 발생한 전북 김제 금산사(실상사의 교구본사) 화재로 인해 문화재 사찰에 대한 일제 소방점검이 실시되면서 함양군 함양읍 죽림리 산 192번지 임간목장지로 자리를 옮겨 죽염을 굽기 시작했는데, 이 시기가 말 그대로 죽염산업의 전야(前夜)였다.

그 뒤 1년여의 노력 끝에 필자의 주관으로 1987년 8월 27일 함양군으로부터 가공염(죽염) 제조허가를 받아 국내외 최초의 죽염

제조업체 '인산식품'(대표 김윤세)을 설립하고 경남 함양군 유림면 옥매리 1095-16번지 죽염 제조공장에서 세계 최초로 죽염을 산업화하여 생산하기 시작했다. 선친에 의해 세상에 없던 신물질이 등장하고 가내에서 임의로 만들어지던 가업 형태의 죽염제조업이 기업화와 함께 국가의 공식 산업으로 시작된 것이다.

이후 죽염산업은 급속도로 발전을 거듭해 현재 국내 죽염 제조업체는 공식적으로 30여 곳으로 집계되고 있으며, 경남 함양에서만 인산가를 비롯해 5~6개 업체에서 죽염을 생산하고 있다. 한국죽염공업협동조합 등의 유관 기관 분석에 따르면 국내 죽염시장 규모는 약 2백억 원 정도로 추정되며 이 중 죽염산업의 대표 업체인 인산가가 약 39% 정도의 시장 점유율을 확보하고 있다.

아울러 약 2천억 원에 달하는 국내 전체 소금 시장 중 가정용 소금 시장은 7백60억 원(37%) 규모다. 주목할 만한 것은 죽염 및 건강소금 등 기능성 소금의 비중이 2003년 말 5% 안팎에서 최근 10%대까지 급상승하며 2백억 원대 시장으로 성장했다는 것이다. 죽염 응용상품까지 따지면 연간 1천억 원대 규모에 달한다.

죽염산업화 20돌 기념 '죽염의 날' 축제 열려

대표적 기능성 식품산업으로 자리매김한 죽염의 산업화 20돌을 기념하는 '죽염의 날' 축제가 오는 8월 18일(토) 죽염산업의 발상지인 함양군 함양읍 죽림리 인산가 심신수련원 일대에서 펼쳐진다.

이번 축제는 죽염의 산업화 20돌을 축하하고, 죽염의 실상(實相)을 널리 알리며, 축제를 통해 죽염산업이 대한민국의 대표적 토종 브랜드로 발전하는 토대를 다지는 계기로 삼고자 한국죽염공업협동조합과 인산가가 공동으로 주최해 열리는 것이다.

이제 함양은 '죽염산업의 메카'로 자리 잡았다. 순창에 고추장이 있고, 마늘 축제로 유명한 남해에 마늘이 있으며 울산이 조선(造船)산업의 상징이라면, 이제 많은 사람들이 '죽염산업' 하면 함양을 떠올린다. 죽염산업화 20돌을 기념해 열리는 이번 '죽염의 날' 축제는 비단 죽염업체만의 축제가 아닌 이유가 여기에 있는 것이다.

차제에 우리 정부와 정치인들께서도 죽염산업에 대한 올바른 인식을 바탕으로 세계에서 가장 우수한 기능성 소금이라 할 죽염산업에 대한 면밀한 검증과 확인을 통해 세계인들의 식탁에 한국산 죽염이 올라갈 수 있도록 정책적 뒷받침을 아끼지 말아주시기를 간곡히 청원 드린다.

전국의 인산 가족들과 죽염애호가들이 죽염의 산업화 20돌을 기념하는 뜻깊은 자리에 동참하여 다 같이 죽염 등장의 의미를 되새기고 그 가치를 십분 활용하여 자신과 가족들의 건강을 유지 증진시키는 기회로 삼으시기를 당부 드린다.

〈월간 壽테크 2007년 8월호〉

074

'건강의 敵'이 아닌 생명 守護의 파수꾼
죽염의 날, '소금의 眞實'을 밝힌다

지난 8월 27일은 죽염(竹鹽) 산업화 22돌을 맞은 '죽염의 날'이었다. 1987년 8월 27일, 함양지역의 향토기업 인산가는 국내 최초이자 세계 최초로 함양군 상공계로부터 '가공염(죽염) 제조허가'를 받아 함양고을이 생긴 이래 첫 소금 가공공장의 문을 열고 죽염제조를 시작하였다. 천일염을 위시하여 재제염, 가공염, 정제염 등 모든 소금은 바다로부터 나오는 것이므로 소금의 제조 생산시설 역시 당연히 바닷가에 위치하는 것이 일반적이다.

그런데 이러한 일반적 상식에 반(反)하여 소금 가공공장이 깊은 산골마을에 들어서고 몇 년 뒤 해발 5백 미터에 위치한 심산(深山) 속으로 자리를 옮겨 '바다 출신(出身)'을 고온의 소나무 장작불 또는 송진불로 아홉 번씩이나 단련시켜 특수 임무를 수행할 정예요원으로 만들어 대거 하산(下山)하게 한다. 그 정예요원들은 음식의 간이나 맞추는 데 쓰이는 부재료로서의 용도를 뛰어넘어 혹독한 훈련과정을 겪으며 단련되고 또 단련된 강인한 몸과 마음을 송두리째 던져 암·난치병으로 불리는 인류의 공적(公敵)들을 물리치는 데 앞장서서 혁혁한 공로를 세우게 된다.

그들의 활약으로 인해, 아무 잘못도 없이 오랜 세월 인류의 건강을 해치는 원흉(元兇)의 하나로 낙인찍혀 얼울한 누명을 뒤집어쓴 채 차라리 장렬하게 죽느니만 못한 비참한 삶을 이어오던 '천일염(天日鹽)의 진실'이 조금씩 밝혀지게 된 것은 참으로 불행 중 다행스러운 일이라 하겠다. 1960년대에 접어들어 소금 만드는 방식의 변화에 따라 서해안 염전으로 해수(海水)를 끌어들여 바닷물의 증발을 통한 결정(結晶)으로 소금을 얻는 재래의 제염(製鹽) 방식과 달리 공업용수 확보를 위한 탈염공업의 부산물로 얻게 되는 순수 염화나트륨(NaCl)을 소금으로 인식해 전 국민이 식용하면서부터 '소금의 억울한 누명'은 시작된다.

더욱이 1963년 무렵 제정 시행된 염관리법은 한국의 모든 식품 제조 가공업소는 물론이고 청량음료, 각종 식음료 제조, 요식업소들의 음식 조리에도 순도 99.9%의 염화나트륨을 쓰도록 의무화함으로써 천일염은 설 땅을 잃게 되었고 온갖 천대와 수모를 겪게 된다.

소금은 모든 생물들의 생명력의 원천으로서 생명에 위해(危害)를 가하기 위해 끊임없이 공격해 오는 온갖 세균, 바이러스들과 싸우며 생명보호 임무를 수행하느라 여념이 없지만 차츰 도리어 생명을 해치는 원흉으로 궁지에 몰리게 된다.

이렇듯 소금에 대한 그릇된 인식에서 비롯된 기피와 질시(嫉視)가 극에 달하던 1986년 6월 15일 인산 김일훈(仁山 金一勳, 1909~1992) 선생의 저서 『신약(神藥)』이란 책이 출간되었고 그 책의 서두에 한국의 서해안 갯벌에서 생산된 천일염은 암·난치병을 위시하여 이름 모를 괴질들을 다스릴 수 있는 신약(神藥)이 된다는 '소금의 진실'과 '질 좋은 소금을 섭취하는 것이 무병장수의 묘법'이라는 실로 혁명적인 의방(醫方)이 제시되기에 이른다.

신묘한 약성과 미량의 독성(毒性)을 다 같이 함유하고 있는 천일염을 지혜로운 방법으로 법제(法製)하여 유독성 물질을 제거하고 약성 물질의 기능을 강화하기 위한 방안으로 죽염의 제조법이 창안되었고 그것을 치병(治病)과 건강증진을 위해 활용하는 방법 역시 『신약』을 통해 명명백백하게 공개되었다. 공해시대 암·난치병의 창궐을 예견하고 국가 차원에서 대비책을 마련해야 한다는 논리와 암·난치병의 해결방안으로 제시된 다양한 인산의 묘방(妙方)들은 당시 비상한 국민적 관심을 끌었고 그중에서도 특히 죽염을 만들어달라는 요청이 쇄도하기에 이른다.

독자들의 이러한 요청에 따라 1986년 가을, 전북 남원시 산내면 소재 지리산 실상사 절 마당에서 죽염 제조가 시작되었으나 실상사의 교구본사인 김제 금산사의 화재(火災) 여파로 작업은 중단

되고 그 이후 여러 곳을 전전하다가 함양읍 죽림리 산 192 일대의 목장지로 들어가 죽염 제조 작업을 마무리한다. 그 뒤에도 죽염의 수요는 계속 늘어나 공식 제조허가를 통한 산업적 생산의 필요성이 대두돼 허가절차를 진행하기에 이른다. 이렇게 해서 『신약』 출간 1년 뒤인 1987년 8월 27일, 필자의 1년여에 걸친 산업화 노력의 결실로 함양고을의 심산유곡에서 만들어져 '인산죽염(仁山竹鹽)'이라는 브랜드로 세상에 공식적으로 데뷔한 죽염의 등장은 당시 한국의 대표적 사양산업으로 자타가 공인하던 소금산업에 기사회생(起死回生)의 서광(瑞光)을 비추기 시작한 일대 사건으로 인구(人口)에 회자(膾炙)되기 시작한다.

국내외를 통틀어 죽염산업화의 효시가 된 '인산죽염'에 이어 1년 뒤인 1988년 전라북도 부안에서 '개암죽염'이 제조허가를 받아 생산을 시작하고 그 이듬해인 1989년 경상북도 영덕에서 '민속죽염', 1990년 인천에서 '원방죽염' 등 다양한 브랜드의 죽염들이 속속 등장하기 시작하여 한때 공식 죽염제조회사 이외에 전국 각지의 사찰, 성당, 교회 등 죽염을 자가적으로 제조하여 이용하는 곳이 무려 5백여 곳에 달한 적도 있었다.

공식 죽염제조회사는 현재 약 30여 곳에 이르고 죽염치약, 죽염간장, 된장, 고추장, 죽염김치, 죽염오이지, 죽염화장품 등 죽염을 응용한 상품들이 속속 개발되어 시판되는 중이다. 그러나 아직도 순도 99.9%의 염화나트륨을 소금으로 인식하고 그것의 유해성을 들어 다른 모든 소금도 마찬가지로 해롭다는 '소금 유해론'이 수그러들지 않고 있는 현실은 여전히 죽염산업의 해결과제로 남아 있다.

전라남도가, 한국의 천일염을 세계적인 명품 브랜드로 육성하겠다는 정책 의지를 갖고 천일염의 발전을 가로막는 염관리법을 개정하고 천일염의 억울한 누명을 벗기는 한편 '참 가치'를 알리는 일에 적극 나서고 있는 것은 비록 만시지탄(晩時之歎)이 있지만 천일염산업의 발전을 위해서나 국민건강을 위해서 참으로 다행스러운 일이라 하겠다.

2008년 3월 28일부터 천일염을 모든 식품 제조와 조리에 사용할 수 있도록 하는 개정 염관리법이 시행됨으로써 천일염 산업은 물론이고 죽염산업 역시 새로운 도약의 전기(轉機)를 맞고 있다. 함양읍 죽림(竹林)리 삼봉산 기슭 해발 5백 미터 지점의 심산유곡에 위치한 '인산가'는 자연주의 의학인 '인산의학'의 정립처이자 '세계 죽염산업의 발상지'로서 오늘도 각종 암 · 난치병 · 괴질로부터 자신과 가족을 구할 수 있는 '참 의료'의 신약(神藥) 묘방(妙方)을 갈구하는 많은 순례객들의 발길이 이어지고 있다.

〈월간 仁山의학 2009년 9월호〉

075

'참 의료' 自覺이
心身 건강의 첫걸음

    경인년(庚寅年) 새해가 밝았다. 올 한 해, 무엇보다 독자 여러분의 가정에 건강과 행운이 충만하시기를 기원한다. 새해에는 더욱 더 건강하기를 바라는 마음에서 각종 암·난치병·괴질로부터 인류의 생명을 구할 수 있는 묘방(妙方)이요, 참 의료의 전형(典型)이라 할 '인산(仁山)의학'에 대해 이야기하고자 한다.

    '인산의학'은 일반적으로 알고 있는 민간요법이나 대체의학, 자연요법 등의 한 부류가 아니다. 전혀 새로운 개념의 '신의학(新醫學)체계'라고 말할 수 있는데, 이해를 돕기 위해 그 내용 중 일부분을 소개한다. 인산의학의 바이블이라고 불리는 『신약(神藥)』은 1986년 인산 김일훈(仁山 金一勳, 1909~1992) 선생에 의해 저술 출간된 의서(醫書)로서 그 책 속에는 암·난치병·괴질을 퇴치할 수백 가지의 신약(神藥)과 묘방(妙方)이 기술(記述)되어 있는데 그

중 몇 가지만 예로 들어 설명할까 한다.

다슬기(민물고둥)를 아는가? 술집 주인들이 단골한테만 주는 초록빛 국물이 바로 다슬기 삶은 물인데, 우리는 평소 다슬기를 이렇게 속 풀이 국물 우려내는 정도로 써왔다. 그런 다슬기가 간암, 간경화, 간염 등 간담 계통 질환의 치료에 웅담(熊膽) 못지않은 효과가 있다는 의학적 사실을 밝히고 그것을 자신의 저술을 통해 세상에 명명백백하게 공개하신 분이 바로 인산 선생이다. 그런 내용은 동서고금(東西古今)의 세계 어느 의료인도 언급하거나 밝힌 바 없으며 어느 의서(醫書)에도 기록된 바 없는 전무후무(前無後無)한 학설이다.

간암, 간경화로 죽어가는 사람들은 다슬기가 있어야 하는데, 그 좋은 신약(神藥) 묘약(妙藥)을 술꾼들 해장국 끓이는 데밖에 쓸 줄 모른다. 명태는 또 어떠한가? 연탄가스 중독이나 맹독성 독사(毒蛇)에 물려 죽어갈 경우 우리나라 동해안에서 동지(冬至) 무렵 건져 올려 한겨울 얼려 말린 '마른 명태'가 최상의 해독제라는 사실 역시 역사상 처음으로 『신약(神藥)』에 의해 밝혀졌다. 그 훌륭한 해독(解毒)약을 주당(酒黨)들 술 많이 먹은 날 속 푸는 데나 쓰고 다른 데 쓸 줄을 모른다. 이렇듯 우리는 주변 천연물의 신비한 약성에 대해 인식의 한계를 드러내거나 대체로 무지(無知)하다.

얼마나 무지하면 '소금이 건강의 적(敵)'이라는 생각까지 하겠는가? 소금보다 더 좋은 의약품은 유사 이래 없었다. 인류 최고의 신약(神藥) 영약(靈藥)을 건강의 적으로 간주하는 사람들의 사고방식과 지식 수준이 한심하다 못해 무지막지(無知莫知)하기까지 하다. 『신약(神藥)』이 소금의 불가사의한 약성을 제대로 밝히기 전까지 소금은 '억울한 누명'을 뒤집어쓴 채 참으로 오랜 세월 감옥살이를 해왔던 것이다.

어딜 가서 천일염이나 혹은 천일염을 대나무 통 속에 다져 넣고 소나무, 송진 불을 연료로 하여 아홉 번 구워서 만든 죽염 이야기를 하면 대뜸 '나는 오랜 세월 동안 고혈압으로 고생하는 사람인데 그것을 먹어도 괜찮으냐'는 질문이 제기된다. 여러 가지 실험 결과에 의하면 고혈압에 가장 좋은 물질이 죽염인데 모르거나 의심이 앞서서 그걸 괜찮으냐고 물어본다. 또 어떤 사람은 죽염을 먹으면 살이 찌지 않느냐고 묻는다.

죽염을 먹으면 피가 맑아지면서 군살이 빠지고 조직이 강해진다. 살이 찌는 사람은 조직이 약한 사람이다. 근육이나 살이 단단한 사람은 절대 살이 안 찐다. 이는 얼마나 이치에 밝지 못하기에 소금을 안 먹고, 얼마나 매운 걸 안 먹으면 살이 푸석푸석해져서 물만 먹어도 살이 불어나는 지경에까지 이르도록 몸을 방치했거나 엉성하게 관리했느냐는 말이다.

소금 많이 먹으면 물을 많이 먹게 되어 살이 더 찌는 것은 아니냐고 또 묻는다. 실제로 죽염의 경우 밥숟갈로 몇 숟갈씩 퍼먹어도 거의 갈증이 나지 않는다. 무더운 여름철의 힘겨운 등산 시에는 죽염을 희석한 염분수를 섭취하게 함으로써 오히려 극심한 갈증을 멎게 하고 염분 부족에 따른 탈수에 의한 호흡곤란으로 목숨을 잃게 되는 것을 구원하거나 예방하는 역할을 하기도 한다. 도대체 어떻게 세뇌(洗腦)를 받았기에 자연법칙과 생명 원리에 어두운 정도가 이 지경까지 왔는지 참으로 답답하다는 생각마저 든다.

천일염은 有史 이래 가장 훌륭한 神藥 · 靈藥 중의 으뜸

자기 몸을 결딴내고 비명횡사를 재촉하는 그런 인식을 죽을 때까지 지니고 간다는 것은 생각만 해도 끔찍한 일이다. 어떤 이유에서인지 국가에서 '의학교육'이라는 이름 아래 의학적 진실과도 거리가 멀고 자연법칙과 생명의 원리에도 부합하지 않는 내용으로 국민을 세뇌시켰다. '현대의학은 눈부시게 발전을 거듭해 온 과학의 뒷받침으로 지대한 발전을 이룩했으며 암 · 난치병 · 괴질의 정복은 머지않았다. 한국 사람은 소금을 너무 많이 섭취하는 것이 문제이니 절대로 짜게 먹으면 안 된다…'

미국을 위시하여 유럽 선진국들이 "암세포와의 전쟁에서 인류가 지고 있다(미국 정부 발표), 암을 해결하기 위한 노력이 실패로 귀결됐다(미국 시카고 대학 의료연구진 발표)"는 발표를 지속적으로 하면서 인류에게 경각심을 주는 것과는 너무나도 대조적이라 하겠다.

보건복지부, 식품영양학자, 의료인 등 관련 업무 종사자들이 짜게 먹으면 안 된다며 지목하는 '소금'은 우리 국민이 전통적으로 알고 있고 오랜 세월 식생활에서 사용해 온 '참된 의미의 소금'과는 전혀 다른 물질을 소금으로 착각하여 지목한 것이다. 즉 순도 99.9% 이상의 순수 염화나트륨을 소금으로 오인하고 그것의 폐해를 침소봉대해 모든 소금의 폐해로 간주하는 참으로 어처구니없는 오류를 범해 왔다.

국민건강을 치명적으로 해치는 이런 오류를 국가 차원에서 법과 제도로 확고하게 뒷받침하고 의료분야 등 제도권 여러 부문의 학자들이 진실과 거리가 먼 내용을 정부 의도대로 주장 공표하면서 나타난 결과가 오늘날의 '소금 폐해론'이다. 이러한 오류는 굳이 대체의학자나 자연식 이론가가 아니더라도 물리화학이나 자연과학에 대해 기본적 상식이 있는 사람이라면 곧바로 알아챌 수 있는 사안임에도 국가는 염관리법을 통해 어느 한 기업이 독점 생산 공급하는 한 종류의 염화나트륨만을 국민들로 하여금 선택의 여지없이 쓰도록 규정하였고 그 법은 2008년 3월 27일까지 약 45년 동안 개정되지 않고 국민식생활 전반을 통제해 왔고 건강에 영향을 미쳐왔다.

순도 99.9%의 순수 염화나트륨만으로 이루어진 물질과 인체 필수 미네랄들이 골고루 함유된 천일염 또는 죽염이 체내에 섭취될 경우 두 물질은 전혀 다른 작용을 하게 된다. 즉 같은 분량을 섭취했을 경우 순수 염화나트륨은 혈압을 곧바로 상승시키는 작용을 하지만 천일염의 경우 그런 작용을 하지 않으며 천일염이 함유하고 있는 불순물들을 소나무, 송진 불로 제거해 만든 죽염의 경우 도리어 혈압을 조정해 주는 역할을 하는 것으로 나타났다.

주정(酒精) 20%의 시판 소주는 전체 분량의 80%가 물이다. 그러나 물이라고 하지 않고 엄연히 소주라고 부르고 분명코 마시면 취하는 등의 기능과 작용에서 물과는 확연히 다른 소주임에 틀림이 없다. 우리가 전통적으로 알고 있는 소금은 천일염의 경우 대략 80~90%의 염화나트륨과 70~80종의 다양한 원소들로 구성되어 있으며 원소 조성 비율이 크게 다르므로 인체에 미치는 영향 또한

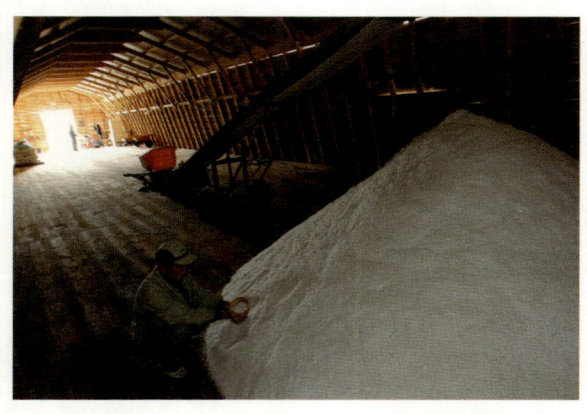

전혀 다르게 나타나게 된다는 것이 불변의 '소금의 진실'이요, 만고불변의 '의학적 진리'라 하겠다.

천일염의 80~90%를 차지하는 주성분이 염화나트륨이라고 해서 '염화나트륨이 곧 소금'이라는 생각과 주장은 과학적 근거도 없을뿐더러 이치에도 전혀 맞지 않는 그릇된 인식일 뿐이다. 천일염의 80~90%가 염화나트륨이지만, 염화나트륨에 비해 우리 몸에 훨씬 더 강력한 영향을 미치는 물질들이 나머지 10~20%를 차지하고 있는 원소들이다.

칼륨, 칼슘, 마그네슘, 철, 구리, 인, 비소, 게르마늄, 셀레늄, 바나듐 등의 원소들이 천일염에 함유되어 있는데, 염화나트륨에 비해 상대적으로 적은 양이기는 하지만 염화나트륨에 비해서 막강한 파워를 가지고 있다. 단순히 '염화나트륨은 곧 소금'이라는 인식을 가지고 판단할 경우 짜게 먹으면 해롭다는 등식(等式)이 성립될 수도 있겠지만 그렇다 하더라도 그렇게 단순하지는 않고 대단히 많은 것들을 고려 검토해야 하고 확인해 볼 대목 또한 적지 않다.

이치에 맞는지를 검토한 다음에는 사실이 어떤지 직접 확인할 필요가 있다. 죽염을 예로 든다면 자신의 몸에 적응시켜가면서 차츰 분량을 늘여나갈 경우 한 번에 3~10g씩 수차례 섭취해도 인체에 그 어떤 악영향을 미치거나 탈을 일으키는 등의 문제가 전혀 발생하지 않는다. 직접 몸으로 실행해 보면 바로 알 수 있는데, 순수 염화나트륨을 그렇게 먹으면 인체에 치명적인 악영향이 나타날 수 있고 심지어 목숨이 위태로울 수도 있다.

산에 올라 갈 때나 땀을 많이 흘렸을 때 죽염을 먹으면 우선 갈증부터 멎고 지친 몸이 도리어 거뜬해지는 것을 느끼게 된다. 그런데 우리는 흔히 땀을 많이 흘리는데도 그래서 땀으로 배출되는 염분 소모량이 적지 않아 염분 부족에 의한 탈수와 그에 따른 호흡곤란으로 인한 급사(急死) 위험이 임박했는데도 '소금 폐해론'에만 집착해 그 사실을 인식하지 못하고 갈증이 난다며 계속 물만 먹는다. 우리 몸은 스스로 염분농도를 맞추기 위해 물을 빨리 배출시켜버리는 자구(自救)책을 쓰게 되는데, 심하면 염분 부족에 의한 탈수, 그로 인한 호흡곤란증세가 오다가 급기야 심장마비로 죽게 된다.

혹시 여러분 주변에 누가 당뇨를 앓고 있는 사람이 있다면 음식을 조리할 때 죽염을 이용해 자신의 식성(食性)보다 다소 짜게 먹도록 한번 해보라. 내 식성보다 짜게 해서 먹되 그와 함께 하루 약 20통의 밭 마늘을 껍질째 구워서 껍질을 까서 죽염에 찍어 먹고 운동을 꾸준히 해보라. 그렇게 1년쯤 열심히, 꾸준히 하게 되면 대체로 당뇨는 빠르게 치유되고 고혈압은 정상으로 내려오고 저혈압은 혈압이 올라간다.

질 좋은 소금을 구별하는 안목 갖추어 건강에 활용하기를

우리나라가 중화학공업을 한창 육성하던 60년대, 동해안의 한

지역에 석유화학공업단지가 건설되면서 석유화학공업단지 내 공업용수로 바닷물을 끌어들여 썼다. 그런데 바닷물을 이용하면 기계들이 부식되어 못 쓰므로 바닷물의 소금을 뺀 후 공업용수로 공급했다. 이때 생기는 소금이 바로 부산물염이다. 부산물염은 전기분해 방식을 통해 바닷물에서 순수 염화나트륨만을 추출하여 만든다. 일명 기계제염 방식이라고도 부르며 법정용어는 '정제염'으로 표기한다.

시판되고 있는 모든 식품들, 예컨대 청량음료, 빵, 과자, 라면 등의 표기사항을 잘 보면 정제염 몇 퍼센트, 나트륨 몇 퍼센트 이렇게 적혀 있다. 모두 그것을 소금이라고 하는데, 원소 조성이 다르면 인체에 미치는 영향이 다르다는 것은 초등학생도 안다. 그런데도 순도 99%의 순수 염화나트륨의 폐해를 전체 소금으로 확대시켜 심지어 짜게 먹으면 해롭다는 망언(妄言)까지 서슴지 않는다.

소금 말고도 세상에 짠 것들은 헤아릴 수 없이 많다. 바닷물, 간장, 젓갈, 김치, 된장 등 염분 함유량이 높은 식품과 천연물들이 적지 않다. 이들은 대부분 전통방식으로 제대로 만들었을 경우 좋은 밥반찬이기도 하고 인체 질병의 치료와 예방에 지대한 역할과 기능을 하는 훌륭한 식품이자 천연물, 의약품이기도 하지만 대체로 '소금 폐해론'에 근거해 사실과는 정반대의 인식을 버리지 못하고 있는 실정이다.

다행스럽게 만시지탄(晩時之歎)이었음에도 사필귀정(事必歸正)

에 의해 2008년 3월 28일부터 개정된 염관리법이 시행되기 시작했다. 식품제조, 가공, 조리 등 모든 곳에 정제염만을 쓰도록 했던 그동안의 비합리적 규정을 고쳐 천일염을 사용해도 된다는 게 법 개정의 주요 골자이다. 그런데도 여전히 그 의미를 아는 국민이 별로 없다. 알았다고 해도 그게 나랑 무슨 상관이냐며 여전히 정제염을 쓰는 사람이 거의 전부다. 죽염 좋다고 죽염을 구입한 사람도 음식은 다 정제염으로 조리하거나 가공한다. 그리고 죽염이 몸에 좋은 것이라며 죽염을 따로 먹는다.

우리는 지금 무조건 소금을 기피하고 있는데, 이는 잘못된 생각이다. 과거 일본은 서양의학적 지식을 먼저 받아들여 국민들이 대부분 싱겁게 먹었다. 그 때문에 국민 건강에 적신호가 켜진 적이 있었다. 대동아 전쟁을 치를 당시 한국 사람은 흑사병(黑死病)으로 불리는 이질(痢疾)에 걸려도 살아남는데 유독 일본 사람이 그 병에 걸리면 거의 모두 사망했다. 일본 국민들이 깜짝 놀라 그 원인이 어디에 있는지 찾는 과정에서 소금의 비밀을 알아냈다.

일본의 자연식 애호가들은 천일염을 매우 중요시하는데 특히 한국 서해안 천일염의 가치를 인식하고 많은 양을 수입해 가는 실정이다. 지금 일본의 식당에 가보면 대부분 한국인보다 훨씬 짜게 먹는다. 미국 어느 식당이든 가서 먹어봐도 우리나라 음식은 비교가 안 될 정도로 짜다. 프랑스, 독일, 이탈리아 등 유럽 어딜 가도 마찬가지다. 우리보다 짜게 먹는 그 모든 외국 사람들의 건강이 우리보다 훨씬 안 좋은가? 그렇지 않다.

늘 이야기하듯이 소금은 양(量)이 문제가 되는 게 아니라 질(質)이 문제인 것이다. 질 좋은 소금은 식성대로 먹어도 신진대사에 의해 체외로의 염분 배출이 잘되는 관계로 우리 몸에 전혀 해가 되지 않고 도리어 약이 된다는 사실을 알 필요가 있다.

새해에는 우리 모두가 인체 생명의 기초물질이자 가장 중요한 물질의 으뜸인 소금에 대해서 올바로 인식하고 질 좋은 소금을 제대로 구별할 수 있는 안목을 갖추어 내 자신과 가족, 주변 사람들의 건강을 위해 십분 활용하기를 바란다.

우리 생명을 암·난치병·괴질의 위협으로부터 구해 줄 '참 의료의 자각(自覺)'이 나와 내 가족들의 '심신(心身)건강의 첫걸음'이 된다는 중요한 사실을 깊이 새길 필요가 있겠다. 변화는 작은 것으로부터 시작되는 것이다. 소금 하나 바꾸는 일이 나와 내 가족들의 생명을 건강하게 바꾸고 이 나라의 미래까지 바꾸는 변화의 시작일 수 있다.

아무쪼록 2010년 경인년, 상서로운 백호(白虎)의 해에는 호랑이의 용맹스러운 정신으로 소신껏 식성대로 짭짤하게 섭취하여 결코 싱거운 사람이 되지 말고 사업도, 건강도 짭짤한 한 해가 되기를 바라며 모두 건강하고 행복한 나날을 보내기를 진심으로 기원한다.

〈월간 仁山의학 2010년 1월호〉

7장
고난과 시련의 仁山의학 百年史

8장
한국의료의 百年大計를 논한다

9장
암·난치병·괴질의 解法을 제시한다

P.a.r.t. 3
救世
道醫 妙法

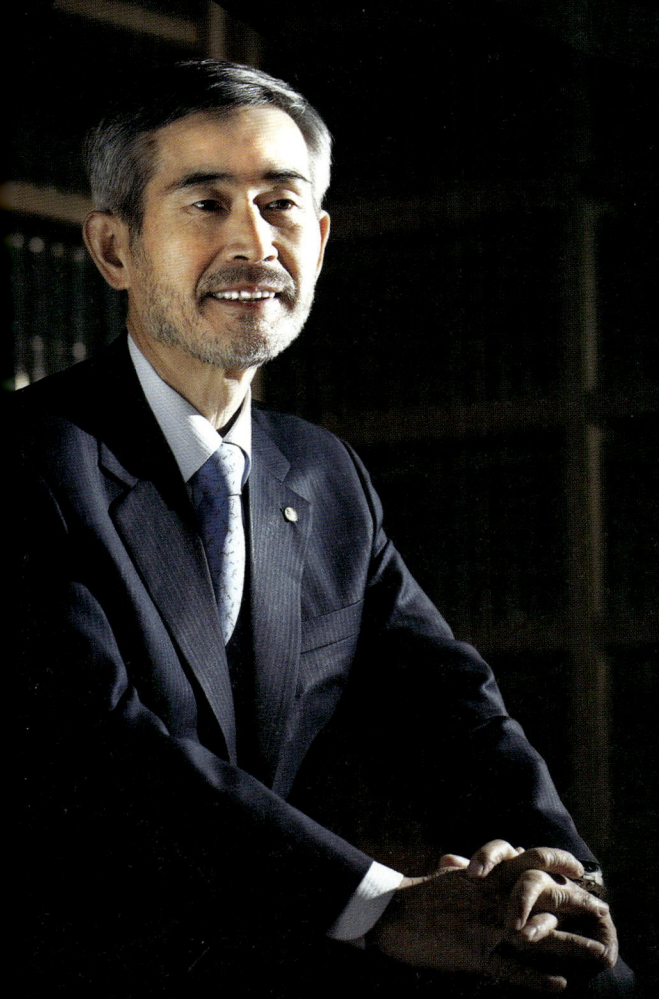

7장

고난과 시련의
仁山의학 百年史

076 仁山家와 자연의학 이야기
077 세상의 모든 醫學… 그리고 '仁山의학'
078 '참 의료' -仁山의학 등장의 의미
079 몸살이 깨우쳐준 '無醫自癒'의 참뜻
080 仁山의 지혜로 여는 미래 의학의 새地平
081 향후 백년에 眞價 발휘할 仁山의학
082 仁山의학 빙자한 商魂을 경계한다
083 이제, '통한의 仁山醫學史'를 밝힌다
084 '영원히 감출 수 있는' 진실은 없다
085 한 先覺者의 등장이 갖는 의미
086 仁山의학은 시련 속에 핀 민족의학의 꽃

076

仁山家와
자연의학 이야기

　인산(仁山) 가문과 인산의학, 인산의학 관련 사업들의 의미와 가치에 대해 나름대로 열심히 알린다고 애써왔지만 열정과 노력에 비해 성과는 그리 크지 못했는지 아직도 전혀 모르는 이들이 많을 뿐 아니라 주변의 가까운 이웃들마저도 제대로 아는 이들이 적어 비록 사족(蛇足) 같은 얘기로 들릴지 모르겠지만 '인산 히스토리(INSAN HISTORY)', 즉 '인산가(仁山家)와 자연의학 이야기'를 다시 한 번 개략적으로 설명 드리고자 한다.
　요즘과 같은 대명천지에도 사실이 왜곡되고 진가(眞假)가 뒤바뀌는 일이 비일비재하게 나타나고 있음은 안타깝다 못해 서글프기조차 한 일이지만 당사자가 열심히 설명하거나 알리지 않으면 결국 사실은 왜곡되고 진실은 파묻혀버리게 된다는 점을 외면할 수도 없는 형편이다. 굳이 진실을 밝히려는 참뜻은 개인이나 집안의 명예가 실추될까봐 걱정해서도 아니고 재산적 피해가 초래될까봐 우려해서도 아니다.

다만 작금의 공해시대를 맞아 창궐하는 각종 암·난치병·괴질을 극복하고 인류의 건강과 행복을 되찾을 수 있도록 일생의 경험을 근거로 한 지혜롭고 현명한 의방(醫方)들을 제시하신 바 있는 선친 인산 김일훈(仁山 金一勳, 1909~1992) 선생의 훌륭한 정신을 퇴색시켜 그 인술(仁術)의 실상(實相)이 지구촌 인류 모두에게 제대로 알려지지 못할 수도 있음을 안타깝게 여겨서다.

대가 바람 없이 仁術 베푼 참 醫者이자 不世出의 神醫

인산 김일훈 선생은 조선 순종황제 3년, 단기 4242년, 서기 1909년 음력 3월 25일 함경남도 홍원군 용운면 연흥리에서 오랜 의가(醫家)의 전통을 이어온 유의(儒醫) 가문의 7남2녀 중 3남으로 태어났다. 나라의 광복을 위한 독립운동과 인류의 병마 퇴치 및 무병장수를 위해 평생 가난과 고통을 달게 여기며 가시밭길 같은 삶의 행로를 걷다가 만년(晩年)에 자연환경이 상대적으로 우수한 경남 함양 지리산 줄기 삼봉산 기슭에서 약초를 실험하는 한편 말기 암환자들을 구제하다가 '인산의학'을 완성한 뒤 1992년 향년 84세를 일기로 파란만장한, 그러나 빛나는 생애를 마감하였다. 각종 암·난치병 치료에 있어서 천부적 안목과 재능을 지니고 태어난 인연으로 수많은 난치·불치병 환자들을 죽음 직전에 구해냄으로써 '구료(救療)신화'를 창조한 장본인이요, 오랜 구료 경험을 토대로 새로운 경향의 신의학 이론을 창제하여 세상에 제시한, '참 의자(醫者)'이자 그 어떤 대가도 바람 없이 인술을 베푼 보기 드문 훌륭한 정신의 소유자라 하겠다.

"죽어가는 사람의 생명을 도와주지도 못하고 그 사람의 덕을 본다? 죽은 사람의 덕을 내가 어떻게 보겠느냐? 나도 인간인데 인간이 어떻게 살기 위해서 살릴 수 없는 사람한테 약을 일러주고 대가를 받느냐? 그건 내가 할 일이 아니야. 난 개천에 가서 굶어죽어도 그런 세상은 안살아. 그러나 젊어서 자식들도 배고파 울고 할 때에는 무례한 일이 많이 있었을 거요. 그건 내가 인간이어서 욕먹을 때는 먹어야 된다고 하는 일이오."(『신약본초(神藥本草)』 전편 중 81쪽)

그는 천문(天文) 지리(地理)는 물론이고 인사(人事)에도 두루 조예가 깊어 한때 공직에 몸담기도 하고 한의원도 운영하였으며 '풍수에 밝은 명지관(名地官)' '지리산 도인(道人)' 등으로 불렸으나 환경오염과 공해(公害) 증가로 인한 각종 암 · 난치병의 창궐로 인류의 생존 자체가 위협받는 지경에 이른 것을 계기로 세상과의 인연을 끊고 지리산 깊은 산중에 은거하면서 그 해결책을 마련하여 제시하는 것을 자신의 소임으로 삼아 환자 구제와 의약 실험에 온 생애를 바치다시피 했다.

『신약(神藥)』, 『신약본초(神藥本草)』 등 자신의 저술을 통해 모든 암·난치병을 효율적으로 퇴치할 수 있는 신약(神藥) 묘방(妙方)들을 숨김없이 공개하여 절망과 고통 속에 살아가던 수많은 난치병·불치병 환자와 그 가족들에게 재생의 기쁨을 선사한 '불세출의 신의(神醫)'로서 길이 기억되고 있다.

仁山의학은 지혜롭고 현명한 攝生과 治病의 道理

'인산(仁山)의학'은 "인산 김일훈 선생에 의해 제시된 새로운 의학이론으로서, 자연의 섭리(攝理)에 따라 몸과 마음을 다스려 질병 없이 천수(天壽)를 온전히 누릴 수 있는 지혜롭고 현명한 섭생(攝生)과 치병(治病)의 도리(道理)"라고 정의할 수 있겠다. 천부의 혜안(慧眼)과 팔십 평생의 경험을 토대로 하여 완성한 독창적 신의학 체계로서 인류를 위협하는 각종 암과 난치병 및 괴질 등의 병마를 효과적으로 퇴치할 획기적 의방(醫方)과 약물에 대해 밝히고 있다.

죽염(竹鹽), 오핵단(五核丹), 삼보주사(三寶注射)처럼 고금동서에 유례가 없는 새로운 약물을 만들어 내거나 홍화씨, 다슬기, 마른 명태, 유황오리, 옻, 느릅나무, 솔뿌리처럼 기존 천연물의 전혀 알려지지 않은 새로운 약성을 찾아내어 그 신약(神藥) 묘방(妙方)을 조금도 망설이거나 숨김없이 저서를 통해 세상에 그 전모를 공개했다는 점에서 인산 선생의 '활인구세(活人救世) 정신'의 위대성은 더욱 빛을 발하고 있다 하겠다.

"그래서 연평도 앞바다 소금으로 죽염을 만들어 이용하는 걸 제일 많이 하고 있어요. 앞으로도 그걸 만들어서 많은 사람들이 이용하는 것이 좋을 거요. 그리고 그 죽염에 대한 비밀을 얘기하려면 상당히 시간이 필요해요. 그러니 그 책(神藥)에 약간 나온 설명을 보고 이용해 보면서 자신이 자신의 건강을 경험하고 또 자신의 병을 경험하고 이래가지고 자신이 자신을 살릴 수 있는 의사가 되고, 또 부모나 자손을 살릴 수 있는 의사가 되면 이것이 살 수 있는 인간세계라. 대중병원에 가서 원망할 것도 없고, 내가 나를 고치면 누굴 원망하겠어요. 못 고쳐도 원망이 없지. 그런데 대중을 구하는 병원도 힘이 모자라는 일이 많이 있을 거요. 그건 왜 그러냐? 그 의서(醫書)가 오늘을 살리도록 설명한 의서가 없어요. 의서를 내가 잘 아는데 옛날 의서가 앞으로 화공약 피해가 들어올 적엔 어떤 처방해라 그거 없어요. 그래서 나는 오늘 사람이라, 오늘에 대한 병을 오늘에 설명해서 고치도록 해야지, 옛 양반의 말씀을 듣고 원망할 건 없어요." (『신약본초(神藥本草)』 전편 중 82쪽)

'인산의학'의 특징으로는 제 병, 제 힘으로(自力) 고칠 수 있도록 전문 의학을 대중화하였다는 점과 우리 주변에 흔한 물질을 약용으로 쓰게 함으로써 저비용 고효율의 자가(自家)의료를 가능케 하였다는 점, 인체의 생명원리에 부합하는 지극히 자연(自然)스러운 치료법을 쓰게 함으로써 별다른 무리 없이 난치성 병마를 극복하고 무병장수(無病長壽)할 수 있게 하였다는 점 등을 꼽을 수 있겠다. 즉 기존의 고금동서(古今東西) 모든 의료체계와는 확연히 다른 자력(自力), 자가(自家), 자연(自然)으로 요약되는 '참 의학의 큰 길'을 제시한 것으로 평가할 수 있겠다.

인산동천에 自然의학 교육의 殿堂을 건립하는 참뜻

'인산의학'은 세상 사람들의 건강 상식 및 의학지식과 상반되는 내용이 적지 않아 마치 강물의 흐름을 거슬러 헤엄치는 것처럼 노력에 비해 성과가 적고 오해에서 비롯되는 음해(陰害)와 공격에 의해 많은 시련과 고통을 겪지 않을 수 없는 게 엄연한 현실이다. 인산의학에 의해 병을 고치거나 재생의 기쁨을 얻은 이들은 물론이고 인산 문하에서 가르침을 받은 사람들, 또한 인산의학을 받아들여 생활하고 있는 인산 가족 회원들이라면 이러한 일들을 강 건너 불구경하듯 수수방관만 할 게 아니라 국민건강, 인류 전체의 건강과 행복을 기원하는 마음으로 그릇된 인식을 바꾸려는 시도와 막연한 의학적 편견을 바로잡으려는 노력을 게을리하지 말아주었으면 하는 바람이다.

인류의 생명과 직결된 문제에 대해 그릇된 인식과 그에 따른 편견을 가지고 있다면 이는 무심히 넘길 일이 결코 아닌 것이다. 왜냐하면 그 여파가 국민은 물론이고 전 인류에게 미칠 수 있기 때문이다. 인류의 건강과 행복을 위한 '참 의학'의 필요성이 점차 높아지는 이때 순리와 자연에 근거한 '인산의학과 그 요법들'의 의미와 가치를 널리 인식시키는 일은 '인산의학'을 먼저 알고 받아들여 생활화하고 있는 우리 인산 가족 모두의 외면할 수 없는 책무라 하겠다.

인산동천의 아름다운 자연환경 속에 국내외 유수 대학들과 연계하여 실시될 '대체의학 연구' 및 '자연의학 교육'의 전당(殿堂)을 위시하여 '휴양과 심신 재충전의 장(場)'을 마련하기 위한 지속적인 공사를 펼치는 소이(所以)가 여기에 있다. 총 3백 석 규모의 대강당과 전시장 등 계획된 공사의 약 80% 공정률을 보이고 있는 이 시설들의 완공을 계기로 인산가는 생명원리에 부합하는 자연의학 교육, 자연의 섭리에 부합하는 심신수련 및 재충전 등의 프로그램을 통해 나름대로 국민건강에 일조할 계획이다. 이 뜻깊은 공사의 원활한 진행과 조속한 마무리를 위해 '인산 가족'들의 애정 어린 관심과 성원을 당부 드린다. 뜻을 함께하는 많은 사람들의 정성스러운 동참이 공사기간을 앞당기고 시설의 의미와 가치를 더욱 빛나게 하기를 바라는 마음 간절하다.

〈월간 壽테크 2005년 4월호〉

077

세상의 모든 醫學…
그리고 '仁山의학'

이곳에 모인 여러분들 스스로의 노력으로 건강한 가정, 건강한 대한민국을 만들고 인류 전체가 건강하게 살 수 있는 그런 세상을 만들었으면 한다. 우리들이 사는 이 나라를, 수호지의 양산박 사람들처럼 의협심 높은 이들로 넘치고 아름다운 모습으로 가득 찬 그런 곳으로 만들어야 할 것이라는 얘기다.

그러나 현실을 돌아보면 의료의 한 부분만 봐도 너무나 올바르지 못한 지식을 별다른 생각 없이 알려주고 있다. 먹은 양만큼 이익이 되는 소금이 있음에도 불구하고 짜게 먹으면 해롭고 염화나트륨의 섭취를 줄여야 한다고 말하고 있다. 약초의 정확한 효능과 어떻게 먹어야 하는지도 모른 채 한약을 먹으면 해롭다고 한다.

대한민국 서해안 천일염은 전 세계인들에게 더없이 좋은 자연

항생제다. 우리나라 천일염을 먹고 몸에 해롭다고 하는 것은 앞뒤가 맞지 않는다. 미국·유럽·호주·중국 등의 다른 나라에서는 미네랄이 풍부한 질 좋은 소금을 생산할 수 없다. 미네랄이 전혀 포함되지 않은 거의 순수 염화나트륨에 가까운 소금을 먹는 미국에서 "소금이 해롭다"고 하는 것은 이해가 된다. 전 세계를 통틀어 생태계의 최고 보고(寶庫)인 대한민국 서해안 갯벌에서 햇볕을 통해 말려 바닷물이 증발돼 생산된 최고의 보물을 보고 "소금이 해롭다"고 하는 어리석음이 어디서 나오는 것인가? 그러나 인산가를 알게 되고 죽염(竹鹽)을 만나면 그동안 알고 있었던 소금에 대한 잘못된 인식에서 마침내 탈피하게 된다.

의학과 의료는 우리 몸이 정상적인 상태에서 벗어나 이상(異常)이 나타나거나 문제가 생겼을 때 건강을 회복하기 위한 학문이며 의료체계다. 오래전부터 현대 서양의학은 암·난치병·괴질 등의 질병이 머지않아 완치될 수 있다고 이야기해 왔다. 그러나 수년 전 한 국내 대표언론은 특집기사를 통해 "암 정복은 인류가 염원하는 대로 녹녹한 것이 아니며 향후 40년 이내에는 희망의 빛이 보이지 않는다"고 보도했다. 만약 40년 후에라도 빛이 보인다면 그것은 아마도 인산 김일훈(1909~1992) 선생에 의해 정립되어 세상에 제시된 '인산(仁山)의학'의 빛으로부터 시작될 것으로 판단된다. 암·난치병·괴질뿐 아니라 감기 하나조차 절대로 만만하게 생각할 병은 없다. 세상은 병을 우습게 알고 스스로 건강을 해치는 일이 적지 않게 일어나고 있다.

세상의 모든 의학과 '仁山의학'

서양의학은 외과질환이나 국소적 치료에는 장점이 있는 데 반하여 동양의학은 근본 원인치료, 보이지 않는 본질, 유기체적·전인적 치료에 있어서 더욱 장점이 있다.

세상 사람들은 동양의학과 서양의학, 제도권 의료와 비제도권 의료, 대체의학과 제3의학 등으로 나누고 있다. 그러나 필자는 세상의 의학을, 지구촌에 존재하는 세상의 모든 의학과 인산 김일훈 선생으로부터 새롭게 제시된 인산의학으로 분류한다. 이와 같이 나누는 이유는 동·서양의료, 제도권·비제도권 의료 등 세상의 모든 의료는 암·난치병·괴질의 근본적 치료에 한계를 드러내고 있기 때문이다. 인산의학에서는 현대의학상 불치병으로 규정된 AIDS를 위시하여 각종 암, 난치병에 대해 "이런 질병은 감기보다 고치기 쉽다"고 선언한다. 세상의 모든 의학이 이러한 질병들을 온전하게 치유하지 못할 때 인산의학은 죽염·홍화씨·쑥뜸 등 다양한 순리적이고 근본적인 자연요법적 해결방법을 제시했다. 인산의학에서 각종 암, 난치병, 괴질을 스스로 물리치고 살아날 수 있는 신묘한 처방과 약물을 알려주지만 대체로 실천하지 않거나 『신약(神藥)』, 『신약본초(神藥本草)』를 읽지 않고 주변의 말만을 듣고 가벼운 마음으로 실천하다가 중도에 포기하는 경우가 더 많은 것이 오늘의 현실이다. 전 세계 의료진들은 뼈가 부러지면 깁스 등으로 자연적으로 붙기만을 기다린다. 인산의학에서는 가히 뼈 질환의 신약(神藥)이라 할 홍화씨를 볶아 먹어 좀 더 빨리 뼈를 붙게 묘방(妙方)을 제시해주고 있다.

한번은 우리 회사에서 일하던 70세 노인이 부주의로 인해 뼈가 부러진 적이 있었다. 병원에서는 6개월 정도 지나야만 목발을 짚고 가까스로 걸을 수 있다고 했다. 인산 선생은 홍화씨를 볶아 생강차와 함께 먹으라고 했고 그 처방대로 홍화씨를 먹고 1개월이 지나 뼈가 완전히 붙었고 부러지기 전에 비해 전혀 못하지 않을 정도로 뼈가 튼튼해지고 혈색도 좋아졌다. 또 모든 의료기관에서 치료를 포기할 정도의 폐암에 걸린 어머니를 살리기 위해 인산의학 처방대로 독사 구더기를 먹인 닭을 길렀고 그 어머니가 자식이 정성스레 기른 그 오핵단(五核丹) 닭 세 마리를 먹고 완치된 경우도 있다. 이 같은 의학이 또 있겠는가. 그래서 세상의 모든 의학과 인산의학으로 나누는 것이다.

인류 역사가 시작된 이래 현대의학이나 전통의학의 의료진 그 누구도 홍화씨의 약성에 대해 알지 못했고 말한 사람이 없다. 인산의학에서 처음으로 홍화씨의 약성에 대해 말과 글로 처방을 제시한 것이다. 홍화씨를 먹으면 여성의 골다공증이 예방될 뿐 아니라 골조가 튼튼한 건물과 같은 몸이 된다. 골조가 튼튼한 건물이 오래가는 것처럼 뼈가 튼튼한 사람은 무병장수하게 되는 것이다.

인산 선생은 천종(天種) 산삼(山蔘)보다 홍화씨가 무병장수에 더 좋다고 말했다.

과거에는 홍화씨가 지극히 귀했지만 현재는 홍화씨 산업이 활발해져 가격도 많이 저렴해졌다. 인산의학은 대한민국 농촌을 바꿔나가고 있는 유황오리·죽염·다슬기 등 다양한 부가가치 산업을 잉태시켰고 발전시켰다. 우루과이라운드·FTA 등으로 어려움에 처했을 때 대한민국의 농업의 경쟁력을 한층 드높게 할 농촌부활의 바탕이론이기도 하다.

동·서양 의학자 항암제 부작용 경고

세상의 의학에서 "더 이상 방법이 없다"고 하면 대부분의 사람들은 자포자기하게 마련이다. 사람 목숨은 파리 목숨이 아니다. 사람 목숨은 바로 앞에서 죽으라고 총을 쏘아도 쉽게 죽지 않는 것이다. 해적이 총으로 난사했지만 기적적으로 살아난 석해균 선장을 보면 알 수 있을 것이다.

밥 잘 먹고 움직이는 사람이 건강검진하기 위해 또는 병이 재발했다고 하여 의료기관에 입원했다가 죽어서 나오는 경우가 적지 않다. 이에 대해 해명할 방법은 없다. 의료사고를 탓하는 것이 아니다. 제도권·비제도권 모두 의료사고는 어디에서나 있을 수 있다. 그러나 잘못된 의료가 지속적으로 진행된다면 비명횡사자가 더욱 늘어날 수밖에 없다는 것이 문제다. 이러한 불행을 막기 위해 의료사고의 원인과 결과에 대해 철저히 밝힐 필요가 있는 것이다.

의료사고를 밝혀 승소한 드문 케이스도 있다. 모 대학 병원에서 자궁경부암 1기 판정을 받고, 병원 권유에 따라 자궁절제수술과 방사선 치료를 받았는데 세계 평균 일반적인 방사선 치료 용량 (3백~5백cGy)에 비해 그 4배나 되는 방사선(2천cGy)을 3차례에 받아 문제가 생겨 자궁이 모두 녹아 소변과 똥이 한 군데로 나오고 얼마 안 있다가 다 죽을 지경까지 가게 됐다. 이 사건은 단순 의료사고라고 하여 내사 종결됐으나 매스컴을 통해 이슈화돼 결국 의료과실로 판명돼 변상조치가 이뤄지기도 했다. 사람의 생명은 더없이 경건하게 다루어져야 한다.

동·서양 의학자들은 다양한 서적을 통해 항암제의 부작용과 암 치유 방법을 설명했다. 서울대 병원장을 역임했던 한만청 박사가 저술한 『암과 싸우지 말고 친구가 되라』에서는 암을 파괴하고 공격하면 오히려 문제가 더 커진다는 점을 지적한 것으로 유명하다. 간암에 걸려 병원에서 치료를 받으며 '참 의료'에 대해 깨달은 뒤에 저술을 통해 종전과는 다른 새로운 견해를 진솔하게 설명하고 있다.

일본 게이오 대학 방사선과 교수이자 그 부속병원 과장인 곤도 마코토가 저술한 『암과 싸우지 마라』는 책은 일본의 문예춘추에 연재돼 항암제의 부작용에 대해 알게 했으며 일본에서 한때 센세이션을 불러일으켰다. 주된 내용은 현재 일본에서 사용되는 항암제의 90%는 사용할 필요가 없는 암환자나 쓰게 되면 암이 더욱 악화될 사람에게 투여되고 있다고 했다. 항암제 투여 이유에 대해 곤도 마코토는 "병원의 영리추구와 관련이 있는 것으로 보인다"고 말했다.

미국 하버드 의대 교수인 통합의학의 권위자 앤드루 와일 박사의 저서『자연치유』, 미국 의학계 중진으로 시카고 마이클 리세 병원장을 역임한 로버트 S. 멘델존의 저서『나는 현대의학을 믿지 않는다』등에서 알 수 있듯이 '참 의료'에 대해 깨달은 이들은 동서의료를 초월해 세상의 의료진들이 미처 인식하지 못했던 참된 의학적 사실들을 밝혀내고 있다.

로버트 S. 멘델존은 '현대의학이 이미 종교처럼 되었고 믿을 수도 없고 믿으면 손해만 본다'는 사실을 과학적 증명을 통해 설명하기 위해『나는 현대의학을 믿지 않는다』를 저술했다고 밝혔다. 또 로버트 S. 멘델존이 쓴『여자들이 의사들의 부당의료에 속고 있다』에서는 제왕절개·유방암 수술·소파수술 등 의사들의 부당의료의 실상에 대해 적나라하게 파헤치고 있다.

환경운동의 종착역은 생명운동이라고 생각한 일본의 환경운동가 후나세 케는 자신의 역저(力著)『항암제로 살해당하다』에 많은 의사를 인터뷰하고 다양한 실험을 통해 밝혀낸 수많은 놀라운 사실들을 기술해 놓았다. 이 책을 읽는다면 비록 많은 돈을 준다고 해도 아마 항암제를 맞지 않을 것이다. 항암제는 '극약'이며 맹독성 독극물이다. 현재 비교적 부작용이 적으면서 효과는 높을 것으로 기대되는 비소 함유 항암제를 개발실험 중에 있는데 그것도 정도의 차이일 뿐 부작용은 적지 않을 것으로 보는 시각이 지배적이다.

  암세포를 공격하려면 매우 위험한 독극물을 써야 한다. 때문에 인체의 정상 세포들도 죽게 만드는 것이다. 항암제를 이용해 암세포를 죽이는 것은 사람의 목숨을 위협하게 되므로 이 같은 방법으로 암을 치유하려는 생각은 버려야 할 것이다. 항암제는 병의 근본적인 치유를 해주지 않는다. 심사숙고하지 않고 항암제를 맞는 것은 어찌 보면 위험한 일에 목숨을 거는 일과 같은 것이다.

의료능력별 의료 라이선스 주어야 할 것

  암 · 난치병 · 괴질은 절대 요행으로 고칠 수는 없다. 전 세계 인류 60억 사람들이 머리를 짜내서 연구해도 해결 방법이 나오지 않는 것은 병이 해부학상 인체 오장육부에 드러나는 것이 있는가 하면 절대 드러나지 않는 뇌 속 별도의 사령부 즉 12뇌에 자리 잡은 것도 있기 때문이다. 인산 선생은 『신약(神藥)』 '영구법의 신비'에서 12뇌 속의 암세포를 없애기 전까지는 암은 반드시 재발한다고 말했다. 세상의 의학자들은 그 이야기가 무슨 이야기인지도 모르고 공상과학만화 정도로 치부해 더 이상 알려고 들지 않는다.

  제도권의 현대서양의학에서는 '닭 쫓던 개 지붕 쳐다보는 격'

으로 "암은 3기만 지나면 고치기 어렵다" "현대의학으로는 더 이상 그 병을 고칠 방법이 없다"고 말한다. 서양의학이 어떻게 지구상에 존재하는 모든 '현대의학'을 대표할 수 있고 누가 절대적 대표자로 인정해 줄 것인가. 이 시대에 명맥을 유지한 채 존재하거나 활동하고 있는 세상의 모든 의학을 정확히 파악하고 잘 알고 있는가.

대부분의 의료진은 세상의 모든 의학과 전혀 궤를 달리하는 또 다른 인산의학이 있음을 인식하지 못한다. 또 인산의학이 아니더라도 지혜로운 민족의 혈통을 지닌 사람들 중에는 암을 고칠 수 있는 특별한 의료능력자들이 종종 알려지기도 한다. 예를 들면 장병두 할아버지, 김남수·남상천 선생 등도 병을 잘 고치는 대표적 의료능력자들이다. 그러나 우리 정부는 인류 전체를 위협하는 무서운 침략 세력인 암·난치병과 싸워 이길 수 있는 질병과의 전쟁 명장(名將)들을 제도권의 이기주의에 의한 내부 다툼 또는 음해(陰害)로 인해 모두 국외로 내보내고 있다. 누구를 위해 이런 일들을 벌이고 있는 것인가.

정부는 얼마 전에 김남수 침술사에게 "침은 놓되 뜸은 뜨지 마라"는 이해하기 어려운 행정처분을 한 적이 있었다. 침은 많은 지식과 경험이 필요한 것이고 뜸은 그만큼 어렵지는 않아서 누구든 관심 갖고 배우고 연구하면 뜰 수 있는 것이다. 천하에 어려운 침의 달인이 상대적으로 덜 어려운 뜸을 못 뜨게 하는 것이 말이 되는 판단인가. 두 가지 치료를 병행하는 것이 질병 치료의 효과를 높이는 데 필수적인데도 아랑곳하지 않고 50여 년 넘게 뜸사 자격시험을 일절 시행하지 않으면서 뜸 시술 능력을 검증해야 할 책무를 망각한 채 뜸의 시술만을 원천 봉쇄하는 비합리적 조치를 취한 것이다.

김남수 옹은 그 당시 뜸사 자격시험을 실시하지 않아 뜸사 자격을 취득하지 못한 것이다. 이와 같은 일은 대한민국 국민의 건강에 악영향을 미치고 있는 의료관계법령 때문이다. 이와 같은 법은 누구를 위해 제정되고 운영되는가. 금년 4·11 총선과 연말의 대선(大選)에서는 국가의 주인 된 국민으로서의 주권(主權)을 십분 발휘해서 의료관계법령을 합리적으로 개정하여 국민 보건향상에 지대한 기여를 할 후보를 뽑아야 할 것이다. 의료관계 법령을 고치지 않으면 우리 후대는 아마도 제 명(命)대로 살기 어려울 것이다. 우리나라의 경우 30년 전에 비해 전체 사망자 중 당뇨·암·심혈관 질환 사망자 비율은 10배 이상 늘었다. 세상의 의학이 잘못된 방향으로 가고 있다는 사실을 설명하다보면 인산의학의 어떤 점이 상상을 초월할 정도로 훌륭한 것인지 설명이 가능할 것이다. 이제 국가는 국민 건강을 위해 의료계의 밥그릇 싸움을 그만두게 하고 의료 종사 지원자들의 의료 능력을 과학적으로, 입체적으로 테스트하여 확인된 능력에 부합하는 라이선스를 주는 것이 합리적인 처사라 하겠다.

단군 古記가 밝혀놓은 쑥뜸·마늘요법

4천3백년 전부터 면면히 이어져 온 환웅(桓雄)천왕 이야기는 단군의 역사이지 신화(神話)가 아니다. 단군의 역사 기록 중 단군고기(檀君古記)가 있다. 삼국유사의 기록을 인용해 서울대 교수 김두종 박사는 자신의 저술인 한국의학사에 원시의학·신시(神市)의학이라는 이름으로 환웅천황께서 쑥과 마늘을 치료약으로 사용한 흔적들이 나타난다고 기술하고 있다. 그 주요 내용을 본다.

"환웅천황이 하늘무리 3천을 이끌고 태백산 꼭대기 신단수(神檀樹) 아래로 하강했는데 그곳을 신시(神市)라고 했다. 그때 곰 한 마리와 호랑이가 함께 동굴에 있다가 신단수 아래로 환웅천왕을 찾아가 사람이 되게 해달라고 기원했다. 그때 환웅천황께서는 신령스러운 쑥 한 뭉치(靈艾一炷)와 마늘 20개(蒜二十枚)를 주면서 이것을 먹되 1백일 동안 햇빛을 보지 말라고 했다. 호랑이는 금기를 지키지 못해 사람이 되지 못하고 곰은 여성의 몸을 얻게 됐다. 여자의 몸이 된 웅녀(熊女)가 아들을 얻기를 기도했다. 그때 환웅천왕이 짐짓 사람의 몸으로 나타나 웅녀와 결혼해 아들을 낳으니 그가 곧 단군왕검(檀君王儉)이다."

여기서 신령스런 쑥 한 뭉치는 중완과 단전에 뜸을 뜨라는 것을 의미하고 "마늘 20개를 먹으며 1백일 동안 햇빛을 보지 말라"고 한 것은 마늘을 구워 먹으라는 처방을 말한 것이다. 호랑이로 상징되는 어떤 남자는 양기가 뻗쳐 금계(禁戒)를 지키지 않아 병을 고치지 못했고 여자는 금기를 잘 지킨 끝에 21일 만에 완전히 병이 나아 새 사람이 되어 여성으로서의 온전한 삶을 살게 된 것이다.

　인산의학은 단군의학·신시의학·원시의학의 맥을 이어온 참된 의학이자 민족의 뿌리 깊은 의학의 원형이라 하겠다. 제도권과 비제도권, 대체의학과 제3의 의학 어디서든 "마늘을 구워 먹어라" "소금을 9번 구워 먹어라" "5분 이상 타는 쑥뜸을 뜨라"고 처방한 의학은 단 한 곳도 없다. 4천3백년 전부터 이어 내려오던 단군의학의 맥이 전해지던 과정에 어딘가로 사라졌다가 다시금 이 시대에 맞는 의학으로 부활하여 원형을 그대로 보전하면서 진일보해 현대 인류의 질병환경에 맞게 새롭게 정립된 의학이 바로 1980년 『우주와 신약(神藥)』, 1986년 『신약(神藥)』이라는 고금동서에 유례가 없는 책을 통해 세상에 등장한 인산의학이다. 인산의학의 내용을 담고 있는 『신약』은 인류 의학서적 출판역사상 가장 많은 50여만 부가 판매되어 대중의학의 새 지평(地平)을 연 책으로 평가받고 있다. 이 책은 새로운 의학 이론들이 대거 등장하고 반드시 효과가 나는 방약(方藥)으로 가득하다.

　인산의학의 산물인 죽염(竹鹽)은, 부지런히 먹으면 우리 몸의 항산화력을 넘어 환원력(還元力)을 높이는 데 크게 기여한다. 또한 우리 몸의 자연치유 능력을 회복시켜주는 힘을 길러준다. 4천3백여 년 시공(時空)을 뛰어넘어 우리에게 면면히 이어져 새롭게 부활한 민족 전통의학의 원형인 '참 의료'에 생명을 맡길 때 병은 자연 치유될 것이다. 세상의 의료기관에서 암세포를 제거할 수는 있겠지만 재발이 가능하고 근본적으로 치료하여 뿌리를 제거하지는 못할 것이다. 그러나 인산의학은 해법을 제시했다. 5분 이상 타는 쑥뜸을 병의 경중에 따라 뜨면 12뇌 속의 암세포가 소멸할 수 있다는 것이다. 필자는 재작년 가을 암벽등반을 너무 지나치게 하다가 허리가 휘어 통증이 몹시 심한 데다 걷지도 못할 지경에 이른 적이 있었다.

인근의 도립 의료기관에 갔더니 빨리 허리 디스크 수술을 하지 않으면 다리를 잘라야 하는 지경에 이른다고 했다. 그러나 허리 당처에 쌀알 크기의 쑥뜸을 2천8백여 장 떠서 15일 만에 허리가 펴졌다. 현대의학상 더 이상 방법은 없고 반드시 악화되어 불구가 되거나 죽을 수밖에 없다고 말한 사람들이 대부분이지만 전통요법이자 자연요법인 인산의학으로 치유됐으며 이와 비슷한 암, 난치병 치료 영웅담들은 너무 많아 일일이 다 말할 수 없을 정도다. 이 자리에 참석하신 모든 분들과 가족들의 무병장수를 기원한다.

-위 글은 김윤세 회장이 지난 3월 22일부터 25일까지 열린 인산가 '제 15기 김윤세의 심신치유프로그램'에서 특강한 내용의 요지를 정리한 것입니다.

〈월간 仁山의학 2012년 4월호〉

078

'참 의료'
仁山의학 등장의 의미

　오늘의 세계는 인류의 건강과 행복을 위협하는 각종 암·난치병 및 괴질의 창궐로 인해 자연계로부터 부여받은 수명도 다 누리지 못하고 세상을 떠나는 비명횡사(非命橫死)자들이 날로 늘어나는 공해(公害)시대, 병고(病苦)의 세상이라 하겠다. 질병 발생의 근본 원인이 규명되지 않은 데다 효과적 치료방법 또한 마련되지 못한 오늘의 현실은, 건강의 소중함과 생명을 위한 '참 의학'의 조건에 대해 다시금 깊이 생각해 보지 않을 수 없도록 촉구한다.
　운동 부족에 따른 체력의 저하와 삶의 환경을 열악하게 만드는 공해물질의 증가 등에 기인한 각종 암·난치병·괴질의 잇따른 등장으로 인류는 생존마저 위협당하고 있으나 작금의 이러한 현실을 타개할 이렇다 할 묘책을 마련하지 못한 채 불안한 삶을 영위할 수밖에 없는 암담한 처지에 놓여 있는 실정이다. 이제 질병 문제는 특정 의료인들의 해결 과제를 넘어 지구촌의 전 인류가 다 같이 지혜를 모아 해결해야 할 초미의 현안으로 대두되고 있음을 부인하기 어렵게 되었다.

한 선각자적 醫者의 전설 같은 삶의 이야기가 시사하는 것

참으로 암담하기 이를 데 없는 오늘의 현실에서 조선조 순종황제 3년, 단기 4242년, 서기 1909년 음력 3월 25일, 이 땅에 태어나 천부적 혜안에 근거한 기적의 의술을 활용해 병명도 모른 채 죽어가는 수많은 난치병자들을 구제하는 한편 기존의 의학, 즉 지식과 기술의학의 한계를 초극할 수 있는 새로운 의학의 이론과 방법을 제시한 뒤 단기 4325년, 서기 1992년, 선계(仙界)로 떠난 한 선각자적 의자(醫者)의 전설 같은 삶의 이야기는 시사하는 바 적지 않다고 하겠다.

그는 '민초들의 의황(醫皇)' '불세출의 신의(神醫)'로 일컬어지는 인산 김일훈(仁山 金一勳, 1909~1992) 선생으로서, 자신의 저서 『신약(神藥)』, 『신약본초(神藥本草)』 등을 통해 인류에게 난치성 병마를 물리치고 심신(心身)건강을 회복해 무병장수(無病長壽)할 수 있는 '큰길'을 열어 보인 바 있다.

5월 13일(음력 3월 25일)은 선생의 탄신 95주년(기념식은 5월 9일 11시30분 봉행)이 되고 6월 4일은 선화(仙化) 12주년이 되는 날이다. 선생의 인품을 흠모하고 그 특이한 인술(仁術)의 의미와 가치를 무엇보다 중요시하는 인산 가족들은 매년 이맘때 쯤이면 생사(生死)의 갈림길에서의 활로(活路)와 심신건강, 무병장수의 대도(大道)를 세상에 제시한 선생의 숭고한 뜻을 다시금 되새겨보곤 한다. 그리고 난치성 병마의 창궐로 생존조차 위협받지 않을 수 없는 오늘의 공해세상의 인류에게 암·난치병 해결의 복음(福音)이 되고 있는 '인산의학'의 등장 의미를 반추하면서 자신과 가족, 그리고 주변 모든 이들의 건강을 기원하고 챙겨보는 기회도 갖는다.

仁山의학은 우주자연의 법칙에 근거한 自然의학의 典型

인산의학은 선생의 생래적(生來的) 혜안(慧眼)과 팔십 평생의 경험을 토대로 하여 완성된 신의학(新醫學) 체계로서 우주자연의 법칙에 근거한 자연의학의 전형(典型)이라 하겠다.

고금동서에 그 유례를 찾아볼 수 없는 특이한 처방과 약물을 세상에 공개하여 인류의 난치성 병마 퇴치에 널리 활용되게 함으로써 21세기 미래의학의 새로운 시대를 열어나가고 있다. 인산의학의 특징으로는 제 병, 제 스스로, 제 집에서 고칠 수 있도록 전문의학을 대중화하였다는 점과 우리 주변에 흔한 물질을 약용으로 쓰게 함으로써 저비용 고효율의 자가(自家)의료를 가능하게 하였다는 점, 인체의 생명원리와 부합하는 순리 자연의 치료법을 쓰게 함으로써 별다른 무리 없이 난치성 병마를 극복하고 무병장수할 수 있는 '참 의학의 큰길'을 제시하였다는 점 등을 꼽을 수 있겠다.

특히 죽염(竹鹽), 오핵단(五核丹), 삼보주사(三寶注射)와 같은 새로운 약물의 제조 및 활용법을 위시하여 홍화씨, 다슬기, 마른 명태, 참옻, 느릅나무, 솔뿌리, 유황오리처럼 기존 물질의 전혀 알려지지 않은 새로운 약리작용을 밝혀 암·난치병 퇴치에 누구나 활용할 수 있도록 모든 신약묘방(神藥妙方)을 조금도 망설이거나 숨김없이 세상에 공개했다는 점에서 인산정신의 위대성은 더욱 빛을 발하고 있다.

인산의학은 질병의 근저에 자리 잡고 있는 공해독(公害毒)을 풀지 않고는 각종 암·난치병의 근본치료가 불가능하다는 점을 감안하여 먼저 강력한 해독작용을 하는 천연물의 약성을 활용해 체내에 축적된 독을 푼 뒤 생명의 으뜸 기운인 원기(元氣)를 돋우어 주는 방식의 묘방을 쓰도록 제시한 바 있다. 또한 기존 의학의 쑥뜸법과는 근본적으로 다른 인산의학 특유의 새로운 쑥뜸법, 즉 영구법(靈灸法)을 창안하여 인체 12뇌(腦) 속에 자리 잡고 있는 암세포를 소멸시킬 수 있는 묘법으로 제시해 현대 서양의학에서 불치병으로 간주한 제반 암들의 근본치료를 가능하게 하였다.

心身건강의 新天地로서의 無醫村이 이뤄지기를 염원한다

우리는 인산의학의 등장으로 노자(老子)의 무위자연(無爲自然) 사상과 여합부절 일치하는 '무의자유(無醫自癒)의 참 의학'의 실상에 대해 눈뜰 수 있게 되었고 질병 발생의 조건과 환경을 도외시한 채 겉으로 드러나는 병증 해결에 집착하는 현대 서양의학의 한계와 폐단을 극복할 대안으로서 생명력 강화를 통한 자연치유(自然治癒)를 도모하는 숭본식말(崇本息末)의 현명한 의방(醫方)을 만날 수 있게 되었다.

제 힘으로 제 병 고치는 자력(自力)치료, 제집에서 제병 고치는 자가(自家)치료, 저절로의 법칙에 따라 제병 고치는 자연(自然)치료의 세 가지 치료원칙을 제시한 '순리 자연의 인산의학'은 단순한 질병치료 차원을 넘어 좀 더 가치 있는 삶을 살려는 사람이라면 누구나 좇지 않을 수 없는 인생행로의 큰길(大道)이라 하겠다.

인산의학의 궁극적 목표는 올바른 생활습관을 확립해 사전에 질병을 예방하고 심신(心身)을 다 같이 건강하게 가꾸어 나가되 설혹 질병에 걸리더라도 순리 자연의 치료를 통해 인체에 그 어떤 무리나 부작용 없이 정상(正常)을 회복할 수 있도록 함으로써 모든 인류가 의료인도 의료기관도 약도 처방도 필요 없을 정도로 다 같이 건강한 세상을 구현하는 것이다.

한마디로 요약해 말하자면 이 세상의 모든 의료체계가 무용지물(無用之物)화 함으로써 지구촌 전체가 무의촌(無醫村)으로 바뀌어 심신(心身)건강의 신천지요, 극락세계(極樂世界)가 이뤄지기를 염원한다는 얘기다. 그것이 바로 선친이신 인산 선생의 숭고한 뜻이고 필자의 한결같은 소망이기도 하다.

〈월간 壽테크 2004년 5월호〉

079

몸살이 깨우쳐준 '無醫自癒'의 참뜻

가끔, 아주 가끔이긴 하지만 며칠씩 몸살을 앓을 때가 있다. 이번 5월 중순, 인산 탄신기념식을 전후하여 인산 본관 리모델링 공사 마무리와 함께 무리한 강연활동 등으로 그동안 누적된 과로의 여파에 결국 3일 이상 온몸이 '불덩어리'로 변했다가 서서히 식어져 이제 겨우 숨을 돌릴 수 있게 되었다. 기억에 가물거릴 정도로 가끔이긴 하지만 필자가 종사하는 분야가 명색이 그래도 '의학분야'라는 점 때문에 와병(臥病) 기간 중 마주치는 상당수의 사람들로부터 '김 사장도 몸살 앓는 때가 있느냐'는 의문 반, 걱정 반의 질문을 받곤 했다.

병 걸려 고생하는 게 무슨 자랑거리는 못 되겠지만 그렇다고 해서 크게 부끄러워하거나 숨길 일도 아니라는 생각에 필자는 서슴없이 '며칠간 몸살 심하게 앓고 일어났다'는 사실을 기회 있을 때마다 밝히는 편이다. 지나친 '미화(美化)'로 잘못 받아들여질 우려도 있겠지만 필자의 '와병'과 여타 대다수 사람들의 와병을 비교할 경우 그 대응 자세나 방향에 있어서 몇 가지 차이점이 드러난다.

즉, 일반적인 경향은 진료기관에 가서 검사와 처치를 받고 약물을 복용하는 게 통례인데 반하여 필자는 초지일관 '몸으로 때운다'는 특징을 갖고 있다. 다른 이들의 눈에는 언뜻 비약적으로 발전한 현대의료체계의 효용성에 어두워 괜한 고집을 부리는 것처럼 비칠 수도 있겠고 어쩌면 자칫 위험을 초래할 수도 있는 질병문제를 너무 우둔하게 대처한다는 비판적 시각도 있을 것이다.

다른 이들의 견해대로 어쩌면 필자가 다소 우둔한 편에 속할 수도 있겠다. 그러나 한 가지 분명한 것은 '인산의학'의 지혜를 밑바탕에 깔고 '무의자유(無醫自癒)'라는 인산의학의 기본방향에 내 나름대로 충실하고자 '젖 먹던 힘'까지 동원해 노력하고 있다는 점이다.

쉽고 간단한 길을 외면하고 굳이 어렵고 힘든 길을 택하는 소이(所以)가 바로 이 점에 있다 하겠다. 병이 깊어지고 고통이 증가하는데 그 누군들 두렵지 않겠는가마는 '옳지 못한(필자의 잣대와 기준으로 판단할 때)' 길의 편안함보다는 고통스럽더라도 '무위자연(無爲自然)'의 큰길을 선택하여 걷는 게 식자로서의 마땅한 도리가 아닌가 한다.

온몸이 불덩어리처럼 되었다가 가까스로 자연 회복되어 일어나 앉게 되자 이번에는 그 화마(火魔)의 열기로 인해 입안 전체 즉 구강, 혀, 잇몸에 심한 염증이 생겨 자극성 음료나 음식은 물론 물 한 모금 마시기 어려워졌다. 그 와중에 죽염 한 숟갈을 입에 넣어 찌르는 듯한 통증에 현기증이 나면서 저절로 푹 주저앉게 되어버리는 일이 또 며칠간 반복되었다. 쑥뜸의 고통도 그런대로 참아낼 정도의 '근기(根機)'를 지니고도 혀의 염증 부위에 죽염이 닿을 때의 순간적 고통으로 금방 두 눈이 새빨개지면서 눈물이 가득 고이곤 하였다.

그 고통도 한 3일 지나더니 차츰 수그러들기 시작해 간신히 죽 먹는 일을 졸업하고 이제는 자극성 없는 국물에 밥 말아 먹을 정도에까지 이르러 한 3일 더 지나면 거의 정상(正常) 회복이 될 듯싶다. 피골이 상접한 몰골은 좀 더 가야 회복되겠지만…. 건강관리 제대로 못하여 몸살까지 앓은 주제에 그게 무슨 자랑이라고 이토록 장황하게 얘기를 끌고 가는가 하는 의문이 드는 분들을 위하여 몇 마디 더 드리고자 한다.

일제(日帝) 시절, 감옥 생활하는 사람들 중에는 잃어버린 주권을 되찾기 위한 독립투쟁 과정에서 붙잡혀 온 이들이 많았지만 더러는 좀도둑·강도·상해 등 못된 범죄로 붙들려온 사람들도 적지 않았음을 감안할 때 바로 그 '왜?'라는 물음의 답을 잘 음미해봐야 할 것 같다.

그리고 세계 '의협인물' 역사상 가장 위대한 한 사람으로 평가되는 안중근(安重根) 의사는 국가와 민족을 위한 의로운 죽음 앞에 조금도 두려워하거나 비굴한 모습을 보이지 않고 당당하고 의연하게 죽음을 받아들였다. 그래서 그는 노자(老子) 도덕경(道德經)에 명시된 '사이불망자수(死而不亡者壽)'의 상징적 존재로서 영원성의 삶을 향유할 수 있게 되었다.

대통령이나 국회의원, 장·차관은 살아서의 지위(地位)지만 떠난 뒤의 지위는 이미 이승을 떠난 마당이라 신위(神位)요, 천위(天位)가 되는 것이고 세상에서 누렸던 지위를 그곳에서도 누릴 수 있다는 보장은 아무도 해줄 수가 없는 것이다.

급한 일을 당하여 혼비백산하거나 위중한 질병의 고통 앞에 정신 못 차리고 허둥대는 삶이란 모두 그리 위대한 것으로 보이지 않는다. 병고를 한 번씩 겪을 때마다 그만큼 철들고 또 고난극복의 투철한 의지와 지혜가 샘솟을 수만 있다면 시도 때도 없이 찾아오는 병마라지만 노력여하에 따라 심신(心身)의 성숙을 더욱 공고히 하는 계기로 만들 수도 있을 것이다.

과거 옛 선현들이 얼마나 경험을 중시했는지는 "삼대 의원 노릇 하지 않은 의원의 약을 왕실에 올릴 수 없으며(醫不三世 不服其藥), 아홉 번 팔이 부러졌다가 회복되는 정도의 고통을 겪은 사람이라야 비로소 훌륭한 의료인이 될 수 있다(九折臂者 乃成良醫)"는 글을 통해서도 짐작할 수 있겠다. 앞글은 예기(禮記) 등의 글을 인용해서 쓴 동의보감(東醫寶鑑)에 보이는 문구다.

> 육신의 뿌리는 허공인데
> 아픔을 느끼는 존재는 뭘까
> 병든 내 안에 병들지 않는 존재…
> 바위 앞을 흐르는 푸른 물소리일레

> 四大本來空 痛者是甚麼
> 病中不病者 岩前綠水聲

조선조 중후기의 고승 함월 해원(涵月 海源, 1691~1770) 선사의 시 구절이 몸살 겪고 난 필자의 뇌리에 선명하게 각인되는 까닭은 뭘까?

〈월간 신토불이건강 2002년 6월호〉

080

仁山의 지혜로 여는
미래의학의 새 地平

자연의 마음은 大地를 수놓는 꽃으로 웃는다

　남쪽으로부터 불어오는 따뜻한 바람은 얼어붙어 있던 자연의 마음을 풀어 미소 짓게 만든다. 서서히 북상하는 화신(花信)은 형형색색의 꽃들로 온 산과 들의 웃음 짓는 환한 표정을 잘 드러내 보여준다. 광양 다압면 매화마을의 매화를 필두로 여수 오동도의 동백꽃, 지리산 산동 마을의 산수유, 갓 피기 시작한 벚꽃 등 온갖 꽃들의 웃음잔치를 즐기려는 사람들의 발길에 전국 각처의 꽃동산 아래에는 저절로 길이 생겨날 지경이다.

　바람이 불면 낙락장송은 천상(天上)에서나 들을 법한 묘음(妙音)을 연주하여 듣는 이로 하여금 깊은 상념에 잠기게 한다. 대숲 또한 구멍도 없는 피리를 그리도 좋은 솜씨로 불어 젖힌다. 어디 그뿐인가? 산골 물 졸졸거리고 새들 재잘거리는 소리는 생기(生氣)

로 가득 찬 신천지의 도래를 알리는 작은 신호이고, 온 산과 들에 요원의 불길처럼 번져가는 각양각색의 꽃들을 피워 소리 없이 웃는 대지의 표정은 만물의 어머니 그 자체다.

미국이 이라크를 공격하든지 북한 핵문제가 세계의 새로운 이슈로 떠오른다는 따위의 복잡한 세상사에는 별 관심 없다는 듯 2003년 계미년 봄은 그저 자연의 질서에 따라 소리 없이 다가와 묵묵히 제 할 일만 할 뿐이다.

不自然, 非順理의 삶을 사는 인간세상과 대조 이뤄

자연계의 모든 존재들은 이렇듯 자연의 질서에 따라 생주이멸(生住異滅)과 성주괴공(成住壞空)의 현상을 보이며 무위자연(無爲自然)의 순리적 행보를 이어간다. 어디로부터 왔다가 어디로 가는지, 사람이 걸어야 할 바른길(大道)이 어떤 길인지조차 모른 채 인위와 인공, 무리의 부자연, 비순리의 삶을 운명처럼 살아가는 인간세상과는 묘한 대조를 이룬다.

서로의 파멸을 자초하는 반목과 싸움이 그치지 않고 자연환경 파괴로 인류의 생존터전이 점점 더 황폐화되고 있음은 참으로 서글픈 일이 아닐 수 없다. 제 마음을 이기적 욕심으로 채움으로써 끝없는 탐욕추구의 소용돌이에 휘말려 종내에는 자타공멸(自他共滅)의 파국을 자초하는 그 어리석음에 전율이 느껴질 뿐이다.

세상사는 그렇다 치고 우리의 건강문제는 또 어떤가? 최근에 발생한 대구 지하철 참사가 말해 주듯이 이제는 만성화되고 고착화된 안전 불감증이 만연해 있고, 그로 인한 대형사고의 위험성들은 곳곳에 산재해 있는 실정이다. 성수대교 붕괴와 삼풍백화점 참사 등의 참담한 기억이 채 사라지기도 전에 또다시 이런 끔찍한 사건이 발생한 것을 보면서 혹시나 이런 유의 사건 사고들이 우리 인체 내에서 일어나는 일이 없기를 간절히 바라마지 않는다.

미시적(微視的) 관점에서 본다면 인체는 한 국가와는 비교할 수조차 없는, 마치 거대한 우주와 같은 존재라 할 수 있겠다. 그 우주 속에서 안전 불감증에 의한 참담한 사건 사고들이 줄지어 일어난다고 가정해 보라. 얼마나 끔찍한 일이겠는가?

그러나 대단히 슬픈 것은 필자의 이러한 우려가 단순한 기우에 그치지 않고 수많은 사람들의 예에서 그런 위험스러운 징후들을 발견할 수 있다는 점이다. 예를 들어 이미 간염, 간경화 등의 진행이 판명되었음에도 자신의 그릇된 음주 습관을 바꾸지 않고 계속 폭음하여 더욱 건강악화를 자초하는 식의 무리와 비도(非道)의 삶을 사는 사람들이 주변에 적지 않다는 사실을 들 수 있겠다. 필자 역시 술을 좋아하고 잘 절제하지도 못하는 편이지만, 그래도 일 년에 한두 차례 쑥뜸을 뜬다든지 꾸준한 운동을 통해 기초적인 체력 관리를 함으로써 몸에 가해지는 다소간의 무리가 감당하기 어려운 질병으로까지 발전되지 않게 하는 편이다. 아마도 믿는 데가 있기 때문에 남들의 눈에 무리한 것으로 비칠 수도 있는 일을 종종 밀어붙이면서도 그런대로 별 탈 없이 지내고 있는지도 모른다.

道를 따르면 죽을 때까지 위태로울 일이 없다

　주변 사람들의 삶을 잘 관찰해 보면 언제 어디서 어떻게 발생할지 모르는 사건 사고와 질병의 위험에 노출되어 있음에도 그에 대한 인식이나 안전의식은 물론 그 어떤 대비책도 없는 경우가 비일비재해서 선뜻 나서서 일깨워주는 것조차 망설여지기 일쑤다. 일반적으로 선의로 받아들이기보다는 색안경을 끼고 본다든지 엉뚱한 오해로 인한 이해하기 어려운 반응을 보이는 예 또한 적지 않기 때문이다.

　봄바람에 미소 짓는 꽃들처럼 자연의 질서에 순응하여 무위자연의 삶을 살아간다면 무슨 문제가 있겠느냐마는 너나 할 것 없이 대부분의 인생이 그렇지 못하다는 게 덧없는 삶의 비극적 모습이 아닌가 싶다. 위대한 철인 노자(老子)가 제시한 '무위자연'의 삶을 영위하고자 노력한다면 우리네 삶은 최소한 인위, 인공, 조작의 무리로부터 벗어나 좀 더 건강하게 오래오래 살 수 있으리라 생각된다. "도를 따르면 오래오래 살 수 있게 되고 죽을 때까지 위태로울 일이 없게 된다(道乃久殁身不殆)"고 설파한 노자의 가르침을 상기할 필요가 있겠다.

　무위자연은 정치, 경제, 사회, 문화 할 것 없이 어느 분야든 활용 여하에 따라서 최상의 가치기준이 될 수 있는 개념임에도 불구하고 인식과 이해의 부족으로 노자의 '도덕경' 속에서 세계인에게 크게 빛을 보지 못한 채 잠자고 있는 실정이다. 이러한 무위자연의 높은 실용적 가치를 의학에 활용한 이가 있었으니 바로 선친 인산 김일훈(仁山 金一勳, 1909~1992) 선생이다.

인산의학으로 불리는 새로운 의학이론체계의 근간을 이루는 사상은 바로 노자의 무위자연 사상과 그 궤를 같이한다. 현대 동서양 의학의 기술의학, 지식의학의 한계를 극복할 대안으로서 무위자연의학, 지혜의학을 제시한 것이다. 즉 인위와 인공, 조작이 가해지는 부자연과 무리의 의학을 지양하고 순리와 자연에 근거한 '무의자유(無醫自癒)'의 새로운 이론과 그에 따른 처방 및 약물을 천명한 것이다. 따라서 어떤 식으로든 인체에 무리를 주게 되는 기존 의약물질들의 사용을 제한하고 지금까지 인류가 상용해 왔던 일상적 음식물의 알려지지 않은 약성을 밝혀내 이용하거나 또는 미흡한 약성을 보완해 새로운 신약(神藥) 영약(靈藥)으로 재창조하여 활용하는 방안을 제시함으로써 '대중의학' 시대의 도래를 가능케 하였다. 우주 간에 존재하는 뭇 별들과 지상만물과의 상관관계를 밝혀 의학적으로 실용화할 수 있는 방법을 제시한 것 등은 인산의학의 특성을 잘 드러내 보여준다. 국내외적으로 산업적 성장세를 보이고 있는 죽염(竹鹽)을 위시하여 지금껏 밝혀지지 않았던 천연물, 즉 홍화씨, 마른 명태, 다슬기, 유황오리, 음양곽 염소, 부자(附子) 돼지, 구운 밭마늘, 무엿, 참옻 등의 의약학적 참가치를 천명해 현대 암·난치병 퇴치에 활용할 수 있게 한 것은 그 대표적 사례라 하겠다.

仁山의학의 치료원칙은 "스스로, 자연스럽게"

　인산의학을 한마디로 설명하자면 "스스로, 자연스럽게"라는 말로 요약할 수 있겠다. 즉, "스스로 제 생명의 소중함을 자각해야 하고(自覺命重), 제 병을 고칠 수 있는 훌륭한 처방을 스스로 찾으려 노력해야 하며(自求良方), 스스로 그 의방의 원리를 터득해야 한다(自得原理)"는 것이다. 이는 제 생명은 자기 스스로 구해야 한다는 자구(自救)의 원칙이라 할 수 있다. 또 치료에 있어서도 "제 병은 제 힘으로 고치고(自力治療), 제 집에서 고치며(自家治療), 자연스러운 의방으로 치료해야 한다(自然治療)"는 자치(自治)의 원칙을 제시하였다.

　의술은 물론이고 천문지리와 인사 등에 있어서 두루 천부의 지혜를 타고난 선각자로서 일생 동안 경험한 내용들을 일체의 숨김 없이 만천하에 공개한 거룩한 참뜻을 깊이 인식하지 못하는 일부 사람들에게는 인산의학이 단순한 돈벌이 수단으로 악용되기도 하지만, 그렇다고 해서 의학의 새로운 지평을 연 것으로 평가되는 인산의학 자체를 오해하거나 과소평가할 필요는 없으리라는 게 필자의 소견이다.

　오는 4월 26일은 각종 암·난치병과 괴질 등의 병마로부터 벗어날 수 있는 지혜로운 의학이론을 제시한 바 있는 인산 선생 탄신 94주년이 되는 뜻 깊은 날이다. 인산가는 해마다 이날을 '인산의학의 날'로 정하여 탄신기념식 등 성대한 행사를 통해 그 뜻을 기려왔는데 올해는 26일이 토요일인 관계로 6일 앞당겨 4월 20일 오전 11시부터 경남 함양군 함양읍 죽림리에 자리한 인산연수원에서 관련 행사를 거행할 예정이다.

  인산 가족과 회원들은 물론이고 누구나 동참하여 난치성 병마가 창궐하는 작금의 험난한 공해세상에서 병 없이 건강하게 천수를 다 누릴 수 있는 지혜를 터득하는 기회로 삼으시기를 바라는 마음 간절하다. 자기 자신부터 생명의 건강을 증진 내지 강화시킨 다음 점차 가족, 친지, 이웃으로 건강과 행복의 복음(福音)을 전하려는 노력을 펴나간다면 그야말로 뜻깊고 보람된 일 아니겠는가?

〈월간 신토불이건강 2003년 4월호〉

향후 백년에
眞價 발휘할 仁山의학

081

　지난 3월에만 벌써 건강수련회를 두 번이나 열었다. 그만큼 많은 분들이 인산쑥뜸에 대해 지대한 관심을 지니고 있다는 뜻이니, 실로 고무적인 일이 아닐 수 없다.
　과거 서양의 의학자들 혹은 동양인일지라도 서양의학을 전공한 사람들은 인체에 쑥뜸을 뜨거나 침을 놓는 일, 한약을 달여서 먹는 걸 보고는 '야만적 행위'라고 모욕적인 표현을 서슴지 않았다. 서양사람들은 동양의학을 오리엔탈 메디슨(Oriental Medicine)이라고 한다. 그들에게 동양의학은 앞서 말한 대로 무식과 야만의 상징이었다.
　그러나 지금은 상황이 많이 달라졌다. 오리엔탈 메디슨이라는 말을 쓰다가 얼터너티브 메디슨(Alternative Medicine)으로, 이제는 인터그레이티브 메디슨(Integrative Medicine)이라고 통합의학이란 단어를 쓴다. 대체의학이라는 말을 넘어 이제는 통합의학으로 가서 '서양의학과 동양의학은 통합되어 운영되어야 한다'라는 게 세계적인 의학자들의 중론이다.

오히려 지금은 서양의학자들이 중국이나 한국의 전통의학자들보다 훨씬 더 깊이 있게 동양의학을 공부하는 경우가 많다. 그런데 유감스럽게도 우리나라 대학병원이나 유수의 종합병원에서 대부분의 의학자들이 쑥뜸을 예전 서양의학자들의 시각과 별반 다를 바 없이 '불로 살을 지지는 미개한 행위'로 생각하고 있다. 그런 사람들이 우리나라 의료의 주류를 이루면서 국민들에게 '민간요법이나 대체의학, 한의학을 신뢰하거나 실천한다고 어물거리다가는 큰일 난다'고 세뇌를 하고 있다.

우리의 전통 한의학은 이 나라 역사와 함께 4천 년 이상 이어져 내려온, 경험적으로 검증된 경험의학이다. 한의학도 전통의학인데 제도권 의료인은 비제도권 의료인을 부정하는 것으로 일관하며 서로 극단적으로 증오하고 대립한다. 우리가 그러한 의료 현실을 제대로 알아야 올바른 판단을 할 수가 있다.

몇 해 전, 텔레비전에서 비타민C가 좋다고 하니까 온 나라의 약국에 있던 비타민C가 그날로 동이 난 적이 있다. 과연 비타민C는 나쁜 점이 전혀 없을까? 아니다. 비타민C도 과용하면 콩팥이 상한다. 콩팥이 상할 정도로 과용하는 사람도 없겠지만, 무엇이든지 과하면 부족한 것만 못할 수 있다. 제아무리 산삼(山蔘)이라고 해도 소양인의 경우 많이 먹으면 위험할 수도 있는 것이다. 의료에 있어서도 일방적인 광신(狂信)이나 광적인 의료는 절대 따를 필요가 없다.

그리고 무엇보다도 상업적 의료행위를 경계해야 한다. 의료가 상업적인 편견에 사로잡혀 있으면 환자들에게 대단히 치명적인 위험을 초래할 수 있다. 이런 일은 국민 스스로가 지혜롭고 현명하게 판단해야 한다.

필자의 선친(仁山 金一勳, 1909~1992)께서는 '제 병은 제 집에서, 제 힘으로 고칠 수 있게 해야 한다'고 말씀하셨다. '누구나 손쉽게 구할 수 있는 천연 약물을 활용해서 고쳐야 하며, 이렇게 하면 된다'고 『신약(神藥)』이라는 책을 통해 이야기하셨다. 만약 선친께서 상업적 의도가 있었다면 그 책에 그토록 소상히 비방(秘方)을 밝히지 않았을 것이다.

물론, 선친의 의학을 계승 발전시키는 것을 목적으로 세워진 인산가가 전혀 상업적이 아니라고 말할 수는 없다. 선친의 유지를 이어받아 죽염도 공급하고 있으며, 책값도 받는다. 기본적으로 회사가 유지되어야 하므로 어쩔 수 없는 측면이 존재한다. 하지만 선친의 일생 동안의 경험을 통해 터득한 무병장수의 비결이 담긴 책이라고 해서 교보문고나 다른 어떤 서점의 책값과 다르게 비싸게 팔고 있는 건 아니다. 죽염 값 또한 그렇다. 프랑스 게랑드 천일염보다 여러 가지 면에서 비교할 수 없을 정도로 압도적으로 우수한 고품질의 죽염이 그보다 싸게 팔리고 있는 것이 우리의 서글픈 현실이다.

無病長壽의 첫걸음은 「神藥」을 읽는 일

'참 의료'를 배우고자 하는 열정만 있다면 비명횡사할 일은 없을 것이다. 그리고 혹시 가족이 그런 위험에 놓여 있더라도 어렵지 않게 해결할 수 있다. 굳이 동양의학, 서양의학 가릴 필요가 없다. 동양의학도 그만한 역사와 전통, 장점이 있기 때문에 지금까지 존재하는 것이다. 물론 서양의학의 장점 또한 크다. 서양의학의 장점이 크니까 세계적으로 많은 사람들에게 널리 통용되고 있는 것이다.

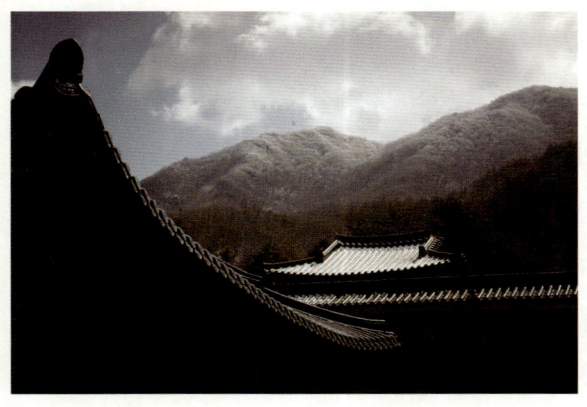

선친은 1986년 6월에 펴낸 『신약(神藥)』의 서문에 '의료인도 의료기관도 약도 처방도 필요 없는 사회를 만들기 위해서 나는 이 처방서를 공개한다' 라고 쓰셨다. 선친의 말 그대로 『신약(神藥)』이란 책을 보면 '약도 처방도, 의료인도, 의료기관도 필요 없는 사회'를 만들 수 있다는 말에 어느 정도 공감하게 된다. 제 병은 제 집에서 스스로 고치고, 아버지가 아들의 암을 고치고, 아들이 아버지의 고혈압을 고치고, 남편이 아내의 폐암을 고치고, 아내가 남편의 간암을 고치는 그런 '참 의료의 세상'을 만들 수가 있는 것이다.

선친께서는 우리의 의료 현실을 미리 예견하시고 '앞으로 나라가 건강을 챙겨주기를 기대하지 마라. 국회의원들이 의료법을 개정해 주기를 기다리지 마라. 암·난치병·에이즈·괴질 때문에 수도 없이 많은 사람들이 쓰러져 나갈 것이다. 그 암이나 난치병·괴질 앞에서 누구도 건재할 수가 없다. 제 스스로 '참 의료'를 공부하고 터득해서 제 병, 제가 고치고 가족의 병은 가족이 고쳐야 한다' 고 선언하신 바 있다. 그 선언을 하신 것이 1980년 출간된 『우주(宇宙)와 신약(神藥)』이라는 책인데, 한문으로 되어 있어 그것을 필자가 번역하여 1981년에 『구세신방(救世神方)』이란 책으로 펴냈다. 그런데 아쉬움이 있어 5년 동안에 걸쳐 선친의 말씀을 직접 구술 받아 기록해 보여드리고 검증받아 집대성한 것이 『신약(神藥)』이다. 선친은 『신약(神藥)』을 통해 앞으로 의료는 서양의학이니 동양의학이니 따질 것 없이 스스로 고치는 것이 정답이라고 한국 사회, 나아가 세계 의료진들과 모든 인류에게 선언한 것이다. 선친의 말씀 요지는 '누구에게도 아쉬운 소리 할 필요 없이 제 병은 제가 고치라'는 것이다.

널린 게 약이고 산에 가면 밟히는 초목이 다 약인데도 우리 주변에는 많은 돈을 주며 알지도 못하는 약을 구해 먹고 해를 보는 경우가 적지 않다. 『신약(神藥)』만 제대로 읽어도 그런 우(愚)를 범하지 않을 것이다.

이 달 4월 20일은 선친의 탄신 1백 주년이 되는 날이다. 물론 공식 탄신기념행사는 토요일인 18일 오전 11시30분에 시작되고, 그 전날인 17일 오후 5시부터는 전야제가 열린다. 이때 세계적인 재미(在美) 의학자 백성현 박사를 비롯해 국내외 저명 의학자들의 초청 특강을 실시할 계획이고 축하공연도 열 계획이다. 선친이 제시한 신(新)의학이론인 인산의학은 지난 백 년보다도 각종 공해독으로 인한 질병이 수도 없이 창궐하게 될 것으로 예견되는, 다가올 백 년에 더 유용하게 쓰일 '참 의학'이다. 다른 건 몰라도, 적어도 『신약(神藥)』만이라도 다섯 번 이상 읽기를 바란다. 그렇게 하면 어떠한 병도 예방할 수 있을 뿐만 아니라, 혹여 병이 찾아오더라도 스스로 치료할 수 있는 방법을 터득할 수 있기 때문이다.

〈월간 仁山의학 2009년 4월호〉

082

仁山의학
빙자한 商魂을 경계한다

어느 시대, 어느 사회에나 비딱한 게걸음을 걷는 부류들이 적지 않음을 역사는 명명백백하게 보여주고 있다. 역사에서 교훈을 발견하고 그것을 자기화하지 못한다면 그러한 삶을 과연 현명하다 할 수 있을까?

선친(仁山 金一勳, 1909~1992)에 의해 공해시대의 질병 환경을 극복할 새로운 의방으로 인산의학이 제시된 지도 어느덧 23년이 되었다. 선친은 천부적인 의료 지혜와 능력을 활용하여 수많은 난치·불치병 환자들을 죽음의 위기로부터 구해 내는 불가사의한 행적을 보여 세인들로부터 '신의(神醫)'라 불렸던 분이다.

다만 일반적으로 통용되는 의학이론 및 처방과는 너무도 다른, 지금까지 듣지도 보지도 못한 전혀 새로운 의론과 방약을 제시하거나 적용함으로써 몰이해에 따른 비방과 음해에 시달리다가 제

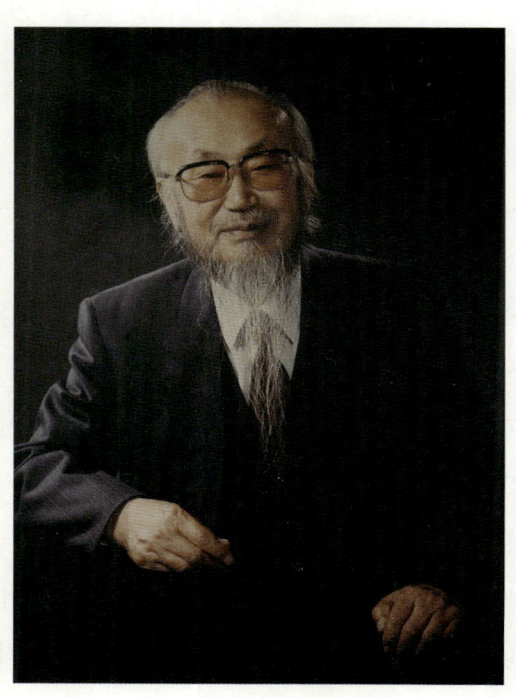

대로 뜻을 펴보지 못하고 세상을 떠난 불운한 의자(醫者)였다. 죽음의 공포 속에 절망과 고통을 안고 살아가는 수많은 난치·불치병 환자들에게 희망의 서광을 비추어주고 재생의 기쁨을 안겨준 성스러운 행적은 세상의 오해와 편견에 파묻혀 지금까지 올바른 평가를 받지 못한 채 20여 년의 세월이 지났다. 그 뜻을 받들어 일하는 사람으로서 송구스러운 마음 금할 길 없으나 한편으로는 그 성스러운 사명을 완수하기 위해 불철주야 진심갈력해 왔고, 지금도 여전히 처음 마음을 유지하고 있는 터라 하늘을 우러러 조금도 부끄럽지 않음을 인산 가족과 회원, 독자들께 고백하는 바이다. 특히 인산의학이 전개되는 과정에서 일부 상업주의자들의 상혼(商魂)이 개재됨으로써 인산정신의 그 찬연한 빛을 퇴색되게 한 부분은 심심한 유감으로 남는다.

이와 관련된 진상을 숨김없이, 남김없이 밝혀 고백하지 않는다면 불필요한 오해와 근거 없는 소문에 자칫 인산의학 등장의 의미와 가치마저 불신당할 빌미를 제공할 수 있다는 우려에서 이 기회에 명백하게 공개해야겠다는 생각을 굳혔다. 물론 지금껏 의도적으로 감추거나 밝히지 않으려 노력한 부분은 추호도 없지만, 우선 기회가 마땅치 않았고 또한 이해관계자들이 적지 않아 미뤄온 것이 사실이다.

그러나 인산의학 관련 사업들이 속속 등장하여 불특정 다수의 사람들을 상대로 적지 않은 상거래가 이뤄지는 만큼 지혜롭고 실효성 높은 그 의학의 탄생과 전개과정을 낱낱이 밝혀 본의 아니게 일어날 수도 있는 피해를 예방하고, 정확한 정보에 의해 그 의방을 활용함으로써 더 나은 효과를 거두게 하려는 의도에서 아무런 가감 없이 '인산의학사'를 서술해 나가고자 한다. 지금 같은 대명천지에 그 어떤 비밀이 존재할 수 있겠는가?

어차피 언젠가는 밝혀지게 마련이지만 인산의학을 접한 수많은 사람들에게 인식의 혼란과 그로 인한 선의의 피해를 줄 것을 우려해 내손으로 직접 혈연의 가족들을 위시하여 주변 사람들의 불미스러운 상행위에 대해 밝힌다는 것은 참으로 내키지 않는 일일 뿐만 아니라, 오랜 시간 고민해 오면서 망설이고 망설인 끝에 이제 더 이상 늦춰서는 안 된다는 주위 사람들의 강력한 권고를 받아들여 부득이 붓을 들게 되었음을 고백하지 않을 수 없다.

아버지 仁山, 정신적 스승이자 생명의 은인

인산의학의 창시자인 선친께서는 구한말에 태어나 일제시대에는 나라의 광복을 위해 싸우다 온갖 고초를 겪으셨고, 광복 이후에는 공해시대 도래에 따른 난치성 병마의 창궐에 대비해 이를 물리칠 효과적 신약(神藥), 신방(神方)을 제시하였으나 당시 정부당국자의 편견과 몰이해에 의해 외면당해 지리산 깊은 산골마을 함양으로 낙향하여 의약실험과 연구에 전념하다가 84세를 일기로 불운한 삶을 마치셨다.

천부의 지혜로 일곱 살 때부터 숱한 구료(救療)의 신화(神話)를 뿌려온 선친께서 마침내 일흔두 살 되시던 해인 1980년, 공해시대 난치성 병마를 퇴치할 묘약신방으로『우주(宇宙)와 신약(神藥)』이라는 의서를 펴냈다. 고금동서에 그 유례를 찾아보기 어려운 독특한 의론과 획기적 의방들로 가득 찬 이 의서는 대부분 한문 투로 서술되어 일반인들의 호응을 얻지는 못했지만 각종 암·난치병 앞에 속수무책으로 일관하는 현대 동서양 의학의 한계를 극복할 대안으로 전혀 손색이 없는 새로운 의학적 지평을 열어 보여주었다. 이 의서는 우주의 뭇 별과 지상 만물의 상관관계를 관찰하여 지금껏 밝혀지지 않은 천연물의 약성을 소상히 밝혔고 나아가 그 약성을 활용하여 각종 암·난치병을 어렵지 않게 물리칠 수 있는 신방(神方)까지도 숨김없이 공개함으로써 누구나 제 병을 제 힘으로 고칠 수 있는 대중의학의 새 시대를 열었다는 평을 듣는다.

　『우주(宇宙)와 신약(神藥)』이 제시한 의방은 제 힘으로 제 병 고치는 '자력(自力)치료'의 길이요, 병원, 약국 등 의료기관을 전전할 필요가 없는 '자가(自家)치료'의 묘법이며 천연물의 약성을 활용하여 순리 자연의 의방으로 다스리는 '자연(自然)치료'의 전형이라 할 수 있다. 모든 정보가 국경을 초월하여 자유롭게 왕래하는 첨단 정보문명시대에 걸맞은 열린 의학이요, 생명현상의 원리에 눈뜸으로써 지식과 기술에 의존하는 전문가 의학이 아니라 순리와 자연치유 중심의 대중의학이라 하겠다.

1980년 『우주(宇宙)와 신약(神藥)』을 접한 사람들이 이렇듯 '참 의학'의 실상을 좀 더 많은 사람들에게 알리려면 한글로 쉽게 풀어서 다시 출판하는 게 좋겠다는 의견을 피력해 약 1년여 작업 끝에 『구세신방(救世神方)』이라는 제목의 책으로 펴내게 되었다. 첫 번째 책은 필자의 형(侖禹)이 교정과정에 많은 애를 썼고, 두 번째 책은 당시 불교신문사에 몸담고 있던 필자의 주도로 작업이 진행되어 출간되었다.

이 책의 출간을 계기로 필자는 선친의 깊고 오묘한 의학세계를 한글로 번역한답시고 오히려 깊은 맛을 손상시켰다는 자책감을 뼈저리게 느껴 독한 마음먹고 처음부터 다시 시작한다는 각오로 인산의학의 재정립 작업에 착수하였다. 우선 선친의 구술을 받아 불교신문에 '인명과 체험의학' '수행인의 건강학'이란 칼럼을 집필하여 매주 연재하는 한편, 틈나는 대로 서울에서 함양을 오가며 선친의 의학적 생각을 적절한 언어문자로 표현하여 기술하는 일을 5년여 세월 동안 계속하였다. 이 기간 동안 필자는 신문편집일과 인산의학 정리라는 두 가지 일의 과도한 무게를 이기기 어려워 무려 다섯 번이나 생사의 기로에 섰었다. 죽음이 임박할 때마다 선친께서는 밤기차를 이용해 상경하시어 그 특유의 신약묘방과 인산쑥뜸법으로 기사회생시켜 놓고는 말없이 떠나곤 하시었다. 필자는 이때부터 다른 많은 이들과 마찬가지로 아버지를 정신적 스승으로 존경하게 되고 나아가 생명의 은인으로서 받아들임과 동시에 덤으로 사는 인생, 아버지의 훌륭한 의학을 세상에 알려 미력이나마 인류건강에 이바지하는 데 바치기로 굳게 결심하였다.

그 결심은 18년이 지난 지금까지 전혀 변함없이 유지될 뿐 아니라 오히려 더욱 더 굳건해지고 있음을 느낀다. 온갖 시련과 난관이 드세면 드셀수록 인산의학을 펼치려는 열정은 오히려 더 불타오름을 자각하게 된다.

仁山의학 빙자한 패륜적 상행위 사실대로 고백할 터

그 어떤 시련이나 난관에도 눈썹 하나 까딱하지 않는 필자도 때론 더없는 허탈감과 참담함을 느낄 때가 종종 있다. 그 대표적인 예가 바로 내부로부터의 도전에 직면했을 때다. 지금까지는 인산의학 정신을 위협하는 행동에 대하여 그 정신을 이어받은 사람들이 묵묵히 그 정신을 이어가는 활동을 하는 것으로 충분히 제어될 것으로 기대하고 일일이 대응하지 않았다. 그러나 인산의학이 세상에 알려질수록 이를 해(害)하려고 하는 활동도 더 이상 묵과할 수 없는 지경에 이르고 있다.

이제 인산의학의 본령을 지키기 위하여, 그리고 (주)인산가의 대표이사로서 회사와 주주들의 이익을 보호하기 위하여 인산의학의 정신을 흐리는 일체의 행동에 대하여 강력하게 대응하지 않을 수 없다고 판단하였다.

이러한 결심을 하기까지는 적지 않은 고민과 인간적인 번민이 있었으나 사사로운 인간적 감정에만 끌려갈 수 없다고 생각하였다. 주주들의 이익을 지키기 위하여 의법 조치가 필요할 경우, 조치를 취하는 데 머뭇거리지 않을 것이다. 부끄럽고 창피하기 이를 데 없는 일이지만 어차피 머지않아 세상이 다 알게 될 일이므로 부작용이 더욱 심각해지기 전에 사실대로 고백하는 게 도리일 듯싶고 다수 주주들의 불이익 방지를 위해서라도 회사의 법률 자문그룹이 의법조치하자는 대로 따를 수밖에 다른 도리가 없을 듯싶다.

어렵사리 살얼음판을 가듯 수많은 위험과 난관을 하나하나 극복해 가는 가업을 거들지는 못할망정 같은 시장에 뛰어들어 성스러운 사업의 장을 이전투구의 추잡스러운 싸움판으로 만들어가는 못난 짓을 제대로 이해하지 못하는 인산회원 가족들은 오히려 싸움판을 더 크게 만들고 더 오래가게 하는 결과를 조장하기도 한다. 현명한 판단을 요하는 문제라 생각한다. 이러한 문제에 있어서 필자의 확고한 소신은 솔직한 고백과 있는 그대로의 진상을 명명백백하게 공개하는 것이 최선의 길이라 생각한다. 그러한 소신에 따라 다소 대내외적으로 망신스러운 부분이 있다 하더라도 모조리 밝히고 숨김없이 공개해 나갈 계획이다. 인산 가족들과 독자제현의 준엄한 질책을 겸허한 자세로 받아들일 마음의 준비가 되어있음도 첨언한다. 어떤 경우에도 올바르지 못한 행위라 판단되면 직언을 통해 바른길로 인도함이 진정으로 그 사람을 돕는 길이라 필자는 생각한다

〈월간 신토불이건강 2003년 3월호〉

이제, 痛恨의 仁山醫學史를 밝힌다

-미흡한 齊家를 참회하며 드리는 苦言-

파란만장한 삶의 주인공의 가슴 아픈 가족 이야기

　최근 인산가 및 인산의학 관련 홈페이지 등을 통해 독자들을 어리둥절하게 만드는 이상한 글과 그 글에 따른 분분한 의견들이 게재되어 적지 않은 의구심을 불러일으킨 바 있다. 불필요한 오해들이 난무하고 이에 편승한 근거 없는 얘기들이 잇따라 횡행하는 등의 부작용이 속출함에 따라 관련 내용들을 조금도 과장하거나 왜곡시키지 않는 범위 내에서 있는 그대로 사실을 밝히는 것이 낫겠다는 판단 아래 부끄러움을 무릅쓰고 이 글을 쓴다.
　물론 이런 유의 이야기는 하는 사람이나 듣는 이들이나 다같이 속상하고 슬프기조차 한 내용이지만 한편으론 이런 글을 통해 오히려 우리 사회에 적지 않은 영향을 미쳐온 한 인물의 적나라한 인간적 면모와 그 안타깝고도 파란만장한 삶의 한 부분을 차지하는 가족사에 관하여 정확하게 인식할 수 있는 좋은 기회가 될 듯 싶기도 하다. 또한 그 누구라도 잘못을 범할 수는 있지만 그것을 공론화하여 다 같이 시시비비와 이해득실을 잘 따져 보고 그 일을 거울삼아 다시는 그와 같은 과오가 반복되지 않기를 바라는 심정에서 부끄러운 가족사 및 사업과 관련한 일련의 사건들을 명명백백하게 공개하기로 마음을 굳혔다.

이 사건의 당사자들은 서로 의견이 다를 수 있으므로 낱낱이 시시비비를 가리는 것은 쉽지도 않으려니와 이글을 쓰려는 참뜻과도 합치되지 않는다. 따라서 아전인수(我田引水)격으로 '나는 옳고 상대는 그르다'는 식의 논리와 주장보다는 제기된 주장들의 요지를 소개한 뒤 그것이 사실과 부합하는지의 여부를 밝히고 그 배경을 설명하는 정도로 그치려 한다. 또한 인산의학과 관련한 중요 사항이 아니고 독자들에게 공개할 필요성이 상대적으로 적은 사안에 대해서는 시간과 지면 관계상 일일이 다 설명하지 않을 계획이다. 당연히 이글을 읽고 나서의 현명한 판단은 독자들의 몫임을 첨언하지 않을 수 없다.

불미스러운 가족관계를 잉태시킨 좋지 못한 생각

이 글에서 중점적으로 설명 드려야 할 이는 필자의 선친(先親) 인산(仁山) 김일훈(金一勳, 1909~1992) 선생으로서 일찍이 공해시대의 도래와 각종 암 · 난치병 및 괴질의 창궐을 예견하고 그에 대한 효과적인 치료 및 예방책을 마련하여 세상에 남김없이 공개한 바 있는, 참으로 성스럽기조차 한 삶의 주인공이다. 우주만상에는 음양(陰陽)이 있고 세상 일에는 긍정적인 면과 부정적인 면이 있듯이 인류의 무병건강과 행복을 위해 천부적 지혜와 평생의 경험 내용을 남김없이, 숨김없이 공개한 선생의 숭고한 정신을 빛바래게 하는 불미스러운 부분이 있다는 사실을 밝히지 않을 수 없다.

1994년 여름의 일로 기억된다. 한 동생의 장인인 최 아무개씨는 인산 가족회원들이 모인 건강강연회의 찬조연설에서 그날따라 여느 때와는 달리 얼굴이 벌게질 정도로 술에 취해 연단에 올라 "형은 사업을 하여 돈을 많이 벌어 재벌처럼 살고 동생들은 그렇지 못하다면 형제 간에 화목할 수 없으므로 이 경우 형의 사업이 망해 가난 평준화가 이뤄져야 해결책이 나온다"는 요지의 주제와 관련없는 이야기를 한 적이 있었다. 그와는 서로를 어려워하는 사돈관계인 만큼 전혀 악의적 이야기를 할 필요도 없고 또 그러지도 않았으리라 확신하던 터여서 필자는 훌륭한 강의와 형제 간의 우애가 무엇보다도 중요하다는 '기탄 없는' 지적에 감사드린다는 깍듯한 인사로 그 자리를 마무리했던 기억이 지금도 생생하다.

당시 그 이야기를 함께 들었던 이들은 약 1 백여 명으로 추정되는데 더러 눈살을 찌푸리는 이들도 있었지만 대부분의 사람들은 약간 어리둥절해하다가 이내 다른 일정 탓에 더 이상의 논의는 없었던 것으로 기억된다. 그런데 9년이 지난 지금 그 이야기가 다시금 선명히 떠오르게 하는 일련의 사건들을 겪으면서 좋지 못한 생각과 그 생각이 빚어내는 대수롭지 않은 말의 씨앗이 배태돼 결과하는 상서롭지 못한 인과(因果)의 법칙에 대해 거듭거듭 생각하게 된다.

그로부터 몇 달 뒤 최 아무개씨의 그러한 생각의 구체화 작업이라고밖에 보기 어려운 일들이 그의 딸의 인산의학 출판사업을 필두로 하여 시작되는가 싶더니 1998년부터는 죽염, 무엇, 죽염

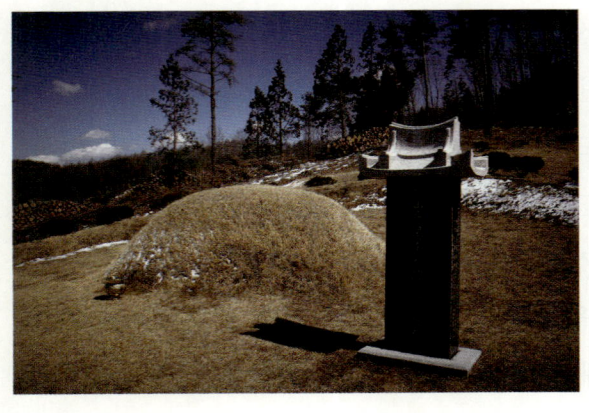

간장, 유황오리엑기스 등의 제조, 판매사업으로 확대되면서 차츰 윤곽을 드러내기 시작한다. 당초 신약당(神藥堂)이라는 회사명이 이미 암시한 대로 서서히 본심을 드러내기 시작한 뒤 곧이어 사명(社名)을 '인산ㅇㅇ'으로 변경한 뒤 아예 필자가 설립하여 3백70여 명의 주주와 50여 명의 사원들로 구성된 주식회사 인산가(仁山家)의 상호, 상표와 같거나 유사한 상호와 상표를 본격적으로 사용하면서 그야말로 이전투구(泥田鬪狗) 양상으로 치닫기 시작한다.

다른 사람이 이뤄놓은 상호와 상표로 사업하는 無知

동생네 식구의 변은 그러한 상호와 상표 사용이 "다 같은 인산의 자식으로서 아버지의 호를 사용하는 것이므로 아무 문제 될 게 없다"는 주장이다. 그러나 이 경우 인산이라는 상호와 상표는 이미 15년 이상 사용, 홍보해 오는 과정을 통해 주지 저명한 상호 상표로 자리 잡은 데다 인산가라는 법인이 모든 권리를 인수하면서 막대한 투자비용을 들여 형성해 놓은 무형의 회사자산인 만큼 가족구성원 누구나 상업적 목적으로 같거나 유사한 이름을 사용해도 된다고 보기는 어려울 것이다.

더구나 세계 유명상표들이 한두 사람, 하루이틀의 노력으로 이루어지는 것도 아니고 오랜 세월의 공들임과 막대한 투자비용, 보이지 않는 수많은 시련과 난관을 극복해 내며 형성해 놓은 피와 땀, 혼의 결정체라는 점을 감안한다면 동생네 주장의 억지성의 도가 어느 정도인지 짐작할 수 있을 것이다.

동생네가 3만여 인산가 회원 가족들은 물론 그 밖의 다수 소비자들이 시도 때도 없이 열람하는 인산가 홈페이지 자유게시판에 상식적으로는 도저히 이해 납득하기 어려울 정도의 '발악 수준'에 가까운 악의적 비방 글을 올리기 시작한 것은 대략 금년 2월 하순 경부터다. 입에 담기조차 민망할 정도의 근거 없는 악의적 비방 글을 올리는 와중에서 세상이 다 아는 내용임에도 불구하고 자신과 남편을 효자 효부로 미화하며 6년여 정성스레 시봉했다는 말을 통해 다른 이들의 동정론을 이끌어내는 데 어느 정도 성공하고 있다.

자식으로서 부모를 잘 모시는 것은 당연한 도리일 뿐

아버지 인산은 줄곧 함양에 계셨고 아버지를 가까이서 모시기 위해 1989년 필자 가족이 모두 함양으로 이사 온 뒤 약 1년쯤 지나서 1990년에 그들도 함양에 왔다. 아버지 인산은 이미 알려진 바대로 1992년 5월 19일(음력 4월 17일) 세상을 떠나셨으므로 줄곧 모셨다 해도 채 2년이 안 되며 그것도 필자의 인산농장과 막내동생 집에 자주 오랜 기간 있으셨고 또 돌아가시던 해인 1992년 2월부터는 필자의 집에서 머무르시다가 생애를 마감하신 관계로 기껏해야 그 동생네 집에 머무르신 것은 1년도 채 못 되는 기간이다. 아마도 결혼하여 며느리로 들어온 지 6년 되었다는 얘기일 텐데 그것을 교묘하게 표현하여 다른 사람들의 사실과 다른 생각을 유도해 내고 있다.

그리고 기간이 길거나 짧거나 간에 자식이 아버지를 정성껏 시봉하는 것은 시공을 초월하여 당연한 도리일 뿐이지 그런 걸 가지고 어떻게 효성 운운한단 말인가? 참으로 효자 효부라면 아버지의 명에 의해 수많은 시련과 난관 속에 인산의학의 참가치를 알리고 죽염, 유황오리, 홍화씨, 죽염간장, 무엇 등의 관련 산업 전체의 발전을 위해 노심초사하는 형을 인간적으로 배신하고 적대적 관계로 사업을 펴겠는가? 이러한 마당에 무슨 얘기를 더할 필요가 있겠는가. 서운하고 괘씸한 마음이야 끝이 없지만 최대한 감정을 자제하고 객관공정의 법의 판단을 구하여 그것이 인산가에 유리하든 불리하든 그 결과를 겸허하게 수용하고자 할 뿐이다.

서로 돕는 협력관계의 정립만이 相生의 유일한 길이다

우리 형제들의 생모는 장영옥(1929~1960)으로서 동생을 낳고 그 이듬해, 즉 필자가 6살 되던 해에 돌아가셨으므로 그 동생은 함양 살구쟁이 마을의 누이들이 업어 키운 관계로 젖배를 곯았을 뿐 아니라 몸이 매우 약한 형편이어서 아버지는 물론 형제들도 다 같이 측은히 여기는 실정이다. 웬만큼 정신 나간 사람이 아니라면 힘없고 불쌍한 동생이 먹고살기 위해 하는 일을 가지고 도와는 못

줄망정 훼방 놓거나 법적 잣대를 대려 하겠는가? 다른 동생이 좋은 선례를 보여주듯 서로 원원 작용을 할 수 있는 동반자적 관계나 협력 회사로서 얼마든지 밀어주고 끌어주는 역할을 할 수 있음에도 불구하고 굳이 딴살림을 차리는 것도 문제지만 더 큰 문제는 같은 종류의 제품, 상품들을 생산 판매하는 것과 비슷한 상호, 상표를 사용하여 인산가의 상표재산권에 피해와 손실을 야기하며 소비자들에게 극도의 혼란을 안겨준다는 점이다.

자식이 아버지의 지적재산을 유형자산화하는 것이라면 그 누가 마다하고 무엇 때문에 말리겠는가? 왜, 이러한 추태가 세상에 널리 알려져 인산의 성스러운 이미지에 누가 될 수밖에 없다고 판단되는데도 불구하고 법적 판단을 구하려 하겠는가? 과연 제정신 가진 사람치고 이런 일을 좋아할 사람이 어디 있겠는가. 이러한 결심을 하기까지 3년여 세월을 고심에 고심을 거듭하며 동생 내외를 불러 앉혀 놓고 설득도 하고 나무라기도 하며 임원들을 보내 거듭거듭 설득하다가 모든 노력이 실패로 끝나 부득이 법적 절차를 밟는 형으로서의 참담한 심정은 세상 사람들이 알지 못한 채 형이 양보해서라도 인산가족이 화합하는 모습을 보여달라는 의례적 주문을 받을 때마다 필자의 허탈감은 쌓여만 간다.

솔직히 말해 아버지의 일이 아니고 내 일이라면, 그리고 인류 건강에 기여할 중차대한 일이 아니고 단순한 돈벌이를 위한 사업이었더라면 회사일이고 뭐고 다 훌훌 털어버리고 세상 사람들과 만날 일이 상대적으로 적은 심산 속으로 들어가 노자(老子) 도덕경(道德經)을 위시하여 논어(論語), 주역(周易), 금강경(金剛經) 등 평소 즐겨 읽는 책들을 읽으며 사색에 잠기는 여유와 기쁨을 만끽하며 살고 싶은 게 필자의 소박한 바람이다. 그리고 이러한 소망을 현실화하기 위한 준비와 노력을 어느 정도는 하고 있음도 이 기회에 밝힌다. 다만 자신은 평생 가시밭길을 마다하지 않고 사시면서도 늘 마음으로 인류의 무병건강과 행복을 염원하셨던 아버지 인산의 근심스러워하는 표정의 생생한 모습이 필자를 세속에 붙잡아 놓는 유일한 힘으로 작용하고 있다.

참담한 심정으로 부득이 진행하는 법적 판단 확보 노력

참으로 참담한 심정으로 인산 관련 전 산업에 미칠 불이익과 악영향을 예방하기 위해 취하는 최소한의 법적 판단 확보 노력을, 아버지 인산의 지적재산을 둘러싼 형제 간의 싸움으로 간주하고 정확한 내용도 모른 채 왈가왈부하는 일이 더 이상 없기를 바라는 마음 간절하다. 이미 오래전에 아버지 인산의 뜻에 따라 형(필자)에 의해 사업화되었고 오랜 세월에 걸쳐 수많은 사람들과 막대한 자본을 투자하여 이뤄 놓은 상호, 상표와 유사하거나 같은 상호, 상표를 사용함으로써 소비자들에게 혼동과 혼란을 줄뿐 아니라 항의와 질타, 구매취소, 심지어 혐오감을 불러일으켜 인산 가문 자체를 외면하기에 이르기까지 적지 않은 부작용과 피해가 속출하는 현실을 직시하고 자기 잘못으로 타인의 공든 탑까지 무너뜨리는 어리석음을 범하지 말아달라는 공식 요구에 다름 아니다. 동생네가 올바른 길을 가지 않고 그릇된 길을 가는 데도 아무 말 않는다면 그게 어떻게 형제라 할 수 있겠는가?

이미 세상에 충분히 알려져 있는 상호, 상표를 정히 공유하고 싶다면 인산가에 합류하여 같은 길을 걸으면 될 것임에도 "우리가 언제까지나 형님 그늘에서 얻어 먹고 살 수는 없다"며 딴살림을 차려 사업을 시작한 것까지는 그런대로 넘어갈 수 있다. 그러나 같거나 유사한 상호, 상표 사용의 부당성과 위험성에 대해서 기회 있을 때마다 누누이 설명하였음에도 불구하고 오히려 보란 듯이 같은 종류의 제품, 상품들을 제조 또는 판매하면서 인산가 대리점마다 광고 선전물을 보내고 인산가 회원들 주소를 찾아내 상품판매 전단지를 보내는 등의 비윤리적, 비도덕적 행위를 일삼는 것을 과연 어떻게 받아들여야 할지 난감할 뿐이다.

仁山 관련 산업 전체를 위태롭게 하는 행위 막으려는 것

이런 행위들은 인산의학에 대한 불신을 자초하고 자칫하면 인산 관련 산업 전체의 공멸을 초래하는 도화선이 될 수도 있다며 동생 내외를 설득한 일이 한두 번이 아니다. 설, 추석 명절과 아버지 인산의 기일 제사에조차 참여하지 않는 동생 내외를 지난 설을 며칠 앞둔 시점(2003년 1월 하순)에도 불러 비슷한 얘기를 하면서 상호, 상표를 바꾸지 않거나 적대적 태도를 계속 고집할 경우 부득이 인산가 주주들의 요구대로 법적 절차를 밟을 수밖에 없다는 점을 최종적으로 설명한 바 있다. 그때도 동생 내외는 가타부타 일절 대꾸하지 않고 묵묵부답으로 일관하다 황급히 가버렸었다. 동생네는 이런 얘기가 나올 때마다 줄곧 묵묵부답으로 일관했고 또 돌아가서는 살림이 어려운 동생네가 먹고살기 위해 뭐라도 할라치면 형이 돼가지고 도와는 못 줄망정 사사건건 반대하고 방해한다며 좁은 산골마을에 소문을 퍼뜨려 필자를 곤혹스럽게 만든 적이 한두 번이 아니다.

대개 이런 소문을 들으면 내용을 모르는 사람들은 그대로 믿게 되고 어느 정도 필자를 아는 사람들도 형이 도량이 좁거나 욕심이 많아서 동생네의 어려운 현실을 외면하여 그 불만의 결과로 나타나는 현상이 아닌가 여기게 된다. 결론부터 말하자면 사실은 이와 정반대다. 이재(理財)는 물론이고 세상현실에 지나칠 정도로 캄캄한 동생네가 끼니 걱정 않고 살 수 있는 것은 전적으로 아버지의 뜻을 받들어 필자의 전세금을 투입해 펴낸 『신약(神藥)』 책 출판사업을 위시하여 뒤이어 필자의 주도아래 시작된 죽염제조 사업 덕택이라는 사실은 알 만한 사람들은 다 알고 있다.

물론 이러한 점은 다른 형제들도 대동소이하다는 사실을 이 기회에 밝힌다. 세상이 다 알다시피 아버지 인산은 오로지 인류의 난치성 병마 퇴치에만 온 심혈을 기울였을 뿐 가족들의 생계나 재물 등 세속적 사안에 대해서는 안타까울 정도로, 또한 도저히 믿기지 않을 정도로 철두철미하게 외면하셨던 관계로 우리 4남1녀의 형제들은 필자의 주관 아래 아버지의 세 번째 저술 『신약(神藥)』이 출간되는 1986년 6월까지 태생적 가난에서 벗어날 수 있는 그 어떤 희망도 가질 수 없었던 게 숨길 수 없는 사실이다.

20대 초부터 아버지 仁山의 독특한 醫方 알리고자 노력

20대 초반 무렵부터 필자는 아버지 인산의 독창적 신의학의 가치를 인식하고 그 의학을 세상에 알리기 위해 백방으로 온갖 노력을 다 기울였다. 1977년 여름, 미래 난치성 병마의 창궐을 예견하고 그 대책을 국가에 건의한 아버지 인산의 건의문을 책가방에 하나 가득 넣고 여의도 국회로 찾아갔다가 정문 안에 들어가지도 못하고 되돌아선 뒤 다시 조선일보사로 찾아가 당시 논설주간 선우휘 선생을 만나 인산의학의 기사화를 요청한 일, 그때 그곳에서 만난 논설위원 송지영 선생이 인산의학의 기사화는 현실적 어려움이 적지 않으니 직접 책으로 펴내거나 기자(記者)가 되어 제 손으로 기사화하는 게 하나의 방법이 될 수 있다고 귀띔해 주어 그에 따라 기자가 되어 글쓰기를 시작한 일 등 어려웠던 시절이 주마등처럼 뇌리를 스친다.

송지영 선생의 추천으로 당시 조선왕조실록과 역사적 한문 고전 및 문집류 등을 한글로 번역하는 일과 그러한 작업을 수행할 국역자(國譯者)를 양성하는 사업을 주관하던 문교부 산하 국가출연 기관(재단법인) 민족문화추진회 국역연수원(오늘의 한국고전번역원 고전번역교육원)의 입학시험에 윤우, 윤세, 윤수 삼형제가 우수한 성적으로 나란히 합격해 세간의 화제가 되었던 일 등 집안의 대소사들이 대부분 필자의 주도 아래 진행되어왔음을 차제에 밝힌다.

1980년 선친께서는 일생의 경험의방을 정리하여 펴낸 『우주(宇宙)와 신약(神藥)』이라는 의서를 통해 인류의학 사상 초유의 획기적 신의학 이론을 세상에 제시한 바 있다. 그러나 이 책은 내용의 대부분이 한문 투로 되어 있어 이 책이 지향하는 대중의학과 어느 정도 거리를 가질 수밖에 없는 아쉬움이 컸었다. 필자가 모 주간 신문사의 취재기자로 직접 글쓰기를 시도한 것도 1980년부터다.

이때부터 인산의학 관련 기사를 지면이 허락하는 대로, 틈나는 대로, 기회 있을 때마다 써대기 시작했다. 또한 『우주와 신약』을 한글화하고 내용을 보완하는 등의 작업을 추진, 이듬해 『구세신방(救世神方)』이라는 이름으로 펴내고 이 무렵 조계종 총무원이 발행하는 불교신문사로 직장을 옮겨 '인명(人命)과 체험의학' '수행인의 건강학' 이란 칼럼명으로 인산의학 이야기를 본격적으로 세상에 알리기 시작했다.

세상 바꾸는 '神藥', 전세금 투자한 자비 출판으로 나온 것

　필자의 5년여 준비와 작업 끝에 아버지 인산의 천부적 지혜와 경험의방을 재정리 집대성하여 마침내 1986년 인류의학 사상 초유의 독창적 신의학 이론과 처방이 수록된 『신약(神藥)』이 세상에 그 모습을 드러내게 된다. 이때 필자는 수년 동안 밤잠 못 자가며 아버지 인산과 끊임 없는 대화를 통해 확인하고 또 확인하면서 지혜롭기 그지없고 낱낱이 경험으로 확인된 인산의학의 빛나는 글들을 마치 신들린 듯 약 3천여 매의 원고로 정리하였다. 그러나 대부분의 출판사들이 돈 될 만한 책이 못 된다고 판단하여 출판을 꺼리는 이 책의 자비 출판 비용을 근근이 밥 먹고 살아가던 우리 가족들이 무슨 재주로 마련할 수 있었겠는가?

　필자는 이때, 과로와 과음으로 수차례 죽음에 이르렀다가 아버지 인산의 신묘한 의술에 힘입어 살아난 터여서 재생의 기쁨을 안겨준 생명의 은인이자 무지몽매를 깨우쳐준 마음속의 큰 스승에 대한 당연한 도리라 생각되어 아무런 망설임 없이 당시 4백만 원의 전세금을 찾아 서울 종로구 부암동 속칭 자하문 고개 위의 비새는 허름한 집을 보증금 1백만 원, 월세 3만 원에 얻어 이사한 뒤 나머지 돈 모두를 투자하여 4천 권의 책을 자비로 출판하였다. 그때 약간의 부족한 자금을 도와준 이는 천호동 모 사찰의 비구니 스님이었다. 지금은 돌아가신 것으로 추정되는 그 스님께 이 지면을 빌려서나마 다시 한번 진심으로 감사를 드린다. 그리고 이 책의 출간을 위해 물심양면으로 지원을 아끼지 않은 향봉 스님과 밀알출판사(나무출판사 자매사)의 이경용 사장께도 다시 한번 거듭 감사드리는 바이다.

불교신문 임직원들의 아낌없는 배려와 지원의 힘 컸다

  이 무렵 필자의 각고의 노력에 감동한 불교신문사의 선배와 동료들은 많은 배려와 지원을 아끼지 않았고 출판 이후에도 홍보와 판매 등을 적극 거들어주어 예상을 뛰어넘는 판매고를 올리는 데 결정적 역할을 해 주었다. 그이들과는 지금껏 형제 못지않은 정겨운 인간관계를 유지하는 소이가 여기에 있다.

  『신약』은 인류의 생명을 위협하는 각종 암, 난치병 극복에 새로운 희망을 주었을 뿐 아니라 그 책을 접한 수많은 사람들에게 실질적으로 재생의 기쁨을 안겨주었다. 그리고 영원히 지속될 것처럼 여겨지던 우리 가족들의 오랜 가난의 멍에를 벗겨주는 기대 밖의 역할까지 해주었다. 이 『신약』의 출간을 계기로 필자 주관 아래 1986년 6월 20일 아버지 인산의 건강강연회가 열리기 시작하였고 뜻있는 회원들의 발의에 의해 1년여 노력한 결실로 1987년 8월 27일 국내외 최초의 죽염 제조업체 '인산식품(仁山食品)'을 설립하기에 이른다.

  물론 아버지 인산의 엄격한 지도 아래 죽염을 제조하였지만 인산식품의 법적, 실질적 대표자는 인산의 명에 의해 4남1녀 중 차남인 필자가 맡아서 제조 및 판매와 관련한 모든 경영업무를 관장하였고 아버지를 종신 회장으로 추대하여 결성된(1986년) 임의단체 민속신약연구회의 사무국장 역시 필자가 임명돼 가내외의 대소사를 주관하였다. 이때부터 아버지 인산의 존재는 차츰 세상에 알려지기 시작하였고 그 뒤 세상을 떠나 선계(仙界)로 가신 1992년 5월까지 32회의 인산의학 공개강연회를 개최함으로써 인산은 공인으로서의 입지가 보다 더 확고해지게 된다.

수많은 시련과 위기 겪으며 중견기업으로 성장한 仁山家

당초 소규모로 설립된 인산식품은 그 뒤 1992년 3월 10일 '주식회사 인산가'라는 법인으로 전환하면서 점차 기업으로서의 위상을 갖추게 되고 2000년 4월에는 중소기업청으로부터 벤처기업으로 확인받아 비약적 발전의 전기를 맞게 되며, 같은 해 8월, 3백70여 명의 주주 참여로 새로운 도약의 토대를 마련하게 된다. 그 과정에서 죽염의 몰이해에서 비롯된 대형 방송사 및 국가기관, 소비자단체 등의 근거 희박한 여론몰이식 공격과 비판, 문제제기에 의해 기업의 존립 자체가 불투명해질 정도의 위기를 헤아릴 수도 없을 정도로 겪은 바 있다.

그러나 필자는 1997년 국내 죽염제조업체들의 대변기구인 한국죽염공업협동조합을 설립, 초대 이사장으로 선출된 이래 현재까지 3대 이사장을 맡아 한국죽염산업 발전에 주도적 역할을 하는 한편 인산의학을 알리는 건강 월간지 '신토불이건강'을 매월 3만여 부를 발행, 배포하는 등의 다양한 활동을 통해 아버지 인산의 숭고한 정신을 세상에 구현하려는 노력을 게을리하지 않고 있다. 이러한 노력의 결과로 2002년 11월 1일 잡지의 날 기념식에서 당시 김성재 문화관광부 장관으로부터 정부포상을 수상하고 2003년 4월 18일 한국표준협회로부터 '2003 신기술 으뜸상 중소기업최우수상'을 받았으며 그 밖에도 많은 포상과 HACCP 등 각종 국제인증들을 획득한 바 있다.

이번 일 거울삼아 다시는 이런 일 없도록 하는 게 목적

이렇듯 인산의학 등장배경을 이루는 인산가의 발자취를 다소 장황한 느낌이 들 정도로 자세히 언급하는 이유는 저간의 사정을 잘 모르면서 가당치도 않은 논리로 뒤에서 손가락질이나 하는 사람들에게 정확한 정보를 제공하여 올바른 인식과 판단을 할 수 있도록 할 목적이 첫 번째다. 다음으로는 현재 진행되는 법적 절차가 무슨 이유에서 어떤 목적으로 시작된 것인지에 대해 명명백백하게 밝혀 세상의 불필요한 오해를 불식시키고 또 인산 가문의 후대들에게 이러한 일들을 교훈 삼아 금후에는 어떤 이유로도 다시는 이와 같은 불미스러운 일이 일어나지 않게 하려는 또 다른 의도를 갖고 있기도 하다.

세상에는 길이 많다. 어떤 길을 택하여 어떻게 살 것인가는 전적으로 자신의 마음에 달려 있다 하겠다. 그러나 그 길에 대해 명확한 판단이 서지 않을 때 우리는 옛 선현들의 이야기에 귀를 기울이게 된다.

"사람들은 제 발로 살 만한 곳에서 떠나 저 죽을 땅으로 들어간다(出生入死). 내 들으니 섭생을 잘하는 이는(善攝生者) 다니다가 물소나 호랑이와 맞닥뜨릴 일이 없고 전쟁터에서도 무기에 다칠 일조차 없게 마련이다. 물소가 뿔로 받을 곳이 없고 호랑이가 할퀼 데도 없으며 무기에 맞을 데도 없다. 왜 그럴까? 그이에게는 죽으려야 죽을 땅이 없기 때문이다. 즉 저 죽을 곳에 가서 있지 않기 때문이다(無死地)."

세상을 읽는 노자(老子)의 마음을 보고 싶은 간절한 바람에 의해 필자는 도덕경(道德經)을 읽기 시작한 이래 30여 년의 세월이 흐른 뒤 나름의 안목을 가질 수 있게 되었다. 그러나 역사적으로 도덕경을 공부한 수많은 이들의 해석과는 상이한 부분이 적지 않아 공연히 참새들의 재잘거림을 부르게 될까봐 선뜻 설명하려는 마음이 내키지는 않지만 세상 사람들을 일깨워 주려 고심한 노자의 참뜻을 감안해 도덕경 제50장 귀생(貴生)의 한 대목을 인용해 '섭생을 잘하는 이에게는 죽을 땅이 없다'는 노자의 가르침으로 이 글을 마무리 짓고자 한다. 긴 글을 끝까지 읽어주신 독자들께 심심한 경의를 표한다.

〈월간 신토불이건강 2003년 5월호〉

084

'영원히 감출 수 있는' 진실은 없다
-仁山家의 시련과 고통, 외면하지 말기를-

  30여 년 전에 일어났던 북파공작원들의 비극적 사건을 소재로 한 영화 '실미도'의 관객이 5백만 명을 넘어섰다는 이야기에 뒤이어 그 실제 '사건'과 관련된 이야기들이 각종 매체들을 통해 심심치 않게 소개되어 세인들의 관심을 끌고 있다. 71년, 사건 당시 한 국회의원이 대정부 질의를 통해 사건을 파헤치려다가 모 기관에 의해 연행되어 고문을 당했다는 얘기가 게재되었는가 하면 1월 16일자 조선일보에는 이 영화의 원작 소설인 『실미도』의 작가 백동호 씨 인터뷰 기사가 '최보식 기자의 인물탐험' 란에 소개되기도 하였다.

  어쩌면 역사의 뒤안길에 영영 파묻혀버릴 수도 있었을 사건의 진상들이 30여 년의 세월이 지난 지금에 와서 영화의 형식을 빌려서나마 적나라하게 드러나고 수많은 사람들에게 보여지고 회자

될 수 있다는 사실은 여러 가지 면에서 우리들에게 적지 않은 시사를 던진다. 한 시대를 같이 살았던 사람들의 비극적 사건이 우리들에게 놀라움과 충격을 안겨주고 눈시울을 적시게 할 뿐 아니라 한 걸음 더 나아가 "진실은 그 어떤 방법을 동원하더라도 결코 파묻을 수 없다"는 엄연한 사실을 다시 한 번 확인시켜주는 계기를 제공하고 있기도 하다.

어디에 숨어서 무슨 일을 해도 '진상은 반드시 밝혀진다'는 교훈

비단 '실미도' 영화뿐 아니라 매우 은밀하게 진행되었던 정치판의 대선자금 모금과정과 그 규모에 관한 비밀 역시 1년도 채 안 되는 시점부터 낱낱이 드러나는 것을 보면서 잘 보이지 않는 어딘가에 숨어서 어떤 짓을 하더라도 요즘처럼 밝은 대명천지(大明天地)에는 '결코 밝혀지지 않을 수 없다'는 교훈을 일깨워주기에 충분하리라는 생각이 든다. 만약 이러한 시대의 흐름을 읽지 못하고 보이지 않는 곳에 숨어서 여전히 시대착오적인 부도덕 행위나 범죄 행위를 저지른다면 역사의 준엄한 심판은 물론이고 그에 따른 엄정한 처벌이나 대가를 받지 않을 수 없을 것이다.

2003년은 정치적으로나 경제적으로나 다 같이 참으로 어려웠던 한 해였다는 얘기가 지배적인 가운데 필자가 이끄는 인산가 역시 시련과 고난으로 점철된 나날이었음을 고백하지 않을 수 없다. 세칭 '다이옥신 파동'의 여파가 가라앉을 무렵부터 불어 닥친 불경기의 한파는 극심한 소비위축으로 이어져 매출 부진에 따른 회사의 어려움이 그 어느 때보다도 심각한 상황이었다. 그러나 창사 이래 줄곧 인산가를 사랑하고 성원해 온 수많은 고객 가족들의 따뜻한 보살핌과 물심양면의 격려에 힘입어 별다른 위기 없이 한 해를 잘 마무리할 수 있었음은 그나마 다행이라 하겠다.

仁山의학 알려 인류건강에 기여하려는 취지로 건강잡지 발행

인산가와 오래전부터 인연을 맺은 회원가족들은 대략 알고 있는 사실이지만 그리 오래되지 않은 고객가족들은 회사에 대하여 그저 죽염류만을 제조 생산하여 판매하는 단순한 중소기업으로 인식하는 경우가 적지 않은 실정이다. 당초 1980년대 초반 무렵, 20대 중반의 필자가 칠십이 넘은 아버지(仁山 金一勳, 1909~1992)의 특이한 의술, 즉 '인산의학(仁山醫學)'을 세상에 알려 각종 암, 난치병으로 신음하는 수많은 환자들의 소생과 건강회복에 기여하겠다는 소박한 결심을 실행에 옮기는 과정에서 그 당시 세상을 병들게 하는 그릇된 의학관을 바로잡아야 한다는 나름대로의 판단에 따라 직접 아버지의 구술을 받아 『신약(神藥)』이라는 이름으로 책을 펴내고(1986년) 그 뒤 잇따라 개최된 강연과 상담, 그리고 그로 인해 꽃피기 시작한 '구료(救療)의 신화(神話)'와 체험 내용들을 정리하여 널리 알리기 위해 1988년(단기 4321년 戊辰)부터 건강잡지를 발행하기 시작해 지금에 이르고 있다.

그 당시는 한의학이나 민간요법에 대해 매우 부정적 인식이 팽배해 있고 더구나 인산의학처럼 고금동서의 어떤 의서에도 비슷한 내용조차 없는 전혀 새로운 차원의 신의학 이론과 요법들을 이해, 수용하기 어려운 사회분위기였던 게 사실이다. 이러한 분위기를 어떻게 해서라도 바꾸어보려는 노력의 일환으로 시도한 잡지 발행은 올 해로 16년째를 맞고 있다. '민속 신약(神藥)' '월간 민의약' '건강저널' '월간 신토불이건강' 등의 제호로 줄곧 발행해 온 건강잡지를 통해 필자는 전통의학의 현대적 가치와 인산의학의 탁월한 효용성을 세상에 알리기 위해 꾸준히 노력해 왔고 그 공로가 어느 정도 인정돼 2002년 11월 1일 '잡지의 날'에는 정부포상(문화관광부 장관 잡지발전 유공 표창)을 받기도 하였다.

그리고 몇 년 전부터는 디지털시대에 걸맞은 업무처리를 위해 회사 홈페이지(www.insanga.co.kr)를 만들어 누구든지 접속하여 인산의학의 과학적 연구 성과와 제품·상품 소개, 회사 현황에 대한 공시 등의 내용을 볼 수 있게 함으로써 인산의학의 인식과 이해의 폭을 넓히고 매출 증대에도 기여할 수 있는 시스템을 구축, 운영하고 있다. 물론 게시판을 통해 서로 체험담을 공유하게 하는 일과 궁금한 사항에 대한 질문을 접수하여 나름의 답을 알려주는 업무도 병행하고 있다.

시대의 흐름에 역행하는 '참 의학' 위주의 사업이 숱한 위기 자초

'짜게 먹는 식생활은 바람직하지 않다'고 주장하는 현대 서양 의학자들의 주장에 대해 '질이 좋은 소금을 만들어 짭짤한 식생활을 하는 것이 오히려 건강에 더 유리하다'는 식의 인산의론은 비록 시대적 문제를 해결할 대안을 제시하는 것이긴 하지만 세상의 의학과 서로 상반되는 것처럼 오해될 소지가 많은 게 사실이다. 옳고 그름을 떠나 이렇듯 애초부터 세상이 이해하고 받아들이기 어려운 방향으로 나아갈 수밖에 없는, 즉 시대의 흐름을 역으로 거슬러 올라갈 수밖에 없는 '인산의학'을 위주로 하여 사업을 펴나가는 기업의 앞날이 순탄하기만을 바라지는 않는다.

그러나 남들의 눈에 띄지 않는 곳에 숨어서 독(毒)화살을 날리는 비열하고 유치한 공격을 일삼는 무리들에 의해 회사는 이렇다 할 잘못도 없이 폐업(廢業)의 위기를 수십 차례 겪었고 그에 발목이 잡혀 세계무대로 나아가 한국 상품, 인산 명품의 우수성을 알려 품질로서 승부를 가릴 수 있는 기회를 계속 놓칠 수밖에 없는 안타까운 현실이 지금껏 지속되고 있다. 그런데도 불구하고 고전을 면치 못하는 필자와 인산가에 대해 주변에서 수수방관으로 일관할 수밖에 없는 것은 우리 사회에서 진정한 의자(義者)와 현자(賢者)가 영원히 자취를 감추었기 때문일까?

필자는 요즘 중국 고대 소설 '수호지(水滸誌)'에 등장하는 양산박의 108호걸들 이야기를 기회 있을 때마다 화제로 삼곤 한다. 천하의 호걸들이, 의협심 하나로 양산박에 모여 빚어내는 많은 일화들이 세인들의 가슴에서 잊혀지지 않는 것은 재미도 재미려니와 '의리에 죽고, 의리에 사는' 그들 나름의 '삶의 소신'을 긍정적으로 평가하고 아름답게 받아들이는 인간 본연의 정서 때문이 아닌가 여겨진다. 비록 산적(山賊)이라 해도 의(義)를 위주로 하여 사는 삶이 아름답게 비치는 반면 어찌어찌 권력과 부(富), 명예를 지녔다 하더라도 부도덕하고 비열한 행위, 파렴치한 범죄행위를 저지르거나 그에 연루될 경우 그 이름에 부여된 '명예의 공든 탑'은 순식간에 무너지고 마는 수많은 사례들을 우리는 역사적 사건들을 통해 보고 듣지 않았던가?

십수 차례 같은 내용으로 식약청에 고발한 행위는 무얼 의미하나

지난해 10월경부터 '인산가 인터넷 사이트의 게시판 내용과 연구 성과물 소개, 잡지에서의 제품 상품 소개 내용들 가운데 식품위생법을 위반한 것으로 보여지는 대목이 있다'는 요지의 고발이 대구식약청을 제외한 전국 식약청, 즉 서울, 부산, 광주, 대전, 인천의 식약청과 그 밖의 기관들에 접수되어 그에 따른 행정처분이 내려진 것도 있고 진행 중인 것들도 있다.

인터넷 사이트도 그렇고 잡지도 마찬가지이지만 전체적 분위기나 큰 흐름을 무시하고 어느 한 부분만을 적취하여 문제 삼을 경우 자칫 실제 내용, 즉 진실과 거리가 먼 오판을 초래할 개연성이 높아지게 된다는 것은 비단 이런 문제뿐 아니라 다른 사안들도 비슷하리라 생각된다. 물론 오해나 오인의 소지가 있는 부분에 대해서는 지적을 받은 즉시 삭제하거나 수정했는데 그것은 꼭 법률적으로 하자가 있거나 잘못된 것으로 판단되기 때문만이 아니라 시각과 해석상의 견해차이가 있긴 하지만 행정당국의 의견을 존중하고 법 정신에 자발적으로 따르려는 노력과 성의 표시의 일환이기도 한 것이다.

우리의 약사법이나 식품위생법의 경우 식품 표시에 있어서 의약품으로서의 효능 효과가 있는 것처럼 표시하거나 광고하지 못하도록 하는 것은 공감이 되지만 '소비자들로 하여금 오인하게 할 소지가 있는 표현이나 문구도 표시해서는 안 된다'는 조항 등은 범위가 지나치게 포괄적일 뿐만 아니라 소비자들을 표시사항에 대해 맹목적으로 받아들이는 아무런 분별력이 없는 사람들로 간주한 것처럼 된 부분이기도 하고 또 그로 인해 실제로 법 적용에 있어 과잉 처분이나 처벌을 양산하게 하는 부작용 소지도 없지 않은 대목이다. 더구나 효능 효과의 사실여부는 무시되고 법률적 요건에의 부합 여부만을 판단하는 것이어서 품질 지상주의보다는 형식주의를 부추기게 할 뿐 아니라 '사실'에 근거한 기업과 소비자 간의 신뢰구축을 오히려 더욱 어렵게 만드는 부작용도 있는 게 사실이다.

실제로 이웃나라 중국의 경우 그런 부분을 거의 자율에 맡겨 방치하다시피 해도 그로 인한 문제가 상대적으로 적은 것은 제조, 생산기업들이 뭐라고 선전 광고하든 소비자들 나름대로 생각하고 경험하고 판단함으로써 관(官)에서 생각하는 것처럼 그리 심각한 부작용으로 나타나는 것은 아니라는 사실을 잘 보여주고 있다 하겠다. 그러나 필자는 법률의 합리성과 현실성을 논하기에 앞서 국민의 한 사람으로서 반드시 법을 준수해야 한다는 점을 철칙으로 여기는 사람이다.

지나치게 빈번한 고발의 남발은 국민 血稅 낭비 소지 많다

물론 법률의 모순과 불합리성, 비현실적인 면에 대해서는 국민의 한 사람으로서 후대들을 위해서라도 합리적이고 현실적인 법률로 개정될 수 있도록 가능한 모든 노력을 기울여야 한다고 생각하고 또 염관리법의 경우 실제로 그런 노력을 기울여 나름대로 성과를 거둔 바 있기도 하다. 그러나 잘 아시다시피 개인의 노력으로 어떤 법률을 개정한다는 것이 그리 쉬운 일은 아니다. 따라서 사적으로 시간을 갖고 법 개정을 위해 노력을 기울이는 것과 현실적 법을 준수하는 것은 별개 사안이기 때문에 이유야 어떻든 법률의 준수가 최우선이라는 점을 명심하고 또 실제로 그렇게 하고 있기도 하다.

그러나 이번 식약청 고발 건은 같거나 비슷한 내용을 여러 기관에 거듭거듭 중복 접수시켜 국민 혈세로 움직이는 공무원들의 행정력을 낭비하는 것도 심각한 문제지만 어려운 경제상황하에서 악전고투하는 기업들의 건전한 기업 활동을 위축시키고 정상적 업무를 크게 방해하는 행위라는 점에서 법률적 잘잘못을 떠나 우리 경제를 어렵게 하고 사회를 병들게 하는 암적 요소라 아니할 수 없겠다. 기업은 우리 모두의 생존에 필요한 일터이지 공격 파괴의 대상이 아니라는 점을 간과하지 말았으면 하는 바람이다.

법을 어겼다면 위법사항 지적이나 그에 따른 처분, 또는 처벌이야 당연히 받아 마땅한 것이지만 그렇지 않은 부분까지도 모르는 사람들에게 법을 위반했거나 문제가 많은 것처럼 보이게 할 수 있는 심각한 부작용과 폐해가 예상됨에도 불구하고 한 기업을 타깃으로 삼아 끝없이 음해성 고발을 반복하는 행위는 과연 뭘 뜻하겠는가? 어떤 사람이 보더라도 이해관계에 놓여 있는 누군가의 사주를 받아 자행하는 부도덕하고 파렴치한 짓, 또는 그 자신마저도 한쪽 편의 말에 속아서 '범죄 이상의 범죄'를 자신도 모르게 저지르는 것으로 간주될 수 있는 사안이다. 막가는 인생이라면 말할 필요도 없겠지만 명예롭고 가치롭게, 바르게 살려고 노력하는 사람이라면 고소 고발에 앞서서 최소한 인산가가 어떤 회사이고 그 대표자가 어떤 사람인지, 어떤 철학적 배경에 의해 탄생되고 움직여가는 기업인지 살펴본 뒤에 최종적으로 객관 공정한 판단을 내리는 게 더 좋았지 않았겠는가?

지금처럼 밝은 세상, 즉 대명천지(大明天地)에 어디서 무엇을 하든, 영원히 밝혀지지 않을 비밀이 과연 존재하겠는가? 또한 자기 확신과 철학에 따라 소신껏 했다면야 상관없겠지만 남의 말만 듣거나 사주를 받거나 자기 자신과 상관없는 일에 단순히 개입된 것이라면 그것은 진실과 거리가 멀 것이고 법적으로든, 도덕적으로든 자기 스스로 저지른 잘못된 행위에 대한 대가는 언제 어디서 어떤 식으로든 받지 않을 수 없게 될 것이다. 진실은 먼저 천지신명(天地神明)이 알고 있을 뿐 아니라 뒷날 반드시 모든 사람들이 알게 된다는 역사의 교훈을 되새길 필요가 있을 듯싶다.

양산박 사람들의 의협심으로 더 나은 세상 창조 위해 노력

일생 동안 청빈한 삶을 고집하면서 의약부국(醫藥富國)을 지향하며 인류의 생존마저 위협하는 각종 암, 난치병을 효과적으로 퇴치할 의약 실험과 병자 구제에만 전념하셨던 선친(仁山 金一勳)의 숭고한 정신을 흠모하여 인산(仁山)의 깃발 아래 모인 인산 가족, 회원들께 이 기회를 통해 한마디 당부의 말씀을 드리고 싶다. 인산정신에 따른 '참 의학 세상'을 이루어나간다는 게 앞장선 어느 한두 사람들만의 노력으로 되기 어렵다는 점을 감안해 앞으로는 인산의학을 알리고 실천하며 그로써 세상을 변화시키는 일에 좀 더 적극적으로 동참해 주실 것을 간곡히 바라마지 않는다.

'진리를 위해 언제든지 한 목숨 던지겠다'는 위법망구(爲法亡軀)의 마음가짐까지 바랄 수는 없겠지만 최소한 우리들 가슴속에 양산박 사람들의 소박한 '의협심'만이라도 잃지 않고 살 수 있었으면 좋겠다는 생각이 든다. 그런 의협심으로 더 나은 세상을 만드는 일에 우리가 나서야 하지 않겠는가. 다양한 사회 구성원들의 다양한 취향과 사고방식을 탓하고 싶은 생각은 없지만 기왕 한 하늘을 이고 함께 살아가야 할 동시대 사람으로서 서로를 헐뜯고 비방하고 음해하고 싸우는, 그래서 우리끼리 진 빠지도록 싸우다가 외부의 적들에게 너나 할 것 없이 한 방에 박살나는 우(愚)를 범하지 말기를 바라는 마음 간절하다.

인산 가족들이 조금씩만 더 애정과 관심을 갖고 인산의학을 알리고 인산제품, 상품류들의 소비 확대를 위해 애써준다면 오늘날 인산가가 겪고 있는 이 모든 시련과 고통의 날들은 그리 오래가지 않을 것으로 판단된다. 그 어떤 시련과 고통일지라도 그런 것은 두렵지 않지만 세상 돌아가는 꼴이 너무 실망스럽고 역겨운 나머지 하던 일을 접고 방향을 돌려 내 가고 싶은 길로 향하게 되지 않을까, 세상을 외면하고 등진 채 조용히 살려고 결심하게 되지 않을까라는 내 나름의 우려가 없지 않을 뿐이다.

인산 가족들과 소비자들께 다시 한 번 당부 드리고 싶다. 최근 '사스'의 유행과 광우병 횡행, 돼지콜레라 발생 등에서 보듯이 각종 암, 난치병과 괴질 등 질병의 문제는 이제 특정 의료인들만의 해결 과제가 아니라 전 인류의 생존을 위협할 수도 있는 심각한 문제인 만큼 너나 할 것 없이 다 같이 지혜를 모아야 한다는 점을 감안, 그 해결의 실마리를 제공할 수 있을 것으로 믿어지는 인산 의학에 좀 더 애정과 관심을 갖고 더 많은 사람들에게 활용될 수 있도록 성원해 주셨으면 하는 바람이다. 다시 말해 더 많은 사람들이 인산의학에 의지하여 난치병을 극복하고 건강한 새 삶을 되찾을 수 있도록 알려주고 인도하고 도와주시기를 바란다는 얘기다.

서로서로 격려해서 지금보다 더 나은 세상을 만들어 우리 후대들에게 전해 줄 책임을 다하기 위해서라도 우리 인산 가족들은 생명존중의 '참 의학' 확산과 특별한 의미와 가치를 지닌 기업 인산가의 발전을 위해 더욱 물심양면으로 성원해 주실 것을 당부 드린다. 18년 외길의 '소금장수', 아버지 인산의 '수복창생(壽福蒼生)' 이념을 받들어 아무런 사리사욕 부리지 않고 인산의학 관련 사업을 통해 인류의 건강과 행복에 기여하겠다는 일념으로 소신껏 열심히 사업에 진력하여 좋은 성과로써 인산 가족들과 소비자들께 보답할 생각이다.

〈월간 신토불이건강 2004년 2월호〉

085

한 先覺者의 등장이 갖는 의미

20세기 초에 고요한 아침의 나라 한국 땅에는 그 사상적 깊이와 넓이를 측량키 어려운 선각자(先覺者) 한 분이 나타나 고난(苦難)의 삶을 살다가 숱한 신화(神話)를 남기고 선화(仙化)한 바 있으시다.

그동안 누천년을 베일에 가려져 있던 우주자연의 비밀 보따리를 풀어 누란(累卵)의 위기에 처한 인류에 새 활로(活路)를 제시한 뒤 미련 없이 지구를 떠나 적멸(寂滅)의 본향으로 돌아간 지 올해로 10년을 맞는다.

인산 김일훈(仁山 金一勳, 1909~1992). 극소수의 사람들에게만 그 전설 같은 삶의 행적이 알려져 있을 뿐 대부분의 사람들은 그 존재 사실 자체를 모르고 있다. 설혹 만난 적이 있고 처방을 구득하여, 그래서 죽음의 병고(病苦)로부터 되살아난 삶이라 하더라도 정녕 '인산'이 어떤 분인지 깨달은 이는 극소수에 불과하다.

위대한 각령(覺靈)의 모습을 그리기도 어려우려니와 설혹 만났다 하더라도 보이는 형체 이외에 육안으로는 보이지 않는 그 실상(實相)을 파악하기란 쉽지 않기 때문이다. 세상의 사물과 현상을 각득(覺得)하는 혜안(慧眼)은 제 마음의 밝음에서 비롯되는 것인데 평소 '제 마음 밝히는 공부(修心, 明心)'를 소홀히 한 채 실현 불가능한 욕심만을 앞세운 허망된 존재로의 삶을 살아온 때문이라는 얘기다.

너나 할 것 없이 지위 고하, 신분 귀천을 가릴 것 없이 사람은 세상에 보이는 가상(假相)과 허상(虛相)에 집착하여 보이지 않는 진상(眞相)과 실상(實相)을 놓치게 되는 우(愚)를 끊임없이 범하면서 살게 마련이다.

그래서 세속적인 가난과 천대 속에서 흡사 걸인과 크게 다를 바 없는 비참한 삶을 사셨던 '인산'의 참모습을 제대로 감지하기란 쉽지 않았던 게 사실이다. 비명에 갈 목숨이 되살아나고도 무엇 때문에 어떻게 해서 기사회생(起死回生)하였는지 감을 못 잡고 또 설혹 감을 잡았다 하더라도 그러한 사실들이 의학적으로 어떤 의미와 가치를 지니는 일인지를 제대로 인식하지 못한다.

간혹 그러한 의미와 가치를 어렴풋이 짐작한다 하더라도 그 소중한 인생의 시간과 정력(精力)을, 세상을 위해 회향(回向)하지 못하고 허비·낭비하여 본래의 별 볼일 없는 못난 인생으로 회귀(回

歸)하는 예가 적지 않음은 참으로 안타깝고 애석한 노릇이다. '인산'의 지혜의 일단이 투영되어 있는 인산의학의 원류는 어두운 세상을 대명천지(大明天地)로 바꾸는 바로 '큰 밝음(大明)'이고 '큰 밝음'에서 비롯되는 심원한 지혜가 의약학적으로 발휘된 것이 바로 '인산의학'인 것이다.

인산 스스로 명명한 '신약본초(神藥本草)'라는 용어에서 짐작할 수 있듯이 인산의학은 세속적 지식의 세계가 아닌 초월적 지혜의 세계에서 흘러나온 생명의 복음(福音) 그 자체라 할 수 있다. 이름을 어떻게 붙이든 그 참모습을 자기 재주껏 어떻게 형용하든 사실 그것은 그리 중요한 게 아니다.

그 내용이 인류의 삶에 얼마나 가치롭게 영향을 미쳤는지가 중요한 것일 뿐이다. 이를 의학에 견주어 본다면 세상의 온갖 의료 지식의 축적에 기인한 의학적 견해들이 다양하게 등장하여 세상에 통용되고 있지만 현대 난치성 질환들을 인체에 큰 무리 없이 발본색원(拔本塞源)할 수 있는지의 여부만을 그 의학의 가치를 평가하는 기준으로 삼아야 할 것이다.

제 견해와 다르고 제 소속 집단의 시각과 맞지 않는다고 부정하거나 맹목적 비판을 일삼는 행위는 변화하는 시대를 제대로 읽고 판단할 줄 아는 안목의 부족과 참된 실상에 눈 어두운 불명(不明)의 결과에서 기인한다고 하겠다.

그런 소아병적이고 맹목적인 시대조류에 밀려 '인산'의 지혜로운 의학적 가치는 오랜 세월 '참 가치'를 인정받지 못하고 지금껏 민간요법의 하나 또는 대체의학의 한 부류쯤으로 평가 절하되어 극소수의 사람들에게만 인식되어온 것이 현실이다. 그러나 이 극소수의 사람들이야말로 이 두터운 현실의 장벽을 헐고 그 '참 가치'를 세상에 알려 누란의 위기에 처한 인류를 질고재난(疾苦災難)으로부터 구원받을 수 있도록 하는 데 일조해야 할 선지자(先知者)들인 것이다.

선지자들이 열정을 갖고 세상을 변화시키지 않는다면 어둡기만 하던 어제까지의 세상을 그 누가 밝게 할 것이며, 활로를 찾지 못해 이곳저곳 헤매다 죽게 될 난치병자들의 위태로운 삶을 누가 살길로 인도해 줄 수 있겠는가.

인산 선화 10주년과 탄신 94주년을 맞아 오는 5월 5일 그 탄신 의미를 되새기는 행사를 하는 소이(所以)가 여기에 있는 것이다. 세상에 오신 날은 음력 3월 25일, 양력 5월 7일이고 떠나신 날은 음력 4월 17일, 양력 5월 28일인데 오신 날을 기리는 것은 '인산의학' 탄생의 의미와 가치를 되새겨본다는 취지가 내포되어 있음을 차제에 밝힌다.

인산의 탄생은 인산 사상의 등장이자 질고재난으로부터 살길을 찾는 인류에게 희망의 이정표를 제시하는 인산의학의 등장을 의미하는 것이다. 얼마 전에 『한 생각이 암을 물리친다』라는 표제의 책을 다시금 선보인 것은 차츰 더 많은 사람들에게, 암·난치병 시대의 새 활로로 여겨지기 시작한 인산의학의 세계로 이끄는 이 정표를 나름대로 제시해 보려는 소박한 생각에서 시도된 것이다.

1994~1995년 일간스포츠 지면에 '김윤세의 신토불이건강'이라는 제목으로 연재되었고 그 이름으로 단행본을 출간한 적도 있었는데 그것의 내용을 일부 개정하고 약간의 증보를 덧붙여 다시금 세상에 선보인 것이다. '질병 없는 세상'을 이뤄야 한다고 생각하셨던 선친 '인산'의 가르침을 펴는 데 조그만 기여라도 되었으면 하는 바람에서 시도한 결과물이다.

내용의 미흡함도 있을 것이고 표현의 부적절함도 보일 테지만 이 글을 읽는 독자 제현께서는 그러한 시도 자체가 '인산의 뜻'을 좀 더 널리 펴보려는 소박한 동기에서 출발되었음을 감안하여 인산의학이 더욱 많은 사람들에게 희망을 줄 수 있도록 일조해 주시기를 당부 드린다.

〈월간 신토불이건강 2002년 4월호〉

086

仁山의학은 시련 속에 핀 민족의학의 꽃

　신(神)은, 자연(自然)은 우리 인간으로 하여금 풍요롭고 건강하고 행복하게 살 수 있도록 세 가지 '금'을 주었다고 한다. 첫째가 풍요롭게 살 수 있도록 '황금(黃金)'을 주었고 두 번째는 건강하게 살 수 있도록 '소금(小金)'을 주었으며 세 번째로는 언제나 행복하게 살 수 있도록 '지금(只今)'을 주었다. 황금에 대해서는 그 소중한 가치에 대해 너무나도 잘 알고 있는 관계로 남녀노소 동서양 가릴 것 없이 그것을 손에 넣기 위해서 다양한 재(財)테크 수단을 동원하는 등 많은 노력을 기울이고 있다. 그러나 상대적으로 그보다 더 중요하다고 할 수 있는 소금에 대해서는 흔하디흔한 흙이나 돌처럼 여기면서 그 소중한 가치에 대해 올바로 아는 것은 고사하고 도리어 소금을 '건강의 적(敵)'으로 간주하여 기피하거나 심지어 적대시하는 경향마저 보인다. 소금이란 모든 생물의 생명 유지에 필수적인 원소들로 구성된 물질로서 황금보다 천 배 만 배 소중하다고 할 수 있는 것인데 '소금이 몸에 좋다'는 만고불변(萬古不變)의 진리(眞理)를 대체로 못 알아듣는다. 이것은 오랫동안 우리가 소금이 나쁘다는 잘못된 지식과 정보로 세뇌가 되었기 때문이다. 마지막 세 번째 금인 '지금'은 철학적인 개념이다. 법정 스님이나 탄공 선사 등이 말씀하신 대로 행복하게 살 수 있도록 해주는 것은 '지금'이다. 불만 가득한 현실의 울타리를 벗어나지 못하고 먼 미래의 파랑새만 쫓는 삶의 패턴을 바꾸어 지금 이 순간, 주변에 있는 존재들의 소중한 인연에 깊이 감사하면서 지족(知足)의 삶을 영위해 나간다면 그런 사람에게는 지금 이 순간, 이 자리가 바로 천당(天堂)이요, 극락(極樂)세계가 된다. '황금'의 가치를 활용해 풍족한 삶의 여유를 즐기는 것이 가능하고 '소금'의 가치를 활용해 생명의 건강을 유지 증진시킬 수 있을 것이다. 그리고 강물처럼 쉼 없이 흘러가는 인생의 긴 흐름에서 '지금'의 의미와 가치를 올바로 인식하여 '살아 있다는 것'의 기쁨과 행복을 만끽할 수 있겠다.

仁山의학은 공부한 만큼 대가를 얻을 수 있다

건강에 있어서만큼은 마음의 위로뿐만 아니라 물리화학적 약리 작용까지 이끌어내야 기적이 일어날 수 있다. 우리 몸은 정성스레 노력한 만큼 건강해지기 때문에 건강을 지키는 방법은 지혜로운 방법이라야 한다. 즉 인류의 생명을 구할 수 있는 '참 의료' 여야 암, 난치병, 괴질을 후유증 없이 고칠 수 있을 것이다. 인산(仁山) 김일훈(金一勳) 선생의 불멸의 저술이라 할 『신약(神藥)』과 『신약본초(神藥本草)』를 읽다보면 자연법칙과 생명원리, 자연요법의 묘방(妙方)을 깨달을 수 있게 된다. 누구나 자가(自家) 의료의 달인이 될 수 있고 몸과 마음이 다 같이 건강한 사람이 될 수 있는 법인데, 이러한 사례는 수많은 글과 증언을 통해 당당하게 제시되고 있다.

 진리는 쉽고 간단한 것 속에 들어 있으며, 또한 명명백백(明明白白)한 법이다. 인산(仁山)의학은 누가 봐도 간단명료한 생명의 원리를 밝히고 주변의 흔한 물질들을 암이나 난치병, 괴질의 치료에 응용한다. 진리라면 숨길 것이 없다. 믿어주고 안 믿어주는 것에 연연할 필요 없이 옳은 이야기를 한 것으로 만족할 뿐 내가 한 말을 안 믿어준다고 서운해 할 필요가 없을 것이다. 어떤 내용도 비밀로 하지 않고 만천하에 공개하는 것을 원칙으로 하는 '인산의학'을 제대로 열심히 공부하면 공부한 만큼 반드시 대가를 얻을 수 있을 것이다.

걸을 힘 있으면 어떤 병도 고칠 수 있어

 우리는 어릴 때부터 현대의학은 매우 발전한 현대과학에 힘입어 눈부시게 발전해 왔기 때문에 현대의학으로 못 고칠 병은 없다고 생각해 왔다. 몸이 아프면 빨리 병원으로 직행해 전문 의사의 조치에 따라 치료해야 한다고 끊임없이 세뇌 받아온 것이다.

병원에 가면 될 텐데 침 놓고 뜸뜰 필요가 있을까 생각한다. 그러나 병원에서는 절대 못 고친다는 병을 선친(仁山 金一勳, 1909~1992)께서 "이거 먹어, 저거 먹어"하면서 고치는 것을 보았는데, 그땐 그저 방법이 다를 뿐 다른 의료인들도 잘 고치겠지 생각했다. 그런데 나중에 보니까 그게 아니었다. 선친은 어떻게 해서든 환자의 병을 고치는데 반해, 뒷날 누가 아프다는 말을 듣고 문병을 가야지 했는데 얼마 있지 않아 죽었다는 소식을 듣고 문상(問喪)을 가게 되면 '병증의 발견이 늦어 그렇게 발달했다는 현대의학으로도 고치지 못하고 죽었다'는 이야기를 종종 듣게 된다.

네 가지 암, 많게는 아홉 번째의 암에 걸려서도 집념으로 극복한 사람이 있다. 살아난 것도 기적인데 그 뒤 30여 년을 더 살다가 생애를 마쳤다는 것은 전설 같은 이야기이다. 병원에서도 더 이상 방법이 없다는 네 가지 말기 암환자가 찾아와서 '어떻게 해야 살아날 수 있을까요' 라는 질문에 선친은 '죽염 퍼먹어' 라고 대답하셨고 '저 같은 환자도 고칠 수 있겠습니까' 라는 말에 "자네 여기까지 어떻게 왔어? 아까 자네 발로 걸어 들어왔잖아? 여기까지 걸어 들어올 정도라면 그게 '나이롱환자'지 중병환자야?"라고 호통까지 치셨다. 물론 그것은 환자의 기(氣)를 살리기 위한 사랑의 호통이라 할 수 있다.

직접 記者가 되어 선친의 의학을 알리다

　선친은 "병이 깊어 사람이 죽나, 잘못 치료해서 죽지. 그리고 절망감에 사로잡혀 자포자기해서 죽는 거야"라고 말씀하셨다. 이런 말은 고금동서 어느 누구에게서도 듣지 못했다. 필자는 이런 이야기를 선친 슬하에서 허구한 날 들어왔다. 어릴 때부터 선친의 의술은 동서양의 일반적 의학에서 기인한 보통의 의술이 아니라고 판단하고 사람들에게 그 실상(實相)을 제대로 알려야겠다고 생각했다. 전설 같은 이야기로 만들어서는 안 되겠다 싶었던 것이다. 수많은 암과 이름 모를 괴질, 난치병이 쏟아지고 있는 게 작금의 현실이지만 의료기관과 국가는 속수무책(束手無策)이요, 수수방관(袖手傍觀)의 범주를 크게 벗어나지 못하고 있는 실정입니다.
　1977년, 23세 때 인산의학 관련 자료를 들고 국회의사당을 찾아간 적이 있었다. 국회 정문에도 못 들어가고 쫓겨난 뒤 그 다음에 찾아간 곳이 모 신문사였다. 그 신문사에서도 경비원들이 못 들어가게 하는 것을 겨우 숨어 들어가 당시 선우휘 논설주간을 만나 이야기했다. 우여곡절 끝에 담당기자를 소개 받았지만 그 기자 또한 보사부 공인을 받지 않았다고 절대 기사화하지 못한다는 이야기를 했다. 그때 논설위원실에서 내 이야기를 유심히 듣고 있던 송지영 위원께서 자료를 면밀하게 검토한 뒤 자네 엄친의 의술이 화타나 편작같이 뛰어난 명의(名醫)임에 틀림없고 각종 암, 난치병을 물리칠 방법도 훌륭하지만 국가에는 법과 제도가 있고 그 틀을 벗어난 것은 기사화를 통한 보도나 홍보가 현재로서는 불가능하다는 말씀을 들려주었다. 그러나 송 위원께서는 "현실이 그렇다고 해서 희망을 버리지 말고 자네가 직접 기자(記者)가 되고 책을 써서 출판해 '선친 의학의 실상(實相)'을 스스로의 힘으로 세상에 알리는 것이 하나의 좋은 방법이 될 수 있겠다"고 용기를 북돋워주셨다.

7년 각고의 노력 끝에 펴낸 『神藥』

그 한마디에 용기를 얻어 뒷날 모 신문사 기자로 입사하여 그 신문에 선친의 경험의방의 핵심요지를 연재하고 선친의 구술을 받아 기록하는 한편 그동안의 인산의학 자료들을 집대성하여 그로부터 9년 뒤인 1986년 6월 각고의 노력 끝에 고금동서에 그 유례를 찾아보기 어려운 독창적 의방(醫方)을 제시한 『신약(神藥)』을 펴냈다. 황제내경(黃帝內經)이나 의학입문(醫學入門), 동의보감(東醫寶鑑) 등 기존의 많은 의서들과 전혀 차원이 다른 인류 역사상 전무후무한 불멸의 의서(醫書)가 등장한 것이다. 죽어가는 사람은 살길을 찾게 마련이어서 참된 의학은 누구나 감으로도 알 수 있다. 생사(生死)의 기로(岐路)에 선 환자와 그 가족들에게는 옳고 그른 것과 동양의학 서양의학, 제도권이냐 비제도권이냐 하는 문제는 그리 중요한 것이 아니다.

세상 사람들이 생사의 기로에서 방황하다가 인산의학을 활용해 목숨을 건지는 사람들이 날로 늘어나는 마당에 『신약』 책을 마다 할 수 있을까? 『신약』 책을 보는 사람들은 모두 열광했고, 지금까지 의학서적 출판 역사상 가장 많은 부수로 알려진 50만 부가 넘는 판매량을 기록하고 있다. 의학적 진리는 서양의학이든 동양의학이든 전통의학이든 현대의학이든 상관하지 않는다. 인산의학은 독창적 이론을 갖고 있으며 여기서 사용하는 방약(方藥)은 우리가 매일 먹는 음식들을 이용한 것이고 주변에서 찾을 수 있는 흔한 물질들의 약성을 활용한 것들이다.

고금동서 어떤 의서도 하늘의 별 정기가 지상(地上)의 만물에 내려와 약이 된다는 사실을 밝혀 놓은 책은 없다. 공기 중에 함유된 산삼(山蔘)분자, 부자(附子)분자 등의 약 분자를 본 사람이 있는가? 전설 같은 이야기지만 사실이다. 『신약』이란 의서는 한반도 상공의 공간 색소(色素) 중에 각종 암, 난치병, 괴질 환자의 생명을 구할 수 있는 신약(神藥), 영약(靈藥)이 존재한다는 사실을 말해 주고 있다. 즉 한반도 상공에는 산삼분자가 가득한데 이것을 잘 합성하여 신약을 만들면 불과 4~5g의 작은 알약으로도 폐암, 간암 등 각종 암, 난치병, 괴질들을 물리칠 수 있다는 것이다.

약 40여 년 전에 선친을 모시고 그 약을 만들었는데, 바로 『신약』에서 제시한 오핵단(五核丹)이다. 동물의 생명현상을 이용하여, 즉 다섯 가지 동물의 호흡작용을 이용해 공간 색소 중의 약 분자를 합성해서 그 동물의 간(肝)에 신약(神藥)이 모이도록 하는 묘법이다. 선친은 천부적인 혜안과 의료능력, 오랜 경험을 통해 터득한 신약(神藥) 묘방(妙方)들을 세상에 조건 없이 공개하여 누구나 『신약』에서 제시한 방법에 따라 스스로 약을 만들어 먹을 수 있도록 했다.

현재 우리나라에는 죽염 만드는 제조업체만 54곳에 이르고, 그 밖에 비공식적으로 죽염을 만드는 곳은 전국 5백여 곳에 이르고 지리산에만 50여 개소나 있다. 선친은 왜 죽염 만드는 법을 특허 등을 통해 독점하지 않고 전면 공개했을까? 그것은 누구나 만들어 먹을 수 있도록 하기 위함이다. 죽염간장, 오핵단 등 수백 가지에 달하는 묘방들을 모두 공개했기 때문에 누구나 제시한 이론과 방법에 따라 만들어 먹을 수 있다. 이렇듯 본인의 경험의방을 명명백백하게 공개한다는 것은 공명정대(公明正大)한 심성(心性)의 소유자만이 가능할 것이다.

仁山의학은 민족 전통의학의 부활이다

사람들이 『신약』 책에 나온 아이디어를 갖고 특허청에 특허를 출원한 것만 5백 건이 넘는다. 처음에 방어용으로 필요할 수도 있다는 변리사들의 권고에 따라 죽염제조방법에 대한 특허를 한국과 일본에 각각 출원한 바 있는데 일본 특허청에서는 내줬는데 안타깝게도 우리나라 특허청에서는 내주지 않았다. 그러나 몇 년 뒤 모 대기업에는 특허를 내준 일이 있다. 정부에서 자국의 죽염제조

노하우에 대한 보호 필요성에 따라 죽염 관련 특허를 내준 것은 고맙지만 당초 죽염을 발명한 사람이 모든 노하우를 공개한 본래의 숭고한 취지를 감안해 주었으면 더 좋았을 것이라는 생각이 든다.

인산의학은 우리 민족의 뿌리 깊은 전통의학, 지혜로운 의술의 맥이 오늘날 이 시대에 맞는 새로운 의료체계로 거듭나 오랜 휴면기간을 거쳐 다시금 세상에 등장한 것이라 하겠다. 즉 단군(檀君)이래 면면히 이어져 내려온 뿌리 깊은 민족전통 의학의 원형(原形)이라 하겠다. 한의사들은 침, 사혈, 부황은 돈이 되지 않기 때문에 자신들은 하지 않으면서도 남들도 못하게 한다.

의술을 베풀고 상업적으로 대가를 받는 것은 바람직스럽지 못하다는 것이 선친의 의학 철학이다. 그 철학에 입각해서 자식들에게 신신당부한 것은 가급적 의료업을 하지 말라는 것이었다. 선친께서는 '의과대학 가서 의학공부를 하느라 쏟아 부은 정력과 투자한 돈 생각하면 그 누구인들 환자에게 그에 상응한 대가를 받지 않을 수 있겠는가' 라며 의료업의 특성상 상업성을 완전 배제하기는 어려운 일인 만큼 가급적이면 직업적으로 선택하지 말라고 하셨다. 그것은 오늘날의 의료체계에 문제가 있다는 말이 아니라 선친의 의학사상의 일단을 말하려는 것뿐이다. 그분이 사심 없이 팔십 평생을 경험하신 암, 난치병, 괴질 퇴치의 경험적 신약(神藥) 묘방(妙方)에 대한 구술(口述)내용을 기록해 그대로 펴낸 것이 바로 『신약』이다.

『神藥』은 어디에도 없는 이야기 담긴 의학서적

선친께서는 죽염이 어디에 좋은 것이냐고 여쭈어보면 '만병통치(萬病通治)'라는 이야기로 요약하시곤 했다. '세상에 만병통치가 어디 있습니까'라고 물어보면 '그건 믿거나 말거나 사실 그대로야'라는 말씀을 하셨다. 뒤에 곰곰 생각해 본 결과 그 말씀은 만고불변의 진리임에 틀림없는 사실이지만, '하늘의 언어'일 때는 관계없지만 세상과는 코드가 다르기 때문에 '인간의 언어'로 세상 사람들에게 알아들을 수 있게 풀어서 전달해 주어야 된다고 생각했다.

만일 선친의 의학이 책을 통해서 세상에 나왔는데도 이해와 소통의 부족으로 사장(死藏)된다면 아무리 훌륭한 의학이라 해도 어떻게 알려지고 퍼지겠나 하는 생각이었다. 그날을 앞당기기 위해서 31살부터 32살 때까지, 매주 함양에 내려와 선친의 말씀을 일일이 받아 적고 모으고 각각 분류하고 선친께 보여드리고 해서 힘들게 원고를 완성했다. 자비 출판으로 책을 만들기 위해 살던 집의 전세 보증금을 빼고, 유지자(有志者)와 지인(知人)의 후원을 받아 마련한 돈 4백만 원으로 4천 부를 초판으로 찍었다. 초판은 한 달 만에 완전히 매진됐고 다행히 주변 사람들의 우려와는 달리 식구들은 거리에 나앉지 않아도 되었다.

그 이후 1987년 8월 27일 함양군청으로부터 국내외 최초의 죽염제조허가를 받아서 가내공업 수준이던 죽염을 산업화하는 한편 죽염제조회사도 설립하고, 건강 도서와 잡지도 만들면서 오늘에 이르고 있다. 원래 인산의학의 등장은 선친 탄신(1909년 음력 3월 25일)과 함께 시작되었다. 인산의학의 실상을 엿볼 수 있는 책은 몇 종류가 있는데 1980년의 『우주(宇宙)와 신약(神藥)』과 1981년의 『구세신방(救世神方)』이 대표적이며 순서대로 각각 3천 부를 찍었으며 이후 5년의 작업 끝에 『신약(神藥)』이 좀 더 체계를 갖춘 책으로 완성되어 세상에 나와 진리(眞理)를 갈구하는 구도자(求道者)들과 '참 의료'를 갈망하는 현명한 사람들을 만나게 된 것이다.

난치병 해결의 답, 동약의학 속에 있다

『신약』은 '참 의료'를 만나 스스로 알아보고 받아들여 자신이 활용할 수 있게끔 한 책이다. 어떤 사람이 자신이나 가족의 암, 난치병을 책을 보고 고칠 수 있겠나? 요즘 세상에 의사가 없어, 병원이 없어 병을 못 고치지는 않는다. 미국이나 유럽 각국, 우리나라의 의료시설은 보통 사람들의 상상을 초월할 정도로 대단하다. 시설이 부족하거나 뛰어난 의료인들이 없어서 암, 난치병, 괴질을 못 고치는 것은 아니다. 오늘날 현대의학은 암과 난치병에 있어서 이렇다 할 묘방(妙方)을 명명백백하게 제시하지 못하고 있는 실정이다. 만족할 만한 효과를 거두기 어려울 뿐만 아니라 효과적으로 현대 암, 난치병, 괴질을 고치지도 못한다는 것을 의료진들은 대부분 잘 알고 있고 많은 경험을 통해 단기간에 해결 가능한 문제가 아니라는 것도 모르지 않고 있다.

현대의학은 암과 난치병, 괴질을 어떻게 하면 고칠 수 있나 혈안이 되어 있다. 많은 선진국들이 1%의 치료 가능성만 있다 해도 천문학적 연구비를 쓴다고 하지만, 이렇다 할 대안을 찾지 못하고 있는 실정이다. 미국, 유럽 등 서구 선진국들도 서양의학에 비해 동양의학이 좀 더 효과적이라는 사실을 어느 정도 알게 됐고 그 이후 미국을 위시하여 몇몇 나라들은 현대의학이 동양의학을 활용하는 사례가 더 많아졌다.

동양의학적 방법들은 인체의 면역기능을 약화시키지 않는다는 사실을 알고 동양의학을 활용하는 사례가 많아져 이제 대체의학이라는 용어보다 동서양 의학의 통합을 추구한다는 차원에서 '통합의학'이라는 용어를 쓰고 있다. 그러나 우리나라는 아직도 뿌리 깊은 우리 민족의 전통의학을 대체의학이라는 용어로 쓰고 있는 실정이다. 미국 사람이 동양의학을 대체의학이라고 부르는 것은 맞겠지만, 한국 사람이 뿌리 깊은 제 나라 제 민족의 의학을 대체의학이라고 말하는 것은 사리에 맞지 않는다.

현재 수많은 의대, 한의대 졸업생들이 그 수가 급증하면서 개업도 힘들고 취업도 힘든 상황이다. 끊임없이 공부하지 않고도 신종 인플루엔자나 암, 괴질 등 현대 난치병에 효과적으로 대응할 수 있을까? '신경성' '퇴행성'이라는 말은 의료진들이 못 고친다는 말이고 환자가 잘못해서 병에 걸렸다는 말로 쓰인다. 오늘날 적지 않은 현대의학 종사자들이 말장난 같은 핑계를 대면서 병을 고치지 못하는 이유를 둘러대는 것은 결코 의학 발전에 도움이 되지 않을 것이다.

효과 없는 의학은 의학이 아니다

어쨌든 치료효과가 나면 의학이고 효과가 나지 않으면 의학이 아니라는 사실을 분명히 알아야 한다. 암 덩어리가 있다고 수술이라는 이름으로 떼어내고 항암제로 주변 넓은 부위까지 초토화시키는 치료를 할 경우 암세포들은 살기 위해 어딘가로 깊숙이 숨어버리고 정상세포는 가만 있다가 날벼락을 맞아 소멸하게 된다. 아무리 항암제를 투여해도 암세포는 건재하고 또 다른 곳에서 다시 뭉치기 때문에 결코 근본 치료가 될 수 없는 것이다. 환자들이 항암제의 부작용에 의해 고생하다 죽게 되는데 이 경우 대체로 암 사망자로 분류된다는 현실을 간과(看過)하지 말기를 바란다.

무작정 암을 공격할 것이 아니라, 환자의 생명력을 북돋워주는 것이 암을 이기는 방법이라 하겠다. 우리 몸은 바보가 아니기 때문에 자연치유력을 높여주고 면역체계가 강화되면 대식세포, T임파구 등의 자체 방어시스템이 효과적으로 작동하여 스스로 암을 찾아 죽이게 된다. 그러나 항암제를 맞고 방사선을 쬘 경우 병과 싸우는 면역체계를 그대로 붕괴시켜 우리 몸의 방어체계는 무장해제된 상태가 되어버린다.

우리 몸이 무장해제된 상태에서는 절대로 암과 싸워 이길 수 없다. 암을 단순하게 제거한다는 생각은 자연의 순리를 거스르는 행위이고 이치에도 맞지 않는 방식이다. 인체 내에 암이 또다시 발생할 수 있는 환경과 조건을 그대로 놔둔 채 특정 부위의 암 덩어리만 제거하고 항암제 등으로 공격한다면 반드시 새로운 곳에 또 다른 암 덩어리를 만들게 된다. 무위자연(無爲自然)의 대도(大道)를 벗어나 인위(人爲), 인공(人工), 조작(操作)을 가미하여 암을 공격해도 암은 숨어서 살아남을 것이고 정상세포들은 초토화될 것이다. 정말 생명력을 북돋워 암을 파괴하는 효과는 인체 내의 자연치유능력을 온전하게 회복시킬 수 있느냐의 여부에 달려 있다고 해도 과언이 아닐 것이다. 암을 물리치는 데 자연치유력보다 더 큰 파괴력을 가진 것은 결단코 없을 것이다. 인간의 자연치유능력에는 병을 물리치고 생명을 구하는 불가사의한 힘이 있지만 독성이 매우 강한 화학적 의약품을 인체에 투여해 암을 죽이려 한다면 빈대 잡자고 초가삼간을 다 태워버리는 것 같은 좋지 못한 결과를 초래하게 될 것이다.

불멸의 혁명적 醫書 『神藥』을 펴낸 이유는…

미국의 국가의학 감독관을 지낸 로버트 멘델존 박사는 『나는 현대의학을 믿지 않는다』는 저서를 통해 '현대의학은 인류가 기대하는 만큼의 의미를 지니지 못한다'고 밝히고 있다. 현대의학은 이제 하나의 종교로서 의사는 성직자이고 간호사는 보조라고 지적한 뒤 의사는 이전부터 하던 일을 할 뿐 환자의 고통에 귀 기울이지 않고 연구도 열심히 하지 않을 뿐 아니라 의술을 상업적으로 이용할 생각만 한다고 말하고 있다. 따라서 그의 저서는 현대의학을 믿어서는 안 된다는 내용으로 결론을 맺고 있다.

그의 책 서문은 "나도 한때 현대의학이라는 믿을 수 없는 종교의 광신자였다"는 고백으로 시작하고 있다. 그의 첫 번째 의문은 왜 의대 교수는 실컷 강의해 놓고 질문은 딱 한 사람만 받고 있나? 이것이 학문을 하는 자세인가? 그가 의료사고를 조사하고 처벌하는 과정에서 얻은 결론은 이 세상 모든 의료체계, 즉 병원, 제약회사, 간호사 등이 모조리 다 없어지면 인류건강이 더 좋아질 것이라고 말하고 있다. 병자가 적으면 의사가 무료해서 없던 질병까지 만들어 낼 수가 있다. 의료체계를 없애지 않으면 인류건강은 그 누구도 장담할 수 없다고 말하고 있다.

1986년 선친이 펴낸 『신약(神藥)』의 서문에도 그렇게 나와 있다. "내가 신약 책을 펴내는 단 한 가지 이유는 이 지구상에 의료인도, 의료기관도, 약도, 처방도 필요 없는 사회를 만들기 위해서"라고 밝히고 있다. 어느 집의 가정주부도 어느 종합병원 의사보다도 암, 난치병 치료를 잘하고 집안 부엌의 어떤 음식도 약국의 약보다 훌륭한 약효를 발휘하는 비밀을 전해서 이 책을 보는 모든 사람들이 화타, 편작의 의술을 발휘할 수 있도록 할 것이라고 말했는데 그것은 헛된 공약이 아니었다.

2011년에는 모두 참 의학의 진리 터득하시길

　우리나라 의료현실은 의료집단 간 이권다툼으로 마치 삼국지와 같은 상황이다. 국민을 위한 것이 아닌 의료집단 간에 이익을 놓고 벌이는 싸움을 부추기는 의료악법은 제정된 지 50년이 넘도록 간단한 용어조차 개정되지 않고 있다.

　현실과 동떨어진, 진실과 동떨어진, 진리와 상관도 없는, 국민생활과 직접 연관도 없는 의료집단의 이익을 위한 법을 위한 법이 여전히 맹위를 떨치고 있는데 뜻있는 분들이 그 내용을 인식해 반드시 개정작업을 해 나가야 한다.

　병을 고치고 살려는 의지를 꺾지 않으면 '참 의료'를 만나 살 수 있을 것이다. 그러나 진리가 멀다 생각하고 포기하는 사람은 살지 못하고 죽게 된다. 암, 난치병, 괴질로 죽는 것이 아니라 스스로 암, 난치병을 자초해 죽는 것이다.

　'참 의료'는 멀리 있지 않고 우리 마음속에 있다. 그 위대한 힘을 이끌어낼 수 있으면 치료의 기적을 이루는 것이고, 잠재된 힘을 발견하지 못하고 활용하지 못하면 사장되는 것이다. 2011년에는 우리 모두 인산의학이라는 '참 의학' 진리를 터득해서 건강하고 행복하게 천수를 누리는 삶을 사시길 기원한다.

〈월간 仁山의학 2011년 1월호〉

8장

한국의료의
百年大計를 논한다

087 '현대의학'은 기댈 만한 종교인가
088 '참 의학'을 외면한 果報
089 '참 의료' 세상은 절로 열리지 않는다
090 현직 의료전담판사의 苦言 "한국의료 혁신되어야"
091 '한의학'의 光復 시급한 과제다
092 국민건강 위해 보완대체의료 활성화 시급
093 '참 의료' 실천은 의료제도개혁 앞당기는 길
094 "민중의술 선장으로서 맡은 바 최선을 다할 것"
095 불합리한 의료제도가 국민건강 해친다
096 仁山선생 탄신 백주년, "국가의료 百年大計 수립을"

'현대의학'은
기댈 만한 종교인가

오늘의 세계는 급변하는 생활환경에 따라 인류의 생명을 위협하는 질병의 양상도 크게 달라지고 있다. 박빙, 즉 살얼음판 위를 걷는 어린애처럼 언제 난치성 병마에 목숨을 잃게 될지 모르는 위험천만한 '의료난국'을 살면서도 대부분의 사람들은 소위 과학발전에 힘입어 눈부시게 발달했다고 여기는 '현대의학'을 믿고 무방비상태의 삶을 살아간다.

마치 아무런 안전 대비 없이 공중에서 온갖 묘기를 연출하는 '곡예사'처럼 위험하기 그지없는 삶을 살다가 어느 날 몸이 불편해 찾은 의료기관으로부터 '무슨 암'으로 의심된다는 소견을 듣는 순간 절망과 자포자기로 자신을 죽게 만드는(自殺) 그런 '인생'이 우리 주변에 얼마나 많은가. 천변만화하는 알 수 없는 속성과 결국은 비참한 종말을 맞게 하는 현대 난치병에 대한 공포가 기존의 종교에 뒤이어 또 하나의 신앙 대상으로 부상하여 수많은 병자와 그 가족들에게 맹신되고 있다.

현대 난치병의 공포가 빚어낸 '현대의학'이라는 종교는 지식과 기술로 무장한 수많은 광신자들에 의해 이제는 세계 최대의 새로운 신앙 대상으로 확고하게 자리 잡은 것이다. 그 누구도 의심하지 않았고 현재까지도 대부분의 사람들은 현대의학이 요구하는 신앙과 그 조치에 아무런 이의 없이 순종하고 있을 따름이다.

문제는 그 결과다. 암을 위시하여 난치성 질병의 발생원인도 아직 명쾌하게 밝히지 못한 상태에서 그저 그렇게 하는 것이 세계적인 추세이고 그 방법 이외에는 다른 뾰족한 수가 없다는 이유만으로 수술을 비롯한 항암제 투여, 방사선 조사 등 갖가지 의료 조치가 이뤄진다.

그렇게 하면 질병이 치료될 가능성이 있다고 믿기 때문에 치료가 행해지는 게 아니라는 사실에 주목할 필요가 있다. 교리나 신앙 대상의 특성을 제대로 이해하지 못한 채 '무조건 믿으면 된다'는 식의 맹신이 자기 생명의 건강과 질병 극복에 과연 도움이 되겠는가.

仁山의학은 참 仁術의 典範

1986년 『신약(神藥)』이라는 의서의 등장을 계기로 현대 난치병 치료의 새 대안으로 인식되기 시작한 '인산의학(仁山醫學)'은 '수

입의학'이나 해외로부터 유입된 사조가 아닌, 이 땅에서 이 민족의 혜안(慧眼)에 의해 이 민족과 세계 인류의 난치성 병마 퇴치의 신의론을 제시하였다는 점에서 그 의의가 적지 않다고 하겠다.

인산의학은 진정한 의학의 모습이 어떠해야 하는지를 잘 보여주고 있는 '참인술(眞仁術)의 전범(典範)'이요, 합성된 화학물질이나 수술 같은 비자연적이고 무리가 따르는 치료가 아니라 주변에 흔한 음식물이나 재료를 활용해 무리 없이 치료하는 순리와 자연의 묘법이다. 소위 소수 전문가들의 현학과 정보 독점, 치부(致富)에 악용될 소지가 거의 없는 대중화된 '참 의학'의 전형인 것이다.

즉 자력(自力)의학이요, 자가(自家)요법의 이정표라는 얘기다. 그러나 아직도 사대주의 근성을 버리지 못하고 시류에 영합하여 일신의 영달과 명예에 집착하는 부류들에 의해 '인산의학'은 부정되고 비하되고 제도권 의학의 변두리에서 경험자들의 입을 통해서만 조금씩 전파·활용되고 있을 뿐이다.

과거에는 이웃 나라 중국을 섬기던 사대주의였다가 이제는 대상을 미국이나 구미 각국으로 바꾸어 또다시 대국으로 섬기며 그 '대국'의 것은 '똥'마저도 좋다는 웃지 못할 이야기까지 유행시킬 정도의 꼴불견을 연출하지 않았는가. 반대로 우리네 것, 즉 국악을 비롯해 김치, 된장, 간장 등을 얼마나 천시 또는 무시하며 살아왔던가.

'인산의학'이 그 놀라운 발상과 탁월한 효과, 저비용 고효율, 부작용 없는 안전성 등 훌륭한 의학이론과 효과적 의방으로서 흠잡을 데가 없지만 '미국 같은 선진국에서도 아직 엄두도 못 내는 것을 어떻게 의료 후진국인 우리나라에서, 그것도 궁벽한 고을의 촌로(村老-인산을 지칭)에 의해 해결될 수 있단 말인가'라고 여기는 의료인들에 의해 '낮잠'을 면치 못하고 있음은 실로 안타까운 일이다.

  이제 우리나라 의료계에서도 미국이나 일본 등 여러 나라에서 등장하기 시작한 '의로운 의자(醫者)'들이 나서야 할 시기라고 생각된다. 의료계의 실상을 그 누구보다도 정확하게 아는 사람들 중에서 그 병폐와 비리를 지적하고 시정을 통해 '건강한 의료집단'으로 다시 태어나야 하지 않겠는가. 그 저력으로 국민과 인류의 질병퇴치 및 건강증진에 기여하는 것이 의학과 의료의 본래 목적에 충실한 일일 것이다.

종교화된 현대의학에 대한 맹신 버려야

  『히포크라테스는 죽었다』의 저자 시바다 지로,『암과 싸우지 마라』의 저자 곤도 마코토 등은 일본의 의사들이요,『자연치유』의 저자 앤드루 와일,『나는 현대의학을 믿지 않는다』의 저자 로버트 멘델존 등은 미국의 의사들이다.

  제목만 봐도 대략 무슨 내용인지 짐작하겠지만 그중에서도 근간에 번역 출간된 로버트 멘델존 박사의 의료계에 대한 신랄한 비판과 지적은 비단 의료인뿐 아니라 환자들도 꼭 알아둘 필요가 있는 충언들이다.

"나는 현대의학을 믿지 않는다. 더 솔직히 말하면 나는 현대의학에 반대하는 현대의학의 이단자다. 따라서 내가 이 책을 쓰는 것은 세상 사람들이 현대의학이라는 주술에서 해방되길 바라기 때문이다. 물론 나도 현대의학을 믿지 않았던 것은 아니다. 믿지 않기는커녕 오히려 열렬한 신자였다…."

책의 첫머리를 마치 고해성사하듯 시작한 멘델존 박사는 의사로서 의료현장에서 겪은 많은 경험과 연구를 통해 의료계의 고질적 병폐와 비리가 도리어 많은 희생자를 만들어내고 있음을 지적했다.

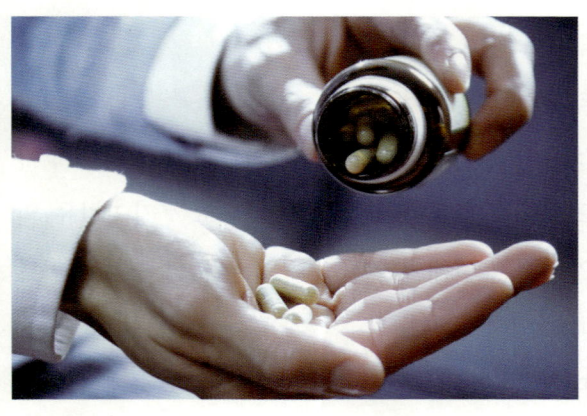

"대부분의 사람들은 첨단의료란 멋진 것이고 그 기술을 가진 명의에게 치료받으면 건강해질 것이라고 믿는다. 그러나 그것은 대단한 착각이다. 의료행위의 당사자인 의사들이야말로 건강을 위협하는 가장 위험한 존재이기 때문이다. 현대의학에서 행하는 치료는 효과가 없는 경우가 많다. 효과는커녕 치료받은 뒤에 오히려 위험해지는 경우가 종종 있다. …현대의학을 구성하고 있는 의사·병원·약·의료기구의 90%가 사라지면 현대인의 건강은 당장 좋아질 것이라고 나는 확신한다."

멘델존 박사는 나아가 현대의학이 인류 질병을 극복·해결하려는 과학적 노력보다 신비화로 장막을 치는 종교처럼 변모해 가고 있음을 개탄했다.

"현대의학이 종교라는 사실을 알면 보다 효과적으로 자신을 지킬 수 있다. 물론 현대의학은 절대 스스로 종교라고 말하지 않는다. 병원도 종교가 아니라 사람을 고치는 의술 또는 과학을 위한 건물인 것처럼 가장하고 있다. 현대의학교(敎)는 환자의 신앙이 아니면 존재할 수 없다. 모든 종교가 그렇겠지만 현대의학교의 경우는 신자들의 신앙심에 의존하는 정도가 크기 때문에 사람들이 단 하루라도 믿음에 회의를 느낀다면 의료제도 전체가 붕괴해버릴 정도다."

그는 이런 사정을 다음의 세 가지 의문에 대해 생각해 보면 바로 이해할 수 있다고 덧붙였다.

"첫째 다른 곳에서라면 당연히 의심받을 만한 행위가 의료행위라는 이유만으로 공공연하게 자행되고 있다. 둘째 환자들은 대부분 수술에 대해 이해하지 못하면서 선뜻 수술에 동의하고 있다. 셋째 사람들은 약성분인 화학물질이 어떤 작용을 하는지 제대로 알지 못하면서 연간 몇 천 톤에 달하는 약을 소비하고 있다. 왜일까? 그것은 사람들이 현대의학교를 믿고 있기 때문이다."

멘델존 박사는 미국의 전국 일간지에 '대중의 의사(The People's Doctor)'라는 칼럼 연재를 통해 많은 사람들로부터 존경을 받았고 국가의학감독관, 시카고 마이클 리세 병원장 등을 역임하였으며 의학과 의학교육에 끼친 지대한 공로로 여러 가지 영광스러운 상을 수상한 바 있는 미국의학계의 중진이다.

그는 『의학 이교도의 고백(Confessions of Medical Heretic)』이라는 원제의 이 책을 쓴 의도가 '현대의학'이라는 종교에 더 이상 몸을 맡겨서는 안 된다는 사실을 알리기 위해서라고 밝혔다.

"현대의학은 치료법의 정당성을 객관적으로 명확히 할 것을 강요받은 적이 없다. 이 책을 쓴 의도는 바로 거기에 있다. 나는 현대의학은 몸을 맡길 만한 가치가 없는 종교이고 따라서 이러한 종교를 믿어서는 안 된다는 것을 정확한 근거를 제시하여 증명하려고 한다."

우리 의료계가 '하늘'처럼 믿고 따르는 미국의료계의 고질적 병폐와 비리는 그대로 우리 의료계의 것으로 정착되고 있음을 감안한다면 멘델존 박사의 이러한 메시지는 우리에게 타산지석(他山之石)의 귀감이 아닐 수 없으리라.

현대의학의 대안은 順理와 正道로 상징되는 '仁山의학'

과거 20년 전만 하더라도 선친(仁山 金一勳, 1909~1992)께서 의료계의 문제를 비판적으로 제기할라치면 '의학의 의자도 모르는 사람이 무조건 의료계를 싸잡아 비난한다' 며 불쾌하게 받아들이기 일쑤였다.

필자 역시 선친의 뒤를 이어 연단에 선 이래 종종 현대의학의 문제를 먼저 거론한 뒤 인산의학의 당위성을 설명하는 방식으로 강연을 진행한 적이 꽤 있었다. 그때마다 양·한방을 막론하고 의료계 인사들은 색안경 쓴 눈으로 필자를 바라보곤 하였다.

필자의 선친과 필자는 다른 아무런 바람이 없다. 인류의 생명보호와 건강 증진, 순리와 자연에 의한 치병 등을 추구하는 진정한 의학과 참된 인술에 의해 세상 사람 모두가 건강하게 오래 살며 행복을 누리기만을 바랄 뿐이다.

그 대안으로 순리와 정도(正道)로 상징되는 무위자연(無爲自然)의 '인산의학' 을 인류 앞에 당당하게 제시하고 있는 것이다. 대명천지에 그 무슨 거짓이 통하겠는가. 내용의 진실성 여부는 오로지 눈 밝은 독자의 판단에 맡기겠다.

〈월간 신토불이건강 2001년 4월호〉

088

'참 의학'을 외면한 果報

　세상이 자본주의를 지향하다 보면 많은 장점이 있음에도 불구하고 여러 면에서 상업화의 병폐를 면하기 어렵게 되는 것 같다. 국가의 백년대계라는 교육을 위시하여 정신세계의 계발을 추구하는 종교에 이르기까지 우리 사회의 상업적 오염의 심각성은 뜻있는 많은 사람들의 우려를 자아내게 하고 있다.

　물론 어떤 분야든 상업성을 완전 배제한다는 것은 어렵기도 하려니와 그럴 필요도 없으리라 여겨진다. 다만 적정선을 넘어서 마치 본말(本末)이 전도된 느낌을 줄 정도로 치닫는 것이 문제라는 얘기다.

　'염불보다는 잿밥'이라는 말이나 '밥그릇 싸움' 그리고 '돈 선거' 등의 이야기가 신문, 방송의 뉴스에 오르내릴 때마다 사람들이 실망하지 않을 수 없는 것은 '그래서는 안 된다는 생각'과 '그렇지 않으리라는 믿음'을 저버린 데 대한 배신감 때문일 것이다.

의료의 지나친 상업화에 대한 통제와 감시 필요하다

　다른 분야에서의 상업화도 문제지만 특히 지나친 상업주의 병폐가 인류의 존귀한 생명을 다루는 의료 분야에서 나타나기 시작할 경우 그 폐단의 심각성은 짐작하고도 남음이 있을 것이다. 완전한 공의(公醫) 체제를 지향하는 나라가 아닌 바에는 의료기관의 운영을 어렵게 만들어 더 큰 사회적 불이익을 초래할 수도 있는 문제인 만큼 상업적 수지타산의 중요성을 소홀히 해서는 안 되리라는 점은 공감하지만, 국민의 생명과 건강을 대상으로 한 상행위를 정부와 국민이 철저히 통제 감시하지 않을 경우 그 피해가 고스란히 국민에게로 돌아갈 것은 명약관화(明若觀火)하다 하겠다.

　이렇듯 상업화에 지나치게 오염된 의료풍토에서 히포크라테스의 정신을 찾아보기란 쉽지 않을 것이다. 그렇다 해도 상업화에 오염되지 않은 의료라 해서 암·난치병과 괴질이 창궐하는 작금의 어려운 상황을 극복하고 인류를 건강하고 행복하게 해 줄 수 있을 것인가 하는 문제는 아마도 별개로 생각해야 할 것 같다.

　제대로 된 바른 의료라면 상혼(商魂)에 물들지 않음은 기본이어야 하고 '순리(順理)와 자연(自然)의 삶의 방식과 치병방식'을 제시하여 의료라는 이름 아래 자행되는 '무리(無理)와 비순리(非順理)의 치료행위'가 도리어 질병을 악화시키고 명(命)을 재촉하는 악순환의 고리부터 끊을 수 있도록 대안을 제시해야 할 것이다.

각종 암·난치병과 괴질의 효과적 해결책을 파묻는 세상

　오늘날 지구상에 존재하는 모든 의학, 즉 대별하자면 서양의학과 동양의학, 그리고 대체의학에 이르기까지 질병을 고치려는 인류의 시도와 노력은 실로 다양하게 전개되고 있지만 후천성 면역결핍증으로 불리는 에이즈(AIDS)를 위시하여 각종 암·난치병과 원인조차 알 수 없는 온갖 괴질의 치료에 있어서는 여전히 해결난망임을 부인하기 어려운 게 사실이다. 믿고 싶지는 않지만 '인류의 의료능력의 한계'라고 여길 수밖에 없는 오늘의 이러한 상황을 해결할 방법은 정녕 없는 것일까?

　결론과 해답부터 얘기하자면 오늘날 지구상에 존재하는 모든 암·난치병과 괴질의 효과적 해결책이 이미 오래전에 새로운 의학의 형태로 명명백백(明明白白)하게 의서(醫書)를 통해 세상에 제시된 바 있다. 다만 시대가 '불신(不信)시대'이고 수많은 다양한 사람들에 의해 다양한 형태의 의료방식이 등장하여 '장사 이상의 장사'를 하고 있는 시대상황에 파묻혀 정작 인류의 생명과 건강, 행복을 위한 '의학 이상의 의학'이라 할 수 있는 '참 의학'이 외면당해 설 자리를 잃어버린 게 문제라면 문제인 것이다.

　특히 치료행위 같지 않은 치료법, 전혀 약이라고 생각되지 않을 정도의 흔한 물질을 영약(靈藥), 신약(神藥), 묘약(妙藥)으로 활용하는 독특한 방식의 의방(醫方)이 도리어 불신을 자초하는 결과로 이어진 것은 안타까운 일이다. 또한 난관에 봉착한 현대 의료계에 난치병 해결의 획기적 실마리를 제공하고 있음에도 불구하고 도리어 자신들의 '밥그릇을 축내려는 불순한 시도' 쯤으로 간주하고 음해와 공격을 일삼는 일부 의료계의 못난 행위는 새로운 의학의 역사를 후퇴시키는 일일 뿐 아니라 암·난치병으로 스러져가는 수많은 사람들의 무고한 희생을 방관하거나 자초하는 어리석음에서 기인한 것이라 하겠다.

順理와 自然의 '참 의학' 만이 唯一無二한 정답이다

전쟁 상황에서는 지략과 전술에 뛰어난 훌륭한 장수(將帥)만이 전쟁을 승리로 이끌어 나라를 위험으로부터 지키고 백성의 생명과 재산을 지킬 수 있듯이 암·난치병이 창궐하는 오늘의 공해시대로부터 인류의 생명과 건강을 지키기 위해서는 '순리와 자연'에 근거한 지혜와 경험의 '참 의학' 만이 난제를 해결할 수 있지 않겠는가? 그런데도 불구하고 아무런 대가도 바람도 없이 우주자연의 법칙에 대한 깨달음에 근거하여 오늘의 질병 상황을 극복할 수 있는 순리와 자연의 지혜로운 방약(方藥)을 제시한 위대하고 성스러운 일을 외면 또는 부정하거나 도리어 음해하는 어리석음의 과보는 과연 무엇이겠는가?

또한 다급해진 백성들은 '지푸라기라도 잡는 심정'으로 그 의방

(醫方)들을 활용해 자신과 가족의 암·난치병을 해결하는 '기적'을 수확하는 데 반해 정작 관심을 갖고 연구와 실험을 통해 체계화시키는 한편 이를 활용하여 국민의 건강을 지키고 세상의 난치병 환자들에게도 재생(再生)의 희망과 기쁨을 선사할 수 있는 위치에 있는 보건의료 관련 공무원들과 의료계 인사들이 줄곧 외면과 부정적 태도로 일관하고 있음은 참으로 안타까운 일이라 하겠다.

명분과 핑계야 어찌 됐든 간에 의료적 편견에 기인한 쓸데없는 고집이나 자존심을 내세우기보다는 의료인의 본래 사명이 무엇인지, 히포크라테스의 정신을 어떻게 구현할 것인지 깊이 생각하여 지금부터라도 암·난치병 극복의 유일무이(唯一無二)한 정답인 '참 의학'을 받아들이고 연구, 활용하여 환자들에게 재생의 기쁨과 행복을 안겨줄 것을 기대해 본다.

다들 짐작하시겠지만 필자가 '참 의학'이라고 표현한 것은 인산 김일훈(仁山 金一勳, 1909~1992) 선생의 '신약본초(神藥本草)학'을 지칭하는 것이고 의서(醫書)라 함은 1986년에 출간된 『신약(神藥)』, 1992년과 1998년에 각각 출간된 『신약본초(神藥本草)』 전·후편이라는 점을 밝히면서 이 글을 맺는다.

〈월간 壽테크 2004년 8·9월호〉

089

'참 의료'
세상은 절로 열리지 않는다

　민주국가의 주인은 국민이다. 청와대에서 제작한 2006년 달력에는 '국민이 대통령입니다' 라는 문구가 보인다. 우리나라는 60여 년 전 일제의 식민통치로부터 벗어나 주권(主權)국가로서의 체제를 어느 정도 갖추었지만 아직도 교육, 의료, 종교 등 각 방면에서 약소국가나 피지배민족에게 씌워졌던 굴레로부터 완전히 자유로워지지는 못한 게 숨길 수 없는 현실이다. 특히 의료 분야는 제 민족의 뿌리 깊은 전통의료를 전면 부정하고 우리네 체질과 풍토, 생활습관 등과 도저히 조화되기 어려운 서양식 의료체계를 중심으로 법률을 제정, 시행함으로써 이 땅의 지혜롭고 현명한 의료체계는 점차 말살(抹殺), 고사(枯死)의 불행한 운명을 피할 길 없게 되었다. 의료의 일방적 선택을 강요당하는 오늘의 현실은 국민의 생명 주권(主權)과 의료 선택의 자유 자체가 아직 제대로 확립되지 못했음을 잘 말해 주고 있다.

　광복을 되찾은 나라가 정부수립 시 제 민족의 전통의학을 외면한 의료 법안을 제정하였다가 국민적 저항에 직면하자 마지못해 구색 맞추기식으로 한의학을 포함시킨 뒤 계속 천대와 멸시로 일관해 온 역사적 사실들은 서구 열강들의 속국임을 자처하는 노예근성의 발로임을 부정하기 어려울 것이다. 게다가 한의계 역시 보약(補藥) 위주의 처방을 고수하며 수익에 별반 도움이 되지 않는 침, 뜸, 사혈, 부항, 수기 등 의방(醫方)들에 대해서는 무관심과 외면으로 일관하는 경향을 보여왔다. 따라서 이 나라 주류의학의 맏형 격인 한방의료계가 제 역할을 스스로 방임 포기함으로써 오랜 세월 전승되어온 지혜롭고 현명한 전통의술과 자연요법들이 공해시대 암·난치병 퇴치에 이렇다 할 기여를 못하고 있는 실정이다.

　한 술 더 떠 한의계 일각에서는 이러한 요법들을 배우거나 난치병과의 싸움을 통해 자연스럽게 터득하게 된 '의료능력자'들의 치료행위 자체를 불법으로 몰아 기어이 처벌하고야 마는 치졸함의 극치를 보여주는 우(愚)를 범해 왔다. 합법이라는 명분으로 여러 단체, 기관 합작으로 자행되는 이러한 졸렬한 행위들에 대해서 국민들은 그 진상(眞相)을 모른 채 구경만 할 수밖에 없었다. 이러한 와중에 국민은 영문도 모르고 별다른 해명도 받지 못한 채 제 생명에 지대한 영향을 미치고 때로는 생사(生死)의 선택으로까지 이어질 수도 있는 중차대한 의료문제에 있어서 올바른 정보에 대한 접근과 치료방법 선택의 자유가 일방적으로 제한받는 피해를 국민의료법 제정 이후 지금까지 줄곧 당해왔다. 우리가 무엇 때문에, 누구를 위해 이러한 피해를 당해야 하는 것인가?

민중의술 살리기 운동은 국민건강 위해 중요한 일

환갑을 맞으면 누구나 자연스럽게 철이 드는 것처럼 이제 우리나라도 광복 60주년을 넘긴 시점인지라 진정한 의미에서의 정신적 광복을 도모할 때가 되었다고 판단된다. 이런 의미에서 볼 때 지난해 9월 10일 부산 이사벨고등학교에서 창립대회를 열고 민중의술 살리기 부산·울산·경남연합이 공식 출범한 이래 서울·경기연합, 대구·경북연합, 광주·전남연합, 전북연합이 차례로 발족하면서 급기야 오늘의 전국연합을 출범시키게 된 것은 비록 만시지탄(晩時之歎)을 금하기 어렵다 하더라도 참으로 국가의 앞날과 국민의 건강을 위해 다행스러운 일이라 하겠다.

본 연합은 우리나라 의료제도와 법률의 불합리한 부분을 현실과 사리에 맞게 개정하는 데 주도적 역할을 자임(自任)하고 나선 자발적 시민운동단체로서 오로지 우리 민족 전통의학의 다양한 이론과 요법들을 발굴하여 교육·홍보 내지 활용함으로써 저비용 고효율의 질병 치료 및 건강회복 효과를 거두는 한편 빛나는 '한국의료'를 재정립하여 인류건강에 기여하고 국익(國益)에도 일조하겠다는 목적으로 결성되었다.

　날로 심화되어가는 환경오염과 공해 증가로 인해 각종 암·난치병이 창궐하는 마당에 의료집단 간의 상업적 이권 싸움을 부추기는 한편 침·뜸·부항·사혈·약손·기공·수기 등 다양한 경로로 터득된 민중의술인들의 의료능력을 사장(死藏)시키는 우리

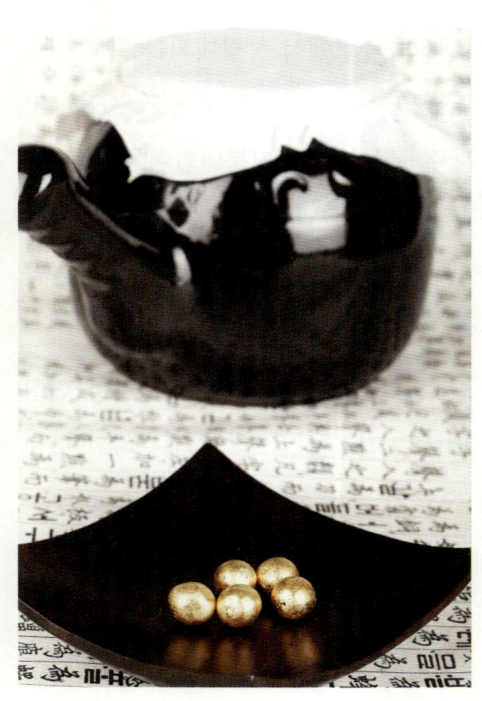

의료제도와 법률을 합리적으로 개정하지 않을 경우 그 피해는 너나 할 것 없이 다 같이 보게 된다는 데 문제의 심각성이 있다 하겠다.

국가의 흥망을 가르는 위급한 전쟁 상황에서 전투능력이 뛰어난 장군의 출전과 활약 자체를 나라가 공인한 관군이 아니라는 이유로 제한한다면 나라와 수많은 백성들의 운명이 걸린 중차대한 전쟁을 승리로 이끄는 데 과연 도움이 될 수 있을까?

정규 의과대학을 졸업한 의료인들의 프리미엄을 인정하는 것까지는 어느 정도 이해할 수 있는 일이라 하겠으나 다른 많은 경로를 통해 자연스럽게 터득된 수많은 의료능력자들의 의료능력 자체를 국가의 법과 제도로서 활용하지 못하도록 원천적으로 제한하고 또한 그러한 행위에 대해서 실제로 처벌하는 것은 어떠한 명분과 논리라 하더라도 설득력을 갖기 어려울 뿐만 아니라 국민건강에도 지대한 악영향을 미치게 된다는 사실을 간과해서는 안 될 것이다. 생사(生死)의 기로(岐路)에 선 환자들이 효과적인 치료를 시의 적절하게 받을 수 있는 기회를 상실함으로써 무고한 희생을 자초하게 된다는 얘기다.

양·한방 의료와 민중의술 아우르는 새 '한국의료' 정립해야

예부터 우리나라 삼천리 금수강산(錦繡江山)은 지구상 최고 최대의 신약(神藥) 영약(靈藥)의 보고(寶庫)요, 삼신산(三神山) 불로초(不老草)가 자란다는 의료의 성지(聖地)로 알려져 왔다.

이렇듯 신성한 이 땅에서 국민의 생명을 다루는 의료종사자들끼리 상업적 이득을 더 확보하기 위해 치졸한 밥그릇 싸움을 계속한다면 결국 의료계 전체에 대한 국민적 불신을 초래하는 것은 물론이고 의료시장 개방에 따른 외국의료의 공격 등 외우내환(外憂內患)에 의해 다 같이 자멸(自滅)하는 공멸(共滅)의 길로 치닫게 될 것이다.

오늘의 우리나라 의료문제의 핵심은 자연법칙 및 생명원리에 부합하는 '참 의료의 실종'과 다양한 경로로 터득된 의료능력자들의 '의료능력 사장(死藏)'에 의해 초래되는 난치성 병마의 창궐을 어떻게 해결할 것인가 하는 문제로 귀결된다. 따라서 차제에 생명의 주권(主權)과 의료 선택권을 되찾기 위한 민중의술 살리기 국민운동의 취지를 십분 이해하고 받아들여 양·한방 의료와 민중의술을 아우르는 지혜롭고 현명한 새로운 '한국의료'를 재정립하여 세계시장으로 진출하는 방안을 다 같이 모색하였으면 하는 바람이다. 눈부신 발전을 거듭하고 있는 오늘의 과학기술에 뿌리 깊은 전통의료의 장점을 접목시켜 새로운 '신한국의료'를 정립하고 그와 관련된 의약산업을 육성하여 잘 활용할 경우 그 부가가치는 상상을 초월할 것이다.

본 연합의 임원 및 동참 회원들은 우리 의료역사의 부끄러운 과거를 불식하고 새로운 의료역사의 신기원(新紀元)을 이룰 민중의술 살리기 국민운동의 의미와 가치, 나아갈 방향 등을 제시하는 나침반으로서의 역할과 기능을 성실하게 수행하지 않으면 안 될 것이다. 인류의 건강과 행복을 위한 '참 의료의 대도(大道)'는 제 병, 제 힘으로, 제 집에서 자연요법으로 고치는 것이라 하겠다. 우리가 추구하는 이러한 '참 의료'의 사명은 인류 전체가 건강하도록 인도하여 종내에는 인류에게 그 어떤 의료도 필요 없는 '무의료 지구촌'을 이룰 수 있도록 하는 일이라 하겠다. 인류 전체의 건강과 행복을 위한 이러한 성스러운 사명은 오늘의 지구촌에서 가장 지혜로운 민족이라 할 수 있는 우리 국민의 생명의 존귀성에 대한 자각(自覺)과 '참 의료'에 대한 올바른 인식에 의해 가능하리라 여겨진다.

국민의료 관련 직무를 수행하는 정부당국자들께서는 특정 계층의 이익 보호에 초점이 맞춰져 불필요한 규제와 국민적 피해를 초래하고 있는 우리 의료관계법령과 제도를 하루속히 국민건강에 초점을 맞춘 합리적 법령과 제도로 개정하여 우리나라가 새로운 의료강국으로 다시 태어날 수 있도록 가능한 모든 노력을 아끼지 말아주시기를 간곡히 당부 드린다. 민중의술 살리기 국민운동연합 출범에 즈음하여 '참 의료' 구현을 위해 애쓰다가 형극(荊棘)의 삶을 마감하신 제도권, 비제도권 의료인들의 명복을 빌면서 아울러 지구촌 인류 모두의 건강과 행운을 기원 드린다.

〈월간 壽테크 2006년 5월호〉

090

현직 의료전담 판사의 苦言
"한국의료 혁신되어야"

　국민건강에 초점이 맞춰지지 않은, 잘못된 국가 의료제도 하에서 이 땅의 비제도권 의료인들이 오랜 기간 겪어온 불필요한 고통과 한을 다소나마 위로하는 한편 의료제도 개선의 바람직한 방향을 제시한 의료 관련 서적이 한 현직 판사에 의해 출간돼 세간의 지대한 관심을 모으고 있다. 화제의 서적은 의료전담 재판장을 맡고 있는 부산지방법원 황종국 부장판사의 『의사가 못 고치는 환자는 어떻게 하나?』라는 제목의 책으로, 각각 3백여 페이지에 달하는 세 권의 책은 우리나라 의료제도의 현실적 문제점들을 적나라하게 파헤치는 한편 그 합리적 해결책을 제시하는 내용을 담고 있다.

　더구나 저자는 의료분야에 있어서는 '비전문가' 임에도 불구하고 한국 의료현실의 뿌리 깊은 병폐를 그 어떤 '전문가' 보다도 더 정확하게 찾아내 그 치료법, 그것도 대증요법이 아닌 근본치료법까지 제시하고 있다. 언뜻 보면 현 제도권 의료계를 매우 비판적으로 바라보는 시각의 소유자처럼 비치고 따라서 그러한 집단에 대해 이유야 어찌 되었든 간에 '곱지 않은 시선과 어쩌면 증오의 마음을 갖고 있는 것은 아닌가' 라는 의구심을 불러일으킬 수도 있을 것 같다.

만약 그렇게 생각한다면 그것이야말로 지독한 편견에 불과하다는 것을 책을 다 읽고 난 뒤에는 분명 깨닫게 되리라는 것을 먼저 읽어본 사람으로서 확신하는 바다. 더 정확하게 말하자면 인류의 질병치료를 위해 노력하는, 이 땅에 존재하는 모든 의료, 즉 동서양 의료와 제3의 의료체계에 대해 전혀 편견과 오해를 갖고 있지 않은 공정한 법조인이요, 오히려 그들을 진정으로 아끼고 위하는 따뜻한 마음의 소유자라는 사실을 알 수 있게 된다는 얘기다.

'병 잘 고치는 사람이 진정한 의사다' 라는 말 남긴 장본인

저자는 1992년, 무면허 침구사에 대한 구속영장 청구를 기각하면서 "병을 잘 고치는 사람이 진정한 의사다"라는 말을 남겨 지극히 상식적인 이 말이 시대의 아픔을 상징하는 '명언(名言)'으로 두고두고 인구(人口)에 회자되게 만든 장본인이다. 또한 1994년에 '비제도권의 무면허 의료행위를 무조건 전면 금지하고 처벌하는 우리나라의 현행 의료법이 환자의 치료 수단 선택의 자유를 제한하고 국민의 건강권, 생명권을 침해하므로 위헌' 이라는 요지의 위헌법률심판을 제청하기도 했다. 그리고 1997년 7월, 국회 헌정기념관에서 최초로 이러한 내용의 대중강연을 시작한 이래 지금까지 줄곧 강연과 집필을 통하여 민중의술의 합법화와 의료제도개혁을 위한 운동을 해오고 있다.

2002년 2월부터는 부산지방법원의 의료사건 전담 재판장을 맡아 국가로부터 부여받은 재량권의 범위 내에서 그 나름대로 불합리한 제도에 의한 비제도권 의료인들의 피해와 희생을 최소화하려는 노력을 게을리하지 않고 있기도 하다.

"나는 12년간 병원을 다니며 앓던 지병을 너무도 간단한 쑥뜸으로 고친 후 지금까지 22년 동안 민중의술의 경이로운 치료능력을 수없이 경험하고 확인하였다. 전신이 마비되어 식물인간 상태인 67세의 할머니가 30일간의 단식을 통하여 완전히 회복되는 것을 직접 지켜보았다. 말기 간경화증으로 절박한 죽음의 고비를 몇 번 넘긴 어느 분에게 쑥뜸을 하게 하여 서너 달 만에 병원에서 검사 결과가 정상이라는 판정을 받기도 하였다…(중략)…그런데 이 나라의 법률과 판결은 이렇게 뛰어난 민중의술을 모조리 감옥에 가두어 짓밟고 있다. 하늘이 내려준 신의(神醫)라 해도 의사자격증이 없으면 가차없이 수갑을 채운다. 해방 후 지금까지 그래왔다. 역천(逆天)도 이만저만이 아니다. 언젠가는 천벌을 받을 짓을 눈 하나 깜짝 않고 저지르고 있다. 그리하여 의술의 텃밭인 민중의술은 말살 직전에 이르렀다."

저자는 이어 '대통령이든, 장관이든, 국회의원이든, 판·검사든, 경찰이든 누구든지 의사가 못 고치는 병을 앓고 있으면 그 병을 잘 고치는 사람을 찾게 마련인 것이 인지상정(人之常情)이고 자연의 순리인데 그럼에도 불구하고 이를 막으려고 억지를 부리는 것이 우리네 의료제도' 라고 전제한 뒤 치료받은 사람들도 자신의 병을 고쳐준 사람과 그의 의술을 보호하고 지켜주려는 노력을 하지 않으며, 그 사람이 의사자격증 없이 치료했다고 구속되거나 처

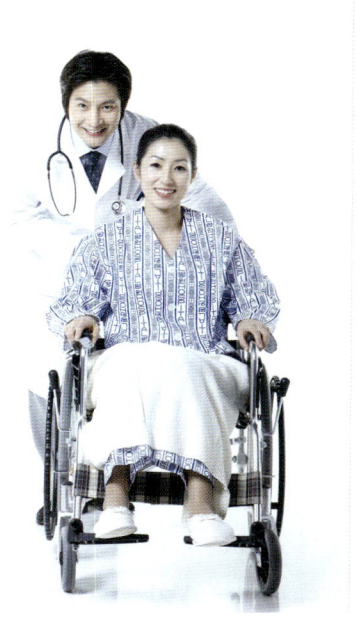

벌받으면 모른 척 외면한다고 개탄한다. 심지어는 치료를 잘 받고도 무면허 의료행위를 했다고 협박하여 돈을 뜯어먹는 인간말자들도 있으니 제정신을 가진 국민들이 사는 나라가 과연 이럴 수 있겠는가 라며 의분을 감추지 못한다.

저자는, 세계에 이런 제도를 취하고 있는 나라가 우리나라 말고 어디에 또 있느냐며 세계 각국은 이미 치료효과가 있는 의술은 무엇이든지 받아들인다는 열린 자세를 취하고 있고 동·서양의 의술을 변증법적으로 융합한 통합의학으로 나아가고 있는 데 반하여 우리만이 이러한 세계의학계의 조류에 역행하여 가장 폐쇄적이고 고립적이며 이기적인 의료제도를 취하고 있다며 고언(苦言)을 아끼지 않는다.

"그런데 국민들은 모르고 있다. 이 나라의 의료제도가 얼마나 엉터리인지를. 그래서 속고 있다. 속으면서 고통당하고 아우성치고 있다. 질병의 고통에, 치료비의 고통에, 짓밟히고 갇히는 고통에 아우성치고 있다. 생명의 고통과 아우성이 이 나라 하늘과 땅을 진동하고 있다. 이래서야 어찌 좋은 나라가 될 수 있겠는가? 이 책은 이에 대한 대답이요, 해답으로 쓴 것이다."

훌륭한 저술로 의료개혁 방향 제시해준 저자 노력에 감사

저자 황종국 판사는 결론적으로 "법률의 핍박에도 불구하고 지금도 끊임없이 자생(自生)하고 있는 새롭고 경이로운 민중의술들은 이 땅이 인류를 구할 의술의 텃밭으로 점지된 곳임을 증명하고 있는데도 잘못된 제도에 의해 전혀 빛을 발하지 못하고 있으며 우리가 의료기술 하나만으로 세계를 선도하며 국리민복(國利民福)을 도모할 수 있는데도, 하늘이 내려준 능력과 기회를 스스로 포기하는 안타까운 현실이 개선되기를 바라는 마음에서 책을 펴내게 되었다"고 제1권의 서문을 통해 취지를 밝히고 있다.

여러 경로를 통해 이 책의 저자 황종국 판사의 훌륭한 인품에 대해서는 익히 들어온 터이지만 정작 이 책을 접하면서 한국의 의료 현실에 대해 이렇듯 깊은 통찰력을 갖춘 이도 있다는 점과 법조인의 한 사람으로서 두텁고 오래된 집단 이기(利己)의 벽을 스스로 허물지 못하고 있는 우리네 의료계 풍토에서 오로지 '국민건강'에 초점을 맞춘 직언(直言)을 서슴지 않고 피력한 용기에 새삼 놀라게 된다.

'한국 의료'의 비약적 발전에 밑거름이 될 수 있으리라 확신하면서 훌륭한 저술을 통해 국가의료의 개혁 방향을 제시해 준 저자의 노력에 국민의 한 사람으로서 깊은 감사를 표한다. 덧붙여 이런 유의 훌륭한 저술들이 꼬리를 물고 이어져 '한국의료'의 뿌리 깊은 병폐가 하루속히 치유되고 건강하게 거듭나기를 천지신명(天地神明)께 기원하면서 이 글을 맺는다.

〈월간 壽테크 2005년 2·3월호〉

091

'한의학'의 光復, 시급한 과제다

지금으로부터 60년 전, 을유(乙酉)년에 우리 민족은 일제의 압제로부터 벗어나 과거의 영광을 회복할 수 있었다. 그 뒤 60년의 세월이 흐르는 동안 우리 민족은 배전의 노력을 통해 여러 부문에서 눈부신 발전과 비약적 성장을 이루어 세계를 놀라게 했다. 괄목할 만한 경제성장을 위시하여 88올림픽의 성공적 개최, 2002월드컵에서의 4강 진입 등 한민족의 저력을 세계만방에 과시하고도 남을 성과들이 세계 속의 한국 위상(位相)을 잘 말해 주고 있다.

어느 면으로 보나 충분히 만족할 만한 성과들이 적지 않음에도 불구하고 광복 60주년을 맞는 을유년 정초에 국민 모두가 다 같이 깊이 생각해 보지 않을 수 없는, 그리고 우리 모두의 지혜와 힘을 모아 해결하지 않으면 안 될 참으로 시급하고 절실한 과제가 있음을 이야기하지 않을 수 없다. 그것은 바로 오랜 세월에 걸쳐서 우리 민족의 지혜와 경험이 깃든 전통 '한의학'과 민간요법의 영광을 되찾아 국민건강과 국익 증진에 제대로 기여할 수 있도록 하는 일이다.

전통의학의 '知的 자산'이 빛을 보지 못하고 있는 현실

수천 년의 우리 역사 속에 깊이 뿌리내린 전통 한의학과 대체의학, 민간요법이 이런저런 이유로 지금도 여전히 타 의학의 그늘에서 빛을 보지 못하고 있을 뿐 아니라 국민건강을 위한 제 역할과 기능을 다하지 못하고 있는 현실은 참으로 안타깝고 슬픈 일이라 하겠다. 오랜 세월 축적된 경험에서 우러나오는 지혜로운 의방(醫方)과 세계 속 영약(靈藥)의 보고(寶庫)라 일컬어지는 한반도에서 자생한 농림축수산물들의 약성을 충분히 활용할 경우 인류의 공적(公敵)으로 간주되는 각종 암·난치병 퇴치에 획기적 성과를 거둘 수 있을 것으로 예상됨에도 불구하고 이러한 '지적(知的) 자산' 들이 정부와 국민의 무관심 속에 빛을 보지 못하고 있는 게 작금의 현실이다.

세계적으로 공인받고 세계인들이 믿고 의지하는 다른 의료체계를 배척하자는 얘기도 아니고 더구나 그들의 장점을 외면하자는 주장도 아니다. 다만 서로 다른 의료체계의 단점을 보완하고 장점을 쓰되 인류의 생존이 위협받다시피 된 오늘의 질병 환경을 감안하여 제도권의 의료인들은 물론이고 그 밖에 암·난치병과 괴질의 예방 및 퇴치에 관심을 갖고 노력하여 자타가 공인할 수 있는 일정수준의 의료능력을 갖춘 모든 이들의 지혜와 힘까지도 십분 활용할 필요가 있다는 얘기이다.

전쟁터에서는 官軍과 義兵 구분 말고 死力 다해 싸워야

외세의 침략을 받아 수많은 백성들이 피 흘리며 죽어가는 마당에 국가에서 양성한 관군(官軍)이면 어떻고 사세가 급해 자발적으로 뭉쳐 일어난 민간 주도의 의병(義兵)이면 어떤가? 다 같이 외적을 물리치기 위해 멸사봉공(滅私奉公)의 마음가짐으로 합심협력(合心協力)하여 사력(死力)을 다해 싸우는 것이 국가를 풍전등화(風前燈火)의 위기로부터 구하는 일이요, 국민 모두의 생명과 재산을 보호할 수 있는 현명한 자위책(自衛策)인 것이다.

우리는 임진왜란(壬辰倭亂) 시절에 적전분열(敵前分裂)의 어리석음을 보여 거의 망국(亡國) 직전까지 갔다가 방방곡곡에서 분연히 일어난 지사(志士)와 승려들의 의병활동에 힘입어 전세를 역전시켜 기사회생(起死回生)한 바 있는 쓰라린 역사를 갖고 있다. 이러한 역사적 교훈을 거울삼을 줄 모른다면 그와 같은 불행한 역사는 끝없이 되풀이될 수밖에 없을 것이다.

안타깝게도 작금의 국가현실은 과거 임진왜란 시절을 연상케 할 정도로 당리당략적 정쟁(政爭)에 집착하는 상서롭지 못한 모습을 연출하고 있으며 이러한 국가적 혼란은 결과적으로 우리 의료계의 불합리한 제도와 기존의 뿌리 깊은 관행에 의해 지속되어온 모순점들을 해결할 가능성을 더욱더 희박하게 하는 요인으로 작용할 수 있다는 점을 지적하지 않을 수 없다. 크든 작든 간에 우리 사회에 존재하는 갈등과 대립은 서로가 상대방의 입장이 되어 생각해 보는 '역지사지(易地思之)'의, 사회생활의 기초적이고 기본적인 마음가짐조차 외면한 결과라 하겠다.

모든 의료계의 목표는 질병 없는 세상, 건강한 지구촌

한 국가라는 집단 속에는 다양한 성향의 구성원들이 존재하기 마련이어서 자기 자신보다는 국가와 민족 전체의 유불리(有不利)를 최우선시하는 강직한 지사(志士)형 인사도 있지만 자기 자신의 현실이익 중심으로 사는, 그래서 외세에 빌붙어서라도 호강하며 살아가기를 희원(希願)하는 사대주의(事大主義) 근성을 가진 사람들 역시 적지 않은 게 사실이다. 그 잘잘못을 논하기에 앞서 이제는 국민 모두가 서로 상대측의 입장을 먼저 생각하고 상대방의 이야기에 귀 기울이는 성숙한 모습을 보여줄 때라고 생각한다.

예컨대 서양의료에 종사하는 의료인이 한의학이나 대체의학, 민간요법의 장점에 대해서도 올바로 인식하고 환자들에게 적절한 설명을 해줄 수 있어야 할 것이고, 마찬가지로 한방의료나 대체의료, 민간요법에 종사하는 의료인 역시 서양의학의 장점을 말해 주는 것에 대해 인색하지 말아야 하겠다. 그리고 나아가 서로 지식과 정보에 대한 끊임없는 교류를 통해 한방, 양방 및 대체의료, 민간요법이 하나의 의료체계를 형성하여 다 같이 합심협력해서 인류의 공적(公敵)인 각종 암·난치병과 괴질을 물리치고 질병 없는 세상, 건강한 지구촌을 이루는 데 앞장서야 할 것이다.

병마 물리칠 將帥의 手足을 묶는 의료제도의 모순

인류의 생존을 위협하는 난치성 질병들이 창궐하는 이 마당에 그 병마들을 물리칠 지략(智略)을 갖춘 명장(名將)들의 수족을 묶는 의료제도는 과연 누구를 위한 것이며 무엇을 위한 것인가? 현재의 제도 범위 내에서만 질병을 다스려야 한다는 논리가 암·난치병으로 죽어가는 수많은 환자와 그 가족들에게 어떻게 납득될 수 있단 말인가? 이미 지구촌은 그 방면에 있어서 전문가라고 자처하는 의료인들조차도 각종 암·난치병으로부터 안전을 보장받지 못하는 무서운 현실에 직면하고 있음을 알아야 할 것이다.

높은 산에 오를 때 각자 선택한 등산로는 목표지점에 도달하는 데 있어서 매우 중요한 것이지만 산 정상에 오르고 보면 정상에 오르는 또 다른 많은 길이 있음을 실감하게 된다. 이 지구상에 존재하는 모든 의료체계의 목표는 단 하나다. 그 하나의 목표란 많은 환자들 덕택에 의료산업의 호황을 누리고 많은 수입을 올리며 많은 급여를 받아 호의호식(好衣好食)하는 데 있는 게 아니라 각종 암·난치병을 위시하여 다른 모든 질병들의 퇴치와 예방 노력을 통해 건강한 인류, 질병 없는 세상을 이루는 것이다.

　인류의 건강만을 목표로 하는 의학이라야 '참된 의학'이고 그런 의료인이라야 '참된 의료인'이라 할 것이다. 이러한 참된 의학, 참된 의료인이라면 동서양 의학은 물론이고 제3의 의학, 즉 대체의학과 그 의료체계에 대해서도 당연히 열린 마음으로 받아들여 어떤 방식이 어떤 부류의 환자들에게 더욱 효과적인지 여부를 공정하고 객관적인 과학적 방법에 의해 검증하는 자세가 요구된다 하겠다.

나라 광복 60주년 맞아 전통 민족의학 광복되기를

　국가의 의료제도 역시 이러한 질병치료의 실효성에 초점을 맞춘 합리적 제도로 새롭게 손질할 필요가 있으리라는 생각이 든다. 특정 집단의 이익을 보호하기 위해 국민건강은 뒷전인 듯한 의료현실을 하루속히 재정비하지 않으면 너나 할 것 없이 국민 모두가 피해자가 되고야 마는 불행한 사태를 피하기 어렵지 않겠는가?

　차제에 덧붙이고 싶은 얘기는 대한민국 정부 수립 이후 우리 민족의 오랜 경험과 지혜가 곳곳에 스며 있는 제나라 전통 한의학과 민간요법의 장점을 무시하고 서양의학 위주로 의료법을 제정한 것도 문제지만 나라 광복 60년을 맞는 지금까지 우리나라 의료법과 의료체계는 아직도 마치 미국의 52번째 주(州)인 것처럼 되어 있으며 여전히 불변의 특권을 향유하고 있다는 것이다. 그 특권이 배 아프고 못마땅한 게 아니라 타 의학, 즉 한의학과 대체의학 및 민간요법의 참가치를 전혀 인식하지 못하고 무조건적으로 매도하기 일쑤인 지독한 편견에 기인한 온전치 못한 의료집단에 전적으로 국민건강이 맡겨지다시피 한 현실을 우려하지 않을 수 없다는 점을 얘기하는 것이다.

부디 나라 광복 60주년을 맞는 2005년 을유년을 기점으로 우리 민족 고유 의학인 한의학과 대체의학 그리고 민간요법의 참가치가 인식되어 제 본래의 위상(位相)을 회복할 수 있게 되기를 바라는 마음 간절하다. 지혜와 경험을 근거로 한 '통합적 한국의료체계'가 지구촌 인류의 각종 암·난치병 및 괴질의 퇴치와 예방에 획기적으로 이바지하여 다시 한 번 반도체에 이어 의료 수출국으로서 '빛나는 한국'을 세계만방에 과시할 수 있게 되기를 진심으로 기원하면서 이 글을 맺는다.

〈월간 壽테크 2005년 1월호〉

092

국민건강 위해
보완대체의료 활성화 시급

 이 글은 지난 4월 9일 김춘진 국회의원 주최, 보건복지부 후원으로 국회도서관 대회의실에서 개최된 보완대체의료 활성화를 위한 정책토론회 토론 자료로 제출되고 발표된 내용으로서 국가 보건정책의 올바른 방향 정립에 참고가 되기를 바라는 마음에서 이를 요약 정리하여 소개한다.

 인류의 건강과 생명을 위협하는 각종 난치성 질병에 대한 연구에 있어서 대부분의 사람들은 한의(韓醫)든 양의(洋醫)든 의료에 종사하는 특정 자격을 갖춘 이들의 몫이라는 단순한 생각에 사로잡혀 있다. 즉 해박한 의료지식 및 뛰어난 의술을 지닌 것과 의학교육 과정을 이수하여 자격을 취득한 것을 동일시한 데서 어떤 혼동을 일으키게 되는 것이다.

이러한 혼동과 편견은 국가에서 정한 일정 자격을 갖춘 사람들을 의료인으로, 그렇지 못한 사람들을 비의료인으로 양분하여 자격집단에는 업권(業權)과 이권(利權)을 보장하고 그 밖의 사람들의 의료행위에 대해서는 치료 효과 여부에 관계없이 처벌과 규제로 일관하는 작금의 현실을 낳게 된다. 대부분의 국민들은 이러한 현실을 지극히 당연한 것으로 받아들이는 추세다. 그러나 이러한 법제도의 이면에는 적지 않은 모순과 문제점들이 내재되어 있음을 간과해선 안 된다.

첫째, 의학 교육과정 이수와 깊고 해박한 의학지식 보유 여부는 얼마든지 일치하지 않을 수도 있는 별개의 사안이라는 점이다. 즉 다른 교육과정을 이수한 이가 뒤늦게 나름대로 관심을 갖고 제도 교육과정과는 다른 내용의 의학공부를 하여 해박한 의학지식을 갖추되 굳이 의료업을 할 생각이 없어 자격을 취득하지 않았을 경우도 얼마든지 있을 수 있는 것이다. 이 경우 그 의학지식의 활용 자체를 마다할 필요는 없다는 얘기다.

둘째, 의료인으로서의 자격만이 실제 질병 치료능력을 증명할 수 있는 유일한 수단인 것처럼 알려져 있는 것도 문제라 아니 할 수 없다. 특히 우리나라에서는 1951년 9월 25일 제정 공포된 국민의료법에 한의학이 통째로 제외될 뻔한 경험을 갖고 있는데 만약 그렇게 됐더라면 오랜 세월 전통의학의 맥을 이어오며 의료에 종사해 왔던 많은 전승의학의 의료인들이 의료인 범주에 들지 못하는 사태로 비화됐을 것이다. 질병치료에 조예가 깊은 사람들이 비의료인 범주에 포함돼 환자를 보고도 수수방관해야 하는 비극을 맞게 되었을 것이라는 얘기다. 또한 그 뒤로도 그때 설립된 동양의전과 뒤이어 문을 열게 된 정규 의과대학 졸업자만이 국가고시인 한의사자격 시험 응시 대상자로 한정되고 미처 제도권에 들지 못한 많은 유능한 전통 의료인들과 침구사들은 비제도권에 남아 지금껏 '무자격 불법의료인'이라는 불명예와 법적 제재에 시달리고 있는 것이 사실이다.

　법 제정에 의해 어느 날 갑자기 비제도권 의료인이 되어버린 수십만 명의 침구사들(당시 20만 명이 넘는 것으로 추산)의 의료능력을 검정하여 자격을 부여하는 후속조치를 취했더라면 국민건강에 적지 않은 기여도 되고 그들의 억울한 희생도 막을 수 있었으리라 생각된다.

　실제로 이웃 나라 중국에서는 정부 수립 이후 줄곧 의료능력이 있는 것으로 알려지거나 발굴, 추천된 사람들의 의료능력을 검정하여 확인된 능력범위에 한정하여 시술할 수 있도록 제도적으로 뒷받침함으로써 귀중한 의료능력의 사장(死藏)을 막고 불법의료를 근본적으로 차단하는 효과를 거두고 있다.

질병 퇴치에 대한 전방위 체제의 연구와 노력 요구

　시대의 변화에 따라 질병 양상도 바뀌는 데다 과거에 비해 공해독 증가 등으로 인해 점점 더 치료하기 어려운 난치성 질병들이 창궐하는 오늘의 현실을 감안한다면 질병퇴치에 대한 전방위(全方位) 체제의 연구와 노력이 요구된다 하겠다.

필자는 비록 직업적 의료인은 아니지만 현대 난치병 퇴치를 위한 획기적 신의론과 처방들을 세상에 공개적으로 제시하여 세인들로부터 '불세출의 신의(神醫)'로 칭송 받고 있는 인산 김일훈 (仁山 金一勳, 1909~1992) 선생의 슬하에 태어나 자연스럽게 '자연의학과 그 요법들'을 터득하게 된 기연(奇緣)을 갖고 있다.

40년 넘는 세월, 필자 스스로도 수차례 난치성 병마의 위험을 극복한 체험을 갖고 있고 또한 죽음의 병과 싸우는 사람들의 투병 및 극병(克病) 과정을 헤아릴 수 없이 목격함으로써 질병과 의학에 대한 안목과 지식을 어느 정도 갖추게 되었다. 게다가 선친의 선화(仙化) 이후 그 의학 이론과 처방 내용을 알기 위해 찾아오는 이들에게 '인산(仁山)의학'을 설명하다보니 자연스레 약간의 의료 경험도 쌓게 되었다.

몇몇 대학과 금융·교육기관, 공무원교육원 및 기업체, 방송국 등에서 선친의 독창적 의학이론 체계와 처방내용을 공개적으로 강의한 세월도 10년이 되어가고 그 횟수도 3백 회를 훨씬 넘어섰다.

선친의 의학이론체계 속에서 죽염산업과 그 응용산업이 나오고 홍화씨를 비롯한 유황오리의 재배·사육 및 활용법과 다슬기, 마른 명태, 오이, 쑥뜸, 마늘, 파, 느릅나무 뿌리 껍질(榆根皮), 옻 등 각종 토종 농림축수산물의 약성 활용법 등이 밝혀져 서민들의 대체요법으로 활발하게 쓰이고 있음에 필자는 보람과 긍지를 느낀다.

선친의 저서로 50만 부가 넘게 유통된 『신약(神藥)』의 출간(1986년)과 함께 필자는 9년여 봉직한 모 주간신문사 편집부 기자직을 사퇴한 뒤 아버지의 신의학(新醫學) 이론을 세상에 알리고 그중 일부를 산업화하고 체계화하기 위해 별도로 회사를 설립, 운영해 오고 있다.

87년 죽염제조업체, 88년 건강도서 출판사를 설립하였고, 89년 7월 월간 '민의약(民醫藥)'을 창간하였으며, 95년 8월 월간 '신토불이건강'을 창간하여 오늘(서기 2007년 4월)에 이르기까지 만 18년의 세월 동안 대체의학의 이론 정립과 그 요법의 보급에 노력해 온 경력을 갖고 있다.

이 토론 내용은 필자의 이러한 성장 환경에서 습득된 대체의학적 지식을 배경으로 현대 난치병의 효율적 퇴치를 위해 의료계가 좀 더 활발하게 대체의학의 장점을 수용 내지 활용할 수 있도록 안내·유도하는 것을 목적으로 한다.

의료 능력자들의 의료활동을 국가가 나서서 원천 봉쇄

우리나라의 보건의료제도는 의학전문교육기관에서 일정기간 정해진 교과과정을 이수한 뒤 국가시험을 거쳐 의료자격을 부여하고 있다. 일정 수준의 지식과 기술 및 경험을 검정 받아 소위 의료인으로 배출되는데, 문제는 그 길 말고는 의료인으로서의 자격을 취득할 아무런 길도 없다는 것이다.

즉 명분이야 어떻든 간에 그 집단에 진입할 수 있는 기회를 최소화시켜 그들이 누릴 수 있는 혜택과 이익의 규모를 어느 정도 수준에서 유지할 수 있도록 보장해 주는 기능을 하고 있는 것이다.

변호사, 변리사, 건축사 등 대부분의 전문직종이 대동소이한 형태를 유지하고 있는데 다른 전문집단의 혜택과 이익 규모가 날로 축소되어온 것에 비해 의료계는 비교적 큰 변화 없이 무풍지대(無風地帶)로 잘 지내오다가 얼마 전의 의약 갈등과 최근의 의료법 개정 문제 등으로 사회적 이슈로 떠오르게 되었다.

의료자격을 '관련 대학졸업자'로 제한해 부여하는 방식의 현 제도는 자격 취득 이후 노력을 덜 기울여 급변하는 질병환경에 효과적으로 대처할 만한 의료능력이 미흡한 사람들까지도 모조리 철통같이 보호하는 반면 다른 경로로 특정 의료분야에 조예가 깊어지고 기술과 경험을 갖추게 된 의료능력자들의 의료활동 자체를 철저하게 원천봉쇄하는 부작용을 낳기도 하였다.

우리나라 보건의료 제도의 초점을 과연 어디에 맞추고 있는 건지 관련 법조문들을 면밀히 들여다보면 짐작할 수 있으리라.

세계적으로 해결 난망의 질병의 문제를 슬기롭게 해결하기 위해서는 가장 밑 부분에 확고하게 자리 잡고 있는 그릇된 생각의 뿌리부터 다스려야 하리라. 즉 법과 제도의 초점을 의료능력 개발과 발굴, 활용 등에 맞추어 개선하지 않으면 안 된다는 얘기다.

다시 말해, 설령 의료자격자가 아니더라도 질병치료에 대한 지식과 기술, 경험을 갖춘 것으로 주변의 인정 또는 추천을 받으면 사실확인 작업을 거쳐 엄격한 절차에 의해 검정한 뒤 그 능력에 맞는 범위 내에서 국민보건에 기여할 수 있도록 기회를 제공해야 한다는 것이다.

사람의 생명을 다루는 분야가 바로 보건의료 분야다. 치료의 실패는 다른 사안의 실패와는 달리 치료 대상자의 생명을 잃게 하는 그야말로 이 세상 어떤 임무보다도 그 중요성 면에서 뒤떨어지지 않는 것이어서 그만큼 철저하게 '능력'의 검정(檢定)이 요구되는 것이다.

이론에 아무리 밝다 하더라도 실전경험이 없는 지휘관을 전쟁터로 파견하지 않는 것은 전쟁의 승패가 국가와 국민에 미치는 지대한 영향 때문이다. 의료분야에서 그 무엇보다 중요한 것은 실제로 난치성 질병과의 싸움을 승리로 이끌 풍부한 지식과 경험, 그에 기초한 뛰어난 전술과 전략을 갖추었는가의 여부다.

자격과 능력이 정비례하는 경우라면 상관이 없지만 세상일이란 꼭 이론처럼 그런 것만은 아니기 때문에 둘 중 하나만 선택해야 한다면 국가는 의료능력을 택함이 옳다고 생각한다. 국가 보건의료의 목표는 질병 퇴치를 통한 국민건강의 확보와 유지에 있기 때문이다.

의료능력 검정 통해 효과와 안전 도모하는 국가시스템 갖춰야

대체의학에 대한 국민적 관심이 급격히 증가하고 있음에도 국가 차원의 제도적 뒷받침 노력 등은 거의 전무한 실정이고 오히려 규제 강화에만 초점을 맞추는 것은 뭔가 시대착오적 발상이라 아니할 수 없겠다.

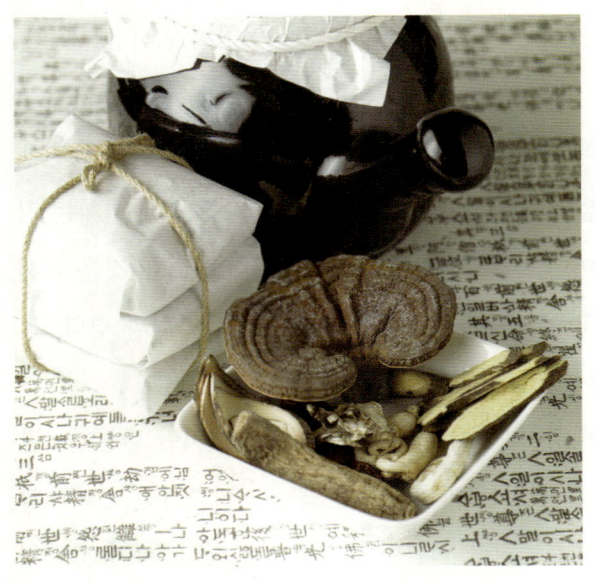

환자들이 대체의학에 몰리거나 관심을 갖는 것은 세계적인 추세로 자리 잡고 있다. 지난 97년 건국대 의대가 암환자를 대상으로 한 국내 최초의 대체의료 경험여부 조사에서 80%가 대체의료를 경험한 것으로 나타났다. 미국 오리건 건강과학대학의 조사에서도 50%가 대체의료를 경험한 것으로 밝혀졌다. 그런데 외국의 대체의료 경험자가 받은 효과와 우리의 그것과는 많은 차이가 있는데 그것은 바로 대체의료사들의 실력이 서로 다르기 때문이다.

미국의 경우 대체의료에 대한 만족도가 80%를 상회하는데, 우리나라의 경우 '치료효과가 있는 것 같다'고 대답한 사람이 30%에 불과한 실정이다. 이는 국가가 나서서 의료능력을 검정하여 효과와 안전을 도모하는 시스템이 있고 없음의 차이에 기인하는 것이라 결론지을 수 있다.

침술을 예로 들어보자. 우리의 경우 국민의료법 제정 당시 수십만 명의 침구사들의 능력 검정을 유보한 채 한의학의 한 과목으로 편입시켜 한의대를 졸업했거나 그때 한의사 자격을 취득한 사람에 한해 시술할 수 있도록 하였다. 그로 인해 그 사람의 침술 능력을 익히 알고 있는 주위 사람 또는 지역 사람들의 간청에 의해 침술을 시술했다가 의료법 위반으로 형사처분을 받은 사람들이 부지기수였는데, 문제는 그들이 어떤 의료사고나 과실도 없이 다만 '침을 놓아주었다'는 행위만을 가지고 효과를 봤느냐 여부와 전혀 상관없이 일괄 처벌한 것이었다. 결과적으로 질병으로 고통 받는 이들의 문제를 해결해 주는 훌륭한 일을 하고도 국가로부터 징벌을 받은 꼴이 된 것이다.

물론 그들이 대가를 안 받은 것은 아니겠지만 그 목적보다는 아픈 사람, 불편한 사람들이 '의료능력 있다'는 소문을 듣고 찾아와 시술해 줄 것을 간청한 터라 병 고쳐주려는 순수의도에서 침을 놓은 것이 처벌의 빌미를 제공했던 것이다.

1992년 모 지방법원의 황종국 판사는 그런 사건의 관례적인 구속영장 청구를 처음으로 기각하면서 '병 잘 고치는 사람이 진정한 의사다'라는 지극히 당연한 얘기지만 당시로서는 충격적인 명언(名言)을 남겼고 그 뒤 비제도권 의료인들의 시술을 원천적으로 막는 과도한 규제는 '국민의 건강권 침해 소지가 있다'며 위헌제청을 낸 일도 있었다.

우리나라가 이처럼 경직된 분위기로 의료법이 운용되고 있는 것과는 달리 미국의 경우 1996년에 연방식품의약국(FDA)이 나서서 침을 3등급(연구 대상 치료기구)에서 2등급 의료기구(자격을 얻은 전문인이 시술할 수 있는 치료기구)로 인정하는 조치를 취했다. 경락(經絡)과 경혈(經穴) 등 침술이론의 과학적 검증은 미흡하지만 이미 많은 환자들이 선택을 하고 있고 또 효과를 보고 있다는 현실을 감안해 국가가 나서서 전문자격 검정제도를 마련한 것이었다.

저비용 고효율의 대체의학 수용 위한 열린 제도 필요

중앙일보의 의학전문기자 김인곤 편집위원은 대체의학을 수용할 열린 제도의 필요성을 제기하면서 정부당국의 태도변화를 촉구한 바 있다.

"전통문화유산 속에 엄청난 양의 대체요법들을 갖고 있는 우리는 그러나 법적인 금지만 요란할 뿐 치료사의 자격을 검정해 줄 규정도 단체도 없다. 그래서 사이비 치료사나 피해를 입은 환자에게 쌍벌 규정의 논리가 적용될 뿐이다. 의학이란 과학인 동시에 문화다. 과학적이지 못한 문화라도 국민이 원한다면 그리고 그것이 도움이 된다면 적극적으로 수용할 수 있는 열린 제도가 필요하다."(중앙일보 1997년 12월 22일자 기사)

의료능력의 발굴 검정 활용보다는 규제와 처벌을 일삼는 풍토에서 어떻게 진정한 대체의학의 발전을 기대하고 그 순기능을 찾을 수 있겠는가.

『대체의학』의 저자 로젠펠드 박사는 '환자에게 도움이 되는 대체요법과 그렇지 않은, 심지어 해가 될 수 있는 엉터리 대체요법을 구분할 수 있는 식견을 제공하고자 편견 없이 대체의학의 여러 요법들을 실제로 검토하고 평가해 왔다'며 '중도적(中道的)' 견해를 피력했다.

"효능이 있다고 알려진 대체요법들에 관해서는 세계 각국에서 나온 문헌들을 뒤졌으나 기존의 의학전문지에서는 자료를 얻는 것이 쉽지 않았다. 제도권 의료계에서는 대체요법을 이용한 연구나 그 결과를 보고하는 것을 권하지 않았기 때문이다. 설사 문헌이 있다 해도 보완적 기법에 대한 주장을 입증할 만한 내용은 별로 찾을 수가 없었다. 반대로 대체요법 치료사들이 자신들의 저널에 발표한 논문들은 열의만 가득할 뿐 과학적 데이터가 결여되어 있었다. 하지만 과학적 검증을 거치지 않았다고 해서 반드시 그 요법의 효과가 없다고 단정 지을 수는 없다. 이미 많은 요법들이 실험실 연구를 거치고 경험을 통해 그 효능을 입증하였기 때문이다." (김영사 刊, 로젠펠드 著, 『대체의학』 서론)

대체의학에 대한 국내외 의학자들의 견해를 종합해 볼 경우 대체의학을 인류의 난치병 퇴치와 건강회복·유지에 활용하기 위해서는 좀 더 적극적으로, 열린 자세로 접근하여 연구 검토할 필요가 있으며 '국민의 필요성 인식'이라는 현실을 감안해 그것의 검증 및 활용에 관한 제도적 장치를 마련해야 한다는 것으로 결론지을 수 있겠다.

대체의학의 수용은 의료계의 이해득실을 떠나서 인류의 공적(公敵)인 암과 난치병 퇴치를 위한 수많은 의학전문가 및 연구자들의 대안 모색과 연구의 결과로 도출된 '하나의 대안'이라는 대승적 차원에서 판단되어야 할 문제라 생각된다.

〈월간 壽테크 2007년 5월호〉

093

'참 의료' 실천은 의료제도 개혁 앞당기는 길

지난 6월 중순, 국내 대표적인 중앙 일간지에 암 얘기가 실렸다. 전문가 좌담 기사 중 '담배 끊고 백신 맞고 검증 받으면 암 70% 예방'이라는 글이 있어 무슨 얘기인가 하고 읽어 보았다. 금연을 하면 폐암으로 죽을 수 있는 확률이 30% 예방 가능하고, 거기에 간염 백신을 맞으면 간암 사망을 12% 줄일 수 있으며, 그 다음 조기 검진을 받으면 암으로 인한 사망을 약 28% 막을 수 있으므로 이 모든 수치를 다 합치면 70% 예방이 된다는 것이었다. 그 나머지 30%가 암에 걸리는데 암 치료 확률은 절반이니까 15%, 그래서 전체 85%가 암 예방 및 치료가 가능하다는 황당한 계산이었다. 담배를 끊어서 폐암으로 죽을 사람 30% 막는다는 건 폐암에 한정된 얘기이지, 전체 암환자의 경우가 아니다. 그 다음 간염 백신 맞아 암을 예방하는 것도 간암 환자만의 경우다.

언론이 이런 식으로 기사를 쓰니 사람들이 제목만 보고 담배 끊고 백신 맞으면 암은 70% 예방이 가능하다는 그릇된 생각을 갖게 되는 것이다. 그래서 암을 우습게 알다가 정작 암에 걸리면 혼비백산하는 일이 비일비재하다. 언론이나 정부가 국민들의 소중한 생명을 암과 질병으로부터 보호하고, 병에 걸렸더라도 그 해결책을 제시해야 하는데 해결책 제시는 없고 병원에 가서 진찰받고 조치를 취하라는 말만 되풀이하고 있는 것이 우리의 보건의료 실정이다.

암에 걸리면 나라 잃은 난민과 크게 다를 바 없다. 여기 가면 치료가 어렵다, 힘들다, 최선을 다했는데 방법이 없다고 말한다. 또 다른 곳에 가면 처음엔 될 것처럼 말하다가 나중에 도저히 더 이상은 안 되겠다고 이야기하는 것이다. 암 난민이라는 표현이 틀린 말이 아닌 것이다.

비단 암뿐만의 이야기가 아니다. 당뇨병 또한 마찬가지다. 얼마 전 세계보건기구 의장인 호주의 폴 디벳 교수가 우리나라에 와서 "당뇨환자가 10초마다 한 명씩 사망하고, 30초마다 한 명씩 다리를 자른다"는 무서운 이야기를 한 적이 있다.

전 인류가 약 50억 명인데 2억5천만 명이 당뇨로 죽어가고 있는 것이다. 우리나라에서도 약 5백만 명이 당뇨로 죽어가고 있다. 과거에는 당뇨, 고혈압, 중풍 등을 성인병이라고 했다. 생활습관이 나쁜 어른들이 주로 병에 걸렸기 때문이다. 그런데 요즘에는 생활습관병이라고 이름을 바꿨다. 성인, 어른들만 걸리는 게 아니고 신생아에서부터 서너 살짜리 애들까지 병에 걸리기 때문이다. 그 아이들의 생활습관이 잘못된 것도 아닌데 병에 걸리는 것이다.

한 의학자는 당뇨병을 생활습관병 대신 국민병으로 부르자고 제안하기도 했다. 또 다른 이는 거기에 덧붙여서 당뇨병을 이제 망국병이라고 부르자 했다. 결국 나라를 망하게 하고야 말 그런 질병이라는 이야기다.

오늘날 당뇨나 암, 신부전, 간질과 같은 소위 불치병으로 분류된 병들이 과거 30년 전에 비해서 무려 10배 이상 늘었다. 30년 전에는 당뇨환자가 전 국민의 1%도 되지 않았다. 지금은 어떤가? 무려 10%가 넘는다. 그런데 국민들은 지독한 세뇌에 의해서 현대의학은 여전히 눈부시게 발전하고 있다고 믿는다. 현대의학은 종교가 아니다. 우리의 생명을 구원할 수 있는 것은 '참 의료'인데, 무지와 편견에 사로잡혀 자기 주장만 일삼고 타 의학에 대해서는 공부도 하지 않은 채 비난만 하는 것은 아주 잘못된 행동이다.

정치가가 거짓을 말하면 그 사람 재임기간 동안 고생 좀 하면 된다. 경제인이 거짓말을 하면 우리가 재산을 좀 잃을 수 있다. 그런데 사람의 생명을 다루는 의료에 종사하는 사람들이 만약 거짓을 말하거나 거짓 행동을 하면 우리의 소중한 생명을 잃을 수 있다.

자연의 이치에 맞게 살면 암 없어

　인간은 자연의 이치에 맞게 살아야 한다. 소금을 먹는데 짜게 먹는다면 자연의 이치에 안 맞는다. 그러나 싱겁게 먹는다는 것도 자연의 이치에 맞지 않는다. 자기 입맛에 맞게 먹으면 된다. 싱겁다 싶으면 소금 더 넣고 좀 짜게 먹었다 싶으면 물 한 모금 마시면 된다. 짜게 먹으려고 노력할 것도 없고 싱겁게 먹으려고 노력할 것도 없다.

　자연의 이치에 맞는 삶을 살면 무엇이든 생존이 가능하다. 우리의 인생과 나라의 정치와 경제도 마찬가지다. 기업이 이치에 안 맞는 경영을 하면, 합리적이지 못한 엉뚱한 경영을 하고 엉뚱한 투기나 한다면 그 기업은 오래 존재하지 못한다. 사람도 섭생을 제대로 하지 않으면 잘못되게 되어 있다. 음주운전을 한다든지 또 신호위반을 한다든지 나라 법을 어기면 재판 받고 감옥에 들어가 처벌을 받는다. 그래서 나라 법은 감옥 갈까봐 시늉이라도 하며 그럭저럭 지키는데 사람들은 유독 자연의 법칙은 전혀 안 지켜도 된다는 생각을 한다. 자연의 법칙에 어긋나게 살면 대통령도 국방부장관도 대법원장도 다 소용없다. 자연의 법칙을 따르지 않으면 권력자도 어느 순간 죄수복이나 마찬가지인 환자복을 입게 된다. 병원에서 구금생활을 할 수밖에 없는 것이다.

　그러므로 누구를 막론하고 자연의 법칙에 맞는 참 의료가 무엇인지 알아야 할 책임이 있다. 소중한 자기 생명은 자신이 관리해야지 유명 대학병원의 원장이나 의사들이 관리하고 지켜줄 수는 없다. 내 몸을 건강하게 지키기 위해서는 공부하지 않으면 안 된다. 참 의료를 공부해야 하는 것이다.

사람은 애초에 '부정모혈'이라고 해서 아버지의 정과 어머니의 피와 소금으로 이루어진다. 어머니 자궁 속의 양수는 염분 함유량이 굉장히 높은 소금물이다. 한 방울의 소금물이 소금물 속에서 성장을 하고 어머니 몸 밖으로 나온 이후 신생아 때는 체중 전체

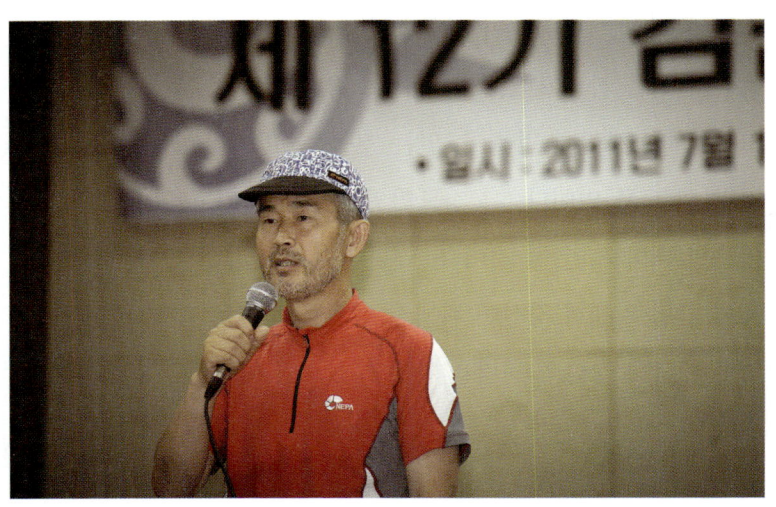

의 80%가 소금물이다. 나중에 나이가 들어 좀 줄어들면 약 60%가 물이고 그 물은 소금물이다. 역시 지구 표면의 70%가 물이고 그 물의 97.8%가 소금물이다.

이처럼 애초에 생명의 시작이 소금인 것처럼 소금을 많이 먹는 것이 몸에 이롭다. 대다수의 사람들이 잘 모르고 먹고 있는 순수 염화나트륨이 위험한 것이다. 일반적으로 천일염은 자기 식성대로 먹어서 해 될 게 전혀 없다. 다만 오염에 의해서 또 어떤 자연환경의 변화에 의해서 우리가 지금 먹는 천일염도 플러스 4백 정도의 산성을 띠고 있다. 정제염인 경우엔 그 수치가 훨씬 높다. 우리가 먹는 모든 의약품은, 비타민C까지 포함해서 플러스 4백의 강산성으로 이루어져 있다.

대표적인 산화방지제가 마늘, 파, 생강 이런 것들이다. 그런데 소금 중에서는 죽염만이 산화방지가 아니라 아예 환원을 시켜주는 환원력을 가지고 있다. 마이너스 3백 정도로 강알칼리성을 띠고 있는데, 사람이 먹을 수 있는 것들 중 마이너스 3백이 나오는 건 거의 드문 일이다. 그 정도의 환원력을 가지고 있다면 우리가 먹으면 소화도 안 될 것이다. 왜냐하면 소화라는 게 결국 산화작용이니까. 위에서 강산이 나와서 산화를 시키는 게 소화인데, 죽염은 대단히 강한 환원력을 가지고 있으면서도 대단히 소화가 잘 된다.

이 땅의 神藥은 모두 짠 것들

인동초라는 꽃이 있다. 희고 노란 그 꽃을 먹으면 쓰고 짜다. 인동초, 겨울을 이겨내는 풀이라는 뜻이다. 풀은 겨울을 견디지 못한다. 그런데 인동초는 겨울을 견딘다. 염분 함유량이 높기 때문이다. 또 민들레가 굉장히 염분 함유량이 높다. 민들레만 끓여 먹어도 부인들의 유방암이나 웬만한 암은 낫는다. 인동초의 꽃인 금은화만 달여 먹어도 부인들 자궁암에 특효약이다.

닭은 전염병으로 잘 죽는데 전염병에 걸려 죽는 오리는 한 마리도 없다. 오리의 염분 함유량이 높기 때문이다. 짐승 중 염분 함량이 최고 높은 게 오리다. 또 나무 중 염분 함유량이 높은 게 주목, 느릅나무, 자작나무 등이다. 이 느릅나무가 종창에 특효약인데, 성질은 달고 짜다. 『죽염요법』이라는 책에는 부인들의 자궁 혹이나 암 종류를 봤을 때 느릅나무 끓인 물에 죽염을 타서('유죽액'이라고 한다) 그것을 관장제에 주입하면 아주 효과가 빠르다고 적혀 있다. 암 덩어리들이 그냥 녹아서 빠진다.

옛날 우리 선조들은 남의 집 음식 맛있다는 표현을 그 집 음식 짭짤하다고 했다. 또 장사가 잘되면 돈 많이 벌었다는 말 대신 짭짤하다고 표현했다. 우리 조상들은 대대로 지혜의 혈통을 가지고 있다. 우리 생활방식 곳곳에 선조들의 지혜가 숨어 있는데 요즘 사람들은 그것을 찾아내 우리의 생활을 더 건강하고 풍요롭게 할 생각을 하지 않는다.

선친은 늘 자식들에게 현대의 서양의학, 서양과학만 머릿속에 채우지 말고 조상들의 현명한 지혜에 귀 기울이고 배우도록 노력해야 한다고 말씀하셨다. 그래서 필자와 필자의 형제들은 늘 어려서부터 사서삼경을 공부하고 왕조실록 같은 민족의 역사를 공부했다. 그래서 우리 조상들이 정말 지혜로운 전통을 가지고 있다는 것을 알고 있으며, 또 우리 역사를 일제 식민사학자들이 어떻게 왜곡시켰는지도 알고 있다.

亡國的 의료제도, 국민건강에 지대한 악영향

우리의 법은 일제강점기 때 일본 사람들이 조선 사람 때려잡기 위해서 만든 법이다. 이런 법에 의해서 우리나라의 수많은 의료능력이 뛰어난 분들이 아무런 능력발휘를 못하고 초야에 묻혀 살다 갈 수밖에 없었다. 이 문제는 국가 의료제도와 법률이 합리적으로 개선되기 전에는 절대 해결될 문제가 아니다. 국민의료법은 1950년 9월 25일 공포된 법이다. 그 이후 50년이 넘도록 우리나라의 의료제도와 법률이 그때 기준에 맞춰 운영되고 있으며, 특정 집단의 이익만을 그 법이 보장해 주고 있다.

경험적으로 의료능력이 쌓인 분들이 아파서 죽어가는 사람들을 얼마든지 고쳐줄 수 있는데 수수방관 그냥 손 놓고 구경할 수밖에 없다. 고쳐주면 후환이 생기고 문제가 생긴다. 그들은 병을 고쳐주었는데도 감옥에 가두는 모순된 법률과 제도 속에서 핍박 받고 고난을 겪었다. 이러한 잘못된 의료제도와 법을 합리적으로 개정하도록 하는 데 관심과 노력을 기울여야 한다. 중국의 경우, 6년제 의과대학을 나오지 않았어도 '특이공로' 라고 해서 여러 가지 경로로 뛰어난 의료능력을 가질 수 있는 길이 많기 때문에 국가검증에 통과하면 의료허가를 내주고 있다. 미국도 마찬가지다.

우리는 어떤가? 의사가 고발하고, 한의사가 고발하고, 약사가 고발한다. 그래서 병 잘 고치는 사람을 감옥에 보낸다. 그것도 부족해 이권에 따라 영역을 분류해 서로 교류도 안 한다. 이래서야 어떻게 병을 고치고 사람을 살리겠는가?

인산의학이 지향하는 바는 제 힘으로 제 집에서 자연요법을 써서 병을 극복하는 것이다. 그래서 상업주의에 오염될 일도 없고 병원 쫓아다닐 필요도 없다. 산과 들에서 나는 좋은 약초를 직접 채취해 쓰면 된다.

참 의료를 스스로 자각하고 터득한다면 누구나 자기 병은 자기가 제어할 수 있는 훌륭한 의료능력자가 될 수 있다. 『신약』, 『신약본초』 등 이미 훌륭한 지침서가 세상에 나와 있다. 비싼 돈 들어가는 일도 아니고, 몇 년씩 공부만 해야 하는 일도 아니다. 너나없이 일상생활 속에서 참 의학을 실천하는 것도 그릇된 의료제도를 개혁하는 데 좋은 밑거름이 될 것이다.

〈월간 壽테크 2007년 7월호〉

094

"민중의술 선장으로서 맡은 바 최선을 다할 것"

지난 9월 10일은 참으로 경사스러운 날이었다. 왜냐하면 누천 년 빛나는 역사를 이어오던 한국의 민중의술이 일제 36년, 광복 이후 60년, 도합 1백년 세월을 불합리한 법률과 제도의 질곡 속에서 빛을 보지 못하다가 마침내 제 위상(位相)을 되찾게 될 가능성을 확인할 수 있는 날이었기 때문이다.

불합리한 의료 관련 제도와 법률에 의해 1951년 국민의료법 제정 이후 지금까지 50여 년 동안 줄곧 희생을 강요당해온 민중의술인들의 한을 풀고 저비용 고효율의 민중의술을 예전처럼 부활시켜 국민건강에 획기적으로 이바지하는 것은 물론, 국가 차원의 의료비 절감에도 크게 기여할 목적으로 본 '민중의술 살리기 연합'을 발족시켜 마침내 그 역사적 첫걸음을 내디딘 날이 지난 9월 10일이었다.

의료 주권을 상실한 지 반세기 만에 이 땅의 민중의술인 모두 모여 민중의술의 부활과 국민건강증진을 위해 헌신할 것을 다짐하는 역사적인 창립총회에서 회원들은 여러 가지로 부족한 필자에게 회장이라는 막중한 소임을 맡겨 주었다.

필자는 비재천학(菲才淺學)과 능력부족을 스스로 통감하면서도 누군가는 앞장서서 하지 않으면 안 될 심부름이라는 판단 아래 이를 사양하지 않고 흔쾌히 받아들임과 동시에, 3천여 명의 민중의술인 및 회원들 앞에서 부여된 임무를 완수하기 위해 모든 노력을 기울이겠다는 약속을 드렸다. 아울러 언제든지 본 연합의 회장 소임을 훌륭하게 수행할 분이 나타나면 회장 소임을 넘겨드리고 백의종군할 것을 선서한 바 있다.

필자는 다시 한 번 지면을 통해 이제 막 닻을 올린 민중의술연합호의 선장으로서 험난한 파고가 예상되는 망망대해를 항해하여 우리들이 목표한 지점에 다다라 무사히 닻을 내릴 때까지 여러 동지(同志)들과 생사고락을 함께하겠다는 다짐을 말씀드리고자 한다.

국민건강 위해 헌신하겠다는 일념 외 다른 뜻 없어

우선 의사, 한의사 등 의료계 인사들께 한 말씀 드리고자 한다. 민중의술 살리기 활동이 여러분의 집단이익에 반할지도 모른다는 예단 아래 적대시할 필요가 없다는 점을 인지해 달라는 것이다.

필자는 이 땅의 민중의술연합을 책임지고 있는 회장으로서 말하건대, 본 연합은 여러 의료인들과 함께 국민건강을 위해 헌신하겠다는 일념 이외에 다른 뜻은 전혀 없다는 점을 밝힌다.

또한 민중의술을 하시는 분들께 제의한다. 일부 민중의술인들이 보여주는 독불장군식 고집, 배타성, 논리적 체계를 외면한 막

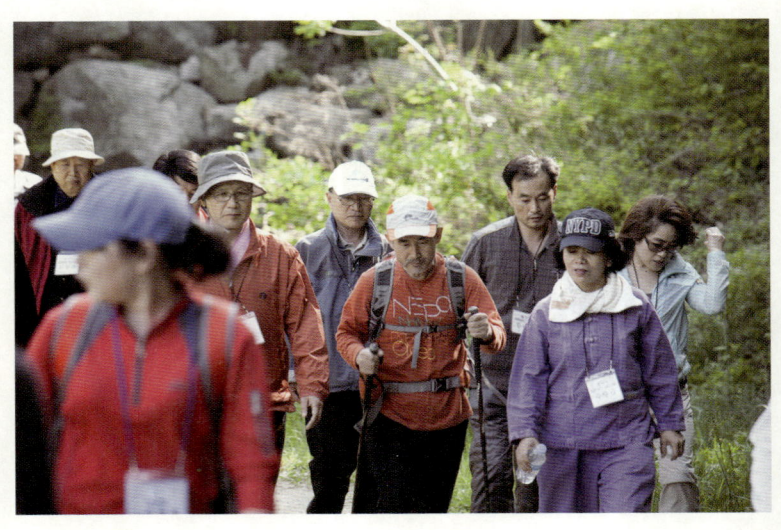

연한 생각과 주장 등은 민중의술 전체에 대한 불신과 불이익, 그리고 그로 인해 국민건강에 악영향까지 초래하게 된다는 것을 명심했으면 한다. 민중의술인들도 자격제도 등을 통해 스스로의 의료능력을 철저히 검증받아 그 범위 안에서 활동하려는 현명한 노력을 게을리하지 말아야겠다.

그리고 모든 의료인들께 당부 드린다. 인류의 질병을 다스림에 있어서 서로간의 생각과 치료방식이 다르다고 해서 다른 의료체계를 부정하거나 비난하는 것은 '한국의료'에 대한 제 얼굴에 침 뱉기라는 사실을 잊지 말아야 한다. 지금이야말로 서로서로 장점은 배우고 단점은 보완하면서 한국의료가 세계 최상의 의료체계로 거듭나게 하는 데 다 같이 중지(衆智)를 모아야 할 때라고 생각한다.

세계 모든 의료의 목적은 인류를 위협하는 각종 암·난치병을 효과적으로 퇴치하여 전 세계 인류가 질병 없이 천수(天壽)를 다 누릴 수 있도록 하는 것이다. 이러한 공동 목표의 실현을 위해 우리는 집단이익 추구를 위한 아전인수(我田引水)격의 소아병적(小兒病的) 사고방식을 버리고 국민건강에 초점을 맞춘 대승적(大乘的) 차원의 성숙된 사고방식으로 전환하여 생명원리에 부합하는 참 의학과 그 요법이 우리 사회에 조속히 정착될 수 있도록 다 같이 노력해야 하겠다.

'민중의술 살리기 연합'에 많은 성원과 관심 가져주시기를

거듭 말씀드리지만, 생명존중의 참 의료를 외면한 의료인은 참된 의미에서의 의료인이라 할 수 없다. 의료를 빙자한 장사꾼들에게 하나밖에 없는 귀중한 여러분의 생명과 사랑하는 여러분 가족의 생명에 관한 문제의 해결을 믿고 맡길 수 있겠는가? 이는 참으로 어리석은 일일 뿐 아니라 위험천만한 일이기도 하다.

민중의술 살리기 연합은 국민의 의료선택권이 국민에게 있다는 너무나도 당연한 사실조차 외면하고 무시하는 우리 법률과 제도를 합리적으로 개선할 수 있도록 하는 등의 의료계 현안들을 다루는 시민단체로서 일정한 역할과 기능을 해나갈 것이다. 작은 이익에 안주하는 자기중심적인 소아(小我)를 버리고 하나의 큰뜻을 이루기 위해 대동단결하는 대아(大我)로서 이러한 활동들을 해나간다면 머지않아 소기의 목적을 이룰 수 있을 것이라는 게 필자의 생각이다.

그때까지 필자는 어떤 난관에 봉착하더라도 뜻을 함께하는 여러분들과 함께 지혜를 모아 하나하나 극복하면서 중단 없는 전진을 해나갈 것을 다시 한 번 다짐하는 바이다. 부디 민중의술 살리기 연합에 많은 성원과 관심, 끊임없는 지도편달을 부탁 드리며 독자 여러분과 가족 모두의 건강과 행운을 기원 드리는 바이다.

〈월간 壽테크 2005년 10월호〉

095

불합리한 의료제도가 국민건강 해친다

  암·난치병 환자가 갈수록 늘어나고 있다. 암·난치병을 물리치기 위해 효과적인 방법 찾을 때, '인산의학'에서 제시한 것처럼 충분한 분량의 죽염을 먹고 직접 자기 몸에 쑥뜸을 뜨는 것이 최선의 방법이라고 생각한다. 실제로 필자는 그런 일련의 과정을 통해 암·난치병의 절망적 상황을 극복하고 건강을 되찾아 새 사람이 된 경우를 숱하게 보아왔다.

  필자 역시 최근에 허리, 다리의 병증으로 인해 무척 고생을 하다가 인산의학의 쑥뜸법을 활용해 가까스로 해결 극복한 바 있다. 2년 전부터 전국 각지를 돌아다니며 체력의 한계를 넘는 암벽등반과 빙벽등반을 지속해 오다가 허리가 휘면서 허리와 다리에 나타나는 극심한 통증으로 인해 정상적 보행이 불가능한 지경으로 간 것이다. 주변에서는 고생하느니 차라리 수술을 하는 게 낫지 않겠느냐며 필자의 고집을 탓하기도 했다. 하지만 필자의 평소 소신대로 가능한 한 인산의학으로 고치려는 미련 때문에 끝까지 다른 의방(醫方)에 의지하지 않았다.

회사 임원인 인산가 서울 지점 상담실 김종호 이사가 함양으로 내려와 허리 통증 부위 다섯 곳에 뜸자리를 잡아주고 가족들이 40여 일간 쑥뜸을 떠준 덕분에 휜 허리가 펴지고 아픈 다리를 고칠 수 있었다. 쑥뜸의 원리를 모르는 사람이 생각할 때는 불로 살을 지지는 것과 병을 치료하는 것이 무슨 관련이 있나 하겠지만, 비록 배에 뜸을 뜨더라도 뇌와 중추신경계에 직접적으로 지대한 영향을 미치는 것이 쑥뜸의 신비 중 하나다.

40년 전에는 우리나라 사람 중 당뇨병을 앓고 있는 환자가 전 국민의 1% 정도였다. 현재 당뇨병을 앓는 사람은 인구의 10%에 해당하는 5백만 명이 넘는다. 30대 당뇨병환자도 20배나 증가했다. 과거 한 동네 한 명만 있어도 수군거리던 간질환자가 지금은 1백만 명이 넘는다. 암환자도 1백만 명 시대, 심혈관질환과 이름 모를 괴질, 각종 척추질환 등 나라는 마치 암·난치병 공화국이 된 것 같은 착각이 들 정도다. 그러나 이러한 상황에서도 '현대의학이 눈부시게 발전했으니까 어물거리지 말고 큰 병원으로 직행해서 두말 말고 시키는 대로 하라'는 말만 밥 먹듯 하고 있으니, 이것이 오늘날 부정하기 어려운 우리네 현실의료의 모습이다.

현대의학을 부정하거나 폄하할 필요도 없고 또한 그럴 생각도 없지만 지금처럼 암·난치병, 괴질이 창궐하는 시기에 아직도 그런 생각의 틀에서 크게 벗어나지 못한다면 제 명대로 살기조차 어려울 것으로 판단된다. 우리는 우리의 의료현실이 우리들의 생각과 많이 다르다는 것을 알아야 한다.

가족이나 친지 중 누가 암에 걸렸다 하면 큰 병원 가서 수술로 암 부위를 제거하고 항암제를 맞으면서 받으라는 치료 잘 받으면 회복되겠지 기대하지만 시간이 좀 지나면 그가 죽었다는 소식이 들려오곤 한다. 문상 가서 얘길 들어보면 조금만 일찍 발견됐으면 치료가 됐을지도 모르는데 병이 너무 퍼져서 현대의학으로도 손 쓸 방법이 없었다는 이야기를 흔히 듣게 된다. 말도 안 되는 소리다. 단순하게 병이 깊어서 사람이 죽는 게 아니기 때문이다.

생전의 선친(仁山 金一勳, 1909~1992)을 찾아온 말기 암환자 중에 9가지 암을 가지고도 25년이나 산 사람이 있다. 4~5가지 암을 갖고 물만 먹어도 토하던 사람이 죽염 퍼먹으라는 말 한마디 듣고 죽기 살기로 죽염과 밭 마늘, 유황오리탕 등을 부지런히 먹어 살아난 예도 있다. 필자는 생래적으로 암·난치병을 잘 고치셨던 선친의 슬하에서 같은 병이라도 어떤 사람이 살고 어떤 사람이 죽는가를 자연스레 눈여겨보아온 관계로 어느 정도 감을 잡을 수 있다.

양평의 한 부동산업자가 무심코 말한 바대로 암에 걸려 요양을 위해 별장 사서 이사를 오는 사람들 중에 그곳에 와서 진득하게 눌러앉아 사는 사람은 그럭저럭 사는데 집만 사고 바쁘게 서울의 병원으로 갔다 왔다 하는 사람들은 얼마 가지 않아 주인이 바뀌더라는 이야기에서도 과연 어느 길이 살길인지, 어떻게 해야 살 수 있을 것인지 감을 잡을 수 있을 것이다.

필자는 선친 살아 계실 때 찾아온 수만 명의 말기 암환자들을 목격했다. 선친과 대화를 나누는 환자들을 보면서 "살 수 있겠다, 못 살 것 같다, 잘하면 살고 아차하면 죽는다"는 식으로 분류할 수 있게 되었고 그 분류는 크게 어긋나지 않을 정도였다. 죽염 퍼 먹으라고 했을 때, '의사가 짜게 먹으면 좋지 않다고 그러던데요' 라고 말하면 선친은 '그럼 먹지 말아야지!' 라고 말했다. 선친이 심술이 많아서 그런 게 아니다. 그 사람은 이미 살 수 있는 단계를 벗어나 목숨이 오래가지 못한다는 것을 알고 있었기 때문에 다른 설명을 할 필요성을 느끼지 않았을 뿐이다. 당시에 다른 이들과 똑같은 처방을 듣고도 '네 알겠습니다' 라고 두말도 안 하고 죽염을 먹은 사람들은 예외 없이 살았다.

믿고 먹었다고 해서 효과 있는 것이 아니라 효과가 날 수 있을 만큼의 분량을 섭취해야 하고 또한 긍정적인 판단 아래 흔쾌하게 받아들여 일정 기간 입산수도(入山修道)하는 이상의 정성스러운 자세로 해야 제대로 효과가 나는 법이다. 죽염이 좋다는 이야기를 듣고 욕심을 내어 먹기는 하는데 별반 효과가 나지 않을 정도로 조금씩 백날 먹어봤자 거의 효과가 없다. 얼마나 먹으면 좋겠느냐는 질문에 예외 없이 "배 터지게 먹어!"라고 선친께서 툭 던진 말이 만고불변의 의학적 진리요, 참 의료의 묘방(妙方)이다. 왜 그런지 따지고 토론하기에 앞서 일정 양(量)을 쓸 경우 피를 맑게 하고 면역력을 강하게 하는 죽염의 작용을 올바로 인식하고 활용하는 지혜가 요구된다 하겠다.

평상시 음식을 통해 일부러 죽염을 많이 먹는 사람들의 공통점이 있다. 예를 들어 밥 한 사발에 죽염 한 사발 퍼 먹는 사람이 있는데 그런 사람들은 밤새 술을 마셔도 크게 취하지 않는 데다 항시 얼굴색 또한 맑고 밝다는 공통분모를 지니고 있다. 죽염을 효과 나게 먹으려면 일정량 이상 먹어야 한다. 적어도 이름 붙은 암·난치병인 경우에는 한 달에 1kg 이상을 쓸 경우 비명(非命)에 갈 확률은 대폭 줄어들게 된다는 것을 수많은 경험을 통해 알고 있다.

2010년 4월호 '仁山의학' 기사 중에 '나는 죽으려고 죽염을 먹었다'는 내용이 있다. 뇌종양 수술 2번을 한 뒤 재발하여 더 이상 치료도 못하는 상황에서 유방암까지 발병해 절망 속에 있었던 분이었다. 암 때문에 죽을 날만 기다리고 있었는데 가만히 있다가 암으로 죽는 것보다는 누가 말한 바대로 차라리 죽염 퍼 먹다가 죽는 것이 오히려 낫겠다고 생각해 두 달에 6kg을 먹었다고 한다. 그렇게 죽염을 60일 먹고 더 먹을 필요가 없어졌다는 것이 그의 증언이다. 몸이 좋아져 병원에서 정밀검사를 하니, 의사가 말하기를 "병원에는 무엇 때문에 검진하러 오셨느냐"고 했다고 한다. 본인이 사실 그대로 증언하고 실명으로 공개해도 좋다는 승낙 아래 기사화하여 게재한 것이다.

생각하기 나름이겠지만 모든 생명에는 비밀이 있다. 자연에도 비밀이 있고 의료에도 비밀이 있다. 제대로 아는 사람은 병을 고치기가 쉽다. 핵심 비밀을 모르면 암과 괴질이 난제(難題)일 수밖에 없다. 의료진 입장에서는 고칠 수 있다는 확신을 못하는 상황에서 현대의학적으로 통용되는 이런저런 방법을 쓰게 되는데 환자 입장에서는 끝내 희망을 버리지 못하는 관계로 아마도 의료진들이 눈부시게 발달했다는 현대의학을 이용해 나를 살려주기 위해 백방으로 노력하는 것으로 생각할 뿐이다.

현대의학은 종교가 아니다

선친은 40여 년 전부터 서기 2000년이 지나면 암·난치병, 괴질이 급격하게 많아질 것이라 예언했다. 그러나 의료계가 할 수 있는 일은 속수무책 수수방관뿐이다. 암환자에게 항암제를 투여하면 암이 사라지는 듯 보이나 근본적인 치료가 아니다. 나무가 무성하다고 가지를 친 격이지 뿌리를 뽑은 것이 아니다. 병의 뿌리는 어디에 있는가. 병의 뿌리는 병이 아니라 생명이다. 생명력이 약화되면 정상세포가 암세포로 바뀌고 암세포는 끊임없이 분열증식을 계속한다. 이렇게 생존환경이 극도로 나빠지는데 공격,

파괴, 제거라는 방법으로 암을 죽이려고 한다.

암, 즉 Cancer라는 말의 어원은 '게' 즉 Crab이다. 암세포는 게처럼 옆으로 걸어간다. 굴을 잘 파고 숨기도 잘하는 게를 닮은 것이다. 항암제를 투여하며 아무리 폭격을 해도 지하 벙커에 숨은 암세포에는 잘 닿지 않는 반면에 정상세포는 무차별 폭격을 맞은 것처럼 초토화된다.

현대인들에게 현대의학은 종교인가. 왜 맹목적으로 믿는 것인가. 의료현실을 과소평가하고 생명의 소중함을 소홀히 한 그 대가는 너무나도 처참하다는 사실을 대개 죽음에 임박해서야 깨닫게 된다. 말 한마디에도 격려가 되고, 생각을 바꾸는 순간 마음 깊은 곳에 있던 염력(念力), 즉 생각의 힘이 용솟음치게 되어 약 안 먹고도 살 수 있다. 우주로 통하는 몸 안의 저 깊은 심연(深淵)으로부터 감로(甘露)와 같은 묘약(妙藥)을 이끌어낼 생각은 않고 "더 이상 방법이 없습니다"라는, 소견이 넓지 못한 제 생각을 그대로 환자와 그 가족들에게 토로함으로써 도리어 환자를 무장해제(武裝解除)시켜 제대로 암과 싸워보지도 못하고 죽게 만드는 일이 비일비재한 것이 오늘의 의료현실이다. "암이 너무 퍼졌다, 불가능하다, 수술 못한다, 연세가 너무 많다"는 등의 말을 들으면 환자의 극병(剋病) 의지와 투지가 소멸되기 때문에 싸움은 끝이 난다. 뭘 먹으면 암이 나을까라는 생각을 하는데, 그보다는 암을 물리칠 전술전략과 정신적 무장이 신약(神藥)이요 묘약(妙藥)이라는 사실부터 먼저 정확하게 알아야 병마(病魔)를 물리치고 살아날 수 있게 된다.

어떻게 하면 살고 어떻게 하면 죽는 것인지 통계적으로도 나와 있지만 세상은 그런 것을 무시한다. 암에 걸리면 수술하는 것이 상식이 됐다. 그런 현대의학의 방향은 바른 방향이 아니고 바른길이 아니다. 병을 공격, 파괴해서 고칠 수 있다고 말하는 사람이 있지만 질병을 대하는 올바른 방법이 아니다. 암은 외부에서 들어온 세균이나 바이러스와는 다른 것이다. 몸의 구성원인 정상세포가 잘못된 섭생, 스트레스, 공해물질 과다 섭취, 운동부족 등으로 세포 변이(變異)를 초래하여 이상증식하고 통제 불가능한 상태로 된 것이다. 여러분의 자녀들 중에서 공부 안 하고 삐뚤어진다고 해서 그것을 바로잡으려는 별다른 노력 없이 곧바로 죽여서야 되겠는가. 열 손가락 깨물어 안 아픈 손가락 없는데 부모들은 너나 할 것 없이 대개 기다려주고 언젠가 되돌아올 거라는 희망을 갖는다. 그런데 유독 생명을 다루는 의료계는 암세포를 확실하게 잘라내고 항암제를 투여해 나머지 잔당들을 모조리 박살내야 한다는 생각을 맹신하고 있다. 병은 공격, 파괴, 제거의 방식으로는 한계가 있다. 병의 뿌리를 뽑는 일은 우리 몸의 자연치유력을 극대화해서 스스로의 힘으로 질병을 물리치게 해야 한다.

우리 몸의 자연치유력을 높여서 질병을 방어하고 물리치는 본래의 제 역할과 기능을 충실히 할 수 있도록 해야 하는데, 의료진과 함께 자기 몸의 면역기능을 박살내는 일부터 한다. 감기 걸렸다고 항생제를 남용하는 것만 해도 그렇다. 고단위 항생제를 서슴지 않고 쓰는 것은 "장차 나는 폐암으로 죽어도 좋다"는 의지의 표현과도 같은 것인데 한국 최고의 병원들이 세계 최고의 항생제 남용 병원인 것으로 밝혀진 사실은 우리에게 무엇을 말해 주고 있는 것인가? 이런 의료진들에게 매달려 살려달라고 하는 것은 썩은 동아줄에 매달려 살겠다고 발버둥질하는 것과 무엇이 다른가.

의학에도 순리가 중요하다

한국의 뿌리 깊은 전통의학이 기를 펴지 못하고 실종된 현실에서 선조들의 지혜가 되살아나길 바라는 마음으로 실천하는 분들이 진정한 참 의료 광복 운동가들이다. 95세가 넘은 김남수 선생만 해도 그렇다. 침 놓고 다른 사람 병 고친 죄로 불려 다니고 면허정지 당하고 재판 받는 현실이 안타깝다. 현실에 부합하지 못하는 법조문에 근거해서 어느 검사가 기소하고 그에 따라 어느 판사가 1백3세의 장병두 옹에게 유죄판결을 내렸을 때, 당시 현직 판사였던 황종국 판사는 통탄의 글을 한 신문에 게재하기도 했다.

우리나라 의료관계 법령은 한방, 양방 의료집단의 이권보호에 초점이 맞추어져 있고 따라서 집단 간의 갈등을 부추기며 현실과 부합하지 않는 많은 조항들이 수많은 사회문제들을 야기하고 있는 실정이다. 이러한 현실적 문제의 궁극적인 책임은 의료인들에게도 있겠지만 어떻게 보면 정치권에 정당한 요구를 통해 잘못된 법령을 바로잡아야 할 국민에게 더 근원적 책임이 있다 할 것이다. 현실이 이런 상황인데도 잘못된 의료관계 법령을 단 한 번도 읽어보지 않는 국민에게나 존재할 수 있는 법이라는 표현이 아마도 옳을 듯싶다. '의사가 못 고치는 환자는 어떻게 하나'라는 제목의 황종국 판사 책을 읽어보면 비현실적 법조문들의 문제와 의료현실을 좀 더 정확하게 알 수 있다. 나라의 진정한 주인인 국민이, 국민의 뜻을 받들어 바른 정치를 펴 나가야 할 국회의원과 대통령에게 당당하게 요구해야 한다. 불합리한 의료제도의 피해는 우리들뿐만 아니라 고스란히 후손들까지도 받기 때문이다. 우리 모두가 다 사회운동가는 아니지만 잘못된 의료관계법령 위에 낮잠 자는 시민의식으로부터 깨어나 마땅히 요구할 것은 요구해야 하겠다.

인산의학은 오랜 세월 전승되어오다가 어떤 사정에 의해 중간에 자취를 감추었던 뿌리 깊은 민족전통의학의 원형이라 하겠다. 농약, 비료 주어 재배한 수입 한약재를 별생각 없이 쓰는 것은 조상들의 지혜와 참뜻에 어긋나는 것이므로 전통의학이라고 할 수 없다. 선친은 자녀들에게 절대 의료인이 되지 말라고 엄명을 내리셨다. 의사면허 받고 의료집단에 들어가면 그 논리에 충실하게 되고, 결국 의료를 밥벌이에 이용하게 되기 때문에 땅을 파고 막노동을 하더라도 의료업을 하지 말라고 하셨다. 선친은 암·난치병

환자들이 찾아와도 처방전만 내시고 시장통의 한약건재상에 가서 약을 지으라고 했다. 평생 가난하고 천대받는 삶을 살아오다 1986년에 『신약』 책을 펴내고 나서야 가난하고 비참한 삶이 조금 나아졌을 뿐이다. 밥 먹고 사는 것은 목적이 아니었다.

거듭 말하지만 의학에도 순리(順理)가 중요하다. 순리의 반대는 무리(無理), 무리한 의료는 부작용을 낳게 마련이고 반드시 후유증이 있게 된다. 자연과 비자연의 잣대를 항상 들이대서 내 삶이 자연 동화(同化)적인가 되돌아보면 크게 실수할 일이 없을 것이다. 좀 무리가 따르는데도 밀어붙이는 우(愚)를 범해서는 안 될 것이다. 숱하게 죽을 고비를 맞는 것은 무리해서이고 술 때문에 병마로 고생하는 것도 무리하기 때문이다. 일상의 삶에서도 순리와 자연의 잣대를 잘 활용해서 자신의 삶의 행로를 차근차근 되돌아보고 깊이 성찰해 보시기 바란다. 그러면 분명히 바른길이 보이게 될 것이다.

-위 글은 지난 11월 17일부터 20일까지 경남 함양의 인산연수원에서 개최된 '제7기 김윤세의 심신치유' 프로그램에서 행한 김윤세 대표의 강연내용을 글로 옮긴 것이다.

〈월간 仁山의학 2010년 12월호〉

096

仁山선생 탄신 百주년,
"국가의료 百年大計 수립을"

진달래가 온 산하대지를 붉게 물들이는 춘삼월 호시절이다. 만물 소생의 생기가 대지를 뒤덮고 백화가 만발하며 신록이 빛을 발하는 참으로 좋은 계절이다. 상생(相生)의 기운이 충만해지는 좋은 계절에 인산 선생께서 태어나셨다. 올해 기축(己丑)년은 인산 선생 탄신 백주년이 되는 해다.

선생께서 세상에 오신 것은 정확히 1909년 기유(己酉)년 음력 3월 25일 밤 10시 무렵이다. 그러니까 지난 4월 20일이 생신이었고, 4월 18일이 토요일인 관계로 여러분들을 모시고 기념행사를 가진 바 있다. 바쁘신 중에도 국내는 물론 해외에서까지 불원천리(不遠千里) 발걸음을 해주신 분들께 다시 한 번 지면을 빌려 진심으로 감사를 드린다.

함양읍 죽림리 소재 인산동천은 인산 선생께서 생전에 머무르시면서 각종 암·난치병 그리고 이름 모를 괴질로 고통 받는 수많은 사람들에게 재생의 희망과 기쁨을 안겨준 곳이자 21세기 새로운 의학 트렌드로 부상하고 있는 자연의학의 신이론과 처방을 정립하여 세상에 공개한 유서 깊은 곳이다. 온 세상이 소금 섭취 문제의 본질과 거리가 먼 '소금 폐해론'을 주장하며 섭취량을 줄이도록 권고할 때 인산 선생께서 소금 문제의 지혜로운 해결 방안으로 죽염(竹鹽)의 제조방법과 그 활용법을 제시하여 세상에 널리 알리고 산업화한 곳이기도 하다.

우리 농촌경제에 새로운 활력을 불어넣고 있는 여러 가지 산업들, 예컨대 유황오리 산업, 홍화씨 산업, 마늘 산업, 쑥 산업, 죽염 산업 그리고 각종 토종생물 산업은 이곳에서 등장한 인산의학에 의해 완성된 대표적인 신산업이다.

인산의학은 '각종 암·난치병의 효과적인 퇴치와 국민건강 보호'라는 국가의료의 본래 목적과는 달리 특정 의료집단의 이권(利權)보호에 초점을 맞춘, 세계적으로 유례를 찾아보기 어려운 기형적 의료관계법령에 의해 야기되는 제반 문제들을 슬기롭게 해결할 대안으로 부상하고 있다.

의료능력 우선시되는 법 개정 시급

우리나라의 의료관계법령은 제정 이래 지난 60년 동안 본래의 입법 취지와는 거리가 먼 현대의학과 전통의학, 동양의학과 서양의학, 제도권 의료와 비제도권 의료 등 의료집단 간의 반목과 갈등을 부추기고 이권 싸움의 도구 역할을 해온 측면이 있다. 법률로서의 공적 기능을 제대로 하지 못했을 뿐 아니라 지금까지도 수많은 역기능과 부작용을 양산해 내고 있다.

지난해 가을 추석 무렵, TV를 통해 방영된 김남수 선생의 침, 뜸 내용이 시청자들로부터 크게 반향을 일으키자 뜸 시술의 불법성을 내세워 법적 조처를 요구한 한 의료인단체와 영업정지 처분을 내린 행정당국의 불합리한 처사는 잘못된 우리나라 의료관계

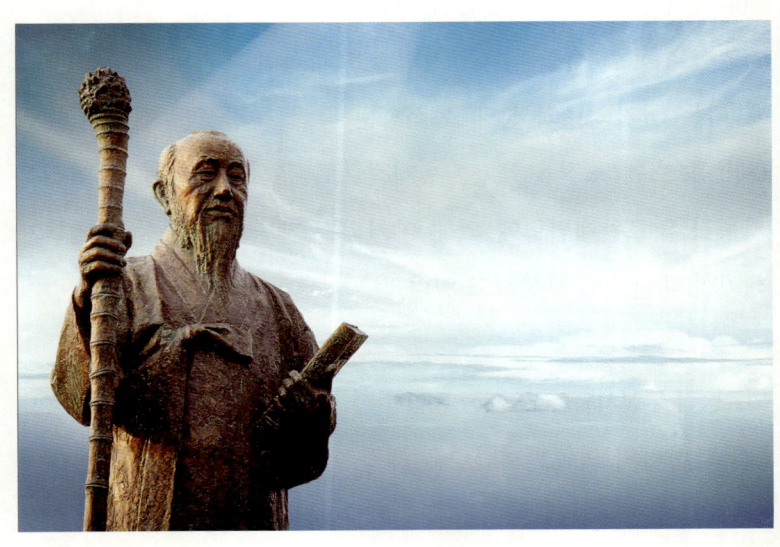

법령에 의해 빚어지는 수많은 폐단 중 빙산(氷山)의 일각을 보여준 것에 불과하다.

이렇듯 침과 뜸을 잘 놓느냐의 '의료능력' 여부를 검증하려는 합리적 노력보다는 현실과 거리가 멀고 이치에도, 경우에도 맞지 않아서 원성이 자자하며 개정 요구의 목소리도 높은 비현실적 법조문만을 근거로 처벌을 요구한 것이다.

이에 따라 보건당국은 민원이 제기되었다는 명분 아래 처벌을 내려 병마(病魔)와 싸우는 장군과 같은, 의료능력자들의 의료능력 발휘를 국가가 법령으로써 원천봉쇄하는 기이한 현상이 곳곳에서 끊임없이 벌어지고 있다.

1백 살이 넘은 고령임에도 노구를 아끼지 않고 암·난치병 환자들의 회복을 위해 경험과 지혜의 인술을 베풀다 불법의료행위로 기소되어 법적 처벌을 받은 장병두 선생의 사건을 위시해 크고 작은 수많은 불법의료행위 사건들 중에는 정말 국민건강을 빌미로 환자와 그 가족들에게 피해를 입힌 범법자들도 상당수 있겠지만 이해관계에서 비롯된 악의적 고소고발에 의한 억울한 경우도 적지 않다.

하루속히 국가에서 제도권 의료인들만 의료행위를 할 수 있도록 규정하고 있는 현행 의료관계법령을 개정해 어떤 경로를 통해서 터득되었든지 간에 특정 질병치료에 대한 의료능력을 확실하게 갖추었는지의 여부를 확인 검증하는 시스템을 도입해 인류의 공적(公敵)인 암·난치병 퇴치에 활용하고 국제경쟁력 강화를 통한 의료수출로 국부(國富)를 창출할 '국가의료백년대계'를 시급히 마련해야 할 것으로 판단한다.

우리 조상들은 동네에 아픈 사람이나 중병을 앓는 사람이 있으면 집안의 귀중한 것이라도 약에 쓰라고 내어주고 그중에 의학적 식견과 의료능력이 있는 이들은 처방과 약물을 알려주어 다 같이 병고로 신음하는 사람들을 도와 질병을 물리치고 건강한 삶을 회복할 수 있도록 방도를 강구했던 미풍양속을 오랜 세월 지녀왔다. 결코 다른 사람들의 의료행위를 비제도권이라 해서 음해(陰害)하거나 문제시한 적이 없다는 것이다.

인류의 각종 암·난치병을 물리치는 힘은 '의료능력'에서 나오는 것이지 학벌이나 자격증에서 나오는 것이 아니다. 따라서 국가가 나서서 비제도권 의료인들의 의료행위를 법령으로써 제한할 것이 아니라 오히려 의료능력을 발굴 개발하여 다양한 의료체계가 존립하여 다 같이 인류의 암·난치병 퇴치에 효과적으로 기여할 수 있도록 해야 할 것이다.

환자와 가족 스스로 동양의학이든, 서양의학이든, 제도권이든, 비제도권이든 의료능력 여부를 판단해 치료를 선택할 수 있도록 하는 것이 합리적일 것이다. 국가가 정작 해야 할 일은 제도권의 이권을 보호하고 비제도권의 의료행위를 규제하는 일이 아니라 국민건강을 보호하고 의료인들의 의료능력을 검증 확인하는 것이다.

비제도권 의료인들의 경우 오랜 투병의 과정에서 터득한 자연발생적 의료능력자, 종교성직자로서 영적(靈的) 수련의 결과로 얻어진 의료능력자, 집안 대대로 내려오는 의맥(醫脈)을 계승한 내림의학자 등 다양한 경로를 통해 나름의 독특한 의료능력을 보유한 이들이 적지 않다.

이들은 국가 공인 여부를 떠나 자신의 독특한 의방(醫方)을 활용해 전국 각지에서 소문을 듣고 찾아오는 환자들이나 주위 사람들의 암·난치병 회복에 나름대로 기여함으로써 그들에게 특정 분야의 의료능력을 인정받은 '참 의료인'들이다.

이런 비제도권 의료인들은 지역사회에서 효험을 본 사람들에 의해 자연스럽게 소문이 남으로써 전국 각지에서 자신의 난치성 지병을 고치기 위해 불원천리 찾아와 치료해 달라고 사정해도 현행 의료관계법령의 제약으로 마음 놓고 시술을 못하는 실정이다.

더욱 중요한 것은 전통의학의 경우 침이나 쑥뜸, 부항, 사혈처럼 오늘날 제도권 의료인들이 배우기는 어려운 데 반하여 의료수가가 낮아 소득에 별반 도움이 되지 않는 등 이런저런 이유로 공부도 하지 않고 시술을 꺼리면서도 다른 사람들마저 못하게 하는 놀부 같은 심술로 저비용 고효율의 참 의료 유통을 가로막고 있다는 것이다.

요는 의료의 통제를 풀고 난장판이 되도록 방치하라는 얘기가 아니다. '의료능력'이 사장(死藏)되지 않도록 의료능력을 발굴하고 확인 검증하는 다양한 통로를 만들어 암·난치병으로 속수무책 스러져가는 수많은 사람들의 비명횡사(非命橫死)를 막고 '국민 모두가 다 같이 건강한 나라'를 만드는 데 크게 기여할 수 있게 해야 한다는 얘기다.

다시 말해 내가 못하는 것을 남이 더 잘할 경우 놀부 심보를 답습해 시기 음해하는 추태를 보일 게 아니라 흥부의 마음가짐을 본받아 그 능력을 존중하고 배워 활용하는 것이 합리적 태도요, '국민 모두가 다 같이 건강한 나라'를 만드는 첩경이라고 생각한다. 이렇게 하는 것이야말로 국조 단군(檀君)의 홍익인간(弘益人間) 이화세계(理化世界)의 숭고한 취지에도 부합하는 지혜롭고 현명한 자세라 할 것이다.

仁山의학은 앞날의 질병환경 다스릴 미래의학

동양의학 서양의학, 제도권, 비제도권 가릴 것 없이 암·난치병의 근본치료에 효과를 발휘하는 것은 참 의학이라 할 수 있다. 참 의학은 자연법칙과 생명원리에 부합하는 의론과 치료법을 활용한다. 즉 무위(無爲)의료를 통해 자연치유(自然治癒)를 이끌어낸다. 각종 암·난치병이 근본 치료되는 까닭이 여기에 있다.

병원체(病原體)를 공격, 파괴, 제거하기 위해 모든 수단을 동원하는 오늘날의 주류 의료체계의 치료방식은 인류의 생존을 위협하는 각종 암·난치병을 근본적으로 치유하지 못하는 한계를 갖고 있다. 인체 생명의 원리와 자연법칙에 부합하는 지혜롭고 현명한 치료방식이 아니기 때문이다. 비순리, 비자연의 의료체계일 뿐만 아니라 지나친 상업화로 생명의 존엄성마저 훼손하는 게 오늘의 의료현실이라 하겠다.

오랜 옛적, 과거의 지식과 경험에 근거한 의방으로 생활환경과 체질이 현격히 달라진 오늘의 질병을 고치려는 시도는 기대만큼의 성과를 거두기 어렵다. 질병의 근저에 굳건하게 자리 잡은 공해독을 간과(看過)하기 때문이다.

오늘의 현실과 부합하지 않는 비현실적 이론, 생태계의 오염과 공해독의 증가로 인해 크게 달라진 발병환경에 적응하지 못하고 기존의 오류를 답습하는 처방, 해충을 죽이기 위해 사용하는 고독성 농약, 인위적 성장촉진을 위해 쓰는 비료 등 비자연적 요소들이 곳곳에서 인류 생존을 위협하고 있다.

오늘의 이러한 흐름은 산업화 과정에서 피할 수 없는 부득이한 측면이 있다 하더라도 인류 전체의 건강에 악영향을 미친다는 점에서 하루속히 방향을 돌려야 할 것이다.

이제 우리는 인류 생명의 본래 고향인 자연으로 돌아가야 한다. 인위(人爲) 인공(人工)을 넘어 무위(無爲) 자연(自然)의 자연주의로 가야 한다는 것이다. 물질 위주의 자본주의(資本主義) 요소를 최대한 배제하여 인간 중심, 생명존중의 인본주의(人本主義) 의료를 확립해야 할 때다.

단군(檀君) 이래 면면히 이어져온 우리네 자연주의, 인본주의 의학의 흔적들을 찾아내 오늘의 현실에 맞게 되살려 이 시대에 부합하는 의학, 앞날의 질병환경을 다스릴 미래의학으로 새롭게 제시한 것이 바로 인산의학이다. 인산의학의 『신약(神藥)』, 『신약본초(神藥本草)』 등의 저술은 누구든지 마음만 먹으면 실제로 활용할 수 있도록 자력(自力) 자가(自家) 자연(自然)의 신약묘방들을 중심으로 참 의학의 도리와 참 의료의 진실을 명명백백하게 보여 주고 있다.

한 선각자께서 "큰 병(大病)은 무도(無道)의 삶에서 비롯된다"고 설파하였고 석가모니(釋迦牟尼)는 탐진치(貪瞋痴) 삼독(三毒)을 다스리는 묘방으로 계정혜(戒定慧) 삼학(三學)을 제시하였으며 노자(老子) 역시 그의 저술 도덕경을 통해 '도를 좇아 살면 죽을 때까지 위태로울 일이 없다(道乃久沒身不殆)'고 설명한 바 있다.

인산 선생께서는 무의자유(無醫自癒), 즉 자연과 거리가 먼 인위, 인공적 치료를 하지 말고 순리 자연의 의방(醫方)에 따라 치료해야 인체의 자연치유능력에 의해 모든 병이 근본적으로 치유될 수 있다고 강조한 바 있다. 이러한 가르침은 도리에 따른 삶을 살아야 하는 이유, 순리 자연의 의학과 그 요법을 인식하고 활용해야 하는 까닭을 잘 설명해 주고 있다.

몸과 마음의 건강을 유지하면서 천수(天壽)를 온전히 누리기 위해서는 '참 의학'을 받아들이지 않으면 안 되리라 여겨진다. 이것이 바로 인산의학의 핵심이요, 무병장수의 대도(大道)라 하겠다.

　인산의학은 주변에 흔한 자연물의 약성을 활용하여 제 병, 제 힘으로 고치는 신의방(新醫方)을 제시함으로써 의학적 편견과 치료능력의 한계, 상업의료의 폐해로부터 자신과 가족들을 보호할 수 있는 '참 의료의 큰 길'이라 하겠다.

　각종 '암·난치병을 퇴치할 묘방(妙方)'과 '참 의료의 이정표(里程標)'를 제시하고 있는 인산의학은 이제 탄생 백주년이 되었으며 가장 한국적인 벤처기업, 주식회사 인산가 역시 창립 22주년을 맞고 있다.

　숱한 난관을 겪으면서도 오늘까지 쓰러지지 않고 조금씩이나마 지속적인 성장을 거듭할 수 있었던 것은 창립 이래 지금까지 물심양면으로 성원해 주신 인산 가족들과 관계자 여러분들의 보살핌 덕분이다.

　인산가의 모든 임직원들은 앞으로 인산의학을 더욱 널리 알리고 한층 더 연구개발에 진력하여 훌륭한 제품으로 인류건강에 기여하는 것만이 여러분들의 성원에 조금이나마 보답하는 길이라 믿고 더욱 열심히 노력할 것을 다짐한다. 공해가 날로 기승을 부리고 경제적으로도 어려운 이때, 독자 여러분과 여러분 가족들 모두 순리와 자연의 삶을 영위하여 건강하게 천수(天壽)를 누리시고 내내 행복하시기를 충심으로 기원한다.

〈월간 仁山의학 2009년 5월호〉

9장

암·난치병·괴질의 解法을 제시한다

097 '참 의학' 받아들이면 당뇨는 물러간다
098 암·난치병의 '神藥'은 집 안에 있다
099 암·난치병의 최고 妙方은 '修心修道'
100 제 힘으로 제 병 고치는 '참 의료' 이야기
101 癌 극복 체험 통해 의학 역사 새로 쓴다
102 몸의 病보다 마음병 치료가 급선무
103 '참 의료' 自覺 여부가 生死를 가른다
104 생명 救濟의 지혜 담긴 '참 의료' 妙法
105 無醫自癒의 '참 의료 세상'을 바란다
106 '神市의학'에서 찾는 암·난치병 妙方
107 참 의학의 眞理는 千年 가도 빛을 발한다
108 仁山의학, 암·난치병 시대 活路를 제시하다

097

'참 의학' 받아들이면 당뇨는 물러간다

오늘과 같은 공해 세상을 살면서 건강하게 천수(天壽)를 다 누리기 위해서는 '참 의학'과 자연요법에 대해 기본적인 내용을 알아야 한다. 병에 걸리면 병에 끌려 다닐 것이 아니라 제 스스로 병을 다스려야 한다. 무리하거나 부자연스럽게, 위험하게 도박을 하는 심정으로 병을 다스려서는 안 된다. 애초에 병에 걸리지 않으려면 자연법칙에 따라 생명의 원리에 맞게 삶을 영위하며 섭생을 하는 것이 좋다. 치병(治病)을 하되 이치에 맞게 자연스럽게 해야 한다는 말이다.

우리는 대체로 큰 환상을 가지고 있다. 현대 (서양)의학이 매우 발전해서 암이 완치되고, 암세포만 선택적으로 공격해서 죽게 하는 항암제가 개발돼서 우리를 살려줄 것이라고 믿고 있는 것이 바로 그 환상이다. 비아그라 같은, 전 인류 중에서 극히 소수만 앓고 있는 병 아닌 병의 치료약이 개발 시판된다는 소식에 대해서는 대서특필하면서 정작 인류의 건강에 아주 중요한 내용에 대해선 모든 신문이나 방송이 외면을 하고 있다. 이것은 인류의 건강을 위해서 그러는 것이 아니라, 다국적 제약회사나 관련 이익단체들의 눈치 보기에 급급하기 때문이라는 점은 모두가 미루어 짐작할 수 있는 사실이다.

현대의학 문제점 인식하고 順理와 自然에 맞게 병을 다스리라

1970년과 1994년 사이 25년 동안의 암 사망률을 비교한 결과를 보면 암으로 인한 사망률이 6%나 증가했다. 현대의학의 한계를 여실히 보여주는 것이다. 이 결과를 분석하면 지난 수십 년간의 암 치료 노력이 실패로 돌아갔다는 것을 인정하지 않을 수 없는 것이고 따라서 치료보다는 예방에 중점을 두어야 한다는 주장이 설득력을 갖게 된 것이다.

우리나라의 경우 역시 지난 10년간 암 사망률이 10% 증가한 것으로 나타났다. 2000년 사망 원인 통계 조사에 따르면 전체 사망률 중 암으로 인한 사망률이 20.1%에서 23.7%로 늘어났다. 암에 의한 사망률이 10.6%나 증가한 것이다. 이 수치는 세계 평균치에 비해 월등히 늘어난 양이다. 앞으로 2030년 무렵에는 2명 중 1명이 암으로 사망할 것이라는 예측이 나오고 있기도 하다.

우리는 암에 대해 너무 막연한 생각을 가지고 있다. 그런데 항암제의 부작용을 고발한 책이 일본에서 출간돼 화제가 된 적이 있다. 『암과 싸우지 마라』는 제목으로 번역되어 시판된 바 있는 의서로서 일본 국립 게이오대학의 의학부 방사선과 강사이자 암 전문의인 곤도 마코토 박사가 쓴 책이다. 곤도 박사는 이 책에서 전체 암환자 중에서 항암제로 생존율을 높일 수 있는 사람은 10%에 불과하다고 주장한다. 아울러 항암제를 과다하게 사용하는 배경에는 환자를 위한 것이기보다는 영리 추구 등 다른 목적인 경우가 많다고 적고 있다.

또 미국의 국가의학 감독관을 지냈고 시카고에 있는 마이클 리세 병원장을 지낸 중진 의사인 로버트 멘델존 박사는 그의 저서 『나는 현대의학을 믿지 않는다』에서 "현대의학은 병을 치료한다는 본래의 목적보다는 영리 추구에 치우쳐 있다"고 말한다. 그는 이 책의 서문에서 "현대의학은 몸을 맡길 만한 가치가 없는 종교이고, 따라서 이러한 종교를 믿어서는 안 된다는 것을 정확한 근거를 제시해서 증명하려고 한다"고 밝히고 있다. 멘델존 박사는 현대의학을 '현대의학교(敎)'라고 비꼬면서, 현대의학을 '죽음의 의학'이라고 정의한다.

필자가 곤도 박사나 멘델존 박사의 책을 예로 들면서까지 현대의학의 한계를 구체적으로 언급하는 것은 독자들에게 절망과 고통을 드리기 위해서가 아니다. 다만 빨리 환상을 버리고 암이나 난치병에 대해 정확하게 인식해서 암·난치병에 걸리지 않도록 노력해야 한다는 것을 말하기 위해서다.

　설령 암·난치병에 걸렸다 하더라도 순리(順理)와 자연(自然)의 참 의학을 이해하고 받아들여서 병 치료에 활용하면 되는 것이다. 이 시대에 인류에게 필요한 의학은 순리와 자연의 '참 의학'이다.

　'참 의학'은 우리의 생명을 위한 의학이다. 상업주의에 물들지 않고 오로지 인간 생명을 구하기 위해 필요한 의학이 바로 '참 의학'이라 할 수 있는 것이다.

　당나라 때 손사막이 말하길, "상의치미병지병(上醫治未病之病)이라 하여 제일 훌륭한 의사는 병이 생기기 전에 고치는 사람이며, 중의치욕병지병(中醫治欲病之病) 즉 중간 정도 수준의 의사는 병이 발생하려고 할 때 치료하는 의사며, 하의치이병지병(下醫治已病之病) 즉 제일 수준이 낮은 하의는 이미 병이 생겨 기울어진 후에 손을 댄다"고 했다.

　그런데 요즘에는 별의별 방법을 다 동원하고도 병을 고치지 못한 채 나중에 "현대의학으로 동원 가능한 모든 방법을 사용해 최선을 다했음에도 불구하고 가망이 없으니 마음의 준비를 하시기 바랍니다"라는 말을 한다.

　우리 스스로 깨닫고 노력하지 않으면 무지(無知)와 편견(偏見)의 소치로 인해 이 땅의 불합리한 의료체계의 희생양이 될 수밖에 없다. 깨우치고 판단해 스스로 선택하면 되는 것이다.

糖尿는 불치병이 아니라는 증거

　선친(仁山 金一勳)이 생존해 계실 때 필자는 몇 번 죽을 고비를 넘긴 적이 있다. 고비를 맞을 때마다 매번 필자를 살린 것이 아버님의 쑥뜸이었다. 그렇기 때문에 아버님은 생명의 은인이자 또한 필자를 잘 깨우쳐주셔서 오늘날 대체의학과 자연요법에 대한 안목을 지닐 수 있게 한 스승이기도 하다.

　인산의학은 인산(仁山)이라 불리던 분의 천부적 혜안(慧眼)과 팔십 평생의 경험을 토대로 완성된 독창적인 신의학 체계라 할 수 있다. 동서고금을 막론하고 이와 비슷한 예가 전혀 없다. 아주 특이한 처방과 약물의 활용법을 남겨주셨는데, 소금만 하더라도 현대(서양)의학에서는 짜게 먹으면 무조건 해롭다고 말을 하지만 선친께서는 '소금 속에 있는 불순물을 제거하고 소금의 정기(精氣)만 모으면 천하의 명약이 된다'고 하셨다. 인산의학의 특징은 '제 힘으로 제 집에서 자연요법(명태, 오리, 홍화씨, 오이, 금은화, 포공영, 마늘, 파, 생강 등)을 통해서 병마를 퇴치하고 건강을 회복시키는 것'이다.

　현대의학에서는 일반적으로 당뇨를 불치병이라 여기고 또 그것을 정설로 받아들인다. 그러나 필자는 당뇨가 못 고치는 병이라는 얘기를 들어본 일도 없거니와 그 말을 믿지도 않는다. 고치지 못한다는 생각을 가진 이들에게 당뇨병은 그야말로 무섭고 질긴 존재일 뿐이다.

인산의학에서는 아주 간단하고 명쾌하게 당뇨를 정의한다. 당뇨는 우선, 음식물을 통해 체내에 유입된 모든 독이 심장의 화기(火氣)와 결부해서 폐를 공격할 때 생긴다. 화기가 폐를 범하면 갈증이 일어나게 된다. 이것을 소갈증이라고 한다. 당뇨 초기에 갈증이 심한 이것을 상소(上消)라고 하는데, 윗부분의 소갈증이라는 뜻이다.

또한 피를 만들어 간으로 보내주는 비선이라는 조직이 있는데 그 조직 신경이 마비되면 비선에서 피를 제대로 보내지 못하기 때문에 비장이 당분을 제대로 흡수하지 못하게 된다. 이때 흡수되지 못한 당분이 소변 등을 통해서 외부로 배설되는 것이다. 이것을 중소(中消)라고 하는데, 자꾸 허기증이 오고 기운이 빠지는 것을 느낄 수 있다.

마지막으로 심장 화기가 간을 범하면 시력이 감퇴한다. 콩팥을 범하면 중풍, 고혈압, 신경통, 관절염 등이 온다. 이때 여러 합병증이 오는데 이를 하소(下消)라고 한다.

당뇨가 원인이 돼서 온 병은 당뇨를 먼저 치료하지 않으면 근본적인 치료가 되지 않는다. 오랜 시간 산행 시 우리는 끝없는 갈증을 느낀다. 이때 물을 마시면 마실수록 더욱 갈증이 심해지는 것을 느낄 수 있다. 이때 죽염을 입에 물고 있으면 갈증이 멈춘다. 화기가 폐를 범했을 때 소갈이 시작되는데 이 갈증을 멈출 수 있는 게 바로 소금이다. 천일염이나 죽염을 먹으면 상관없지만 정제염을 쓰면 도리어 역효과가 난다.

  당뇨가 어느 정도 진행됐을 때, 즉 비선 조직에 문제가 생겨 췌장이 인슐린 분비를 못하게 되면 당을 합성하지 못하게 된다. 이때 흔히 식이요법을 권하는데, 원인은 보지 않고 밖으로 나타나는 증세만 보고 판단한 결과다. 당은 계속 소모되는데 보충할 생각은 않고 당 없는 음식만 먹으라고 하니 당과 영양 보충이 안 되는 것이다. 당뇨로 인해 사망하는 사람들의 사인은 대부분 영양실조에 의한 것이다.

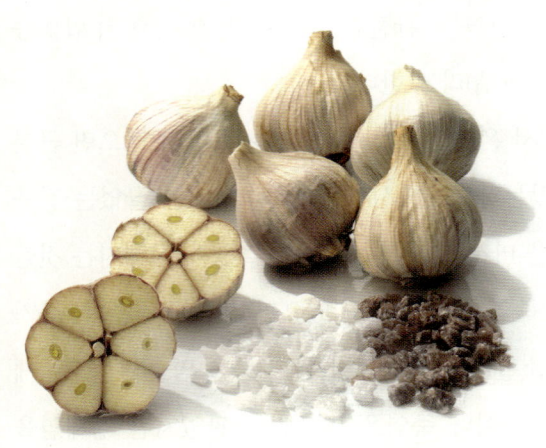

음식 가리지 말고 죽염 활용하면 고칠 수 있어

그렇다면 당뇨를 근본 치유하기 위해서는 어떻게 하는 것이 최상의 방법일까?

선친께서는 살아생전에 당뇨환자들이 찾아오면 대뜸 "너, 의료진이 시키는 대로 이것저것 다 빼고 먹으면 머지않아 영양실조로 죽게 된다. 아무 거나 닥치는 대로 먹어. 알았어?"라고 말씀하시곤 했다. 이 말은 음식물을 가리지 말고 골고루 섭취하라는 뜻이다.

원기가 약해지면 병은 깊어지고 원기가 강해지면 병은 힘을 쓰지 못한다. 당뇨에 있어 식이요법은 뭐든지 뱃속에서 당기는 대로 먹는 것이다. 이것이야말로 순리 자연의 묘법이다. 그러나 이러한 식이요법만 가지고서는 병이 어느 정도 진행된 사람들은 근본 치유가 잘 되지 않는다. 식이요법과 함께 늘 적당량의 운동을 해주는 것이 좋다. 그래야 당뇨가 악화되지 않고 근본적으로 치유되는 길이 열린다.

당뇨환자가 갈증이 나서 물을 마실 때는 반드시 생수에 죽염을 타서 짭짤하게 마시면 빠른 효과를 볼 수 있다. 당뇨의 치유를 위해 인산의학에서는 '생진거소탕(『신약』에 자세한 처방이 나와 있음)'이라는 처방을 권한다. 당뇨는 진액이 부족해서 오는 병이니 진액을 생성되게 하는 약을 쓰면 소갈증을 멈출 수 있다는 이치다.

쥐눈이콩이라고 불리는 서목태는 당뇨로 인한 소갈증을 없애주고 신장병을 다스리며 기(氣)를 내려 풍열을 억제하며 모든 독을 풀어주는데, 인산의학을 통한 당뇨 치유법은 이 서목태 요법을 비롯해 여러 가지 방법이 있으나 가장 중요한 것이 '죽염의 약리작용에 대한 올바른 이해와 그것의 활용법'이다.

죽염의 대나무 기운이 당뇨의 조갈증을 막아주는 기능을 한다. 또 죽염 속 함유량이 높은 백금 성분과 황토 기운이 비소의 허기증을 해결해 준다. 아울러 쇠 가마에서 죽염을 굽기 때문에 철정(鐵精)이 많이 함유돼 있는데, 이 철정은 콩팥 기능을 향상시키고 간 기운을 돋워주기 때문에 하소를 낮춰주는 작용을 한다. 어혈을 다스리고 새살을 돋게 하고 나쁜 것은 제거하고 힘줄과 뼈를 튼튼하게 해주는 것이 바로 소나무의 송진 기운이다. 이 송진 기운이 사람 몸에 들어가 제 기능을 하면 당뇨가 재발하는 것을 막는다.

또한 밭 마늘을 구워 죽염에 찍어 먹으면 좋은데, 이 방법은 당뇨뿐만 아니라 모든 암이나 난치병에 같이 쓰인다. 대나무, 소나무, 소금 등은 오래 살고(長生) 방부 역할을 한다는 공통점이 있다. 죽염을 먹으면 인체도 그와 같은 효과를 얻을 수 있는 것은 당연한 이치인 것이다. 제대로 만든 죽염의 경우 일본의 의학자들이 요즘 특히 강조하는 산화 환원력이 마이너스 2백 내지 3백이나 되는 물질이어서 강력한 환원작용을 통한 병마 퇴치와 건강증진 효과를 미루어 짐작할 수 있을 것이다. 부디 모두들 참 의학을 배우고 터득하여 건강하게 천수를 누리시기를 기원 드린다.

〈월간 壽테크 2006년 7월호〉

098

암·난치병의 '神藥'은 집 안에 있다

 필자를 비롯해 이 나라 국민은 누구나 적어도 의학에 있어서만큼은 대단히 불행한 국민이라고 할 수 있겠다. 왜냐하면 합리적이고 정상적인 의학교육을 받지 못한 것은 물론이고, 의학과 관련된 것만큼은 너나 할 것 없이 오랜 세월 세뇌를 받아왔기 때문이다. "현대의학은 눈부시게 발전하고 있다, 못 고치는 병이 없다, 에이즈도 머지않아 곧 해결된다"는 등, 근거도 희박하고 도무지 이해도 안 가는 비현실적인 이야기들을 너나 할 것 없이 초등학교 때부터 죽을 때까지 줄곧 듣고 있는 것이다.

 이렇듯 현실과 거리가 먼 이야기들을 하고 이상한 주장을 굽히지 않는 의료진을 가진 나라는 전 세계에서 아마도 대한민국밖에 없을 것이라는 생각이 든다. 적어도 의료라고 하면 병이 낫도록 고쳐주는 게 가장 우선시 되어야 한다. 종종 문상(問喪)을 가면,

현대의학으로 가능한 모든 수단과 방법을 동원해서 최선을 다했는데도 불구하고 병이 너무 깊어 치료도 못하고 돌아가셨다는 말을 듣곤 한다. 그런 얘기를 들을 때마다 답답함을 금할 길 없다. 단도직입적으로 말하면, 말기 암도 비자연적 치료를 하니 오히려 가만히 놔두면 그중 상당수 살 사람은 살고 죽을 사람은 죽는다. 그런데 비자연적인 무리한 치료를 한다고 온몸을 들쑤시고 나면 거의 죽는다고 보면 된다.

필자의 선친(仁山 金一勳, 1909~1992)은 양·한방 가릴 것 없이 이 나라 의료인들이나 보건 관련 공무원들의 행태가 보기 싫다고 지리산 깊숙한 산속에서 당신 팔 힘이 다할 때까지, 약 70세가 되실 때까지 막노동을 하셨다. 일절 세상에 나가 밥벌이하신 적도 없다. 어쩌다가 찾아오는 손님들이 '암인데 더 이상 병원에서 방법이 없다고 해서 물어물어 찾아왔다'고 하면 선친은 가만히 앉으셔서 고개만 끄덕끄덕 하시다가 불쑥 '죽염 퍼먹어' 이 한마디 던지는 게 처방의 전부였다.

죽염을 활용하여 대부분의 병원에서 못 고친다는 병을 고칠 수 있을까, 의심하는 사람들은 미처 써보기도 전에 죽어갔고, 그 말을 신뢰하고 부지런히 죽염을 퍼먹은 사람들은 대체로 살아났다. 모든 것을 떠나서 지혜와 경험에서 우러나오는 '참 의료'의 처방을 신뢰하느냐의 여부와 활용방법 여하에 따라 '몸에 해로울지도 모르는 소금으로 간주되느냐' '기사회생(起死回生)의 묘방(妙方)

이 되느냐' 로 갈리게 된다는 사실을 알 수 있을 것이다.

神藥은 우리네 부엌과 울타리 안에 있어

최고 좋은 신약(神藥)은 울타리 안에, 집 안에, 부엌 안에 있다. 그런 이치를 배우고 알면 사기당할 일이 없고, 헛돈 쓸 일도 없으며, 용타는 사람 쫓아다니며 시간 버리고 고생할 필요도 없다. 사람 살리는 숱한 묘방들이 1986년 6월에 선친께서 펴낸 『신약(神藥)』이란 책 속에 아주 명명백백하게 매우 상세하게 나와 있다.

대개 『신약』을 읽어보면 처음엔 누구나 다 황당하다고 받아들인다. 그것은 앞서 말했듯이 우리가 의학과 관련해 합리적인 교육을 받았다기보다는 세뇌교육을 받았기 때문이다. '암은 못 고친다' 가 정상이고 '백혈병은 못 고친다' 가 상식인데 죽염 먹으면 낫는다고 적혀 있는 것을 보고는 될지 안 될지 그대로 해보지도 않았으면서 안 된다고 자기 기준으로 판단해 버린다. 세상이 다 안 된다는데 인산(仁山) 할아버지만 된다고 하는 게 말이 되느냐는 말을 한다.

하지만 모르면 모른다고 하는 게 올바른 자세다. 자기가 모른다고, 이해되지 않는다는 이유로 무조건 남을 부정적으로 생각하는 건 문제가 있다. 특히 병 치료와 관련해서 무조건적인 부정은 환자에게는 물론이고 자기에게도 도움이 안 된다. 궁금하면 좀 더 물어보고 약이 되는 이치를 물어 자기 것으로 만들어야 한다. 그

묘방을 활용해서 비명횡사(非命橫死)를 막고 명(命)대로 살겠다는 생각을 해야 한다. 오만과 편견만 가지고 따지는 사람들은 자신도 모르게 제 명을 재촉하는 경우가 비일비재하다. 선친도 마찬가지셨고 필자 또한 그런 사람들의 고집을 전혀 말리지 않는다.

개똥밭에 굴러도 이승이 좋다는 말이 있다. 죽음이란 게 저승에서 누가 빨리 오라고 해도 서둘러 갈 필요가 없는 것인데 뭐가 좋다고 병에 걸려서 질질 끌려가는가. 제 병 제 손으로 다 고치고 때가 되면 내 발로 걸어서 가는 게, 즉 하늘이 내리신 수명을 다 살다 가는 게 가장 좋은 방법 아니겠는가?

죽염은 피와 정신을 맑게 하는 작용 나타내

산과 들에서 우리가 밟고 다니는 것들 중에 위급할 때 우리의 생명을 구할 수 있는 묘약이 아닌 게 없다. 우리 주변에 너무도 흔한 민들레는 얼마나 좋은 암 치료제인가? 민들레의 생명력은 상상을 초월하는데, 민들레는 모든 풀 중에서 염분 함유량이 제일 높다. 금은화라고 하는 것은 인동초의 꽃이다. 인동초(忍冬草)라는 이름의 뜻은 겨울을 이기는 풀이라는 말이다. 인동초는 서리를 맞아도 죽지 않는 풀이다. 인동초는 염분 함유량이 높아 겨울에도 얼지 않기 때문이다.

비밀은 소금에 있다. 염분 함유량이 적으면 인체는 영하 30도만 되어도 피가 다 얼어터질 것이다. 그런데 우리 몸 중량의 약

70%는 물이고 그 물의 98%가 소금물이다. 지구도 표면의 70%가 물이고 그 물의 98%가 소금물이다. 신진대사의 결과로 또는 다쳐서 우리 몸에서 나오는 모든 물은 소금물이다. 피도 눈물도 소변도 땀도 모두 소금물이다.

그런데 혈압을 올리고 온갖 성인병을 유발하는, 몸에 해로운 소금은 여러 가지 소금 중 하나인 정제염을 말하는 것이다. 우리나라 서해안 바닷가 갯벌에서 생산된 천일염이 아니라 바닷물을 수지이온교환막으로 염화나트륨만을 걸러 만들어낸 정제염은 인체 필수 미네랄들이 함유되지 않은 99.9%의 순수 염화나트륨이다. 이 순수 염화나트륨이 몸속에 들어가면 생체리듬을 깨고 혼란을 초래한다. 그래서 비만이 생기고 혈압이 오르고 각종 성인병을 유발하는 것이다.

그런데 소금이라고 해서 다 같은 소금이 아니다. 질적으로 전혀 다른 소금이 있는데, 바로 죽염이다. 천일염을 대나무통 속에 넣고 소나무 장작불로 아홉 번을 굽되 마지막 아홉 번째에는 섭씨 1천4백도 이상 고온으로 처리해 소금 속에 들어 있는 유해 중금속 등 독성 물질들을 깨끗이 제거하거나 처리한 것이 바로 죽염이다.

죽염을 커피잔에 하나 가득 담아 마셔도 아무런 이상이 없다. 이상이 없는 게 아니라 오히려 건강해진다. 물론 보통 사람의 경우 목구멍으로 넘어가지도 않는다. 만약 요령과 기술을 총동원해 많은 양의 죽염을 섭취했을 경우 그 정도 양의 죽염이 인체에 들어가면 엄청난 정화력(淨化力)을 발휘한다. 피가 맑아지는데 왜 혈압이 오르겠는가. 피가 맑아지는데 무슨 병을 못 고치겠는가. 피가 맑아지면 우선 면역기능부터 좋아진다.

道理에 어긋나게 살면 天壽 누리기 어려워

자연(自然)과 도리(道理)를 등지고 살면 절대 명대로 살 수가 없다. '어리수필사(魚離水必死), 즉 물고기가 물을 떠나면 살 수 없듯이 사람이 도리를 등지고 어떻게 생존할 수 있겠는가(人失道豈存)' 라는 옛이야기의 깊은 뜻을 되새길 필요가 있겠다. 사람은 자연을 등지고 도리에 어긋나게 살면 제 명대로 살 수가 없는 법이다. 재화(災禍)와 재난(災難)과 화(禍)라고 하는 것은 근원적으로 자기에게서 비롯된다.

혈관에 흐르는 피가 맑지 못하면 탁한 피에서 탁한 생각이 떠오르게 된다. 절대 맑은 피를 가진 사람이 어처구니없는 일을 저질러서 비명횡사하지 않는다. 모든 복(福)과 화(禍)는 자기 피와 마음에서 결정된다. 자기 한 생각에서부터 비롯되는 것이다.

우리 몸에 병이 오는 것은 올 수밖에 없는 이유가 있다. 남을 원망하고, 운동도 안 하고 또 스트레스를 받아 조그마한 일에도 화를 내는데 왜 병이 안 생기겠는가. 내 병은 내가 만든 것이다. 그러므로 자기 자신이 만든 병은 내가 고칠 수밖에 없다. 의료인이나 병원은 약물이나 기술적인 도움을 줄 뿐이고, 그 병이 실제로 좋아지고 안 좋아지는 것은 자기 자신의 마음자세에 달린 것이다. 필자가 기거하는 삼봉산 자락에서 쏟아져 나오는 광천수 물만 먹어도 병을 고칠 수가 있다. 공기 좋은 곳에서 걸어만 다녀도 피는 정화된다.

그런데 서울이나 부산 같은 대도시에서 오랜 시간 호흡하면 나쁜 공기가 호흡으로 들어가고 그것은 다시 피로 들어간다. 그래서

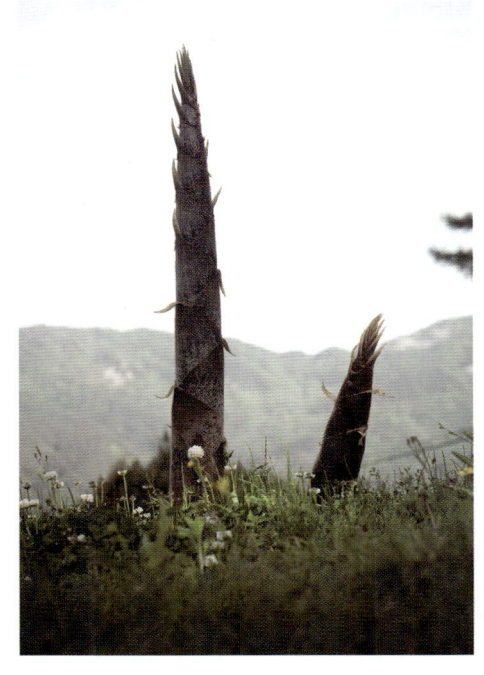

피가 탁해지고, 그것이 악혈(惡血)이 되고 악혈은 다시 독혈(毒血)이 되는 것이다. 그렇게 되면 우리 몸은 자구(自救)책으로 죽지 않기 위해 그 독혈을 한쪽에 모아두게 된다. 그것이 암 덩어리들이다. 그런데 빨리 안 죽게 한다며 그것을 떼어내버리면 다른 쪽에 또 생겨서 더 빨리 죽을 수 있다. 그런 이유로 암은 수술하는 것보다 건드리지 않는 것이 낫다고 하는 것이다.

미국이나 일본, 유럽에서는 수술이 득보다 실이 크다고 말하는 의사들이 적지 않다. 항암제는 세상에서 가장 무서운 독극물 중 하나다. 암세포만 죽이는 것이 아니라 몸 안의 다른 정상세포들을 가리지 않고 죽이는 끔찍한 결과를 초래하는 것이다.

살고 죽는 것, 마음먹기에 달려 있어

『항암제로 살해당하다』라는 책이 있다. 후나세 순스케라는 일본 환경운동 대가가 일본의 유명한 의사들을 인터뷰해서 쓴 책이다. 후나세 순스케는 "암으로 죽었다는 사람 대부분이 항암제로 살해당한 것이다"라고 말한다. 항암제의 부작용으로 인한 사망이라는 말이다.

'참 의료'란 것은 무엇을 먹거나 어떤 처방을 실천하더라도 병을 고칠 수가 있는 것이다. 반대로 지나치게 상업화된 의료의 경우 돈은 잘 벌고 보기에는 그럴듯한데 나을 듯 나을 듯하면서도 병은 잘 안 낫는다. 우리가 추구해야 될 것은 '참 의료'다. 살기 위해서 누군가를 찾아다니고 의학에 기대는 것이지, 화려한 시설이나 의료진을 구경하려고 병원에 가는 건 아닐 것이다.

모든 비밀은 주방 안에 다 있고, 그 다음 비밀은 울타리 안에 다 있다. 그 비밀을 깨닫는 지름길은 인산 김일훈(仁山 金一勳, 1909~1992) 선생의 천부적 혜안(慧眼)에 의한 경험처방이 수록된 『신약(神藥)』과 『신약본초(神藥本草)』를 자꾸 읽고 또 읽어 자기 것으로 만드는 것이다. 병을 고치는 원리가 복잡하면 누가 명대로 살겠는가? 개들도 속이 안 좋으면 풀을 뜯어먹고 토(吐)요법을 한다. 그런데도 여전히 속이 안 좋으면 땅기운이 제일 좋은 데 가서 흙을 파고 거기에 코를 묻는다.

그리고 거기서 호흡을 하고 이틀 정도 아무것도 먹지 않음으로써 단식(斷食)과 해독(解毒)요법을 통해 제 병을 다스린다. 하물며 사람이 개보다 못해서야 되겠는가. 지금부터라도 스스로 공부해서 남한테 아쉬운 소리 할 필요 없이 내 병 내가 고치면 된다. 『신약』과 『신약본초』를 교본 삼아 읽고 또 읽어 쉽고 간단한 묘방을 찾아 실천하면 된다. 책 속에 길이 있다는 말은 빈말이 아니다. 그 길을 제대로 찾으면 누구나 천수(天壽)를 다 누리며 건강하게 살 수 있는 것이다. 여러분들의 건강과 행복을 기원한다.

〈월간 仁山의학 2009년 7월호〉

099

암·난치병의
최고 妙方은 '修心修道'

오늘날 암이나 난치병으로 죽는 사람들 대부분이 잘못된 생각 때문에 죽는다 해도 과언이 아니다. 암·난치병 환자와 그 가족들은 대개 의료진들이 '현대의학으로는 더 이상 방법이 없습니다'라고 말하면 대부분의 경우 '아이고, 이젠 죽는구나' 라는 생각과 함께 절망과 자포자기(自暴自棄)의 늪으로 빠져들기 시작한다.

그런데 현대인들의 생활방식을 들여다보면 암이나 난치병에 걸릴 수밖에 없도록 사는 경우가 적지 않고, 또한 그런 비자연적이고 무리한 생활방식을 죽을 때까지 유지한다. 최소한 암이나 난치병에 걸려서 생존여부가 불투명한 사람은 도시에 대한 미련과 직업에 대한 애착을 버려야 살 수 있다. 그런데도 서울이나 부산 등 대도시에 줄곧 눌러 앉아 하던 일 계속하면서 요행스레 병이 낫기만 바라는 사람은 달리 방법이 없다. 불구덩이 속에서 어떻게, 그것도 병든 생명이 온전하게 살아남을 수 있겠는가?

  호흡이나 음식물들을 통해 들어오는 무서운 독성물질들은 성한 사람도 몸을 상하게 한다. 하물며 면역기능도 떨어지고 질병에 시달리는 사람에게는 더욱 치명적이다. 그러므로 좀 더 공기가 맑은 곳으로, 좀 더 물이 맑은 곳으로, 좀 더 초록빛이 많은 곳으로 우리들의 거처를 옮겨야 한다. 아주 옮겨버리면 좋겠지만, 사정이 안 된다면 병 고칠 때까지라도 옮겨 사는 게 차선책이 아닐까 싶다.

  안타까운 것은 많은 사람들이 암이나 난치병에 걸려 죽지 않을 수 없는 그런 생활환경을 인식도 하지 않고, 자각(自覺)도 하지 않고, 개선해 보려는 노력도 하지 않는다는 것이다.

환자들은 도시와 직업에 대한 미련 버려야 산다

  선친(仁山 金一勳, 1909~1992)께서 함양(咸陽)에 터를 잡은 데는 중요한 이유가 있었을 것이다. '인산 신약(神藥)'들을 채취하고 실험할 수 있는 조건이 두루 갖춰졌기 때문일 것이고, 교통과 문화의 오지였던 만큼 개발에 의한 환경파괴나 오염과는 거리가 멀어서 청정한 자연환경을 지닌 곳이었기 때문으로 생각된다. 선친의 뜻을 이어받아 세계 최초로 죽염을 위시하여 유황오리, 홍화씨, 마늘 등 인산의학의 산물들을 산업화한 필자 또한 지리산을 품고 있는 함양의 천혜적인 요인들을 늘 생각하면서 사업을 영위하며 생활하고 있다.

함양은 북으로는 남덕유산과 남으로는 지리산으로 대표되는 백두대간의 여러 산군(山群)들에 의해 크게 둘러싸여 있다. 어느 곳으로든 영산(靈山)들의 상서로운 기운들에 가로막혀 나쁜 기운, 즉 악기(惡氣)나 살기(殺氣)들이 넘어올 수가 없는 곳이다. 개발의 바람도 이곳만은 감히 범접하지 못하던 곳이었다. 지금이야 대전-통영 간 고속도로 때문에 육십령터널이 뚫렸지만, 얼마 전까지만 해도 육십령을 차를 타고 넘어 다녔다. 그렇게 교통이 나쁘고 경제활동하기가 좋지 않은 고장이었지만, 한 가지 좋은 점이 있었다. 오지였던 덕분에 자연환경이 파괴되지 않고 다른 곳에 비해 비교

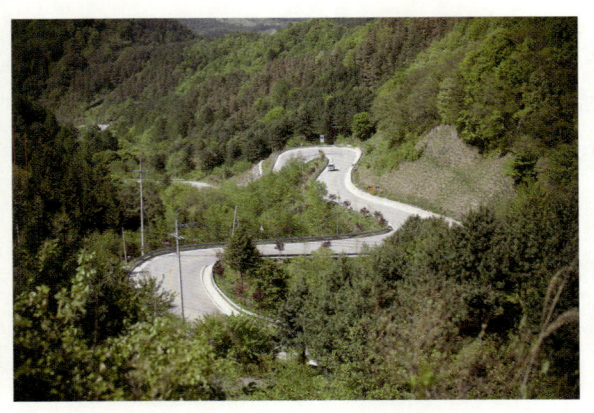

적 온전하게 보존이 될 수 있었던 것이다.

 필자도 서울에서 신문기자를 하고 출판사에서 일을 하던 80년대 초부터 함양에 가서 살리라며 도연명의 귀거래사를 읊조리곤 했다. 어려서 살던 함양 골짜기는 정말 좋은데, 밥 없으면 죽이라도 먹으며 함양 가서 살아야지… 서울에선 정말 못 살겠다며 노래를 부르다가 1989년 초등학교에 다니는 아들, 딸을 데리고 내려와 그때부터 아예 함양 사람이 되었다.

 필자가 함양으로 내려와 살게 된 구체적인 이유는 『신약(神藥)』 출간 이후 전국에서 암·난치병을 고치기 위해 선친(仁山 金一勳, 1909~1992)을 찾아오는 수많은 사람들을 맞이하는 것은 물론이려니와, 죽염산업의 발상지에서 선친의 고귀한 뜻을 이어가기 위해서 자식들 중 누군가는 곁에서 모셔야 했기 때문이다.

 그러나 무엇보다도 오염된 물과 공기 등 공해로 인해 사람들의 건강은 물론 인간성마저 찌들어가는 도시에서의 생활을 접고 싶었던 마음이 간절했기 때문이었다. 한마디로 필자와 가족들의 건강한 삶을 확보하기 위해서였다.

 하나밖에 없는 존귀한 생명을 위해서 좀 더 나은 생활환경을 스스로 찾아다니거나 만들어도 병든 몸 고치기가 쉽지 않은데, 그런 노력조차 없이 암에 걸린 후 의료기관만 순례하며 의료인들의 말 한마디에 '죽고 사는' 경우를 수도 없이 보아왔다.

공해 시대엔 죽염과 쑥뜸이 훌륭한 대안

정말로 도시생활을 벗어날 수 없는 사정이 있는 사람들일지라도 방법이 아주 없는 것은 아니다. 인산쑥뜸을 뜨거나 죽염을 활용하면 된다. 사실 물 맑고 공기 좋은 곳에 사는 사람들보다 공해시대의 오염된 환경 속에서 살아가는 사람들에게 더 유용하게 쓰일 수 있는 것이 바로 '인산의학'이다. 실천하는 방법도 그다지 어렵지 않다. 선친께서는 친절하게도 몸 안의 독소를 제거하고 모든 질병을 치유할 수 있는 비결을 책으로 남기셨다. 『신약(神藥)』과 『신약본초(神藥本草)』 전·후편 등이 바로 그것이다. 여러 번 읽고 그대로 따라 하기만 하면 누구든지 터득하고 실천할 수 있는 생활의 학이 바로 인산의학이다.

특히 쑥뜸은 건강을 지키고 암·난치병을 물리칠 수 있는 최고의 묘법(妙法)이라 할 수 있다. 필자 또한 26~31세 때 폭음과 과로로 몸이 망가져 사경(死境)을 헤맨 적이 여러 번 있었는데 그때마다 선친께서 쑥뜸으로 살려주신 바 있다.

『신약』에서 선친은 "서른 살에 죽는 사람은 어머니의 자궁 온도가 섭씨 35도 내외에서 잉태됐을 때 그렇다. 섭씨 36도에서 잉태됐을 때 그의 수명은 육십 전후다. 자궁 온도가 37도를 넘을 때 잉태된 자식은 백 살 전후로 장수를 누린다"고 말씀하신 바 있다.

쑥불 기운으로 몸을 따뜻하게 하고 몸 안의 나쁜 피를 제거하면 자신의 건강은 물론이고 가족들도 무병장수하며 건강하게 살 수 있다는 말씀인 것이다. 중국의 세 번째 화타로 불린 두재 선생이 지은 2천 년 전의 『편작심서(扁鵲心書)』에도 '생명을 보존하는 방법 중에 최고가 쑥불로 지지는 것이다(保命之法灼艾第一)'라는 구절이 있다.

모든 질병은 치료방법이 없는 게 아니라 우리가 그 방법을 절실히 찾지 않았기 때문에, 제대로 찾지 못했기 때문에 치료방법이 없는 것처럼 보이는 것이다. 눈앞에 방법이 있는데 마음속으로 터득하지 못하고, 또 비록 터득했다 하더라도 지속적으로 실천하지 못해서 암이나 난치병으로 죽어가는 것이지 병이 깊어 죽어가는 게 아니다.

청나라 때의 오당(吳塘)이라는 의학자는 일찍이 자신의 저술 '온병조변'의 서문에서 '사람들이 질병 때문에 죽는 게 아니라 잘못된 의술 때문에 죽는구나(不死于病而死于醫)'라고 한탄한 바 있다. 의학이 눈부시게 발전했다고 주장되는 오늘날에도 오당의 말이 여전히 유효한 까닭을 곰곰이 생각해 볼 필요가 있겠다.

〈월간 仁山의학 2009년 8월호〉

100
제 힘으로 제 병 고치는 '참 의료' 이야기

정해년(丁亥年) 한 해도 저물어가고 있다. 이 무렵이면 늘 난치성 병마의 고통으로 신음하고 있는 인류를 구원하기 위해 일생을 몸 바치다 선화하신 선친(仁山 金一勳, 1909~1992) 생각에 겨울밤이 더욱 길게 느껴지곤 한다.

널리 알려져 있다시피, 선친은 1909년 조선 순종 황제 3년에 태어나셨고 16세 때 만주로 건너가 독립운동을 하셨다. 광복 후에는 이승만 대통령이 몇몇 관직을 제안했지만 마다하고 초야에 묻혀 지리산에서 막노동으로 생계를 연명하셨다.

그런데 선친은 특이한 이력을 지닌 분이다. 여덟 살 때부터 천부(天賦)의 인술(仁術)로 사람의 병을 고치는 데 거의 귀신도 짐작하기 어려운 기상천외한 방법을 이용해 난치병과 불치병을 고쳐 주셨던 특이한 경력을 갖고 있으시다. 지금 그 내용이 일부 소개된 책이 소설 『의도(醫道)』이며, 그 다음 선친의 의학 이론의 전모가 나와 있는 책이 『신약(神藥)』이다. 귀신 '神' 자에 '藥' 자인데, 이것은 어떤 신(神)의 계시에 의해서 알게 된 약물이라는 뜻보다는 불가사의(不可思議)하다는 의미에 가깝다. 우리의 상식과 지식으로는 도저히 상상하기 어려운 그런 내용으로 짜여 있는 이론과 처방과 약물에 관한 내용이 그 책 속에 담겨 있다.

흔히, 많은 사람들이 '나는 의학의 문외한(門外漢)이라서…'라는 말을 하곤 한다. 하지만 의학에 대해 문외한이라는 말은 쉽게 할 말이 아니다. 그런 생각으로라면 제 명(命)대로 살기가 대단히 어렵다. 제 몸의 건강, 즉 제 생명과 연관된 일인데, 어찌 '문외한'이라는 말 한마디로 제 목숨을 남의 손에 통째로 맡겨둔단 말인가?

과거에는 전쟁에 나가서 죽지 않으면 대체로 명(命)대로 살았다. 그러나 지금은 사람과의 전쟁, 국가 간의 전쟁뿐만 아니라, 일명 세균전쟁이라고 부르는 또 다른 전쟁이 있다. 공군이 됐든, 육군이 됐든, 핵무기가 됐든 그 세균전쟁에서 이긴다고 하는 것은 대단히 어려운 일이다. 왜냐하면 공해(公害)가 극성을 부리다 보면 호흡으로 들어오는 공기 중의 독성물질이 대단히 많기 때문이다. 우리가 먹는 음식물 속에도 알게 모르게 독성물질이 많이 들어 있다. 물과 술(화학주)도 마찬가지다. 이렇듯 보이지 않는 위험이 과거에 비해 열 배, 백 배 증가했는데도 불구하고 국가의 의료대책이라고 하는 것은 19세기 수준을 벗어나지 못하고 있다.

필자의 이런 말을 두고 혹자는 "첨단과학에 힘입어 굉장히 눈부시게 발전한(발전했다고 믿고 있는) 현대의학을 무시하는 발언이 아닌가?"라고 말할 수도 있다. 그러나 필자가 말씀 드리고자 하는 요지는, 우리 인류의 생존 자체를 위협하는 암·난치병으로부터는 미국 대통령인 부시뿐만 아니라 그 누구도 안정권에 들어갈 수 없다는 말이다. 밝혀지지 않고 소리 없이 진행되는 질병은 상상을 초월한다. 고혈압이나 당뇨 등 우리의 생명을 앗아갈 수 있는 치명적인 질병들이 조용히 진행되고 있는 것이다.

의료기술 발전했다는데 암환자는 오히려 늘어나는 추세의 진실

　의학이 발달했다는 말을 잘 판단해 볼 필요가 있다. 과연 맞는 얘기인가? 30년 전에 대한민국의 당뇨환자는 전 국민의 약 1% 수준 이하였다. 당시 인구가 4천만 명 또는 3천만 명이라고 할 때 40만, 30만 명 정도였다. 역사적으로 당뇨의 원조는 왕실의 종친과 임금들이다. 배부르고 등 따뜻하고 산해진미(山海珍味)를 먹으면서 운동은 하지 않는 경우에 걸리기 때문에 과거에는 당뇨병을 사장들이 주로 걸리는 '사장(社長)병'이라고 부르기도 했다. 혹은 '부자(富者)병'이라고도 불렀다. 그런데 지금은 신생아나 걸인이나 다 걸리는 국민병이 되었다. 현재 대한민국의 당뇨환자는 약 5백만 명에 이르는 실정이다. 인구의 10%에 해당하는 수치인 것이다. 현재 전 세계 당뇨환자는 2억여 명이다. 세계당뇨예방협회 폴

지멧 회장이 한국을 다녀갔을 때 한 신문 인터뷰에 공개한 내용이다. 세계당뇨환자가 2억 명이다 보니 당뇨로 인해 10초에 한 명꼴로 사망하며, 30초에 한 명꼴로 당뇨합병증으로 인해 다리를 절단하고 있다는 충격적인 내용을 소개한 바 있었다.

20년 전에 비해 현재 암 사망자가 10배 이상 급증했다. 과거에는 한 동네에 하나만 있어도 시끌벅적했던 간질환자가 지금은 아주 흔한 병이 되어버렸다. 그런데도 우리는 '의학이 눈부시게 발전했다' '암과 에이즈는 곧 정복된다'는 근거 없는 말에 세뇌당하고 있다.

필자가 굳이 이런 말을 하는 것은 현대 서양의학을 부정하자는 것이 아니라, 의학에 대한 올바른 이해와 인식이 필요하다는 말을 하기 위해서다. 의사도 예외 없이 암이나 난치병에 걸려 죽는다. 우리의 생명을 지탱시켜주고 건강하게 해주는 힘은 자신의 내부에 있는 것이다. 그것을 의학적 표현으로는 '면역체계' 또는 '자연치유능력'이라고 말한다.

질병을 공격, 파괴, 제거하려고만 하는 것은 '참 의료'라 보기 어렵다. 부시가 후세인을 공격할 때 명분은 대량살상무기를 개발하고 숨겨놓은 것 같다고 해서 무차별 폭격을 가해 결국은 이라크 양민들이 수만 명 사망하고, 세계 젊은 목숨들이 3천~4천 명 희생됐음에도 불구하고 끊임없이 희생자가 생기고 있다. 공격, 파괴, 제거를 시도해서 많은 사람이 죽고 시설이 파괴됐지만 찾아내고자 했던 대량살상무기는 찾아내지 못했다.

우리가 현대의학의 논리에 근거해 '암을 찾아내 제거한다'고 할 때 암 덩어리를 공격, 파괴, 제거해야 살 수 있다는 명분을 내건다. 하지만 그렇게 한다고 해서 과연 명대로 건강하게 살 수 있을까? "암 수술은 잘됐는데 죽었다"는 말을 종종 듣는다. 다 이유가 있다. 암을 공격, 파괴, 제거한다는 항암제가 일부 암세포를 공격해서 파괴하지만 아무리 항암제를 다량 투여해도 결코 암세포는 전멸하지 않는다. 항암제가 계속 공격을 하면 결국 죽어가는 것은 우리 몸의 정상세포들이다. 항암제가 암세포만 공격, 파괴, 제거하는 것이 아니고, 모든 정상세포 그중에서도 우리 생명을 지탱하고 유지하는 가장 중요한 세포들을 공격, 파괴하는 것이다.

우리 몸의 모공세포는 분열증식 속도가 빠르다. 암세포와 매우 유사하다. 그래서 항암제를 맞으면 털부터 빠지는 것이다. 그 다음에 일어나는 변화가 소화과정에서 위산이 내부의 위벽을 깎는다. 그럴 때 빨리 위벽이 재생돼야 되니까, 그때 위나 장의 점막세포 분열증식 속도가 빨라진다. 문제는 항암제가 그것을 암세포로 간주한다는 것이다. 왜? 암세포의 특징은 분열증식 속도가 일반 세포에 비해 굉장히 빠르기 때문이다. 그래서 항암제로부터 위나 장의 점막세포가 파괴되어 오심과 구토가 일어나고 밥도 못 먹는 것이다.

또한 의료진들은 항암제 투여 암환자에게 피가 나지 않게 주의

하라고 말한다. 항암제를 맞은 암환자나 가족들이 언뜻 상처가 나면 어차피 아프고 체력이 떨어져서 그런가보다 생각하는데 그건 그런 게 아니다. 항암제를 맞으면 골수세포가 파괴돼서 피에 응고작용이 일어나지 않기 때문이다. 그래서 출혈이 일어나면 대부분 사망하고 마는 것이다. 겉으로 일어나는 출혈은 솜이라도 대고 틀어막는데, 몸 안에서 일어나는 출혈은 어찌할 수도 없이 밤사이 바로 사망하는 것이다. 그런 경우 대개 죽을 때 새까만 변을 보는데, 그 건 밤새 일어난 출혈 때문이다.

자연요법의 이치를 잘 설명해 주고 있는 인도(印度) 사람이 있다. 인도의 지바카라는 명의(名醫)인데, 그가 의학공부를 모두 마칠 무렵, 즉 우리나라 말로 하산(下山)할 때가 되었을 무렵 스승이 마지막으로 그를 테스트하기 위해 광주리를 내주며 "이 광주리에 약이 되지 않는 식물이나 풀이나 나무, 또는 열매가 있거든 채취하여 가져오라"고 했다. 지바카는 오랜 세월 그것들을 찾아다니다 나중에 스승 앞에 빈 바구니를 들고 돌아온다. "어찌 된 것이냐?"고 스승이 물으니, "스승님 아무리 찾아봐도 약이 되지 않는 풀과 나무와 씨와 뿌리는 없습니다"라고 답했다. 기록에는 지바카가 석가모니 부처의 병도 고쳤다고 한다. 3천 년 전 인도에 살았던 역사상 최고의 명의(名醫) 중 한 사람인 지바카에 의해 이미 오랜 옛날부터 "이 세상에 존재하는 모든 풀과 나무와 동식물들은 약이 되지 않는 것이 없다"는 엄연한 사실이 명백히 밝혀진 것이다. 그런데 지금은 그저 약국에 가야 약이 있고, 풀이나 나무나 열매 같은 것들은 의약품으로 개발하기 전의 원시적 단계이기 때문에 쓸 필요가 없거나 효과가 떨어질 것이라는 생각을 한다. 서양식 분석과학에 근거한 이러한 요소론(要所論)적 논리만을 신봉하며 굳이 약이 되지 않는 것이 섞여 있는 것을 같이 먹을 필요가 없다는 생각은 위험한 생각이다. 비타민이 많이 함유된 음식을 먹는 것이 좋지, 비타민만 뽑아서 정제하여 먹는 것은 바람직하지 않은 이치와 같다.

소금은 量보다 質이 문제, 질 좋은 소금은 自生力 높이는 妙藥

현재 많은 한국인들은 '짜게 먹는 것은 좋지 않다' '한국인의 식생활에서 염화나트륨의 섭취가 너무 많다' 는 등 소금의 종류와 그에 따른 질(質)을 등외시한 염화나트륨의 폐해만을 주장하는 서양의학의 주장을 맹목적으로 그대로 받아들이고 있다.

"세계보건기구가 현재 권장하고 있는 1일 염화나트륨 권장량이 5g 내외다. 그런데 한국인의 식생활에서 싱겁게 먹는다는 사람도 평균 15g 이상을 먹는다. 또 많이 먹는 사람의 경우 20g 이상을 섭취하고 있다. 대단히 위험하다." 이런 얘기를 하는 사람들이 식품영양학자와 의학자들이다.

짜고 맵게 먹으면 위암이 올 수도 있고 해로울 가능성이 많다. 하지만 짜게만 먹거나 맵게만 먹는 사람은 거의 없다. 짜게 먹는 사람이 있지도 않은데 짜게 먹으면 해롭다고 왜 얘기를 하는가? 분명하게 말하자면, 짜게 먹는 것이 아니라, 자기 식성대로 먹는 것이다. 짜게 먹으면 몸에 해로울 수도 있다는 얘기는 정제염의 문제이다. 바닷물을 전기분해해서 얻은 소금이 정제염(기계염, 일명 꽃소금)이다.

정제염은 순수 염화나트륨 덩어리인데, 염화나트륨만 먹으면 즉시 혈압이 오른다. 소금에 칼륨만 미량 섞여 있어도 염화나트륨의 독성작용이 거의 안 일어나는데 정제염에는 천일염(天日鹽)이나 죽염(竹鹽)처럼 미네랄 성분이 없기 때문이다. 독소(毒素)가 소변으로 잘 빠져나가는데 왜 혈압이 오르겠는가? 스웨덴의 '셀틴'이라고 하는 의약용 소금은 한 움큼에 2만 원이 넘는다. 셀틴은 순수 염화나트륨에 칼륨 성분을 첨가해 만든 의약용 소금이다.

유럽 각국에서는 국민들 중에 갑상선 질환자가 늘어나자 국가가 연구를 했다. 연구를 해봤더니 바닷가에 살지 않는 사람에게서 주로 많이 나타나는데, 그 원인은 소금과 미역 등에 많이 함유돼 있는 요오드 성분의 결여가 갑상선 항진이나 저하를 가져오는 것으로 밝혀졌다. 그래서 정부가 나서서 소금에 요오드를 첨가해서 국민에게 보급하는 정책을 펴고 있다. 일부 국가에서는 정제염 등 순수 염화나트륨을 동물의 사료에도 첨가하지 못하도록 법으로 규제하고 있다. 염화나트륨을 동물의 사료에 첨가했더니 동물의 젖이 잘 분비되지 않는 것이 발견되었다. 그것을 '사람이 먹어도 좋다'라고 유일하게 의무화한 나라가 우리나라다.

현재 천일염이 들어 있는 음식을 먹고 싶어도 먹을 수가 없다. 식당이고 식품가공업소이고 모조리 법적으로 정제염만 쓰도록 되어 있기 때문이다. 그 법이 개정되어 천일염을 써도 좋다는 법안이 조만간 통과될 것으로 보인다. 2008년 1월 1일 이후에는 천일염이 들어 있는 음식이나 과자, 청량음료 등을 합법적으로 맛볼 수 있는 길이 50년 만에 열리게 된 것이다.

'내 몸의 의사는 나'임을 깨달아 건강 관리하면 天壽 누릴 수 있어

『신약(神藥)』책의 메시지는 세 가지로 요약된다. 병을 치료하는 데 있어 '자력(自力) 자가(自家) 자연(自然)의 원리', 즉 제 힘으로 제 병을 고친다는 것이다. 아버지가 아들의 병을 고치고, 아들이 아버지의 암을 고치고, 부인이 남편의 암을, 남편이 부인의 중풍을 고친다는 말인데, 이런 식으로 제 힘으로 제 집에서 또 자연요법으로 병을 고칠 수가 있다, 고쳐야 한다는 뜻이다.

필자도 감기 때문에 고초를 겪은 적이 적지 않다. 필자는 감기가 들어오면 삼봉산에 있는 인산가 황토방에 들어가 앉은자리에서 죽염을 밥숟가락으로 크게 한 숟가락 퍼먹는다. 좀 있으면 속이 울렁거리고 다 토한다. 조금 있다가 또 반 숟가락 퍼먹고 다시 세 숟가락을 먹는 데 5분 정도 걸린다. 그렇게 먹어도 갈증이 안 난다. 그리고 땀을 푹 내고 자고 나면 다음날 깨끗하게 낫는다. 묵은 죽염간장의 경우 3~10년 이상 된 간장을 소주잔에 반 잔 정도 먹고 땀을 푹 내면 역시 말끔하게 낫는다. 병이라고 하는 것은 이렇게 고치나 저렇게 고치나 고치기는 마찬가지인 것이다.

내 몸의 질병을 물리치고 건강하게 천수(天壽)를 누리려면 결코 의료진에게 무조건 몸을 맡기고 의뢰해 남의 처분에 목숨을 내맡겨서는 안 된다. 위임계약 또는 믿고 맡기는 그런 차원이 아니라, 자신의 생명은 스스로 책임진다는 자세를 가져야 한다. 자신의 병은 스스로의 능력으로 다 고칠 수 있다. 어떠한 암이나 난치병이나 괴질도 자기 몸속에 있는 자연치유능력이 발현되느냐에 따라 살고 죽고 하는 것이지, 약을 사다 쓰고 병원에 가서 치료를 받는 것이 도움이 될 수는 있지만 전적으로 그래야 하는 것은 아니다.

'내 병은 내가 고치는, 나는 내 몸의 의사(醫師)' 라는 생각으로 건강관리를 철저히 한다면 질병 없이 장수할 수 있을 것이다. 부디 다가오는 새해에는 자기 몸, 자기 가족에 관한한 누구나 다 스스로 '참 의료인' 이 되어 건강한 삶을 영위하시길 바란다.

〈월간 壽테크 2007년 12월호〉

101

癌 극복 체험 통해
의학 역사 새로 쓴다

이번 심신치유 프로그램 참가자들 중 반은 오봉산(8백78.5m) 정상으로 걷기 산행을 하였고 나머지 절반은 다 같이 암벽등반 체험을 했다. 왜 굳이 위험해 보이기도 하는 암벽등반 체험을 하고자 하는가? 거의 수직에 가까운 바위벽 앞에 서면 누구나 처음에는 잡을 것도 없고 발을 디딜 곳도 없는 수직 벽이어서 절대로 올라가지 못할 것이라는 생각에 미리 체념부터 한다. 그러나 오름을 시도하고 부단히 방법을 찾고 연습할 경우 누구나 그리 어렵지 않게 수직의 바위벽이라 하더라도 길을 내며 오를 수 있게 된다.

마약을 끊고 암벽등반을 해서 인생이 바뀐 사람은 적지 않지만 암벽등반을 하다 중단한 뒤 마약을 하는 경우는 지금까지 없었다. 암벽등반은 단순한 몸놀림으로 가능한 것이 아니어서 자연스레 정신을 집중하게 되고 대단히 깊은 생각을 하게 만든다. 끊임없는 노력과 훈련이 되면 수직의 벽을 그리 힘겨워하지 않으면서 절대 떨어지는 법 없이 올라갈 수 있다. 질병도 마찬가지다. 암에 걸려도 정신만 차리면 살 수 있다. 아무리 최악의 말기 암이라도 숨이 붙어 있는 한 살아날 가능성은 있는 것이다. 아홉 가지 암을 가지고 25년을 산 사람도 있다.

그러나 암과 난치병에 걸렸을 때 현대의학에서는 더 이상 방법이 없다고 선언하고 그 말을 들은 환자는 "이제는 죽었구나"라고 생각한다. 정확하게 살 수 있는 길이 있음에도 단순히 의료진의 비관적 판단에 집착해 치료 노력은커녕 자포자기한 채 그저 죽음을 기다리는 사람이 많다. 그리고 우리는 당장 죽음을 맞이할 준비를 하듯 슬퍼한다.

참으로 안타깝기 그지없다. 병원 의료진의 말 한마디로 사람의 목숨이 좌지우지되는 것처럼 받아들이는 지혜롭지 못한 일이 현실적으로 일어나고 있는 것이다. 그러나 어느 누구도 이 문제에 대해 지적하지 않고, 해결하기 위해 노력하고 있지 않다. 왜 길을 찾으려는 노력을 하지 않는가? 제 앞에 펼쳐진 다양한 살길을 찾지 않고 왜 그리도 빨리 절망하고 자포자기하는가? 정말 살길은 없는 것일까?

오늘의 의료관련 교육은 교육이 아니라 세뇌다

지금의 국가의료 관련 교육은 엄밀한 의미에서 논한다면 교육이 아니라 특정 의료에 관한 일방적 세뇌라고 할 수 있다. 우리나라는 1948년 정부수립 이후 4천년 넘게 전해 내려온 뿌리 깊은 민족의학의 지혜와 경험이 깃든 전통의료의 모든 것을 아무런 선별작업 없이 다 같이 생매장해버린 원죄(原罪)를 지니고 있다.

그 결과, 오늘날 우리는 국가의료체계를 전적으로 미국식 서양의료방식으로 구축해 국민보건에 적용시키고 있는 실정이다. 요는 그로 인한 문제가 무엇인지, 어떤 부작용을 수반하게 되었는지에 대한 올바른 인식을 하지 못한 채 별다른 의심이나 문제의식 없이 받아들이고 있다는 것이다. 현재 이와 같은 문제를 거론하는 경우는 거의 없는 데다 설사 누군가 문제 제기를 한다 해도 아무도 진지하게 받아들이는 사람이 없다는 데 문제의 심각성이 있다고 할 것이다.

미국과 일본, 유럽 각국의 의료는 현대의학의 폐해에 대해서도 거침없이 말하고 있다. 미국 하버드대학교 의대 교수 '앤드루 와일' 박사는 "감기를 위시하여 각종 암, 난치병 등에 걸렸을 경우 가장 먼저 해야 할 일은 (인체의 면역기능을 약화시키는) 어떤 서양 의학적 치료도 받지 말아야 한다"고 말하고 있다. 그러나 이와 같은 이야기는 우리나라의 어떤 매스컴이나 관련 지식인 누구도 일절 언급하지 않는다.

미국의 중진 의사이며 미국 국가의학감독관을 역임하고 시카고 마이클 리세병원 원장 등을 지낸 로버트 멘델존 박사는 『나는 현대의학을 믿지 않는다』라는 자신의 저술에서 현대 서양의료체계의 모순과 폐단을 신랄하게 비판하고 있다. 이 책에서는 "현대의학은 몸을 맡길 만한 가치가 없는 종교이고 따라서 이러한 종교를 믿어서는 안 된다는 것을 정확한 과학적 근거를 제시해 증명하려고 한다"고 기술하고 있다.

미국의 유력지 뉴스위크는 지난 2009년 9월 초, "미국은 국가 차원에서 벌여온 암과의 전쟁에서 패했다"고 보도했다. 암세포 하나가 명석한 과학자 1백 명의 두뇌를 앞선다는 것이다. 암세포의 전이와 확산의 기전은 여전히 오리무중(五里霧中)이고 계속 발생 원인을 규명하기 위한 노력을 하고 있지만 그 어떤 해답과 결론도 얻지 못한 것이 사실이다. 일본 학자들이 쓴 『암과 싸우지 마라』, 『항암제로 살해당하다』라는 책을 읽어보면 항암제의 부작용과 폐해에 대해 좀 더 명료하게 인식할 수 있기 때문에 암에 걸리더라도 알고는 선뜻 항암제를 맞지 않을 것이다.

일본의 게이오 대학 의학부 방사선과 강사로서 암 전문가인 곤도 마코토가 펴낸 『암과 싸우지 마라』는 항암제의 부작용을 알 수 있게 하는 책이다. "암환자 중에서 항암제로 생존율을 높일 수 있는 암은 전체 암의 10%에 지나지 않는다." "항암제 사용의 배경에는 병원의 영리추구와 무지가 있다"는 등의 주장을 거침없이 기술하고 있다.

순리와 자연의 '인산의학' 이야기

우리가 건강하게 살기 위해 삶을 얼마나 순리적으로 영위하는지 생각해 봐야 한다. 사랑하는 가족에게 암이나 난치병이 왔을 때 어떤 방법으로 순리적으로 대응하는지 되돌아봐야 한다. 현재 우리는 억지와 무리(無理)로 일관하는 부자연(不自然)스런 삶을 영위하고 있다. 암이 생기는 조건과 원인, 그 환경을 그대로 둔 채 수술이나 항암제 투여로 암을 제거하기 위해 노력한다. 발병의 원인을 먼저 파악하고 먼저 그 원인부터 제거한 뒤 다시 발생하지 않도록 생명 환경을 바꾸는 것이 급선무일 것이다. 오염된 물을 정화한다는 생각에 염소 소독제를 넣어 소독하는 것과 같은 일을 하고 있는 것이다. 이것이 병을 치료하는 데 순리적인 방식인가? 또 얼마나 자연적인 것인가?

인위적, 인공적인 방식의 치료행위는 우리 몸의 면역체계를 약화시키거나 파괴한다는 점을 명심해야 한다. '순리(順理)'와 '자연(自然)'이라는 용어를 깊이 생각해 봐야 한다. 4천3백여 년 동안 면면히 이어져온 우리 민족의 뿌리 깊은 전통의료의 경험과 지혜를 계승 발전시켜 오늘의 시대에 맞게 재창조한 의학이론이 바로 1986년 6월 15일, 인산(仁山) 김일훈(1909~1992) 선생에 의해 발간된 『신약(神藥)』을 통해 세상에 등장한 '인산(仁山)의학'이다. 『신약』의 등장으로 인류의학은 신기원(新紀元)을 이루게 되었고 새로운 역사의 지평(地平)을 열게 됐다.

'인산의학'은 순리와 자연을 근거로 하여 새로 정립되고 조상들의 지혜와 경험이 그대로 살아있는 21세기 신의학(新醫學)의 전형(典型)이라 하겠다. 의학역사의 새 지평을 연 새로운 의학이론에 따른 간이(簡易)한 방약(方藥)을 위주로 하므로 누구나 실천해서 효과를 거둘 수 있는 실사구시(實事求是)의 실용적 의학이어서 어떤 사람이라도 책을 보고 자신의 병을 고칠 수 있도록 알기 쉬운 일상적 용어로 서술되어 있다.

대부분의 독자들은 '인산의학'을 민간요법이나 대체의학 중 하나라고 생각하고 있으나 인산의학은 제병을, 제 집에서, 스스로 고칠 수 있는, 고금동서에 유례가 없는, 전혀 새로운 의학이론과 방약을 정립해 놓은 것이다. 인산의학은 암·난치병을 물리치고 건강하게 천수(天壽)를 온전히 누릴 수 있게 하는 '참 의료 중의 참 의료'라 하겠다.

제 병, 제 힘으로 고치는 자연요법

인산의학은 주변에 흔한 자연물의 약성(藥性)을 활용하여 제 병, 제 집에서 제 힘으로 고칠 수 있도록 다양한 신의방(新醫方)들을 제시한 바 있다. 따라서 고금동서(古今東西)의 의학적 편견과 치료 능력의 한계, 상업의료의 폐해로부터 자신과 가족들을 보호할 수 있는 '참 의료의 큰 길'이라 하겠다. 이제 우리는 인류 생명의 본래 고향인 '자연(自然)'으로 돌아가야 한다.

인위(人爲) 인공(人工)을 넘어 무위자연(無爲自然)의 자연주의로 가야 한다는 것이다. 물질 위주의 자본주의(資本主義) 패턴을 최대한 배제하고 인간 중심, 생명존중의 '인본주의(人本主義) 의료'를 확립해야 할 때이다.

단군(檀君) 이래 면면히 이어져 온 우리네 자연주의, 인본주의 의학의 흔적들을 찾아내 오늘의 현실에 맞게 되살려 이 시대에 부합하는 의학, 앞날의 질병환경을 근본적으로 다스릴 미래의학으로 재정립해 새롭게 제시한 것이 바로 인산의학인 것이다.

인산의학의 『신약』, 『신약본초(神藥本草)』 등의 저술들은 누구든지 마음만 먹으면 실제로 활용하여 암, 난치병, 괴질을 고칠 수 있도록 자력(自力), 자가(自家), 자연(自然)의 신약(神藥) 묘방(妙方)들을 중심으로 '참 의학의 도리(道理)'와 '참 의료의 진실(眞實)'을 명명백백하게 보여주고 있다.

스스로 체험 통해 인류의학 역사 새로 쓴다

인산의학은 '심신(心身)건강 신천지(新天地)'의 세계로 안내하고 인도하고 있다. 몸과 마음이 모두 건강하면 언제 어디서나 어느 누구와 함께 있더라도 유달리 빛이 날 것이다. 그의 눈앞에는 언제나 새로운 광명의 세상이 펼쳐질 것이다. 이와 같은 세상을 열기 위해서는 부단한 수행과 정진(精進) 없이 저절로 되지는 않을 것이다. 여러분의 앞길은 스스로 닦아서 개척해야 할 것이다. 인산의학으로 자신의 병마(病魔)를 물리친 사람들은 용감한 의병(義兵)들처럼 질병 치료를 위해 백 가지 의방(醫方)을 실천해보고 천 가지 천연물 약재들을 직접 먹어보고 효과를 체험해가면서 새로운 의학의 역사를 쓰고 있다.

중국 연변조선족자치주의 용정시 덕산중학교 강승연 교사의 말기 방광암 극복기가 1998년 여름 어느 날의 중국 연변일보에 기사화돼 실렸다. 강 교사는 28일 동안 인산의학에서 제시한 5분 이상 타는 쑥뜸을 지속적으로 떠서 뜸자리가 푹 파였다. 가슴 부위의 일부 암 덩어리만 조금 남고 온몸에 퍼져 있던 암 덩어리가 모두 없어지는 체험을 하였다. 그는 방음(防音)이 안 되는 중국의 아파트에서 이불을 뒤집어쓰고 뜸을 떴다. 고통의 신음소리를 내지 않기 위해 어금니를 깨물다가 솟구쳐 버렸다. 이 같은 고통을 참은 결과, 가슴 부위만 빼고 암세포가 모두 없어진 것이다. 뜸을 뜬 상처는 마치 군용 숟가락으로 퍼낸 것처럼 큰 구덩이가 파여 복막이 드러나고 터지기 일보 직전까지 갔다. 이 때문에 어쩔 수 없이 뜸을 더는 쓸 수 없게 된 것이다. 고약을 붙여서 새살이 차오를 무렵, 가슴 부위에 있는 암 덩어리마저 없어졌다.

위암 말기였던 이태원씨는 10여 년 전 수술하지 않고 인산가의 건강수련회에 참여해 죽염과 쑥뜸으로 자신의 암을 직접 치유했다. 암이 발병된 지 10년 후 다시 진단해 봐도 종양은 발견되지 않고 건강하게 살고 있다. 이 같은 내용이 SBS, KBS, MBC 등에 방영됐다. 그의 자녀들은 방송 출연을 만류했지만 그는 출연을 강행했다. 인산의학으로 병을 고쳤다고 해서 비밀로 할 이유가 없었고 같은 질병으로 고생하는 다른 이들에게 치료의 이정표로 삼을 수 있게 하고 싶어서이다.

환자에게는 어느 명문의대, 또는 한의대를 나왔는지의 여부보다 그 누구든지 병을 잘 고치느냐, 못 고치느냐가 더 중요하다. 인

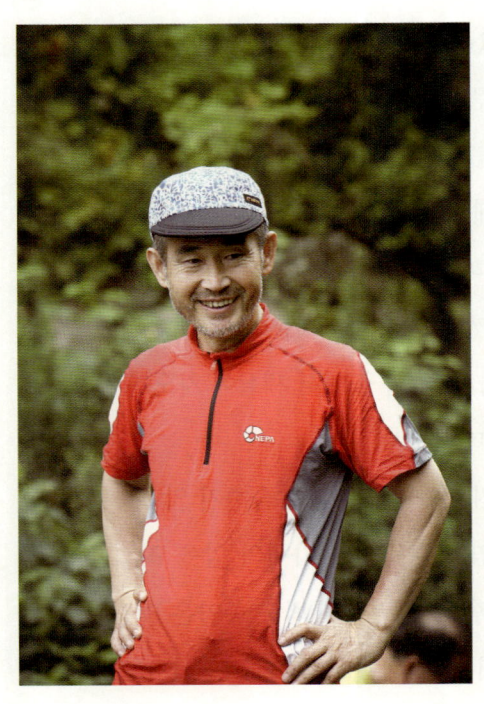

산의학은 국가로부터 공인받는 데 시간이 더 걸릴 것이다. 세상에 등장한 이래 25년 동안에도 많은 연구를 통해 죽염의 효과가 하나하나 증명되고 있다.

미국 주류시장, 죽염 먹기 시작…내년 100만 달러 돌파

인산의학이 정부의 정책에 목매지 않는 이유는 직접 경험해 보고 입소문이 나서 수많은 환자와 그 가족들이 스스로 실천하고 있기 때문이다. 현재 인산가에 등록된 고객 가족들은 대략 12만 가정이다. 인산의학은 어떤 처방이든 쓰면 쓸수록 피가 맑아지고 면역기능이 좋아진다. 인산의학은 억지로 권유한다고 해서 될 일이 아니라 스스로 느껴보고 입에서 입으로 소문이 퍼짐으로써 자연스럽게 확산된 것이다.

미국 LA에서는 누구의 어떤 강연에서도 사람 1백명 모으기도 힘들다. 그러나 지난 10월 8일, 미국 LA 중앙일보 대강당에서 열린 '내 힘으로 내 병 고치는 인신의학의 비밀'에 대한 강연은 2백 70여 명이 동참하는 등 교민들의 상당한 관심 속에 성황을 이뤘다. 현재 인산가 LA 지사는 죽염 및 인산가 제품을 50만 달러 정도 판매하고 있다. 내년에는 1백만 달러를 바라보고 있다.

미국사회에서는 어떤 음식을 먹어도 상당히 짜다. 혈압도 오르지 않고 비만도 유발하지 않는 질 좋은 소금이라면 누구나 짭짤하게 먹으려 할 것이고 그렇게 먹는 것이 오히려 건강에 유리하게 작용한다는 엄연한 사실을 깨닫게 될 것이다. 미국사람들은 한국 사람들처럼 소금에 대한 편견이 심하지 않다. 현재 미국의 주류시장에서는 죽염을 먹기 시작했고 그들의 짜게 먹는 식성을 감안할 때 앞으로 대단히 많은 사람들이 죽염을 선호하여 대부분의 미국 가정 식탁에 오를 것으로 예상하고 있다.

국민 생명보호 중심으로 의료법 바꿔야 한다

암환자가 사망하는 이유는 암세포의 공격에 따른 피해 때문이 아니라 항암제의 부작용으로 인한 경우가 더욱 많다는 것이 학계의 일반적 견해이다. 항암제를 투여할 경우 생명 영위의 중요 세포들을 초토화시키고 위(胃)나 장(腸)의 점막이 상하고 면역력을 저하시키기 때문이다. 그러나 현재 우리나라 사람들은 항암제를 '암치료제'라고 생각한다. 항암제는 자연의 법칙과 생명의 원리에 따라가는 큰 길과는 거리가 먼 작은 길이며, 살 수 있는 길과는 동떨어져 있음에도 불구하고 우리의 머릿속에서 암 치료제라는 생각을 떨쳐버리지 못하고 있는 실정이다.

지난 2005년 9월 10일 민중의술인 3천여 명이 부산 이사벨고등학교에 모여 '민중의술살리기 부산·울산·경남연합'을 창립했고 필자는 그때 초대 회장을 맡았으며 올해 다시 전국연합의 회장을 맡았다. 이 과정에서 지대한 역할을 아끼지 않은 사람이 바로 그 당시 울산지법 황종국 부장판사였다. 지금은 부산에서 변호사로 활동하고 있는 황 변호사는 "왜 국가의 의료관계법령이 특정의료집단의 이권(利權)을 보호하는데 초점이 맞추어져 있느냐"며 "각종 질병으로부터 국민의 생명을 보호하는 데 초점을 맞추어 합리적으로 의료법을 개정해야 한다"고 자신의 저서 『의사가 못 고치는 환자는 어떻게 하나』를 통해 주장하고 있다.

불합리한 의료관계법령이 특정 의료집단의 이권을 보호하는 데 기여하고 있으며 제도권 밖의 다른 의료체계의 의료행위 자체를 원천봉쇄하거나 처벌하도록 규정해 놓고 있다. 한의사가 MRI를 찍거나 서양의학 방식으로 치료하면 불법의료행위로 처벌 받는다. 양의사 역시 침술이나 쑥뜸으로 치료할 경우 치유 여부와는 상관없이 규제를 받도록 되어 있다. 환자에게 피해를 줄 가능성도 없고 도리어 치료 효과를 높일 수도 있는 이러한 통합의료행위에 대해 국가는 누구를 위해 무엇 때문에 규제하는 것인가? 한의사와 양의사가 서로의 영역을 침범하는 것으로 간주하여 문제를 삼고 규제하는 것이지 다른 이유가 없는 것이다. 대부분의 다른 나라에서는 오히려 양·한방 통합의료를 지향하는 마당에 우리나라만 유독 치료효과를 높일 수 있는 장점이 있음에도 불구하고 서로 간의 영역을 침범하지 못하도록 법과 제도로써 이를 금지하고 있는 실정이다.

미국과 중국 등 대부분의 나라에서는 양의사가 침을 놓는다고 처벌하는 곳은 없다. 왜 우리나라에서만 이를 못하게 하는가? 특정 의료집단의 이권을 보호하기 위해 나라의 법과 제도가 앞장서고 있는 모순된 현실을 모르거나 혹여 알더라도 외면한 채 우리 국민은 법 위에서 낮잠을 자고 있는 실정이다. 이처럼 우리나라 의료법이 특정 집단의 이권을 보호하기 위해 만들어졌다는 것을 아는 사람은 거의 없을 것이다.

1951년 '국민의료법'이 제정 공포되고 62년 '의료법'으로 개명돼 다시 공포된 이후 법의 중요 골자가 변한 것은 거의 없다. 침 잘 놓는 침구사들이 침을 놓을 수 있게 해달라는 입법청원은 50년 넘도록 전혀 진전이 없이 세월만 보낼 뿐이고 김남수 선생의 경우처럼 침사 자격증은 있고 뜸사 자격증은 없으니 침은 놓되 뜸을 떠서는 안 된다는 해괴한 논리로 국가의 원로 의료인의 손발을 묶는 행정조치를 우리나라의 보건복지부가 내렸다는 것은 '오늘의 한국 의료현실'을 상징적으로 보여주는 대표적 사례라 할 것이다. 이러한 의료 현실을 직시하고 우리 생명을 구할 수 있는 '참 의료'의 자각(自覺)과 실천을 통해 건강하게 천수(天壽)를 다 누리시기를 기원한다.

-위 글은 지난 10월 15일부터 18일까지 인산연수원에서 열린 '제13차 김윤세의 심신치유'에서 김 윤세 회장이 강연한 내용을 발췌한 것입니다.

〈월간 仁山의학 2011년 12월호〉

102

몸의 病보다
마음病 치료가 급선무

    코미디 프로에서 언젠가 현실세태를 풍자한 의미 있는 내용을 방영한 적이 있었다. 첫선을 보러간 젊은이가 상대 여자와 점심을 먹으러 간 자리에서 휴대폰으로 제 어머니께 '무얼 먹어야 할지, 짜장면 혹은 짬뽕을 먹는 게 좋을지' 물어보다가 퇴짜를 맞는다는 요지의 이야기였다

    선친께서 세상에 제시한 암·난치병 퇴치에 관한 이론과 처방을 수록한 인산의학(仁山醫學) 제서(諸書), 예컨대 『신약(神藥)』 『신약본초(神藥本草)』 등을 접한 사람들의 궁금증 해소와 지적(知的) 욕구에 나름대로 부응하려면 꽤나 많은 시간과 대화가 필요하다. 그 시간이 필자에게는 적지 않은 답답함은 물론 심지어 연민의 정과 비애감마저 느끼게 되는, 그리 달갑지 않은 만남의 시간이기도 하다.

세상 사람들의 무지(無知)와 편견, 마음의 장벽들이 얼마나 무섭고 견고한가를 실감케 하는 시간이기 때문이다. 무지와 편견에 의해 세워진 가설과 그릇된 인식의 체계가 바위나 철벽보다도 센 사람들의 마음의 문을 열도록 할 재간이 나에게는 부족하기 때문에 이제는 병든 사람들과의 만남이 자꾸만 망설여진다.

육신의 병이 깊어진 사람들과 만나 대화를 나누다 보면 대개 육신의 병보다 훨씬 더 무섭고 고치기도 더욱 힘든 마음의 병을 갖고 있음을 새삼 깨닫고는 그만 자신감을 잃게 된다.

생사(生死)의 기로(岐路), 즉 갈림길에 서게 되면 한 생각에 의해 생사가 좌우되는 병인데도 자기 병증의 실체에 대한 올바른 인식과 자연의 법칙에 부합하는 순리적 생활방식으로의 복귀를 위해 노력하기보다는 '뭘 먹으면 단박에 난치병을 고칠 수 있을까'라는 허황된 생각에 사로잡혀 요행을 바란다.

마치 서태지가 부른 노래 제목 '환상 속의 그대'를 보는 듯한 느낌이어서 『신약본초』의 정독을 권하고 또 권하지만 대개 우이독경(牛耳讀經)이요, 마이동풍(馬耳東風)이 되고 만다. 마음의 눈이 멀고 마음병이 그만큼 깊어졌기 때문이다.

오장육부를 비롯한 각 기관에서 자라난 질병들은 그 뿌리가 인간의 중심(中心)이자 주재자(主宰者)에 해당하는 마음(心)에서 싹텄음을 이해하지 못하면 치병(治病)은 '영원한 가지치기'에 불과할 뿐이다.

춘추 시대의 사상가 순자(荀子)는 일찍이 '마음은 유형적 존재의 임금이요(心者形之君也), 밝은 정신의 주재자다(神明之主也)'라고 설파한 바 있다.

지엽적 문제에 매달리느라 근본적 해결방법의 모색에 소홀히 하는 대부분의 오늘날 의학적 해결방식이, 자연의 섭리에 대한 바른 인식부족과 환자의 정서에 대한 무감각, 생사를 좌우하는 마음의 한 생각의 향배(向背)에 관한 무관심으로 인해 소기의 성과를 제대로 거두지 못하고 있음을 의자(醫者)와 환자(患者)는 다 같이 생각해봐야 할 것 같다.

모두에 설명한 그 코미디의 주인공처럼 제 생각과 판단 없이 모든 걸 엄마에게 물어서 하려는 그 유치함을 지금 대다수 어른들이 보이고 있다는 게 문제다. 그리고 다른 문제도 아닌 자기 생명의 건강과 보존을 위한 가장 중차대한 사안을 전문가라 자처하고 자격을 공인 받은 이에게 조건 없이 내맡기는 행태는 하나밖에 없는 제 생명의 존귀성(尊貴性)을 망각한 한심한 짓일 뿐이다.

제가 제 생명의 소중함을 스스로 인식하고 제 생명을 스스로 존중하는 마음가짐(自尊)과 공해(公害)가 창궐하고 불신(不信) 풍조가 만연한 무서운 환경에서 건강하게 천수(天壽)를 누리려면 제 몸에 대해, 제 생명의 존재원리와 운용방식에 대해 기본사항을 스스로 알지 않으면 안 된다(自知)는 자세, 제 병을 자연의 섭리에 따라 순리적 방법을 동원해 제 힘(自力)으로 다스려야 한다는 자치(自治)의 노력이 요구된다 하겠다. 즉 제 생명 제가 존중하는 자존(自尊) 노력과 생명의 존재 및 운용원리에 대해 기본사항을 올바로 인식하려는 자지(自知) 노력, 제 병은 제가 해결하려는 자치(自治) 노력이 병행되지 않고는 진정한 '심신(心身)의 건강'을 보전(保全)하기 어려우리라는 생각이 든다.

그 모든 노력을 돕기 위한 자력(自力)의학과 간이의방(簡易醫方)을 소개한 전범(典範)이 바로 선친 인산 김일훈(仁山 金一勳) 선생의 『신약본초』전·후편이다.

그곳에 길이 있음을 필자는 알고 실제 체험한 바 있으며, 건강과 질병을 주제로 한 강연 또는 대화에서는 늘 그 이론과 처방의 범주를 전혀 벗어나지 않는다. 그래서 필자는 자연히 어려서부터 인산의학이 뇌리에 차 있고 몸에 배어 있으며, 생활 곳곳에서 드러나게 되는 것이다.

신약본초 이론은 자력의학인 만큼 필자의 조언과 조력은 그야말로 다소간의 보조일 뿐 그에 대한 인식과 실천 노력은 각자 힘써 실행할 일이다. 필자는 이제 함양과 서울에서 각각 한 달에 한 번꼴로 만남을 원하는 이들과 만나 인산의학 원리와 실행방법에 관한 이해를 돕고 궁금증을 해소하는 공식행사 외에는 나들이를 되도록 자제할 생각이다. 앞으로 경영이라는 본연의 임무에 충실함으로써 간접적으로 인류의 건강에 미력이나마 일조(一助)하겠다는 것이 필자의 결심이다.

〈월간 신토불이건강 1999년 3월호〉

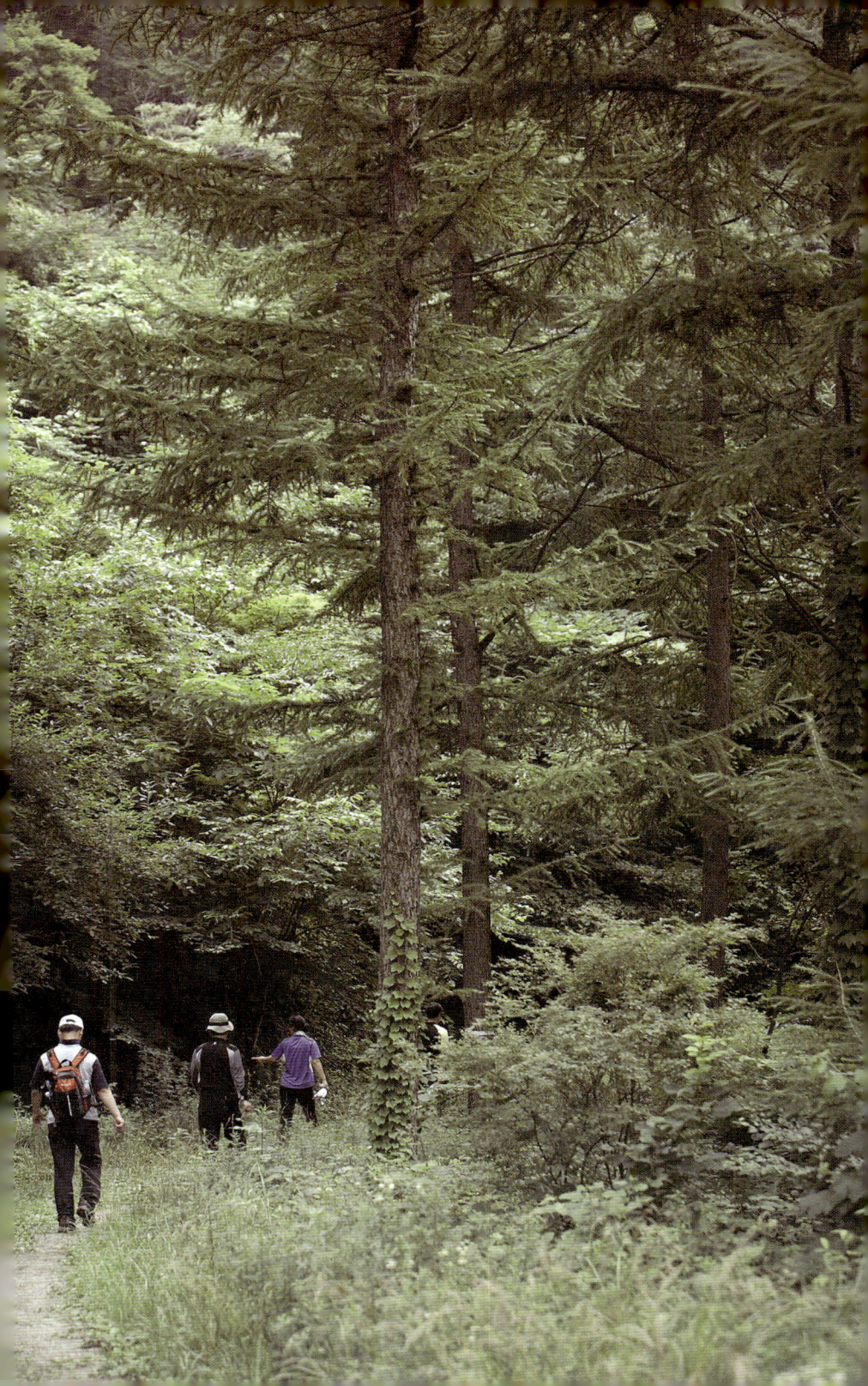

103

'참 의료' 自覺 여부가
生死를 가른다

    생명 유지에 없어서는 안 될 귀한 존재이면서도 하찮게 취급받는 식품으로 소금만 한 것도 드물 것이다. 소금은 우리 인체가 제 기능을 수행하는 데 매우 중요한 요소며, 그 중요성을 인식하고 잘 활용하면 건강증진에 큰 효과를 볼 수 있다. 그런데도 소금의 순기능에 대해서는 제대로 알려진 바 없는 게 사실이다. 합리성이 결여된 우리나라의 염관리법이 45년 동안 유지되어 오면서 사람들의 인식을 고정시켜 놓은 원인이 크다 하겠다.

    그나마 다행스럽게도 2008년 3월 28일부터 개정된 염관리법이 시행돼 천일염을 합법적으로 식탁에 올릴 수 있게 되었다.

    염관리법이 개정돼 정말 새로운 시대를 맞고 있고 무수히 광고를 하고 홍보를 해도 아직은 지금까지 써왔던 문제의 소금, 즉 99% 염화나트륨을 그대로 쓰고 있다. 라면, 청량음료, 과자, 빵 등 거의 모든 식품제조회사들이 예전에 쓰던 그 정제염을 그대로 쓰고 있는 것이다.

필자가 어느 특정 소금에 대해 나쁘다고 말하고 싶어서 이러는 게 아니다. 다만, 알려진 바와 같이 정제염이라고 하는 것은 순수 염화나트륨으로, 바닷물을 그대로 끌어들여 전기분해를 통해 순수 염화나트륨만을 추출한 것이기 때문에 우리가 조상 대대로 먹어왔던 소금과는 전혀 질(質)이 다르다. 엄밀한 의미에서는 '소금'이라는 용어를 쓰는 것조차 적절하지 못한 것이라 할 수 있다.

천일염 같은 천연물이 우리 인체에 들어가면 건강에 해로운 작용을 하지는 않는다. 하지만 대량생산체제의 기계제염에 의한 제조 방식에 의해 공산품으로 생산된 화학물질을 음식에 넣어서 먹는다는 것은 다시 생각해 볼 필요가 있다. 그로 인해 생기는 문제점이 한둘이 아니기 때문이다. 첫째 혈압을 높일 뿐만 아니라 위나 장의 점막에 손상을 일으켜 궤양 및 염증을 일으키고 암도 일으키며 암을 더 악화시킬 수 있다. 유럽의 상당수 국가에서는 '정제염의 경우 동물의 젖 분비에 이상을 일으킨다'는 이유로 동물의 사료에도 첨가하지 못하도록 규정하고 있으나 우리나라의 경우 지금까지 전 국민에게 정제염만을 먹도록 염관리법에서 규정하고 있었다는 점을 간과(看過)할 수 없다. 이런 여러 가지 문제에 대해 깊이 있는 논의와 연구가 진행되지 않고 소금의 종류와 질을 불문하고 막연한 소금 인식에 근거해 '소금은 해롭다'고 주장하는 것은 정말이지 '무지(無知)와 편견(偏見)의 소산'이라고밖에 달리 할 말이 없다.

  국가에서 무조건 소금을 적게 먹도록 유도하는 것도 문제다. 보건복지가족부 암 예방 수칙 중 빠지지 않고 들어가는 것이 음식을 되도록 싱겁게 먹으라는 것인데, 그것은 우리나라 정부의 대국민 홍보내용이기도 하다. 하지만 이러한 정책은 대단히 위험하다. 되도록 싱겁게 먹으라는 말은 국민건강을 망치는 일이다. 가급적이면 질 좋은 소금을 선택해 식성대로 먹으라고 하는 것이 올바른 권장이고, 그렇게 해도 아무런 문제가 없을뿐더러 도리어 원활한 소화에도 도움이 되고 건강에 이로움을 주게 된다는 사실을 확인할 수 있을 것이다. '식성대로 먹되 질이 좋은 소금을 선택할 필요가 있다'고 말하는 것이 지혜로운 말이고 사리에 부합되는 말이라 할 것이다.

염분 섭취의 요체는 먹는 분량이 아니라 소금의 質이 중요

  체내에 염분이 부족하면 대단히 위험하다. 우선 먹은 음식이 소화가 잘 안 되고 신진대사에 문제가 생긴다. 그리고 더운 여름철 염분 부족에 의한 탈수(脫水)가 올 수 있다. 그 많은 위험 요인들은 아무도 말 안 하고, 무조건 소금을 적게 먹으라고만 말하고 있다. 소금을 몇 그램 섭취했을 때 혈압이 얼마가 되며 우리 몸에 어떻게 해로운가, 비만을 유발하는 효과는 어떤가 등의 연구는 하지도 않고 '몸에 해롭다'는 전제 아래 소금을 아주 나쁜 식품으로 매도해 버린다.

　우리나라 천일염은 인체 필수 원소인 다양한 미네랄을 함유하고 있으며 그 함량이 높기로 유명하다. 신안군, 태안군, 옹진군 등 서해안 갯벌에서 생산되는 천일염만 제대로 섭취해도 질병 예방에 지대한 효과를 가져올 것이다. 그런데도 우리나라에서는 프랑스 게랑드 염전이나 불가리아에서 생산되는 천일염을 우리나라 천일염보다 적게는 수십 배에서 많게는 1천 배의 값으로 수입해서 먹고 있다. 우리나라 부자들은 대부분 우리 소금을 안 먹는다. 외국산 소금이 비싼 만큼 가치가 있는 것이라면 그것을 말릴 생각은 없다. 그런데 국립목포대학 천일염 생명과학연구소(소장 함경식 박사)의 연구에 의하면 우리나라의 천일염이 프랑스 게랑드 천일염을 포함해 세계의 어떤 천일염과 비교해도 손색이 없을 뿐 아니라, 우리 인체에 필수적인 미네랄 성분이 다량 함유되어 있다는 사실을 구명(究明)해 매스컴을 통해 밝힌 바 있다.

　제 나라의 산물이 그렇게 좋은데도 불구하고 제 나라 것을 무시하고, 신토불이 정신도 무시하고 그것의 가치도 외면한 채 매년 각종 암·난치병에 걸려 이 병 저 병으로 고생하고 사는 것이 과연 지혜로운 일인가 묻고 싶다.

　지금, 한 집 건너 한 집꼴로 암환자가 발생하고 있다. 암으로 고생하지 않는 사람이 없다고 해도 과언이 아니다. 이렇듯 암·난치병 또는 괴질이 창궐하는데도 현대의학으로는 뚜렷한 해결책이 없다. 병원에 가서 치료를 받으면 좋아지겠지, 아마 치료가 되어서 다시 건강을 회복할 거야, 열심히 살아왔는데 무슨 문제가 있을까라는 생각을 갖지만, 암이 완치된다는 확신을 가지고 치료에 임하는 의사는 거의 없다. 안 된다는 전제 아래 뻔히 알면서 열심히 치료한다. 결과가 좋으면 좋고, 안 좋으면 현대의학으로는 더 이상 방법이 없다고 설명하면서 가족들도 의료진도 체념하고 단념한다. 그렇다면 환자는 어떻게 하라는 것인가? 숨이 끊어진 것도 아닌데 더 이상의 삶을 포기하라고 말하는 것이 과연 옳은 일인가? 이처럼 대단히 불행한 일들이 지금 여기저기서 진행되고 있다. 그런데도 거기에 대한 심각성을 깊이 생각하지 않는다.

암보다 더 무서운 '절망과 자포자기의 인식' 부터 바꿔야

사람들은 건강할 때 암에 대해 별다른 생각을 하지 않는다. 암에 걸린다 치더라도 의료진하고 상의해서 조기 발견하면 대책이 있겠거니 생각하는데, 사실 암의 조기발견은 대단히 어렵다. 가령 위암의 증상 중에 하나인 소화불량만 해도 그렇다. 소화가 좀 안 된다고 돈 들여 정밀검사를 하는 사람이 얼마나 될 것이며, 소화가 좀 안 된다고 위암의 초기 단계일 수 있다고 진단하는 의사가 얼마나 되겠는가? 간암의 경우, 발견될 때 증상을 보면 대개 소화가 잘 안 된다고 병원에 갔다가, 큰 병원에 가서 정밀검사를 받아보라고 해서 발견되는 예가 허다하다. 그때 소화가 좀 안 된다고 해서 간암 초기라고 판단할 수 있겠느냐는 말이다.

3개월에 한 번, 6개월에 한 번, 늘 정기검진을 하더라도 어느 날 갑자기 암이 나타난다. 그건 없던 암이 갑자기 생긴 게 아니다. 암세포라고 하는 것은, 세포가 10억 개 정도가 모여야 겨우 1센티 정도가 될까 말까 하다. 1센티 정도까지 뭉치지 않으면, 암세포가 모여 있지 않으면 MRI나 PET 검사 같은 데서도 확인되지 않는 것이다.

검진에서는 '아무 이상이 없다'고 했는데 컨디션이 안 좋아서, 또는 정년퇴직하고 기운이 좀 처졌을 때 어딘가 안 좋아 검사했더니 암이라는 진단을 받곤 한다. 의료진들은 왜 이제 왔느냐고 말하기 일쑤지만, 이미 3개월 전에 검진을 받았다는 사실을 말 안 하면 모른다. 첨단장비로도 잘 체크가 안 되니 아무 이상이 없다고 말할 수밖에 없는 것이다. 그러면서도 여러 가지 정황으로 미루어 볼 때 효과가 매우 의심스러운 '정기검진 운운, 조기 발견 운운' 하는 것이 우리 의료계의 현실이다.

암의 조기검진, 그것은 희망일 뿐이지 대단히 어렵다는 것을 알기 때문에 미국이나 일본의 의료진들 상당수가 '암의 조기 발견은 불가능하다'고 말한다.

필자는 '불세출(不世出)의 신의(神醫)'라 일컬어지던 선친(仁山 金一勳, 1909~1992) 슬하에서 30년 넘게 자라면서 보아온 말기 암환자들만 해도 약 30만 명 정도가 된다. 그토록 많은 사람들 중 상당수는 말기 암과 예닐곱 가지의 암을 가지고 마지막 살길을 찾기 위해 대화를 나누고 처방을 받고 약을 써 죽음의 문턱에서 살아났다. 그런 정황들을 필자는 쭉 봐왔던 것이다. 그래서 어떠한 암·난치병 환자라 해도 그 환자가 어떻게 하면 살 수 있는지에 대해서는 어느 정도 알고 있다.

  암을 고치겠다는 투철한 정신 아래 어떻게 하면 암을 퇴치할 수 있는가에만 초점을 맞춰야 한다. 치료 방법을 일러주는 사람이 한국의 어느 명문의대를 나왔는지, 미국의 유명 의대를 졸업한 사람인지는 그리 중요하지 않다. 자연법칙과 생명원리에 부합하는 치료법인지, 인체에 무리를 주는 방법은 아닌지 살펴보는 것이 더욱 중요한 것이다. 편견을 갖고 자꾸 그 이론과 처방을 계산하면 병을 고치기 어렵다. 마음의 문을 열고 이치에 맞는 옳은 방법이라 생각되면 조심스럽게 효능 효과를 확인하면서 한 걸음 한 걸음 앞으로 나아가면 된다. 그런데도 의심만 갖고 병을 대하면 지레 포기하게 되고, 결국 암보다 더 무서운 절망과 자포자기에 빠지게 된다. 그렇게 되면 화타, 편작도 암을 고칠 수가 없게 된다.

살고 싶다면 '참 의료'의 이정표 『神藥』 읽어보시길

  현대의학은 눈부시게 발전하고 있으므로 암·난치병·에이즈는 곧 정복될 것이라는 이야기를 30~40년 전부터 들었다. 과연 그럴까? 약 30년 전에 대한민국의 당뇨환자는 전 국민의 1% 이내였다. 그런데 지금 대한민국은 전 국민 5천만 명의 10%가 넘는 5백만 명 이상이 당뇨환자다. 암은 어떤가? 지금 암으로 인한 사망자는 전체 사망자의 30%가 넘는다. 암 사망자가 급증하는데도 불구하고 우리는 "현대의학이 눈부시게 발전하고 있다"는 흘러간 노래를 여전히 듣고 있으니 참으로 안타까운 일이 아닐 수 없다.

현대의학이란 무엇을 의미하는가? 가장 적확(的確)한 현대의학의 정의는 '현재 이 시대에 존재하는 모든 의학'이라 할 수 있다. 미국 의학도 되고, 민간요법도 되고, 자연요법도 다 현대의학이라 할 수 있다. 양의학, 한의학, 중의학 기타 등등 이 시대, 이 지구상에 존재하는 모든 의학은 현대의학이다. 이러한 여러 가지 의료체계 중에서 병을 물리치고 아픈 사람을 구하면 그것은 '참 의료' 임에 틀림없지만 더 이상 치료할 방법이 없다면 그것은 이미 의학이 아니다. 더구나 내가 배운 방식으로는 더 이상 방법을 찾을 수도 없고 고칠 수도 없기 때문에 다른 사람들도 못 고칠 것이라는 전제 아래 내리는 "현대의학으로는 더 이상 방법이 없다"는 결론은 무책임하기 그지없는 말이다.

"제가 배운 치료법으로 최선을 다했지만 더 이상은 방법이 없고 다른 병원의 의사나 다른 의료체계의 도움을 받을 수 있을지 잘 찾아보시기 바랍니다!"라는 말 대신 "현대의학으로 더 이상 방법이 없습니다. 내가 못 고치면 다른 사람도 마찬가지입니다. 집에 모시고 가세요!"라고 말하는 것이 과연 의사의 본분을 다하는 것인지 다시 한 번 묻고 싶다.

우리 주변에는 암을 치유할 수 있는 수많은 방법들이 있다. 우리는 다만 그것을 잘 몰라서 그 방법들을 찾지 못하고 있을 뿐이다. 그러한 방법이 적힌 대표적인 책이 선친의 독특한 경험의료 방식과 약물의 제조 및 활용법을 기록한 책인 『신약(神藥)』과 『신약본초(神藥本草)』이다. 암·난치병을 고치고 싶다면 다른 사람의 손에 제 목숨을 맡길 게 아니라 이 책들을 읽고 또 읽어서 '제 병은 제가 고친다'는 의지를 키워야 한다. 정말, 살고 싶다면 이보다 더 쉬운 일도 없을 것이다.

건강한 삶을 영위하기 위해서는 자연을 등지고 살면 안 된다. 나의 건강이 가족의 행복과 직결된다는 사실을 잊지 말고 올 한 해 자연법칙에 따라 자연을 가까이하며 행복한 생활을 영위해 가시기를 충심으로 기원한다.

〈월간 仁山의학 2009년 2월호〉

104

생명 救濟의
지혜 담긴 '참 의료' 妙法

　인산의학의 최고봉이라 할 수 있는 인산 쑥뜸요법은 상상을 초월하는 묘법(妙法)이다. 뜸을 뜰 땐 숨쉬기조차 힘들면서도 어느 경지에 이르면 배 위에서 쑥불이 타고 있는데도 코를 골아가면서 잠을 자게 된다. 인산쑥뜸은 전혀 다른 세상에 온 것 같은 신비감을 느끼게 하는데, 직접 해보지 않은 사람은 그 경지를 상상할 수가 없다. 쑥뜸을 뜨다가 잘못되지나 않을지 걱정하는 분들이 많지만 쑥불의 고통이 커지면 우리 몸은 자연 진통제를 분비하게 되어 통증도 사라지고 다른 문제가 야기되는 일도 없다. 방어를 하지 않으면 화독을 입을 수 있기 때문에 몸이 알아서 방어벽을 치게 되는 것이다. 그러니 미리 겁먹고 크게 걱정할 일은 아니다.
　쑥뜸을 비롯해 인산의학의 특이한 의방(醫方)들은 고금동서를 막론하고 전무후무한 새로운 의방이자 의학이론이다. 세상 사람들이 모두 다 소금은 몸에 해롭다, 짜게 먹으면 해롭다고 말하는데 그것은 '소금의 진실'과는 거리가 멀뿐더러 이치에 전혀 부합하지 않는 편견(偏見)이요, 단견(短見)일 뿐이다. 대한민국 서해안 천일염은 세계적으로 유례를 찾기 어려울 정도로 뛰어난 약성을 지닌 암 치료 신약(神藥)이다. 본질적으로 대단히 훌륭한 약성을 지닌 것이 사실이지만 그러나 현실적으로 오늘의 천일염을 그대로 쓸 경우에는 신비한 치료 효과가 충분히 나오지 않는다는 점을 감안해 지리산 대나무에 천일염을 다져 넣고 아홉 번 구워 천일염 속의 유해물질들을 완벽하게 제거한 다음 전혀 새로운 물질인 죽염으로 재창조한 이가 바로 선친 인산 김일훈(仁山 金一勳, 1909~1992) 선생이다. 소금 이야기만 나오면 우선 혈압이 오를까봐 걱정하시는 분들이 적지 않은데, 죽염의 경우 고혈압 환자의 혈압은 내리고 저혈압 환자의 혈압은 올리는 혈압 정상화 작용이 일어나는 것으로 연구결과 밝혀졌다.

공해시대를 살아가는 오늘날의 우리들에게 가장 중요한 것은 공해로 인한 각종 암·난치병·괴질 등을 효과적으로 퇴치할 수 있는 방법은 무엇인가이다. 제도권이든 비제도권이든, 동양의학이든 서양의학이든 가릴 필요가 없다. 그것이 무엇이든 간에 질병치료에 효과 있는 의방이라면 국민이 건강하게 주어진 수명을 누리는 데 도움이 될 수 있도록 활용할 필요가 있다. 양의학, 한의학, 대체의학 등 의료단체 의료진 간에 상대 의학을 무시하거나 비판하는 일이 많은데, 어느 것이 병 치료에 효과적이냐를 따지지 않고 내용도 모른 채 근거 없이 타 의학을 비방하는 것은 자제해야 한다.

암·난치병과 관련해 더 이상 치료 방법이 없다는 의료기관의 선고로 인해 스스로 살길을 찾아 세계 각처를 헤매는 '암·난치병 난민'들이 적지 않다. 한국에만도 1백만 명이나 있다고 한다. 한국의 당뇨병 환자만 5백만 명이 넘는다. 세계적으로 3억 명의 당뇨병환자가 있는데 수십 초에 한 명꼴로 시력을 잃거나 다리를 절단하며 30초에 한 명꼴로 사망에 이르는 상황이다.

현대의학이 눈부시게 발전했다고는 하지만 당뇨병 하나만 봐도 30년 전에 비해 환자 수가 10배 이상이나 늘었다. 말 그대로 속수무책이요, 수수방관의 난감한 상황이지만 대부분 그 심각성을 올바로 인식하지 못한 채 암·난치병 무서운 줄 모르고 아무런 대비나 해결책 없이 데면데면 살아가는 실정이다. 30년 전에 비해 암환자도 10배 이상 늘었으며 암뿐만 아니라 간질환이나 기타 신장환자, 백혈병 등 이루 말할 수 없는 난치성 질병들로 인해 많은 사람들이 신음하고 있다. 전 국민 환자 시대가 오는데도 현대의학이 발달했다는 상투적이고 고전적인 말만 되풀이하고 있다. 이것은 국가의 미래를 위해서라도 우리 모두가 깊이 생각해 볼 문제다.

이제 암·난치병·괴질의 문제는 특정 의료인의 문제가 아닌 전 세계 인류의 초미(焦眉)의 과제가 됐는데도 어느 누구 하나 선뜻 나서서 바른 말을 하지 않고 모두 남의 일처럼, 강 건너 불 보듯 하고 있다. 아무 대책도 없이 그저 아프면 병원에 가면 된다고 생각한다. 그러나 실제로는 어느 질병 하나 원인도 밝혀지고 치료약도 개발되어 속 시원하게 해결되는 것이 없다. 이러한 문제점을 깨달았을 때는 이미 늦은 경우가 많다. 몸은 몸대로 돈은 돈대로 축난 뒤에는 그때까지보다 몇 배의 노력과 시간과 희생이 따르고 완치의 길로부터 점점 멀어지게 된다. 우리가 생각하는 것처럼 현대의학은 인류 생명의 안전지대가 아니다. 의료의 본질인 효능과 효과를 중시하고 검증하는 의료체계를 구축하기 위해 노력하는 것이 아니라, 집단 이기주의에 기초해서 상대 의학을 비판하고 금기시하는 것이 문제인 것이다.

  침, 뜸의 달인인 김남수 선생을 특정 의료단체가 침사 자격은 있되 뜸사 자격은 없는데도 침, 뜸을 아울러 시술하였다는 이유로 불법의료행위로 고소 고발하고, 보건당국에서는 의료법에 따라 마침내 영업정지 행정처분을 내린 것이 대표적인 예다. 특성상 고도의 지식과 기술이 요구되는 침의 달인이 비교적 그보다는 단순한 뜸을 못 뜰 리는 만무한 것이지만 침사 자격만 있고 뜸사 자격이 없다는 이유를 내세워 침은 놓되 뜸을 뜨지 못하게 하는 처분을 내린 것이다. 50년 전에 만들어진 의료관계법령을 현실에 부합하도록 개정하기는커녕 오히려 비현실적 조항들을 무리하게 적용시켜 도리어 국민건강에 악영향을 미치고 있는데도 누구 하나

나서서 합리적으로 개정해 줄 것을 요구하는 사람이 없는 것은 무슨 까닭인가? 법도 사람이 만든 것인데 시대에 맞지 않을 때는 합리적으로 개정하는 것은 당연한 것임에도 현실이 그렇지 못하고 불합리한 법조문들이 도리어 죄 없는 사람들을 잡는 그런 모순을 연출하고 있다.

『神藥』『神藥本草』 속에 생명 救濟의 지혜가

암·난치병·괴질을 물리치는 데 특정한 방법만 써야 한다고 생각할 필요는 없다. 세상의 의학들이 더 이상 방법이 없다고 할 때 인산의학의 『신약(神藥)』과 『신약본초(神藥本草)』를 보고 자기 나름대로 방법을 찾으면 되지 않겠는가? 나와 내 가족의 병을 내가 고치는데 무슨 문제가 있는가.

암·난치병·괴질로 사람이 죽어가는데 쳐다만 보고 있는 것은 인간의 도리가 아니다. 한 훌륭한 의자(醫者)가 천부(天賦)의 지혜를 근거로 수많은 경험을 통해 세상에 제시한 의방(醫方)이 있는데 한 번 써보지도 않고 되느니 안 되느니 논의만 무성하면 무슨 소용이 있겠는가? 직접 실행에 옮겨봐야 효과여부를 알 수 있는 것이다. 필자도 최근 연식(年式)을 감안하지 않은 무리한 운동과 암벽등반 후유증으로 허리 통증이 너무 심해 곧바로 뜸을 뜨기 시작했는데, 완전히 휘었던 척추뼈가 하루 40분씩 12일 동안 뜸을 뜨자 올곧게 펴진 경험을 추가한 바 있다.

'죽음의 강(江)'을 건넌 사람들은 그 대가로 남이 보지 못하는 '직관(直觀)'을 선물 받는다는 말이 있다. 필자도 그동안 다섯 번 정도 죽을 고비를 건너고 보니 판단력과 안목이 조금 생겨 같은 책을 봐도 나름대로 확연하게 이해하고 다른 이들과는 판이한 해석을 하는 경우가 적지 않다. 10대 후반부터 유가(儒家)의 사서삼경(四書三經)을 위시하여 불가(佛家)의 금강경(金剛經), 노자(老子)의 도덕경(道德經) 등을 거의 외우다시피 했는데, 공부를 하면 할수록 성인과 현자들의 말씀 속에는 묘한 이치가 담겨 있다는 사실을 깨닫게 된다. 논어 제10장 '향당' 편에 나오는 공자의 이야기는 많은 것을 생각하게 한다. 공자께서는 끼니 때마다 꼭 생강을 빠뜨리지 않고 드셨다는 대목에서 공자의 지혜로운 식습관을 엿보게 된다. 흐린 날 생선회가 쉬 상한다고 먹지 않는데 그때 생강을 곁들여 먹으면 아무 탈이 없다. 우리 조상들이 대대로 먹던 음식들 중에서도 특히 양념류에 들어가는 것은 모두 다 약이 된다는 사실을 알아둘 필요가 있다.

울타리 안에서 기르는 짐승들도 알고 보면 모두가 신비의 약이다. '저자에서 돼지를 한 마리 사오면 그 집 약방 차렸다' 라는 말이 있듯이 납독, 수은독 등 모든 독은 돼지고기가 해독한다. 특히 작은창자가 가장 해독력이 강하므로 하루 종일 농약을 치고 막걸리 한 사발에 돼지 창자 국을 곁들여 먹으면 농약으로 인한 어떤 문제도 탈도 없게 되는 것이다.

어디 그뿐인가. 맹독성 독사에 물렸을 때 마른 명태 다섯 마리를 한꺼번에 푹 끓여 먹으면 결코 죽는 일이 없다. 말의 혈청으로 만든 해독제는 구하기도 어렵거니와 설령 구한다 해도 명태처럼 신비한 효과가 나지는 않는다. 그런데 마른 명태가 해독약이 된다는 내용은 고금동서 어느 의서에도 없다. 오직 인산의학에서만 제시되어 있는 내용이다. 필자의 증조할아버지(구한말의 金冕燮)가 명의(名醫)였는데 당시 독사에게 물려 죽어가던 사람이 찾아왔을 때 소생 가능성이 없다는 판단 아래 치료를 포기하자 여덟 살 손자인 선친(仁山 선생)이 마른 명태 처방을 제시하여 실제로 그 사람의 목숨을 구함으로써 세상에 전무후무한 묘방(妙方)이 등장하게 된 것이다.

나이가 많거나 적거나 아는 것은 위대하다. 할아버지가 모르는 세계를 인산 선생은 꿰뚫어보고 있었다. 못 알아들어도 이야기는 들어보자고 청하니, 여덟 살 소년은 만고불변의 의학적 진리를 말했다. 지구상에서 인간 세상에 영향을 가장 많이 미치는 28수(宿) 별이 있는데 북방의 일곱 별 그룹 중 여성(女星)의 별 정기를 가장 많이 받은 생물이므로 강력한 수정(水精) 수기(水氣)의 해독력을 지니고 있다는 신설(新說)을 천명한 것이다. 여성의 별 정기는 수중 생명체 중에는 명태에게, 풀 중에는 오이에게, 걸어 다니는 짐승 중에는 오리에게 직접적으로 내려온다고 하였다. 세 가지 물질은 화독(火毒)을 물리치는 데 영약(靈藥)이다. 그것을 말한 의사

(醫師)는 고금동서에 아무도 없다. 중국의 화타와 편작도, 인도의 지바카도 그런 처방을 제시한 바 없다. 세상 사람들이 대부분 해롭다고 생각하고 기피하는 소금을, 사람 생명을 구하는 위대한 신약(神藥)으로 쓰고 흔하디흔한 약쑥을 기사회생(起死回生)의 영약(靈藥)으로 쓰는 것도 크게 깨달은 사람이 아니면 할 수 없는 일들이다.

우리 집안은 10대째 내려오는 명의 집안이었는데 어린 인산의 말을 들은 증조할아버지는 "지금까지 내려온 세상의 모든 의학은 천부적 재능을 타고난 인산의 독특한 의방(醫方)이 제시된 이후에는 무용지물(無用之物)이다"라고 말씀하시며 그때부터 자신이 환자에게 제시하던 약화제(藥和劑)를 일절 하지 않고 모두 손자에게 일임한 바 있다. 선친의 의학은 대대로 내려오는 전통의학이론이 아니다. 마치 평지에서 우뚝 선 산(山) 같은 인물, 인산의 혜안(慧眼)에 의해 천문과 지리, 인체를 거울처럼 꿰뚫어보고 오랜 경험을 토대로 쉽고 간단하게 책으로 완성하여 제시하니 그것이 바로 『신약(神藥)』과 『신약본초(神藥本草)』이다. 한 가지 아쉬운 것은 이러한 선친의 의학이론을, 출처를 밝히지 않고 마치 자기가 발명한 것처럼 말하는 사람들이 적지 않다는 점이다. 『신약』과 『신약본초』는 선친이 누구나 활용할 수 있게 세상에 공개한 것이므로 누가 언제 어디서 활용해도 탓할 사람은 없다. 다만 그 귀한 뜻을 십분 감안하여 출처를 밝히고 지나친 상행위(商行爲)에 악용하지 않기를 바랄 뿐이다.

몸속 암세포, 죽염으로 절여 놓으면

　암환자의 몸을 죽염으로 절여 놓다시피 하면 암세포는 절대 퍼지지 못한다. 암환자가 선친을 찾아와 '어떻게 하면 좋을까요'라고 했을 때 선친은 대개 '죽염 퍼먹어'라고 하셨고, '얼마나 먹을까요?'라는 질문에는 '배 터지게 먹어'라고 농담처럼 말씀하셨지만 그 속에 만고의 의학적 진리가 담겨 있다. 암환자의 몸을 죽염으로 절여 놓는다면 암이 절대 퍼질 수가 없는 것이다.

　그동안 알고 있던 상식이 뭐가 중요한가. 그릇된 인식을 버리고 인산의학의 새로운 지식을 자신의 것으로 삼고 잘 활용한다면 나와 내 가족의 삶이 달라질 것이다. 암 치료가 생각처럼 간단하지 않을뿐더러 암이 사람 가리면서, 지위고하(地位高下)를 가리면서 찾아오는 것은 아니어서 누구나 언제 어디서나 걸릴 수 있다는 점을 간과(看過)하지 말아야겠다.

　자신의 암이나 난치병·괴질을 극복하기 위해 모든 노력을 기울이면서 간절하게 회복되기를 염원하는 사람들은 인산의학 이야기를 들으면 귀가 번쩍 뜨인다. 어떤 경우에도 해결책이 없다는 절망과 고통 속에서 살던 사람이 병을 고칠 수 있다는 확신을 가지면 눈빛부터 달라진다. 주변에서 암·난치병을 고치고 살아난 분들을 보면 그 뒤의 삶은 언제나 싱글벙글하는 사람들이 많다.

반면에 뭐 그리 바쁜 일이 많은지 저승길도 빨리빨리 재촉해서 가는 사람도 적지 않다. 인산의학의 『신약』과 『신약본초』를 처음 읽을 때는 도대체 무슨 말인지 황당하게 생각되지만, 두 번 읽으면 조금 감이 잡히고, 세 번 읽으면 암·난치병 때문에 죽지는 않을 것 같다고 느끼게 되고, 열 번 이상 읽으면 동네 이장처럼 아픈 사람 다 찾아다니며 치료 방법을 알려주고 거들어준다.

인산의학의 제1 원칙은 '제 병, 제 힘으로, 가족들끼리 서로 치료해 주되 부엌에 있는 양념, 울타리 안에 있는 약이 되는 가축, 즉 주변에 흔한 집오리, 민들레, 인동초 등 흔하디흔한 물질로 제 집에서 병을 고치라' 는 내용이다. 즉 자력(自力)으로 자연물의 악성을 활용해서 병을 고치라는 뜻이다. 인산의학의 어떤 요법이라도 잘 알고 활용한다면 비명횡사(非命橫死)할 가능성이 대폭 줄고 제 수명대로 건강하게 살 수 있는 가능성이 높아진다.

존엄사(尊嚴死)라는 말은 단순하게 산소호흡기를 제거하는 것이 아니라 명이 다했으면 자연스럽게, 당당하게 떠난다는 것이다. 미국의 스코트 니어링 교수는 나이 백세에 맞는 죽음을 인생의 끝이 아니라 새로운 출발로 여기고 기쁘게 가야 한다며 평소 자신의 소신대로 삶을 마감하였다. 그는 진통제, 항암제로 무의미한 연명(延命)을 도모하는 의료행위를 단호히 거부하고 자신의 의지대로 죽음을 준비했던 것이다.

"수의(壽衣)를 입히지 말고 미리 준비해 둔 청바지를 입힌 채 평상시 주로 앉아 지내던 바다가 내려다보이는 언덕 위 나무 밑에 화장하여 묻어 달라"고 당부한 뒤 부인 헬렌 니어링과 웃으면서 작별한 다음 저승길을 떠난 스코트 니어링의 경우가 대표적인 존엄사라고 말할 수 있다. 죽을 때까지 건강하게 살다가 당당하게 웃으면서 떠날 수 있는 삶을 영위하기 위해서라도 건강은 필수다.

인산의학이라는 첨단 전략무기들이 있는데 잘 활용해서 암·난치병을 물리칠 방책을 강구하지 않고, 나약한 마음을 갖고 병한테 굽실거릴 필요가 없다. 실현 가능성이 희박한 치료에 전적으로 매달리지 말고, 지혜로운 이의 의방(醫方)을 이정표로 삼아 간절한 기도와 정성 어린 노력으로 자신의 병을 극복하는 것이 현명한 해답이다.

仁山의학, 암·난치병 물리칠 새로운 대안

인산쑥뜸으로 전중혈(膻中穴)을 뜨면 협심증, 심근경색, 심부전 등 심장계통 질환은 대부분 신비한 효과를 거둔다. 이렇게 모든 노력을 기울여 자신의 지병을 고쳤다 하더라도 여전히 건강관리에 더욱 신경을 써야 한다. 공기 중에, 음식 속에 수많은 침략자들이 숨어서 몸에 들어오기 때문에 해독(解毒)을 위해 평소 명태, 오리를 정기적으로 섭취하는 것이 필요하고 밭마늘을 껍질째 구워 먹어 원기를 돋우며 죽염(竹鹽)을 수시로 섭취하여 피를 맑게 해야 한다.

강화도 약쑥을 이용해 쑥뜸을 뜨면 몸속에 있던 모든 염증과 사혈, 어혈, 독성 악혈이 모조리 뜸자리를 통해 쏟아져 나온다. 죽은 피만 뽑아낼 수 있는 기술은 현재 세계 어떤 의료체제에서도 상상조차 하기 어려운 신비의 의술이다. 부항(附缸)치료는 가해지는 압력에 따라 죽은피의 뒤를 이어 살아 있는 피가 나중에 나오게 되지만 쑥뜸은 몸 깊은 곳까지 들어가 죽은피만을 끌어내 밖으로 빼낸다. 암이 심한 사람은 피가 요강의 절반가량 쏟아진 사람도 있다. 이런 경우 창자가 터진 것 아니냐고 놀라는 경우가 더러 있는데 죽은피만 나오는 것이기 때문에 기운이 빠지거나 다른 문제가 발생하지 않는다.

만약에 강화 약쑥이 아닌 다른 풀이나 톱밥, 낙엽 등의 가연성 물질을 뭉쳐 뜸자리에 올려놓고 불을 붙인다면 그 자리에서 즉사할 수 있다. 지구상 온갖 물질 중에 유독 강화도산 약쑥만이 사람 몸에 전혀 축을 내지 않고 도리어 방전된 기력을 충전시키며 사람들의 암·난치병·괴질을 물리치는 묘한 힘을 발휘한다. 이런 신비한 사실은 인산의학에서만 밝힌 바 있는데, 수많은 사람들이 이 방법으로 암·난치병·괴질로부터 목숨을 구함으로써 인산의학의 독특한 방약(方藥)은 그 효능 효과가 뒷받침되는 실사구시(實事求是)의 신약묘방(神藥妙方)임을 짐작하게 해준다. 쑥뜸은 맨살을 불로 지지는 고문처럼 보이기도 하지만, 어디까지나 제 확신에 따라 스스로 선택해서 하는 것이다. 자신의 생명을 구할 다른 어떤 방법도 없고 또한 목숨이 위태롭기가 마치 벼랑 끝에 선 것 같기 때문에 마지막 선택으로 쑥뜸을 뜨는 것이다.

　인산의학의 모든 처방은 아주 간단하다. 밭마늘을 껍질째 구워 죽염에 찍어 하루 20통 이상 먹으라고 일러주지만 웬만해서는 먹기가 힘들다. 마늘 20통 먹으려면 대단한 정성과 노력 필요하다. 지혜는 전해 주고 처방은 공개할 수 있지만 기도하는 마음과 정성스러운 자세는 스스로의 몫이다. 그래서 인산의학이 아무리 지혜로운 묘법이라도 세상에서는 더디게 퍼져나가는 것이다. 지구상의 모든 암·난치병 환자들에게 인산의학의 복음(福音)이 전해졌으면 하는 바람은 선친이나 필자의 생각이 다르지 않다.

　간절하게 방법을 찾는 사람에게만 길은 열릴 것이다. 『신약』과 『신약본초』를 읽으며 해결방법이 무엇인가 열심히 찾아서 자신과 가족이 주어진 수명대로 온전히 천수(天壽)를 다 누릴 수 있게 되기를 간절히 기원한다.

〈월간 仁山의학 2010년 11월호〉

105

無醫自癒의
'참 의료 세상'을 바란다

연일 신문과 TV를 장식하는 뉴스의 헤드라인들은 세상이 얼마나 혼란스럽고 점점 살기 어려워지고 있는지를 상징적으로 보여주고 있다. 정치, 경제의 혼탁양상은 극을 달리고 국민의 대의 기구인 국회의 의원들조차 부정과 비리 개입, 상대에 대한 폭언 비방 등의 행위로 보는 이들의 눈살을 찌푸리게 만든다.

'원칙과 정도가 사라진 세상에서의 부귀는 부끄러워할 일(邦無道 富且貴焉 恥也)'이라던 공자(孔子)의 금언(金言)은 시공을 초월하여 오늘의 시대 상황에도 더없이 적절한 교훈이 될 듯싶다. 물론 '원칙과 정도가 통용되는 대명천지에서라면 가난하고 천한 처지 역시 부끄러워해야 할 일(邦有道 貧且賤焉 恥也)'이라는 가르침 또한 간과해서는 안 될 듯싶다.

필자는 세상을 마당으로 한바탕 연출되는 연극의 무대 뒷전에서 세상 돌아가는 모습을 훔쳐보며 한탄이나 하려는 생각으로 이런 얘기를 늘어놓는 것은 결코 아니다.

　우리가 살 만한 세상은 반드시 내 손으로, 우리 손으로 이룰 수 있다는 확신에 찬 신념을 가슴속에 갖고 있고 그 열정으로 세상을 변화시키려 나름대로 애쓰기도 한다는 것을 차제에 밝힌다.

　TV화면에 자주 등장하는 각종 사건사고나 국회의원들의 싸움, 경제인들과 법조인들의 비리 연루 수사상황 등을 보면서 우리는 자연히 비애감을 갖게 된다. 그러나 '남 탓' 하기에 앞서 먼저 우리들 자신부터 되돌아볼 일이다. 불미스러운 모습으로 매스컴에 등장하는 그들은 누구인가.

　과거의 내 모습일 수도 있고 미래의 당신 모습일 수도 있는데 입장만 바뀌면 손가락질하기 일쑤이고 목청 높여 비난을 일삼는 그 행위는 과연 현명하다 할 수 있을까? 남 손가락질하기에 앞서 자신부터 반성하고 그러한 세상의 교훈을 가슴속에 새겨 자신과 가족, 주변 사람들을 일깨워주는 노력으로 우리가 발 디디고 사는 세상을 좀 더 아름다운 세상, 살기 좋은 세상으로 바꾸는 데 일조함이 더 현명하지 않겠는가.

　갑자기 서당 훈장에라도 취임한 양 목소리를 높이는 까닭은, 시끄러운 세상에 소음을 추가하는 미련한 짓처럼 보일 수도 있겠지만 그래도 필자는 이런 세상에 한 줄기 맑은 샘물을 퍼올리려는 소박한 마음에서 고언(苦言)을 드리는 것이다.

아무리 세상이 혼탁하다 하여도 눈 씻고 잘 찾아보면 맑은 지혜의 샘을 곳곳에서 발견할 수 있게 된다. 필자는 그 지혜의 청량한 샘물을 독자들과 나누고 싶은 생각에서 두서없이 이렇게 횡설수설 떠들게 되는 것이다.

때로는 생명의 건강에 약이 될 쓴소리도 하고 때로는 옛 성현들의 대비심(大悲心) 어린 금언(金言) 법어(法語)를 들려드리기도 하는 것은 이 글을 읽는 독자들의 마음과 몸 모두 건강하여 다 같이 행복한 인생을 영위하였으면 하는 소박한 바람 때문이다.

그리 길지는 않지만 나름대로 충실하게 살아왔다고 자부하는 필자의 인생 경험과 공부한 바에 근거하여 말하자면 심신(心身)의 건강에 빛이 될 '지혜의 샘'으로는 노자(老子)의 도덕경(道德經)과 선친 인산 김일훈(仁山 金一勳, 1909~1992) 선생의 『신약본초(神藥本草)』보다 나은 텍스트를 아직껏 본 일이 없다.

필자의 과문(寡聞)에다 좁은 소견(所見) 때문에 더 훌륭한 것을 발견하지 못한 탓도 있겠지만 어쨌든 현재로서는 그 생각에 조금의 흔들림이나 의심이 없다. 또 내용을 잘 아는 많은 사람들이 필자의 생각에 동조하거나 공감하는 경향을 보이는 것은 어느 정도 설득력을 확보하고 있는 것으로 판단할 수도 있겠다.

무위자연(無爲自然)의 정치와 삶을 주창한 노자와 자연법칙에 근거하여 무의자유(無醫自癒)의 신의학 체계를 제창한 인산의 사상은 서로 여합부절(如合符節), 바로 그것이라 해도 과언이 아닐 듯싶다.

　현대 난치병을 다스리기 위해 개발된 인산의학(仁山醫學)의 수많은 방약(方藥) 가운데 죽염(竹鹽)이나 유황오리 등의 신물질들은 이렇다 할 치료행위 없이(無爲), 즉 인위(人爲)·인공(人工)·조작 등의 부자연스러움 없이 인체에 축적된 독성물질들을 풀어주고(解毒) 원기를 돋우어(補元) 질병을 스스로 물러가게 만드는(自然治) 대표적 신약묘방(神藥妙方)이라 하겠다. 지혜의 샘에서 솟아나는 감로수(甘露水)로 무리 없이 순리적으로 현대 난치병(불치병이란 없다)을 다스릴 수 있는 인산의학의 신약묘방에 이제는 좀 더 애정과 관심을 가질 때라고 생각된다.

　온갖 그럴싸한 말들로 현대 난치병 앞에서 무력하기 짝이 없는 속수무책의 의료현실을 호도한다 해도 드러나는 결과까지 감출 수는 없는 게 오늘의 의료상황이다. 의학의 이론적 차별성이나 의료방식의 차이를 두고 갑론을박하는 게 무슨 소용이란 말인가. '곤강에 큰불 나니 옥도 돌도 함께 타더라(火炎崑岡 玉石俱焚)'라는 서경(書經)의 글귀가 상징하듯 원인 모를 난치성 괴질들이 잇따라 출현하여 인류 전체의 생존을 위협하는 마당에 양의(洋醫)와 한의(韓醫), 의(醫)와 약(藥) 등의 전문가 집단 간의 갈등과 반목, 대립은 도대체 무슨 의미와 가치가 있다는 말인가.

　전문가로서의 권위와 신뢰를 스스로 실추시키는 우(愚)를 떨치고 이제는 실사구시(實事求是)의 본래적 의료 정신에 입각해서 치료 효과의 조그만 가능성조차도 놓치지 말고 수집·분류한 뒤 체계적 연구를 통해 그 결과를 인류의 난치성 병마 퇴치에 활용하는 지혜로운 모습을 보여주기를 기대해 본다.

인산의학의 『신약본초』는 인류의 병마퇴치에 새로운 희망을 주는 얼마나 많은 가능성의 보고(寶庫)인가. 수많은 사람들이 몸으로 증명하고 경험으로 보여주는 생생한 사례들을 수집 분류하고 그 기전을 연구하여 미래의학의 나침반으로 삼는 현명함과 지혜로움을 발휘해 주기 바라는 마음 간절하다. 세계 최강의 의학강국, 경제강국의 토대는 열린 마음과 실사구시의 치열한 연구열, 나아가 진리를 위해 한 목숨 던질 수 있는 위법망구(爲法忘軀)의 투철한 정신적 자세가 뒷받침될 때 가능하리라 생각된다.

살기 좋은 세상, 아름다운 세상은 결코 그냥 만들어지는 게 아니라, 나와 당신, 그리고 우리 모두의 화합과 간단없는 노력에 의해 이룩될 것이라고 필자는 확신한다.

〈월간 신토불이건강 2002년 3월호〉

106

'神市의학'에서 찾는 암·난치병 妙方

연일 매스컴에 보도되는 끔찍한 사건사고 뉴스를 접할 때마다 사람이라고 해서 다 같은 사람은 아니라는 생각이 들곤 한다. 살인마를 방불케 하는 흉악범이 있는가 하면 예수 그리스도와 석가모니 부처, 노자(老子), 공자(孔子) 등 인류의 삶의 질 향상에 더없이 큰 기여를 하였던 성현(聖賢)들도 세상에는 사람으로 존재하였던 분들이다.

우리가 매일 섭취하고 있는 소금 역시 그와 다르지 않다. 소금이라고 해서 모두 다 그 질(質)이 같거나 비슷한 소금은 아닌 것이다. 많은 사람들이 정제염, 재제염, 천일염, 죽염 및 기타 가공염 등 법적으로 구분되어 있는 소금조차도 그 내용을 잘 알지 못하면서 다 같은 소금이라고 간주하거나 주장한다.

예수 그리스도나 석가모니, 노자, 공자는 모두 현실적으로 사람임에 틀림없지만 사람의 범주에는 그런 사람들만 있는 것이 아니라 히틀러나 스탈린 같은 역사적인 전쟁광, 살인마 같은 사람들도 적지 않다는 사실을 감안할 때 별다른 구분 없이 "사람은 다 같은 것 아니야?"라고 말한다면 결코 지혜로운 안목의 소유자라고 볼 수 없을 것이다.

사람이라고 해서 다 같은 사람이 아니듯이 소금도 짠맛을 지니거나 비슷한 속성과 모양을 갖추었다 해서 똑같은 소금이 아니라는 엄연한 사실을 정확하게 알 필요가 있을 듯싶다. 먹으면 위나 장이 헐고 혈압이 오르며 만병이 돋아나는 무서운 독성 작용을 하는 소금이 있는가 하면, 병에 걸려 죽어가는 사람에게 들어가 신묘(神妙)한 물리화학적 작용을 통해 인체를 정화(淨化)하면서 깨끗하게 병증을 낫게 해주는 그런 특별한 소금도 있게 마련이다. 지혜로운 안목으로 본다면 '신(神)이 인간에게, 자연이 인류에게 선사한 가장 훌륭한 자연 항생제가 바로 소금'인 것이다.

천일염 20%, 정제염 20%, 죽염 20%의 농도로 희석한 물에 각각 철근이나 쇠못을 넣어보면 죽염 이외의 다른 소금은 불과 수 시간 내에 새빨갛게 녹이 스는 것을 볼 수 있다. 녹이 스는 힘, 녹이 슬게 하는 힘이 공기 중에 있는데 그걸 산화력이라고 한다. 우리 인체도 호흡으로 산소를 들이마시기 때문에 음식을 산화시켜 소화가 되게 하고 에너지를 얻게 되는 것이다. 그런데 이 과정에서 활성산소라고 불리는 '유해(有害)산소'가 쌓이게 되는데, 자체

처리되지 못한 그것이 축적돼 혈전(血栓)을 만들고 어혈(瘀血), 사혈(死血)을 만드는 것이다. 따라서 피가 제대로 정화되지 않으면 우리 몸에서는 온갖 질병이 생겨나게 되고 나중엔 암으로 발전하게 되는 것이다.

그렇다면 그 유해산소를 없앨 수 있는 방법은 무엇일까? 산화 과정에서 유해산소는 반드시 나오게 되어 있다. 이것이 우리 몸을 병들게 하는데, 정상적으로 진행되면 노화(老化)라고 하고 정상속도보다 빠르면 질병(疾病)이라고 하는 것이다. 즉, 산화력이라고 하는 것은 우리 몸을 녹슬게 한다는 것과 같은 말이다.

ORP 테스터를 통해 산화환원전위를 측정해 볼 경우 정제염의 산화지수는 +2백~+4백, 천일염은 +2백~+3백인 데 반해 죽염은 -4백의 강한 환원력(還元力), 즉 이미 녹이 슨 것도 없애버릴 정도로 강력한 환원력을 지니고 있다는 놀라운 사실을 직접 눈으로 확인할 수 있게 된다. PH, 즉 수소이온농도 역시 종류별로 구분해 보면, 정제염은 5~6의 강산성이고 천일염은 7 내외의 중성 내지 약 알칼리성이며 죽염의 경우 11~13의 강알칼리성으로 나타난다.

환경오염문제가 지금에 비해 덜 심각하던 40~50년 전에 비해 이제는 바닷속 천일염도 식품으로서의 문제가 전혀 없다고 할 수 없는 단계로 접어들었다 하겠고 따라서 국민 식생활 안전을 위해 관민합동의 안전성 확인점검을 전면적으로 시행해야 할 시기에 이른 것으로 판단된다.

필자의 선친(仁山 金一勳)은 이미 40여 년 전부터 이야기할 기회가 있으면 "천일염은 세계적으로 가장 훌륭한 약임에 틀림없지만 앞으로 천일염조차도 그 좋은 약임에도 불구하고 마음 놓고 그대로 먹기 어려운 시기가 온다"고 말씀하셨다. 서울에만 1천만 명 인구가 사는데 아파트, 빌딩, 공장, 각종 시설 등의 정화조에서 나온 오폐수가 일정 처리공정을 거치기는 하는 것이지만 상당부분은 그대로 한강으로 흘러들어가게 되고 그걸 소독하기 위해 엄청난 양의 염소 소독제를 쓴다. 그렇게 해놓고 서울 수돗물이 세계 최고로 깨끗하고 좋은 물이라고 서울시에서 누누이 강조하지만 대다수 국민들은 그대로 믿으려 들지 않는다.

하지만 더욱 심각한 문제는 그 물속에 들어 있는 세제, 공장폐수 같은 매우 유독한 성분들을 함유한 탁류들이 강과 하천을 통해 연근해로 흘러들어가 갯벌에서 증발과정을 거쳐 생산되는 천일염에 그대로 들어갈 수 있다는 것이다. 예전에는 갯벌에서 물을 가둔 후 그대로 만들어 흙 찌꺼기 같은 것들이 있었으나 언제부터인가 비교적 위생적으로 청결하게 만든다고 바닥에 타일을 깔았는데 그러자 천일염 속에 섞이는 타일조각이 엄청난 양으로 존재하는 바람에 그것을 우리가 먹게 된 것이다.

그래서 보완책으로 만들어낸 것이 염전에 비닐장판을 까는 것이다. 비닐장판을 깔면 오물은 줄어들지 모르겠으나 땅과 바다, 하늘의 기운이 잘 통하지 않게 된다. 아울러 갯벌은 물과 함께 불어 있으면 비중이 상대적으로 무거운 중금속은 밑으로 가라앉아 자연스럽게 해독이 되지만 장판염은 특성상 독극물이 그대로 소금 속으로 들어가게 되어 있다. 보기에만 깨끗할 뿐이지 해독도 되지 않고 중화도 되지 않아 극미량의 독성이긴 하지만 독성이 그대로 소금 속에 들어가 있는 것이다. 그렇게 천일염을 만들어 놓고는 소금이 해롭다고 말을 한다. 심지어 서해 갯벌이 아닌 동해 바다의 물을 전기분해를 통해 순수 염화나트륨만을 분리해 만든 물질을 위생적으로 제조한 질 좋은 소금으로 홍보하여 국민이 먹도록 한 그런 바보짓을 50~60년간 하면서도 누구 하나 그 문제를 지적하는 사람이 없었다.

그런데 선친께서 『우주(宇宙)와 신약(神藥)』, 『구세신방(救世神方)』, 『신약(神藥)』이라는 책에 대한민국의 서해안 천일염은 전 세계에서 유례가 없는 최고 훌륭한 암(癌) 치료약이라는 말씀을 하셨다. 그동안 그렇게 천대받고 그 효능을 무시당하던 소금의 억울한 누명을 벗긴 분이 바로 인산 김일훈 선생이라는 이야기다.

선생은 1986년에 펴낸 자신의 저술 『신약』을 통해 명명백백하게 서해안 천일염에 대해 설명하면서 다만, 천일염도 그대로 먹기에는 오염이 어느 정도 진행되었으니 처리해서 쓰는 것이 현명한 방법이라고 이야기한 바 있다. 그 대안으로 대나무통에 천일염을 다져 넣고 소나무 장작으로 불을 때서 아홉 번을 구워야 한다고 하셨는데 그것이 바로 오늘의 죽염(竹鹽)이다. 『신약』 출간 이후 죽염은 1987년 8월 27일 경남 함양군에서의 죽염제조허가를 시작으로 공식 산업화되었고 현재 전국 50여 제조업체가 참여하여 2천억 원의 시장을 형성하고 있다.

竹鹽은 강력한 還元力을 나타내는 有害산소 제거의 신물질

1천 년 전 일연 스님이 저술한 삼국유사(三國遺事)에 보면 단군 옛 기록이라고, 단군고기(檀君古記)를 인용한 내용이 전한다.

환웅(桓雄) 천황이 하늘무리 삼천을 이끌고 삼위태백의 산 신단수(神檀樹)로 내려오니 사람들은 그를 '신불(神市)'이라 일컬었다. 그때 마침 한 굴에 호랑이랑 곰이 같이 살고 있다가 하늘세계에서 위대한 신인(神人)이 내려왔다고 하니 그를 찾아가 사람이 되게 해달라고 했다. 그러자 환웅천왕이 신령스러운 쑥 한 뭉치(靈艾一炷)와 마늘 20개(蒜二十枚)를 주면서 "너희들은 이것을 먹되 백일 동안 햇빛을 보지 마라"고 했는데, 호랑이는 성질이 급한 탓에 지키지 못했고 곰은 삼칠일 만에 사람이 되어 환웅과 혼인하여 단군왕검(檀君王儉)을 낳았다는 요지의 이야기이다.

김두종 박사가 저술한 『한국의 의학사』 맨 앞부분에 단군 옛 기록의 쑥과 마늘 이야기가 등장하는데, 저자 역시 이 기록들을 근거로 우리 조상들이 쑥과 마늘을 의약용으로 이용한 증거로 볼 수 있다는 견해를 밝혔다. 그러나 그 어떤 사람도 그 짧은 옛 기록 속에, 자연법칙에 근거한 양생(養生)과 의료(醫療)의 비밀이 숨어 있는 것을 눈치 채지 못했다.

하지만 인산의학의 주요 방약(方藥)들을 유심히 보면 그 비밀을 짐작할 수 있다. 밭마늘 스무 통을 껍질째 장작불에 구워 죽염에 찍어 먹으라는 인산의학의 묘방(妙方)은 그 대표적인 것이다. 암, 난치병, 괴질 등 대여섯 가지 암에 걸려 곧 죽는다는 환자들이 찾아오면 인산 선생께선 "죽염 퍼먹어"라고 말씀하셨다. 하루에 몇 번, 몇 그램씩 먹어야 되느냐고 묻는 사람들에겐 "배 터지게 먹어"라고 하셨다. 굴비를 소금에 푹 절여 놓으면 안 썩듯이 굴비 절이듯 몸을 죽염에 푹 절이라고도 하셨다. 실제로 그 말대로 해서 죽음 직전에 되살아나 비명횡사를 면하고 제 명대로 살다가 갔거나 현재까지 건강하게 살고 있는 사람들이 적지 않다는 사실은 현대인의 상식적 의료관(醫療觀)을 심각하게 되돌아보게 만든다.

인산의학의 핵심 요지가 바로 "각종 암, 난치병, 괴질을 근본적으로 퇴치하기 위해서는 밭마늘을 껍질째 구워 하루에 스무 통 이상 먹고 강화도산 약쑥으로 중완(中脘)·관원(關元)의 요혈(要穴)에 쑥뜸을 뜨라"는 간단한 묘방으로 귀결되는 것은 상징적인 의미를 지니는 것이다. 환웅의학, 단군의학, 원시의학이 바로 4천년의 시공(時空)을 넘어 그대로 부활해 옛날에 비해 훨씬 더 공해가 심각해지고 각종 암, 난치병, 괴질이 창궐하는 오늘의 세상과 미래인류에게 맞도록 다시 찬술 간행한 것이 『신약(神藥)』이란 책이고, 원시 의방인 쑥과 마늘에 한국산 천일염을 법제한 죽염(竹

鹽)을 더해 새로운 21세기 의학으로 완성해 낸 분이 바로 인산 선생이다.

서양에서 서양 사람들에 의해 살인핵무기가 개발되자 그때 선친께서는 핵전쟁으로 인해 인류가 전멸 위기로 갈 수 있으니 동양의 생기를 머금은 활인핵(活人核)을 개발해 인류의 전멸을 막아야 한다고 하셨다. 한국 상공에 분포된 산삼분자와 중국 상공에 다량 존재하는 부자(附子)분자 등 공간색소 중에는 많은 약 분자들이 있는데 그 약 분자들을 합성해 새로운 약을 만들어 먹으면 된다고 하셨다. 그런 의학 사상과 혜안(慧眼)의 결정체가 바로 인산의학에서 제시한 오핵단(五核丹)이라는 물질이다.

40년 전 당시 금액으로 1백만 원이 넘을 정도로 비싼 약이었지만, 그 약 한 알 먹고 폐암, 간암을 고친 사람들이 적지 않았다. 오핵단을 만들 때 약 분자들을 합성해야 하는데 현재의 과학 수준과 기계공학기술로는 온전하게 합성할 수가 없으므로 제각기 약성적 특징을 지닌 다섯 가지 짐승의 호흡기를 이용해 공간색소 중의 산삼분자 등 약 분자들을 동물들의 간(肝)에 축적시켜 그것을 모아 알약으로 빚어내는 것이다.

가령, 오리에게 유황 섞은 사료를 일정 기간 먹이게 되면 오리는 호흡을 통해 공간색소 중의 약 분자를 제 간(肝)에 저장하게 된다. 그리고 개한테 유황과 인삼가루를 먹여 한국 공간색소 중에 있는 산삼분자를 개의 호흡기를 통해 간에 축적하게 만든다. 그렇게 특별 사육한 염소, 개, 돼지, 닭, 오리 등 다섯 동물의 간으로 알약을 빚어 만든 것이 오핵단이다. 오핵단은 핵폭탄과 같은 엄청난 기운을 가지고 있는 에너지 덩어리다. 그 에너지가 몸에 들어가 눈부신 속도로 각종 암, 난치병, 괴질들을 고치는 것이다.

瘀血 死血 없애고 피 맑히는 데는 쑥뜸이 최고

 죽염으로 치료하여 낫는 데 백일 정도 걸린다면 쑥뜸은 30일이면 충분하다. 뜸이란 말은 '떠오른다'는 말이다. 쑥뜸을 뜨면 뭐가 뜨나? 간에 이상이 있는 사람과 아무 이상 없는 사람이 각자 오른쪽 옆구리에 부항(附缸)을 붙여보면 간에 이상이 있는 사람은 그 자리에 새까만 죽은피가 모인다. 이상이 없는 사람은 약간 빨개지다 만다. 왜냐하면 간에 끼어 있던 죽은피, 즉 어혈, 독혈(毒血) 이런 것들이 표면으로 나오기 때문이다. 깊은 곳에 숨어 있던 불순물들이 불의 인력(引力)에 의해 이끌려나와 표면으로 떠오른다는 뜻이다.

 거기에 쑥뜸을 떴다고 생각해 보자. 부항이 빨아내는 게 10/100이라고 한다면 쑥뜸이 빨아내는 힘은 99/100라고 할 수 있다. 쑥이라고 하는 것은 어디든 깊이 침투하고 어디에서도 강한 생명력으로 세상에 등장한다. 깊이 들어갈 때 쑥 들어갔다고 하며 힘차게 올라오는 것을 쑥쑥 나온다고 하지 않는가. 일본 히로시마에 원자폭탄이 터졌을 때 '백년 내에는 풀 한 포기 자랄 수 없는 죽음의 땅으로 바뀔 것이라는 대다수 과학자들의 견해를 비웃듯 제일 먼저 땅 위로 솟아 올라온 것도 바로 쑥이다.

이처럼 생명력이 강한 것이 쑥이다. 수천, 수만 가지의 다른 풀들을 써서 큰 뜸을 뜨면 죽는다. 오로지 약쑥만 사람의 생명을 해치지 않고 암, 난치병을 제거하는 것이 가능하다. 다른 불은 타다 잘 꺼져도 쑥불은 잘 꺼지지 않는다. 쑥 속에 유황성분이 많기 때문이다. 내 몸을 태워도 되는 불은 쑥의 유황불이고 먹어서 내 몸을 따뜻하게 하는 것은 마늘 속의 유황이다. 그래서 밭마늘을 껍질째 구워서 스무 통 이상 먹으라고 알려주는 것이다.

국민들은 각종 암, 난치병, 괴질로부터 살아나기 위해 '참 의료'를 갈망하고 있는데 지금도 여전히 보건 의료계에서는 국민건강을 위한 의료능력 검증과 치병효과 제고를 위한 노력보다는 제도권, 비제도권, 양의, 한의, 대체의 등 집단 이익과 밥그릇을 위해 삼국지를 방불케 하는 전쟁을 하고 있다. 전 세계적으로 유례를 찾기 어려운, 이런 기이한 행태를 유발하는 불합리한 의료관계법령을 하루속히 합리적으로 개정해야 한다. 의료계 역시 자기 집단의 밥그릇을 위해 싸우는 것이 아니라 국민의 건강을 위해 싸워야 할 것이고 의료집단 간의 편견의 벽을 허물기 위해 싸워야 하며 인류의 공적(公敵)인 암, 난치병, 괴질을 효과적으로 물리치기 위해 싸워야 하지 않겠는가?

오늘의 의료현실을 면밀하게 살펴볼 때 불합리한 의료관계법령하에서 국가의 의료는 국민의 건강을 세세히 다 챙겨주지 못한다. 그래서 인산 선생께서 제시한 것이 인산의학이다. 인산의학의 핵심은 제 병은 제 힘으로, 제 집에서, 가족들끼리 자연물의 약성을 활용해서 고쳐야 한다는 것이다.

그러기 위해서는 우리 주변에 흔한 각종 신약(神藥)과 영약(靈藥)들을 활용하면 된다. 서해안 천일염으로 만든 죽염을 위시하여 유황오리, 강화도 약쑥, 다슬기, 홍화씨, 명태 등을 가지고 못 고칠 병이 없을 뿐만 아니라, 일반 의약품보다 부작용도 없고 훨씬 효과가 좋다는 것을 써본 사람들은 알게 된다. 인산의학의『신약(神藥)』과『신약본초(神藥本草)』를 열심히 읽고 직접 실천해 보면 자기 명대로 천수를 누릴 수 있을 것이며, 최소한 암, 난치병, 괴질에 의한 비명횡사(非命橫死)는 피할 수 있을 것이다.

〈월간 仁山의학 2010년 10월호〉

107
'참 의학'의 眞理는 千年 가도 빛을 발한다

 의약품 효과를 낼 수 있는 식품은 대부분 우리의 식탁에 존재한다. 그것이 바로 마늘, 파, 고추 등 양념이다. 소위 이러한 양념들은 소량을 사용하면 식품이 되고, 다량을 사용하면 의약품의 효과가 난다. 우리가 보양(補陽)을 하기 위해 먹는 인삼보다 흔하게 먹을 수 있는 마늘이 훨씬 나은 효과를 발휘할 수도 있다.
 한국의 대표적 자연의학의 전형이라 할 인산의학의 창시자 인산 김일훈(仁山 金一勳, 1909~1992) 선생은 주변에서 흔하게 먹을 수 있는 식품을 약으로 사용했다. 이는 너무 귀한 것을 약이 된다고 하면 거짓과 사기가 난무할 것 같다는 우려 때문이었다. 인산 선생은 죽염, 오핵단, 삼보주사, 유황오리, 밭마늘 등 자신의 혜안과 경험으로 개발한 모든 암·난치병 처방을 일절 상업화하지 않았다. 그 때문에 선친은 독립운동을 하느라 풍찬노숙(風餐露宿)하던 시기는 말할 것도 없으려니와 광복 이후 47년 동안 자기 소유의 집이 없어 평균 1년에 두 번꼴로 총 83번 이사를 했을 정도다.

인산 선생은 1986년 『신약(神藥)』을 펴냈으며, 돌아가신 후 『신약본초(神藥本草)』 전·후편을 발간했다. 돌아가신 뒤에 『신약본초』를 공개하라고 한 이유는 "제 병, 제 집에서 고치게 한다면 제도권 의료계의 의사와 한의사에게는 본의 아니게 영업에 누를 끼칠 수도 있다"며 세상을 떠난 후에 책을 공개하도록 당부하셨던 것이다.

이 책이 발간된 이후 심장병, 당뇨, 암 등 여러 가지 질병 치료에 약을 쓸 필요가 없어졌다. 이들 현대 난치병을 퇴치할 묘약(妙藥) 중 대표적인 것이 바로 유황을 다량 함유한 마늘이다. 우리나라 서산, 단양, 고창, 함양 등에서 나는 밭마늘을 껍질째 구워 죽염에 찍어 먹도록 했다.

죽염은 피를 맑게 하는 청혈(淸血)작용을 한다. 죽염은 지리산 반달곰의 웅담 못지않게 좋은 효과를 볼 수 있다. 웅담은 파혈(破血)작용을 해 양을 조절해서 써야 하지만 죽염은 그럴 필요가 없다. 죽염은 양을 많이 써도 피를 맑게 하는 것 이외의 부작용은 없다. 다만 소금을 너무 많이 먹으면 소금 고유의 작용에 따라 토하고 설사를 할 뿐이다. 또한 몸을 원래 상태로 돌아가게 하는 환원력(還元力)을 가지고 있으며 결국 병이 자연치유되게 하는 역할을 한다.

부작용 없는 죽염은 최고의 명약

선친은 인류의 병마(病魔)를 퇴치하기 위해 늘 노심초사할 뿐 자신과 가족들의 일을 돌보지 않았다. 그러나 세상의 병마(病魔)를 물리치기 위해 오랜 경험을 통해 정립한 다양한 신약묘방들을 세상에 공개했다. 그중에서도 대표적인 것으로 죽염(竹鹽)을 꼽을 수 있는데 "짜게 먹으면 해롭다"는 세상의 소론(所論)에 정반대되는 '죽염 치병론(治病論)'을 제기하여 실제로 수많은 암·난치병 환자들에게 희망과 용기를 주고 재생의 기쁨을 안겨주기도 하였다.

1987년 8월 27일, 선친인 인산 선생의 '인산의학'을 알리는 수단으로 그동안 집안에 전해 오던 죽염을 산업화하여 국내외 최초로 함양군에서 죽염제조허가를 받았다. 그 당시 소금은 1급 사양(斜陽)산업이었던 관계로 그 누구도 소금의 중요성에 대해 전혀 인식하지 못한 채 순수 염화나트륨의 일부 폐해를 침소봉대하여 소금 자체가 문제의 식품인 양 간주하던 시기였지만 아랑곳하지 않고 다니던 신문사를 그만둔 뒤 직장동료와 주변 사람들의 만류에도 불구하고 죽염산업을 일으키는 일에 혼신의 노력을 기울였다. 인산의학을 알리는 데 죽염처럼 몸을 확연하게 좋게 하는 물질은 없다는 판단에 따라 죽염을 가장 먼저 산업화한 것이다. 물론 마른 명태, 다슬기, 유황오리, 홍화씨, 마늘 등 다른 인산의학의 묘방들도 우리 몸을 확연히 좋게 하는 탁월한 효능 효과를 보인다.

현재 우리나라 수많은 건강식품 중 먹은 후 제대로 몸에 반응이 나타나는 것은 찾아보기 힘들다. 이에 반하여 인산의학에서 제시하는 모든 식품은 효능 효과가 탁월할 뿐 아니라 마음 놓고 먹으라는 분량의 열 배 이상을 더 먹어도 별다른 이상이 없다는 특징을 보인다. 그러나 죽염을 처음 먹는 사람들은 많이 먹으면 바로 토하거나 설사를 하기도 한다. 이는 지극히 당연한 반응이다. 소금은 약리(藥理)상 토하거나 설사하는 작용이 나타나게 되어 있다. 조금 적게 먹으면 소화가 잘된다. 또한 지혈, 소독효과, 눈에 넣으면 눈이 맑아지는 등 죽염은 최고의 명약으로서 전혀 손색이 없다. 특히 『신약』에서 말하는 소금은 대한민국 서해안 갯벌의 천일염이다. 천일염도 간혹 값이 저렴한 외국의 소금을 국산 천일염이라고 속여 파는 경우도 있다. 이는 함량미달의 천일염이 되는 것이다. 이것은 죽염의 효과가 나오지 않는다. 인산가는 정확하게 소금을 엄선하여 서해안 갯벌의 천일염으로만 죽염을 만들고 있다.

소금, 이제 量이 아닌 質이 문제다

인산의학의 모든 요법들은 자연주의 의료, 참 의학의 진리라 하겠다. 먹으면 명명백백하게 효과를 볼 수 있는, 주변에서 흔히 볼 수 있는 식품들을 각종 암·난치병의 신약묘방으로 개발하여 그 진실을 알리려고 노력하고 있지만 세상은 잘 알지 못하고 받아들이지 못하고 있는 실정이다. 우리나라 보건복지부에서는 방약합편, 동의보감 등의 문헌적 근거가 없다고 하여 인산의학의 내용을 불신(不信) 또는 부정하거나 허가를 내주기 힘들다고 말한다. 전 세계적으로도 죽염산업 발전에 지장을 주는 견해, 예컨대 "짜게 먹으면 해롭다" "소금을 되도록 적게 섭취하라"는 등의 '소금유해론'적 논리를 펴고 있으며 보건복지부의 '10대 암 예방 수칙'에서도 "되도록 싱겁게 먹어라"고 하고 있다.

지속적으로 "짜게 먹는 것이 해롭다고 누누이 말하는 이유는 무엇일까?" 쌀, 보리, 콩, 물 등 다른 식품의 경우 얼마나 먹어야 하는지에 대한 기준이 없는데 왜 유독 소금만은 섭취량 기준을 만들어 섭취를 제한하고 있는지 이해가 되지 않는다.

염분 과다 섭취의 기준이 무엇인가? 세계보건기구(WHO)의 소금 하루 섭취량을 보면 염화나트륨은 3g, 소금은 5g을 기준으로 하고 있다. 이 이야기는 한국에서가 아니라 미국에서나 적용될 이야기다. 미국의 소금은 한국의 정제염과 비슷하다. 그 성분은 염화나트륨이 대부분으로, 소금으로 보기에도 어렵다. 나트륨이 좋지 않다고 하여 칼륨을 첨가해 저(低)나트륨염을 만들기도 한다. 그러나 미국 전역이 여전히 싱겁게 먹지 않고 다른 나라에 비해 상대적으로 대단히 짜게 먹고 있다. 어떤 음식점을 가도 한국의 음식에 비해 훨씬 짜게 먹고 있다. 그러나 한국에서는 한국인들이 짜게 먹는다고 강조한다. 또한 소금의 양에 대한 이야기만 지적하고 질에 관해서는 논하고 있지 않다.

세계경제는 양의 경제에서 수익성 중심의 질의 경제로 전환되고 있다. 그러나 소금만은 질을 따지지 않고 왜 양의 문제만 지적하는가. 짜게 먹고 싱겁게 먹는 것이 중요한 것이 아니라 제 식성대로 먹는 것이 가장 맞는 이야기일 것이다. 땀이 많이 나는 여름에는 소금을 더 많이 먹게 되고 겨울철에는 조금 덜 먹는다. 운동을 한 후 죽염을 먹는다면 싱겁게 느껴질 것이다. 이것은 자신의 몸이 그만큼 소모된 염분을 필요로 하기 때문이다.

제 병, 제 집에서 주변에 흔한 식품으로 고쳐라

충분히 잘 걷고 많이 움직이고 운동을 해야 제2의 심장인 발바닥을 자극해 심장을 비롯한 오장육부를 위시하여 온몸이 튼튼해질 것이다. 얼마 전 신문 보도에서 1백 세 장수촌인 이탈리아의 사르데냐 섬 이야기가 나왔다. 이 지역 남성들은 1백 세까지 주로 양이나 염소를 치는 목동으로 살아가는데, 평균 해발고도 4백 16m 고원의 경사진 언덕길을 하루 12km씩 걸어 다닌다. 만보계로 2만 보, 30리의 거리를 매일 걸어 다니는 셈이다. 한국에서 장수하는 어르신들을 보면 마당을 자주 쓸고, 이웃집을 돌아다니는 등 몸을 많이 움직이는 특징을 공통적으로 지니고 있다.

병 없이 건강하게 천수(天壽)를 누리는 것은 그리 쉬운 일이 아니다. 인산의학은 동양의 일반 본초학과 구분하기 위해 『신약본초』를 발간했다. 이 책은 인체의 암·난치병·괴질 등의 퇴치에 불가사의한 효능효과를 나타내는 명약(名藥)은 먼 곳에 있는 것이 아니라 내 집 울타리 안에 있다고 전했다. 그러면서 현대 난치병의 신약(神藥) 영약(靈藥)으로 제시한 것이 마늘, 파, 고추, 부추 등의 양념과 집에서 키우는 집오리, 돼지, 닭 등의 동물이다.

또 산중에 있는 독사, 구렁이 등도 강장제(强壯劑)로 좋은 약이다. 독사와 구렁이의 배를 갈라서 장독 뚜껑에 올려놓으면 구더기가 나온다. 구더기는 싱싱한 독사의 살을 부패되기 전에 먹는다. 독사의 살을 먹은 구더기만 먹여 기른 닭이 오핵단 닭이다. 닭에게 구더기를 먹이면 털이 싹 빠지고 힘이 넘쳐 날아다니고 용맹스럽게 변한다. 오핵단을 만드는 법은 『신약』에 자세히 소개됐다.

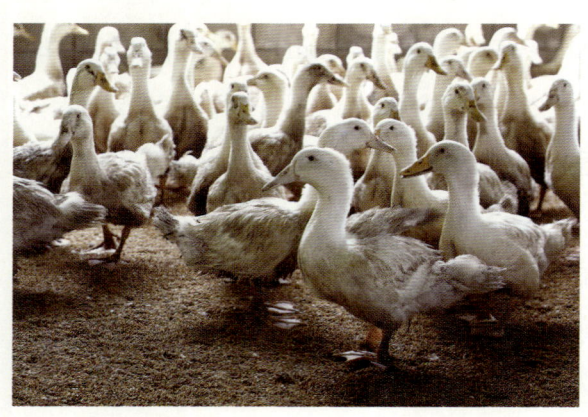

현재 강원도에서 오핵단 닭을 정성스레 길러서 보급하는 분이 있다. 그 닭을 기르는 이유는 어머님이 폐암에 걸려 직접 오핵단 닭을 길러서 드시게 하고부터다. 어떤 음식도 못 드시던 어머니가 오핵단 닭 한 마리를 먹고 미음을 드셨고, 2마리를 먹고 밥을 드시게 됐다. 그렇게 폐암은 나았고 10년을 더 사시다가 80세가 넘어 돌아가셨다.

『신약』에서는 한반도 상공에는 다른 지역보다 산삼 분자가 가득하다는 이야기가 나온다. 이와 같은 이야기는 어떤 문헌에서도 찾아볼 수 없으며 아는 사람도 없다. 현대의 과학기술로도 확인이 불가능한 것이다.

오핵단은 한반도 상공에 있는 산삼 분자를 합성하기 위해 짐승의 생명시스템을 이용한 것이다. 개한테 인삼, 유황, 보리밥을 먹여 기르는데 개가 인삼을 많이 먹고 호흡하면 상공의 산삼 분자를 간(肝)에 합성하게 되는 것이다. 만약 공간 색소 중의 산삼 분자를 기계적으로 합성하게 된다면 독일의 초정밀 과학기술로도 향후 50년이 걸릴지 1백 년이 걸릴지 미지수로 남을지 모른다.

쑥뜸, 몸에 불을 지펴 생명 불을 돋운다

인산의학에서는 사람의 생명을 유지하게 하는 중요한 원동력이 두 가지 있는데 그것은 물과 불이다. 우리 몸의 70%가 수분이다. 수분 중 피가 상당 부분을 차지한다. 이 피를 맑게 해주는 것이 죽염이다.

사람은 체온이 떨어지면 죽는다. 생명의 불씨를 꺼뜨리지 않으려면 몸에 불기운을 돋게 해야 한다. 체온을 높이고 생명의 불을 돋우는 식품은 마늘이고, 어떤 의학도 감히 흉내 내지 못하는 영구법의 신비를 체험할 수 있는 것이 바로 '인산쑥뜸' 이다. 하복부의 단전에 쑥불을 붙이면 인체의 체온이 내려가지 않도록 생명의 불기운을 흡수한다. 이처럼 생명의 신비 중 하나는 몸의 피를 맑게 하는 것이며 다른 하나는 몸의 불기운을 돋우는 것이다. 생명의 불을 돋우는 것은 단전에 쑥불을 피움으로써 비로소 가능해진다. 인산쑥뜸을 뜨는 것이 두렵다면 찜질기와 간접 뜸을 하는 것도 좋은 방법이다. 인산쑥뜸은 5분 이상 크게 뜸을 뜬다. 한국의 지리산 인근 인산연수원에서는 지난 9월 16일부터 10월 6일까지 21일 동안 5명이 합동으로 쑥뜸을 떠 현재는 고약을 붙이고 마무리를 하는 중이다. 이번 쑥뜸을 뜬 사람 중에는 뜸을 뜬 지 3일이 되던 날 뜨거움을 잊고 쿨쿨 소리를 내며 잠을 자는, 소위 '무통(無痛)의 신비'를 체험한 사람도 있었다.

인산쑥뜸을 떠보지 않은 이들은 "그렇게 큰 뜸을 뜨면 죽는다"고 이야기한다. 상당수 양의사들은 몸에 큰일이 난다고 한다. 어떤 의사는 족삼리 뜸을 뜬 것을 보고 다리를 시급히 잘라야 한다고 말하기도 했다. 쑥뜸불의 중심부 최고 온도는 섭씨 7백도가 넘고 피부에 닿는 부위의 온도도 섭씨 2백도가 넘는다.

실제로 해보지도 않고 사실과 전혀 부합하지 않는 엉뚱한 이야기를 하는 우(愚)를 범하지 말기를 바란다. 만약 내 몸에 직접 하는 것이 두렵다면 동물을 이용해도 될 것이다. 어떤 이는 뜸을 뜨는 것이 겁이 나 개를 한 마리 사서 대신 뜨게 했다. 배꼽 위의 중완, 배꼽 아래의 단전에 떴다. 몇 시간 동안 개한테 뜬 후 풀어놓았더니 건강하게 아무 일도 없이 잘 돌아다녔다. 뜸이 쑥의 힘인지 아니면 다른 물질에도 안전한지 궁금했다. 그래서 가랑잎과 톱밥을 뭉쳐 그것을 개의 배위에 놓고 떴다. 한 장 태우고 나니 개는 즉시 죽었다. 뜸은 쑥의 효과라는 것이 입증됐다. 쑥도 우리나라 강화도 약쑥이어야만 한다.

삼국유사에 인용된 단군고기(檀君古記)에서도 쑥과 마늘에 관한 이야기가 나온다. 환웅천왕은 사람이 되게 해달라고 찾아와 기원하는 곰과 호랑이에게 신령스러운 쑥 한 뭉치와 마늘 20개를 주면서 너희들은 이것을 먹되 백일 동안 햇빛을 보지 말라고 말했다. 호랑이로 상징되는 한 남성은 인내심 부족으로 금기(禁忌)를 제대로 지키지 못해 새로운 사람으로 거듭나는 데 실패한 반면 곰으로 상징되는 어느 병약한 여성은 몸의 모든 병을 물리치고 21일 만에 전혀 새로운 인물로 거듭나게 됐다는 이야기다.

이처럼 우리 민족은 오래전부터 쑥과 마늘을 의약용으로 사용해 온 역사적 기록을 갖고 있다. 4천3백 년 전부터 우리 민족의 지혜와 경험이 가미되어 면면히 이어져온 뿌리 깊은 전통의학이 광복 이후 서양의학을 국가 중심의료체계로 확립하는 과정에서 통째로 생매장되는 안타까운 일을 겪으면서 시대의 질병환경에 알맞은 새로운 '한국의학'의 정립에 실패하고 국민은 그 대가를 톡톡히 치르고 있는 실정이다. 그래도 불행 중 다행스러운 것은 선친의 『신약』이 출간됨으로써 단군 이래 면면히 전승되어온 뿌리 깊은 민족전통의학의 원형(原型)이 온전하게 복원됐으며 이 시대에 걸맞은 새로운 의학으로 재정립되어 세상에 제시되었다는 점이다. 인산 선생은 『신약』을 저술하여 공개하게 된 취지를 밝히는 서문에서 "제 병은 제 집에서 자연물의 약성을 활용해 고칠 수 있도록 모든 암·난치병·괴질의 경험 의방(醫方)을 공개한다"고 밝혔다. 『신약본초』 전·후편도 잘 활용하면 여러분의 건강은 물론 병 없이 천수(天壽)를 온전히 누릴 수 있는 가능성이 훨씬 높아질 것으로 판단된다. 인류의 암·난치병·괴질을 물리치고 건강을 회복하는 데 효과를 발휘할 수 있는 참 의학의 진리는 1백 년, 1천 년이 지나도 절대 변하지 않는 것은 물론이고 언제나 여여(如如)하게 빛을 발할 것으로 판단된다. 참 의료의 이론과 방약(方藥)을 십분 활용하여 그 훌륭한 효능 효과를 여러분이 직접 체험하고 수확할 수 있기를 바란다.

〈월간 仁山의학 2011년 11월호〉

仁山의학,
암·난치병 시대 活路를 제시하다

　심신치유 프로그램 참가를 위해 불원천리(不遠千里)하고 만사 제친 뒤 귀한 시간을 내어 동참해 주신 여러분께 감사드린다. 아마도 다소 '빡쎄다'라는 느낌을 가질 수도 있겠지만 심신치유 프로그램에 쫓긴다 해서 마음까지 쫓길 필요는 없다. 다만 우리가 이곳에 모인 취지에 맞게 의미 있는 공부를 하는 시간을 가졌으면 한다. 생명에 대한 공부는 소홀히 하면 반드시 그에 따른 대가를 받게 된다. 생명 공부는 머리가 좋거나 기억력이 좋고, 좋은 성적을 거두었다고 잘하는 것은 아니라고 생각한다. 얼마나 자연의 법칙을 깨닫고 실천하기 위해 노력했는지가 더 중요하다는 판단을 갖게 된다. 그러나 우리는 모두가 이 같은 마음 자세를 갖지 않는다.

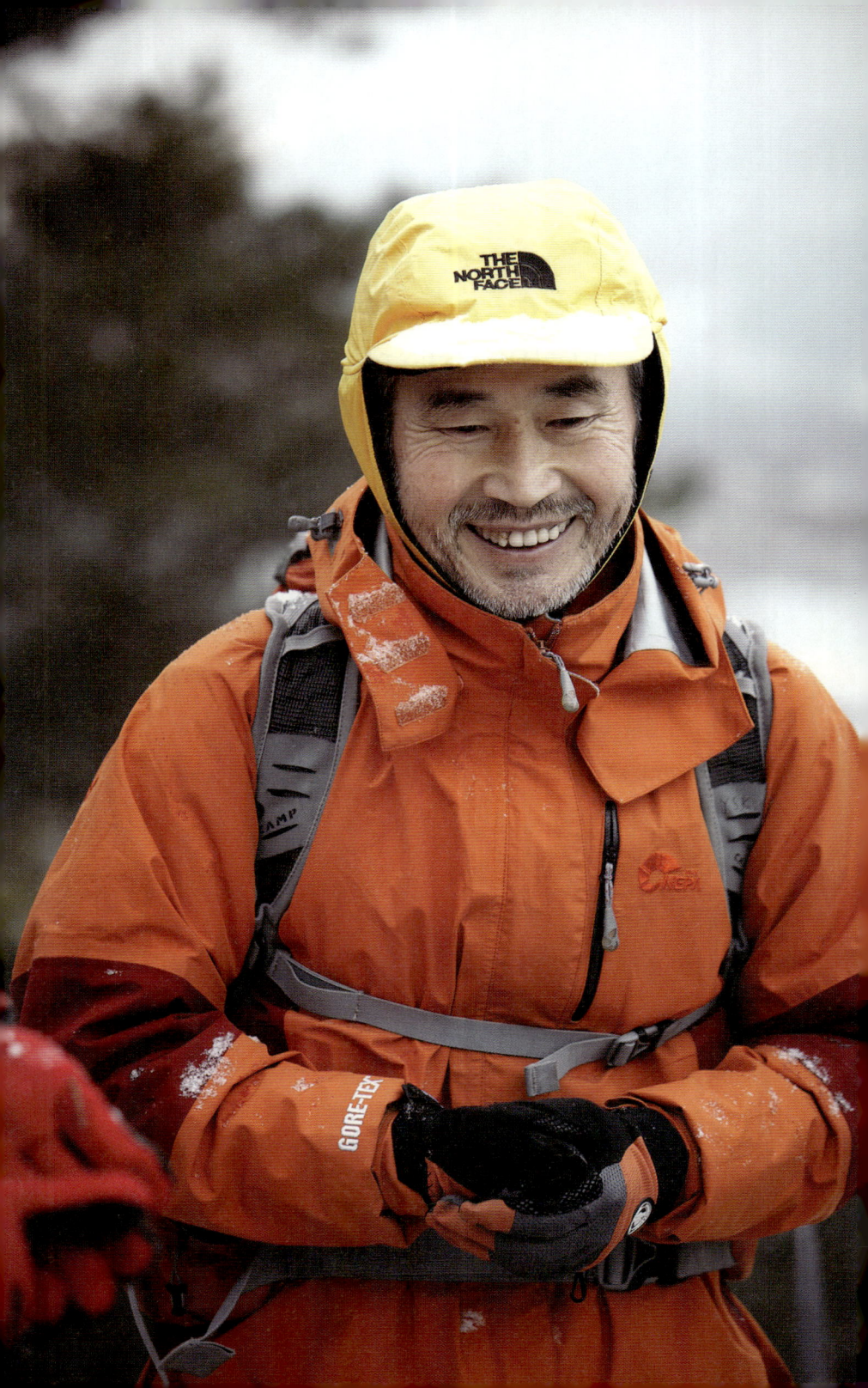

無爲자연의 삶이 생명건강을 지켜준다

1981년 5월부터 모 신문에 '인명(人命)과 체험의학'이란 이름으로 선친(仁山 金一勳, 1909~1992)의 의학이론에 대한 글을 쓰기 시작했다. 현재까지 30여 년, 1만 일이 훌쩍 넘는 시간 동안 줄곧 같은 주제의 '인산(仁山)의학 이야기'를 반복하고 있다. 인산의학의 목적은 인류의 생명에 대해 제대로 인식하고 생명운영의 법칙에 따라 순리적인 삶을 살아야 한다는 것이다. 순리적인 삶은 생명의 건강을 지켜줄 수 있는 힘을 가져다준다.

노자는 자연에 순응하는 무위자연(無爲自然)의 삶을 살아갈 것을 역설했다. 무학(無學)은 배운 게 없다는 뜻이 아니라 인도 말로 하면 '아라한'이란 말로 더 이상 배울 게 없는 상태의 수준 높은 공부의 경지를 뜻한다. 노자의 무위자연(無爲自然)에서 무위는 인위적(人爲的)이지 않은 것을 말한다. 인위(人爲), 인공(人工), 조작(操作), 기술, 지식, 이와 같은 것은 노자의 무위자연과는 정반대의 뜻이다.

과거 땅을 파서 산을 만들며 백성을 고달프게 하는 일, 수만 명의 백성을 동원해 땅을 파서 호수를 만드는 일, 만리장성을 쌓는 일 등 인위적이고 인공적인 일들이 많았다. 만리장성이 역사상 전략적, 전술적으로 큰 도움은 없었다. 그러나 만리장성의 길이만큼 사람들은 죽었다. 즉, 만리장성은 피로 쌓여진 장성이다. 인류 역사상 가장 쓰임새가 없는 물건이 만리장성이다. 이와 같은 행태를 노자는 이해하기 어렵다는 것이다. 우리 조선, 고려의 임금도 마찬가지로 그랬고 현재도 비슷한 상황이다.

의료기관의 의료진이 병을 고친다고 하면서 인위, 인공, 지식, 기술, 조작 등의 방법들을 총동원해 "과학적으로 이런 것 같은데…"라며 짐작으로 치료하다가 많은 사람들이 죽어갔다. 환자를 살려야 한다는 절박한 마음 때문에 어떤 의사는 수술을 앞두고 걱정스러운 마음에서 술을 많이 마시기도 한다.

자연을 거스르는 행위가 몸을 상하게 한다

선친은 천지자연의 대(大)지혜를 터득하신 분이다. 선친이 5세 때, 증조할아버지와 유명한 도승, 대학자가 모여 "서양 천문학 책이 대단하다"며 극찬했다. 이를 본 선친은 "할아버지들 천문학 서적이 무엇인 줄 아세요?"라며 "망원경이 10배, 1백 배 발전하면 그만큼 더 많은 별이 보이고 천문학 책은 계속 다시 수정되어 쓰이게 될 것"이라고 지적했다. 이 말을 들은 증조할아버지가 선친을 나무라자 "제가 사실을 말하는데 왜 입을 막으려 하십니까"라며 "보이는 세계보다 보이지 않은 세계가 훨씬 더 광대무변하다"고 반문했다. 실제로 현재 천문학 서적은 계속 이론의 수정을 거치며 조금씩 진화하고 있다.

오늘날 의서(醫書)는 새로운 의학 지식이 등장하면 바뀌고 있다. 10년 전에 발표된 심장박동설이 잘못된 지식이라고 바뀌었고 세계보건기구(WHO)는 1980년대에 전 세계 의료진들에 해열제 사용에 신중을 기하라는 권고문을 보내기도 했다.

과거에는 "감기약을 먹고 사망했다"는 기사가 종종 났다. 감기로 인한 열이 최고조로 올랐을 때 해열제를 쓰면 생명이 위험할 수도 있다는 사실이 밝혀진 데 따른 조치였던 것이다. 이는 역천이 되는 것이며 이치를 거스르는 행위다. 인체에 감기 바이러스가 들어왔을 때 우리 몸은 이를 죽이기 위해 발열작용을 일으킨다. 우리 몸의 발열작용은 감기 때문에 일어난 부작용이나 문제가 아니라 감기 바이러스를 죽이기 위한 자구(自救)행위, 방어행위, 자연치유인 것이다. 이 같은 행위를 해열제를 통해 막게 되면 몸에 해를 끼칠 수 있고 죽을 수도 있는 것이다. 그러나 의료계가 지금까지 오랜 기간 써왔던 해열제에 대한 부작용을 전면 시인하기 어려운 사정으로 인해 세계보건기구가 "이후부터 해열제 사용에 신중을 기할 것"이라고 발표하였던 것이다.

이와 같은 상황에 눈치 없고, 너무 지식이 많거나 치료를 망설이는 사람 등 많은 이들이 비명횡사하고 있다. 현재 암·난치병으로 죽어가는 사람들을 보면, 가난하거나 지식이 없어서가 아니라 명문대 나오고, 나름대로 출세한 사람들도 많지만 문제는 제 생명에 대한 올바른 인식이 부족하고 생명을 구할 수 있는 '참 의료'에 대한 지식이 부족한 특징을 보인다. 이들은 고액의 건강검진을 하고 그 결과 아주 작은 암세포가 발견되면 수술을 한다. 암세포는 반대로 생각하면 우리 몸과 함께 있어도 되는 물질이다. 과거 할머니들은 암세포와 오랫동안 살아온 경우도 있다. 10년 전 아기 주먹만 한 암세포가 이제는 어린아이 머리만 하게 커졌다고 이야기하면서도 그럭저럭 밥 먹고 살고 있는 것이다. 이와 비슷한 경우 무리하게 암세포 제거 수술을 하게 되면 결국 더 빨리 죽게 되는 결과를 초래하는 것이다.

현대의료체계 안에서는 암이 발병하면 암의 발생 조건과 환경은 그대로 둔 채 단순히 암 덩어리만을 제거한다. 암세포 제거 수술 후에도 맹독성 독극물인 항암제로 암세포는 물론 정상세포까지 초토화시킨다. 이미 암세포는 없고 정상세포만 있는데 항암제를 투여하면 정상세포마저 죽게 되고 결국 면역력도 떨어져 죽게 될 수 있는 것이다. 우리는 암 덩어리를 제거하라고 할 때 잊지 말아야 할 단어가 '자연'이다. 자연으로 돌아갈 생각을 해야 한다. 자신이 제 발로 스스로 돌아가지 않으면 꽃상여 타고 타의에 의해 이 세상을 떠나 자연으로 돌아가게 될 것이다.

많은 환자들이 "아마도 세계 1등의 의사들은 나의 병을 고칠 수 있을 것이다"라고 생각한다. 만약 미국의 최첨단 의학에서 고칠 수 없다면 "나는 꼼짝없이 죽는다"고 생각한다. 암이 심하게 악화돼 죽는 것이 아니라 고치지 못한다는 생각 때문에 더욱 죽음을 빨리 맞이하게 되는 것이다. 지식인, 보건복지부 장관, 국무총리, 대통령도 똑같이 한목소리를 내고 있다. 자연을 전혀 생각하지 않고 자연의 이치가 무엇인지 연구하지 않고 관심도 없다. 자연법칙에 어긋나는 삶을 살고 위배되는 치료를 하고 있다.

죽염에 만고불변의 진리가 있다

선친은 8세부터 암·난치병·괴질 등 세상에서 더 이상 방법이 없다고 포기한 환자들을 숱하게 고치셨다. 필자는 그 모습을 30여 년 보고 커왔다. 선친에게 "암을 어떻게 하면 고칠 수 있나요"라고 질문하면 "죽염 퍼먹어"라고 간단하게 답하신다.

1991년 심부전, 콩팥부전, 자궁암, 위암 등 4가지 암을 가진 30대 초반의 여성이 선친을 찾아왔다. 그녀에게 처방은 간단했다. "죽염 배 터지게 퍼먹어"라는 말뿐이었다. 그 여인은 어떤 반문도 하지 않고 죽염을 정말 배 터지게 먹었다. 그래서 병은 낫게 됐고 현재까지 건강하게 살고 있다.

죽염은 소금에 대한 일반적 생각과는 달리 그 요법 속에 만고불변의 진리가 있다. 의학적으로나 식품영양학적으로 판단하는 것과는 달리 학문의 차원을 넘어 생명의 진리를 담고 있는 물질이 바로 죽염이다. 우리의 몸이 생명체로 만들어질 때 처음에는 한 방울의 소금물이었다. 부정모혈(父精母血)인 것이다. 염분 농도 2~3%의 어머니 자궁 속 양수에서 한 방울의 소금물이 자리 잡고 성장하여 아이가 태어나게 되고 아이 중량의 80%는 소금물, 즉 혈액으로 이뤄지게 된 것이다. 우리 몸에서는 눈물, 콧물, 땀 등

항시 대가를 지불해야 할 일이 있을 때에는 반드시 소금물이 흐른다. 맹물은 송장에서만 나온다. 한 방울의 소금물로 시작한 씨앗이 배태되어 완성된 사람이 소금 알기를 우습게 아는 것은 이치에 어둡고 근본을 모르는 처사라 하겠다. 다른 음식을 먹을 때는 골라서 먹으면서 소금은 왜 질을 따지지 않고 아무거나 먹는가? 짜게 먹으면 해롭다고 하지만 싱겁게 먹는 것이 얼마나 위험한지 누구도 말하지 않는다.

소금에 대한 잘못된 인식은 불합리한 의료체계와 국민의 그릇된 상식에 편승하여 온 국민에게 지대한 악영향을 미치고 있다. 과거 침을 잘 놓는 침구사들이 아픈 환자나 위급한 사람들을 치료해 주다가 굳이 죄라고 단정하기 어려운 죄를 뒤집어쓰고 감옥에 갔다. 그들은 다시는 침을 놓지 않는다. 경락 침의 대가인 남상천 선생 등 침 잘 놓는 사람이 대거 외국으로 떠나갔다. 그들의 노력에 의해 미국에서는 합리적 판단에 근거하여 침구사법이 제정됐다. 그러나 우리나라는 있는 법도 시행하지 않는다. 의료관계법이 침을 잘 놓는 능력을 가진 사람들의 치료를 막아 환자들을 수수방관해야 한다.

『의사가 못 고치는 환자는 어떻게 하나』라는 저서를 펴낸 황종국 판사는 "대한민국 의료법은 대단히 불합리한 법"이라고 책에 기술했다. 이와 같이 불합리한 의료관계법령이 대한민국 정부 수립 이후 계속 바뀌지 않았다. 대한민국은 침구사법에 대해 하나도 바뀌지 않았다. 여전히 침구사들은 불법의료행위로 간주됐다. 김남수 선생은 침구사 자격증은 있으나 뜸사 자격은 없다고 하여 "침은 놓을 수 있으나 뜸은 뜨지 말라"고 했다. 그 문제가 계속 제기되자 최근에야 헌법소원에서 뜸을 뜬 것이 불법행위가 아니라는 최종 판결을 받았다. 이러한 경직된 국가 분위기 속에서 김남수 선생도 결국 중국으로 건너갔다. 이런 뛰어난 사람들이 한국을 떠나면 얼마나 많은 환자들이 치료 기회나 살 수 있는 기회를 놓치고 죽게 되는가?

사람이 얄팍하게 머리를 굴려 자연을 거스르면 병을 고칠 수 있겠는가? 병이 오는 것은 섭생을 잘못하고 생명경영을 잘못해 자연계로부터 경고를 받은 것이다. 자연을 거스르며 사는 것을 보면 비명횡사를 하기 위해 경쟁하는 것처럼 보인다. 그러나 어느 누구도 문제를 제기하지 않는다.

仁山의학은 의학 이상의 의학이다

생명의 화두는 '참 의료'다. 참 의료는 국내외 유명병원에서 치료를 받는 것이 아니라 자신의 몸속의 자연치유기능, 면역체계로써 만병을 치유하는 것이다. 이를 돕는 처방이 인산의학이다. 인산의학에서 추구하는 의방(醫方)은 죽염, 오리, 마늘 등을 먹게 하는 식품산업이지만 의학 이상의 의학이요, 지식을 넘어 불멸의 진리다.

선친이 "죽염 퍼먹어"라고 말하거나 "밭마늘과 죽염 먹어라"라고 말하면 "아들이 소금 장사를 해서 그런 거죠"라며 말도 안 되는 편견을 갖고 의심부터 한다.

선친은 돌아가시기 전 5년 동안 말기 암환자를 10만 명도 넘게 봤다. 그들이 찾아와 아버님과 대화하는 것을 보면 '살 수 있겠다' '잘하면 살고 아차하면 죽을 것이다' '살기 어렵겠다' 라는 것을 판단할 수 있었다. 생사는 환자의 깊숙한 마음속에서 갈리기 때문이다.

나는 30년 동안 줄곧 같은 주제의 이야기를 하고 있다. 여러분에게 말하는 것이 대단히 망설여지지만 우리 형제들 중에도 아버님의 말씀을 신뢰하지 않고 실천하지 않는 경우도 있었다.

나는 선친이 "불구덩이 속에 생명을 구하는 약이 있어"라고 말하면 "꼭 들어가야 합니까"라고 반문하지 않고 바로 뛰어들어갈 수 있다. 그만큼 선친을 철두철미하게 신뢰했다. 수행비서, 경호비서, 서기 등의 역할을 했으며 5년 동안 서울에서 함양으로 천리 길을 매주 왕래하면서 죽염을 위시하여 인산의학에 대한 광범위한 이야기를 선친에게 듣고 기록하여 펴낸 것이 1986년에 발간된 『신약(神藥)』이라는 책이다.

1981년부터 '인명과 체험의학' '수행인의 건강학' 등으로 모 신문에 칼럼을 5년여 연재하기도 했다. 만일(萬日) 동안의 강연, 강연 내용, 선친에 대한 기록 내용, 기고한 글 등의 1/3은 『신약』

에 있다. 2/3는 앞으로 발간될 『인산의학 이야기』에 1백 건이 넘는 원고가 수록될 예정이다.

 아라비안나이트는 천일야화(千日夜話)지만 『인산의학 이야기』는 만일야화(萬日夜話)이다. 하나의 이치로써 모든 것을 꿴다는 일이관지(一以貫之)가 핵심인 것이다. 인산의학 속에는 자연이 있고, 길이 있고, 의방(醫方)도 들어 있는 것이다. 내 몸의 자연을 실현하는 수단은 인위, 인공, 조작을 멀리하는 무위(無爲)이다. 그동안 잊고 지냈던 자연이란 단어를 떠올리면서 앞으로 내 삶을 혁신하여 자연주의 삶을 영위할 것인지 생각해야 한다. 이와 같이 살려면 생명을 위한 공부가 필요하며 반드시 열심히 길을 닦아야 한다. 삼일수심(三日修心)은 천재보(千載寶)라는 말의 참뜻을 되새기며 우리 모두 생명에 대한 공부를 어떻게 할 것인지 섭생을 어떻게 할 것인지 깊이 생각해 보는 소중한 시간을 가졌으면 하는 바람이다.

-위 글은 2011년 12월 9일부터 13일까지 인산연수원에서 열린 '제14차 김윤세의 심신치유'에서 강연한 내용을 발췌한 것입니다.

〈월간 仁山의학 2012년 1월호〉

1. 불세출의 神醫 仁山 金一勳

- 독립운동가이자 不世出의 神醫이신
  仁山 金一勳 선생의 발자취를 살펴봅니다
- 仙界로 떠난 나의 스승, 나의 아버지
- '불세출의 神醫'로 불린
  한국의 대표적 명의 仁山 金一勳 선생

2. 金侖世 광주대 대체의학과 교수

- 仁山죽염의 창시자 金一勳 옹과
  둘째아들 侖世씨의 가문에 얽힌 풀 스토리
- 삼봉산 소금장수 青鶴山人의 꿈
- 대체의학자 김윤세 행적기

3. 論文

- 대체의학 활용에 관한 연구
- 미래기업의 話頭-道德경영

附錄

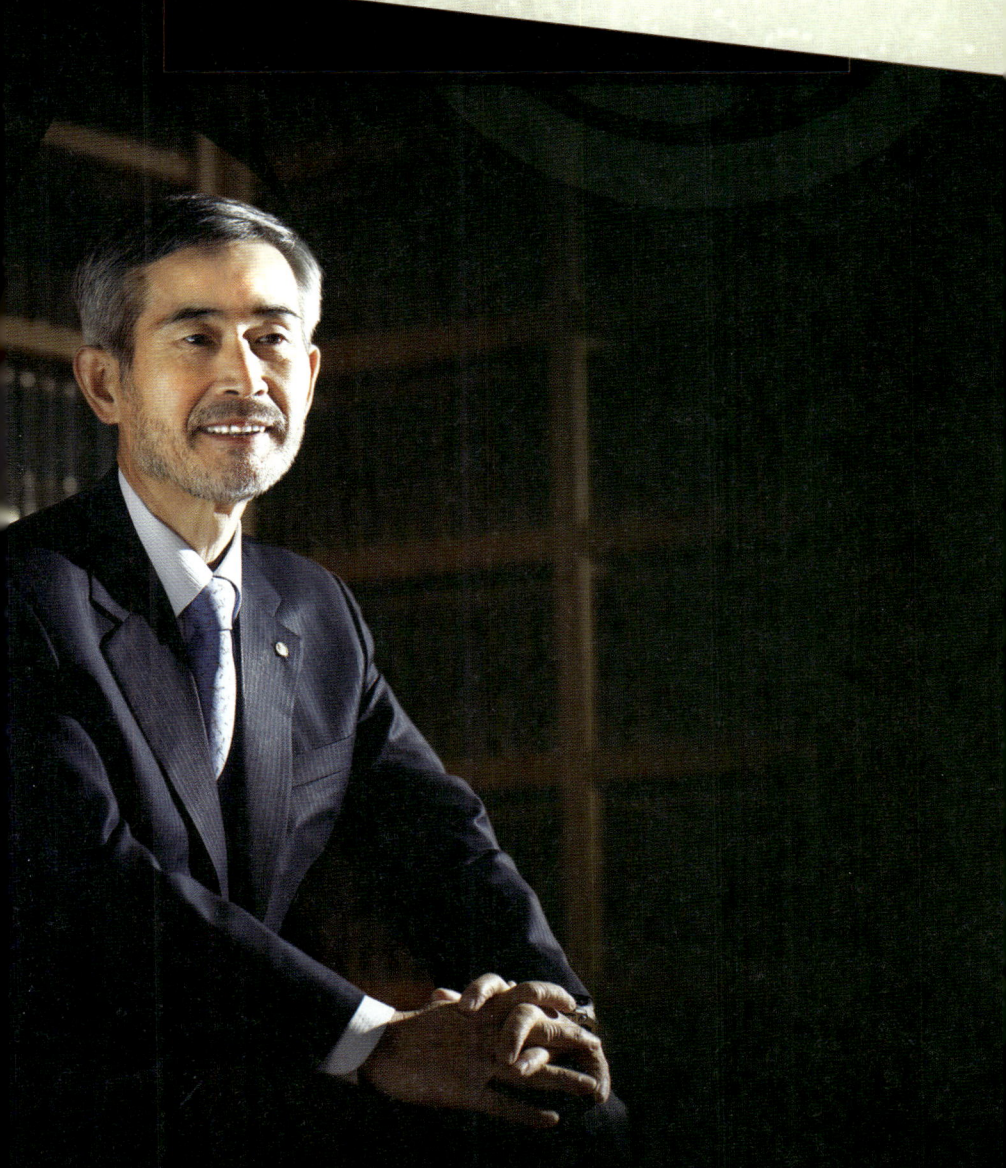

附錄 1

불세출의
神醫 仁山 金一勳

- 독립운동가이자 不世出의 神醫이신
  仁山 金一勳 선생의 발자취를 살펴봅니다
- 仙界로 떠난 나의 스승, 나의 아버지
- '불세출의 神醫'로 불린 한국의 대표적 명의 仁山 金一勳 선생

독립운동가이자 不世出의 神醫이신
仁山 金一勳 선생의 발자취를 살펴봅니다

　인류 의학 사상 유례를 찾아보기 어려울 정도의 독창적 인술(仁術)을 활용해 병고로 신음하는 각종 암·난치병 환자들을 구료(救療)하고 참 의료의 대도(大道)를 밝혀 세인들로부터 불세출의 신의(神醫), 민초들의 의황(醫皇)으로 불리며 존경받았던 선각자(先覺者).
　일제 시절에는 자신의 안위(安危)를 생각하기에 앞서 한 목숨 초개처럼 여기며 오로지 빼앗긴 나라를 되찾는 일에 모든 것을 바친 독립운동가.
　광복 이후에는 집안 살림을 돌보는 대신 세상 사람들이 이해하기 어려운 독특한 의방(醫方)을 활용해 아무런 조건이나 대가 없이 암·난치병 환자들의 생명을 구하는 일에 전념한 까닭에 세상에선 '민초들의 의황'으로 통했지만 정작 자신은 팔십 평생 가난과 천대 속에 무소유의 삶을 살아야 했던 비운(悲運)의 참 의료인.

돈과 권력, 지식을 내세우는 오만불손한 환자들에게는 예외 없이 준엄한 꾸지람을 통해 삶의 바른길을 자각(自覺)하도록 인도한 반면 가난하고 순박한 병자(病者)들에게는 한없이 가슴 아파하며 온 정성을 다해 치료에 임했던 인술(仁術)의 아버지.

그의 이름은 인산(仁山) 김일훈(金一勳)입니다. 올해로 선생께서 세상에 오신 지 백 년이 되었습니다.

때는 1909년, 조선 순종 3년, 음력 3월 25일, 함경남도 홍원군 용운면의 유의(儒醫) 집안에서 훗날 묘향산 활불(活佛), 지리산 도사, 불세출의 신의, 민초들의 의황 등으로 불리게 될 한 아이가 태어납니다. 바로 인산 김일훈 선생입니다. 선생의 아버지, 할아버지, 증조부는 모두 유학자이자 의학자였습니다. 아이 때의 이름은 운룡(雲龍)입니다. 선생께서 세상에 나오기 전, 어머니와 할아버지의 꿈에 신룡(神龍)이 날아 내려오는 모습이 보인 데서 유래한 이름입니다.

운룡은 주로 평북 의주에서 지냈습니다. 아버지가 그곳의 글방 훈장으로 초빙되어 살았기 때문입니다. 운룡은 네 살 무렵, 누나가 할아버지 김면섭(金冕燮)으로부터 한글을 배우는 것을 옆에서 지켜보다가 스스로 한글의 원리를 깨달은 뒤 이어 옥편을 모두 외웠고 '춘향전'의 한글본과 한문본을 읽었으며 '명사십리(明沙十里)' '충렬전(忠烈傳)' '삼국지(三國志)' '당시(唐詩)' '두시(杜詩)'

'강희자전(康熙字典)' 등을 차례로 독파했습니다.

일곱 살 때인 1915년 여름 어느 날, 운룡은 우연히 비 갠 하늘의 오색 무지개를 보다가 홀연 '우주와 신약(神藥)'의 비밀을 깨닫게 됩니다. 우주 공간의 뭇 별들이 어떤 특성을 지녔으며, 그 성질이 우리가 사는 세상의 식물·동물들에게 어떤 영향을 미치는지, 왜 사람이 병들고 늙어서 죽어가게 되는지 등의 이치와 실상(實相)이 확연하게 소년의 눈에 파악되고 감지되기 시작한 것입니다.

여덟 살 때의 일입니다. 어떤 사람이 독사에 물려 죽어가는 환자를 업고 할아버지에게 왔습니다. 할아버지는 당시 존경받던 유의(儒醫)였습니다. 마을 사람들이 모여 안타까운 눈으로 바라보고 있는데, 마침 할아버지를 찾아왔던 한 스님이 "독사에 물렸을 때는 독사를 잡아먹는 고양이가 약이 되니, 그걸 삶아 먹이도록 합시다" 하고 제안했습니다.

옆에서 지켜보던 소년 운룡은 "지금은 독사의 독이 온몸에 퍼진 상태여서 고양이로는 저 사람을 살리는 것이 불가능하고 부엌의 마른 명태 다섯 마리를 한꺼번에 푹 고아서 국물을 떠먹여야 살릴 수 있습니다" 하고 소견(所見)을 제시하였습니다.

할아버지는 환자의 상태가 위급하고 다른 묘안이 떠오르지 않자 손자의 말대로 해보기로 했습니다. 과연, 푹 삶은 마른 명태 국물을 떠먹였더니 반나절도 지나지 않아 기적처럼 환자가 살아났습니다. 동네 사람들은 물론 운룡의 할아버지도 깜짝 놀랐습니다.

"독사에 물린 사람에게 마른 명태가 약이 된다는 걸 네가 어찌 알았느냐"고 할아버지가 묻자 운룡은 전혀 예상치 못한 뜻밖의 대답으로 주위를 더욱 놀라게 하였습니다.

"명태, 즉 북어(北魚)는 천상의 28수(宿) 중 북방의 일곱 별 가운데 물의 기운(水氣)이 강한 여성(女星)의 정기를 받아서 태어나고 자라기 때문에 몸 안에 수정수기(水精水氣)가 강합니다. 독사의 독(毒)은 화독(火毒)이므로 심한 화독으로 생명이 위태로울 때는 수기가 극강한 북어가 최상의 해독약이 됩니다."

열여섯 살 되던 1924년 가을, 운룡은 조선 소녀를 희롱하는 등 못된 짓을 일삼는 일본인 소년 열다섯 명을, 네 명의 친구들과 합세하여 때려눕힌 뒤 압록강을 건너 만주로 들어가 곧바로 독립운동에 투신했습니다. 그는 변창호 선생이 대장으로 있던 '모화산부대'의 일원으로 항일전투에 참가하는 등 독립운동의 일선에서 활약했습니다.

막노동으로 생계를 이으면서 병자들을 구제했고, 때때로 항일전투에 나가곤 했습니다. 1934년 봄 어느 날, 철원경찰서 습격작전에 참여한 뒤 금강산에 있던 변창호 대장의 지령을 받아 다시 철원으로 가던 중 금화군 금성면에서 조선인 일본 형사 이희룡에게 붙잡혀 손톱, 발톱이 빠지는 모진 고문을 당한 뒤 3년 형을 선고받고 춘천형무소에 갇혔습니다.

형무소에서 복역한 지 1년6개월이 되었을 무렵, 노역을 하던 중 탈출하여 백두산, 묘향산 등지를 돌아다니며 막노동·사금(砂金) 채취·채약 등으로 연명하면서 자연물의 약리 작용을 연구하는 한편, 가는 곳마다 인술(仁術)을 펴 숱한 병자들을 구제하였습니다. 집안에 전승되어오던 약소금 제조법을 개선하여 최초로 죽염(竹鹽)을 만들어 진폐증에 걸려 죽어가던 한 광부를 살려낸 것도 이 무렵입니다.

도피생활 중 방한암, 송만공, 김수월 등 당대의 선지식(善知識)들과 만나 도(道)를 논하기도 했으며, 1942년에는 김두운 선생이 주도한 총독부 습격 계획에 참여했다가 주도자의 체포로 무산되자 다시 묘향산으로 들어가 설령암(雪嶺庵)과 강선암(降仙庵)에 은거했습니다. 이듬해인 1943년 평안북도 구성군 천마면 인동후인(仁同后人) 장인학(張仁學) 선생의 여식 영옥(永玉)과 정혼(定婚)을 한 뒤 광복 이후 혼인하게 됩니다.

묘향산에 은거할 때 뛰어난 인술과 자비심으로 활인구세(活人救世)의 이적(異蹟)을 보인 것에 감명 받은 임시정부 독립신문 사장 겸 주필 김승학 선생, 평북의 거유(巨儒) 충재 김두운 선생 등이 운룡에게 '인산(仁山)'이라는 호를 붙여주었습니다. 인산은 광복 이후에 이름을 운룡에서 일훈(一勳)으로 스스로 개명하였습니다.

광복이 되자 선생은 묘향산 영덕사에서 하산(下山), 서울로 가서 송운(宋雲) 방주혁 선생과 김규식 박사의 집에 머물면서 송진우·김성수·김범부·정인보·장덕수·김준연·조병옥·여운형·김병로 등과 만나 국사를 논의했습니다.

정부수립 직후에는 이승만 대통령을 방문, 전통의학과 서양의학의 장점을 살린 양·한방 종합병원과 양·한방 종합의과대학의 설립을 제안하였으나 "염소나 소가 뜯어먹는 풀뿌리, 나무뿌리를 달여 먹이고 쇠꼬챙이(침)로 사람을 찌르는 야만적 행위가 무슨 의학이냐"며 무지(無知)와 편견(偏見)의 억지논리를 펴는 보건의료 담당 미국 고문관들의 반대로 뜻을 이루지 못했습니다.

그 뒤 정계 지도자들을 차례로 만나 '빛나는 조국건설의 비전'을 세우고자 했으나 좌우대립의 정치현실과 그들이 보여준 불미스러운 모습에 실망하여 정계와 결별하고 계룡산으로 내려가 글방 훈장과 목수일, 산판일 등으로 생계를 이으면서 공간 색소 중의 산삼(山蔘)분자를 합성한 영약(靈藥) '오핵단(五核丹)'을 제조, 실험합니다.

그 무렵 인산은 공주 마곡사 부근에서 장남(윤우, 52년), 논산시 상월면 상도리 용화사 터에서 차남(윤세, 55년), 충남 대전에서 딸(윤정, 56년), 경남 함양군 휴천면 월평리 살구쟁이에서 삼남(윤수, 59년)을 얻게 됩니다. 잠시 서울로 올라가 함태영 부통령이 총재로 있던 삼일정신선양회의 전국 조직화 사업을 돕고, 경남 함양 지리산 기슭의 살구쟁이 마을로 내려가 함지박을 깎으며 5년여 동안 은둔생활을 합니다.

함양 살구쟁이 생활을 청산하고, 선생은 61년, 서울로 올라가 친지들의 집에 머물면서 소문을 듣고 찾아오는 난치병 환자들을 치료합니다. 당시 인산의 의술은 절정에 이르러 일반 의료인들은 상상도 못할 신묘한 처방과 약재들을 쓰는 한편, 침(鍼)이면 침, 뜸이면 뜸, 환자의 병증과 근기에 따라 최적의 치료법을 자유자재 구사합니다. 이때, 서울 성북구 미아동 산 111번지 삼각산 기슭에서 4남(윤국)을 얻게 됩니다.

그 무렵 서울 광나루의 어느 절에 머물던 어대사(魚大師)라는 시각장애인(소경) 스님에게 쑥뜸을 떠서 시력을 회복시킨 것을 비롯해 여러 명의 시각장애인들에게 자신의 독특한 인술을 활용해 광명을 되찾아주었습니다. 계속해서 영구법(靈灸法)이라는 독특한 뜸법을 시술, 꼽추의 등을 펴게 하는 등 신비의 인술을 펼쳤습니다. 사람들은 일제 때 인산이 묘향산에 은거하면서 병든 사람들에게 여러 이적(異蹟)을 보였으며, 바로 그 장본인이 지금 서울에서 난치병 환자들을 구료(救療)하고 있다는 사실을 확인하고서는 "장안에 묘향산 활불(活佛)이 나타났다"며 감탄해 마지않았습니다.

60~70년대에 인산은 서울에서 여러 곳을 옮겨 다니며 성혜한의원, 세종한의원의 원장을 지냈고 고려한방병원의 고문을 맡기도 했습니다. 놀라운 의술을 펼치면서도 인산은 일정한 주거지가 없었고 월세를 마련하지 못해 자주 거처를 옮겼으며 항상 남루한

차림이었다고 주변 사람들은 회고합니다. 특히 독립운동 시절 함께 고문을 당했거나 일본 군경(軍警)의 총에 맞아 죽은 동지들의 얼굴이 떠올라 편히 지낼 수 없다며 고난을 자청, 한겨울에도 방에 불을 때지 않고 맨바닥에서 자는 날이 많았다고 선생의 자녀들은 전합니다.

인산은 72세 때인 1980년, 암을 비롯한 현대 난치병의 치료법을 담은 한문본 『우주와 신약(神藥)』을, 1981년에는 역시 유사한 내용의 『구세신방(救世神方)』을 저술, 출간하였습니다. 그러나 이 책들은 대부분 한문 투의 글인 데다 워낙 심오하고 난해하여 일반인들에게는 거의 읽히지 않았습니다. 인산은 1981년 12월 말경, 서울을 떠나 경남 함양으로 낙향하여 틈틈이 후세에 전할 『신약본초(神藥本草)』를 집필하는 한편 물어물어 찾아오는 환자들을 인연따라 구제하였습니다.

이에 앞서 1981년 5월부터 인산은 '당신의 독특한 인술(仁術)세계를 일반인이 쉽게 이해할 수 있도록 세상에 널리 알려야 한다'는 한 자식의 간청에 따라 자신의 혜안(慧眼)으로 밝혀낸 신약묘방(神藥妙方)과 경험의방(經驗醫方)들을 구술(口述)하여 '인명(人命)과 체험의학' '수행인의 건강학' 이란 제목의 칼럼으로 불교신문에 연재하기 시작했습니다.

당시 불교신문사 편집부 기자로 재직하던 차남(김윤세)이 인산의 구술을 받아 적어 정리한 뒤 다시 인산의 감수를 받아 재정리하

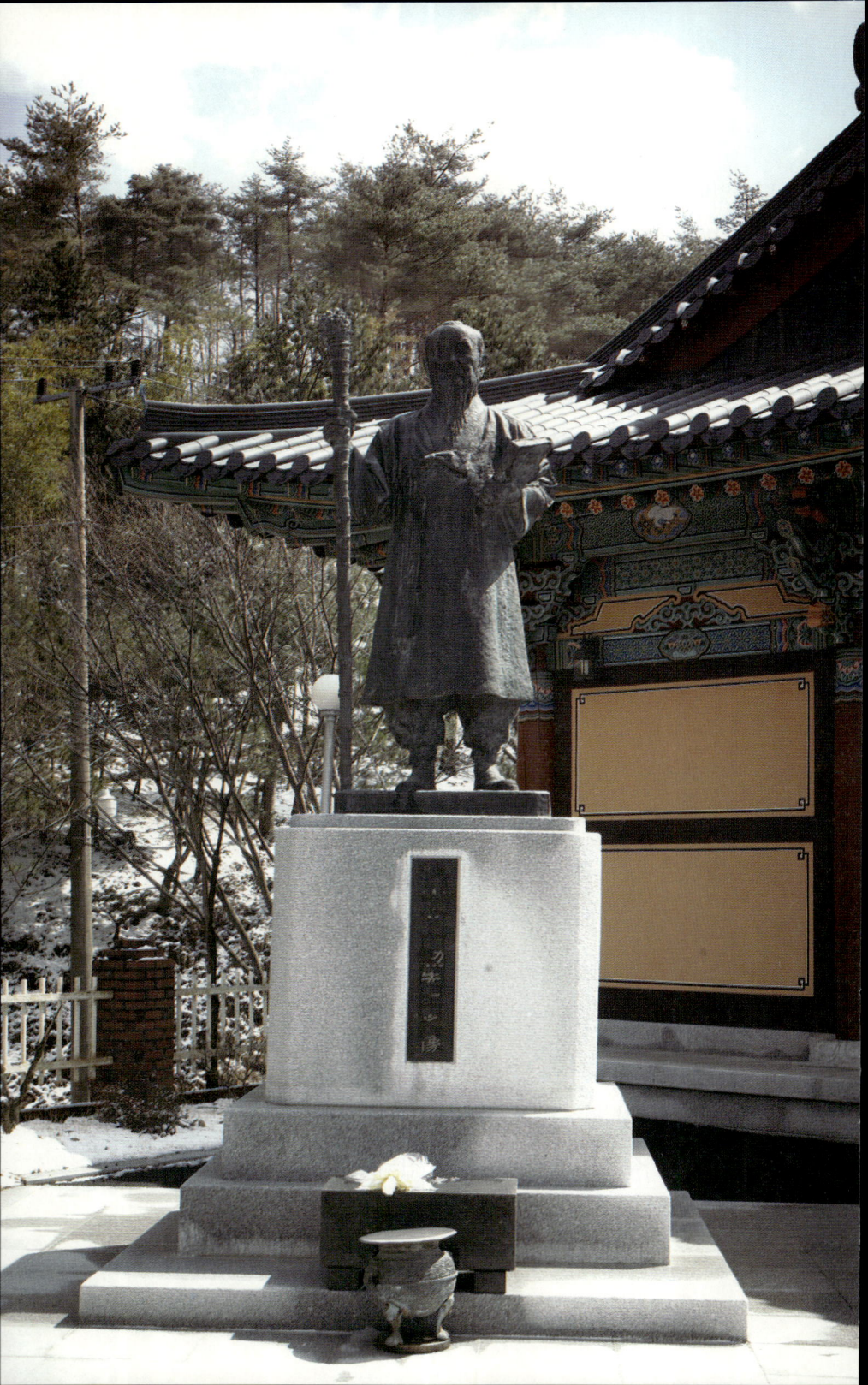

여 신문에 연재하였고 이러한 작업을 5년여 한 끝에 1986년 6월 15일, 드디어 의학 역사상 초유의 인산의학과 사상을 현대 문장으로 집대성한 5백40여 페이지 분량의 책을 완성시켜 출간하게 됩니다. 그 책이 바로 의학의 혁명이자 혁명의 의학을 담은 『신약(神藥)』입니다.

『신약』이 출간되자 의료면허가 아닌 실력에 의한 치료, 형식으로서의 의료가 아니라 실제로 사람을 살리는 의료에 대한 대중들의 욕구가 분출하기 시작했습니다. 사느냐 죽느냐의 갈림길에 선 사람들, 병실에서 퇴출된 가망 없는 환자들이 '신약'에 매달려 아우성을 치기 시작했습니다.

『신약』이 예상을 뛰어넘어 당시로서는 놀라운 부수가 판매(1개월 만에 4천 부)되었고, 책을 읽은 사람들이 인산의 함양 초막으로 몰리기 시작했습니다. 월간 '여원(女苑)' 1986년 7월호는 타오르기 시작하던 『신약』의 불에 기름을 부은 격이었습니다. 무려 7페이지 분량으로 대서특필, 당시 최고의 판매부수를 기록했고, 이어 각 일간지, 월간지의 인터뷰 요청이 쇄도하였습니다. 인산의 자택을 가리켜 '난치병 환자들의 종착역'이라고 했던 유명한 표현이 등장한 것도 바로 그 무렵이었습니다.

"…지구의 산천정기(山川精氣)가 산맥을 따라서 익힐 '숙(熟)'자 숙기(熟氣)는 서쪽으로 흐르고, 그 정기 속에 날 '생(生)'자 생기(生氣)는 동방으로 흐른다. 이 생기가 백두산 천지(天池)에 오게 되면 천상의 정기와 합해져 감로정(甘露精)을 이루고 그 힘으로 한반도는 지구상 최고의 신약(神藥) 영약(靈藥)의 보고(寶庫)를 이루니…"

1986년 6월 20일, 서울 종로구 중학동 한국일보사 대강당.『신약』출간 기념 강연을 위해 처음 대중 앞에 모습을 드러낸 인산(仁山)이 사자후(獅子吼)를 토하기 시작했습니다. 마지막 가는 길에 인류를 난치성 병마(病魔)로부터 구원(救援)할 수 있는 이야기 보따리를 풀어놓겠다던 생전의 약속이 첫 이행되는 순간이었습니다.

현재의 의학 수준으로는 더 이상의 방법이 없다는 말기 암환자를 비롯하여 다양한 난치병, 괴질환자들이 함양의 누옥(陋屋)에 구름처럼 몰려들던 시절, 밤낮 새벽을 가리지 않고 힘껏 환자를 돌보던 인산은 1992년 3월 3일, 함양읍 교산리 차남의 자택에서 유언을 녹음하기까지 6년여 동안 틈나는 대로 전국을 돌며 우주의 비밀을 털어놓았습니다.

강연회장은 늘 발 디딜 틈 없이 붐볐습니다. 자신이 난치병에 걸렸거나 가족 중 불치의 환자가 있는 사람들, 여러 의약학자들과 의료업 종사자들, 인산의 사상을 흠모하는 이들, 그리고 이미 인산의 보살핌으로 중증 질병을 고친 사람들이 몰려들었습니다.

그 무렵 '거지왕'으로 유명한 김춘삼 씨는 인산의학 계승 발전을 목적으로 1987년 설립된 '민속신약연구회'의 발족식에 참여하여 다음과 같이 말했습니다.

"십수 년 전 내가 죽을병에 걸려 병원에 입원한 적이 있었습니다. 당시 박정희 대통령이 나의 병에 관심을 보이기도 해서 용하다는 의사들이 날 살려내려고 무진 애를 썼지요. 그런데도 차도가 없습디다. 나도 왕(王)은 왕이니까 비서실장도 있고 비서들도 있었어요. 그들이 병실 안팎을 지키면서 애를 태웠는데, 그때 나를 살려낸 것은 현대의학이 아니라 민속처방이었습니다. 한의, 양의가 티격태격하는데, 죽어가는 사람 살리는 게 문제지 한방, 양방이 무슨 상관입니까? 나는 인산 선생께서 특히 이 땅의 양의나 한의가 불치병 환자라면서 외면한 많은 서민들을 살려낸 사례를 숱하게 목격해 왔습니다. 열매가 중요한 것이지 열매를 맺게 하는 꽃이 중요한 건 아닙니다. 나는 팔십 평생 수천 명의 생령(生靈)을 구해낸 실적, 바로 이것 때문에 인산 선생의 신약묘방(神藥妙方)을 이 세상 제일의 인술(仁術)이라고 생각합니다."

인산은 한 신문과의 인터뷰에서 오늘의 현실에 맞는 새로운 의술의 필요성에 대해 강조한 적이 있습니다.

"나는 오늘을 사는 사람이므로 오늘날 사람의 병을 고쳐야 해."

그는 고금의 어떤 문헌에도 얽매이지 않고, 현실의 필요에 맞게 모든 것을 뜯어고치는 의술의 혁명가였습니다. 복잡하고 어려운 약화제보다는 간단명료한 식이요법이나 뜸법을 더욱 중시했으며 종래의 전통이나 권위 따위에 구속되지 말라고 강조하면서 모든 심오한 진리와 병 고치는 길은 단순한 데 있다고 가르쳤습니다.

의료기관도 의료인도, 의료술도, 처방도, 약도 필요 없는 사회…, 저마다 자신의 암·난치병을 스스로 치료할 수 있는 '무의촌(無醫村) 세상'이 되기를 희망했던 인산은 마지막 가는 길에 결정적인, 그러나 매우 간단하여 누구나 자신의 지병(持病) 치료에 활용할 수 있는 지극히 간단한 묘방(妙方)을 일러주었습니다.

"내가 여러 가지 처방을 일러주지만 이 탕약은 보조약이고, 암을 다스리는 데 주장약(主將藥)은 마늘하고 죽염이거든. 약이라는 건 돈 안 드는 데 있어. 돈 드는 데는 사기꾼이 붙으니까 좋은 건 안 나오기로 돼 있잖아?"

인산은 또 한 신문과의 인터뷰에서 이렇게 말하기도 했습니다.

"옛 의서인 본초(本草)는 지나치게 복잡하여 이렇게도 해보고 저렇게도 해보면서 평생 경험만 하다가 늙어 죽게 만들어. 그런 짓은 어릴 적에 다 치워 버려야겠다고 생각했으니, 앞으로의 세상에는 그런 일이 없게 하려고 해. 한 가지 약으로 천하의 만병(萬病)을 고칠 수 있는 법을 전해서 말이야."

인산은 과거 의서가 쓰인 시절이 지금과는 생활환경 자체가 다르고 발병(發病) 양상이 같지 않음에도 불구하고 옛 의서(醫書)의 방약(方藥)에 주로 의존하고 있는 오늘의 한의학과 병든 부위를 수술로 제거하고 레이저 광선으로 쪼이는 등의 비순리적 치료에 몰두하느라 인체의 자연치유체계를 도외시하는 서양의학의 문제점 등을 지적하면서 '해독보원(解毒補元)', 즉 몸 안에 축적된 중금속 독을 비롯한 각종 독소를 제거하고 스스로를 살려낼 수 있는 원기를 회복시켜주는 것이 치병(治病)의 관건임을 강조하였습니다.

그리고 자신이 약속한 대로 한 가지 약으로 만병을 다스리는 촌철활인(寸鐵活人)의 묘책을 내놓았으니 "밭마늘을 구워 죽염에 찍어 먹으라" "단전이나 중완, 전중에 쑥뜸을 떠라" "골절(骨折) 등 뼈에 문제가 생기면 홍화씨를 복용하라" "마른 명태와 유황오리, 생강 감초탕을 늘 달여 마셔서 공해독을 해독하라" 등의 방법론이 바로 그것입니다. 그 중심에는 마늘을 구워 죽염에 찍어 먹으라는 불멸(不滅)의 묘방(妙方)이 있습니다.

1986년 6월 20일 제1회 강연회를 시작, 1992년 3월 3일 마지막

30회 '세상에 남기는 유언'까지 인산은 총 53시간 동안, 가슴속에 품고 있던 우주와 신약(神藥)의 마지막 비밀을 모두 밝혀놓았습니다. 마지막 유언을 녹음하게 한 뒤 두 달 조금 지난 1992년 음력 4월 17일, 양력 5월 19일 저녁, 인산은 함양읍 교산리 차남 김윤세의 자택에서 향년 84세를 일기로 이 세상에서의 삶을 마쳤습니다. 인산의 부음을 듣고 그의 사상과 인품을 흠모하던 사람들이 전국 각지에서 몰려들어 깊은 애도(哀悼)를 표하였으며 사후 49일째인 양력 1992년 7월 6일 인산의 육성(肉聲) 전문은 활자화되어 『신약본초(神藥本草)』라는 이름의 책으로 인산의 각령(覺靈)전에 바쳐졌습니다

이제 인산의 몸은 비록 이승을 떠나고 없지만 그가 밝힌 신약묘방(神藥妙方)과 그가 꽃피운 구료신화(救療神話)는 '영원한 전설(傳說)'로 우리들 가슴속에 길이 살아 있을 것입니다.

단군기원 4342년, 서력기원 2009년 4월 18일,
삼가 인산 선생님의 거룩한 발자취를 소개해 드렸습니다. 감사합니다.

- 위 글은 인산 선생 탄신 1백주년을 맞아 2009년 4월 18일 경남 함양 죽림리 인산연수원에서 개최된 기념행사에서 소개된 내용입니다.

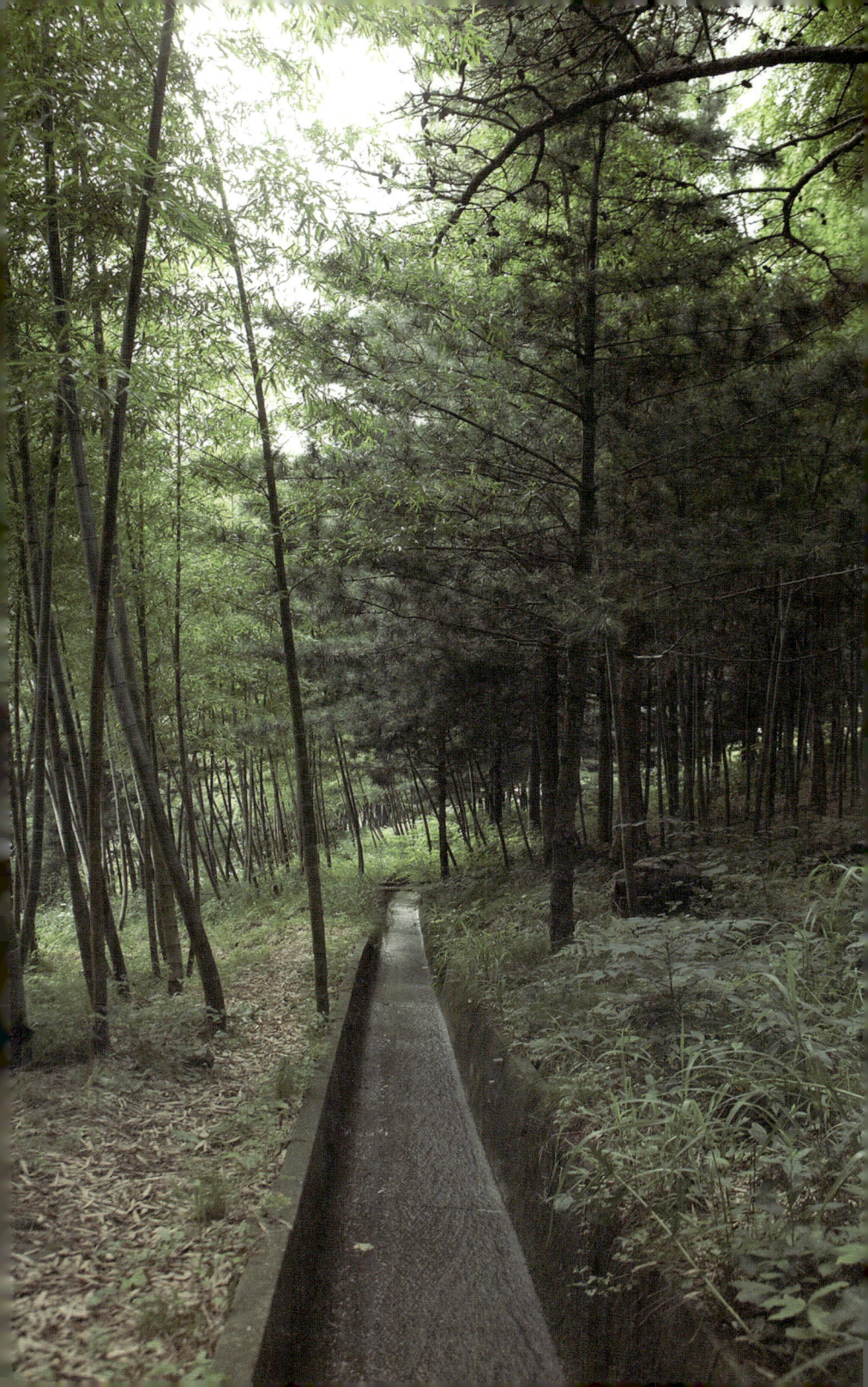

仙界로 떠난 나의 스승,
나의 아버지

 이제는 고인(故人)이 되신 아버님(仁山 金一勳) 별세에 따른 세상 사람들의 궁금증과 오해를 풀고 또 마치 전설처럼 살다 가신 그 삶의 의미에 대하여 다소나마 이해를 돕고 싶은 생각에서 이 글을 쓴다.

 '우매한 자들에게는 이 세상이 낙원이겠지만 깨달은 이(覺者)에게는 더없이 고달픈 고통의 바다(苦海)'라고 털어놓으시던 선친의 이야기가 문득 떠오른다. 그 괴롭기만 하던 사바세계의 80여 성상의 삶을 훌훌 털어버리고 표연히 불생불멸(不生不滅)의 선계(仙界)로 가신 지도 어느덧 석 달이 되어간다.

 극심한 통증은 오히려 고통을 곧바로 못 느끼고 크나큰 슬픔에는 도리어 눈물이 나오지 않는 법이다. 아버님의 세상 떠나심을 곁에서 줄곧 지켜보면서 필자는 이제야 아버님이 세상 사람들을 대신해 짊어지셨던 온갖 괴로움의 짐을 벗고 자유로워지실 수 있다는 안도감과 함께 세상에 존재하는 유일무이한 육신과 영영 헤어지게 된다는 슬픔을 동시에 느꼈다.

눈물도 나지 않던 크나큰 슬픔을 제대로 가눌 만한 여유조차 불행하게도 필자에게는 주어지지 않아서 그 뒤 계속 동분서주하며 지금껏 잡지 속간, 지방 식품공장 건립 등의 격무에 파묻혀 지내게 되었다. 그러나 하루일과를 끝내고 잠자리에 들 때나 혹은 잠시 고개를 들어 창밖의 먼 산을 바라볼 때면 문득 떠오르는 아버님 생각에 가슴이 저며 온다.

올봄, 필자가 여섯 살 때 여읜 어머니(張永玉)의 친정오빠(張永鳳), 즉 전북 무주의 외숙께서 돌아가시고 얼마 지나지 않아 아버님께서 세상을 떠나심으로써 우리 형제들은 이제 아무 일가친척도 없는 외로운 처지가 되었지만 평생을 청빈하게 살아오면서 인술(仁術)을 베풀어 오신 아버님의 음덕으로 주위 분들의 도움 속에 별다른 어려움 없이 지내고 있다.

건강과 행복 전해주고자 노심초사

숨을 거둘 때까지 세상 사람과 미래 세상 사람들에게 '건강과 행복'이라는 두 가지 선물을 기필코 전해 주기 위해 노심초사하였으나 불행하게도 그 선물을 가장 먼저 받게 될 가까운 주위 사람들과 조국 동포들의 편견과 몰이해로 인해 조소와 냉대, 수난을 겪어야 했던 아버님의 불행했던 삶이 주마등처럼 뇌리를 스쳐간다.

　아버님께 한편으로는 효도를 하고 또 한편으로는 불효를 하였던 필자의 온갖 노력을 돌이켜 생각해 보면 허망하다는 느낌마저 갖게 된다. 우주의 비밀을 이용해 인류를 괴롭히는 각종 난치성 질병을 고칠 수 있는 온갖 방법들을 가슴에 간직한 채 초야에 파묻혀 조용히 지내고 있는 것을 보다 못한 필자는 아버님의 '뜻을 펴려는' 마음으로 아버님의 독특한 우주관에 바탕을 둔 철학적 의학과 인술(仁術)의 내용을 세상에 알리는 일을 꾸준히 해왔다.

　이는 결과적으로 아버님의 가슴속에 지닌 우주의 비밀을 인류의 건강과 행복을 위해 펼 수 있도록 함으로써 아버님을 기쁘게 하였지만 한편으로는 고차원적 의술을 지닌 아버님의 정체가 드러나 불원천리 몰려드는 환자들에게 너무도 시달려서 만년을 편케 지내지 못하도록 불효를 저지르게 되었다. 이 점이 필자의 마음을 계속해서 아프게 하는 요인이다. 병·의원마다 북적거리는 암·난치병 환자들의 참상을 외면할 수 없었고 아버님의 뜻을 받들지 않을 수도 없었지만 한편으로는 아버님의 갈 길을 재촉하는 불효를 면할 수 없게 되었던 것이다. 여기에 필자의 기쁨과 슬픔이 있고 이 점이 공(功)과 허물(過)을 동시에 평가받게 하는 요소가 된다.

　그러나 정작 중요한 것은 아버님이 세상에 출현하여 활동하다가 떠난 6년 남짓한 기간 동안 세간으로부터 받은 오해가 적지 않았고 또 그 오해는 지금껏 해소되지 않고 있다는 점이다. 만에 하나 아버님에 대하여 아직도 서운하거나 원망스러운 마음을 버리지 못한 분이 있다면 이 글을 잘 새겨 보고 오해를 풀기 바라는 마음 간절하다.

필자가 얼마 안 되는 전세금을 빼서 출판비용을 마련하고 다른 형제들이 다 같이 힘을 모아 아버님의 세 번째 저서인『신약(神藥)』을 출판한 직후 86년 여름부터 암 등 각종 질병에 시달리던 사람들이 살길을 찾아 마치 구름처럼 경남 서부의 조그만 소읍 함양으로 몰려들기 시작하였다.

전국 각지에서는 물론이고 해외에서까지 소문을 듣고 하루 평균 2백여 명씩 찾아오는 환자들로 인해 함양읍 운림리 일대의 주민들은 적지 않은 불편을 겪게 되었다. 좁은 골목길은 물론이고 대로까지 가득 메운 차량의 주차가 질서 없이 이루어진 것조차 아버님의 탓으로 돌아와 동네 사람들로부터 아버님이 욕설을 듣기 예사였다.

객지에서 온 사람들이 모두 양반신사가 아닌 데다 지리를 잘 모르고 교양이 부족해서 그런 것인 만큼 동네 주민들이 우선 아량을 갖고 이해해야 한다고 생각되지만 차를 갖고 다니는 사람들도 남에게 불편을 끼치지 않도록 주차하는 예의를 갖춰야 한다고 여겨진다.

세상 사람의 無知와 편견에 시달리기도

　이렇듯 몰려드는 환자들로 인해 필자는 한 달이면 서너 차례씩 아버님을 찾아 뵐 때마다 인파를 헤치고 가까이 가서 잠시 몇 마디 드릴 수 있었을 뿐이었다. 때로는 더위 속에 땀을 흘리며 고생하시는 것이 하도 민망스러워 가까운 곳에서 처방이라도 대신 써 드리며 한두 시간 보내다 보면 분노가 머리끝까지 치솟아 오를 때가 한두 번이 아니었다.

　온갖 병·의원을 다 순례하며 치료가 어렵다(사실상 불가능하다)는 판정을 받고 찾아와 살길을 묻는 자신들의 처지를 잊고 "장사하는 사람들이 불친절하다" "하고 사는 집 꼬락서니를 보니 없던 병도 생기겠다"(집이 몹시 누추하였기 때문으로 생각된다) "이 처방대로 약을 쓰면 틀림없이 낫는 거요? 할아버지가 책임질 수 있어요?" "돈은 얼마든지 줄 테니 내 병 좀 고쳐주시오"라는 등의 불손한 얘기를 하여 아버님께 좋지 않은 소리를 듣고 간 사람들도 적지 않다.

　어떤 사람들은 심한 욕설을 듣고 처방도 받지 않고 화를 내며 돌아가기도 하였다. 당시 아버님은 한 사람이라도 더 살리고 싶은 욕심에서 약성을 높이기 위해 유황 등 몇 가지 약재를 먹여 투자된 금액을 감안, 오리 한 마리에 1만~1만5천 원을 받은 적이 있었는데 이에 대한 비난의 소리가 적지 않았고 또 언젠가 필자의 귀로 직접 "도사가 돈맛을 알더니 오리 장사까지 해서 폭리를 취한다"

는 말까지 들은 적이 있었다.

언젠가는 집 대문 앞에 염소 몇 마리를 키웠는데 막 대문으로 들어서는 필자가 외부 손님이거니 생각했는지 장정 서너 명이 대문을 나서면서 큰 소리로 "도사가 몸보신하려고 염소도 기르는군" 하며 떠드는 소리를 들은 적도 있었다.

굳이 어떤 설명을 가하고 싶어서 꺼낸 말이 아니라 생각나는 대로 기억을 되살려 써본 소리다. 다만 저런 우매한 자들과 같은 하늘 아래서 숨 쉬고 사는 게 참으로 유감스럽다고 생각했을 뿐이다. 그 뒤 필자의 강력한 주장도 있고 아버님도 직접 좋지 않은 소리를 많이 듣다가 결국 오리·염소 사육을 모두 포기한 바 있다.

아버님은 이 무렵 잠을 제대로 주무시지 못했다. 하루 종일 환자들에게 시달린 데다 밤 12시고 새벽 2시고 3시고 가리지 않고 대문을 두드리는 다급한 환자가 끊이지 않았기 때문이다. 만 3년이 지난 뒤 아버님은 기력이 모두 쇠하였는지 공개강연회에 임석하여 강연을 하는 정도밖에는 더 이상 활동을 않으려 하셨지만 난치병 환자들의 끊이지 않는 방문으로 잠시도 휴양시간을 가질 수 없었다.

언젠가 함양에 갔다가 무척 힘들어 하시는 모습을 보며 마음이 상하여 있을 때 마침 중환자의 가족이 방문하였기에 필자는 환자 가족을 돌려보내려고 한참 설명하였던 적이 있었다. 그때 환자 가족은 "천하에 둘도 없다는 신의(神醫)도 앓습니까"라며 명의가 어떻게 자기 병도 못 고치느냐는 투로 힐문을 하는 것이었다.

말이 잘 통할 것 같지 않아 설득을 포기하고 필자도 버럭 소릴 질렀다.

"당신도 아버지의 건강이 소중하듯이 나도 나의 아버지 건강이 소중한 것이니 더 이상 긴 얘기 하지 말고 돌아가시오!"

아버지께서는 방 안에서 필자의 얘기를 들으셨는지 "누가 왔으면 들어오라고 하지 밖에서 손을 돌려보내면 쓰겠느냐"라며 들어오게 한 다음 "내가 편치 않으니 자식인 너(필자)의 마음이 아프듯이 멀리서 아버지의 병환을 고쳐드리고 싶어 찾아온 저 사람의 마음 역시 오죽 답답해서 찾아왔겠니"라며 처방을 일러주시는 것이었다.

필자의 가슴에 쌓이고 쌓여 이제 심화병(心火病)으로 굳어버린 그 많은 사연들을 어찌 필설로 다 할 수 있겠는가. 아버님에 대하여 만 분의 일이라도 서운함이 있는 분들은 필자의 이야기를 듣고 아버님의 몸은 하나인데 찾아오는 환자들이 많아 빚어진 일들에 크게 괘념치 말기를 바라는 마음이다.

원로 민속의학자 충정 '헛소리'로 치부

또한 아버님께서는 혜안(慧眼)으로 통찰하여 예지한 바를 숨기거나 가족에게만 남몰래 전수하려는 소견 좁은 분이 아니고 광복 직후부터 한방·양방의 장점을 살릴 종합병원 건립, 종합의과대학 설립, 전 국민 평생건강을 위한 나름의 대책 등을 국가에 건의 하였으나 양의학 위주의 보건정책과 민족의학 멸시풍조에 밀려 끝내 빛을 보지 못하였던 것이다.

국민들이 얼마 지나지 않아 곧 극심한 병고에 시달리다 제 명대로 살지 못하고 죽어갈 것을 예지하고 일러주는 원로 민족의학자의 충정 어린 말을 보건당국자와 의료인은 물론이고 오늘의 의료 전문가들조차도 '망령 든 영감의 헛소리' 쯤으로밖에 생각지 않는 까닭으로 인해 '나라의 병(病)'은 더욱 깊어갈 수밖에 없었던 것 같다.

환자들이 아버님을 찾아온 것은 보건정책에 의해서나 의료전문가들의 추천 때문이 아니고 의료기관의 절망적 선언을 믿기 싫어서 자신들의 살길을 직접 찾아다니는 과정에서 소문을 듣고 찾아오게 된 것이다.

하나의 난치성 질병이 형성되는 과정은 외적 요인과 내적 요인, 오랜 시간의 요소가 결합하여 이룬 만큼 치료하기가 쉽지 않은 것이 사실이다. 그런데 환자들은 대부분 '현대의학이 고도로 발달하였으므로 웬만한 병에 걸려도 전문 의료기관을 찾아가 전문가들에게 자신을 맡기면 나을 수 있겠지' 하는 생각을 갖고 있다가 더이상 현대의학으로 손써 볼 방법이 없고 설혹 손을 댄다 해도 목숨을 잃지 않으리라는 보장을 못한다는 전문 의료인들의 1차적 사망 선고를 받고 나서야 환자와 가족들은 청천하늘에 웬 날벼락이냐며 비통해 하게 된다.

　의료과학이 만능인 것처럼 행세해 온 보건당국과 의료기관, 의료인들의 자세도 문제려니와 복잡한 현대사회의 구조적 병독(病毒)의 침투를 어찌할 수 없는 무서운 환경을 인식하지 못한 채 맥놓고 살아가는 현대인의 건강의식 또한 심각한 문제라 할 것이다. 건강은 곧 자신의 생명과 직결되는 가장 중요한 문제인데 어떤 사람들은 돈과 건강을 바꾸고 어떤 사람들은 명예와 건강을 맞바꾼다. 건강의 소중함을 뼈저리게 느끼게 될 때쯤이면 대부분 염라국의 입구에 가 있기 때문에 아무리 뉘우친다 한들 본래의 건강한 몸으로 돌아가기는 거의 불가능한 것이 사실이다.

　에이즈(AIDS)나 암·백혈병 등 난치성 질환은 그 질병 발생의 배경에 쉽게 풀기 어려운 많은 문제와 독소(毒素)들을 갖고 있기 때문에 설혹 양의(良醫)를 만나서 좋은 처방을 받는다 하여도 환자의 믿음과 정성스러운 실천이 뒤따르지 않으면 치료되기 어렵고, 또 모든 노력을 다 기울였다 해도 병독(病毒)이 지나치게 확산되어 약의 힘이 미치지 못해 되살리지 못할 수도 있는 것이다.

　아버님의 의방을 편의상 '인산신방(仁山神方)'이라고 부르자. 아무리 '인산신방'이 신비하다 하더라도 위에 열거한 여러 가지 원인으로 인해 효과를 보지 못하고 죽게 될 가능성도 적지 않은 것이다.

病者 구하고 벌금 물어

의학은 결코 만능이 아니다. 올바른 건강상식을 배우고 터득하여 평소에 자신의 건강을 돌보는 것이 바람직하고 또 웬만하면 약보다는 식이요법과 운동을 통하여 병고를 극복하려는 정신자세를 가질 때 건강을 보전할 수 있다는 평범한 진리를 잊지 말아야 하겠다. 자신의 건강문제를 갖고 무엇 때문에 남을 탓하거나 원망하는가.

세간에는 도사(아버님을 지칭하는 표현)가 처음 소문날 때는 괜찮았는데 자꾸 유명해질수록 돈맛을 알았는지 처음에는 책(『신약(神藥)』를 지칭)만 팔더니 급기야 소금(죽염을 지칭)장사까지 한다며 수군댔다.

또 아들(필자를 지칭)을 내세워 죽염사업을 하고 책장사도 하며 좋은 이권은 식구끼리 챙겨서 돈벌이에 모두들 눈이 벌겋더라는 얘기를 무슨 비밀스러운 정보라도 알아낸 양 떠벌리는 것이다.

아버님이 정말 그랬는지 또 필자가 소문대로 그런 사람인지는 가까이서 접해 본 사람들에게 직접 확인해 보면 알 것이고 필자는 우리나라에서 최초로 87년 8월 죽염제조 및 유통의 합법화를 시도, 관철한 사람으로서 국민건강을 위해 노력하였을 뿐, 돈벌이가 될 것 같다고 죽염사업을 시작하지도 않았고 또 전혀 그럴 생각도 없다.

어렸을 때부터 죽염이 인체의 질병치료와 건강보전에 얼마나 효과가 신비한지를 수없이 목격하고 체험해 온 나머지 '사실'을 사실대로 알리려고 무진 애를 쓴 것이 죄라면 필자의 죄일 것이다.

필자의 과문(寡聞) 탓인지는 몰라도 아마 전 세계에서 그런 죄는 유독 우리나라에만 있는 게 아닌가 여겨진다. 아버님은 비슷한 이유로 9번 벌금을 물으셨고 필자 역시 2년 전 약사법 위반죄(과대선전)로 구속 기소되어 곤욕을 치른 적이 있었다.

문자의 꼬투리나 쫓아다니는 사람들이 나라를 관리하는 한 바른 말과 의로운 행동, 선각자적 지혜가 제대로 받아들여질 것 같지 않다는 절망감을 떨치기 어렵다.

죽염이 인체건강에 좋은 영향을 미치고 고치기 어려운 병을 치료하는 데 크게 도움이 된다는 이야기는 진정 하늘을 우러러 부끄럽지 않은 참된 말이다. 세월이 흐를수록 써본 사람들에 의해 그 신비한 효능 효과가 입에서 입으로 전해지고 어느 기업에서는 구강 내 질환 예방 및 치료에 효과가 있음을 과학적으로 구명(究明)하여 죽염을 이용한 치약을 개발, 사업화하기도 하였다. 그러나 죽염의 신비성의 전모가 드러나려면 아직도 오랜 세월과 많은 연구가 뒤따라야 할 것으로 생각된다.

세상의 病苦 깊을수록 聖賢의 병고 깊어져

아버님은 돌아가시기 1년쯤 전부터 자리에 누워 계신 시간이 많았고 위급할 때마다 형제들이 모시고 진주 경상대병원에 입원, 치료를 받기도 하였다. 돌아가실 때의 병명은 울혈성 심부전증이었다. 사람들은 비웃듯이 신의(神醫)도 앓느냐고 말하곤 했지만 너무도 상식이 부족한 사람들과 면대(面對)하여 말하다가는 싸움으로 발전할 것 같아 아예 대꾸를 하지 않았다. 곁에서 지켜본 바로는 아버님께서 사람들을 피하여 요양할 경우 건강회복은 지극히 간단한 것이지만 단 한 번도 3일 이상 사람들이 찾아오는 곳을 비우지 않고 좌정하여 응대를 함으로써 병고(病苦)를 자초하셨다.

우리 형제들은 사람들을 잠시만이라도 상대하지 말고 좀 편케 지내시어 기력의 급격한 쇠잔을 막아야 한다고 누차 건의하였으나 내 몸 좀 편하자고 어려운 병 때문에 답답해서 찾아오는 사람들을 소홀히 하거나 외면한다는 것은 있을 수 없다며 앉으실 만한 기력이 최종 소진될 때까지 환자와의 상담을 거르지 않으셨다.

보통의 경우 몸관리를 잘못하거나 마음 씀씀이를 잘못하여 병고를 자초하는 것이 통례이지만 성현(聖賢)들의 경우 세상 사람들의 병고가 깊으면 깊을수록 그 등쌀에 편치 못한 것이 사실이다. '중생이 앓기에 나도 앓는다'고 말한 유마(維摩)거사 이야기의 진실이 어디에 있는지 잘 생각해 보면 짐작이 갈 것이다.

석가모니 부처님께서도 당시 세상의 병, 중생의 병, 중생 마음 속의 병을 고쳐주려고 일생을 노심초사하다가 전도(傳道)의 여정에 길에서 병을 만나 급서(急逝)하셨다는 기록이 전해진다. 선각자들은 만에 하나라도 숨김이 없는 삶을 사는 법이다. 그리고 철저히 인간의 길을 갈 뿐이다. 신기하지도, 괴상하지도 않은 평범한 삶의 행로를 걷는 것이다. 생로병사(生老病死)는 인간이면 누구나 겪게 되는 과정이고 다만 어떻게 살다가 어떻게 죽었느냐로 삶의 질을 평가받게 될 뿐이다.

그 삶의 현실적 모습은 보되 드러나지 않는 이면의 깊은 의미는 알지 못하는 것이 우리네 보통 사람들의 안목이다. 인간은 누구나 자기 자신을 위해 살게 마련이지만(나라와 민족, 인류를 위한다는 구호를 그럴싸하게 외친다고 해도) 아버님 같은 분은 그런 말도 내색도 않았지만 오로지 세상 사람들의 건강과 행복을 갈망하셨을 뿐 자신에 관한 것은 그 어떤 문제도 관심을 갖지 않으셨다.

누차 신후지지(身後之地)를 여쭈었지만 자신의 문제에 대해서만은 일절 언급하지 않았기 때문에 결국 다급한 나머지 평소 기거하시던 함양읍 죽림리 삼봉산 인산(仁山)농장 내의 산언덕에 산소를 모셨다.

지난 89년 11월 5일, 서울 종로구 경운동 수운회관 내 천도교 회의실에서 건강문제연구시민모임 회원 등 50여 명이 모인 가운데 특별강의를 한 내용을 직접 들어보는 게 이해에 도움이 될 것 같아 소개한다.

세상의 욕과 고통을 지고 가

"…지리산에 와서 함배기 깎을 때에 이승만이 어려운 시기에 나하고 아는 사람들이 있어요. 장경근이도 그렇겠지만 이재학이나 김범부 나하고 잘 아는데 내가 그 세상에 나가면 이기붕이 어느 날 몇 시에 죽는 걸 다 알며 행세를 어떻게 해. 그때에 어린 걸 데리고 도망질해서 지리산 속에 가서 함배기 파먹었어… 그래서 거기서 함배기를 파고 한 5년 넘어가다 보니 이기붕이 죽었다는 방송이 나. 그래서 애들 데리고 또 서울 올라간 거야. 그러면 내 생전에 보따리 들고 이사한 걸, 마누라를 얻은 후의 이사가 78번이야. 한 달도 못 되어 쫓겨나간 데가 많아. 돈 한 푼도 없으니까 사글세를 안 내는데 하룬들 두나? 그 사람들이 하루 얼마에, 이자가 얼마인 걸 다 아는데 용서 있나? 쫓겨 댕기는 거라. 그런 세상을 살다가 정체를 밝히면 불행이 뭐이냐? 내 자신의 행복 보다가 자식들까지도 남의 곁방살이를 면하게 된다는 것은 내겐 불행이라.

왜 불행이냐? 대중을 위해서 왔다 가는 인간이라면 그런 일은 없어요. 그런데 내겐 그게 욕이라, 죽을 때에도 내가 써놓을 거요. 나는 세상의 욕을 결국 지고 간다 그거야. …왜 그런 짓을 했더냐? 그러면 내가 조상 피를 받아 가지고 조상의 은혜를 갚을라면 자식들이 향화(香火)를 받들 수 있는 정도, 오막살이래도 있어야 한다. 조상 피를 받아가지고 조상 핏값하고 가는덴 크게 나쁜 짓은 아니야. 그렇지만 보이지 않는 세상에선 내겐 그게 죄라.

전생의 불(佛)이라는 자가 금생에 와서 그 짓이 있었다. 그건 말이 안 되겠지. 모든 영화(榮華)는 중생에 영원히 전하는 거지 내 몸에서 누린다는 건 있을 수 없거니와 내가 그런 영화를 꿈꾼다는 꿈도 그게 있을 수 없어. 욕먹을 건 먹어야 돼. 세상에서 내 거이 아닌 거 영화야. 영화는 내 것 아니야…"(『神藥本草』중 502~503쪽)

이 말처럼 청빈하게 살다가 만년에 많은 사람들에게 시달려 결국 비참하게 생애를 마치시면서도 끝내 나라와 민족의 장래에 대한 걱정을 잠시도 지우지 못하셨다. 자신의 삶을 윤택하게 하려는 노력은 전혀 없으셨고 일체의 물욕에서 초탈한 분이지만 불행 속에 살아온 자식들이 집칸이나 갖고 살 수 있도록 잠시 노력했다는 죄책감을 아버님은 공개강연회(부산일보사 강당, 89.10.15)에서 솔직히 고백하신 바 있다.

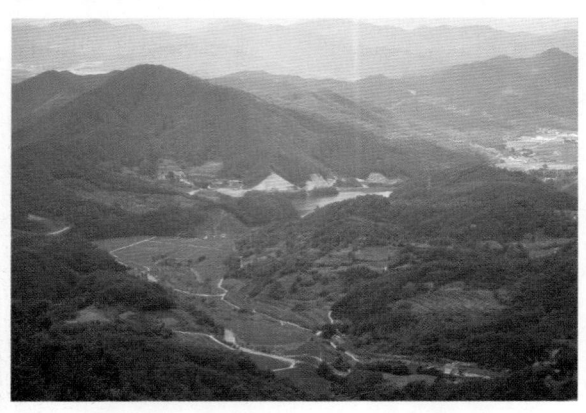

"나는 지금 집에다 정신 쓴 것보다 지구촌에 정신 쓰는 것이 전부다. 1백 프로야. 그런데 하나 하자가 뭐이냐? 자식을 위해서 약간이라도 생각하고 있다. 그건 무언가 하자야. 옛날에 석가모니가 처자를 위했다는 이야긴 전해지지 않았어. 노자(老子)가 그렇고 공자(孔子)가 그렇고. 이름난 이들은 처자를 위해서 일한 거 없어요. 그런데 나만은 후세에 욕될 일을 약간이래도 늙어 죽을 때 했어요. 조금씩이래도.

사람이 세상에 다 발 없는 말이 천리를 가는데 비밀을 감추고 죽다니 말이 돼요? 난 비밀을 하늘에다 죄를 사하는 게 아니라 여러분 앞에 고백하고 가는 거라."

孝心이면 천하가 통일돼

아버님께서는 금년 3월 3일 심신의 불편을 무릅쓰고 일어나 앉으셔서 자식들을 침상가로 불러 모은 뒤 후세에 남기는 마지막 유언을 녹음하도록 하셨다. 본지 4월호에 그 전문이 수록된 이 유언을 통해 아버님은 인업(人業)을 중시하는 나라가 잘산다고 전제한 뒤 인업의 구체적 실례로 정주영·이병철을 손꼽았다. 일본처럼 인업을 중시하여 천하 갑부들이 많이 생겨나게 되면 자연히 나라의 경제는 풍요로워진다는 이야기다. 또한 여러 가지 종교가 민심을 현혹시키는 폐단을 막기 위해 가장 좋은 대안으로는 효(孝)를 중시하여 나라의 정서(正序)를 세우라고 당부하셨다.

"앞으로 종교가 하나 된다는 것은 뭐이냐? 사람마다 효심 가지면 하나가 되지 둘이 될 수 있느냐? 그래서 나는 효도 '효(孝)' 자를 세밀히 가르치고 그 진리를 세밀히 탐구하면 지구상의 교(敎)는 그 속으로 다 뭉친다고 본다. 그 속으로 뭉치게 되면 통일하라고 해서 하는 게 아니다. 절로 되는 거다. 뭐이고 절로 돼야지 억지로 할라면 힘들다.

후세에 남길 소린 지구상에 있는 모든 교(敎)가 여럿이라는 건 있을 수 없다. 하나지. 마음도 효심이면 천심(天心)이고 진심(眞心)이고 도심(道心)인데, 마음이 여럿이 있을 수 있느냐. 효심이면 하나로 끝나고 교도 '효' 자 하나면 끝나고 효라는 건 백행(百行)의 근본인데 다 끝나는 거다. 그래서 나는 그것으로 일관하기를 바라는 거다."(『神藥本草』 중 959쪽)

그 뒤 아버님께서는 일주일에 한 번씩 함양으로 가서 뵐 때마다 필자에게 "공장에 너무 많은 돈을 투입하지 말라" "공사 중 사람이 다치거나 죽지 않도록 각별히 유의하고 그런 일이 발생하면 더 이상 사업에 손대지 말라" "형제들의 어려움을 책임지고 도우라"는 등의 당부 말씀을 해주곤 하셨다.

필자는 죽염간장공장을 지을 수 있도록 승인한 중소기업창업사업계획 승인서를 갖다가 아버님께 보여드리고 조감도와 공사현장 사진도 틈틈이 보여드렸다. 죽염간장은 국민건강을 위한 매우 소중한 보물이라며 각별히 관심을 갖고 있으셨기 때문이다.

자금 마련 때문에 고심하던 어느 날 함양 집에 가서 아버님 곁에 섰더니 돌아보시며 "뱃속이 편하냐?"라고 하시던 얘기에 가슴 속에 짙은 슬픔의 파문이 일었다. 그 뒤 5월 10일경 아버님은 마침 집에 들른 필자에게 19일 일진이 뭐냐고 물으셔서 을미(乙未)일이라고 대답한 바 있다. 이때 아버님은 마침 곁에 있던 며느리(필자의 아내)를 보시며 빙긋이 웃으시더니 "석가모니는 여든두 살에 갔지? 내가 여든네 살이면 많이 산 편이지?" 하셨다.

예언대로 육신의 굴레 벗어던져

　필자는 5월 16일(土)부터 함양에 가서 낮에는 군청·읍사무소·공장 등 볼일을 보고 밤에는 아버님 곁에서 자며 시중을 들었다. 18일 밤부터 19일(乙未) 새벽에는 밤 11시, 새벽 1시에 아버님의 부름에 따라 생강차를 드렸고 새벽 3시쯤에 다시 부르시기에 갔더니 또 생강차를 가져오라고 하셔서 갖다 드렸다.

　"왜 이리 갈증이 나누, (생강차를) 세숫대야로 하나는 먹어야겠다."

　필자는 생강차를 드리고 나서 자리에 누웠는데 두 시간 뒤인 5시에 '윤세야' 하는 아버님의 부르심을 받고 잠을 깼다. 어두컴컴한 속에서 커다란 탱화를 보고 있는 꿈을 꾸다가 깬 것이다. 이때만큼은 아버지의 목소리가 무척이나 컸다.

　"윤세야, 너 이제 정신 차리고 살아야 해. 이제 나는 어차피 곧

숨이 떨어진다. 모레 나는 떠난다."

"아버님, 왜 마음 약한 말씀을 하세요. 다시 일어나셔야지요."
필자의 말에 아버님은 대꾸를 않고 돌아누우셨다. 필자는 아버님의 마음이 약해지셔서 그런 말씀을 하시는가 보다 생각하며 위안을 삼았다.

새벽 6시쯤 아버님은 다시 부르신 다음, 시계 찬 손을 내미셨다.
"애! 이 시계 끌러라. 윤국(4男)이한테나 줘라. 윤우한테는 연락했니."

"아니요, 지금 연락하겠어요."

"빨리 연락해라. 거 꽁생원인데 오는 도중에 숨 떨어지면… 네가 원망 듣지 않겠니."

아버님은 89년 미국 가셨을 때 그곳 뉴욕의 박 사장이 선물한 시계를 차신 뒤에 주무실 때도 끌러 놓으신 적이 없었고 병상에 누우신 이후에 줄곧 팔이 퉁퉁 부어도 내내 풀지 않으셨기 때문에 시계를 끄르라는 얘기에 가슴이 철렁 내려앉는 것을 느꼈다. 시계를 끌러서 한쪽에 놓아두었다.

아버님이 병상에 누우신 이래 아버님의 병간호를 위해 가장 애를 많이 쓴 자식이 바로 4남인 윤국이었다. 아마 그런저런 이유로 시계를 주라고 하셨던 것 같다.

서울 형 집에 전화를 걸어 아버님이 위독하시고 또 내려오라고 하신다는 이야기를 전하였다.

"아버님! 병원으로 모실까요?"

"안 돼, 어차피 끝날 걸 좀 더 살면 뭐 하겠니."

"오래 앓으셔서 마음이 약해지신 것 아니세요?"

"……."

죽염간장공장 건축허가와 관련, 담당 공무원들이 현장에 들른 다고 하여 필자는 오전 10시쯤 현장에 올라와 줄곧 있다가 일을 본 뒤 오후 6시쯤 돌아와 보니 아버님은 이미 의식이 없으셔서 혼수상태에 들어가셨다.

낮에 함양성심병원 내과과장이 와서 보고는 명(命)이 다하시긴 다하신 것 같은데 선생님께서 워낙 특이한 분이라 단언하기는 어렵다고 한 뒤 돌아갔다고 전한다.

형이 도착한 뒤 읍내 운림리에서 따로 지내시던 어머니가 와서 임종준비를 시작하셨고 오후 11시 25분쯤 아버님은 숨을 거두시어 파란만장한 삶을 마치셨다. 교산리 자택에 누우신 지 3개월여 만에 아버님은 '모레 나는 떠난다' 라고 했던 예언대로 21일 자택을 나서서 평소 머물면서 환자들을 상대해 오신 인산(仁山)농장 내의 장지로 가서 영면(永眠)에 드셨다.

심신이 불편해지신 것은 2년 전쯤이고 농장 내 숙소와 읍내 용평리 3남 윤수 집, 읍내 운림리 4남 윤국이 집 등지를 두루 다니며 지내시다가 임종 3개월 전부터 필자의 교산리 집에서 머물다 세상을 떠나셨다.

새로이 열리는 문명세계의 밝은 빛

아버님은 지난해 7월, 진주 경상대병원에 잠시 입원하여 요양하신 적이 있었는데 필자와 형(윤우)과 미국에서 문병차 왔던 오정삼 씨 등이 병원에 간병차 머물다가 병원을 떠나 서울로 돌아오는 길에 중부고속도로 중부휴게소에서 형 집에 전화하여 아버님이 다시 위급하시다는 정황을 듣고 차머리를 돌려 밤 12시쯤 다시 진주병원으로 돌아갔던 적이 있었다. 우리가 도착하니 아버님의 위급한 상황은 해결되어 평온을 되찾았었는데 그때 아버님은 받아 적으라며 한문으로 시구 한 구절을 읊어주셨다.

임종시인 셈인데 필자가 임의적 풀이를 덧붙이면 다음과 같다.

眼花滿開天地明
眼花暗黑天地黑雲深
眼花開處天眼開

눈앞에 꽃이 그득 피어 빛날제
천지는 밝았어라
눈앞에 꽃이 지고 어두울제
천지에는 검은 구름이 깊었어라
눈앞의 꽃이 활짝 필제
하늘을 아는 눈은 열리나니

『신약(神藥)』 출간을 기념해 86년 6월 20일 첫 공개강연회를 가진 이후 91년 5월 9일까지 22차례 열린 대중 상대 건강강연회와 가까운 회원 50여 명을 상대로 한 8차례의 약식 강의 내용은 아버님의 유언이라고 하겠다. 이 유언은 일체의 가감이나 첨삭이 없이 『신약본초(神藥本草)』라는 이름의 책으로 엮어 '자신의 사후(死後)에 공개되리라'던 예언대로 49제(祭)를 봉행하는 날 아버님의 영전(靈前)에 올려진 뒤 세상에 유포되었다. 가슴속에 숨기거나 하는 등의 비밀을 전혀 간직하지 않고 천진할 정도로 훌훌 털어버리며 허허롭게 살다가 84세를 일기로 생애를 마감한 아버님의 삶은 참으로 크고 밝은 빛 그 자체였다. 그 빛은 5천 년 전에도 이 땅에 신시(神市) 문명시대를 열었고 오늘도 역시 새로운 문명세계의 새벽을 열어나가는 원동력으로 작용하고 있다.

신시(神市)가 됐든, 신인(神人)세계가 됐든, 아니면 용화(龍華)세계가 됐든 어쨌든 새 시대가 열리려면 필연적으로 태양보다 밝은 빛이 나타난다는 것을 필자는 믿고 있다.

― 위 글은 필자가 시사종합지 '시사춘추' 1992년 8월호에 게재한 글이다

'불세출의 神醫'로 불린
한국의 대표적 명의 仁山 金一勳 선생

사람들은 역사적으로 이름난 명의를 꼽으라면 대부분 중국의 편작, 창공, 화타를 비롯해 인도의 지바카, 서양의 히포크라테스, 우리나라의 허준 등을 걸출한 명의로 꼽는다. 특히 허준은 드라마로 제작돼 엄청난 인기를 끌었을 만큼 그의 의술은 타의 추종을 불허한 것으로 알려진다. 하지만 우리나라에는 허준 말고도 불멸의 업적을 남긴 명의가 또 한 명이 있다. 바로 인산(仁山) 김일훈(金一勳) 선생이 그 주인공이다. 인산 김일훈 선생은 그야말로 파란만장하게 살았으나 주로 힘없고 가난한 사람들에게 자신의 의술을 펼쳐왔기 때문에 세상에 잘 알려지지 않은 기인(奇人)이었다. 앞에서 언급한 중국, 서양, 우리나라의 걸출한 명의들과 견줄 만한, 어떤 면에서는 어떤 의사도 해내지 못한 불멸의 업적을 남긴 인산 김일훈 선생. 곧 인산 김일훈 선생 탄생 1백주년을 맞아 다채로운 기념

행사가 열릴 예정이다. 인산 선생의 도움을 받아 각종 암·난치병을 극복하고 새 삶을 찾은 이들은 지금도 인산 가족을 이뤄 선생의 뜻을 기리고 있는데, 모든 이들에게 자신의 의술세계의 문호를 활짝 열고 숨김없는 처방으로 아낌없이 치료를 해온 인산 선생은 최근 독립운동가로서의 행적이 재평가되면서 그의 저서와 강연 내용 등이 새롭게 의학계로부터 주목을 받고 있다.

인산 김일훈 선생은 온갖 질병으로 죽음 앞에서 한 가닥 희망을 안고 찾아오던 이들에게 생명의 기운을 불어넣어주었던 만병의 통치자였다. 약 30년 전, 인산 선생의 도움으로 죽음 직전에서 되살아났던 K씨는 병이 낫자 서울 동자동에 K한방병원을 설립하고 인산 선생을 고문으로 모셨다. 선생은 이 병원에서 고문 역할을 맡아 많은 난치·불치병 환자들을 구제하면서 가난한 환자들 위주로 값싼 처방만을 쓰게 했다. 이로 인해 병원경영진의 압박이 들어오자 선생은 그 요구를 한마디로 일축하고 바로 병원을 떠났다. 이렇게 그는 자신의 뛰어난 의술을 돈과 바꾸었던 적이 없었다. 의술은 파는 것이 아닌 베푸는 것이라 생각했던 인산 선생은 목수 일과 토목 일을 병행하면서 생계를 꾸려갔고 가난하고 병든 사람들 외에는 아무도 가까이하려 하지 않았던 불우한 삶을 달게 여기며 살았다.

자연적인 깨달음으로 얻은 직관적 의술

　인산 선생은 1909년 함경남도 홍원군 용운면 연흥리 산중마을의 유의(儒醫) 집안에서 아버지 김경삼(金慶參)과 어머니 강릉 유(劉)씨 사이에서 7남 2녀 중 셋째로 태어났다. 예부터 연흥 마을에는 '병고에 신음하는 세상을 구원해 줄 성자(聖者)가 태어날 것'이라는 전설이 내려오고 있었다. 인산 선생의 어머니는 꿈에 구름 속에서 신룡이 품안으로 날아 내려오는 것을 본 후 곧바로 인산 선생을 잉태했고, 같은 날 할아버지 김면섭은 꿈에 구름 속에서 봉황이 날아 내려오는 모습을 보았다고 전해진다. 잉태 과정부터 범상치 않았기에 인산 김일훈 선생은 어렸을 적부터 주변에서 신동(神童) 소리를 들을 만큼 남다른 재능을 가지고 있었다. 특히 말과 글에 눈이 뜨이고부터 인간과 우주의 제 현상을 비롯해 인신의 조직체계와 질병의 유무 등에 대한 예지능력으로 주위를 놀라게 하기도 했지만 오히려 가족들은 일제치하에서 그의 이러한 재능으로 목숨을 부지하기 어려울까봐 재주가 드러나는 것을 엄중 단속했다고 전한다. 하지만 그의 재주는 집안에서 썩히기 매우 아까운 것이었다. 주변 사람들은 병이 나자 그에게 조언을 구했다. 8세 때는 독사에 물려 죽어가는 사람에게 마른 명태를 달여 먹이도록 할아버지에게 제안하여 목숨을 구했고, 동네의 같은 또래 아이가 부족증(폐암의 일종)으로 죽음의 문턱까지 가게 되자 그 아이에게 벌집을 건드리게 한 후 수백 마리의 벌에게 쏘이게 하는 방법을 이용해 아이의 목숨을 구하기도 했고 다른 부족증 환자에게는 까치독사 한 마리를 잡다가 엄지손가락을 물게 하는 방법을 써서 부작용 없이 완치시키기도 했다. 또한 9세 때에는 할아버지가 대나무통 속에 천일염을 넣고 구워서 그것을 이용해 양치질도 하고 눈도 씻고 약이 된다며 그대로 삼키기도 하는 것을 보고 인산 선생은 아홉 번 반복해서 구워야 하고 또 아홉 번째 구울 때에는 송진, 관솔 등으로 화력(火力)을 돋워 소금을 용해시켜야만 제대로 효과가 날 수 있다는 사실을 할아버지에게 설명했는데 이것이 바로 오늘날 '죽염'의 효시(嚆矢)가 되었고 조상 대대로 이어져 오던 약소금의 제조 방법은 이 일로 인해 일대 전환점을 맞게 되었다. 당시까지 전해지던 약소금 제조 방법은 장작불에 한두 번 구워서 사용하거나 겻불에 구워 썼는데 그렇게 해서 쓸 경우, 고치기 어려운 병에 대한 약리적 효능을 기대하기 어려울 뿐만 아니라 역한 냄새까지 나곤 했다. 하지만 인산 선생은 우주의 원리에 따른 지혜로운 약소금 제조 방법을 그 어린 나이에 제시했고 그러한 방법은 소금 속 독극물의 완벽한 제거와 천상 태백성(太白星)의 신철분(辛鐵粉), 대나무, 소나무, 황토 중의 묘약 합성이 가능하다는 것이다. 이렇게 어릴 적 직관(直觀)으로 얻어진 의술은 많은 사람들을 살렸고 특히 자연적인 깨달음이었기에 의술을 진행하는 데 있어 전혀 부작용이 있을 수 없었다.

독립운동과 의술을 병행했던 청년 시절

　인산 선생은 어린 시절 홍원의 형제들과 헤어져 아버지를 따라 의주에서 생활했다. 16세 때 친구들과 함께 길을 가던 중 한국인 아이들을 괴롭히고 횡포를 일삼던 같은 또래의 일본인 아이 열댓 명을 때려눕힌 뒤 곧바로 압록강을 건너 만주에 도착, 독립운동의 길로 들어서게 된다. 인산 선생은 모화산 부대 대원으로 들어가 여러 전투에 참가해 큰 공을 세웠고 이로 인해 일본 경찰에 쫓기는 신세가 된다. 그는 전국을 떠돌며 막노동으로 연명했고 때로는 산 속에서 약초를 채취하여 그것으로 양식을 마련하기도 했는데 그러던 중 자신만의 독특한 의술로 가난한 환자들을 치료해 주었고 18세 때는 묘향산 기슭에서 완성한 죽염으로 많은 난치병 환자들을 구제하기도 했다. 도피생활은 기나긴 고통의 나날이기도 했지만 환자들을 구제하는 계기가 되기도 했다. 하지만 1934년, 선생은 결국 붙잡혀 징역 3년 형을 선고 받고 춘천형무소에서 복역하게 된다. 복역 도중 탈출한 선생은 묘향산에 주로 칩거하면서 독립운동을 도왔다. 특히 1942년, 김두운, 문창수 등의 주도 하에 추진되던 총독부 습격사건 계획에 참여한 인산 선생은 이듬해 일본 경찰의 예비검속으로 주동인물이 모두 체포되자 또다시 묘향산으로 들어가 설령암, 강선암 등에서 은거하게 되었다. 인산 선생은 항상 남루한 차림을 하였고 심지어 한겨울에도 방에 불을 때지 않고 자는 날이 많았으며 독립운동 시절 함께 고문을 당하고 일제의 총에 맞아 죽은 동지들의 얼굴이 떠올라 평생 방바닥에 요를 깔지 않고 잠을 잤다는 것이 자손들의 전언(傳言)이다.

독립운동 동지들로부터 仁山이라는 아호 받아

광복 후 서울에 돌아온 선생에게 인술을 이용한 활인구세의 행적이 인정되고 독립지사 문빈 선생과 임시정부 독립신문 사장 김승학, 평북의 거유 김두운 선생 등이 그에게 인산(仁山)이라는 아호를 붙여주게 된다. 광복 직후 이승만 대통령을 만나 한의학과 양의학의 장점을 살린 의과대학 및 종합병원 설립을 건의했으나 받아들여지지 않자 그는 그 길로 계룡산에 들어가 칩거하며 세속과의 인연을 끊었다. 계룡산과 지리산을 오가며 인산 선생은 오핵단, 죽염 등 암약 실험을 하면서 그의 신비한 의술을 체계적으로 정리하기 시작했다. 한국전쟁이 끝나고 4·19의거가 있었던 1960년, 그의 사랑하는 아내 장영옥이 세상을 떠나게 된다. 아내 장영옥은 인산 선생의 뜻을 깊이 받들던 여인이었다. 아이를 낳은 후 장파열로 고생하고 있을 때, 인산 선생이 황급히 치료를 하려 하자, 이런 세상에 무슨 애착이 있겠느냐고 하면서 치료를 거절했고 그로 인한 합병증으로 고생하다가 세상을 떠났다고 한다.

말년까지 자신의 의술을 세상에 펼쳤던 名醫로서의 인생

아내가 세상을 떠나고 아이들과 함께 서울로 주거지를 옮긴 인산 선생은 그때부터 본격적으로 자신의 의술을 세상 사람들에게 펼치기 시작했고, 1974년 경남 함양으로 내려가기 전까지 수많은 환자들을 죽음의 문턱에서 구제했다. 특히 소경이었던 할머니의 눈을 뜨게 한 것, 모 기업 회장 아들이 음독으로 죽어가게 되자 중완 쑥뜸으로 그의 아들을 살린 일화는 너무나 유명하다. 선생의 도움으로 목숨을 구했던 K씨의 청을 받고 서울 동자동 K한방병원의 고문을 맡아 그곳에서도 많은 환자들을 치료했다. 1980년, 선생 자신의 의론을 담은 최초의 저서 『우주와 신약(神藥)』을 출간하게 된다. 이듬해 한문 투로 된 『우주와 신약』을 한글화해 『구세신방』으로 재발간한 인산 선생은 그해 겨울 다시 경남 함양으로 낙향하게 된다. 이때부터 모 신문사에서 편집업무를 맡아 일하던 선생의 차남(김윤세)에 의해 아버지 인산의 독특한 의술과 경험의방들이 집대성되고 정리되기 시작하였다. 인산은 "당신의 지혜를 일반인이 쉽게 알 수 있도록 세상에 널리 펴겠다"는 차남 김윤세의 요청에 따라 자신의 지혜와 경험의방을 구술하기 시작하였다. 인산의 구술을 차남이 받아 적고 다듬으면 인산이 다시 감수하는 작업을 5년여 한 끝에 1986년 6월 15일, 한 권의 책이 더 출간되었다. 바로 인산의 의학과 사상이 집대성된 『신약(神藥)』이라는 책이다. 이 책은 암을 비롯한 난치병과 각종 괴질에 대한 일생의 경험의방을 모은 대(大)저술로서 지금까지 50만 부 이상 판매되었다. 이 책을 읽은 많은 독자들의 요청에 의해 『신약(神藥)』 출간에 따른 '인산의학 강연' 활동도 활발하게 진행하게 된다. 강연 활동은 1992년 5월, 선화(仙化)할 때까지 매달 한 차례씩 열려 총 32회를 기록하고 이후 차남 김윤세(광주대학교 대체의학과 교수) 인산가 대표에 의해 지금까지 '인산의학'의 본산(本山)인 경남 함양 죽림리 삼봉산(三峰山) 기슭의 인산연수원에서 매달 1회 이상 지속적으로 개최되고 있다.

'참 의료'의 自覺과 활용을 당부

1987년 8월 27일, 차남 김윤세에 의해 『신약(神藥)』에서 제시한 죽염 등의 물질을 산업화하여 생산하는 기업(오늘의 주식회사 인산가)이 설립되고 훗날 건강문제연구시민모임으로 개칭한 민속신약연구회가 발족되어 인산 선생은 이 모임의 종신회장으로 추대된다. 1989년 7월, 건강도서 및 잡지 등의 출간을 목적으로 설립된 주식회사 광제원 김윤세 대표에 의해 '인산의학'을 알리기 위한 목적으로 월간 '민의약'이 창간되고 이 잡지는 매달 2만 부 이상 발행되며 몇 번의 제호 변경을 거쳐 지금의 월간 '인산의학'으로 정착되었다.

인산 선생은 말년에 자신이 체득한 의술의 비밀을 꼭 전하고 가야 한다는 염원으로 전국을 돌며 삼십여 차례의 공개강연회를 가졌다. 이때 전국 각지에서 수많은 난치·불치병 환자들이 모여들어 인산 선생으로부터 처방을 받고 목숨을 구하기도 했다. 특히 병을 고친 이들의 수를 헤아릴 수 없었지만 인산 선생은 돈 한 푼 받지 않고 오로지 처방만 해주었다고 전한다. 마지막으로 자신이 각지에서 행했던, 참 의료의 자각(自覺)과 활용을 당부하는 인산의학 강연 내용을 묶어 『신약본초』라는 책으로 출간할 것을 지시한 인산 선생은 이 책의 표지가 완성되던 1992년 5월 19일, 84세를 일기로 세상을 떠나게 된다.

인류의 보다 나은 삶을 위해 이롭게 쓸 목적으로 개발한 화공약독과 각종 생활용품, 편리하기 이를 데 없는 현대문명의 이기(利器)들이 도리어 인류의 건강을 해치는 적으로 탈바꿈한 오늘날, 이들에 의해 빚어지는 암·난치병 등의 제 문제들을 다스리는 명쾌한 의방(醫方)을 세상에 내놓은 것이다.

인산 김일훈 선생께서 세상을 떠나며 남기신 유언 중 '인업(人業)을 중시함이 부국(富國)의 지름길'이라는 요지의 말씀은 가난하고 병든 이들에 대한 사랑과 나라에 대한 충정, 세상 사람들에 대한 효(孝)의 가르침으로서 오늘날 현대사회를 살아가는 우리들에게 시사하는 바 크다 할 수 있겠다.

선생은 지금 이 세상에 없지만 지금도 여전히 많은 이들이 그의 업적을 기리고 그가 남긴 불멸의 저서를 탐독하고 그것을 '참 의료의 이정표'이자 '심신(心身)건강의 지침'으로 삼으며 따르고 있다. 인산 선생의 탄신 1백주년을 맞아 선생의 지혜와 경험이 담긴 독특한 의방(醫方)은 세월이 흐를수록 더욱 빛을 발하고 있는 것이다.

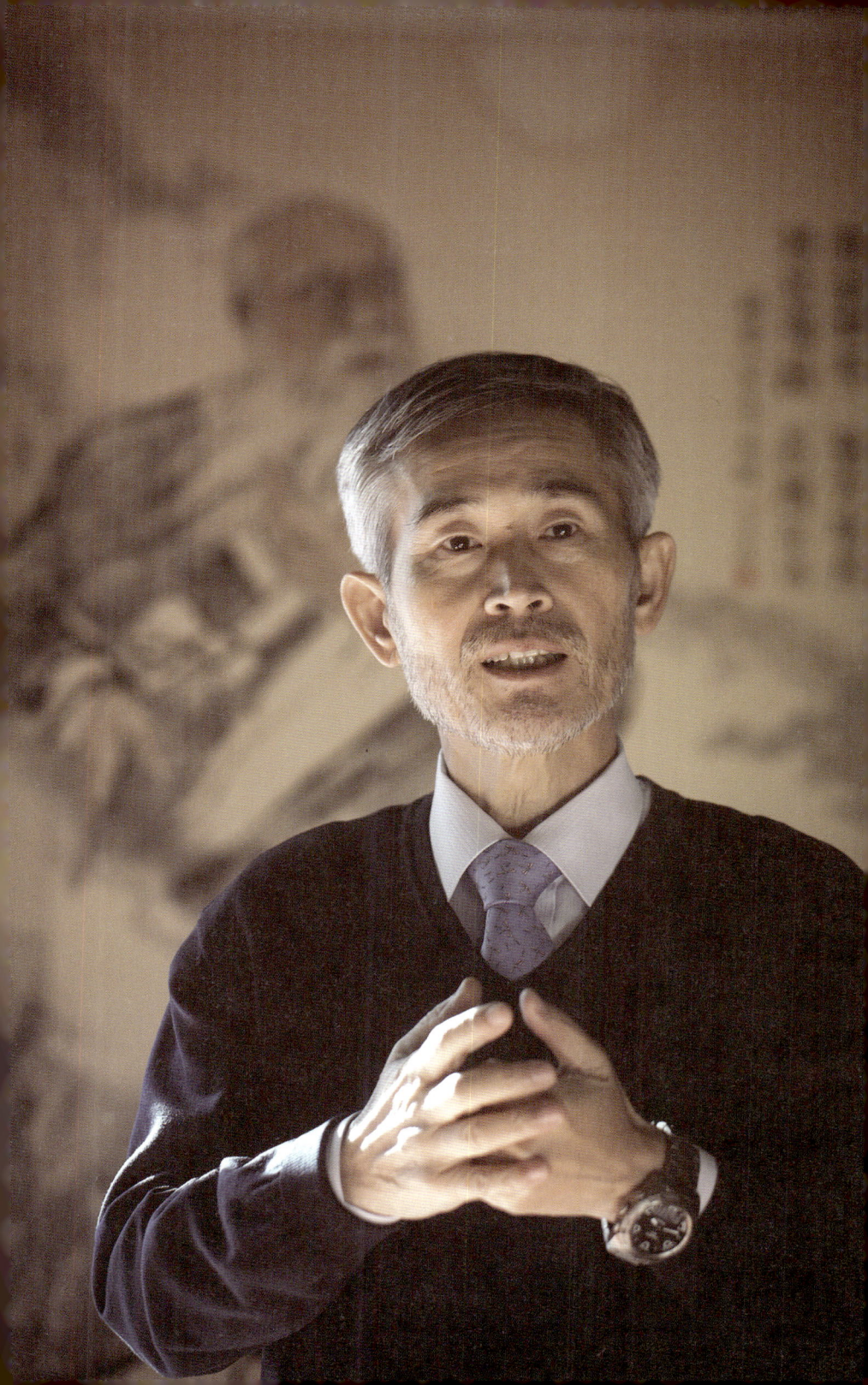

김윤세 광주대 대체의학과 교수

- 인산죽염의 창시자 故김일훈 옹과
  둘째아들 윤세 씨의 가문에 얽힌 풀 스토리
- 삼봉산 소금장수 청학산인의 꿈
- 대체의학자 김윤세 행적기

仁山죽염의 창시자 故 金一勳 옹과
둘째아들 侖世씨의 가문에 얽힌 풀 스토리

이런 사람이 있다. 중국의 편작·창공·화타, 인도의 지바카에 비견되는 명의를 아버지로 두었다. 어떤 사람은 아버지를 신의(神醫)로 불렀고, 가난한 이들은 묘향산에서 내려온 살아 있는 부처라 불렀다. 곱추가 등을 폈고, 소경이 눈을 떴다.

그러나 아버지는 당신의 가난만은 치유하지 못했다. 자식들을 토굴 속에서 잠자게 했고, 아내에게는 끼니를 걱정하게 했다. 그 가난의 수준은 '인내를 시험하는 수준'을 뛰어넘는 것이었다.

해방 후에만 아버지는 여든한 번 이사를 다녔고, 전쟁의 상흔이 곳곳에 똬리를 틀고 있던 1950년대에 태어난 그의 세 아들은 일흔 번 이상 이사를 다녔다. 좋은 약을 만들기 위해 수십 마리의 개와 오리 등을 키우는 것을 이웃들이 이해할 리 없었다. 이웃들은 그 냄새에 코를 막았고 가족은 냄새와 함께 쫓겨나야 했다. 막상 자신들이 아플 때는 그 냄새도 개의치 않았지만. 그 긴 시간 동안 내 집 장만의 꿈을 이루어 본 적이 없다. 아니, 그것은 애당초 아버지의 꿈도 아니었다.

그 때문에 그 아들은 아버지처럼 살지 않기로 작정했다. 궁핍의 세월은 자신의 대에서 멎게 해야 한다. 그러나….

운명처럼 느껴지는 예감이 있다. 아버지의 유산, 가난은 떨쳐버릴 수 있을 것 같아도 민초의 가슴에 의황으로 남아 있는 아버지의 정신세계에서만은 벗어날 수 있을 것 같지 않다.

김윤세, 쇠는 나이로 마흔(99년 현재 45세)이다. 어려서부터 엄친의 지시에 따라 사서삼경 즉 논어·맹자·중용·대학·시경·서경·역경 등을 차례로 공부해 한자에 조예가 깊다. 몇몇 언론사에서 기자생활을 했다. 현재는 전통민간식품인 죽염을 만드는 '인산식품'의 대표로 있으면서 죽염협회(현재 한국죽염공업협동조합의 前身) 회장직을 맡고 있다. 간단히 훑어본 그의 이력만 놓고 본다면 이런 그림이 그려질 것이다.

봉건적인 집안에서 태어난 젊은이가 있다. 봉급쟁이 생활을 하다가 그 생활이 이골이 난 젊은이는 새로운 도전과 새로운 자아실현을 위해 사업에 뛰어들었다. 전도가 유망한지는 모르지만 어쨌든 그는 청년사업가로 불리기 시작했다. 그러나 김윤세 씨의 사업 투신 동기는 그러한 평범한 상식으로 끄집어내 설명할 수 있는 성질의 것이 아니다. 그 동기가 간단치 않다. 그는 동기를 이렇게 설명한다. "난치병으로 신음하는 서민들에게 값싼 치료법을 널리 알려줌으로써 그들에게 새로운 희망을 주겠다"는 것이다. 물론 김윤세 씨가 말하는 사업 투신 동기는 순전히 그의 아버지의 생각을 이어받은 것이지 독창적인(?) 것은 아니다. 하지만 아버지에 대한 생각만은 고스란히 이어받았다는 자체만으로도 박수를 받을 일이라는 데 토를 달 사람은 없을 것이다.

김윤세 씨는 아버지와의 관계를 부자지간보다는 사제간으로 더 많이 추억한다. 그래서 생전에 '사람이 밥 한 술만 뜰 수 있으면 족한 거지'라고 자주 뇌까리던 아버지에 대한 애틋한 기억이 없다. 실상 김윤세 씨의 가족들이 '족한 밥 한술'을 뜨게 된 것도 그리 오래전부터가 아니다. 아마 이런 상황이 부자지간에 생겨야 할 '애틋함의 싹'을 아예 잘라버렸는지도 모를 일이다.

김윤세 씨에게 가장으로서의 아버지에 대한 기억은 아버지가 전생의 업처럼 짊어졌던 찌든 삶에 관한 것들뿐이다. 그 '아버지의 업'이 유년 시절과 청년 시절의 김윤세 씨에게 준 것은 당시의 나이로는 극복하기 힘든 고통이었다.

지금은 가족들의 본적지가 된 서울 삼양동 산꼭대기의 토굴집과 1961년 아버지의 명성이 저잣거리를 태풍처럼 휩쓸 때에도 그 토굴 속에는 찬바람만이 휑했다. 엄청난 노동의 무게가 토굴집 출입문의 낮은 높이만큼 아버지의 어깨를 짓눌러 와도 아버지는 신명을 냈다. 아버지로부터 알게 모르게 실핏줄처럼 연결되는 신명으로 저 멀리 아득하여 불빛만 보이는 산 아래 동네 아이들의 따듯함을 꿈꿔보기도 했지만, 눈을 뜨면 흙벽과 한 줌도 못 되는 양식이 늘 기다리고 있었다.

삼양동 토굴집에는 아버지와 김윤세 씨 3형제, 이렇게 넷이 살았는데 살기에 딱 맞는 크기였다. 어머니, 어머니는 그곳에 없었다. 젖먹이 동생 윤수를 남겨두고 바로 한 해 전에 지리산 기슭에서 훌쩍 떠났다.

사람들은, 특히 가난한 사람들은 아버지를 '묘향산 활불'로 칭송했지만 그 '활불' 앞에 시주하는 '신도'들은 아버지를 '가난한 이들의 의황'이라는 또 다른 이름으로 부르기도 했다. 그렇게, 김윤세 씨가 사사로이 부자간의 정을 느끼기에 아버지는 너무 큰 존재였다.

인산 김일훈. 1909년 태어나 1992년 5월에 84세를 일기로 세상을 떠났다. 김윤세 씨는 그의 둘째아들이다.

민속의학계에서 인산은 살아 있는 전설적 명의로 통했고 숨은 도인으로 불렸다. 그 바깥세상에서는 그의 독특한 처방의 놀라운 효과와 40여 년에 걸친 은둔생활 등의 행적 때문에 기인으로 더 많이 알려져 있다. 그러나 인산은 그가 갖고 있던 높은 뜻과 그 실천을 통한 갖가지 선행에도 불구하고 자신이 개척한 한방민족 의술이 제대로 평가받는 것을 보지 못하고 눈을 감았다. 일반사람들의 인산에 대한 평가는 '황당무계'라는 말로 요약되었고, 그러한 결론은 아직도 많은 사람들에게 영향을 끼치고 있다.

바로 이러한 이유 때문에 뒤늦게 김윤세 씨가 아버지의 업을 이어받기로 결심했는지도 모른다. 그는 어려서부터 사람들이 '황당무계하다'는 그 방법으로 수많은 환자들을 완치시키는 아버지를 지켜보았다. 앉은뱅이가 일어서고, 암환자가 완치되고….

마치 성경 속에서 예수가 이적을 행하듯 아버지는 기적의 의술을 가난과 무지 때문에 병고로 신음하는 이들을 위해 베풀었다. 베풀었다는 말에 어떤 이들은 반감을 가질지 모르지만 아버지의 인생은 '대가 없는 베풂' 그 자체였다. 가족들에게는 그렇게 못했지만….

어쨌든 한계를 가질 수밖에 없는 우리네의 보편적 상식과 지식에 근거한 '인간의 잣대'로 아버지 인산을 평가하는 것을 앉아서 볼 수만은 없었다. 자식 된 도리로서도 그랬고 제자 된 도리로서도 그랬다. 물론 뜻을 세우는 데 직접적 동기가 된 것은 후자가 더 강하지만.

김윤세 씨는 경험이 지식에 우선하는 경우도 있다고 믿는다. 지식으로 측정이 불가능한 것들이 있기 마련인데도 사람들은 '지식의 안대'로 눈을 가리고 헤어나려 하지 않는 경우가 많다는 것이다.

김윤세 씨가 죽염사업에 뛰어든 이유 중 하나는 실증을 통해 잘못된 '지식의 안대'를 떼어내기 위함이다. 인산이 개발한 오핵단을 비롯한 수많은 약재 중 일반대중이 손쉽고도 싸게 구할 수 있는 죽염을 우선 대량 보급함으로써 그 효능을 입증해 인산의 한방의학 세계가 '헛꿈'이 아니었음을 보여주겠다는 것이다. 실제 그의 의도는 잘 맞아떨어져 가고 있다.

우후죽순 죽염이 나오면서 그 효능을 놓고 논란이 많은 것도 사실이지만 지식인들의 논란 한편에서는 많은 사람들이 병이 완치되는 효험을 보고 있는 것도 사실인 것이다. 죽염이 무익하다는 일부 전문가들의 죽염에 대한 '사형선고'에도 불구하고 눈·피부 소독, 죽염간장, 죽염비누, 죽염치약 등 각종 죽염제품이 쏟아지고 있는 것도 그 효과가 어떠한가를 방증해 보이는 것이기도 하다.

그렇다면 여기서 간단하게나마 죽염 대중화의 효시인 인산의 삶의 궤적을 더듬어보자.

인산이 태어난 마을은 함경남도 홍원군 용운면 연흥리. 이 마을에는 오래전부터 전해오는 전설이 있었다. 병에 허덕이는 세상을 구원해 줄 성자가 이곳에서 태어날 것이라는, 궁핍과 질곡의 삶을 사는 이들이 한 번쯤은 꿈꾸어볼 만한 이야기가 전해 내려온 것이다. 아직도 그 전설이 그 마을에서 이루어지고 있는지에 대한 관심은 이미 우리의 몫이 아니다.

인산의 아명은 '운룡'. 용 한 마리가 구름을 헤치며 나는 태몽을 꾸고 낳았다고 해서 지어진 이름이다. 이미 다섯 살 때 사서삼경 등 어려운 한문서적을 두루 섭렵, 주위를 놀라게 한 인산이 병 구제를 시작한 때는 일곱 살 무렵부터. 그 무렵 하늘에 드리운 오색 무지개를 보고 우주공간과 지상만물 속에 무한한 약성(藥性)이 있음을 깨달았다고 한다. 인산은 그 깨달음을, 당시 부근에서 당대의 명의로 칭송받던 할아버지 김면섭을 통해서 환자들 치료에 이용했다. 물론 인산의 할아버지의 이름은 더욱 빛났고….

이 이야기는 인산의 한방민속의학이 학습에 의해서 터득된 것이 아니고 직관에 의해 터득된, 즉 선천적으로 타고난 것이었음을 설명해 주는 것이다.

이후로 인산은 여기에 머물지 않고 다양한 경험을 통해 한방과 민속의학을 연구해 나감으로써 자신의 의학체계를 똑바로 세우게 된다.

16세 때에는 만주로 건너가 독립운동에 투신, 장백현 모화산 부대(대장 변창호)의 대원으로 각종 전투에 참여하는데 투신 10년 후인 1934년에 일경한테 체포된다. 체포된 후 인산은 일 년 반 정도 수감생활을 하다가 작업시간을 이용해 탈출에 성공, 금강산·묘향산 등지에서 도피생활을 하게 되는데 이 기간 중에도 각종 약 실험과 한의학 연구를 계속해 성과를 얻는다. 암 치료제인 오핵단, 죽염, 삼보주사 등을 개발해 냈던 것이다.

오핵단은 토종 검은염소·누렁개·돼지·닭·집오리 등 다섯 동물에 각각 인삼·마른 옻껍질·유황·생부자 등의 약재를 먹여 1년간 사육한 후 간을 떼어내 시루에 쪄서 잘 말린 다음 가루를 내어 토종꿀 또는 석청·목청에 반죽, 알약 1개의 무게가 2돈쭝씩 되도록 빚은 것을 말한다. 오핵단은 각종 암과 당뇨·중풍·결핵 등 병에 따라 다섯 동물의 간을 섞는 비율을 달리하는데 제조비용이 많이 든다는 단점이 있다. 그래서 제조비용이 많이 들고 기본 약재의 부족 때문에 대량보급이 어려운 오핵단과 삼보주사 대신 내놓은 게 죽염인 것이다.

죽염의 제조방법은 이미 잘 알려진 대로 3년 이상 된 왕대나무 통 안에 서해안 천일염을 다져 넣은 다음 반죽한 흙으로 입구를 막고 소나무 장작불에 아홉 번 굽는 것이다.

인산은 이러한 신비의 묘방으로 곳곳에서 병고에 시달리는 사람들을 구해 주고는 홀연히 사라지는 기인의 행적을 수없이 남겼다.

그러나 그 이적을 행하는 기인도 아내의 병만은 어쩔 수 없었다. 김윤세 씨에게는 빛바랜 사진으로조차 기억할 수 없는 어머니가 있다. 시집온 후 이 땅 어느 곳에도 안착하지 못했던 분이다. 떠도는 아버지를 따라 막노동꾼의 아내로, 신비한 의술을 지닌 기인의 아내로 짧은 한평생을 살았다. 가난이 모멸스러워 빨리 세상을 떠나고 싶어 했던 당신의 원대로 어머니는 일찍 가족의 곁을 떠났다. 남의 집 더부살이가 한두 번이었겠느냐마는 어머니가 살아생전 잊지 못하던 마음의 상처가 있다.

경남 함양에서 한의원 하는 한 부잣집에서 더부살이를 할 때였는데 하루는 그 집 며느리가 간장이라며 통을 가져왔다. 어머니는 믿거니 하고, 거기에 고마움까지 표하며 우리 식구가 먹던 간장통에 주인집 며느리가 준 간장을 부었다. 그러나 그것은 간장이 아니라 오물이었다. 우리 가족이 그곳에서 더부살이하는 게 그 집 며느리 눈에는 마땅치 않아 보였던 것이다. 어머니는 그것이 가난 때문이라고 생각했고, 그길로 울면서 읍내에 있던 그 집을 떠나 다시 산속 오지로 들어갔다.

김윤세 씨에게는 그런 어머니의 모습이 가족들에 대한 유일한 애틋함으로 가슴에 자리 잡고 있지만 지금 그려보는 어머니의 모습에는 얼굴이 없다. 그냥 이 세상에서 가장 예뻤던 것으로 기억한다. 그네를 잘 타셨으니까.

세모시 옥색치마 대신 소매와 깃이 낡은 저고리와 제철을 잃은 치마를 입고 어머니는 잘도 하늘을 날았다. 다시는 돌아오지 않으려는 사람처럼 멀리멀리 날았고, 어린 그는 어머니가 하늘로 아주 날아갈까봐 가슴을 조였다. 땅으로 다시 내려온 어머니의 모습은 슬픔이었고 그의 얼굴은 기쁨이었다. 와락 치마폭을 감싸고 이유 없는 울음을 울다가 더 이상 깊은 산속 오지일 수도, 더 이상 가난할 수도 없는 집으로 돌아오곤 했다.

1960년 지리산. 그곳에서 인산은 아내를 잃었고 윤세 씨 형제들은 어머니를 잃었다. 그네를 타다 떨어져 발생한 장 파열이 동생 윤수 씨를 낳다가 또 도져 아버지도 어쩔 수 없는 상황에서 어머니는 세상을 떠났던 것이다. 그때 나이 서른한 살.

남의 병을 고쳐주는 아버지의 존재와 어머니의 죽음.

이해할 수 없지만 이해할 수도 있었다. 어머니는 이제부터라도 편하게 살게 될지도 모른다는 생각을 했으니까. 이제 어머니는 부잣집 며느리가 준 오물을 간장통에 붓고 분함을 못 이겨 가슴을 치지 않아도 되며 더 이상 끼니 걱정을 하지 않아도 된다. 그러나, 그래도 살아계셨으면 하는 생각을 갖는 것은 인지상정이리라.

어머니의 죽음 이후에도 인산의 가난한 이들을 위한 병 구제는 계속되었다. 아니, 본격화되었다는 표현이 더 적절하다. 지리산에서 다시 삼양동 토굴집으로 올라온 이후 인산은 수천, 수만의 사람들에게 새로운 삶과 희망을 주었다.

인산을 찾는 사람들의 대부분은 가난하고 병들어 소외된 이들이었다. 인산이 타계하기 전까지 매일 평균 10여 명씩 지리산 기슭 함양에 있는 인산의 우거를 찾던 이들도 대부분 그러한 이들이었다.

또 인산을 찾는 이들은 죽음의 그림자가 짙게 드리워진 사람들이 주류를 이루었다. 이 병원, 저 병원, 심지어 먼 외국의 병원까지 용하다는 소문만 있으면 병원을 찾아 나섰던 이들이 종착역으로 선택하는 곳이 인산의 우거였다. 인생의 종착역에 인산이 있었고 그 종착역에는 새로운 삶에 대한 희망이 예비되어 있었다.

인산은 곧바로 자신에게 오지 않고 돌고 돌아 지쳐 찾아오는 그들을 마다하지도 책하지도 않았다. 세상인심이 다 그런 것이지. 그는 미소로 그들을 맞이했고 그 미소는 치료를 끝낸 환자들의 몫으로 돌아갔다.

그러나 뜻이, 세계관이 너무 웅대했던 탓일까. 세상을 향해 열려 있는 사랑은 인산의 가족들에게만은 늘 굳게 닫혀 있었다.

김윤세 씨는 '자식들을 위해서는 썰매 하나도 만들어주시지 않던 분이 아버지였다'고 회상한다. 그러면서 그는 '아버님은 아버지 자신이나 가족을 위해 살기를 포기한 분'이었다고 덧붙인다.

인산의 무관심에 가까운 무덤덤함은 자식들을 생활력이 강한 사람으로 길러냈다. 장남 윤우(43세, 99년 현재 48세)씨만 해도 현재의 직장(단국대 동양학 연구소)을 얻기까지 백화점 경비원을 전전했고 윤세 씨도 책 외판원을 시작으로 10가지 이상의 직종을 바꾸었다.

15년 전 장가를 들 때 김윤세 씨는 인산으로부터 30만원을 받았다. 인산은 그 돈을 내놓으며 "이 애비는 이 이상으로 너희들에게 물려줄 게 없다. 나머지는 네가 알아서 하라"고 했다. 애초 기대한 바는 아니었지만 막막함은 어쩔 수 없었다. 결국 아내(유호순, 99년 현재 40세)가 장롱을 살 돈을 보태 보증금 1백30만 원짜리 사글셋방에서 신혼살림을 시작했다.

그래서 원망을 했을까, 천만에.

유년과 청년 시절에는 사실 그런 감정도 있었다. 적어도 한 가

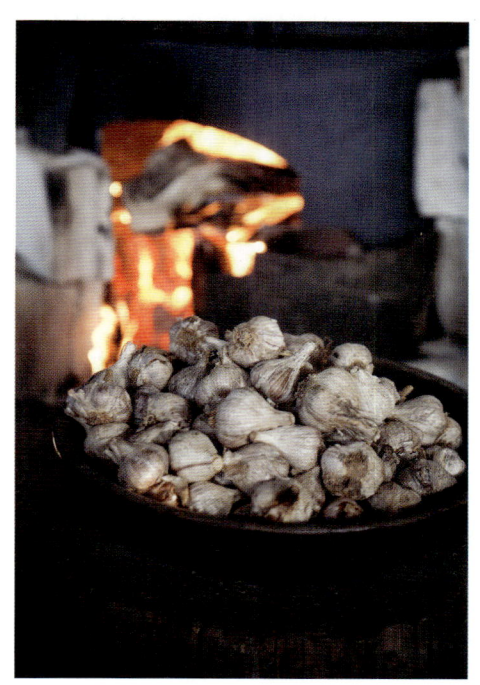

정의 가장으로서의 인산이 자식인 김윤세 씨에게 스승으로서의 인산으로 다가설 때까지는 그랬다. 윤세 씨가 아버지가 아닌 존경하는 스승으로 인산을 느끼기 시작한 때는 언제쯤일까.

인산은 늘 우리가 사는 한반도를 약재의 보고라고 생각해 왔다. 한반도 상공에 충만한 인삼 분자 조직이 가장 중요한 약재이고 다른 어느 나라에서는 볼 수 없는 약 분자들이 상공에 가득 조직되어 있어 이를 개발해 나라의 부를 창출할 수 있다고 믿었다. 인산은 이러한 생각을 72년부터 78년까지 도합 6차례에 걸쳐 박정희 대통령에게 건의했다.

물론 그 건의는 받아들여지지 않았다. 아버지 인산의 치료행위를 어려서부터 보며 누구보다도 그 효과가 옳다는 것을 잘 아는 김윤세 씨가 보기에 정말 답답한 노릇이었다.

곁에서 보다 못한 김윤세 씨는 아버지의 일을 돕겠다고 나섰다. 아버지의 주장이 담긴 유인물을 들고 관계요로를 찾아다녔으나 허사였다. 언론도 검증되지 않은 주장을 실을 수 없다며 외면했다.

그때 결심한 것이 직접 글쟁이가 되어 아버지의 뜻을 알려야겠다는 것이었다. 그것이 언론사에 발을 들여놓게 된 동기가 되었고, 아버지의 정신세계를 책으로 정리해 낼 계기가 되었던 것이다.

마침내 김윤세 씨는 인산을 도와 86년에 민간요법과 한방의학을 오늘에 맞게 정리한 『신약(神藥)』을 펴내는데 그 과정에도 곡절은 많았다. 출판계의 외면으로 자비 출판을 해야 했고, 자비 출판을 위해 다시 사글세로 살림방을 옮겨야 했다. 주변의 회의적인 눈초리도 견뎌야 했다. 이 어려움을 견디고 극복할 수 있었던 것은 스승으로 다가선 인산의 '큰 존재'가 함께했기 때문이다. 다행히 이 책은 주변의 우려를 깨고 상상을 초월하는 판매고를 올려 인산이 일가를 이룬 후 가장 큰 경제적 부를 가져다주었다. 경제적 측면에서 '극복' 없는 '시련'의 연속이었던 가난을 처음으로 떨쳐낸 것이었다. 또 이것은 민속한방의학계에서 비록 야인으로 한평생을 살았지만 인산이 차지하는 비중이 어느 정도였나를 보여주는 것이었고, 민초들이 열망하는 의료인의 모습이 어떠한 것인가를 방증하는 것이었다. 이제 인산 김일훈은 그의 둘째아들 김윤세 씨 앞에 큰 스승으로 우뚝 서 있다. 같은 피가 흐르는 인산 김일훈의 제자 김윤세. 그는 스승에 대한 세상의 부당한 평가에 대해 불만이 많다. 유년 시절 아버지에 대해 품었던 감정만큼이나.

어쨌든 우리 곁에는 밥 한술 먹을 수 있는 것을 족하다고 생각하며 가난한 이들의 병 구제에 힘썼던 노인이 있었고, 그 뜻을 이어받으려는 젊은이가 있다. 그 젊은이는 그 일을 계속 후대에 이어주려고 노력하고 있다.

― 여성지 '女苑' 94년 1월호 게재기사

　글쓴이: 김성동/자유기고가

삼봉산 소금장수
靑鶴山人의 꿈

'소박한 꿈'이라고 했다. 그렇지만 그것이 어찌 '소박한 꿈'인가.
'지구촌 가족 모두가 장수하고 복된 삶을 누리기를 바란다'는 '壽福蒼生(수복창생)' - 이 소망이 어찌 '소박한 꿈'이겠는가. 그것은 인류 모두가 지향해야 할 원대한 꿈이요 희망이다.

경남 함양 땅에 솟아 있는 해발 1천1백86m, 삼봉산 중턱, 심산유곡으로 찾아든 것은 음력으로 그믐께 늦은 밤이었다. 그곳에 있다는 인산동천(仁山洞天)을 찾아가는 길이다. 캄캄한 한밤중, 자동차 불빛에 드러나는 밤 풍경이 꿈길로만 느껴졌다. 동행한 영남알프스 배내산장 주인 김성달-황점생 내외에게 물었다. "지금 우리가 꿈을 꾸고 있는 것은 아니지요?" "그렇다"고 한다. 꿈은 아니었다. 생생한 현실이었다. 밤중이었지만 해발 5백m의 깊은 산속에 훌륭하게 잘 지은 시설물들에 우선 놀랐다. '인산동천'이라는 이름이 붙은 이곳에 인산가(仁山家)가 있었다.

 인산가는 건강한 몸과 마음으로 모든 사람이 다 같이 행복한 삶을 영위토록 하자는 꿈으로 '壽(수-목숨)테크'를 창출해 내고 있는 곳이다. 그 중심에 서 있는 사람이 자칭 '소금장수'라는 사람, 청학산인(靑鶴山人) 김윤세(金侖世) 선생이다. 인산가의 인산은 그의 선친이자 그가 존경하는 스승이다. 우리는 술상을 가운데 두고 대좌했다. 죽염이 들어간 술잔 왕래가 잦아졌다. 소금장수는 젊은 시절 불교신문 기자 생활을 9년 동안이나 했다고 자신을 소개한다. 그리고는 그 시절, 월급을 받아 외상 술값부터 갚고 나면 집에 갖다줄 돈이 수중에는 전혀 남지 않았다고 했다. 그 이야기에 술맛은 배가(培加)되었고 젊은 날의 우리들 모습이 떠올라 함께 박장대소를 했다. '아내에게 미안하게 생각했던 것'은 주인이나 객, 두 사람 모두가 꼭 같았다. 한 번 더 크게 웃게 되었고 이야기는 밤이 깊어가는 줄을 모르고 이어졌다.

 인산가에서는 죽염(竹鹽)을 만들고 있다. '질 좋은 소금이라면 짜게 먹어도 좋다'는 혁명적인 발상이 죽염을 생산하게 된 기저다. '짠 것은 몸에 해롭다'는 세계적인 상식에 정면으로 도전하고 있는 셈이다. 죽염이 인체에 좋다고는 알려져 있지만, 소금에 대한 사회적인 인식은 가혹하리만큼 부정적이다. 인산가는 이러한 현실의 두터운 벽을 허물고 죽염이 세계인의 모든 식탁에 올라가는 그날을 꿈꾸며 죽염생산에 여념이 없다.

우리나라 죽염 보급의 효시는 인산 김일훈(仁山 金一勳, 1909~1992) 선생이다. 독립운동가로 옥고까지 치렀던 민속의학자 인산 선생은 생전에 '불세출의 신의(神醫)' '민초들의 의황(醫皇)'으로 불리며 우리나라 민간의학에 불후의 업적들을 남기고 자신의 의론(醫論)과 사상을 집대성한 『신약(神藥)』을 비롯해 『신약본초(神藥本草)』『우주와 신약』『구세신방(救世神方)』등의 저술을 통해 심오한 의학적 경지를 펼쳤다.

우리나라에서 죽염이 대중화되고 열풍을 불러일으킨 것은 인산 선생의 둘째아들이자 인산가의 김윤세 대표가 1987년 '인산식품'을 설립하고 사업화를 시작하면서부터다. 아버지의 허락과 후원을 받고 시작한 일인데, 이 일은 '죽염산업'이라는 새로운 분야가 생기게 한 시발점이 되기도 했다. 인산 선생의 강연과 인산의학 관련 보도로 1980년대 후반에는 죽염 열풍이 불기 시작했고 백화점이나 약국에서는 죽염이 폭발적으로 팔렸다. 무려 1백여 개 이상의 죽염업체가 난립하고 수많은 건강식품업체들이 죽염사업에 뛰어들었다. 그 결과 죽염의 품질과 가격, 판매방식 등에서 문제가 생기기도 했다.

그러나 인산식품은 1992년 '인산가'라는 법인으로 재정비, 죽염생산에 박차를 가하고 죽염생산의 최고 명가와 선두주자로 큰 맥을 계속 이어오고 있다. 인산죽염은 남해안이나 지리산 일대에서 자란 대나무통에 간수를 뺀 질 좋은 천일염을 다져 넣고 거름기 없는 황토로 입구를 막은 다음 소나무 장작불로 태운다. 섭씨 8백도의 고열에 8번을 반복해서 굽고 9번째는 송진으로 화력을 높여 용융시키는 과정을 거친다. 이 과정에서 대나무의 죽력(竹瀝)은 소금 속으로 스며들고 소금의 독성은 제거된다. 인산가는 이 죽염으로 간장과 된장도 담근다. 장(醬)맛이 음식 맛을 좌우하는데 장이란 콩을 발효시켜서 만든 식품이다. 이때 함께 들어가는 것이 소금이다. 간장, 된장, 고추장, 청국장, 즙장, 막장 할 것 없이 모두가 콩으로 만든 두장(豆醬)이다. 어장(魚醬)과 육장(肉醬)도 있지만, 두장은 미식(米食) 문화권인 우리의 식탁에서는 빠질 수 없는 필수 식품이다.

인산가는 다양한 장류만이 아니라 마늘의 항암성에 주목, 마늘과 인산죽염을 주원료로 한 마늘죽염타블넷도 개발했고 염분을 보충해 주는 신개념 스포츠음료인 파워나인도 생산한다.

함양군 수동면 농공단지에는 인산죽염 제2공장도 가동하고 있는데, 이곳에서 생산되는 '아홉 번 구은 죽염' 생산량은 우리나라 전체 생산량의 20%나 된다. 우리나라 죽염 열풍의 진원지가 된 '인산가'가 우리 식탁의 음식 맛을 한 차원 업그레이드시킨 보고(寶庫)로 평가받는다는 것이 과장이 아님을 느끼게 하는 대목이다.

삼봉산 중턱 5백m, 쾌적한 지점에 위치한 인산동천의 민박시설, 황토방에서 개운한 하룻밤을 묵고 아쉬운 작별을 해야 하는 마당에 소금장수는 자신이 저술한 『한 생각이 癌(암)을 물리친다』는 책 한 권을 건네준다. 책 속에는 자신을 소개한 글귀 - '건강칼럼니스트, 대체의학자. 월간 '신토불이건강' 발행인 겸 편집인, (주)仁山家 대표이사, 한국죽염공업협동조합 이사장'이 적혀 있다. 그리고 '壽福蒼生(수복창생)'을 소박한 꿈이라고 한 그는 그의 책 말미를 이렇게 장식했다. '살기 좋은 세상, 아름다운 세상은 결코 그냥 만들어지는 게 아니라, 당신과 나, 그리고 우리 모두의 화합과 간단없는 노력에 의해 이룩될 것'이라는 확신을 갖고 있다고.

〈월간 Life & Dream 2004년 11월호 '산사람 이야기' 원고〉

대체의학자
김윤세 행적기

　유의(儒醫) 가문의 가정교육 전통에 따라 가친(家親) 인산(仁山) 김일훈(金一勳, 1909년~1992)으로부터 사서삼경(四書三經)을 위시하여 금강경(金剛經), 도덕경(道德經) 등 유불도(儒佛道) 삼가의 제 경전과 민족전통의학 교육을 이수(履修)하였다. 교육과학기술부 산하 국가 출연기관인 한국고전번역원 부설 고전번역교육원의 전신인 민족문화추진회 국역(國譯)연수원에서 고전(古典)국역자 양성을 위한 5년의 정규 교육과정을 졸업한 뒤 1981년부터 1989년까지 8년 동안 불교신문 편집부 기자, 차장을 지냈다. 동 신문사에 재직하는 동안 한국의 역사고승 1백98명의 행장기가 수록된 동사열전(東師列傳)을 완역(完譯)하여 6년간에 걸쳐 불교신문에 매주 연재한 뒤 1991년 책으로 펴내 제2회 불교출판문화상(1991. 11. 8)을 수상하였고 동년 12월 17일 제24회 문화부 추천도서로 선정되었으며 동국역경원 간행 한글대장경 제138권에 수록된 바 있다.

1981년부터 약 5년간 불세출(不世出)의 신의(神醫)로 알려진 아버지 인산의 신의학(新醫學) 이론을 구술 받아 1986년 6월 『신약(神藥)』이라는 책으로 출간하여 의료인들은 물론이고 당시 암, 난치병, 괴질 등으로 신음하던 수많은 환자들과 그 가족들에게 새 삶의 희망과 재생의 기쁨을 안겨줌으로써 대대적인 호응을 얻었으며 한국의 대체의학 발전에 한 획을 그은 것으로 평가받고 있다. 1987년 8월 27일, 인산의학의 산물인 죽염을 세계 최초로 산업화하여 '소금 유해론' 문제의 본질이 미네랄 함유 여부에 있음을 알렸으며 1989년 7월부터 아버지 인산의 의술을 직접 국민에게 알리기 위해 월간 '민의약(民醫藥)' '신토불이건강' 등의 제호로 월간지를 창간하여 발행해 오다가 최근 2008년 4월호부터는 '仁山의학'이라는 제호로 매달 5만~9만여 부씩, 2012년 1월호부터는 매달 10만여 부씩 발행하여 20여 년에 걸쳐 자연의학의 참 가치를 알리는 한편 국민의 올바른 건강인식 확립에 기여해 왔다.

1987년 8월 27일 설립한 국내외 최초의 죽염 제조업체 '인산식품'을 1992년 3월 '주식회사 인산가'라는 법인으로 전환하였으며 2000년 벤처기업, 2007년 이노비즈 기업으로 인증(認證) 받은 데 이어, 2009년 프리보드 시장 등록 기업으로 발전시켜 훌륭한 기업으로서의 위상을 확고히 한 바 있다. 2002년부터 2006년까지 함양군 상공협의회 회장을 역임하고 2007년 8월부터 현재까지 함양군 내 지역신문인 '주간함양' 발행인 겸 편집인을 맡아 지역언론 발전에도 기여하고 있다. 1997년 전국의 죽염제조업체 대표자들의 권익을 대변하는 한국죽염공업협동조합 설립을 주도해 제1대부터 제5대(2011년 2월)까지 이사장으로 활동한 바 있다.

  2004년 9월 1일부터 전주대학교 대체의학대학 객원 교수, 2011년 9월 1일부터 광주대학교 대체의학과 겸임교수, 2012년 3월 1일부터 광주대학교 대체의학과 교수(전임교원)로 후학 양성과 대체의학 발전을 위한 폭넓은 활동을 펴고 있다. 아울러 각 방송사, 대학, 기관 등에서 강연과 기고(寄稿) 등을 통해 뿌리 깊은 우리 민족전통의학의 우수성과 한국 자연의학의 효용성을 알리고 국민의 올바른 건강 인식 정립을 위해 노력하고 있다. 2005년 9월 '민중의술(醫術) 살리기' 부산·울산·경남연합 초대 회장에 선출된 바 있고 2011년 3월 한국전통인술연합 회장 등을 맡아 국민의 건강 환경 조성을 위한 시민운동에도 적극적으로 참여하고 있다. 2011년 1월부터 법무부 산하 사단법인 합천·거창·함양 범죄피해자지원센터 이사장으로 활동해 왔으며 희망제작소 박원순 변호사(현 서울시장)의 주도로 진행되는 희망일구미(Hope Makes' Club) 프로젝트에 동참하는 등 뜻있는 사회활동에도 폭넓게 참여하고 있다.

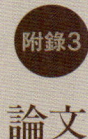

附錄3

論文

- 대체의학 활용에 관한 연구
  - 제1장 서론-연구의 목적과 대상 및 범위
  - 제2장 해결 전망 어두운 난치병 실태
  - 제3장 대안으로 등장하는 新의료체계들
  - 제4장 대체의학 활용 위한 정책 방향
  - 제5장 결론-대체의학 수용 위한 열린 제도 필요

- 미래기업의 話頭-道德경영
  - 제1장 서론-기업인들의 새 話頭-道德경영
  - 제2장 도덕경영의 의미와 그 철학적 배경
  - 제3장 道德경영을 중시한 대표적 사례들
  - 제4장 道德경영과 不道德경영의 得失
  - 제5장 결론-質의 시대에는 道德경영이 살길이다

서울대 행정대학원 국가정책과정
제50기 김윤세(2000년 8월)

대체의학 활용에 관한 연구

지도교수: 정홍익

제1장 (서론)연구의 목적과 대상 및 범위
제2장 해결 전망 어두운 난치병 실태
    제1절 바뀌고 있는 인류의 질병 양상
    제2절 의료계 '암 치료 실패'의 통계적 의미
    제3절 새로운 의료체계가 요구되고 있다
제3장 대안으로 등장하는 新의료체계들
    제1절 의료계의 대안 모색과 향후 전망
    제2절 국내외 대체의학의 현주소와 미래
    제3절 한국적 대체의학의 한 모델
제4장 대체의학 활용 위한 정책 방향
    제1절 보건의료정책의 목표는 '無醫세상'
    제2절 '의료능력' 死藏시키는 면허제도 虛實
제5장 (결론) 대체의학 수용 위한 열린 제도 필요
    참고 문헌

제1장 (서론) 연구의 목적과 대상 및 범위

　사람은 태어나 살다가 늙고 병들어 죽는다. 태어나는 것에 대해서는 연구의 필요성을 대개 느끼지 않는 데 반하여 노화 즉, 늙는 것과 질병에 대해서는 인류 역사가 시작된 이래 실로 엄청난 분량의 연구 결과물들이 나와 있다.
　노화란 생명체의 시간적 종말에 다가서고 있음을 의미하기 때문에 그것을 막거나 지연시키려는 궁리와 노력은 매우 다종 다기한 방법으로 진행되어 왔고 지금도 많은 학자나 그 방면의 전문가들에 의해 끊임없이 연구되고 있다. 질병 또한 마찬가지다.
　다만 노화는 생명을 가진 인류라면 그 누구도 피할 수 없는 숙명적인 성격이 짙은 것이지만 질병의 경우 예방 노력과 올바른 섭생 등을 통해 사전에 막지 못할 경우 적지 않은 고통이 따르고 생명을 중도에 잃을 위험마저 높아 이에 대한 깊은 연구가 더욱 요구된다.
　인류의 건강과 생명을 위협하는 각종 난치성 질병에 대한 연구에 있어서 대부분의 사람들은 한의든 양의든 의료에 종사하는 특정 자격을 갖춘 이들의 몫이라는 단순한 생각에 사로잡혀 있다.
　즉 해박한 의료지식 및 뛰어난 의료술을 지닌 것과 의학교육 과정을 이수하여 자격을 취득한 것을 동일시한 데서 어떤 혼동을 일으키게 되는 것이다.

이러한 혼동과 편견은 국가에서 정한 일정 자격을 갖춘 사람들을 비의료인으로 양분하여 자격집단에는 업권과 이권을 보장하고 그 밖의 사람들의 의료행위에 대해서는 처벌과 규제로 일관하는 작금의 현실을 낳게 된다. 대부분 이러한 현실은 지극히 당연한 것으로 받아들이는 추세다.

그러나 이러한 법제도의 이면에는 적지 않은 모순과 문제점들이 내재되어 있음을 간과해선 안 된다.

첫째, 의학 교육과정 이수와 깊고 해박한 의학지식 보유 여부는 얼마든지 일치하지 않을 수도 있는 별개의 사안이라는 점이다.

즉 다른 교육과정을 이수한 이가 뒤늦게 나름대로 관심을 갖고 제도교육 과정과는 다른 내용의 의학공부를 하여 해박한 의학지식을 갖추되 굳이 의료업을 할 생각이 없어 자격을 취득하지 않았을 경우도 얼마든지 있을 수 있는 것이다. 이 경우 그 의학 지식의 활용 자체를 마다할 필요는 없다는 얘기다.

둘째, 의료인으로서의 자격만이 실제 질병치료 능력을 검정할 수 있는 유일한 수단인 것처럼 알려져 있는 것도 문제라 아니할 수 없다.

특히 우리나라에는 1952년 국민의료법 제정 당시 한의학이 통째로 제외될 뻔한 경험을 갖고 있는데 만약 그렇게 됐더라면 오랜 세월 전통을 이어 의료에 종사해 왔던 많은 한의사들이 의료인 범주에 들지 못하는 사태로 비화됐을 것이다. 질병치료에 조예가 깊은 사람들이 비의료인 범주에 포함돼 환자를 보고도 수수방관해야 하는 비극을 맞게 되었을 것이다.

또한 그 뒤로도 그때 설립된 동양의전과 뒤이어 문을 열게 된 정규 의과대학 졸업자만이 한의사 자격응시 대상자로 한정되고 미처 제도권에 들지 못한 많은 유능한 전통 의료인들과 침구사들은 비제도권에 남아 지금껏 '무자격 불법의료인' 이라는 불명예와 법적 제지에 시달려온 것이 사실이다.

법제정에 의해 어느 날 갑자기 비제도권 의료인으로 되어버린 수십만 명의 침구사들(당시 20만 명이 넘는 것으로 추산)의 의료능력을 검정하여 자격을 부여하는 후속조치를 취했더라면 국민건강에 적지 않은 기여도 되고 그들의 억울한 희생도 막을 수 있었으리라 생각된다.

실제로 이웃 나라 중국에서는 정부수립 이후 줄곧 의료능력이 있는 것으로 알려지거나 추천된 사람들의 의료능력을 검정하여 그 능력범위에 한정하여 시술할 수 있도록 제도적으로 뒷받침함으로써 귀중한 의료능력의 사장(死藏)을 막고 불법의료를 근본적으로 차단하는 효과를 거두고 있다.

시대의 변화에 따라 질병 양상도 바뀌는 데다 과거에 비해 점점 더 치료하기 어려운 난치성 질병들이 창궐하는 오늘의 현실을 감안한다면 질병퇴치에 대한 전방위(全方位)체제의 연구와 노력이 요구된다 하겠다.

본인은 비록 자격을 갖춘 의료인은 아니지만 현대 난치병 퇴치를 위한 획기적 신의론과 처방들을 세상에 공개적으로 제시하여 세인들로부터 '불세출의 신의(神醫)'로 칭송 받고 있는 인산 김일훈(仁山 金一勳, 1909~1992) 선생의 슬하에서 태어나 자연스럽게 '산 의학지식'을 터득하게 된 기연을 갖고 있다.

40년 넘는 세월, 본인 자신도 수차례 난치성 병마의 위험을 극복한 체험을 갖고 있고 또한 죽음의 병과 싸우는 사람들의 투병 및 극병 과정을 헤아릴 수도 없이 목격함으로써 나름대로 질병과 의학에 대한 안목을 어느 정도 갖추게 되었다. 게다가 선친의 선화(仙化) 이후 그 의학이론과 처방내용을 알려고 찾아오는 이들에게 '인산(仁山)의학'을 설명하다보니 자연스레 약간의 경험도 쌓게 되었다.

몇몇 대학과 금융·교육기관, 공무원교육원 및 기업체, 방송국 등에서 선친의 독창적 의학이론 체계와 처방내용을 공개적으로 강의한 세월도 10년이 되어가고 그 횟수도 1백 회가 훨씬 넘어섰다. 선친의 의학이론체계 속에서 죽염산업과 그 응용산업이 나오고 홍화씨를 비롯한 유황오리의 재배·사육 및 활용법과 다슬기, 마른 명태, 오이, 쑥뜸, 마늘, 파, 느릅나무 뿌리껍질(유근피), 옻 등 각종 토종 농림축수산물의 약성 활용법 등이 밝혀져 서민들의 대체요법으로 활발하게 쓰이고 있음에 필자는 보람과 긍지를 느낀다.

선친의 명저로는 20만 부가 넘게 판매된 『신약(神藥)』의 출간(1986년)과 함께 필자는 9년여 봉직한 모 주간신문사 편집부 기자직을 사퇴한 뒤 아버지의 新의학 이론을 세상에 알리고 산업화하고 체계화하기 위해 별도로 회사를 설립, 운영해 오고 있다.

87년 죽염제조업체, 88년 건강도서 출판사를 설립하였고, 89년 7월 월간 '민의약(民醫藥)'을 창간하였으며, 95년 8월 월간 '신토불이건강'을 창간하여 오늘에 이르기까지 만 15년의 세월 동안 대체의학의 이론 정립과 그 요법의 보급에 노력해 온 경력을 갖고 있다.

지난 85년 가을부터 선친의 구술(口述)을 토대로 『신약』을 집필하기 시작한 이래 본인은 현대 난치성 질병의 효율적 퇴치 방법이 무엇인가에 대해 참으로 많은 생각과 고민을 한 바 있다.

집안 대대로 유의(儒醫)[1]의 전통을 이어온 데다 독창적 의론과 처방을 집대성하여 제시한 명의의 슬하에서 태어나 교육받고 자란 인연으로 대체의학에 관심을 갖게 된 것은 어쩌면 자연스러운 일일지도 모르겠다.

본 연구는 필자의 이러한 성장 환경에서 습득된 대체의학적 지식을 배경으로 삼아 현대 난치병의 효율적 퇴치를 위해 의료계가 좀 더 활발하게 대체의학의 장점을 활용할 수 있도록 정책적으로

---

1) 유문(儒門)의 학자로서 지역민들에게 약화제(처방전)를 발행하여 인근 약방에서 첩약을 지어다 달여 먹고 병을 고칠 수 있도록 지도한 이들의 명칭.

유도하는 방안을 모색하는 것을 목적으로 한다.

제2장에서는 인류의 질병 양상이 바뀌는 데다 난치병은 증가하고 신종 괴질이 잇따라 등장하는 등의 난관에 봉착한 현대의료계의 한계적 상황을 고찰하고 新의료체계의 필요성이 대두되는 현실을 살펴보고자 한다.

제3장에서는 현대의학의 한계로부터 출발한 대안의학, 보완의학, 제3의학 등의 다양한 명칭으로도 불리는 대체의학의 현황과 전망에 대해 대략 살핀 뒤 그중 한국적 대체의학의 좋은 모델이라 할 '인산의학'에 대해 약간의 지면을 할애해 개괄적으로나마 소개하려고 한다.

제4장에서는 현대의료계가 국민의 건강을 지키고 인류의 난치성 질병을 효과적으로 퇴치하는 데 도움이 될 만한 대체 요법을 채택하여 소신껏 치병(治病)에 활용할 수 있도록 제도적으로 뒷받침하는 방안을 모색해 보고자 한다.

결론에서는 이 모든 연구는 현대 난치병 퇴치에 크게 기여할 대체의학과 그 요법의 발굴, 활용으로 인류 전체가 확고한 건강을 되찾아 병도 없고 따라서 의료도 필요 없는 무병건강의 지구촌을 이루는 데 최종목표를 두어야 한다는 점을 재삼 강조하고자 한다.

의료의 대상은 인류의 귀중한 생명이라는 점을 감안한다면 인류의 생명을 위협하는 인류의 공적(公敵), 암과 그 밖의 난치병을 퇴치하는 문제는 인류 전체의 최고 중요 과제의 하나인 만큼 그 해결을 위한 연구와 노력에는 각 계층의 폭넓은 동참이 요구된다.

인종과 계층, 남녀노소, 지위고하, 신분의 귀천을 막론하고 머리를 맞댄 채 지혜를 짜내어 인류 건강의 공적들을 퇴치해야 하는 그런 성스러운 일에 미력이나마 보태고자 하는 소박한 동기에서 본 연구에 착수하게 되었음을 밝힌다.

제2장 해결 전망 어두운 난치병 실태

제1절 바뀌고 있는 인류의 질병 양상

시대가 변하면 질병의 양상도 바뀌게 마련이다. 난치성 질병의 증가와 신종 괴질의 잇따른 출현에도 아직껏 이렇다 할 해결책을 제시하지 못하고 있는 게 작금의 의료계 현실이다.

12월 1일 '에이즈의 날'을 앞두고 세계보건기구(WHO)와 에이즈공동유엔계획(UNAIDS)이 전 세계 현황을 발표한 바에 따르면 98년 11월 현재 에이즈 바이러스(HIV) 감염자는 3천3백40만 명, 98년 한 해에만 5백80만 명이 증가한 것으로 나타났다.

에이즈로 인한 사망자는 총 1천3백90만 명이고 98년 들어 11월까지 2백50만 명이 숨졌으며 1분당 11명씩 에이즈 환자가 증가하고 있는 것으로 집계됐다.[2]

---

2) 조선일보 1998년 11월 28일자 기사

암·심장마비와 만성적 질병으로 인한 사망자 수가 전 세계적으로 연간 2천4백만 명에 이르며 이는 세계적인 '부자 질병' 확산 추세에 따라 더욱 늘어날 것이라고 WHO가 밝혔다.

WHO는 연차총회에 제출한 '98세계 건강보고서'를 통해 의학의 발달로 수명이 늘어나면서 개발도상국에서는 평균 64세, 일부 선진국에서는 80세로 기대수명이 올라갔지만, 매년 수백만 명이 운동을 하지 않고 나쁜 식생활로 행복하고 건강한 삶의 기회를 상실하고 있다고 말했다. … (중략)

보고서는 또 지난해(96년) 7백20만 명의 목숨을 앗아간 심장마비는 선진국에서 이제 빈국으로까지 마수를 뻗치고 있다고 지적했다. 심장마비는 담배·술 과용, 운동부족, 야채와 곡류 대신 동물성 지방을 과도하게 섭취하는 데 원인이 있다는 것이다.

한편 암으로는 지난해 6백30만 명이 숨졌으며, 1천만 명이 새로이 이로 인해 신음하는 것으로 나타났다.[3]

이처럼 암을 비롯해 심장병·에이즈 등 난치성 질병 환자와 그로 인한 사망률은 점차 증가하고 있으나 그러한 질환들의 치료노력은 성공을 거두지 못했고 또 앞으로 성공하리라는 보장 역시 아무 데서도 발견하기 어려운 상황이다.

인류의 건강 문제가 이처럼 낙관하기 어려운 불안 요소와 불확

---

3) 조선일보 1998년 11월 28일자 기사

실성의 기반 위에 놓여 있는데도 어찌된 일인지 의료계뿐만 아니라 대부분의 사람들이 질병의 위험성에 대해 심각하게 받아들이지 않고 있다.

눈부신 과학발달에 힘입어 의학 역시 비약적 발전을 이룬 만큼 암이나 에이즈 등 거의 모든 난치성 질병을 정복하는 것은 시간문제이고 또 현재로서도 생명에 큰 위협을 받을 가능성은 없다고 믿는다.

환상에 가까운 이런 믿음 때문에 질병예방과 건강증진 노력을 소홀히 하고 술·담배 과용, 운동부족, 무절제한 생활 등으로 난치성 질병을 자초하고 비명횡사로까지 이어지는 안타까운 사례가 적지 않게 발생하고 있는 것이다.

이런 의미에서 『대체의학』의 저자이기도 한 로젠펠드(Rosenfeld) 박사의 의료현실에 관한 지적은 우리들에게 많은 것을 생각하게 해준다.

"…우리들은 오늘날 항생제, 새로운 수술기법, 첨단 의료장비 등의 덕택으로 더 오래, 더 건강하게 살고 있다. 그러나 이 같은 평균수명의 연장은 동시에 우리를 다양한 퇴행성 질환에 잘 걸리도록 하여 불구가 되거나 생명을 위협받게 만드는 결과를 낳았다. 우리는 암, 류머티스 관절염, 파킨슨씨병, 다발성 경화증, 알츠하이머병, 에이즈, 폐기종, 전립선염(암) 등의 질병으로 고통 받고 죽어가고 있는 것이다. 우리에게는 아직 동맥경화의 진행을 멈추게 하거나, 백내장의 형성을 막거나 전립선비대를 막거나, 편두통 발작을 없애거나 신부전을 막을 방법이 없다. 이러한 질병의 진행을 늦출 수는 있지만 그것을 예방하거나 치료할 능력이 없는 것이다. 더 불행한 것은 지금 우리가 가지고 있는 '최선의 치료법'이 효과가 뚜렷하지 않고 단지 죽음의 고통을 연장시킬 뿐이라는 사실이다…."[4]

로젠펠드 박사는 윌리엄 오슬러(William Oseler)의 '의술은 불확실성의 학문이며 통계의 예술이다' 라는 말을 인용해 의학적으로 아직 해결할 수 없는 문제가 많이 남아 있음을 강조하였다.

제2절 의료계 '암 치료 실패'의 통계적 의미

지난 98년 5월 30일자 조선일보 1면에는 인류의 암 극복 노력이 실패했음을 알리는 해외뉴스가 보도되었다. 이 짤막한 기사의 의미를 심각하게 받아들이거나 눈여겨본 사람은 아마도 드물었던 것 같다.

사회적으로 별다른 반응이나 논란이 제기되지 않고 그 누구의 논평조차도 나오지 않은 채 사람들의 뇌리 속에서 자연스레 잊혀져 갔을 뿐이다.

본 논고에서 필자가 새삼 해묵은 뉴스 한 토막을 인용하여 이야

---

4) 김영사, 로젠펠드 저 『대체의학』 서론

기를 시작하는 소이(所以)는 그 뉴스가 시사는 의미의 중요성 때문이다.

10년 주기로 암 정복의 핑크빛 미래를 점쳐온 의료계의 낙관론적 전망에 희망을 걸고 의지해 온 인류의 기대와는 너무도 거리가 먼 내용이라는 점에서 심각한 우려를 자아내기에 충분하다.

먼저 미국의 한 의학잡지 주장을 인용해 '암치료 노력 실패했다' 라는 표제로 보도된 이 기사의 전문을 소개한 뒤 그 의미에 대해 생각해 보기로 하겠다.

"지금까지 암을 극복하려는 인류의 노력은 '제한적인 실패'로 귀결됐으며, 이제 전략을 바꾸어 치료보다는 예방에 치중해야 한다는 주장이 나왔다. 미 의학잡지 '뉴잉글랜드 저널 오브 메디신' 최신호는 시카고대 의료 연구진의 연구결과를 인용, 암 치료법을 찾기 위한 지난 25년간의 노력은 암 사망률을 낮추는 데 실패했다고 말했다. 존 베일러 3세와 헤드고르닉 박사팀의 암 연구결과에 따르면 지난 94년의 암 사망률은 70년과 비교해 줄어들기는커녕 오히려 6%나 증가한 것으로 나타났다. 연구진은 이 결과를 토대로 '수십 년간에 걸친 암 치료법 개선의 노력은 제한적인 실패로 규정되어야 한다'고 주장했다. 이들은 지난 91년 암 사망률이 최고 수준을 기록했다가 94년에 1% 정도 떨어졌으나 이는 치료기술의 발달보다는 흡연율의 저하 등과 더 관계가 있다고 지적했다."

우리나라 통계청이 발표한 '97년 사망원인 통계'에서도 암 사망률의 증가가 확인되었다.

통계청이 지난 98년 11월 27일 발표한 바에 따르면 환경공해와 스트레스 증가로 암에 걸려 사망하는 사람들이 갈수록 많아지고 있으며, 치매·알코올중독 등 정신·행동 장애로 인한 사망률도 9년 전에 비해 8배나 늘었다.

97년의 우리나라 사망자 10명 중 4명이 고혈압·뇌혈관 등 순화기계 질병이나 암으로 숨졌다.

또 9년 전(1988년)에 비해 당뇨병, 심근경색, 항문암, 폐암 등은 증가추세인 반면 고혈압, 결핵, 간질환은 감소하고 있는 것으로 나타났다.

원인분류가 가능한 사망자 23만8천7백여 명을 19개 원인별로 나눌 경우 고혈압, 뇌혈관질환, 심장질환, 동맥경화 등 순환기계 질환 사망이 23.4%, 사고사망자가 13.6%로 나타났다. 이어 소화기계 질환, 내분비-영양질환 순으로 집계됐다.

암 사망률은 88년의 18.2%에 비해 4.0%포인트 높아진 반면 순환기계 질환은 6.6%포인트, 사고사(事故死)는 0.2%포인트 낮아졌다.[5]

이러한 통계 수치는 미국 시카고대학교 의료연구진의 주장대로

---

5) 조선일보 1998년 11월 28일자 기사

인류의 암 극복 노력이 결과적으로 실패했음을 보여주는 증거라 하겠다.

우리 의료계가 이렇듯 중요한 의미를 지니는 연구결과와 통계수치의 정확한 내용을 국민들에게 주지시키는 데 인색함으로써 대다수 국민들이 갖고 있는 그릇된 '암 인식'을 바꿔줄 좋은 기회를 놓치고 말았다.

대부분의 사람들이 별다른 근거도 없이 막연하게나마 암 정복은 머지않았다는 인식 아래 암 예방을 위한 노력을 소홀히 하는 경향을 보이는 것은 심각한 문제라 아니할 수 없다.

우리 의료계가 해결난망(解決難望)의 암 치료 실상을 알리는 데 좀 더 적극적으로 노력해 발생한 뒤의 치료보다는 예방에 만전을 기하도록 제도함이 옳을 듯싶다.

당나라 때 명의 손사막(孫思邈)의 삼의론(三醫論)은 시대를 뛰어넘어 오늘의 의료인들에게도 훌륭한 참고자료가 될 것 같다.

"참으로 훌륭한 의사(上醫)는 병에 걸리기 전에 미리 조치하고 (醫未病之病), 그 다음 중간 수준의 의사(中醫)는 병이 발생하려는 조짐을 보고 신속대처하며(醫欲病之病), 하급 수준의 의사(下醫)는 병이 드러난 뒤에야 치료에 착수한다(醫己病之病)…."

제3절 새로운 의료체계가 요구되고 있다

어떤 문제에 있어 명백한 답이나 뚜렷한 해결책이 나오지 않고 있다는 것은 뭔가 까닭이 있을 것이다. 우리는 역사적으로 '하늘이 돈다'는 설을 고집하다가 뒤늦게 '땅이 돈다'는 사실을 인정한 예를 비롯해 종교적, 철학적, 과학적 지식과 상식의 오류가 밝혀져 바로잡혀진 예를 적지 않게 보아왔다. 이런 현상은 다른 분야와 마찬가지로 의학에 있어서도 예외일 수 없다.

일례로 열이 날 때 해열제를 사용하는 것은 오랜 세월 의료계의 관용화된 상식이었으나 세계보건기구(WHO)의 해열제 남용에 대한 경고를 계기로 좀 더 신중을 기할 수 있게 되었다.

세계보건기구의 경고에 근거를 제공한 것은 미국 로즈웰팩 암센터 샤론 에반스 박사팀의 연구결과다. '저널 오브 이뮤놀로지'를 통해 발표된 연구논문에 따르면 열이 감염증에 대처하는데, 면역학적으로 중요한 역할을 한다는 것이다.

연구결론의 요지는 열이 날 때 원인을 모른 채 사용하는 해열제가 질병 경과를 악화시킬 수 있으며 병이 위중할수록 해열제 사용은 더욱 신중해야 한다는 얘기다.

연구를 주도한 에반스 박사는 "열이 나면 백혈구가 혈관에 들러붙는 능력이 강화돼 감염 균과 싸우는 데 도움을 준다는 사실이 밝혀졌다"고 설명했다.

이 연구팀은 백혈구를, 열병을 앓을 때의 체온과 동일한 38~41도의 배지에 심었더니, 24시간 후 감염 때 병균과 대처해서 싸우는 특수세포가 1백% 증가했다는 사실을 밝혀냈다. 즉 38~41도의 온도가 병균에 대적하는 항체의 생성을 증가시키고 인터페론의 항바이러스 활동을 증가시키는 등 면역체계를 강화시킨다는 뜻이다.[6]

우리나라의 재래식 된장의 발효과정을 썩혀서 먹는 것쯤으로 오인한 서양 식품영양학자들에 의해 발암물질 함유식품으로 낙인 찍혔다가 미국 본고장에 가서 된장을 집중적으로 연구하고 돌아온 부산대 박건영 교수팀에 의해 정반대로 항암식품으로 밝혀져 새롭게 자리매김한 것도 좋은 예다.

염분의 과다 섭취는 고혈압·중풍 등 만성 성인병의 원인을 제공하게 되므로 되도록 적게 섭취하는 것이 건강에 이롭다는 의료계의 주장과 대다수 사람들의 통념을 다시 생각하게 만드는 연구 결과 역시 주목할 만하다.

'소금 적게 먹으면 일찍 죽는다' 라는 표제로 도하 각 신문에 보도된 바 있는 이 뉴스는 미국 뉴욕의 알베르트 아인슈타인 의과대학 역학(疫學) 과장이자 미국 고혈압학회 회장인 마이클 올더먼 박사의 연구 보고서에 따른 것이다.

영국의 의학 전문지 '랜싯'을 통해 발표된 이 연구보고서는 1970년대부터 1만1천3백46명의 미국인을 대상으로 염분 섭취와 사망률의 관계를 조사 분석한 결과 하루의 염분 섭취량이 1천mg

---

6) 중앙일보 1998년 2월 11일자 기사

씩 늘수록 사망률이 10%씩 줄어드는 것으로 나타났다고 밝혔다.

올더먼 박사는 조사대상자들의 혈압, 혈중 콜레스테롤, 연령, 성별, 생활수준, 미네랄 결핍 등 사망과 관련된 여러 가지 요인을 감안해도 이와 같은 염분 섭취량과 사망률의 관계에는 변함이 없었다고 말했다.

올더먼 박사는, 이 결과는 음식을 싱겁게 먹는 것이 득보다 실이 많다는 사실을 보여주는 것이라고 지적하고 미국 보건당국은 염분 섭취량을 제한하라는 권장 사항을 일단 정지시키는 문제를 고려해야 할 것이라고 촉구했다.

미국 보건당국은 염분 섭취를 제한하면 혈압이 낮아지는 등 여러 가지 이점이 있다면서 미국인들에게 염분 섭취량을 하루 6g(티스푼 하나)으로 줄이도록 권고해 오고 있다.

이에 대한 학자들의 반발도 적지 않다. 이 가운데 미국 국립보건원(NIH) 산하 고혈압 교육프로그램 실장인 에드워드 로셀라 박사는 특히 저염식이 우선 수많은 임상실험에서 혈압을 낮추어 줌으로써 뇌졸중·심장마비를 예방한다는 것이 증명되었다고 지적했다.

이에 대해 올더먼 박사는 저염식을 혈압에만 국한해 초점을 맞추는 것은 핵심을 벗어난 것이라면서 '염분 섭취를 줄이면 혈관을 수축시켜 심장마비 위험을 증가시키는 호르몬이 증가한다'고 주장했다.[7]

염분의 섭취에 관한 것은 뒤에 죽염과 관련된 이야기 부분에서 좀 더 자세히 다루기로 하되 우선 염분은 섭취량보다 그 질(質)이 중요하고, 질에 따라 인체에 미치는 반응도 제각기 다르다는 사실을 먼저 밝혀 둔다.

　아무튼 의학계의 서로 상반된 주장들이라 하더라도 제각기 나름대로 일리가 있고 논리적 타당성을 갖고 있기 때문에 그 누구의 주장만 1백% 옳은 것이라 말할 수는 없겠다. 다만 중요한 것은 실험실 또는 연구실의 실험결과에만 집착하여 전체의 틀을 잘못 파악한 예가 적지 않음을 감안할 때 균형 잡힌 시각과 또한 나무만이 아니라 숲 전체를 보는 지혜가 요구된다 하겠다.

제3장 대안으로 등장하는 新의료체계들

제1절 의료계의 대안 모색과 향후 전망

　오늘날 인류의 생명을 위협하는 난치성 질병과 신종 괴질을 퇴치할 방법은 정녕 없는 것일까?

　기존의 정통 의료계가 치료의 한계를 느낀다고 해서 그것이 곧 최종 결론이 될 리는 없는 것 아닌가. 아무리 어려운 문제라 해도

---

7) 런던 AP연합, 경향신문 1998년 3월 14일자 보도

바른 답과 해결책은 반드시 존재하게 마련이다.

　의학계의 시원한 해결책이 마련되지 않고 있는 현 상황의 환자 입장에서 생각해 본다 하더라도 굳이 지레 겁먹고 절망부터 할 필요는 없다고 본다. '하늘이 무너져도 솟아날 구멍이 있다, 호랑이에게 물려가더라고 정신만 차리면 산다' 는 우리네 속담이 시사하듯 정신을 가다듬고 온몸과 마음으로 지혜를 짜내어 끝까지 관찰하노라면 벼랑 끝의 활로(活路)를 마침내 발견할 수 있으리라.

　필자는 의자(醫者)의 입장이 아닌, 죽음 곁으로 서서히 가까워지기만 하던 환자의 입장에서 말 그대로 '벼랑 끝 활로' 를 찾아내 새 삶, 즉 '덤의 삶' 을 선물 받은 체험을 갖고 있다. 그래서 생사의 기로에 섰을 때의 그 절박한 환자의 심정을 그 누구보다도 깊이 이해하는 처지에 놓이게 되었다.

　의료계에서는 '질병퇴치' 가 다만 연구과제일 뿐이고 해결책을 찾기 위해 계속 노력하면 되지만 환자는 미해결 시 생명의 종말을 맞게 되고 시공(時空)을 무대로 광대무변하게 펼쳐진 그 사람 나름의 세계가 그대로 닫혀버리게 되는, 다시 말해 모든 것을 다 잃고 마는 그런 순간을 맞게 되는 것이다.

　필자의 의학관은 인류 보건의 문제를 내 생명의 생사가 걸린 절박한 문제로 받아들임으로써 어떤 이론체계나 방법들을 동원해서라도 해결책을 찾아내지 않으면 안 된다는 신념에 기초하고 있다.

　죽음이 눈앞에 닥친 환자라면 누군들 그런 생각을 하지 않겠는가마는 실제로 병마의 생존 위협을 물리치고 건강을 회복해 재생의 기쁨을 누리는 이들은 그리 많지 않은 게 현실이다.

그것은 비록 그런 신념으로 문제의 해결책을 찾는다 해도 그 해결을 가능케 하는 소양과 지혜의 뒷받침 없이는 온전한 해결을 기대할 수 없기 때문이다.

미국의 임상의학자이자 『대체의학』의 저자 이사도르 로젠펠드 박사는 자신의 저서를 통해 정통 의료계에 몸담고 있는 의사로서는 드물게 비교적 공정한 시각으로 대체의학의 필요성과 한계성에 대해 설명하고 있다.

그는 오늘날 그야말로 눈부신 발전을 이루었다고 자타가 공인하는 현대의학의 한편에서 대체의학이 서서히 그 존재가치를 드러내기 시작했음을 감지하고 그 실상과 미래에 대해 자신의 견해를 밝혔다.

"…현대의학의 발달로 의료계는 심장의 관상동맥을 우회하는 수술을 할 수 있고 심장판막을 바꿀 수도 있으며 심장, 간, 신장 혹은 관절을 이식하거나 대체할 수도 있다.

이제까지 목숨을 앗아갔던 감염성 질환을 정복할 새롭고 강력한 항생제들이 속속 등장하고 있다. 통증을 줄여주고 성기능을 회복시키며, 기도(氣道)를 열어주고 비대한 전립선을 줄여주며 담석을 녹여주고 편두통을 즉각 없애주는 약들이 이미 개발되어 있다.

신장의 결석을 부수어 주거나 맥박의 부정맥을 조절해 주는 첨단 의료기기도 나와 있다. 개복을 하지 않고도 담석, 축수, 난소 등을 떼어낼 수 있고 눈에 거의 띄지 않는 보청기로 청각을 회복할 수도 있으며 백내장을 수술한 다음날 신문을 읽을 수도 있다.

　20세기의 놀라운 의학 발전에도 불구하고 수많은 미국인들, 그것도 특히 교육 수준이 높은 사람들이 약초, 침술, 명상 같은 이른바 대체의학, 보완의학 혹은 전체성의학에 해마다 수십억 달러나 되는 막대한 돈을 쏟아 붓고 있다. 대체의학에 대한 관심이 그토록 높다는 것은 우리의 건강, 복지, 생존과 관련해 아직 해결되지 않은 문제가 많이 남아 있음을 뜻한다."

　로젠펠드 박사는 또 정통의학과 대체의학 사이의 거리가 좁혀지고 있으며 과학적 검증을 받을 만한 가치가 있음을 천명하였다.

　"…대체의학의 많은 부분이 엄격한 과학적 검증을 거치지 않았다는 것은 분명한 사실이다. 하지만, 정통의학과 대체의학 사이의 거리는 저차 좁혀져가고 있다. 많은 의사들이 '또 하나의' 의학을 더 이상 무시할 수 없으며 합리적이고 가능성을 지닌 치료법이라면 무엇이든 공정하고 과학적인 검증을 받을 가치가 있다는 점을 인정하기 시작했기 때문이다…(중략)…대체의학은 이제 은밀한 곳에서 밝은 세상으로 나오고 있다. 치료를 받으면서 남의 눈에 뜨일까 부끄러워했던 사람들도 크게 줄었다. 암환자들 특히, 말기 암환자들은 통증을 줄이기 위해 최면이나 침술요법을 사용하고 명상이나 항암 식이요법을 시도하려 한다.[8]

『자연치유』의 저자 앤드루 와일(Andrew Weil) 박사 역시 대체의학에 대해 열린 태도로 받아들이면서 난치병 퇴치를 위하 적극적 활용을 권장하고 있다. 그는 사람의 체내에 자연적 치유체계가 존재한다는 사실과 그 치유체계를 최적의 상태로 만드는 법, 질병을 다스리는 방법 등에 대해 조언하였다.

또한 서양 현대의학의 치료법과 이를 보완. 대체할 수 있는 다른 치료법(보완치료법)의 강점과 약점을 분석하고 치유에 성공하는 환자들이 사용하는 몇 가지 전략을 소개하고 있다.[9]

와일 박사는 또 내적인 저항력을 강화시킨다는 동양의 개념은, 신체가 질병에 대항하는 자연적인 능력을 지니고 있다는 가정에서 출발한 것이라며 만일 그것이 서양의학에서 좀 더 널리 받아들여졌더라면 우리가 지금처럼 건강문제로 인한 재정적 위기에 빠지지는 않았을 것이라고 덧붙였다.

그는 또 신체의 자연적인 치유력을 이용하는 방법은 과학기술의학의 과도한 사용보다 장기적으로 더욱 안전하고 효과적일 뿐 아니라 훨씬 비용이 싸다는 점을 부연 설명했다.

미국의 저명한 의학자 래리 도시(Larry Dossey)의 제3의학론 역시 의학의 새로운 방법론을 제시하고 있다.

우리가 질병에 걸리면 약을 먹거나 수술을 해서 치료하는 것을

---

8) 김영사, 로젠펠드 箸 『대체의학』 서론
9) 정신세계사, 앤드루 와일 著 『자연 치유』 머리말

그는 제1의학(Era1Medicine)이라고 한다. 오늘날 현대의학의 대부분이 이에 속한다.

여기서 한 걸음 나아가 인간의 신체적인 것만이 아니라 정신적인 면을 감안하여 질병 치료를 하는 소위 정신치료 분야를 제2의학(Era2Medicine)이라고 한다.

물론 미국에서는 오래전부터 이러한 제2의학이 발달하여 인간의 질병치료에 기여해 오고 있다.

그런데 인간의 질병치료를 위해 육체적인 것이든 정신적인 것이든 일체의 인위적인 치료행위를 포기하는 것을 제3의학(Era3Medicine)이라고 한다.

다시 말해 사람이 질병에 걸려도 그 치료를 위해 아무것도 하지 않는 것, 즉 질병에 대한 인간의 모든 잔재주를 포기하고 우리들의 육체를 자연의 흐름에 맡기는 치료법을 말한다. 노자(老子)의 무위자연(無爲自然) 사상을 연상시키는 주장이다.

래리 도시는 제3의학의 수많은 임상결과를 제시하면서 가급적 의사들에게 가서 종합진단을 받지 말라는 충고를 잊지 않는다. 해마다 정기적인 건강진단을 가장 철저하게 받고 있는 사람들이 미국인인데 세계에서 가장 건강한 국민은 정작 미국인이 아니라는 것이다.

미국 소비자 보호운동의 상징적 존재로 알려진 랄프 네이더(Ralph Nader)도 대체의학에 희망을 걸고 있는 사람 중 하나다.

그가 3년 동안 조사하여 지난 93년 1월 13일 발표한 보고서에 따르면 미국에서 병원과 의사들의 과실로 죽어가는 사람들이 한 해에 무려 30만 명에 달하는 것으로 나타났다.

랄프 네이더는 오늘날 각종 공해와 농약 및 화학비료 때문에 농토가 죽어가고 이로 인해 우리 몸이 필요로 하는 각종 영양소를 골고루 공급받지 못하는 실정이라고 주장한다.

그래서 우리는 자연이 제공하지 못하는 부분만 채워주면 큰돈 들이지 않고도 질병의 예방은 물론 치료를 할 수 있는데 의사들의 무지 때문에 많은 돈과 시간을 들여가면서도 질병을 제대로 고치지 못하는 것이라고 그는 역설한다.

랄프 네이더는 특히 소금의 중요성을 강조한 것으로 유명하다.

"장수국 사람들은 많은 양의 소금을 일상으로 먹고 있는 반면 짜게 먹지 말라는 의사들의 평균 수명은 58세에 불과하다. 이제 누구의 말을 따를 것인가는 여러분의 선택에 달린 문제다."

미국에서는 이들뿐만 아니라 수많은 선진 의사들이 현대의학에 회의를 품고 새로운 의학적 대안을 모색하고 있으며, 미국 정부에서도 국립보건원(NIH) 부설로 대체의학국을 설립하여 대체의학의 효능을 검증하기 위해 연간 2천3백만 달러를 지출하는 등 많은 노력을 기울이고 있는 실정이다.

재미 의학자 김문호 박사(뉴저지주 국제통증연구소)는 한 신문과의 인터뷰를 통해 "현대의학은 급성-감염성 질환을 제외한 질환치료에 실패했다"며 "그 해답을 수천 년 동안 전해 온 전통의학에서 찾으려는 과학적 노력이 미국을 비롯한 서구에서 광범하게 진행되고 있다"고 말했다.[10]

현대의학적으로 해결이 어려운 난치성 질병의 극복 대안을 찾으려는 국내외 의료진의 연구가 그 어느 때보다도 광범위하게 시도되고 있는 만큼 해결방안은 반드시 마련될 수 있으리라 여겨진다. 아니 어쩌면 이미 결론이 나와 있는데도 많은 사람들의 인식 부족 때문에 전파 속도가 느려 아직 공식화되지 못하고 있을지도 모른다.

아무튼 의료계든 환자든 마음을 비우고 길을 찾는 이들에게는 반드시 해결책이 보이리라고 믿는다. 필자는 20년 넘는 세월 '무의무병(無医無病)'이라는 화두(話頭)를 가슴속 한편에 지니고 살았는데 그 화두의 비밀은 아마도 중국의 고대 사상가가 주창한 '무위자연(無爲自然)의 도(道)'로부터 풀려나갈 것이라는 생각이 든다.

'무위자연이야말로 참된 의학의 시원(始原)'이라는 자각은 필자의 의학관뿐만 아니라 인생관 자체를 바꾸게 된 계기가 되기도 하였다.

---

10) 조선일보 1997년 12월 16일자 기사

제2절 국내외 대체의학의 현주소와 미래

대체의학은 더 이상 사이비 의술이 아니라 세계적인 흐름이 되고 있다. 최근의 한 조사에 따르면 미국인의 40% 이상이 대체의학자를 찾고 있으며, 의료비 지출규모도 전체의 40%를 차지하고 있다.

미국, 프랑스, 독일 등 서구 선진국에서는 그동안 동서양 사상에 바탕을 둔 대체의학이 사이비 의술로 취급되어 왔으나, 90년대 들어서는 현대의학의 한계를 극복하는 대안의학으로 각광받고 있다.

인터넷에 개설된 1천 개 이상의 대체의학 관련 사이트들은 대부분 미국인들이 개설한 것이다. 미국은 보건당국에서 대체의학 연구를 정책적으로 지원하고 있으며, 수십여 개 의대에서 대체의학을 정식과목으로 채택하여 수업을 진행하고 있다. 정규 의사들이 운영하는 대체의료센터도 속속 설립되고 있다.

최근 미 하버드 의대 연구진은 미국의학협회지(JAMA)의 대체의학 특집호에 미국의 대체의학 현황을 소개한 바 있다.

이 기사에 따르면 90년대 들어서면서 대체의학 의존도가 거의 50% 정도 증가했다고 한다. 지난 98년의 경우 성인 인구의 40%가 넘는 약 8천3백만 명이 대체의학자를 찾았고, 그 비용은 2백70억 달러였다고 한다.

또한 미국 내 1백25개 의과대학을 대상으로 조사한 결과 전체의과대학의 64%가 대체의학을 정식과목으로 채택하고 있다고 한다. 인터넷에서 검색한 바에 따르면 99년 6월 말 기준 현재 34개 대학에서 대체의학을 정규과목으로 채택하고 있다.

대체의학은 일반적으로 기성 주류의학에 대비되는 비주류의학을 말한다. 그러니까 현대의학이나 주류 한의학에서 채택하는 의료방법을 제외한 모든 치료법을 대체의학이라고 한다. 학자에 따라서는 이를 대안의학, 비주류의학, 보완적 의학, 보완의학, 전인적 의학, 신의학 등으로 부르기도 한다.

미국에서는 서양 현대의학이 아닌 모든 치료방법을 대체의학이라고 하여 한의학도 여기에 속한다. 우리가 흔히 활용하고 있는 다양한 민간용법, 건강식품, 기공, 요가, 단식용법, 척추요법, 향기용법 등이 모두 대체의학이라고 할 수 있다. 미국 국립보건원의 대체의학연구소에서 발간한 대체의학사전은 모두 48종의 대체의학을 소개하고 있다.

오늘날 통용되고 있는 대체의학의 개념은 대체로 미국국립보건원(NIH)의 정의에 따르고 있다. NIH에서 지정하는 대체의학의 분야는 다음의 일곱 가지다.

정신신체 치료법(최면, 바이오피드백, 명상, 요가, 기공, 이완요법 등), 생전자기장 치료법(경치신경자극), 대체의학 체계(한의학, 인도의학, 동종용법 등), 손 치료법(마사지, 경혈마사지, 카이로프랙틱 등), 약물 치료법(상어연골제품, 복독 등), 약초 치료법

(인삼, 식물추출물, 한약재 등), 식이와 영양 요법(비타민, 제한식이요법 등).

미국의 대체의학 현황

미국은 정부 차원에서 대체의학 연구를 지원하고 있는데, 미국국립보건원(NIH)은 1992년 대체의학연구소를 설립하였으며, 그 연구비가 설립 당시 2백만 달러에서 96년엔 2천만 달러로 10배가 늘어났다.

미국국립보건원은 또 지난 98년 대체요법에 대한 연구를 진행하기 위한 '대체의학국'을 만들었는데, 대체의학국은 약물 중독에 따른 침술의 효능, 특정 식물 추출물의 에이즈 바이러스 억제 효과, 카이로프랙틱의 효능 등에 대해 집중적으로 연구하고 있다.

일선 대학에서도 대체의학을 연구하는 센터들이 들어서고 있다. 컬럼비아 의과대에 대체의학 연구센터가 들어서는 등 미국 내 20여 개 대학에 대체의학에 대한 연구단체가 만들어졌다.

또한 현재 거의 모든 주(州)가 카이로프랙틱을 정식 의료행위로 인정하고, 32개 주(州)가 침술면허를 발급하고 있다.

서구에서 대체의학에 접근하는 가장 중요한 이유는 현대의학이 암·고혈압·당뇨병 등 현대병의 치료에 한계에 부닥치고 있기 때문이다. 전 세계가 암과의 전쟁을 벌인다고 해도 과언이 아닐 만큼 막대한 연구비를 투자하고 있으나 획기적인 개선이 이루어지지 않는 실정이다. 즉 서구의학은 기성의학의 한계를 돌파하는 한 방편을 대체의학에서 찾고 있는 것이다.

대체의학의 장점이 질병의 예방에 있다는 점도 그 한 원인이다.

서구의학은 발병 후의 수술이나 화학적 약물 투여가 주종을 이루지만 대체의학은 거의 자연용법에서 출발한다. 즉 평상시 생활 속에서의 면역기능 강화에 초점이 맞추어져 질병에 대한 예방책을 강구할 수 있다는 점이 대체의학의 매력이다.

의료소비자들이 제 발로 대체의학을 찾아가는 현상도 대체의학에 대한 관심을 촉발하고 있다. 지난 98년 9월 2일자 LA타임스지 기사에 따르면 미국인들이 한 해 동안 대체의학에 지출하는 비용이 1백80억 달러에 이른다고 한다. 이는 전체 의료비 지출의 40%에 달하는 규모다. 대체의학이 막대한 의료시장을 형성하고 있기 때문에 기성의학이 관심을 갖는 것은 당연한 현상이다.

의료소비자의 입장에서 보면 대체의학은 의사의 도움 없이 혼자서도 실행할 수 있다는 점과 서양의학에 비해 훨씬 비용이 저렴하다는 점도 매력적인 요인이다.

저렴한 비용은 미 보건당국이 대체의학에 주목하는 주요 원인이기도 하다. 미국은 1조 달러에 육박하는 막대한 의료비 지출이 상당한 부담이 되고 있고 사회비용 절감 차원에서 대체의학에 관심을 쏟고 있는 것이다.

한국의 대체의학 현황

이미 세계적인 흐름이 되고 있는 대체의학은 그 사상적 배경과 치료 방법이 사실은 동양의학에 기초를 두고 있다. 서구의 대체의학은 대부분 동양의학을 수입하여 개량한 것이거나, 동양의학의 원리에서 발상법을 얻은 것들이다.

따라서 대체의학의 토양은 우리나라가 구미 각국에 비해 훨씬 풍부한 편이나 국내 제도권의 대체의학은 자생의학을 발전시킨 것이라기보다는 미국의 것을 수입한 것이다.

대체의학도 서양의학계에서 인정하는 범위 내에서 보호받고 있을 뿐 기타 의학자들의 연구나 경험적 성과에 대해서는 매우 배타적이다. 지난 98년 공영방송에서 '암은 정복될 것인가'라는 3부작 의학 다큐멘터리를 제작하여 방영하다가 제2부를 방영하기 몇 시간 전 돌연 취소한 사태가 이를 잘 입증한다. 그 프로그램은 대한의사협회의 항의에 따라 방영이 취소된 것이다.

이러한 환경 때문에 아직 대체의학이 의학의 한 분야로 인정받지 못하고 있지만 앞으로는 기성의학에 흡수되어가는 형태로 대체의학이 조금씩 자리 잡아 나갈 것이다. 국내에서도 놀라운 속도로 의료소비자들의 대체의학에 대한 관심이 높아지고 있기 때문이다. 한국인들은 실생활에서 대체의학을 많이 활용하고 있다. 정확한 통계는 없지만 대체의학이 거대한 의료시장을 형성하고 있기 때문에 제도권 의학에서 눈을 돌릴 것은 당연한 이치다.

지난 97년 건국대 의대가 암 환자를 대상으로 국내 최초로 실시한 대체의료 경험여부 조사에서도 80%가 대체의료를 경험한 것으로 나타났다.

현재 대체의학자들이 추산하는 민간요법 비용은 줄잡아 20조 원, 한의학을 포함해 공식 의료기관에 지출하는 의료비와 맞먹는 액수다.

이러한 추세를 반영하듯 국내 서양의학계에서도 97년 대체의학계를 설립하였고, 분당 차병원을 비롯한 일부 병원에서는 대체의학 진료를 하고 있다.

대체의학 선택의 문제점

사람들은 평상시의 건강증진 및 질병예방 차원에서 대체의학을 선호하고 있으나 발병하면 처음부터 대체의학을 찾지는 않는다. 일단 병원에서 현대의학으로 치료를 받다가 치료불가 판정을 받거나 치료의 부작용이 생겼을 때 대체의학을 선택하는 것이 일반적이다. 대체의학으로 치료를 하고 있는 사람들은 이미 양방과 한방을 두루 거친 뒤 마지막 수단으로 찾아오는 경우가 대부분이다. 대체의학자들은 이런 현실 때문에 치료율이 떨어진다고 생각한다.

그러나 환자 입장에서는 처음부터 선뜻 대체의학을 선택하기가 쉽지 않다. 기성의학은 무수한 경험과 임상시험의 축적, 과학적 검증방법의 발달 등으로 어떤 병의 치료법이 치료율이 얼마나 되는지, 부작용이나 합병증의 가능성은 어떤지 등 환자가 궁금해 하는 문제들에 대해 비교적 정리가 잘되어 있다.

따라서 기존 방법으로 치료했을 때 실패와 성공의 가능성을 미리 정해진 범위 내에서 설명할 수 있다. 그러나 대체의학의 방법들은 이와 같은 정보가 잘 알려져 있지 않다. 일부 확연한 성공사례에 대해서는 자세히 보고되어 있으나 이 역시 원인규명이 부족한 상태다.

하지만 우리나라는 전래의학의 유산이 풍부하여 보건당국의 정책적 지원으로 보다 체계적으로 연구하고, 의료방법이 과학적으로 뒷받침된다면 세계 의료시장에서 경쟁력 있는 산업으로 발전할 수 있을 것이다.

대체의학에 대한 접근 방법

의학적 방법의 선택은 사람의 생명이 달려 있는 중요한 문제이기 때문에 신중하게 고려하여 선택해야 한다. 일단 발병하면 어떤 치료방법을 선택할 것인지가 가장 중요한 문제다. 경우에 따라서는 몇 가지 치료방법을 함께 사용하여 치료효과를 높일 수도 있으나, 치료의 원리 자체가 전혀 달라 함께 쓸 수 없는 경우도 많다.

가령 암환자의 경우 방사선 치료와 항암제 투여 등의 화학요법과 자연요법은 서로 배타적이어서 어느 한 가지를 선택할 경우 다른 방법을 병행하기 곤란하다. 또 적절치 못한 치료방법을 선택했을 때는 훗날 돌이킬 수 없는 결과를 낳기도 한다. 대체의학을 선택할 때도 마찬가지다. 대체의학은 그 종류가 워낙 많기 때문이다. 그 사람의 체질이나 병의 정도, 주어진 환경 등에 따라 적절한 방법을 선택해야 한다.

제3절 한국적 대체의학의 한 모델

의료인도, 의료기관도, 약도, 처방도 필요 없는, 병 없는 세상의 실현… 그것의 가능성을 믿게 할 만한 독특한 의약과 이론이 제시되었다. 이를 우선 '신약본초학(神藥本草學)'이라 부르기로 하자.

신약본초학은 유구한 역사를 통해 면면히 이어져 온 우리나라 고유의 민간의방과 한방의약학을 바탕으로 하여 오늘의 질병환경에 맞게 재창조된 신의약학(新醫藥學)의 이름이다.

우리 민족은 유사 이래 우주질서와 자연의 섭리에 따라 바르고 건강하게 사는 지혜를 터득, 생활에 이용해 온 자랑스러운 전통을 지녀왔다.

이렇듯 뿌리 깊은 전통의학의 토양 위에서 새로운 의약학의 비밀을 밝혀내 『신약(神藥)』, 『신약본초(神藥本草)』라는 저서를 통해 세상에 신의약학의 모델을 제시한 이는 인산 김일훈(仁山 金一勳, 1909~1992) 선생이다.

필자에게는 아버지이기도 하지만 엄밀한 의미에서는 스승이기도 하고 또 사적인 집안 이야기를 하고자함이 아니므로 부득이 불효를 무릅쓰고 '선생' 이라는 표현으로 일관할까 한다.

어느 민족에게나 그 풍토와 수질, 체질에 알맞게 형성되어온 민간의방과 약재가 있게 마련이다. 특히 역사 싶은 민족일수록 오랜 세월 경험의 축적에 의해 더욱 다양하고 슬기로운 민간요법의 전통을 갖고 있음은 결코 우연이 아닐 것이다.

인류가 병마와의 생존을 건 싸움을 통해 터득한 실용적이면서도 지혜로운 민간요법의 가치는 이론적 체계와 기술적 운용에 있어 비록 미흡한 점을 지니고 있다손 치더라도 안전성, 유효성 면에서 크나큰 장점 또한 보유하고 있다는 사실을 간과해서는 안 되겠다.

우리나라에서는 1백 년을 전후한 시기부터 이 땅에 본격 상륙하기 시작한 서양의학의 장점을 너무 과신한 나머지 오랜 세월에 걸쳐 우리 민족의 체질과 특성에 맞게 발달해 온 민간요법과 한방의학의 더 큰 장점을 충분히 활용하지 못한 아쉬움이 있었다.

다행스러운 것은 닉슨 전 미국 대통령의 중국 방문 이후 서서히 되살아나기 시작한 동양의학에 대한 사회적 관심 덕택으로 이 분야의 발전이 최근 두드러지게 나타나고 있다는 점이다.

우리 체질과 특성에 맞는 민간요법과 한방의학의 튼실한 토양 위에 서양의학적 장점을 수용하여 새로운 한국적 의약학을 창조한다면, 우리 국민뿐 아니라 인류 전체의 건강증진과 병마퇴치에 획기적인 기여를 할 수 있을 것으로 보인다.

필자는 뿌리 깊은 지혜와 오랜 세월 축적된 경험을 보유하고 있는 우리 민족의 저력과 창의성, 천재성 등을 감안해 볼 때 그것은 결코 오르지 못할 고지가 아님을 확신한다. 왜냐하면 필자는 이미 필자의 짧은 경험만으로도 그 한계에 다다른 세계의학계의 고민을 해결할 수 있는 한국적 신의약학의 위대한 가능성을 어느 정도 확인했기 때문이다.

필자는 '신약본초학'을 한국적 신의약학의 이상적 모델로 제시하면서 그것의 출현 배경과 의미, 가치에 대해 개략적으로나마 소개하고자 한다.

편의상 민족의학의 시원(始原)을 이루고 있는 원시의학을 '신시(神市)의학', 민간요법과 한의학을 통틀어 '전통의학', 인산 선생에 의해 제창된 신의약학을 '신약본초학(神藥本草學)'으로 구분하여 부르기로 하자.

신약본초학은 창조적 新醫藥學

동양 전래의 음양오행설(陰陽五行說)을 기본 축으로 하여 전개되는 신약본초학은 민족의 시조 단군(檀君)으로부터 면면히 이어져온 뿌리 깊은 한국 특유의 의학, 즉 '신시의학'에서 비롯된 것이다.

그러나 이 신시의학은 오랜 세월을 지나오면서 대부분 실전(失

傳)되고 그나마 남아 있는 것도 내용이 왜곡되거나 알맹이 없는 형체만 유지하는 정도로 그 명맥을 이어왔다. 게다가 서세동점(西勢東漸)의 역사적 격변기를 맞아 물밀 듯 밀어닥친 서양의학의 위세에 눌려 거의 자취를 감출 뻔하였다가 한 천재 의자(醫者)에 의해 절처봉생(絶處逢生)이요, 기사회생(起死回生)의 전기를 맞는다.

세인들로부터 한국이 낳은 '불세출의 신의(神醫)'로 일컬어지는 필자의 선친(先親)에 의해 뿌리 깊은 신시의학의 원형이 복원되고, 미흡한 점이 시대와 환경에 맞게 보완됨에 따라 다시 우주의학 등의 다른 이름으로도 불리는 이 의학은 우주의 뭇별과 지상 만물의 상관관계 및 상호작용을 밝혀 인류의 병마를 물리치고 병 없이 건강하게 장수할 수 있도록 다양한 신약묘방(神藥妙方)을 제시함으로써 우주의학 시대로 인도하는 이정표 역할을 하고 있다.

토종 산물의 神藥的 가치 천명

신약본초학의 두드러진 특징 중 한 가지는 이 땅의 농림축수산물과 광산물 등 거의 모든 토종 산물(産物)은 예외 없이 현대 난치병을 퇴치할 묘약·신약·영약(靈藥)이라는 사실을 밝힌 점이다.

이 의학의 또 다른 특징은 값비싼 약재를 권하지 않을뿐더러 구하기가 어려운 희귀한 물질을 약으로 쓰라고 하지도 않는다.

다만 주변에 지천으로 널려 있는 흔한 물질의 영양성분과 약성의 가치를 올바로 파악하여 활용하도록 가르친다.

예부터 그 가치를 인정받아온 산삼을 필두로 느릅나무 뿌리껍질(유근피), 인삼, 영지, 지초, 옻, 솔잎, 솔뿌리, 복령, 참조기, 서해안 천일염, 대나무, 홍화씨, 밭마늘, 파, 오이, 쥐눈이콩, 민물고둥(다슬기), 호두, 은행, 살구씨, 생강, 강화약쑥, 둥굴레, 국화꽃, 민들레(포공영), 금은화(인동꽃) 등 이루 다 열거하기조차 어려울 정도로 신약·영약은 이 땅에 지천으로 널려 있다는 것이다.

다만 우주의 비밀과 자연의 이치를 꿰뚫는 참의자(眞醫者)의 혜안(慧眼)을 만나지 못해 그 가치를 제대로 인정받지 못하거나 좀 더 유용하게 쓰이지 못했을 뿐이라는 설명이다.

신약본초학에 의해 모양이 볼품없고 번식력이 떨어진다는 등의 이유로 홀대받던 이 땅의 토종 신약·영약들은 차츰 참 가치와 효용성을 인정받게 되었다.

토종돼지가 멸종위기에서 가까스로 명맥이 이어졌고, 오리에게 유황을 먹여 기르는 농가가 늘어났으며, 토종 홍화씨를 생산하는 농부가 부쩍 많아졌다.

마을마다 옻오름을 꺼려 뿌리째 뽑아버리는 바람에 멸종될 뻔했던 옻나무가 암 예방의 신약으로 알려지면서 이 땅의 산야에 또다시 퍼져나가기 시작했고, 암 치료의 필수 영약으로 소개된 밭마늘 역시 세인들의 존귀한 대접을 받고 있다.

뼈가 부러지거나 부서진 것의 회복에 신비한 효과를 보이는 홍화씨의 약성을 체험한 사람들이 점차 늘어나면서 그 존재는 물론 이름조차 잊혀져가던 홍화씨는 일약 유명해져 으뜸 신약의 대열에 올랐다.

신약본초학은 이렇듯 우리 주변에 지천으로 널려 있는 토종 동식물과 광물 등의 의약적 가치와 효용성을 활용하여 현대 난치병을 효과적으로 퇴치하려는 시도의 산물이다.

신의약학을 제창한 이유에 대해 인산 선생은 한 강연회에서 이렇게 설명한 바 있다.

"이제 곧 어려운 시기가 닥친다는 것을 내가 40년 전부터 완전히 알고 있어도 오늘까지 대책이 없었는데 (오늘 이렇게들 모였으니) 이제부터라도 신약으로 세상의 고통을 하나하나 덜고자 하는 것이다. 자신이 자신을 살리는 의사가 되고 또한 부모나 자손을 살릴 수 있는 의사가 되어야 한다. 대중을 구하는 병원도 능력이 부족할 때가 많을 것이니 그 이유는 많은 의서가 오늘의 병을 고치기 위해 쓰인 것은 아니기 때문이다. 옛 의서를 내가 잘 아는데 화공약의 피해로 생긴 각종 병을 고칠 수 있는 방법이 쓰여진 책은 없다. 나는 오늘을 사는 사람이므로 오늘날 사람들의 병을 고쳐야 하는 것이다."

신약본초학은 이렇듯 소수 전문 의료인들의 의학지식과 의료기술에 전적으로 의존해야 하는 현대의 모든 의학·의료체계와는 처음부터 그 궤를 달리한다.

병들기 전에 미리 다스리는 치미병(治未病)의 상의(上醫)이고, 병을 다스림에 있어서도 자가 처방에 의해 자력으로 병마를 퇴치할 수 있는 '자력의학(自力醫學)'이다.

또 일부 특수 전문지식인 집단만 알 수 있는 복잡다단한 의학이 아니라 중학생 이상의 수준이면 누구나 이해할 수 있는 쉽고 간단한 논리체계의 서민 대중의학이다.

사람마다 名醫가 되는 세상

인산 선생은 지난 80년 간행한 첫 번째 저서 『우주(宇宙)와 신약(神藥)』의 서문에서 '널리 창생을 구제하기 위해 신약활인방(神藥活人方)을 공개하노니 이 법은 앞으로 이 법을 따르는 사람마다 편작(扁鵲), 화타(華陀)의 의술에 전지전능하게 만들 것'이라고 밝힌 바 있다. 또 언젠가 대중을 상대로 한 공개강연회 석상에서도 사람마다 명의가 될 수 있다는 점을 더욱 분명하게 피력한 적이 있었다.

"집집이 병원보다 더 훌륭한 약을 가지고 있고 사람마다 의사보다도 더 훌륭한 치료법을 알고 그래서 사람마다 명의요, 집집이 병원이니…(중략)… 그래서 내가 『신약본초(神藥本草)』에는 누구도 가정주부가 가족의 병을 고칠 수 있도록(쉽게) 얘기해 놓은 것이다."

신약본초학은 이렇듯 사람마다 편작, 화타의 의술에 전지전능할 수 있도록 쉽고 간단한 의방과 약재 활용방법을 소상하게 밝혀 놓았다.

따라서, 지난 86년 6월 이 이론이 『신약(神藥)』이라는 도서를 통해 세상에 널리 알려지기 시작한 이래 지금까지 14년 남짓한 세월을 겪는 동안에도 이를 이용해 난치성 병마를 극복한 '신화(神話)'가 숱하게 나왔고, 어려운 병 쉬운 방법으로 잘 고치는 제자 내지 추종자들 역시 적지 않게 배출되었다.

물론 이를 악용하여 '가짜도사' 행세를 하거나 환자에게 경제적 손실을 입히는 부작용 또한 적지 않았다.

이러한 사실들에서 신약본초학은 한낱 근거 희박한 단편적 민간요법에 그치는 것이 아니라 우주질서와 자연의 섭리에 부합하는 차원 높은 의학이요, 치료방법임을 미루어 짐작할 수 있겠다.

신약본초학은 지금까지 인류가 삶을 영위해 오면서 쌓아온 학문적 성과와 경험적 지식 중에서 오랜 세월 속에 잘못 전해진 것과 지혜의 부족으로 미완성인 채로 남아 있는 것들을 수정 보완하려는 노력의 산물이다.

흔한 물질인 천일염을 질병치료와 건강증진에 유용한 물질(物質)로 재창조하여 그것의 가치와 이용법을 밝힌 것이라든지, 공간색소 중의 약 분자 합성(合成) 및 이용법, 그 밖에 토종오이, 홍화씨, 집오리, 마른 명태, 옻 등 천연물의 숨은 약성 및 효과적 이용법을 밝힌 것은 그 대표적 예라 하겠다.

예전부터 서해안 천일염을 푸른 대나무통 속에 다져 놓고 한두 번 구워서 양치용 또는 소화제 등으로 사용해 오던 것을, 소금의 독성 완전제거와 약성의 완전합성을 위해 아홉 번을 굽도록 제조방법을 개선하여 이 소금이 오늘날 유용한 대체요법의 하나로 정착되게 한 것은 신약본초학의 독창적 '죽염론'이 그 효시다.

또 예부터 동양의학에서 질병 치료법의 하나로 이용해 온 쑥뜸법을 개선해 AIDS는 물론 기타 난치성 불구자, 이름 모를 괴질 등을 치료 내지 예방하는 데 매우 유용한 새로운 쑥뜸법으로 재창조한 내용과 구체적 방법 역시 신약본초학의 '쑥뜸론'에 자세히 설명돼 있다.

감로수 함유량 높은 長生 仙藥들의 비밀

인산 선생의 창조적 우주론과 의약론이 가감 없이 수록된 『신약본초(神藥本草)』에는 '죽염과 홍화씨, 산삼(山蔘)이 잃었던 건강을 회복시켜주는 묘약인 동시에 무병장수를 위한 최상의 신약'이라고 적혀 있다.

그 내용은 고금동서 어느 의약학 서적에서도 그 유례를 찾아보기 어려운 독특한 설명방식이다.

"우리나라에는 땅에서 저녁에만 솟아나는 감로정(甘露精), 즉 감로수 기운이 있다. 그 감로정의 물이 흘러가지고 우리나라 바다 연안에 모여 있는데 그 물을 퍼다가 소금을 만들기 때문에 소금

속에는 오염에 따른 각종 독극물과 중금속도 있지만 또한 감로수 역시 함유되어 있다. 그것을 고온의 불로 처리하여 만들어낸 죽염 속에는 1만1천 분의 1만큼 감로수가 함유되어 있고, 홍화씨 속에는 1만2천 분의 1만큼 들어 있으며, 산삼에는 1만3천 분의 1만큼 포함되어 있다. 죽염을 좁쌀만큼 손끝에 묻힌 뒤 혀끝에 발라 맛을 보면 단맛과 향내가 있음을 알게 된다. 홍화씨를 불에다 잘 볶아서 절구에 찧은 뒤 그 가루를 물에 푹 달이면 향내가 진동하고 그 물맛은 아주 고소하다. 산삼 역시 덩치가 큰 것은 쓴맛이 나지만 조금 떼어내서 맛보면 달고 향기로우며 덩치가 작은 것도 마찬가지로 달고 향기롭다. 그것은 모두 감로수 기운 때문이다. 죽염은 인공으로 감로수 기운을 합성시키는 묘법이고 홍화씨는 하늘의 목성(木星=歲星) 별정기로 화하기 때문에 수생목의 원리로 감로수 기운이 자동적으로 이루어진다. 산삼은 금성의 별정기로 화하기 때문에 금생수(金生水)의 원리로 감로수의 비밀이 이루어지게 된다. 따라서 다른 물체에는 감로수 기운이 십만 분의 1, 백만 분의 1도 안 되는데 이 세 가지 물질에는 감로수 기운의 함유량이 높아 불로장생의 선약(仙藥)이 되는 것이다."

신약본초학의 다섯 가지 특징

지금까지 창조적 신의약학, 즉 신약본초학에 관해 개괄적으로 살펴봤다.

다시 한번 신약본초학의 특징을 정리하자면 다음 몇 가지로 요약 설명된다.

첫째, 이 의약학은 역사적 의학의 발전단계를 거쳐 진일보한 의학적 체계가 아니라 시간과 공간을 초월하여 금세기에 혜성처럼 출현한 독특한 의약학 이론이다. 따라서 우주의 특정 별정기로 화한 물체의 약성을 인간의 질병과 재난을 구제하는 방약(方藥)으로 쓴다는 등의 독특한 설명방식을 취하고 있다.

둘째, 주변에 흔한 물질의 약성 가치를 구명하여 활용하되 독성이 강한 것은 법제(法制)를 통해 중화(中和) 내지 제독(除毒)하고 약성이 약한 것은 다른 재료와의 배합을 통해 약성을 돋우어 신약(神藥)으로 만들어 쓴다.

따라서, 천연신약과 법제신약, 합성신약, 배합신약, 재창조신약을 적절히 활용하여 치방(治方)을 쓴다.

셋째, 구하기 어렵거나 만들어 쓰기 곤란한 방약을 제시하지 않고 간단하고 쉬우면서도 효과가 뛰어나며 또한 안전한 처방과 약재를 활용해 난치성 병마를 극복할 수 있도록 가르친다.

너무나도 고치기 어렵다거나 현대의학적으로 못 고친다는 병을 너무도 쉽고 간단한 처방과 약제로 고칠 수 있다는 논리 때문에 일반 대중으로부터 도리어 불신을 초래할 정도다.

연탄가스 중독과 독사에 물렸을 때 천상 28수(宿) 중의 북방 여성(女星) 정기로 화생한 물체인 마른 명태 다섯 마리씩 푹 삶아 먹는 것이 최상의 신약이라고 설명한다든지, 에이즈 치료법의 핵심은 우리나라 강화산 약쑥으로 뜸쑥을 만들어 중완(中脘), 단전(丹田)에 뜨는 것(치료 사례가 있음)이라는 등의 간단한 처방은 좋은 실례라 하겠다.

넷째, 자가 치료를 통해 건강을 회복할 수 있는 '자력(自力)건강법'을 제창하여 굳이 의료 전문가의 손을 빌리지 않고도 일반 대중의 상식과 기술만으로 어려운 병의 해결이 가능하도록 배려하였다.

즉 신약본초학은 어떤 병증이 있으면 한의원이나 기타 병의원의 전문가를 찾아가 상의하라는 식의 논리가 아니라 과거와 현재의 병의 차이점과 그에 따른 퇴치방법, 미래질병의 양상과 그에 대응한 대비책을 누구나 활용 가능하도록 제시하고 있다.

다시 말해 초등학생조차도 가족의 암이나 기타 난치병을 고칠 수 있을 정도로 쉽고 간단하며 안전한 처방을 제시함으로써 의학, 의료의 대중화시대를 열고자 했다는 특징을 갖고 있다.

전문가들은 위험한 발상이라고 생각할지 모르지만 신약본초학의 이론체계를 면밀하게 검토해 본다면 얼마든지 자가치료, 자력건강이 가능할 정도로 안전성과 유효성이 뛰어나다는 점을 알 수 있게 된다.

다섯째, 치병(治病)의 요체를 해독보원(解毒補元), 즉 체내에 축적된 공해독을 해독하면서 원기를 돋우어 주는 방식의 용약(用藥)

법을 통해 난치 고질병들을 어렵지 않게 물리칠 수 있는 법을 제시하였다.

신약본초학의 감기처방은 『신약(神藥)』에 공개된 바와 같이 영신해독탕(靈神解毒湯)인데 실험결과 이 처방의 효과는 매우 뛰어나다. 공해독을 먼저 다스린 뒤 서서히 원기를 회복시켜 나간다는 치병전략의 산물이다.

공해 세상에 비치는 한 줄기 瑞光

끝으로 세상에 아직 공개되지 않은 선친의 어록 중 한 대목을 소개하면서 소론을 마치고자 한다.

"내(仁山)가 (광복 직후) 동서의(東西醫) 종합학교를 만들자고 하는데 코쟁이가 우릴 야만이라고 해, 소가 뜯어먹는 풀을 가지고, 쇠꼬챙이 가지고 (병)고치는 건 야만이라?

…네(내방객)가 아프면 네 힘으로 고치고 네 가족도 네 힘으로 고쳐라, 국민학교 학생이 가족병 고치고…. 조상이 장려한 신약(神藥) - 마늘, 오이, 명태 두고 딸라(달러, $) 주고 사람 잡는 약 사다 먹고(하는) 이런 세상 싹 뜯어고칠 기록을 남기는 거니까…. 마늘 속에 있는 신철분(辛鐵粉)은 불에다 구워 놓으면 다시 흙(土氣)으로 돌아가요. 그래서 달아요. 암 치료에 도움 받을 수 있어. 침이 진액인데 침 자체가 암 되는 독수(毒水)로 변해 버렸어. 마늘이 옛 음식에 조미료지만 알고 보면 암에 약이라. 후손이 미련하

면 영약(靈藥)을 우습게 알아. 아는 사람이 후손에 나면 조상이 훌륭하다는 거 알아…."

'난치병은 있으되 불치병(不治病: 고칠 수 없는 병)은 없다' 고 단언하면서 고치기 어려운 병을 간이(簡易)한 의방과 구득하기 쉬운 흔한 물질로 다스리고 건강을 회복할 수 있다는 요지의 신약본초학의 등장은 공해가 만연하고 난치성 병마가 창궐하는 오늘을 사는 인류에게 한 줄기 서광(瑞光)임에 틀림없다고 필자는 굳게 믿고 있다.

제4장 대체의학 활용 위한 정책 방향

제1절 보건의료정책의 목표는 '無醫 세상'

보건의료정책의 목표를 의학발전에 둔다면 수많은 환자들의 회생에 의해 목표 달성이 가능하게 될 것이다.

의자(醫者)는 사람들에게 질병이 발생했을 때 한시적으로 활동하는 직업인이어야 함에도 어느 시점에 이르러서는 마치 누가 누구를 위해 존재해야 하는 것인가 구분하기 힘들 정도가 된다.

소방수들의 존재는 화재를 당한 사람들의 불을 끄기 위한 것이지 그 과정에서 이권 보호의 울타리 안으로 들어가 대접받고 호강하는 데 그 가치를 두는 게 아니듯 의료인들도 마찬가지여야 한다.

　병든 사람이 있고 그로 인해 제 명대로 못 살고 죽어가는 환자들이 있음을 생각하여 제 일처럼 괴로워하며 잠 못 들고 고민하는 참된 의자(醫者)는 과연 얼마나 될까?

　작금의 의약 갈등 상황을 보면서 국민의 한 사람으로서 착잡한 심정을 금하기 어려워 그 소회의 일단을 한 건강 월간지에 피력한 바 있었다. 보건의료 정책의 목표를 왜 무의(無醫)에 두어야 하는가에 대한 나름의 생각을 정리한 내용이어서 그것을 인용하여 본 고의 한 장을 삼고자 한다.

　지난 86년 여름, 이 땅에는 의학 역사의 새 지평을 열어줄 것으로 기대되는 특별한 의방서(醫方書) 한 권이 출현하였다. 『신약(神藥)』이라는 이름의 이 의서는 의학사상 초유의 많은 발행부수를 기록하며 현재까지도 애독되고 또 선물로도 적잖이 유통되고 있다.

　한의사, 양의사는 물론 한약업사, 약사 등 의료인과 식품·영양을 전공하는 학자들에게도 관심을 불러일으켰고, 수많은 난치병자들과 그 가족들에게는 용기와 희망, 자신감을 갖게 하였으며 그로 인해 실제로 난치·불치병의 위기로부터 탈출하게 만드는 '기적'이 곳곳에서 연출되었다.

　『신약』의 출간으로 인해 궤멸되어 가던 토종의 의약적 효용성과 산업적 가치가 재인식되기 시작해 그나마 멸종의 위기를 넘기고 다시 부활하여 본격 유통되고 있음은 참으로 다행스러운 일이라 하겠다.

신약에 담긴 뜻은 無病, 無醫의 세상

　유황오리, 동해산(産) 마른 명태, 토종 오이, 토종 돼지, 음양곽 염소, 홍화씨, 다슬기, 개똥참외, 연평도 참조기, 강화약쑥, 참옻 등의 의약적 효용성과 산업적 가치에 대한 인식 보급으로 새 기류가 형성되고 새시장이 열리게 된 것이다.

　바로 그 『신약』의 서문에는 이런 구정이 보인다. "…이 책의 출간으로 인해 한 사람이라도 더 질병의 고통으로부터 구제될 수 있기를 바라는 마음 간절하다. 의료기관도, 의료술도, 처방도, 약도 필요 없는 사회…."

　이 글을 접한 일부 의료인들은 '의료인도, 의료기관도, 처방도, 약도 필요 없는 사회' 라는 표현에 큰일 날 소리라며, 있어서도 안 되고, 있을 수도 없는 일' 로 치부해 버렸다.

　대개의 경우 의료인뿐만 아니라 다른 사람들도 의약산업은 현대 과학발전에 힘입어 더욱 발전할 것이고 현대인들은 그 혜택 속에서 보호될 것으로 믿는다. 그것도 신앙의 자유 속에 포함되는 것일까?

　정치가 정말 잘 이루어진 나라의 감옥에는 죄수가 극히 적거나 없는 법이다.

무술의 진짜 고수는 틀에 얽매이지 않고(無型) 어깨에 힘이 들어가지 않는 법이다. 정말 공부를 많이 하고 깊은 경지에 가서 더 배울 게 없는 사람들은 '무학(無學)'이라는 표현으로 존대한다. 배움이 없는 무식한 사람도 무학이라 하고 더 배울 게 없는 달통자도 무학이라 함을 곰곰이 새겨보자. 만약 의학의 달인이라면 병에 걸릴 때까지 방치했다가 일단 걸린 뒤에 기술적으로 잘 고치는 식이 아니라 애초에 병에 걸리지 않을 방도를 일러줄 것이기 때문에 의학 발달의 극치는 자연히 무병(無病)이요, 무의(無醫)가 되지 않겠는가.

의·약계 갈등의 사회적 교훈

선친 인산(仁山)의 의학적 목표는 의학과 방약(方藥)이 더 이상 필요치 않은 지구촌, 즉 무의촌(無醫村)을 이룩하는 것에 초점이 맞춰져 있다. 내용도 제대로 살펴보지 않은 채 지나친 이상론으로 몰아붙이는 경향은 편견과 단견(短見), 관견(管見)의 소치일 뿐이다.

인산의학의 바이블 격인 『신약본초(神藥本草)』에 담긴 의학정신은 제 병은 제 손으로 제 힘에 의해 고치고, 가족 친지와 이웃도 제 집안에서 자가적 요법으로 고치되 출생 시부터 이러저러하게 잘 관리하면 천수(天壽)를 다할 때까지 건강하게 살 수 있다는 게 그 핵심이다.

이 땅의 대표적 지식인 집단이라 할 의·약계가 의약분업 실시를 놓고 벌이는 갈등과 전쟁의 와중에서 결국 멍드는 것은 물건 팔아주고 시설 이용해 주면서도 대접받지 못하는 고객, 즉 환자와 그 가족들뿐이다. 아무리 사적인 영업이라 할지라도 의료는 그 대상이 사람의 존귀한 생명이기 때문에 공공성이 큰 것임을 감안할 때 그 투쟁방법의 졸렬성이나 국민과 정부를 설득하는 명분과 기술 수준의 낙후성에 국민의 한 사람으로서 실망감을 느끼게 된다.

일반 노동자들의 파업이나 극렬 투쟁에 비해 이 나라 대표적 지식인들의 투쟁과 설득 방법이 그래도 뭔가 나은 점이 있어야 한다고 믿는 대다수 국민들의 실망감을 어떻게 불식시켜줄 수 있을지 의문이다.

『신약본초』는 무의세상의 이정표

필자는 과문한 탓에 그 내막은 잘 모르지만 의·약 간에 벌어지는 첨예한 갈등과 대립의 이면에는 명분이야 어떻든 간에 불신이 그 핵심으로 자리 잡고 있음이 느껴진다.

약사의 임의 조제는 절대로 안 된다는 의사 고집이나, 약 하나 사는데 사생활 신상명세까지 공개해야 하느냐며 반발하는 약사들의 주장에는 옳고 그름을 떠나서 절대로 서로 믿지 못하겠다는 불신의 벽이 너무도 높다.

부부 간에도 서로 믿지 못하면 한 걸음도 나갈 수 없는 법인데 하물며 수많은 사람들, 그것도 이해(利害)관계를 달리하는 집단끼리의 견해차를 어떻게 극복 해소할 것인가.

의·약계뿐만 아니라 정·제계 등 각계 원로들까지 모여 머리를 맞대고 지혜로운 해결책을 마련해야 하지 않겠는가.

이 기회에 국민은 제 생명의 존엄성을 지키기 위해서는 평소의 건강관리가 얼마나 중요한지 되새겨 보고 자연적이고 순리적인 섭생과 치병책을 강구하여 건강하게 장수할 수 있는 심신(心·身)건강의 토대를 마련하는 게 현명할 듯싶다.

인류의 삶에 어떤 의학도 필요 없게 만들고 싶다는 의도로 쓰인 무의(無醫)의 지침서『신약본초』를 이정표 삼는다면 별다른 어려움이나 문제가 없으리라 믿는다.

『자연치유』의 저자인 하버드의대 앤드루 와일 박사를 비롯해 국내외 저명 대책의학자들이 한결같이 주장하는 '무의자연의 도(道)'를 근간으로 하는 순리적 신의론들 역시 미래의학의 나아갈 방향을 질병과의 싸움이 아닌 자연치유 능력의 회복에 두었음을 상기할 필요가 있겠다. 즉 끊임없는 투자로 신의약품들을 개발해 병원체들과 전쟁을 치르는 것보다 질병의 예방과 자연치유 능력 회복에 노력하여 인류가 병 없이 건강하게 살도록 해야 한다는 것이다.

이는 결코 실현 불가능한 이상론으로 몰아붙일 일이 아니다.

우리 보건의료계의 뜻있는 인사들의 소신 있는 노력에 의해 얼마든지 현실화할 수 있는 사안임을 필자는 확신하고 있다. 왜냐하면 인체의 내부로 눈길을 돌리면 질병 해결의 그 복잡한 문제도 의외로 해결의 실마리가 간단한 것일 수도 있겠기 때문이다.

제2절 '의료능력' 死藏시키는 면허제도 虛實

우리나라에서는 그동안 의료면허제도의 경직된 운용으로 말미암아 경향 각지에서 특유의 의료능력을 지니고 있음에도 '무자격자 불법 의료행위'로 간주돼 처벌 받는 등의 사례가 수없이 많았다.

그 가운데 훌륭한 보건의료정책 입안에 참조가 되었으면 하는 바람으로 논자가 실제로 겪은 일화 한 가지를 소개하면서 그때나 지금이나 변함없이 갖고 있는 우리나라 의료제도의 개선방향에 대한 생각의 일단을 피력해 보겠다. 주제와 다소 거리감이 있는 듯싶지만 여러 사례를 함축하고 상징하는 내용이라는 점 때문에 필요 이상의 상세한 묘사가 아닌가 하는 대목까지도 그대로 서술했음을 고백하지 않을 수 없다.

지금으로부터 10년 전인 1990년 초봄의 어느 날 당시 초등학교 5학년의 큰아이(사내)가 자전거를 타고 '곡예를 넘다가' 공중으로 한 바퀴 굴러 나둥그러지는 바람에 오른쪽 팔꿈치 관절 부위의 뼈가 부러지고 인대가 끊어지는 부상을 입었다. 집안에 환자가 발생하면 가족 모두는 여간 신경이 쓰이고 마음 아픈 게 아닐 것이다.

특히 부모 된 사람의 마음은 자식이 받는 신체적 고통보다 못하지 않을 정도의 심적 고통이 따르게 마련인데 이때 가장 믿고 의지하고 싶은 대상이 바로 의료기관과 의료인과 의약품인 것이다.

병에 따라서는 생사마저 좌우되므로 환자는 물론 그 가족 되는 사람들은 한결같이 의료인들을 거의 전적으로 믿고 의지하고 따르게 마련이다. 이때 의료인들이 환자나 가족들에게 신뢰를 줄 수 있는 최상의 요건은 인품과 경륜과 의료능력(기술)일 것은 두말을 요하지 않는다.

反자연적 수술 치료법

팔이 부러진 뒤로 아이는 참는다고 참다가 고통에 못 이겨 밤을 뜬눈으로 꼬박 새우고 이튿날 인근 병원의 정형외과로 가서 전신마취를 한 뒤 뼈를 맞춘 다음 깁스를 해두었다. 통증이 멎는가 싶더니 아이는 이튿날부터 다시 아프다고 엉엉 우는 것이었다.

한번 통증이 시작되면 보통 30분부터 1시간가량 괴로워하곤 했다. 아이 엄마가 뼈를 맞춘 병원에 아이를 데리고 가서 문의하였더니 병원에서는 X레이 촬영을 해본 뒤 부러진 뼈들이 서로 맞지 않고 어긋나서 그렇다며 '수술을 하자'고 제의하였다. 수술은 부러진 부위의 살을 째고 뼈를 서로 맞춘 뒤 다시 이탈되지 않도록 못을 박은 다음 봉합한다는 내용이었다.

상식적으로도 부러진 뼈는 완전히 휘거나 어긋나는 등의 특별한 경우를 제외하고는 제자리에 잘 맞추어 놓기만 하면 다시 접속되어 별다른 이상이나 지장을 주지 않는 법인데 왜 신체의 자연적 치유를 돕지 않고 째고 못질하는 등의 반(反)자연적 요법을 쓰려 하는지 선뜻 이해하기 어려웠다.

배운 대로 행동하는 것은 누구나 마찬가지겠지만 적어도 다른 사람의 생사(生死) 또는 신체적, 정신적 건강상태에 영향을 미치는 행위에 있어서만큼은 '좀 더 나은 방법'을 끊임없이 찾아보고 연구해보는 의료인으로서의 기본자세라도 갖춰야 하지 않을까? 의사와 환자 사이는 자칫 잘못 판단하거나 조치하면 가해자와 피해자 사이로 발전할 수 있다는 사실을 더 깊이 생각해 봐야 할 것이다.

물론 의료사고 발생 시 의료인들은 거대한 조직의 구성원이라는 유리함 때문에 잘잘못을 막론하고 별다른 법적 제재를 받지 않을 수는 있다. 그러나 의료인이기에 앞서 환자와 똑같은 하나의 인간이라는 사실을 염두에 둔다면 양심에 부끄럽지 않게, 의료윤리에 저촉되지 않게 끊임없이 살피고 실수하지 않도록 반성하고 노력해야 할 것이다. 인간은 전지전능한 존재가 아니기 때문이다.

아이는 아이들 특유의 자연적 원상회복능력 때문에 굳이 수술할 필요가 없다고 판단, 퇴원을 시키려 하자 그 병원의 정형외과 과장은 '부모의 무지(無知) 때문에 아이를 팔 병신 만들겠다'며 우려를 표하였다. 아주 간단한 수술을 왜 받게 하지 않으려는지 도무지 이해가 안 된다는 투였다.

그 의사를 위해서나 그 의사에게 치료받기 위해 뼈 부러져 찾아오는 다른 많은 환자들을 위해서라도 솔직하게 인체의 자연치유능력의 불가사의한 힘이라든지 부러진 뼈 회복에 신비스러울 정도로 효능이 높은 홍화(紅花)씨 사용법 등에 관한 실용적 의료정보를 말해 주고 싶었으나 그 의사의 교만한 태도로 미루어 수용할지의 여부도 판단이 서지 않았고 또 나 자신 다른 잡지 제작의 마무리 단계라는 바쁜 사정 탓으로 그냥 그 병원 문을 나서고 말았다. 아프다고 우는 아이를 그냥 데리고 나서기가 가슴이 아팠지만 그렇다고 자연의 섭리를 무시한 채 인체에 무리를 주거나 후유증을 남길 수도 있는 인위적 수술을 고집하는 의료기관에 아이의 치료를 맡기고 싶지 않아서였다.

아이와 아이 엄마는 고통스러운 나머지 수술을 하면 아프지는 않을 것이라는 생각으로 차라리 수술을 받고 싶다고도 하였다. 참으로 난감했다. 세상은 벌써 자연의 섭리와 반대 방향으로 나아가고 있는 서양의학적 사고의 방법에 젖어들 만큼 젖어들어 있는 것이다. 아무리 좋은 생각, 좋은 말이라도 주변 모두에서 반대할 때는 참으로 곤혹스러운 법이다.

자연의 섭리 무시하는 일부 의사들

막상 병원 문을 나섰지만 뼈에 대해 특별한 지식을 갖고 있지 않은 나로서는 어찌할 방법이 없었다. 홍화씨를 달여서 먹이는 방법이 아무리 좋다고 해도 그것은 뼈를 제자리에 맞춘 뒤라야 제대로 효과가 나므로 그것만 가지고는 온전한 치료가 곤란하다.

병원 말대로 팔꿈치 부위의 살을 째고 뼈에 못질을 해서라도 뼈를 맞춘 다음에 홍화씨를 열심히 먹인다 해도 안 될 것은 없지만 걸핏하면 인체에 수술 칼을 대려 하는 의료인들의 관행적 치료방법이 나로서는 쉽게 용납되지 않았다.

그 뒤 2~3일 동안 아이가 고통스러워하는 것을 차마 눈뜨고 볼 수 없을 정도였다. 다른 일 때문에 줄곧 떨어져 살아야 했던 나에게 아이는 밤마다 울면서 수술이라도 하게 해달라는 것이었다. 물론 통증을 견디기 어려워서 그러는 것인 줄은 알고 있고 또 그것은 아이의 원상회복능력에 의해 복구되리라는 것도 확신하고 있지만 내 몸이 아니고 자식의 몸인 만큼 내 생각대로 끝까지 고집하기도 어려운 실정이었다.

또 '빨리 수술하지 않으면 앞으로 팔을 영영 못 쓰게 된다'는 병원 의사의 말대로 혹시 잘못되는 것은 아닌가 걱정하는 아이와 아이 엄마의 생각을 무조건 몰아붙이고 잡아 누르는 것도 마냥 그러기는 힘든 것이다. 더구나 통증에 차도가 없었으므로 수술이라도 받아보고 싶다는 계속된 하소연을 일단 받아들여 좀 더 큰 도시의 병원으로 가서 정밀검사를 한 뒤 그곳 의사들의 견해를 듣고 다시 생각해 보기로 하였다. J시의 아무개 병원에서도 역시 곧 수술을 하는 것이 좋겠다는 견해였고 환자들이 밀려 있어서 수술날

짜 받기도 어려운 상황이었으므로 아이 엄마는 백방으로 노력하고 서둘러서 2~3일 뒤에 수술을 받기로 하였다.

이튿날 향리에 계신 가친(家親)으로부터 "아이의 팔 수술을 받지 말도록 하라"는 지시가 있었고 나 역시 같은 생각이었으므로 이유 없이 퇴원시키도록 전화를 하였다. 서로 멀리 떨어져서 전화로 모든 것을 결정하자니 불편한 것은 한두 가지가 아니었지만 아이의 장래 건강을 생각하며 끝내 고집을 밀고 나갔다.

우리네 환경은 주위에 누가 아픈 사람이 있으면 아무 책임성 없는 발언과 권유를 '환자를 위해서' 서슴없이, 강력하게 하는 풍토라서 무엇 하나 결정하기가 보통 어렵지 않은 법이다. 그러나 다른 사람이라면 아무리 좋은 방법이라도 환자와 가족들이 듣지 않으면 할 수 없겠지만 자식의 문제이므로 친하게 지내는 이웃이라고 해서 모르는 사람들의 이야기를 그대로 따를 수는 없었던 것이다.

아이는 그 뒤 학교도 못 가고 피골(皮骨)이 상접할 정도로 수척해진 채 눈물로 밤을 지새우기 일쑤였다. 아이 엄마 역시 아이와 함께 밤을 지새우는 것은 물론 내내 눈물로 세월을 보냈다.

법제도에 희생된 재야 의료 능력자의 기구한 삶

이렇게 열흘이 지난 어느 날, 아이 엄마는 이웃집 아주머니로부터 뼈를 잘 보는(다를 줄 아는) 노인이 아무개 시에 살고 있으니 아이를 데리고 가보라는 말을 들었다. 우여곡절 끝에 그 노인을 찾아가니 70대의 이 노인은 아이 입에 재갈을 물리고 장정더러 아이를 꼭 붙들고 있게 하고는 퉁퉁 부은 아이의 팔을 잡아 빼더니 탁 치며 밀어넣었다. 이 과정에서 아이는 자지러질 정도로 아파하였으나 곧이어 통증이 가시는지 뼈 부러진 이래 줄곧 굳어 있던 표정이 풀리는 것이었다.

아이를 데리고 약 7일쯤 뒤 한 번 더 그 노인을 찾아가니 노인은 아이의 손바닥이 어깨에 닿을 정도로 구부려 보더니 이제 다시 올 필요 없다고 말해 주었다. 노인이 뼈를 맞춰준 뒤로 아이는 우선 통증이 사라진 데다 홍화씨를 달여 열심히 먹였던 관계로 한 달도 안 되어 거의 정상을 회복하였다.

아이가 뼈를 다친 직후, 공교롭게도 그 아이의 같은 반 친구 한 명도 역시 팔꿈치 뼈가 부러지는 부상을 입었다. 집의 아이와 마찬가지로 그 아이도 인근 병원으로 가서 마취시킨 뒤 뼈를 맞추었으나 잘 맞지 않자 며칠 뒤 수술을 하여 뼈를 맞추고 못질을 했다. 그런데 얼마 뒤 그 아이는 또 통증이 심하여 병원에 가서 X레이를 찍어보니 뼈가 또다시 어긋났다는 거였다.

결국 좀 더 큰 병원으로 나가서 재수술을 받았는데 그 과정에 그 아이가 겪었을 고통은 그리 짐작하기 어렵지 않다. 그러나 과정상의 고통도 고통이려니와 아직 어린아이인 만큼 다시 어긋날 확률이 높고 그때마다 재수술을 하여 세 번까지 수술한 예가 적지 않은 것이 작금의 현실이다.

어처구니없는 노릇은 '뼈 잘 본다'는 그 노인이 다른 사람 뼈 잘못된 것을 고쳐주다가 무자격자 의료행위로 경찰에 입건되어 한동안 곤욕을 치른 뒤 아예 고향을 떠나 객지에 나가 7년 동안이나 그 의료능력을 파묻어 둔 채 환자나 뼈 다친 사람들에게 아무 도움을 못 주고 살 수밖에 없었다는 사실이다.

그러다가 그 무렵 고향 사람들 가운데 뼈가 부러졌거나 빠진 사람, 척추에 이상이 있는 사람들이 천리를 멀다 않고 찾아오는 바람에 또다시 10평도 채 안 되는 그의 초가는 전국에서 소문 듣고 찾아오는 뼈 환자들로 문전성시(門前成市)가 되었다.

이 노인처럼 특이한 의료능력을 지니고도 무용지물로 파묻어 두고 사는 사람들은 내가 아는 사람들만 해도 적지 않은 숫자다. 그러나 법제도를 맡은 사람들의 말대로 극히 적은 사람들을 위해 법제도가 따라갈 수 없으므로 그들이 '희생되는' 것은 불가피하다는 식의 논리에 의해 그들은 이웃의 환자들에게조차 아무런 공헌을 하지 못한 채 조용히 소멸되어가고 있다. 상황이 이런 만큼 요즘처럼 약은 젊은이들이 배울 리가 없으니 여생이 얼마 남지 않은 이런 의료능력자들은 참으로 뛰어난 의료능력을 제대로 써보지도 못하고 기술전수를 못한 채 이 땅에서 사라져가게 되는 것이다.

전쟁이 한창일 때 지략을 갖춘 유능한 장군 한 명의 죽음은 승패에 지대한 영향을 미치게 마련이다. 질병문제에 있어서 참다운 의료능력을 갖춘 이는 전쟁에서의 장군과 같은 위치인데 그들의 능력발휘를 원천적으로 봉쇄한다면 결국 곤욕을 치를 사람들은 환자들이요, 국민들인 것이다. 누구나 질병에 걸릴 위험이 있기 때문이다.

　오늘날 급증하는 괴질과 난치성 질병 앞에 모든 의료기관과 의료인들이 거의 속수무책인 실정인데도 국민 대부분은 질병의 무서움을 올바로 인식하지 못하고 아프면 의료인을 찾아가면 쉽게 해결될 것으로 믿고 있는 실정이다. 더 무서운 것은 각종 난치성 질병 앞에서 무력하기 짝이 없는 현실적 참모습을 감추고 호도하는 일부 의료인들의 무책임이다.

중요한 건 면허가 아니라 의료능력

　왜 거의 모든 제도권 의료인들은 자신들이 알고 있는 치료방법 이외에 더 나은 방법이 있는가를 찾아보려는 노력에 그리도 인색한 것인가. 왜 당국은 재야 의료능력자들의 능력을 엄정하게 시험하여 양성화하는 작업에 주저하는 것인가. 이는 환자와 국민을 무시하고 제도적 의료기득권자들의 이권 보호에 정부 당국이 들러리를 서는 것밖에 되지 않는다는 것을 생각해 보았는가.

　환자에게는 자신의 병을 고칠 수 있느냐의 여부가 가장 중요하고 또 의료기관과 의료인의 존재 이유는 어떤 방법으로든지 사람을 덜 손상시키면서 병을 고치기 위함이라는 사실을 감안한다면 오늘의 의료제도의 개선 방향은 분명해진다. 즉 의료능력자를 발굴하고 성원하여 의료활동을 보장하는 것이다.

의과대학과 한의과대학을 졸업했다고 해서 그들이 모두 병을 잘 고칠 수 있으리라고는 아무도 믿지 않을 것이다. 반면 의과대학 문전에 가보지 못했다고 해서 의료능력이 없으리라고 단언할 사람도 없을 것이다. 문제는 엄격하고 공정하게 의료능력을 심사하여 자격을 부여한다면 모 의료계에서 공공연한 비밀로 되어 있는 면허대여의 문제도 사라지고 양·한방 상호 대립, 한의사와 약사 간 갈등, 한의사와 침구·안마사 간 갈등 등의 제반 사회문제들도 자연히 사라지게 될 것이다.

또 한때는 비과학적이라고 외면당하다가 어느 시점부터 벌이가 괜찮다고 하여 그 과 지망자가 몰리자 거액의 금품수수를 일삼으면서 날로 인기를 더해 가고 있는 ○○학과 입시부정 문제도 저절로 사라질 것이다. 의료능력 배양을 목적으로 입학하였다 해도 실제로 질병치료 능력이 미흡하다면 당국은 과감하게 국민건강을 위해 어느 수준의 의료능력 배양이 이뤄질 때까지 의료자격 부여를 보류하는 올바른 풍토를 조성해 나가야 할 것이다.

무자격 의료능력자들의 의료행위 자체를 처벌하는 무지막지한 원천봉쇄식 처벌과 규제보다는 의료사고 또는 과실, 환자에 대한 피해 여부를 면밀하게 판단하여 처벌한다면 아마도 오늘날 '자격은 있으되 능력은 없는' 많은 제도권 의료인들이 처벌 범주에 포함될지도 모르고 '자격은 없으나 능력은 뛰어난' 많은 재야 의료 능력자들은 표창을 받을 수도 있을 것이다.

지금처럼 간판을 살리고 능력을 죽이는 풍토에 난치성 질병이 요원의 불처럼 번져가는 것은 우리들 스스로 자초한 일면도 있다는 것을 일깨워주고 싶다. 보건당국자들이 눈뜬 봉사가 아닐진대 어떻게 삼척동자도 알 수 있는 상식적인 문제 하나 바로 잡지 못하고 50년을 보내고 있는지 묻고 싶다.

1952년 국민의료법 발효 이후 얼마나 많은 이 땅의 의료능력자들이 '돌팔이(무자격자)' 라는 낙인이 찍혀(그중에는 정말 돌팔이도 적지 않았다) 주변에서 병고로 신음하는 사람들을 돕지 못한 채 수수방관할 수밖에 없었는지…. 국민의료법은 그 자체가 일제식민시대에 이 나라 의료인들을 수중에 넣고 효과적으로 관리하기 위해 제정한 법제도의 모순을 상당부분 그대로 수용하고 있음을 간과해서는 안 된다.

국민건강 위해 제도개선 필요

어린아이 팔 부러진 이야기로 시작돼 국가의료제도까지 언급한 것은 지나친 비약이라고 생각할 수도 있겠지만 이와 비슷한 경험은 필자에게 적지 않다.

제초제를 마시고 죽는다는 것이 거의 확정적인 사람을 간단한 쑥뜸요법을 이용해 7일 만에 후유증 없이 회복되도록 했는가 하면 불치병으로 간주된 몹쓸 병으로 고생하는 사람들을 병고와 절망으로부터 도와준 예는 적지 않으나 이를 엄격하게 법규에 비춰 본다면 법률위반에 해당되는 것이다.

우리 사회에서 효과가 확실한 실용적 의료방법으로 고난에 빠진 이웃 사람들을 도와주고자 해도 단지 자격이 없다는 이유로 법률위반으로 간주되는 모순이 사라질 때 국민건강은 보다 더 확고하게 보호될 수 있을 것이다. 질병은 의료자격만으로 고쳐지는 것이 아니라 의료지혜에 입각한 의료능력으로 고칠 수 있다는 점을 다시 강조하고 싶다.

하루빨리 의료계의 근본적 모순들이 극복되어 의료능력자와 능력 있는 의료인들이 대우받고 그들의 노력과 기여에 의해 실질적으로 국민 모두가 건강을 누릴 수 있게 되기를 기원하는 충정에서 이 글을 쓴다. 특정 의료인들을 부정적 시각으로 바라보고 비난하려는 의도는 전혀 없다는 것을 밝혀둔다.

제5장 (결론) 대체의학 수용 위한 열린 제도 필요

우리나라의 보건의료제도는 의학전문교육기관에서 일정기간 정해진 교과과정을 이수한 뒤 국가시험을 거쳐 의료자격을 부여하고 있다. 일정 수준의 지식과 기술 및 경험을 검정 받아 소위 의료인으로 배출되는데 문제는 그 길 말고는 의료인으로서의 자격을 취득할 다른 아무런 길도 없다는 것이다.

즉 명분이야 어떻든 간에 그 집단에 진입할 수 있는 기회를 최소화시켜 그들이 누릴 수 있는 혜택과 이익의 규모를 어느 정도 수준에서 유지할 수 있다.

변호사, 변리사, 건축사 등 대부분의 전문직종이 대동소이한 형태를 유지하고 있는데 다른 전문집단의 혜택과 이익 규모가 날로 축소되어온 것에 비해 의료계는 비교적 큰 변화 없이 무풍지대로 잘 지내오다가 최근의 의약 갈등으로 사회적 이슈로 떠오르게 되었다.

현 제도가 '관련 대학졸업'으로 제한한 의료자격 부여 방식은 자격 취득 이후 노력을 덜 기울여 급변하는 질병환경에 효과적으로 대처할 만한 의료능력이 미흡한 사람들까지도 모조리 철통같이 보호하는 반면 다른 경로로 특정 의료분야에 조예가 깊어지고 기술과 경험을 갖추게 된 의료능력자들의 의료활동 자체를 철저하게 봉쇄하는 부작용을 낳기도 하였다.

우리나라 보건의료 제도의 초점을 과연 어디에 맞추고 있는 건지 관련 법조문들을 면밀히 들여다보면 짐작할 수 있으리라.

세계적으로 해결 난망의 질병의 문제를 슬기롭게 해결하기 위해서는 가장 밑 부분에 확고하게 자리 잡고 있는 그릇된 생각의 뿌리부터 다스려야 하리라.

즉 법과 제도의 초점을 의료능력 개발과 발굴 활용 등에 맞추어 개선하지 않으면 안 된다는 얘기다.

다시 말해, 설령 의료자격자가 아니라 하더라도 질병치료에 대한 지식과 기술, 경험을 갖춘 것으로 주변의 인정 또는 추천을 받으면 사실확인 작업을 거쳐 엄격한 절차에 의해 검정한 뒤 그 능력에 맞는 범위 내에서 국민 보건에 기여할 수 있도록 기회를 제공해야 한다는 것이다.

사람의 생명을 다루는 분야가 바로 보건의료 분야다. 치료의 실패는 다른 사안의 실패와는 달리 치료 대상자의 생명을 잃게 하는 그야말로 이 세상 어떤 임무보다도 그 중요성 면에서 뒤떨어지지 않는 것이어서 그만큼 철저한 '능력'이 요구되는 것이다.

이론에 아무리 밝다 하더라도 실전경험이 없는 지휘관을 전쟁터로 파견하지 않는 것은 전쟁의 승패가 국가와 국민에 미치는 지대한 영향 때문이다. 의료분야에서 그 무엇보다 중요한 것은 실제로 병과의 싸움을 승리로 이끌 풍부한 지식과 경험, 그에 기초한 뛰어난 전술과 전략을 갖추었는가 여부다.

자격과 능력이 정비례하는 경우라면 상관없지만 세상일이란 꼭 이론처럼 그런 것만은 아니기 때문에 둘 중 하나만 선택해야 한다면 국가는 의료능력을 택함이 옳다고 생각한다. 보건의료의 목표는 질병 퇴치를 통한 인류 건강의 확보와 유지에 있는 것이기 때문이다.

대체의학에 대한 국민적 관심이 급격히 증가하고 있음에도 국가 차원의 제도적 뒷받침 노력 등은 거의 전무한 실정이고 오히려 규제 강화에만 초점을 맞추는 것은 뭔가 시대착오적 발상이라 아니할 수 없겠다.

이제 환자들이 대체의학에 몰리거나 관심을 갖는 것은 세계적인 추세로 자리 잡아 간다.

지난 97년 건국대 의대가 암 환자를 대상으로 실시한 국내 최초의 대체의료 경험여부 조사에서 80%가 대체의료를 경험한 것으로 나타났다. 미국 오리건 건강과학대학의 조사에서도 50%가 대체의료를 경험한 것으로 밝혀졌다.

그런데 외국의 대체의료 경험자가 받은 효과와 우리의 그것과는 많은 차이가 있는데 그것은 바로 대체의료사들의 실력이 서로 다르기 때문이다.

미국의 경우 대체의료에 대한 만족도가 80%를 상회하는데, 우리나라의 경우 '치료효과가 있는 것 같다'고 대답한 사람의 30%에 불과한 실정이다.

이는 국가가 나서서 의료능력을 검정하여 효과와 안전을 도모하는 시스템이 있고 없음의 차이에 기인하는 것이라 결론지을 수 있다.

침술을 예로 들어보자. 우리의 경우 국민의료법 제정 당시 수십만 명의 침구사들의 능력 검정을 유보한 채 한의학의 한 과목으로 편입시켜 한의대를 졸업했거나 그때 한의사 자격을 취득한 사람에 한해 시술할 수 있도록 하였다. 그로 인해 침술 능력을 익히 알고 있는 주위 사람 또는 지역사람들의 간청에 의해 침술을 시술했다가 의료법 위반으로 형사처벌을 받은 사람들이 부지기수였는데 문제는 그들이 어떤 의료사고나 과실도 없이 다만 '침을 놓아주었다' 는 행위만을 가지고 처벌한 것이었다.

물론 그들이 대가를 안 받은 것은 아니겠지만 그 목적보다는 아픈 사람, 불편한 사람들이 '의료능력 있다' 는 소문을 듣고 찾아와 시술해 줄 것을 간청한 터라 병을 고쳐주려는 순수한 의도에서 침을 놓은 것이 처벌의 빌미를 제공했던 것이다.

당시 부산지법의 황종국 판사는 그런 사건의 관례적인 구속영장 청구를 처음으로 기각하면서 '국민의 건강권 침해 소지가 있다' 며 위헌제청을 낸 일도 있었다.

우리나라가 이처럼 경직된 분위기로 의료법이 운용되고 있는 것과는 달리 미국의 경우 1996년에 연방식품의약국(FDA)이 나서서 침을 3등급(연구 대상 치료기구)로 인정했다.

경락과 경혈점 등 침술이론의 과학적 검증은 미흡하지만 이미 많은 환자들이 선택하고 있고 또 효과를 보고 있다는 현실을 감안해 국가가 나서서 전문자격 검정제도를 마련한 것이다.

중앙일보의 의학전문기자 김인곤 편집위원은 대체의학을 수용할 열린 제도의 필요성을 제기하면서 정부당국의 태도변화를 촉구한 바 있다.

"전통문화유산 속에 엄청난 양의 대체요법들을 갖고 있는 우리는 그러나 법적인 금지만 요란할 뿐 치료사의 자격을 검정해 줄 규정도 단체도 없다. 그래서 사이비 치료사나 피해를 입은 환자에게 쌍벌 규정의 논리가 적용될 뿐이다. 의학이란 과학인 동시에 문화다. 아직 과학적이지 못한 문화라도 국민이 원한다면 그리고 그것이 도움이 된다면 적극적으로, 수용할 수 있는 열린 제도가 필요하다."[11]

의료능력의 발굴, 검정, 활용보다는 규제와 처벌을 일삼는 풍토에서 어떻게 대체의학의 발전을 기대하고 그 순기능을 찾을 수 있겠는가.

『대체의학』의 저자 로젠펠드 박사는 '환자에게 도움이 되는 대체요법과 그렇지 않은, 심지어 해가 될 수 있는 엉터리 대체요법을 구분할 수 있는 식견을 제공하고자 편견 없이 대체의학의 여러 요법들을 실제로 검토하고 평가해 왔다'며 중도적(中道的) 견해를 피력했다.

"효능이 있다고 알려진 대체요법들에 관해서는 세계 각국에서 나온 문헌들을 뒤졌으나 기존의 의학전문지에서는 자료를 얻는 것이 쉽지 않았다. 제도권 의료계에서는 대체요법을 이용한 연구나 그 결과를 보고하는 것을 권하지 않았기 때문이다. 설사 문헌

---

11) 중앙일보 1997년 12월 22일자 기사

이 있다 해도 보완적 기법에 대한 주장을 입증할 만한 내용은 별로 찾을 수가 없었다. 반대로 대체요법 치료사들이 자신들의 저널에 발표한 논문들은 열의만 가득할 뿐 과학적 데이터가 결여되어 있었다. 하지만 과학적 검증을 거치지 않았다고 해서 반드시 그 요법의 효과가 없다고 단정 지을 수는 없다. 이미 많은 요법들이 실험실 연구를 거치고 경험을 통해 그 효능을 입증하였기 때문이다."[12]

대체의학에 대한 국내외 의학자들의 견해를 종합해 볼 경우 대체의학을 인류의 난치병 퇴치와 건강회복·유지에 활용하기 위해서는 좀 더 적극적으로, 열린 자세로 접근하여 연구 검토할 필요가 있으며 '국민의 필요성 인식'이라는 현실을 감안해 그것의 검증 및 활용에 관한 제도적 장치를 마련해야 한다는 것으로 결론지을 수 있겠다.

대체의학의 수용은 의료계의 이해득실을 떠나서 인류의 공적(公敵)인 암과 난치병 퇴치를 위한 수많은 의학전문가 및 연구자들의 대안 모색과 연구의 결과로 도출된 '하나의 대안'이라는 대승적 차원에서 판단되어야 할 문제라 생각된다.

---

12) 김영사, 로젠펠드 著 『대체의학』 서론

참고 문헌

1. 앤드루 와일 著 『자연치유』(SPONTANEOUS HEALING) 1996. 12 정신세계사 刊
2. 이사도르 로젠펠드 著 『대체의학』 1998. 10. 25 김영사 刊
3. 제21회 동서문명과 삶의 질 심포지엄 자료집(주제: 동서의학의 만남과 삶의 질) 아산사회복지사업재단 1999년
4. 김두종 박사 著 『한국의학사』
5. 淸나라 魏源 撰 『老子新考述略 · 老子本義』 台北 世界書局 刊
6. 仁山 金一 勳 著 『宇宙와 神藥 』 1980. 동문출판사 刊
7. 仁山 金一 勳 著 『신약(神藥)』 1986. 나무출판사 刊
8. 仁山 金一 勳 語錄 『신약본초(神藥本草)』 1992. 도서출판 광제원 刊
9. 김윤세 著 『죽염요법』 1993. 1 광제원 刊
10. 김윤세 著 『신토불이건강』 1995. 10. 광제원 刊
11. 김윤세 著 『心身健康 千字文』 1997. 12. 광제원 刊
12. 김윤세 著 『仁山 쑥뜸요법』 1998. 2. 광제원 刊
13. 월간 '건강저널' 1991. 5월호
14. 월간 '신토불이건강' 1996. 4,5월호
15. 월간 '신토불이건강' 1997. 6월호
16. 월간 '신토불이건강' 2000. 7월호
17. 唐나라 손사막 『備急千金要方』
18. 수나라 두제 『편작심서』
19. 在美 목회자 고창수 목사 『불치병을 이기는 智慧』 자료집
20. 중국고대의서 『黃帝內徑』
21. 조선조 허준 『東醫寶鑑』
22. 淸나라 吳塘 『溫病條瓣』
23. 고려 僧 一然 『三國遺事』 紀異
24. 명나라 공정현 『壽世保元』

KAIST 테크노경영대학원
최고벤처경영자 과정(AVM)
제7기 김윤세(2001년 12월)

미래기업의 話頭-道德경영

지도교수: 김보원

제1장 (서론) 기업인들의 새 話頭-道德경영

제2장 '도덕경영의 의미와 그 철학적 배경
    1) 質的 수준 향상 도모하는 경영방식
    2) 道德經은 경영의 지혜를 일깨워주는 책
    3) 道란 이름 없고 가공되지 않은 통나무 같은 것

제3장 '道德경영'을 중시한 대표적 사례들
    1) 벤처기업계 대부 - 정문술 미래산업 오너
    2) 영혼이 있는 기업의 CEO 안철수
    3) 德의 경영인 SK그룹 고 최종현 회장

    4)홍익인간 정신 강조한 이건희 삼성 회장

    5)도덕 지상주의 펴는 美 TI 엔지버스 회장

    6)삶의 질 향상에 주력하는 얀센 경영진들

    7)환경경영 펼치는 日 야스다보험

    8)仁山의 생명존중 사상을 실천하는 仁山家

    9)道德경영의 실천은 필수적이다

제4장 道德경영과 不道德경영의 得失

    1)진정한 富者와 長壽者의 조건

    2)정당치 못한 富貴는 뜬구름 같은 것

    3)몸과 재물은 어느 것이 더 중요한가

    4)道德경영과 不道德경영의 대표적 사례

    5)不道德 이미지는 쉽게 잊혀지지 않는다

제5장 (결론) 質의 시대에는 '道德경영'이 살길이다

    1)量의 시대 가고 質의 시대 도래

    2)새로운 시대에 요구되는 새 패러다임

    3)외형보다 내실 위주의 경영 바람직

    참고 문헌

제1장 (서론) 기업인들의 새 話頭-道德경영

최근에 이르러 우리나라의 내로라하는 기업들의 훌륭한 기업가들 대화 중에 '도덕경영'이니 '덕경영'이니 '그린경영'이니 하는 얘기들이 심심찮게 거론된다.

이는 아마도 우리 경제가 이제는 성숙의 단계로 접어드는 과정임을 보여주는 상징적인 단어가 아닐까라는 생각을 갖게 한다.

춘추전국 시대, 자신을 방문한 맹자(孟子)에게 '선생의 권유대로 과인이 왕도(王道)정치를 편다면 우리나라에 과연 어떤 이득이 있겠습니까'라는 양혜왕(梁惠王)의 질문에 맹자의 대답은 전혀 예기치 못한 것이었다.

"왜 하필이면 이득을 앞세웁니까(何必曰利)? 임금이 이득을 추구하면 신하와 백성들도 모조리 자기 자신의 이득을 챙기려는 심리를 갖게 돼 결국 온 나라가 도덕은 물 건너가고 이익 중심의 상업주의가 판을 치게 될 것입니다."

대략 이런 요지의 설명으로 시작된 양혜왕과의 대화는 왕도정치에 별로 관심이 없던 그의 외면으로 별다른 성과 없이 끝나고 말았음을 『맹자(孟子)』라는 고전(古典)은 전해주고 있다. 그러나 약 2천5백 년 전에 맹자의 입을 통해 토로(吐露)된 "왜 하필이면 이득을 앞세우느냐"는 '폭탄선언'은 그 뒤 수많은 사람들의 가슴에 도덕의 중요성을 각인시키는 선언적 의미로 정착되기에 이른다.

맹자의 하필왈리(何必曰利)라는 이 포효는 비단 오늘의 정치가뿐 아니라 모든 기업 경영인들에게도 가슴 깊이 새겨야 할 좌우명으로서 충분한 가치가 있다고 생각된다.

기업의 존재 이유 중 중요한 하나는 이윤추구의 극대화지만 그 이윤추구 과정에서의 수단과 방법의 정당성 또한 간과할 수 없는 중요 명제이기도 하다. 기업을 설립하여 많은 이익 실현을 위해 노력하기보다는 세상의 평화와 번영, 인류의 건강 및 행복을 위한 제품과 서비스의 개발·보급 과정에서 자연스레 수확되는 이득이야말로 더욱 가치 있고 보람된 것이 아니겠는가.

동서양을 막론하고 황금만능주의와 지나친 상혼(商魂)의 범람으로 본말(本末)전도의 가치관에 기인한 비정상적 경제행위와 상거래가 판치는 게 작금의 상황이다. 이러한 시대적 상황을 진단하고 유·불·도(儒·佛·道) 제 성현의 가르침을 근거로 시대적 병폐를 극복할 대안을 모색해 보고자 하는 게 본고의 기본적 의도다.

기업의 영리 추구와 도덕적 책무의 조화를 이루기 위해 기업체 종사자들은 어떤 노력을 기울여야 하는지, 또한 그렇게 노력하는 이유는 무엇이며 어떠한 논리적 타당성에 기초한 것인지 살펴볼 계획이다. 나아가 '도덕'이라는 개념을 가장 극명하게 밝힌 노자(老子)의 무위자연(無爲自然) 사상을 기업경영에 활용한다면 어떤 효과가 기대되는지 하나하나 고전의 전거를 기초로 구명(究明)해 나가고자 한다.

오늘의 기업 경영인들에게 미래지향적 목표로 삼을 만한 화두로서 '도덕경영'만큼 절실하고 중요한 명제를 찾아보기란 쉽지 않다.

이에 논자는 '도덕'이라는 개념의 정확한 이해와 어원, 그 개념의 탄생 배경을 알아보고 2천5백여 년의 시공(時空)을 뛰어넘어 지금껏 지식인들의 정신적 좌표가 되고 있는 도덕경의 핵심 사상을 기업경영에 도입하여 경제 규모의 양적 성장을 뒷받침할 질적 수준 향상에 기여할 이론적 근거를 마련해 볼 생각이다.

이러한 시도는 자칫 섣부른 훈계 조의 어설픈 설명이 될 소지도 있고 옅은 지식을 자랑하려는 의도처럼 오인될 수도 있을 것이다. 또한 경제 현실과 거리가 먼 이상론처럼 들리거나 지나친 관념의 유희로 간주될 수도 있을 것 같다. 심지어 첨단과학 세상에 걸맞지 않는 낡은 사고방식의 산물 또는 덜떨어진 복고주의자로 오해받을 수도 있겠다.

이 글이 그러한 인상을 줄 소지는 주제가 주제이니 만큼 다소 불가피한 일면도 있으리라는 생각이다. 그러나 논자는 그런 점을 십분 감안하여 최대한 논리의 비약을 삼가고 검증되지 않은 주장을 억제하며, 공자의 온고지신(溫故知新) 사상에 입각하여 논리를 전개시켜나갈 계획이다.

제2장 道德경영의 의미와 그 철학적 배경

1) 質的 수준 향상 도모하는 경영방식

'도덕경영'이란 기업이나 기관·단체의 경영에 있어서 '도덕'이라는 개념을 받아들여 발전적으로 활용함으로써 경제 규모의 양적 성장을 뒷받침할 질적 수준 향상을 도모하는 경영방식을 의미한다. 경영 대상이 국가이든 여타 기관이나 단체 또는 조직이든 도덕의 중요성을 부정할 사람은 아마 없을 것이다. 다만 너무나도 당연한 이야기인 것 같아서 새삼 강조한다는 것 자체가 이상할 정도이므로 굳이 거론하지 않는 것으로 판단된다.

그러나 '참으로 귀한 것은 가장 흔한 것 가운데 있고 최상의 진리는 평범한 일상(日常)에서 벗어나지 않는다'는 사실을 감안할 때 우리가 그동안 소홀히 여기던 '도덕'의 중요성을 다시금 되새겨보고 그 숨은 가치를 적절히 활용한다면 분명 적지 않은 보탬이 있으리라 기대된다.

예컨대 수많은 장사들 중에서 사람들의 뇌리에 오래오래 남는 사람들은 돈을 많이 번 갑부가 아니라 숱한 난관 속에서도 계속 꿋꿋하게 상도(商道)를 지킨 훌륭한 상인들이라는 점을 상기해 볼 필요가 있겠다. 아마도 최인호 소설 『상도(商道)』에 등장하는 임상옥 같은 상인들이 그런 예가 아닐까 생각한다.

장사나 기업이 상도에 크게 어긋나는 짓을 일삼는다면 아마도 고객들로부터 외면당할 것이고, 정부의 관리들이 정치의 정도(正道)를 무시한다면 국민들로부터 심판을 받게 될 것이다.

고대 철인 공자(孔子)는 '나라에 도가 없을 때 돈 많고 권력 높은 것은 수치스러운 일이고 나라에 도가 있을 때 가난하고 천한 신분이라면 그 또한 부끄러워할 일이다'[1] 라며 국가경영의 정도의 중요성을 간접적으로 시사한 바 있다.

'도덕경영'이라는 이 시대 경제의 새로운 화두를 이해하기 위해서는 먼저 핵심적 의미를 이루는 '도덕', 그중에서도 특히 도(道)란 단어의 어원과 용례를 통해 정확하게 그 개념을 파악한 뒤 그러한 개념들이 기업경영에 어떻게 수용되고 또 활용될 수 있는지 살펴보는 게 순서일 것 같다.

'도덕'이라는 평범한 단어를 문자가 생긴 이래 가장 훌륭한 가치를 지닌 개념으로 승화시킨 이는 기원전 500년 무렵의 철인 노자(老子)이고, 그 결과물은 그가 설파한 5천여 언의 도덕경(道德經)이다.

노자에 관한 기록은 사마천의 '사기(史記)' 노장신한열전(老莊申韓列)과 공자세가(孔子世家)에 전하고 있다. 사기(史記)에 따르면 노자는 초나라 고현(苦縣) 사람으로서 성은 이(李), 이름은 이(耳), 자는 백양(伯陽), 시호는 담이며 주나라 수장실(守藏室)의 사

---

1) 邦無道 富且貴焉恥也 邦有道 貧且賤焉恥也 - 論語

관(史官)을 지냈다. 한때 공자가 주나라에 가서 노자에게 예(禮)에 관해 묻고 가르침을 들었다고 전한다.

2) 道德經은 경영의 지혜를 일깨워주는 책

'포춘(Fortune)500'의 이사를 지냈고 미국 기업계에서 가장 대중적이고 영향력 있는 경영 자문역이며 경영전문 저술가이기도 한 제임스 오트리(James A. Autry)는 스티븐 미첼(Stephen Mitchell)과의 공저 『무위경영(無爲經營)』을 통해 '도덕경은 경영의 지혜를 얻기 위해서 탐구해야 할 필요가 있는 책'임을 강조한 바 있다.

도덕경은 지도력을 성취하는 지혜를 가르치는 가장 심오한 책일 것이다. 도덕경은 참으로 성공한 모든 기업의 핵을 두루 꿰고 있는 본바탕의 원리를 가르친다. 도덕경이 말하는 도(道)는 강력한 지도력을 갖춘 경영자들이 이미 실천하고 있는 것이다. 다만 '봉사하는 지도력(servant leadership)' '가치관에 입각한 지도력(values-based leadership)' '진심에서 우러나는 지도력(leadership from the heart)' 등등 여러 가지 이름으로 불리고 있을 뿐이다. 이런 말들은 모두 동양 고전인 도덕경에 들어 있는 지혜의 다양한 양상을 하나씩 불러본 것이나 다름없다. 도덕경의 지혜는 모든 조직 시스템을 초월한 것이다. 그러면서도 개인적으로든 조직적으로든 어느 면에서 보더라도 '완성'으로 가는 길이다.

도덕경은 고대에 저술된 지혜의 책이다. 그러나 도덕경의 가르침을 경영과 지도력 전반에 폭넓게 적용하는 것은 비교적 최근에 시작된 일이다. 도덕경의 가르침을 깊이 따라 들어가다 보면 길이 하나 나타난다. 그 길은 현대 경영학에서 말하는 틀에 박힌 사고방식이 결코 따라잡을 수 없는 큰길이다. 도덕경은 가장 근본적이며 인간적인 진리를 가르친다. 인간행위의 모든 영역을 밝게 비춰 준다는 말이다.[2]

3) 道란 이름 없고 가공되지 않은 통나무 같은 것

노자가 직접 도에 대해 언급한 구절 가운데 비교적 이해하기 용이한 대목을 일부 인용하여 도라는 개념의 파악에 일조하고자 한다.

도는 늘 이름이 없고 질박한 통나무의 속성을 지녔다. 비록 작지만 천하의 그 누구도 도를 신하처럼 여길 수 없다. 임금이 만약 도를 지킨다면 만물은 스스로 찾아오게 되고 하늘과 땅은 서로 화합하여 감로를 내리게 된다. 살기 좋은 세상이 됨으로써 백성들은 나라의 법령에 의해서가 아니라 스스로 질서를 지키고 조화를 이루게 될 것이다. …도가 천하에 존재하는 것은 마치 하천과 계곡이 강과 바다로 흘러가는 것과 같다.[3]

---

2) 박태섭 옮김, 제임스 오트리·스티븐 미첼 공저 『무위경영(無爲經營)』 서문
3) 道常無名 樸雖小 天下莫能臣 侯王若能守之 萬物將自賓 天地相合 以降甘露 民莫之令而自均……譬道之在天下 猶川谷之於江海–道德經 제32장

싱가포르 국립대학 중문과 유소감(劉笑敢) 교수는 그의 저서 『노자철학』을 통해 이 대목을 이렇게 설명한 바 있다.

도의 특징은 이름 없고 질박한 데 있다. 사람들은 도의 존재를 거의 깨닫지 못하므로 도는 지극히 부드럽고 미세하다고 말한다. 그러나 도는 지극히 큰 것이기도 하다. 그래서 천하가 (그것을) 신하로 삼을 수 없다. 만약 통치자가 도의 지극히 미세하면서도 지극히 큰 특성에 순종하거나 실천한다면 만물은 스스로 손님이 된다. 곧 자기 스스로 도에 복종하고 저절로 화해에로 향해 가며 강제를 요구하지 않는다. 이러한 자연의 질서는 마치 천지가 만물을 화육하고 비와 이슬이 촉촉이 내리며 어떤 강제적 명령 없이도 백성들이 스스로 균등·균형·협조하는 상황에 이르는 것과도 같다. 훌륭한 관리방식은 수많은 하천의 물이 바다로 들어가듯이 백성의 마음을 저절로 귀속시키는 것이다.

도의 개념을 좀 더 깊이 있게 이해하기 위해서는 몇 대목을 더 음미해 볼 필요가 있을 것 같다. 도덕경 제25장의 "사람은 땅을 본받고(人法地) 땅은 하늘을 본받으며(地法天) 하늘은 도를 본받고(天法道) 도는 자연을 본받는다(道法自然)"는 대목은 천지자연과 사람의 관계를 잘 보여주고 있다.

또 제14장을 보자. "(도의 실체는)보려 해도 보이지 않으므로 이(夷)라 말하고(視之不見名曰夷) 들으려 해도 들리지 않으므로 희(希)라 말하며(聽之不聞名曰希) 잡으려 해도 잡히지 않으므로 미(微)라 말한다(搏之不得名曰微). 이 세 가지는 말로 설명하거나 통상적 감각능력과 인지능력으로 파악할 수 없으므로 그냥 뭉뚱그려 '하나의 그 무엇'이라고 해야겠다(此三者不可致詰故混而爲一)….

이 대목 역시 도의 실체는 시각·청각·촉각을 초월하여 실재하는 그 무엇으로서 감각적 인식능력을 넘어서 있을 뿐 아니라 말이나 생각으로 헤아려 설명할 경우 오히려 더욱 거리가 멀어지게 되므로 일단 '하나의 그 무엇'이라고 해 두는 게 좋겠다는 노자의 생각이 잘 나타나 있다.

유소감 교수는 노자의 도에 대해 세간에서 비과학의 검증되지 않는 주장으로 오해할 수 있음을 우려해 다음과 같은 지적을 한 바 있다.

종합적으로 볼 때 우리는 적어도 노자의 '도'가 드러낸 정신 또는 방향이 최신의 과학적 추세와 필연적으로 충돌하지 않을 뿐 아니라 많은 부분 상통하며 유사하거나 서로를 용납한다고 말할 수 있다. 따라서 우리는 노자의 '도'가 과학과 무관하거나 과학 정신에 위배된다는 전통적 견해를 바꾸어야 할 것이다.

덕(德)은 도를 따르는 개념으로서 '사람이 도를 실천하여 마음에 터득된 것(行道而有得於心)'으로 정의되는 개념이다.

노자의 도덕경은 도경 37장과 덕경 44장으로 도합 81장, 5163언(판본에 따라 글자 수가 수십 자 차이남)으로 구성된 것으로 인류의 정치, 경제, 사회, 문화에 커다란 영향을 미친 불멸의 고전이다. 최근에는 많은 정치가들의 애독서가 되기도 하고 선진 기업경영인들에게 새로운 경영 패러다임을 제공하는 훌륭한 텍스트로 다시금 부각되고 있는 추세다.

제3장 道德경영을 중시한 대표적 사례들

'도덕경영'이라는 말을 직접적으로 쓰거나 그런 개념을 경영에 일부러 적용시키려고 의도하지 않았으면서도 창업 초기부터 초지일관 실질적 도덕경영을 해온 훌륭한 경영자들이 적지 않다. 무수한 그런 경영자들 중에서 평소 신문 지상이나 TV, 책, 기타 자료들을 통해 접했던 몇 분의 경영철학과 원칙, 그에 입각한 경영방식을 대략 살펴보고자 한다.

정말 기라성처럼 늘어선 훌륭한 경영자 중 극히 일부만 소개되는 것이어서 혹시 친한 몇 사람에 관한 홍보성 내용이 아닐까 의심받을 수도 있겠지만 소개하는 모든 이들은 한 번도 만나본 적조차 없는 그런 분들이다. 또 논자 역시 87년 창업 이래 기업은 비록 '구멍가게' 수준의 소규모지만 2만여 고객 가족들과 50여 직원 가족들, 거래처 회사의 임직원들에게 자타 공인의 '도덕경영 실천자'로 평가받고 있는 처지여서 본인 소개도 할 겸 이 장의 말미에 도덕경영 사례의 하나로 덧붙일 생각이다.

이 역시 졸렬한 '자화자찬'이 되지 않도록 가급적 논자 생각을 솔직하게, 타의 평가는 들은 그대로 서술할 것을 약속 드리는바 조금의 오해라도 하지 말아주었으면 하는 바람이다.

1)벤처기업계 대부- 정문술 미래산업 오너

한국 벤처기업계의 대부로 불리는 정문술(鄭文述 · 63) 미래산업 창업자에 관한 기사를 처음 접한 순간 논자는 오랜 구면인 듯 반갑기도 하고 친근감이 절로 느껴지기도 했으며 마음에서 우러나는 존경심을 갖게 되었다. 본디 기업경영은 인류의 건강과 행복에 기여할 수 있는 훌륭한 아이디어와 정보, 경험과 지혜의 선물을 세상에 전하고자 하는 방편으로 시작한 것일 뿐 이해득실에는 별 관심이 없는 터라 늘 '정신세계의 더 높은 가치'를 찾는 게 논자의 주된 관심사였다.

그런 만큼 세상의 부와 권력, 명예 따위에는 별반 큰 관심 없이 사는 편인데 정문술 사장의 아름다운 기업경영의 사례를 신문지면을 통해 본 순간 '저런 분이야말로 평상시 입버릇처럼 말하던 도덕경영의 전형적인 사례다'라는 확신을 갖게 되었다. 그리고 그에 관한 기사 말미에 존경하는 기업인이 있느냐는 기자의 질문에 '나보다 나이는 어리지만 안철수연구소의 안철수 사장을 아끼고 존경한다'는 이야기가 덧붙여져 자연스레 내친김에 안철수 사장의 '도덕경영 철학'도 함께 소개하기로 작정했다.

일기당천(一騎當千)의 이러한 기업인들이 우리나라에 무수히 쏟아져 나올 때 한국 경제의 위대한 저력을 세계에 유감없이 발휘할 수 있을 것이라는 생각이 든다.

2001년 1월 18일자 주간조선은 "사장직 전격 사퇴한 '벤처기업인 1세대' 미래산업 오너 정문술 씨"라는 표제로 그의 인터뷰 기사를 게재하였다.

후배 기업인들에게 그가 보내는 메시지 역시 독특했다. '착한 기업'이 되라는 조언이었다. 착한 기업, 도전의식으로 무장한 기업, 연구에 매진하는 기업, 시장을 선도하는 기업 등 성공 기업의 조건에 동원되는 단어들, 가령 개척, 공격, 효율 등과는 전혀 어울리지 않는 개념을 내놓았다. 그의 논리를 보자.

"사업은 어찌 보면 심플한 것입니다. 착한 기업이 잘된다, 착한 기업이 성공한다는 생각을 갖고 있습니다. 착한 기업이란 윤리적인 것을 말합니다. 윗물이 맑아야 합니다. 같이 잘살아야 합니다. 초등학교 바른생활에서 배운 대로 하면 되는 것입니다. '상도의(商道義)'를 갖고 살아야 합니다. 그렇지 못한 기업은 일시적 두각은 나타낼지 모르지만 오래가지 못하는 것을 봤습니다. 착한 기업이 되고자 한 것이 그동안 미래산업의 저력이자 힘이었습니다."

인터뷰 기사의 내용을 압축한 커다란 활자의 표제는 '경영이란 초등학교 교과서에 나온 대로 하면 된다'로 붙여졌다. 이 얼마나 쉽고 간결하면서도 울림이 큰 경영학적 메시지인가.

정문술 씨는 기업경영을 하면서 겪은 이야기들과 생각을 묶어 『왜 벌써 절망합니까』라는 책을 근년에 펴낸 바 있는데 그중 '착한 기업이 잘된다'는 요지의 글을 쓰면서 아예 한 단락을 '도덕경영'이라는 제목으로 장식하기도 하였다.

2)영혼이 있는 기업의 CEO 안철수

얼마 전 주식시장 상장을 위한 공모에 조 단위의 거액자금이 몰려 세간의 화제가 됐던 (주)안철수연구소의 안철수 대표 역시 훌륭한 기업인의 조건들을 두루 지닌 경영인으로 꼽힌다.

그가 6년여 CEO 생활을 해오는 동안 겪은 얘기들과 하고 싶은 얘기, 불변의 소신 등을 정리하여 지난 9월 펴낸『CEO 안철수, 영혼이 있는 승부』에는 그의 기업관을 엿볼 수 있는 대목이 적지 않다.

우선 그는 '영혼이 있는 기업을 만들어야 한다'는 신념을 갖고 있는 듯하다.

영혼이 없는 기업은 그 회사 사람들에게 단지 개개인의 목적을 달성하는 도구일 뿐이다. 그런데 영혼이 있는 기업에서는 전 사원들이 스스로 주체의식을 가지고 기업의 영혼을 자신의 것으로 내재화해서 공동의 발전을 이뤄나간다. 그런 가운데 기업은 영속하는 우량기업으로 자라날 수 있다.

그리고 허망한 욕심만을 앞세운 창업은 결코 바람직스럽지 못하고 성공할 수도 없다는 것을 그는 경계하고 있다.

외국에서 유행한 것이 우리나라에서 기형적으로 변형되어 유입되는 경우가 있는데 벤처기업에도 그런 요소가 있다. 미국의 경우 대부분의 벤처기업은 기술자들이 열심히 일하다 보니까 아이디어가 떠올라 자연스럽게 그것을 상품화하면서 회사가 만들어지는 것이 일반적이다. 그런데 국내에선 이런 흐름이 생략된 채 벤처기업을 만들기 위해 회사를 설립하는 경우까지 보게 된다. 이것은 과정을 생략하고 결과에만 조급해 하는 태도로, 바람직하지 않다. 무조건 좋아서 시작하는 태도도 경계해야 한다. 기술적인 기반이 취약한 상태에서 열의만으로 시작하지는 말라는 것이다. 경쟁력 있는 기술이 전제되고 거기에 열의가 더해져야 건실한 벤처기업을 키워나갈 수 있다.

안철수 씨는 어떠한 상황에서도 원칙 중심의 판단과 선택이 중요하며 그것은 결과적으로 질적인 성공을 보장하는 좋은 태도라고 소신을 피력한다. 현실적인 기준, 물질적인 기준을 놓고 볼 때 원칙을 고수할 경우 많은 손해를 볼 수도 있지만 그렇다고 해서 원칙을 굽혀서는 안 된다는 얘기다.

원칙이라는 것은 매사가 순조롭고 편안할 때는 누구나 지킬 수 있다. 그런데 원칙을 원칙이게 만드는 힘은 어려운 상황, 손해를 볼 것이 뻔한 상황에서도 그것을 지키는 것에서 생겨난다. 상황이 어렵다고, 나만 바보가 되는 것 같다고 한두 번 자신의 원칙에서 벗어난다면 그것은 진정한 원칙이 아니며, 어떤 문제에 봉착했을 때 그것을 해결하고 돌파해 나가는 현명한 태도도 아니라고 생각한다. 스티븐 코비 박사의 말대로 원칙은 수시로 변경 가능한 지도가 아니라, 어떤 상황에서든 항상 정북을 가리키는 나침반이어야 하는 것이다.

3) 德의 경영인 SK그룹 고 최종현 회장

지금은 고인이 된 SK그룹의 최종현 회장 역시 경영인의 철학으로 '덕(德)의 경영'의 중요성을 누누이 강조한 바 있다. '니혼게이자신문'과의 인터뷰에서도 신문기자가 그의 경영철학을 '덕의 경영'으로 표현한 적이 있을 정도다.

서울대 송병락 교수는 그의 저서 『우리나라가 세계에서 가장 잘사는 나라가 되는 방법』에서 덕의 경영을 강조하는 SKMS, 즉 선경경영관리체계를 동서양 경영모델의 혼종으로 규정하고 의미와 가치를 비교적 자세히 언급하였다.

1997년 1월 18일 가진 토론회에서 그에게 '덕의 경영'의 뜻을 물었더니, 덕이란 도교의 도(道)에 유학(儒學)을 잘 화합한 것이라고 대답했다. 도교가 만물의 흐름이나 자연의 이치를 잘 파악하고 그에 따라서 살아가는 것이라면, 유교는 사회 규범을 잘 지켜서 살아가라는 것으로서 서로 상반되는 면이 강하다. 그런데 이 둘을 잘 융합한 것이 덕이라고 그는 말했다. 그러면서 동양의 도나 덕은 서양의 '버츄(Virtue, 덕행)'와는 근본적으로 다르다고 덧붙이면서 도와 덕에 깊은 동양철학적 의미가 있다는 사실을 여러 차례 강조했다. 그 영향인지는 몰라도 저자는 경제학의 한국화를 위하여 얼마 전 하버드 대학에 6개월간 가서 도와 덕에 관한 세계적인 석학들을 많이 만난 바 있다. 그리고 세계에서 제일 크다고 하는 그곳 와이드너 도서관에서 이에 관한 각종 문헌도 많이 찾아보았다.

최 회장은 SKMS는 서양식 경영 모델과 동양식 경영 모델을 사람에 중점을 두어서 혼종(hybrid)시킨 것이라고 한 적이 있다. 그리고 무엇보다도 덕으로서 인간의 보이지 않는 능력을 최대한 발휘할 수 있게 만들어야 한다는 사실을 강조했다. 그는 인간의 마음과 두뇌의 중요성을 역설했다. 또한 지위 고하를 막론하고 모든 사람을 매니저로 만드는 것이 SK 철학이라고 했다. 이와 더불어 1978년부터 특별 보너스제의 도입 등 전 종업원의 이윤배분(profit sharing) 제도도 실시했다. 최 회장은 SK의 경영원칙을 '인간 위주의 경영, 합리적인 경영 그리고 현실을 인식한 경영'으로 정의하고 있다. SK 기업경영의 기본 이념에 영향을 주는 이들 각종 요소나 요인들을 그림으로 표시하면 아래와 같다. 결국 이들을 긴밀하게 연결시켜서 기업경영을 성공으로 이끌 수 있도록 하는 것이 SUPEX 추구이고, 캔 미팅이다.

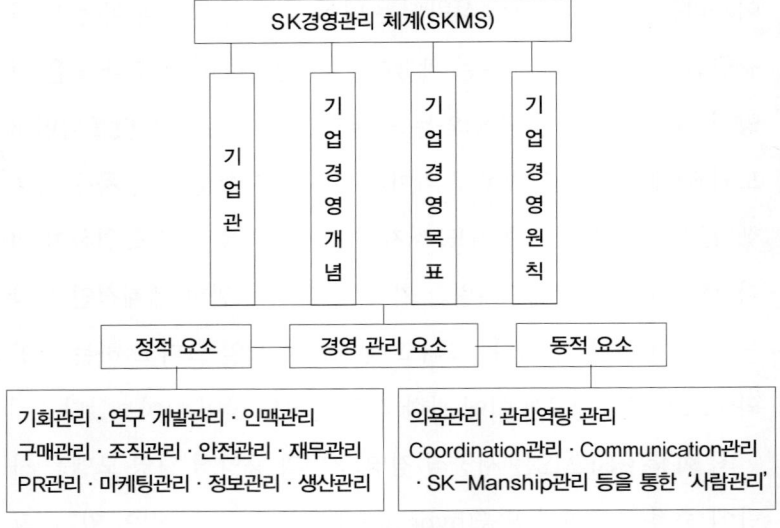

〈SK경영관리 체계(SKMS)〉

4) 홍익인간 정신 강조한 이건희 삼성 회장

논자는 지난 6월 16일 삼성전자 반도체 공장(기흥 소재) 임원들을 상대로 'CEO 건강학'이란 주제로 강연할 기회가 있었는데 그날 기념으로 넥타이핀과 함께 책을 한 권 선물 받았다.

『이건희 에세이, 생각 좀 하며 세상을 보자』라는 제목의 이 책에는 삼성그룹 이건희 회장의 경영철학과 소신이 담담한 문체로 잘 정리되어 있었다. 대기업 회장의 경영소신이라는 점에서 관심을 끈다. 그중 '기업의 홍익인간 정신'이라는 장에서 "기업은 국가와 국민을 위해 일해야 하고 국제사회에서 평이 좋아야 하며 또한 인간미와 도덕성을 일의 판단 기준으로 삼아야 한다"고 강조한 부분은 특히 눈길을 끄는 대목이다.

그러면 기업인에게 필요한 덕목은 무엇인가. 사회 지도층 인사에게 선비정신이 있다면 기업인에게도 널리 인류에 도움이 되려고 애를 쓰는 홍익인간의 정신이 있다. 풍요로운 세상, 행복한 삶을 만들어가는 데 기여하는 기업의 사명이 바로 홍익인간의 정신과 통한다고 할 수 있다.

5) 도덕 지상주의 펴는 美 TI 엔지버스 회장

세계 제3위 반도체 회사 텍사스인스트루먼트(TI)의 톰 엔지버스 회장의 경영 스타일은 도덕성을 최우선으로 삼는 독특한 방식이다.

매일경제신문사가 엮어 펴낸 『21세기 승자의 길』에 소개된 그의 독특한 경영 스타일의 면모를 살펴보자.

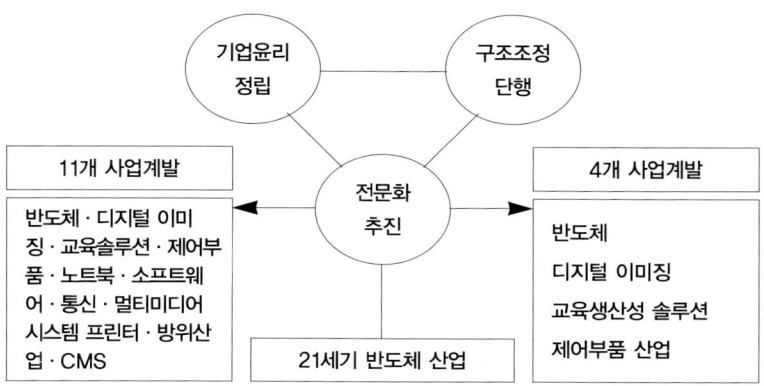

〈텍사스인스트루먼트의 21세기 경영비전〉

톰 엔지버스 회장은 도덕성 기준에 관련한 책자를 제작해 전 사원들에게 나눠주며 윤리성 정립에 힘을 쓰고 있다. 그는 책자에서 'TI의 윤리적 가치는 결코 적당히 넘어갈 수 없고 타협될 수 없다'는 점을 누차 강조한다.

예를 들어 뇌물은 일절 받지도 주지도 말아야 한다. 업무와 관련한 골프접대도 향응제공으로 분류한다. 사장도 비용절감 캠페인 기간 중에는 사원들과 똑같이 이코노미 클래스로 해외출장을 간다. 해외출장 기간 중 모든 비용은 영수증에 근거해 지출한다. 호텔에서 개인적인 전화통화를 사용할 수 있는 횟수가 지정돼 있을 정도다. TI의 설립자들은 회사를 창립할 때 고객과 공급업체, 회사 경영진과의 상호관계를 어떻게 정립해 나갈 것인가에 대한 도덕적인 기준을 세웠다. 초대 회장부터 1996년 취임한 톰 엔지버스 회장에 이르기까지 일관되게 'TI의 주춧돌은 윤리성' 임을 강조하고 있다.

6) 삶의 질 향상에 주력하는 얀센 경영진들

설립 47년 만에 유럽 최고의 제약회사 가운데 하나로 성장한 벨기에 얀센의 새 천년 전략의 최우선 과제는 현재도 매출액의 20% 이상을 연구개발 비용으로 재투자하고 있지만 이를 단계적으로 더 늘려 '얀센=지식기업'의 이미지를 확고히 한다는 것이다.

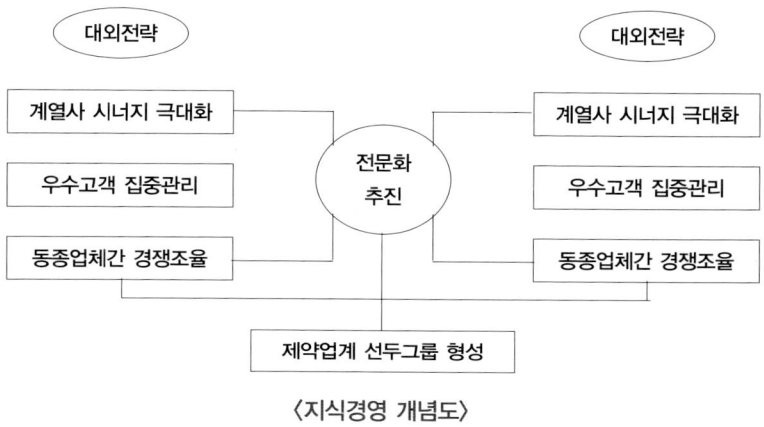

〈지식경영 개념도〉

  얀센의 핵심역량은 단지 연구개발의 수익성 확보에만 집중돼 있는 것은 아니다. 얀센의 새 천년 경영전략에는 '고객중심의 신뢰경영(KYC: Know Your Customer)'이 중요한 테마다. 현재 환경정화 비용으로 연간 2천5백만 달러를 쏟아 붓고 있으며 자사 연구원들에게도 유럽 내 제약업체 가운데 최고 수준의 급여를 제공하고 있다.

  얀센은 창업자인 폴 얀센이 생명과학을 다루는 연구원으로서의 사명감을 특히 강조했듯이 최고 경영목표를 삶의 질을 향상시키는 신약 개발에 두고 있다. 얀센의 모회사인 미국 존슨앤드존슨이 포천지가 선전하는 '신망 받는 세계기업' 랭킹에서 매년 다섯 손가락 안에 드는 실적을 올리는 것도 얀센의 인간중심 신뢰경영에 커다란 영향을 미치고 있다.

7) 환경경영 펼치는 日 야스다보험

일본의 야스다 화재해상보험은 미술관이나 환경보호 같은 일반인들의 사회적 관심사를 훌륭한 마케팅 소재로 활용한 사례로 꼽힌다. 특히 이 회사의 그린 이미지는 업계로부터 정평이 나 있다. 『21세기 승자의 길』에 소개된 야스다에 관한 주요 내용을 소개한다.

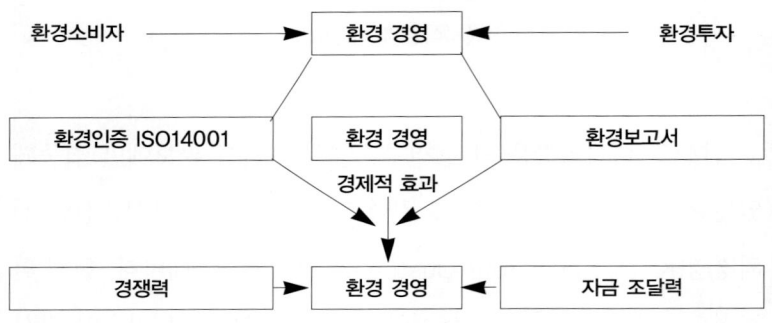

〈야스다 화재보험의 환경경영 흐름도〉

"환경개론부터 환경경제학 등 딱딱한 강의가 요즘 야스다화재를 대표하는 이미지로 바뀌고 있다"는 게 교육담당자의 설명이다. 지구를 살리자는 현수막에서부터 사람과 자연의 조화라는 경영이념까지 야스다화재의 모든 길은 환경문제와 통한다 해도 과언이 아니다. 재생지를 쓰는 사무실 직원부터 빗자루로 거리를 청소하는 영업소 직원까지 이들의 뇌리 속에는 온통 환경뿐이다. 야스다가 지역사회에 강력히 파고드는 그린 기업으로 새롭게 이미지를 바꾼 것도 여기서 나온 결과다. 21세기에는 환경을 외면하고는 영업을 할 수 없다는 판단에 따라 보험 대신 환경경영을 펼치고 있는 것이다. 환경경영으로 평소 고객에게 투자를 많이 한 야스다화재보험은 요즘 일본판 빅뱅을 도약의 기회로 삼는다는 야심을 불태우고 있다.

8) 仁山의 생명존중 사상을 실천하는 仁山家

끝으로 논자의 기업관과 기업을 간략히 소개하는 것으로 사례를 마무리 짓고자 한다.

논자는 천부적 혜안을 바탕으로 전혀 새로운 차원의 신의학 이론과 치료법을 세상에 제시하는 동시에 수많은 난치·불치병자들을 죽음의 위기로부터 기사회생(起死回生)시킨 불세출의 신의(神醫) 인산(仁山) 김일훈(金一勳, 1909~1992)의 신의론과 그 요법을 세상에 펼칠 목적으로 1987년 회사를 설립한 바 있다. 대표적 제품은 죽염(竹鹽)이며 인산은 필자의 선친이다.

기존 의료계의 편견의 벽과 제도의 미흡 등으로 수많은 난관에 봉착하였지만 논자의 가슴 깊은 곳에 자리 잡은 굳건한 '신념'의 힘에 의해 세상의 그릇된 인식의 거대한 흐름을 바꾸어 '인산요법'으로 대표되는 '저비용 고효율'의 새로운 의료방식에 눈뜨게 하는 전기를 마련할 수 있었다.

물론 논자가 선친의 호를 회사명으로 삼아 이끄는 인산가(仁山

家, INSAN Inc.)의 갈 길은 아직도 험난하기만 한 머나먼 여정을 남겨두고 있다. 그러나 처음부터 부(富)를 겨냥한 기업설립이 목적이 아니라 그릇된 의료인식으로 제 수명조차 온전히 누리지 못하고 병고로 신음하다가 가는 숱한 생령(生靈)들의 무지(無知)와 그로 인한 불행들을 해결하는 데 일조하겠다는 게 본래의 취지였다. '짜게 먹는 것은 이롭지 못하다'는 인식이 팽배한 시절에 일종의 '소금장사'가 무슨 사업전망이 그리 좋았겠는가.

인산가 제품을 애용하고 기업정신을 신뢰하는 고객 2만여 가족들 중 논자를 잘 아는 이들은 논자의 기업경영 스타일을 '도덕경영'이라고 부르는 데 주저하지 않는다. 물론 고객 가족들의 높은 기대치에 제대로 부응하기에는 아직도 미흡한 점이 많지만 죽염산업을 창시한 기업의 대표자이자 그 산업에 종사하는 제조업체들의 대표기관인 한국죽염공업협동조합(전국조합)의 이사장으로서 부끄럽지 않을 정도로는 나름대로 열심히 노력하고 있다.

지난해 벤처기업으로 확인받은 뒤로는 기업경영이 한결 궤도에 오른 느낌이어서 더욱 의욕을 갖고 경영에 매진하고 있는바 2만여 가정의 고객가족과 3백30여 명의 주주, 50여 명의 임직원들은 계속 애정과 관심을 가져주시기 바란다.

9) 道德경영의 실천은 필수적이다

이 논고에서 인용한 몇몇 사례들을 통해 우리는 두 가지 중요한 결론을 도출해 낼 수가 있다. 하나는 대낮처럼 밝아진 대명천지에 음성거래, 뒷거래, 사기극, 편법, 불법 등의 부도덕(不道德)과 비리는 결코 오래 버틸 수 없다는 점이다. 또 하나는 기업의 장기적 발전과 소비자들의 지속적인 지지를 받기 위해선 세상이 공감하고 받아들일 수 있는 새로운 경영이념, 예컨대 도경영이나 덕경영 등의 경영철학으로 전체 구성원들을 정신 무장시킬 필요가 있다는 점이다.

명심보감(明心寶鑑)이란 고전에 노자(老子)의 말이라며 인용한 것으로 '성인은 덕을 쌓되 재물을 쌓지 않으며 도를 좇아 몸을 온전히 한다(聖人積德 不積財 軌道全身)'는 대목이 나온다. 그러나 실제로 도덕경에는 비슷한 문장이 보일 뿐 이런 구절은 없지만 아무튼 도와 덕의 중요성을 잘 표현한 예라 하겠다.

공자가 '아침에 도를 듣는다면 저녁에 죽는다 해도 괜찮겠다(朝聞道 夕死可矣)'고 선언한 데서 알 수 있듯이 도란 어떤 개념보다도 중요하고 그 무슨 가치보다도 더욱 가치롭다 하겠다. 그 점을 깨닫는 경영인이라면, 기업이 인류 삶의 질 향상과 문명 발달에 기여해야 한다는 본연의 사명을 이해할 것이고 또 실천으로 옮기게 될 것이다. 그런 경영 스타일이야말로 지금껏 줄곧 강조해 온 '도덕경영'의 전형이 아니겠는가.

만약 그런 기업인이 이끄는 회사라면 미국의 저명한 투자가 '워런 버핏'이 말한 대로 '그 사람을 보고 마음 놓고 투자할 수 있을 것'이다.

제4장 道德경영과 不道德경영의 得失

1) 진정한 富者와 長壽者의 조건

이 세상에서 가장 재산이 많은 최고의 부자는 과연 누구일까? 미국 마이크로소프트의 빌 게이츠나 일본 소프트뱅크의 손정의를 위시하여 미 경제잡지 포천이 선정한 세계 5백대 갑부 명단에 오른 사람들은 대게 '부자'라는 호칭에 손색이 없는 사람들이다. 그러나 시공을 초월하여 불멸의 지혜를 동서양 사람들에게 모두 전해 주고 있는 중국의 위대한 철인 노자(老子)의 정신세계에서는 적어도 그런 사람들은 부자 축에 못 든다.

왜냐하면 그들은 세상의 '티끌'들을 모아 산더미처럼 쌓아 놓았을 뿐 황금보다 소중한 정신적 재산의 축적에는 그렇게 성공하지 못했음을 스스로 드러내 보였기 때문이다. 자기 딴에 열심히 그런 흉내라도 낸다고 노력한 흔적이 일부 보이기는 한다.

예컨대 관련 산업 발전을 위한 연구나 그 연구의 중추적 역할을 하는 연구소 또는 대학에 거액의 연구비를 출연하기도 하고 뜻있는 일을 하는 기관이나 단체에 조건 없이 거금을 희사하기도 한 행위는 분명 의미와 가치가 있는 일임에 틀림없을 것이다. 그리고 실제로 많은 자선활동에 참여하기도 하고 여타 좋은 일에 알게 모르게 적지 않은 노력을 기울이는 것으로 알려져 있다.

그러나 이 모든 노력에도 불구하고 석가모니의 불가적(佛家的) 입장에 비춰볼 때 그것은 '무주상보시(無住相布施)'가 못 된다. 오른손이 하는 일을 왼손이 모르게 하라는 예수의 가르침에 견주어 봐도 그 부자들의 행위에서는 철학적으로 곰삭은 고차원의 인품의 향기가 맡아지지 않는다.

더구나 그런 것을 엄청 따지는 노자의 안목에 비춰본다면 훌륭한 점수를 받기에는 애당초 그른 것이라 하겠다. 노자의 눈에는 세상의 황금조차도 티 검불에 불과할 뿐이다. 오히려 만족할 줄 앎으로써 자연계 전체의 보물들을 자신과 우주의 것으로 삼는 지혜로움을 그는 세상 사람들에게 가르쳤다.

'세상 최고의 부자는 만족할 줄 아는 사람이다(知足者富)'라는 노자의 선언은 그래서 시공을 초월하여 지금껏 가장 빛나는 불멸의 금언(金言)으로 평가 받고 있는 것이다. 노자의 생각에는 세상에 굴러다니는 어떤 물질이라 하더라도 그것은 그저 물질에 불과할 뿐이다.

그 물질을 다른 사람들이 대개 갖기 원하는 값진 물질이라 하여 자기 주변에 산더미처럼 쌓아 놓고 흐뭇해하는 덜떨어진 사람들의 행위가, 마치 높은 하늘에 둥실둥실 떠다니는 흰 구름과 같은 존재의 자재로운 삶을 살았던 노자의 눈에 훌륭한 모습으로 비칠 리 있겠는가?

오래 살기 위해, 더 나아가 불로장생을 위해 삼신산 불로초를 구하려 애쓴 사람이 어찌 진시황뿐이었겠는가. 역대 왕조의 임금들을 위시하여 수많은 의학자와 호사가들이 비상한 관심을 갖고 불로초를 구득하기 위해 혈안이 되었지만 비자연(非自然), 부도(不道)의 노력을 기울이면 기울일수록 최종적으로 얻은 결과는 명재촉이었다. 오래 살기는커녕 주어진 천연수명도 제대로 누리지 못하고 서둘러 세상을 떠났다는 얘기다.

노자는 비애의 눈길로 그런 종류의 사람들을 보면서 조용히 한마디 하였다. "육신의 내구연한이 비록 끝났을지라도, 즉 육체적 수명이 다하였더라도 그 이미지와 인품의 향기와 사상과 언어가 영원히 사라지지 않는 사람들, 그들이야말로 진정한 장수자(長壽者)이다."(死而不亡者壽-道德經 33장)

2) 정당치 못한 富貴는 뜬구름 같은 것

세상 사람들이 다 같이 원하는 장수와 부귀지만 한 생각 돌리면 진정한 장수자와 부자는 현존하는 50억 인류 누구나가 해당될 수 있는 것이다. 물질적으로 풍요롭지만 만족을 모르고 더 많은 부의 축적을 위해 게걸스레 광분하는 사람과, 가진 것은 넉넉지 않지만 그 모든 것들의 가치를 우주만큼이나 소중히 여기며 언제나 흐뭇해하는 사람 중 과연 그 누가 '진정한 부자'이겠는가?

부귀는 누구나 원하는 것이지만 정도로써 획득한 게 아니라면 차지해서는 안 된다. 빈천은 누구나 싫어하는 것이지만 정도로써 벗어날 수 없다면 (빈천을) 굳이 마다해서는 안 된다.[4]

공자와 그 제자들의 문답을 기록한 논어(論語)에 등장하는 공자의 가르침인데 대개 이 대목에 이르러 가르치는 이나 배우는 사람들이나 땀 좀 흘리게 된다. 전반부는 부드럽게 해석되지만 뒷부분에 가면 이래도 어색하고 저래도 아닌 것 같고… 어쨌거나 이 대목을 위시하여 모든 인용문의 해석은 필자 나름의 문리(文理) 터득에 의한 것이니 참고하시기 바란다.

예나 지금이나 부와 권력은 누구나 소유하기를 원하지만 열심히 땀 흘린 결과의 재산 취득이어야 하고 정당한 시험과 공정한 평가에 의한 승진이어야 함은 두말을 필요로 하지 않을 것이다. 얼마나 요령과 협잡이 판치는 세상이었으면 당대의 대(大)철인이 정당한 도가 아니라면 부귀를 차지하지도, 누리지도 말라고 경고했겠는가. 비록 가난하고 천대 받는 처지에서 벗어나기 위해서라도 권모술수와 비리, 불법을 동원해 권력을 차지하거나 부를 획득해서는 안 된다는 게 공자의 가르침이다.

사학재단에 수천만 원 내지 수억 원의 뒷돈을 그럴듯한 명목을 붙여 갖다 바치고 교수 자리 하나 얻어 하는 사이비 교수일수록 내용도 잘 모르면서, 또 공자의 가르침 내용에 대한 자기 천견(淺

---

4) 富與貴是人之所欲也 不以其道得之不處也 貧與賤是人之小惡也 不以其道 得之不去也 - 論語 里仁篇

見)을 교묘히 위장하면서 공자 비판과 자기 과대선전에 열을 올리는 예가 종종 눈에 띈다. 공자는 그 당시에도 흔하던 그런 부류의 군상들과 미래에도 그런 비슷한 사람들이 속출할 것을 내다본 듯, 정도가 아니라면 차라리 교수 자리, 벼슬자리, 회사임원 자리 그런 거 하지 말고 안빈낙도(安貧樂道)함이 망신 안 당하고 사는 바른 길임을 분명하게 밝히고 있는 것이다.

그것만으로는 좀 미흡하다 생각하였던지 "옳지 않은 방법으로의 부와 권력이란 내게는 뜬구름과 같은 것"[5]이라며 다시금 반복 강조한 바 있다.

3) 몸과 재물은 어느 것이 더 중요한가

명예와 몸은 어느 것이 더 소중한 것인가. 몸과 재물은 어느 것이 더 가치가 높은 것인가. 얻음과 잃음은 어느 것이 더 문제인가. 그러므로 너무 아끼면 반드시 낭비할 일이 생기게 되고 지나치게 많이 갖고 있으면 반드시 크게 잃을 일이 만들어지게 된다. 만족할 줄 알면 욕될 일이 없고 그칠 줄 알면 위태로울 게 없으니 이로써 오래오래 탈 없이 존재할 수 있게 된다.[6]

참으로 상식에 불과한 이야기처럼 들리는 이 이야기를 노자가

---

5) 不義而富且貴 於我如浮雲 - 論語
6) 名與身孰親 身與貨孰多 得與亡孰病 是故甚愛必大費 多藏必厚亡 知足不辱 知止不殆 可以長久 - 道德經 제44장

강조할 때는 아마도 그만한 이유가 있었으리라. 다양한 추측이 가능하겠지만 필자 나름대로 추정해 본다면 세인들의 명예나 재물에 대한 욕심이 지나쳐 제 몸 망치면서까지 집착을 못 버리는 당시 세태를 지적한 것이라 하겠다.

또한 미래 세상의 인류 역시 시간·공간을 초월하여 명예와 권력, 재산에 대한 욕심으로 소중한 인생의 도정(道程)을 엉망으로 만들어버릴지 모르겠다는 우려를 한 것으로 보인다. 어차피 소유한 만큼 사람들은 반드시 잃게 된다는 지적은 평범 속의 진리 바로 그것이다.

억만장자는 그것을 모을 때 그만큼 고생스럽고 그것들을 놓고 이 세상을 떠날 때 그만큼의 허망함을 느낄 수밖에 없을 것이다. 지구가 돈다는 사실을 깨닫는 것 이상으로 '돈이 돈다'는 엄연한 사실을 깨닫는 것 역시 부자들이 반드시 받아들이지 않으면 안 될 명제 중 하나다.

돌고 도는 돈의 순환을 만약 자신의 욕심으로 지체시키거나 정체시킨다면 그 거대한 힘에 밀려 결국 나동그라지게 될 것이다. 우리 주변에 그런 식견 없는 졸부들이 얼마나 많은 삼류 소극(笑劇)을 연출하였던가.

철인 노자는 그래서 더욱 돈 곁으로 가지 말고 도(道)로 나아갈 것을 끊임없이 강조한 것인지도 모른다. 만족할 줄 모르는 사람은 명예나 권력·재물 욕심에 눈이 어두워져 도를 볼 수도 없고 따라서 도로 나가는 것 자체가 불가능해진다는 점을 노자는 인류에게 분명한 어조로 설명하고 있는 것이다.

한국의 철인 유영모 역시 노자의 이 대목을 설명하면서 이렇게 덧붙였다.

사람에게 매이려 하고 재물을 모으려 하는 매임(소속)과 모음(축재)은 그만두어야 한다. 이 세상의 것을 잔뜩 모아서 가지고 있으려 하여도 그렇게 할 수가 없다. 사람이 모으는 것과 매이는 것을 전제로 공부를 한다면 아예 공부를 하지 말든가 해야지 그래서 세상에 나와서 무슨 짓을 하겠는가. 매이고 모으기만 하려고 하면 영원과는 융합될 수가 없다. 꿈같은 이 세상에서 꿈꾸듯 지나가는 것밖에는 안 된다.

참 나인 영원한 생명 앞에서는 명예나 재물은 물론이고 내 몸뚱이조차 애착을 가질 만한 게 못 된다는 노자의 생각을 유영모는 이미 도덕경을 받아들여 육화(肉化)시킨 뒤 새롭게 용솟음치는 지혜의 언어로 그려 보여주고 있다.

4)道德경영과 不道德경영의 대표적 사례

기업을 경영하는 CEO나 기타 임원들이 재물의 의미와 가치에 대해 좀 더 깊은 통찰력을 지닐 때 그 손에 의해 활용되는 재물의 가치는 더욱 빛나지 않겠는가. 그렇지 못하고 허망한 욕심을 앞세운 무리 경영, 부도덕(不道德) 경영은 결국 경영자 자신뿐 아니라 그 기업의 임직원과 협력관계에 있는 많은 사람들에게 적지 않은 피해와 고통을 안겨주게 될 공산이 큰 것이다.

요컨대 미래사회의 기업경영에 있어서 제1 화두는 기술이나 지식, 정보, 매출액, 마케팅, 연구개발 등의 경영학적 개념들보다는 도와 덕이 우선일 수밖에 없다는 점을 인식할 필요가 있겠다. 기업문화의 근저에 도덕이 확고하게 자리 잡고 있지 않다면 그 기업의 미래를 낙관하기는 어려울 것이다.

실제로 미국에서 1982년 발생한 '타이레놀' 사건은 기업의 도덕성이 얼마나 중요한 것이고 큰 힘을 발휘하는가를 보여준 좋은 사례로 꼽힌다.

1982년, 미국의 존슨앤드존슨(Johnson & Johnson)사는 이른바 '타이레놀 사건'에 휘말리게 되었다. 지금까지도 그 정체가 밝혀지지 않은 한 정신이상자가 타이레놀 속에 독극물을 투입하여 다섯 명이 사망하는 사건이 발생하였다. 존슨앤드존슨사의 전 직원은 또다시 독극물이 투입될 가능성이 있는 타이레놀 전량을 수거하는 일에 나섰다. 그러나 사건 발생 이틀 후, 문제의 타이레놀은 캘리포니아 지역에서 다시 발견되었다.

제임스 버크(James Burke) 회장은 30분마다 TV 기자회견을 자청하였다. 그리고 모든 정보를 일반에게 공개하였다. 이들은 전국의 유통망을 통해 타이레놀의 전량을 수거하였다. 독극물이 투입된 두 개의 타이레놀이 추가로 발견되었다.

이 과정을 통해 이 회사가 입은 경제적 손실은 어마어마한 것이었다. 그러나 버크 회장은 "우리 회사가 귀중한 생명을 구하는 데 조금이나마 보탬이 된 것이 자랑스럽다"고 말했다. 그들은 이 사건을 경찰의 손에만 맡기지 않았다. 자신들이 스스로 정한 회사의 기본원칙과 비전을 지키려고 애썼다. 그들의 다음과 같은 경영원칙은 단순히 회사의 벽에 걸려 있는 액자 속의 장식이 아니라, 경영자와 직원의 마음속에 살아 있는 행동원칙이었다.

"우리는 의사를 비롯한 모든 의료인은 물론, 병을 앓고 있는 모든 사람들과 그의 어머니, 그리고 우리 회사의 제품과 서비스를 이용하는 모든 사람들에게 우선적인 책임이 있음을 믿고 있다."

그들은 이러한 원칙과 비전을 지켜야 할 대목에 이르렀을 때, 어떠한 대가를 치르더라도 이를 지키려고 애썼다. 바로 타이레놀 사건 같은 일이 발생했을 때, 그들은 이 원칙에 충실하였다. 한 가지 주목할 사실은, 당시 월스트리트의 증권 분석가들은 이러한 조치가 존슨앤드존슨사의 미래의 경영에 크게 도움이 될 것이라고 예측했다는 점이다. 실제로 이 사건 직후 타이레놀의 시장 점유율은 절반 정도 떨어졌지만, 3년 후인 1985에는 전체 진통제 시장의 35퍼센트 정도의 과거 점유율을 회복하였다.

타이레놀 사건과는 좀 성격이 다르지만 자사 제품의 하자와 관련해 업무를 처리하는 과정에서 도덕성 미흡으로 커다란 유무형의 손실을 초래한 예로 아우디 급가속 사고가 종종 인용되곤 한다.

1985년, 독일의 자동차업체인 아우디(Audi)는 자동차의 가속장치 결함으로 일곱 명이 사망하고 4백여 명이 부상당했다는 문제 제기에 직면하게 되었다. '60분'(60Minutes)이라는 미국의 TV프로그램은 아우디의 자동차가 주차 도중 별다른 이유 없이 급가속이 붙어 벽을 뚫고 나갔다고 주장했다.

  이에 대하여 아우디는 자체 조사를 실시하여, 이는 운전자의 조작 실수에 따른 것일 가능성이 크다고 발표했다. 그러나 판매량은 '기술상의 하자 없음' 정도로 만회될 수 있는 것이 아니었다. 1985년 당시 7만4천 대에 달하던 판매량은 불과 2년 만인 1987년에는 2만6천 대로 떨어졌다. 심지어 주차장의 주차요원들이 아우디에 대한 주차 서비스를 거부하는 사태까지 발생하였다. 아우디는 문제를 처리하는 과정에서 기자회견을 통해 '운전자의 실수'로 사건의 원인을 몰아감으로써 고객들로 하여금 심한 모멸감과 배신감을 느끼게 하였다. 고객들은 아우디가 책임을 모면하기 위해 뻔뻔하고 교활한 술책을 부리고 있다고 생각했으며, 아우디 자동차는 위험하다는 생각을 갖게 되었다.

  이 같은 상황에서도 아우디는 부인으로만 일관하였으며, 아무런 대안도 제시하지 않았다. 결국 미국 정부의 압력에 의해 브레이크와 액셀러레이터의 구조를 개선하게 되었고, 마침내 이 자동차의 트레이드 마크였던 '급가속 사고'도 자취를 감추었다.

5)不道德 이미지는 쉽게 잊혀지지 않는다

우리나라의 경우에도 ㄷ그룹의 '페놀방류 사건'이 일어났을 때 해당 기업은 창사 이래 최대의 위기를 맞을 정도로 혹독한 대가를 치른 바 있다. S그룹의 경우 '삼분폭리 사건'으로 기업의 도덕성을 의심 받기 시작해 오랜 세월 두고두고 인구에 회자되었으며 최근까지도 그 회사 이야기만 나오면 핏대를 올리며 그 사건을 말하는 사람들이 있었다. 한두 가지 불미스러운 사건으로 그 기업군과 경영진, 종사자들 전체의 도덕성을 의심하고 일방적으로 매도하는 태도는 성숙된 국민의식을 가진 사람으로서 취할 바 못 되는 졸렬한 짓일 수도 있다. 그러나 소비자들이 기업에 거는 기대가 그만큼 크다는 방증일 수도 있고 정보통신의 발달로 인해 그만큼 세상이 밝아진 데 따른 자연스러운 현상으로 받아들일 수도 있겠다.

삼풍백화점이 무너졌을 때 붕괴를 전후하여 취한 그 임원진들의 부도덕하고 무책임한 생각과 언행은 대명천지에 낱낱이 드러남으로써 '절대로 그래서는 안 된다'는 뼈저린 교훈을 우리 사회에 던져주었다.

멀쩡하기만 하던 성수대교가 무너졌을 때는 또 어떠했는가. 시공회사 공사 책임자들은 물론이고 관련 공무원들까지 일심동체가 되어 뒤덮고, 가리고, 오리발 내미는 무책임한 태도로 일관하고 그 누구도 자기 책임을 시인하지 않는 이해할 수 없는 장면들이 연출되지 않았던가.

  그 사건의 커다란 파장에 의해 우리 건설업계가 자연적으로 '그러면 절대 안 되고 뒷날에까지도 책임 추궁이 뒤따를 수 있다'는 교훈을 얻긴 하였지만 사건사고의 철저한 조사와 책임 규명, 책임자 처벌로 인한 일벌백계의 수많은 교훈들이 미래의 건설 안전을 위해 활용되지 못하고 다리와 함께 수장(水葬)되고만 것은 너무도 안타까운 일이라 하겠다.

  매출이 줄거나 유동성 위기에 빠지거나 기타 다른 위기상황이 닥친다 해도 대부분 중지를 모아 해결할 수 있겠지만, 기업의 정체성과 관련한 도덕적 타락상이 세상 사람들의 눈이 비치면 그 기업은 이미 '사망한' 것이나 다름없게 된다. 도덕성의 붕괴는 절대로 전화위복의 기회가 되지 못하고 기업의 패망으로 직결되는 만큼 기업 경영자들은 항시 가슴속에 '도덕' 두 글자를 제1 화두로 지니고 있어야 하겠다.

  과거 많은 기업경영자들 중에는 영향력 있는 정부 관리들을 매수하고 돈을 뿌려 이권을 따내는 것을 무슨 대단한 경영능력이라도 되는 양 착각하는 사람들이 적지 않았다. 아직도 어두운 세상으로 착각하고 '관행'이라는 명분 아래 '그런 짓'을 하다가 대명천지에 그 부끄러운 언행들이 낱낱이 공개되어 재기 불능의 자멸을 초래한 일들이 비일비재했음은 거꾸로 '도덕경영'의 중요성을 웅변해 주기에 충분하리라.

제5장 (결론) 質의 시대에는 道德경영이 살길이다

1)量의 시대 가고 質의 시대 도래

근대사회에 접어들면서 우리나라 최고 정치지도자들의 일관된 화두(話頭)는 '경제성장'이다. 특히 6·25전쟁을 겪은 뒤 남겨진 폐허에서 다시금 번영을 일구어내야만 하는 국가 지도자들의 '경제'에 대한 애정과 관심, 그리고 집념이 어떠했으리라는 점은 불문가지(不問可知)라 하겠다.

정말 경제를 일으키기 위해 정치지도자는 물론이고 각계각층의 지도급 인사들까지도 합심 협력하여 새마을운동에 동참하고 수출 노력에 박수를 보내며 의미를 부여하는 등 무던히도 애를 썼다. 그 결과로 우리는 마침내 단군 이래 소원하던 '보릿고개'를 넘게 되고 제 집들을 소유하게 되었으며 그렇게도 불가능해 보이기만 하던 '마이카' 시대가 생각보다 빠르게 도래하였다.

광복 이후 줄곧 '식량자급'이라는 목표를 달성하기 위해 농업정책의 초점을 증산(增産)에 맞추어 노력해 온 결과 먹거리 부족으로 인한 민심의 허기(虛飢)는 마침내 가시게 되었다. 의·식·주를 통틀어 한국사회는 50여 년 만에 전혀 '딴 세상'으로 바뀌었다 해도 과언이 아닐 정도다. 한마디로 격랑의 시대요, 변화무쌍한 날들의 연속이기도 했던 이 기간 중 한국은 동네마다 근대화의 상징처럼 매달린 스피커를 통해 부르짖어온 대로 살기 좋은 '새

나라'가 되었다. 적어도 외양과 각종 통계지표, 그리고 기분학상으로 판단할 때 의심의 여지없는 새 나라요, 세계 국가들 중에서도 이제는 선진국 대열에 끼는 게 분명할 것이라는 기분 좋은 착각에 한동안 젖어 살기도 하였다.

우리는 질적 뒷받침이 없는 양적 성장에 자족하고 자만하여 한껏 들뜬 기분이 되어 더 이상의 노력을 게을리하고 서둘러 샴페인부터 터뜨리는 우(愚)를 대내외에 과시하다가 외부의 강력한 제동에 직면하게 되었다. 'IMF'라는 이 제동은 우리 국가경제에 엄청난 회오리를 몰고 왔을 뿐 아니라 경제체질을 바꿀 수밖에 없도록 만드는 '망외소득(望外所得)?'까지 안겨주었다.

근대사회에서 현대사회로 들어서면서, 즉 산업사회에서 정보통신시대로, 더 나아가 아날로그시대에서 디지털시대로 바뀌면서 세상의 변화는 더욱 급물살을 타고 있다. 한마디로 시대를 정의하여 '급변하는 세상'으로 불러도 좋을 정도다. 오늘 우리 인류의 삶은 이러한 변화의 거대한 흐름을 외면할 수가 없다.

2) 새로운 시대에 요구되는 새 패러다임

시대가 바뀌면 자연스레 기업경영의 방식도 바뀌게 된다. 과거에 비해 놀라운 속도로 변화되는 기업환경에서 기업들이 미래의 경제주체로서 지속적으로 성장발전하기 위해서는 발전의 원동력이 될 정신적 지향목표를 좀 더 뚜렷이 설정할 필요가 있으리라 생각된다. 물론 경제학자든 기업인이든 또는 그 누구라도 기업의 기본적 활동방향이 '이윤추구' 라는 점에는 이의를 제기하지 않는다. 다만 기업경영의 지향 목표를 어디에 두느냐에 따라 기업의 색깔과 모습, 사회적 기능은 크게 달라질 수 있다는 점을 감안하여 시대변화에 걸맞도록 수정 보완하거나 재설정할 필요가 있다는 점을 지적하는 것뿐이다.

과거 기업경영의 화두는 '매출액'이었다. 매출액 신장을 꾀하여 규모의 경제를 추구함으로써 고도성장의 지상목표 달성에는 일단 성공할 수 있었다. 따라서 기업의 대규모화, 집단화가 이뤄지고 대기업은 너나 할 것 없이 신뢰의 상징, 국부(國富)창출의 일등공신, 경제권력의 센터로서 막강한 파워를 행사할 수 있었다. 반면 선단식 경영, 문어발식 확장, 족벌체제, 비효율적 운영, 이권 나눠먹기, 금융자본 독식, 중소 하청업체에 대한 횡포 등 권력형 비리와 부패의 온상으로 여겨지기도 하였다.

어쩌면 이 모든 득실(得失)은 우리 경제가 양적 성장을 추구하는 과정에서 어쩔 수 없이 나타날 수밖에 없는 당연한 귀결일 수도 있다. 그러나 우리 경제가, 배고프던 시절의 쓰라린 기억에 집착하여 끊임없이 과식의 유혹에 넘어가는 우(愚)를 범하지 않았다면 최소한 지금보다는 '낫지 않았을까' 라는 아쉬움이 남는다.

언제부터인가 양(量)의 중요성 못지않게 질(質)의 가치에 세상의 관심이 높아지기 시작하면서 새로운 시대, 즉 '질의시대'가 열리게 되었다. 음식의 예를 들면 포만감이 들 만큼 배를 채우려 하기보다는 질 좋고 맛있는 고급음식, 특이한 별미를 찾는 게 요즘 추세다. 의상도 마찬가지이고 주거공간 역시 가능하다면 아파트나 연립보다는 단독주택을 희구하고 같은 아파트일지라도 황토바닥의 온돌을 추가하는 등의 질적 차별성 부각에 노력하는 모습들이다. 또한 뻥튀기와 거품이 함유되었을 뿐 아니라 별로 실속이 없는 매출액 신장 위주의 경영에서 수익성 위주의 '실속경영'으로 방향을 바꾼 기업들이 점차 늘어나고 있음은 시대의 변화를 제때 제대로 읽고 대처한 결과가 아닌가 생각된다.

3)외형보다 내실 위주의 경영 바람직

외형보다 내실이 중요하다는 것은 별다른 설명을 필요로 하지 않지만 그 내실 중에서도 최상의 내실은 기술과 정보와 지식으로 무장된 훌륭한 구성원들이 기업경영의 최종 지향 목표라 할 '도덕'의 가치를 어떻게 사회적으로, 경제적으로 구현하느냐에 관건이 있다 하겠다.

노·사 관계는 물론 협력업체와의 관계도 서로 도움을 주고받는 상호보완적 관계를 유지한다든지 고객을 돈벌이의 대상으로가 아니라 고객의 욕구 충족, 나아가 고객의 건강과 행복까지 배려한 제품을 기획, 생산하는 등의 노력을 기울이는 것은 그 한 예라 할 것이다.

이러한 노력의 필요성은 기업에 대한 고객과 국민들의 시각이 과거 '생산공장'에 불과하다는 생각에서 이제는 자신들이 필요로 하는 많은 것들을 대가를 받고 해결 또는 제공해 주는 재화와 서비스의 생산 유통처로 인식의 범위를 확대한 데서도 찾아볼 수 있다. 소비자층의 마음을 읽고 욕구에 부응하지 못할 경우 기업은 소비자들로부터 외면당할 수밖에 없는 운명에 처하게 된다.

이제는 과거처럼 기업들이 좋은 물건을 만들어내기만 하면 만들기가 무섭게 대량으로 팔려나가는 그런 시대가 아니라는 현실을 인식할 필요가 있다. 소비자층의 욕구와 안목이 높아짐에 따라 기업들은 이제 자사의 제품이 '우수하다'는 일방적 홍보보다는 고객과의 끊임없는 접촉과 대화, 관찰을 통해 '진정으로 원하는 것이 무엇인지'를 파악하고 그에 부응하려 노력하는 자세를 갖는 게 더욱 현명할 듯싶다.

기업은 이제 더 이상 그 구성원들의 단순한 돈벌이 수단, 생계 수단이 아니라 사람이 살아가는 데 필요한 모든 것들을 찾아내고 만들고 유통시킬 뿐 아니라 꿈과 이상까지도 현실로 구현시키는 주체로서 그 영역이 무한대로 확대되고 있는 '요술상자'와 같은 존재다.

따라서 기업체의 경영진은 물론이고 모든 종사자들 역시 시대의 요구에 맞는 기업인으로 거듭나지 않으면 결코 변화의 세상에서 살아남기 어려운 시대의 낙오자요, 미아(迷兒)로 전락하고 말 것이다. 어떻게 해서라도 이익을 많이 획득하여 부자가 되고 조금이라도 급여를 더 많이 받아 재산을 늘리려는 생각에 앞서 자신들의 기업이 고객들을 위해 뭘 했는지, 또 무엇을 해야 할 것인지를 먼저 생각하지 않으면 안 되는 시대에 살고 있음을 자각할 필요가 있겠다.

참고 문헌
- 陳鼓應, 老子注釋與評價, 北京中華書局, 1984
- 박영호, 빛으로 쓴 얼의 노래-老子, 두레, 1998
- 김상대, 도덕경 강의, 국학자료원, 1996
- 劉笑敢 지음-김용섭 옮김, 노자철학, 청계출판사, 2000
- 제임스 오트리 · 스티븐 미첼 지음-박태섭 옮김, 무위경영(無爲經營), 도서출판 선재, 1999
- 박영호, 다석 유영모의 유교사상(上편), 문화일보사, 1995
- 曹龍承, 四書集註(영인본), 1978
- 김성원, 원본명심보감강의, 명문당, 1981
- 정문술, 왜 벌써 절망합니까, 청아출판사, 1999
- 안철수, CEO 안철수 영혼이 있는 승부, 김영사, 2001
- 한국경영사학회 엮음, SK그룹 최종현 연구, 수서원, 2001
- 이건희, 이건희 에세이-생각 좀 하며 세상을 보자, 동아일보사, 1997
- 송병락, 우리나라가 세계에서 가장 잘사는 나라가 되는 방법, 디자인 하우스, 1999
- 구본형, 익숙한 것과의 결별, 생각의 나무, 1998
- 김종현 · 이택수 · 이동주 · 현문학 공저, 21세기 勝者의 길, 매일경제신문사, 2000
- 김일훈, 神藥本草, 仁山洞天, 1992

※ KAIST 테크노경영대학원 AVM 제7기 김윤세 수료(2001년 12월 7일) 논문. 지도 교수: 김보원

찾아보기

- ㄱ -

가미반총산(加味蟠葱散) 478
가미소풍활혈탕 352
가야산 111
간경화 598, 644, 738
간수 355, 520, 981
간암 157, 215, 223, 356, 449, 488, 496, 598, 624, 653, 704, 761, 854, 884
간장 220, 328, 513, 521, 533, 549, 595, 667, 705, 718, 831, 949, 972, 981
간질환 207, 776, 825, 861, 1000
갈증 70, 369, 386, 599, 604, 803, 805, 830, 947
감기 333, 352, 431, 495, 527, 620, 783, 830, 834, 903, 1032
감로수(甘露水) 60, 402, 875, 1028
감로정(甘露精) 401, 924, 1028
강장제 894
강화도 412, 434, 490, 499, 870, 883, 887, 897
강화약쑥 413, 414, 434, 1024, 1035
개똥참외 1035
갯벌 151, 455, 503, 518, 526, 559, 566, 594, 620, 811, 853, 880, 891
거악생신 115, 496
건강도서 753, 959, 993
건강식품 186, 891, 980, 1014
건강저널 684, 1057
게랑드 천일염 502
게르마늄 603
결핵 280, 971, 1000
경락(經絡) 331, 374, 410, 422, 484, 758, 906, 1054
경영소신 160, 1076
경영철학 1069, 1074, 1076, 1083
경혈(經穴) 375, 410, 422, 485, 758, 1014, 1054

계룡산 919, 957
고객 244, 281, 520, 544, 568, 586, 683, 841, 1037, 1064, 1078, 1081, 1093, 1099
고로쇠 540
고승 함월해원(涵月海源) 283
고약 416, 464, 468, 483, 489, 491, 839, 896
고추 452, 521, 591, 595, 888, 894, 981
고현(苦懸) 1064
고혈압 579, 599, 604, 653, 762, 803, 824, 860, 1003, 1015
곤도 마코토 203, 210, 390, 398, 532, 624, 719, 800
골절 927
곰 87, 124, 129, 162, 223, 342, 377, 414, 433, 443, 480, 629, 707, 821, 882, 889, 1036, 1085
공개강연회 678, 935, 944, 951, 959, 1026
공자 33, 46, 57, 79, 165, 230, 274, 313, 521, 864, 872, 1064, 1087
공자세가(孔子世家) 1064
공해독 19, 69, 115, 157, 259, 346, 356, 368, 635, 654, 793, 927, 1031
곽외 289, 290
관원(關元) 419, 498, 499, 883
관절염 803, 997
광주대학교 959, 985
구렁이 218, 894
구료신화(求療神話) 928
구리 603, 885
구세신방 241, 276, 346, 357, 468, 487, 533, 653, 660, 708, 881, 921, 958, 980
구술(口述) 259, 263, 350, 511, 588, 653, 660, 683, 703, 921, 958, 984, 993
구제역(口蹄疫) 118
국민의료법 148, 731, 757, 768, 844, 990, 1049, 1053
국화꽃 1024

권병호　20, 89, 95, 97, 102, 209
금강경(金剛經)　37, 468, 671, 864, 983
금계　343, 629
금생수(金生水)　1029
금은화　70, 225, 355, 368, 520, 802, 810, 1024
금장부　281
기관지염　335
기업경영　1061, 1070, 1075, 1082, 1091, 1095, 1097
김경삼　954
김규식　919
김남수　251, 627, 783, 788, 844, 862
김두운　918, 956, 957
김두종　129, 414, 882, 1057
김면섭　127, 256, 915, 954, 970
김문호　1011
김범부　919, 943
김성수　919
김수월　918
김승학　918
김영희　509
김용기　300
김용옥　92
김은아　95, 99
김인곤　759, 1054
김일훈　67, 105, 180, 256, 354, 391, 426, 508, 589, 633, 700, 752, 848, 952, 1081
김준연　919
김진목　183
김춘삼　925
김춘진　749
꽃소금　573, 829

- ㄴ -

남상천　627, 906

납　54, 203, 216, 223, 291, 310, 358, 487, 577, 668, 746, 864, 915, 1043, 1068
냉독　488
노장신한열전(老莊申韓列)　1064
노화　879, 989
논어(論語)　34, 45, 165, 274, 521, 557, 671, 864, 965, 1087
농약　105, 216, 221, 263, 371, 397, 451, 488, 513, 576, 784, 793, 864, 1011
뇌수(腦髓)　328, 356
뇌졸중　1004
뉴스위크　121, 835
뉴잉글랜드 저널 오브 메디신　999
느릅나무　615, 635, 752, 767, 992, 1024

- ㄷ -

다슬기　10, 19, 69, 186, 221, 276, 327, 367, 497, 508, 583, 598, 615, 752, 887, 1024, 1035
다이옥신　24, 507, 529, 572, 585, 682
단군　126, 313, 342, 351, 377, 414, 570, 629, 706, 792, 838, 882, 898, 928, 1022, 1096
단군고기(檀君古記)　129, 343, 377, 882, 897
단식용법　1014
단전　326, 434, 489, 498, 629, 896, 927, 1031
당뇨　26, 392, 398, 604, 762, 776, 803, 824, 857, 861, 889, 971, 1000, 1015
대나무　16, 126, 218, 249, 356, 510, 540, 599, 806, 881, 981, 1024
대안의학　994, 1013, 1014
대체의학　27, 175, 188, 495, 597, 650, 709, 753, 910, 983, 994, 1008, 1052
대체의학국　1011, 1015
대학　34, 41, 965

덕(德)의 경영 1074
도덕경 8, 32, 33, 37,38, 42, 48, 53, 58,
  62, 63, 65, 67, 87, 97,102,106, 107, 110,
  114, 125, 134,157, 158, 163, 167, 168,
  173, 178, 226,230, 235, 237, 240, 244,
  295, 296, 297, 305, 360, 364, 365, 400,
  468, 538, 562, 567, 640, 646, 680, 794,
  864, 874, 983, 1058, 1060, 1062, 1063,
  1064, 1065, 1066, 1067, 1068,1069,
  1070, 1071, 1072, 1082, 1083, 1090,1095
덕경영 1060, 1083
덕유산 87, 818
덕의학 236
도(道) 8, 21, 38, 102, 134, 236, 1038,
  1058, 1089
도경영 1083
도덕경 8, 32, 48, 67, 87, 106, 134, 157,
  173, 230, 296, 538, 680, 987, 1083
도덕경영 987, 1060, 1063, 1069, 1070,
  1083, 1095
도덕성 54, 57, 1076, 1077, 1078, 1092,
  1094, 1095
도의학 178, 236, 1014
독립운동자 27, 910, 913, 914, 953, 980
독사 68, 106, 218, 259, 366, 598, 622,
  865, 894, 916, 917, 954, 955, 1030
독사독 68, 69, 106, 367
독성 80, 110, 126, 169, 204, 259, 262,
  328, 453, 496, 561, 626, 711, 823, 870,
  904, 1028
독혈 18, 434, 814, 885
동사열전 501, 983
동양의학 149, 171, 330, 376, 484, 621,
  650, 703, 709, 726, 787, 860, 1017,
  1021, 1028
동의보감 259, 263, 451, 641, 892
돼지 19, 69 118, 153, 157, 218, 221, 366,
  371, 646, 691, 864, 885, 894, 970,
  1024, 1035
돼지창자 371
된장 372, 516, 520, 521, 595, 605, 718,
  981, 1003
둥글레
뜸사 251, 252, 628, 862, 907
뜸장 410, 489

– ㄹ –

랄프 네이더 1010, 1011
래리도시 1009, 1010
랜싯 1003
로버트 멘델존 박사 147, 175, 205, 711,
  720, 800, 834
로젠펠드 759, 760, 997, 998, 1007, 1008,
  1009, 1055, 1056, 1057

– ㅁ –

마곡사 919
마그네슘 603
마늘 10, 23, 115, 129, 148, 217, 234, 260,
  319, 342, 373, 402, 432, 485, 496, 534,
  629, 752, 802, 882, 981, 1032
마늘 중염요법 115, 492, 563
마니산 413, 434
만리장성 52, 910
만병(蔓病) 67, 108, 115, 130, 178, 215,
  234, 265, 336, 366, 373, 386, 399, 707,
  878, 927, 953
만일야화(蔓一夜話) 909
맹자(孟子) 34, 57, 484, 965, 1060, 1061
멜빈 코너 교수 175
면역 115, 177, 216, 259, 285, 336, 345,
  400, 432, 530, 561, 709, 726, 779, 812,
  834, 904, 1003, 1016

명상 667, 1008, 1024
명심보감(明心寶鑑) 37, 1083, 1101
명약 257, 327, 328, 401, 453, 534, 535,
　　725, 802, 890, 891, 894
명의 6, 23, 43, 70, 81, 94, 104, 112, 133,
　　172, 228, 249, 284, 312, 363, 418, 470,
　　522, 647, 734, 827,901
명태 10, 69, 105, 126, 221, 259, 356,
　　367, 454, 493, 598, 752, 865, 916, 992,
　　1027
묘방(妙方) 20, 50, 115, 158, 235, 313,
　　353, 414, 588, 635, 700, 779, 808, 870,
　　971, 1023
묘향산 915, 918, 920, 956, 964, 967
무 5, 32, 50, 110, 162, 201, 300, 400,
　　500, 600, 702, 801, 901, 1005, 1100
무도 41, 84, 110, 230, 243, 279, 285,
　　350, 379, 450, 563, 640, 738, 810, 866,
　　932, 1030
무병(無病) 43, 63, 101, 174, 238, 339,
　　410, 500, 563, 580, 616, 622, 631, 795,
　　820, 1012
무병건강 174, 665, 671, 994
무병무고 580
무병무의 238
무병장수 43, 63, 76, 101, 125, 262, 339,
　　410, 500, 563, 594, 616, 622, 631, 651,
　　795, 820, 1028
무염식 431
무엇 105, 335, 646, 666, 669
무위경영 1065, 1066, 1101
무위자연 8, 53, 62, 94, 106, 112, 125,
　　143, 231, 244, 306, 314, 359, 365, 386,
　　521, 554, 645, 711, 874, 901, 1010
무의 8, 61, 130, 238, 245, 366, 635, 735,
　　794, 868, 926, 981, 1034, 1061
무의자연 1038
무의자유 8, 9, 67, 106, 130, 245, 366,
　　386, 521, 635, 638, 794, 874
무의촌 636, 1036
무주상보시 162, 1085
무지무욕 230, 388
무통 811, 881, 896, 955, 981, 1028
무학 901, 1036
문빈 957
미국의학협회지(JAMA) 1013
미네랄 11, 15, 34, 120, 151, 291, 455,
　　502, 504, 529, 549, 560, 564, 566, 601,
　　620, 811, 829, 853, 984, 1004
미래산업 1058, 1070, 1071
민간요법 148, 178, 213, 429, 497, 597,
　　684, 696, 743, 745, 747, 837, 857, 976,
　　1018, 1021
민들레 19, 70, 225, 327, 368, 520, 767,
　　810, 868, 1024
민속신약연구회 678, 925
민속의학 936, 967, 970, 980
민의약 483, 753, 959, 984, 993
민족전통 511, 706, 784, 898, 983, 985
민중의술 26, 181, 188, 221, 715, 731, 738,
　　740, 770, 842, 985

- ㅂ -

바이러스 12, 115, 132, 152, 455, 593,
　　782, 903, 995, 1003, 1015
박건영 교수 1003
박우량 151, 560
박원배 479
박준영 151, 560
발행인 982, 985, 1105
방광 199, 527, 839
방약(方藥) 17, 80,343, 350, 396, 630,
　　655, 704, 727, 837, 870, 875, 883, 891,
　　898, 927, 1030

방주혁 919
방한암 918
밭마늘 646, 869, 871, 883, 886, 888, 889, 908, 927, 1024
배합신약 1030
백낙천(白樂天) 537, 539
백내장 998, 1008
백동호 681
백성욱 258
백약무효 250
백양(伯陽) 479, 1064
백혈구 1002
백혈병 357, 456, 487, 809, 861, 938
백회 489
벌나무 356
법제 16, 69, 108, 115, 126, 218, 223, 314, 351, 367, 401 492, 512, 520, 594, 750, 883, 990, 1030, 1044
법제신약 1030
벤처기업 568, 579, 678, 795, 984, 1058, 1070, 1071, 1073, 1082
변창호 917, 970
병마(病魔) 5, 69, 104, 132, 170, 245, 269, 321, 360, 411, 451, 509, 570, 613, 716, 802, 924, 1007
병원 51, 115, 203, 280, 307, 338, 389, 441, 530, 616, 701, 808, 907, 949, 1011, 1040
보건의료 575, 728, 753, 762, 919, 988, 1033, 1038, 1050, 1051, 1052
보건의료정책 988, 1033, 1039
보완의학 1008, 1014
보완치료법 1009
복령 1024
본초강목 259, 486, 496
부산물염 566, 605
부인병 224
부자 19, 35, 101, 153, 161, 218, 231, 355, 485, 518, 643, 704, 798, 824, 966, 1084, 1101
부작용 19, 124, 175, 203, 280, 336, 385, 445, 490, 532, 623, 687, 710, 785, 834, 887, 955, 1018, 1051
부정맥 1007
부족증 955
부추 389, 495, 687, 713, 732, 783, 788, 894
부항 12, 455, 730, 732, 791, 870, 885
북방 68, 69, 70, 106, 108, 157, 245, 366, 367, 368, 396, 865, 917, 1030
불교 37, 130, 437, 646, 477, 478, 501, 660, 675, 677, 921, 979, 983
불교신문 37, 464, 477, 501, 660, 675, 677, 921, 979, 983
불로장생 70, 158, 368, 401, 1029, 1086
불로초 163, 192, 1086
불생불멸(不生不滅) 61, 930
불세출 6, 27, 93, 106, 116, 241, 268, 479, 615, 633, 752, 855, 910, 913, 952, 980, 984, 992, 1023, 1081
불치병 22, 185, 193, 201, 273, 354, 417, 460, 547, 613, 655, 763, 802, 925, 1033, 1050, 1081
비만 91, 448, 574, 811, 841, 852
비명 5, 76, 112, 171, 262, 313, 389, 427, 509, 535, 553, 600, 694, 779, 810, 883, 903
비명횡사 76, 129, 135, 262, 313, 340, 389, 427, 535, 600, 623, 652, 792, 810, 883, 903, 997
비소 257, 291, 356, 574, 603, 626, 806
비위 281, 551, 683
비주류의학 1014
빌 게이츠 161, 1084
빙벽등반 300, 301, 302, 304, 775
뼈 22, 69, 141, 152, 191, 202, 259, 287,

319, 351, 367, 371, 481, 563, 622, 806, 927, 1024, 1039, 1094

- ㅅ -

사기(史記) 70, 252, 284, 331, 372, 376, 573, 618, 809, 888, 926, 1064, 1083
사서삼경(四書三經) 501, 768, 965, 969, 983
사향 351, 527, 528
사화독(巳火毒) 69, 367
산삼 105, 327, 355, 385, 401, 433, 450, 563, 623, 650, 704, 884, 895, 919, 1024, 1028
산삼분자 355, 704, 884
산화력 218, 630, 878, 879
살구씨 1024
살구쟁이 349, 669, 919, 920
삼강오륜(三綱五倫) 57
삼보주사 468, 615, 635, 888, 970, 971
삼봉산 27, 111, 146, 442, 542, 596, 613, 813, 830, 910, 942, 963, 978, 981
삼성 1058, 1076
삼일수심(三日修心) 251, 909
삼정수 496
상선약수(上善若水)
생강 10, 16, 105, 217, 485, 493, 495, 516, 521, 766, 802, 864, 927, 947, 1024
생강 감초탕 493, 927
생령 377, 540, 925, 1082
생로병사(生老病死) 170, 942
생명 5, 23, 43, 60, 83, 92, 104, 201, 312, 332, 405, 507, 600, 700, 801, 901, 938, 1005, 1052, 1079
생명력 15, 24, 174, 215, 394, 399, 411, 507, 537, 565, 585, 593, 636, 710, 780, 810, 885

생사(生死) 17, 63, 118, 170, 230, 268, 324, 331, 345, 411, 437, 557, 703, 730, 846, 908, 1006, 1040
생전자기장 치료법 1014
생존율 800, 835
생진거소탕 805
서경 34, 75, 875, 965
서목태 805, 806
서해안 15, 126, 218, 356, 431, 502, 526, 559, 593, 606, 619, 811, 853, 881, 891, 971, 1028
석가모니 62, 63, 75, 162, 173, 794, 877, 941, 945, 947, 1085
선사(禪師) 43, 72, 142, 283, 454, 466, 481, 501, 540, 615, 641, 699, 728, 878
선우휘 702
설악산 198, 299, 300
섭생 10, 76, 174, 226, 250, 296, 344, 359, 369, 395, 521, 552, 561, 680, 764, 782, 798, 907, 1038
성인병 11, 518, 762, 811, 1003
성주괴공(成住壞空) 85, 643
세계보건기구(WHO) 376, 512, 544, 551, 762, 828, 892, 903, 995, 1002
셀레늄 603
셀틴 829
소금 11, 69, 108, 217, 325, 344, 410, 454, 485, 500, 600, 685, 764, 802, 841, 905, 955, 1003, 1028, 1082
소금 유해론 122, 550, 596, 984
소금산업 512, 578, 587, 595
소나무 16, 78, 225, 248, 325, 351, 418, 529, 540, 549, 592, 599, 602, 806, 811, 881, 955, 971, 981
소비자 516, 573, 577, 580, 584, 670, 678, 687, 691, 1010, 1016, 1080, 1083, 1094, 1100
소염소종(消炎消腫) 225

소크라테스 57
손 치료법 1014
손사막(孫思邈) 77, 801, 1001, 1057
손정의 161, 1084
솔뿌리 615, 635, 1024
솔잎 1024
송만공 918
송운 919
송지 350, 356, 674, 702
송지영 350, 674, 702
수덕치병론(水德治病論) 67, 68, 71, 158, 366, 369
수신제가치국평천하(修身齊伽家治國平天下) 41, 42
수정수기 68, 69, 70, 106, 108, 110, 158, 245, 331, 366, 367, 368, 917
순리 10, 53, 63, 71, 86, 98, 114, 139, 153, 157, 169, 215, 228, 245, 274, 336, 354, 389, 400, 497, 521, 617, 711, 783, 801, 836, 901, 1038
순리의학 236
스코트 니어링 20, 22, 89, 95, 96, 97, 191, 306, 307, 310, 868, 869
스티븐 미첼(Stephen Mitchell) 1065, 1066, 1101
시경 34, 965
시카고대학 1000
식이요법 178, 487, 490, 804, 805, 926, 939, 1008, 1015
식품위생법 123, 574, 687
식품의약품안전청 279, 572, 582
신경통 803
신뢰경영 1079
신문기자 118, 819, 1074
신불(神) 342, 350, 351, 882
신시 130, 377, 629, 630, 951, 1022, 1023, 1097
신시의학 630, 1022, 1023

신약 8, 64, 104, 130, 146, 206, 241, 314, 401, 500, 614, 700, 781, 805, 908, 1020, 1057, 1079
신약묘방(神藥妙方) 64, 379, 571, 583, 635, 660, 794, 870, 875, 890, 891, 921, 925, 1023
신약본초 8, 67, 94, 104, 146, 186, 218, 241, 251, 314, 340, 353, 402, 444, 522, 614, 728, 815, 951, 1020, 1057
신약활인방(神藥活人方) 1026
신의(神醫) 6, 101, 230, 304, 400, 479, 508, 603, 718, 785, 802, 907, 964, 992, 1007, 1037, 1060
신의학 108, 150, 236, 241, 276, 329, 597, 614, 634, 674, 684, 753, 802, 837, 841, 874, 984, 1014, 1081
신장 805, 861, 1007, 1098, 1099
신철분 955, 1032
신토불이건강 44, 53, 64, 71, 83, 94, 102, 115, 135, 159, 168, 235, 271, 315, 373, 408, 521, 641, 723, 848, 982, 1057
실사구시(實事求是) 116, 250, 411, 519, 569, 837, 870, 875, 876
실상사 589, 594
실속경영 1099
심부전 215, 402, 869, 905, 941
심신(心身) 4, 41, 64, 90, 101, 145, 174, 183, 248, 283, 315, 358, 415, 487, 521, 590, 618, 631, 785, 832, 899, 909, 945, 1038
심장 70, 215, 267, 279, 368, 383, 406, 490, 604, 803, 869, 889, 893, 996, 1000, 1004, 1007
심장마비 267, 604, 996, 1004
심화병 963
쑥 10, 72, 105, 235, 265, 316, 405, 500, 534, 542, 621, 660, 738, 775, 802, 820, 859, 920, 958, 1024

쑥뜸 10, 72, 105, 265, 325, 357, 376, 405, 430, 480, 500, 542, 561, 621, 649, 738, 752, 791, 820, 883, 927, 992
쑥불 376, 412, 423, 467, 470, 476, 481, 490, 820, 859, 886, 896

– ㅇ –

아스피린 217, 385
악혈(惡血) 18, 814, 870
안빈낙도(安貧樂道) 166, 1088
안연(顔淵) 79
안철수 1058, 1070, 1071, 1072, 1073, 1101
암 4, 64, 102, 201, 261, 301, 329, 400, 431, 509, 600, 725, 806, 851, 914, 1015, 1053
암과 싸우지 마라 204, 398, 532, 624, 835
암벽등반 117, 301, 302, 631, 832, 863
암세포 181, 232, 332, 361, 433, 495, 626, 710, 780, 814, 826, 835, 867, 903
앤드루 와일 147, 175, 177, 216, 432, 495, 531, 1009, 1038, 1057
야스다 1059, 1080
약 8, 64, 113, 183, 204, 302, 429, 520, 613, 721, 823, 916, 1007, 1045
약닭 218, 583
약령시장 451
약물 치료법 1014
약물요법 12, 487, 490
약사 390, 687, 769, 940, 1034, 1037
약사법 687, 940
약성 12, 23, 69, 126, 174, 241, 319, 351, 402, 446, 569, 615, 646, 704, 860, 884, 1023
약재 70, 145, 216, 334, 395, 451, 784, 839, 920, 968, 1014, 1021

얀센 1059, 1078, 1079
양진원 98
양혜왕(梁惠王) 1060
어혈 12, 223, 540, 806, 870, 879, 885
에드워드 로셀라 박사 1004
에반스 박스 1002
에이즈 392, 431, 653, 726, 825, 856, 938, 995, 996, 997, 1015, 1031
여름 65, 73, 77, 370, 416, 436, 462, 488, 599, 665, 674, 839, 852, 893, 916, 933, 1034
여성 68, 106, 124, 157, 343, 366, 378, 457, 500, 622, 629, 865, 897, 905, 917, 977
여성정 157
여운형 919
여원 923
역경 965, 984
연방식품의약국(FDA) 758, 1054
연탄독 68, 106, 366,
염관리법 11, 122, 150, 503, 559, 565, 593, 596, 601, 606, 688, 850
염분 70, 219, 223, 225, 368, 432, 518, 600, 604, 765, 810, 852, 892, 905, 981, 1003
염소 19, 218, 225, 258, 583, 646, 836, 880, 885, 893, 919, 935, 970, 1035
염화나트륨 11, 119, 249, 345, 410, 499, 512, 524, 549, 564, 601, 620, 766, 811, 850, 881, 890
영구법 326, 329, 358, 377, 412, 417, 421, 438, 487, 500, 626, 920
영신해독탕(靈神解毒蕩) 334
영약(靈藥) 69, 268, 314, 327, 355, 366, 599, 646, 704, 726, 733, 865, 887, 894, 919, 924, 1023, 1033
영지 1024
영천구법 421

예방 35, 90, 122, 177, 235, 265, 361, 438, 561, 580, 654, 744, 761, 824, 852, 997, 1024
예수 33, 57, 162, 173, 230, 313, 383, 450, 557, 877, 968, 1085
오당(吳唐) 113, 153, 213, 821
오리 19, 70, 157, 218, 327, 351, 367, 401, 450, 505, 646, 667, 767, 884, 934, 1024, 1094
오이 70, 157, 276, 368, 371, 595, 752, 802, 865, 992, 1024, 1027, 1032, 1035
오장육부 372, 413, 449, 543, 626, 846, 893
오핵단 184, 347, 446, 468, 615, 622, 635, 704, 884, 888, 894, 919, 968, 970, 971
온고지신(溫故知新) 1062
올더먼 박사 1003, 1004
옻 10, 69, 217, 223, 276, 355, 367, 450, 583, 615, 635, 646, 752, 970, 992, 1024, 1027, 1035
옻껍질 583, 970
옻닭 450
요혈(要穴) 883
우주 61, 127, 158, 241, 276, 314, 387, 424, 532, 630, 644, 693, 781, 881, 916, 954, 1020, 1085
우주(宇宙)와 신약(神藥) 241, 314, 357, 487, 532, 630, 675, 916, 921, 928, 958, 980
운룡 915, 916, 917, 918, 969
웅담 223, 224, 327, 351, 433, 527, 528, 598, 631, 889
월간 민의약 483, 753, 959, 984, 993
월간 신토불이건강 44, 49, 53, 59, 83, 98, 135, 159, 235, 292, 373, 458, 581, 641, 697, 723, 1057
월스트리트 1092

위암 215, 330, 402, 433, 449, 496, 548, 549, 550, 828, 839, 854, 905
유근피 992, 1024
유방암 225, 625, 767, 779
유의(儒醫) 127, 234, 363, 456, 491, 508, 613, 644, 663, 676, 741, 915, 954, 983, 993
유황 19, 218, 328, 331, 351, 356, 368, 401, 413, 534, 884, 886, 889, 895, 934, 970, 1024
유황오리 19, 105, 115, 126, 145, 158, 186, 218, 327, 373, 421, 505, 667, 752, 887, 927, 992, 1035
육정수 496
육화(肉化) 168, 329, 1090
은산철벽 117, 255, 466
은행 460, 1024
음양곽 19, 218, 646, 1035
음양오행설(陰陽五行設) 1022
의료관(醫療觀) 122, 254, 347, 628, 783, 788, 833, 883
의료관계법령 122, 254, 256, 628, 735, 784, 787, 789, 791, 843, 862, 886, 906
의료기관 9, 118, 147, 206, 227, 258, 332, 389, 494, 622, 631, 702, 712, 861, 937, 1035
의료능력 349, 511, 626, 730, 751, 768, 789, 886, 988, 991, 1039, 1046
의료능력자 627, 730, 733, 754, 769, 789, 791, 1046, 1047, 1048, 1049, 1050
의료면허제도 1039
의료방법 361, 458, 1019, 1050
의료법 148, 254, 392, 445, 653, 731, 747, 757, 770, 842, 862, 906, 990, 1049, 1053
의료사고 206, 391, 623, 624, 712, 757, 1041, 1048, 1054
의료인 6, 113, 206, 349, 410, 523, 598,

650, 708, 743, 772, 831, 937, 990,
1020, 1040, 1082, 1092
의료제도 25, 181, 715, 731, 746, 753,
761, 768, 775, 784, 1039, 1048
의료지혜 1050
의방(醫方) 18, 53, 76, 117, 143, 178, 240,
271, 360, 415, 579, 647, 703, 776, 859,
907, 958, 1020
의방서(醫方書) 19, 1034
의사 4, 100, 200, 300, 400, 500, 600,
700, 800, 900, 1000, 1100
의서(醫書) 8, 105, 241, 263, 355, 412,
597, 616, 659, 703, 800, 865, 881, 926,
1025, 1034, 1057
의세철학(醫世哲學) 157
의술 9, 113, 181, 213, 350, 441, 588, 647,
702, 730, 770, 821, 842, 920, 952,
1013, 1026
의약 51, 129, 279, 334, 385, 504, 572,
646, 753, 828, 887, 1020, 1051
의약품 129, 280, 334, 385, 495, 504,
572, 580, 598, 605, 766, 887, 1038,
1040
의학 1, 104, 201, 305, 401, 501, 600,
700, 800, 901, 1002, 1081
의학사상 706, 1034
의학잡지 999
이건희 1058, 1076, 1101
이상희 120, 454, 504
이승만 258, 349, 511, 822, 919, 942, 957
이정표 17, 38, 80, 142, 231, 248, 261,
303, 315, 359, 420, 520, 696, 795, 840,
856, 960, 1023, 1037
이희룡 917
인공 8, 50, 84, 98, 124, 169, 202, 231,
306, 354, 386, 539, 643, 663, 793, 836,
875, 901, 952, 1029
인공장수법 483

인동초 19, 70, 225, 368, 767, 810, 868
인명 660, 675, 901, 908, 921
인본주의(人本主義) 793, 794, 838
인산(仁山) 8, 104, 234, 314, 401, 501,
612, 700, 802, 901, 1020, 1081
인산가 146, 236, 281, 374, 444, 505,
590, 612, 661, 776, 795, 839, 891, 959,
979, 1081
인산동천(仁山洞天) 98, 418, 456, 542,
617, 786, 978, 979, 981
인산식품 590, 677, 678, 980
인산신방(仁山神方) 938
인산쑥뜸 119, 329, 357, 410, 423, 434,
456, 486, 649, 820, 859, 869, 896
인산의방 19, 143, 269
인산의학 9, 53, 67, 104, 128, 238, 325,
394, 401, 487, 494, 563, 612, 769, 802,
907, 959, 980, 1036
인산죽염 27, 595, 963, 980, 981
인삼 356, 397, 452, 453, 884, 888, 895,
970, 976, 1014, 1024
인수봉 117, 339
인술(仁術) 9, 105, 119, 181, 241, 268, 421,
441, 500, 530, 613, 723, 822, 914, 932,
957, 985
인위 8, 50, 65, 124, 169, 202, 231, 306,
354, 360, 386, 554, 645, 793, 836, 875,
901, 1042
인터페론 1003
일기당천(一騎當千) 1071

- ㅈ -

자궁암 225, 402, 511, 767, 905
자력의학(自力醫學) 848, 1026
자연(自然) 8, 101, 202, 303, 400, 504,
600, 700, 801, 901, 984, 1009, 1057, 1094

자연법칙 5, 63, 76, 96, 125, 179, 199,
  244, 270, 314, 389, 440, 556, 600, 792,
  856, 905
자연설법 112
자연의 섭리 9, 133, 169, 184, 310, 342,
  400, 440, 552, 615, 847, 1020, 1027,
  1042
자연의학 8, 15, 24, 183, 187, 440, 611,
  618, 634, 752, 787, 888, 984, 985
자연주의 52, 87, 126, 128, 130, 306, 310,
  360, 523, 596, 793, 838, 891, 909
자연치유 5, 119, 130, 175, 216, 234, 336,
  399, 412, 494, 530, 625, 711, 782, 794,
  907, 1038, 1057
자연치유력 5, 18, 178, 193, 222, 239,
  244, 399, 710, 711, 782
자연항생제 454
자작나무 225, 767
작위 139, 231, 314, 360
장 자크 루소(Jean-Jacques Rousseau)
  86, 87, 125
장덕수 919
장병두 252, 783, 789
장수 21, 63, 89, 101, 131, 163, 209, 403,
  483, 561, 613, 622, 820, 978, 1023,
  1086
장영옥 669, 957
장인학 918
재제염 518, 592, 877
재창조신약 1030
저염식 1004
저혈압 860
전래의학 1019
전립선 997, 998, 1007
전주대학교 985
전중 489, 869, 927
전중혈 869
전체성의학 1008

전통의료 148, 343, 729, 734, 834, 836
전화위복 91, 115, 174, 378, 586, 1095
절망 5, 22, 117, 125, 137, 181, 191, 214,
  268, 271, 412, 583, 775, 816, 937, 1006,
  1072, 1101
정문술 1058, 1070, 1071, 1072, 1101
정신신체 치료법 1014
정인보 919
정제염 123, 151, 217, 504, 526, 559, 592,
  605, 811, 829, 851, 877, 892
정화 18, 33, 119, 223, 394, 499, 535,
  812, 878, 1079
제도권 86, 184, 255, 389, 528, 621, 650,
  735, 788, 843, 860, 991, 1017, 1047,
  1055
제임스 버크(James Burke) 1091
제임스 오트리(James A. Autry) 1065,
  1066, 1101
조병옥 919
조선일보 121, 350, 463, 548, 674, 681,
  995, 996, 998, 1000, 1012
조작 8, 67, 84, 122, 139, 169, 202, 240,
  354, 386, 645, 711, 875, 901, 909
족삼리 423, 438, 489, 896
존 베일러 999
존슨앤드존슨 1079, 1091, 1092
존엄사 306, 307, 310, 435, 868
주간함양 87, 311, 985
주류의학 399, 1014
주역 34, 37, 270, 278, 468, 557, 671
주장약(主將藥) 926
죽력(竹瀝) 981
죽염 16, 70, 115, 218, 325, 402, 491, 615,
  677, 705, 752, 766, 803, 867, 905,
  1028, 1081
죽염 치병론 890
죽염간장 521, 669, 705, 831, 946, 949, 969
죽염김치 595

죽염비누 969
죽염산업 105, 256, 351, 508, 523, 589, 595, 678, 752, 819, 890, 980, 992
죽염산업화 590, 591, 595
죽염오이지 595
죽염요법 115, 218, 422, 492, 497, 558, 563, 767, 1057
죽염제조 256, 512, 529, 567, 595, 705, 752, 882, 939, 985, 993
죽염치약 595, 969
죽염협회 965
죽염화장품 595
중독 13, 371, 401, 454, 488, 527, 598, 1000, 1015, 1030
중앙일보 759, 841, 1003, 1054, 1105
중완(中脘) 423, 434, 470, 489, 498, 629, 883, 927, 1031
중용 965
쥐눈이콩 276, 421, 805, 1024
지리산 44, 87, 224, 349, 529, 589, 614, 705, 808, 889, 942, 973, 980
지바카 827, 866, 952, 964
지식기업 1078
지초 1024
직접구법 485, 486
진시황 93, 163, 193, 401, 1086
진의경 8
진통제 216, 308, 469, 473, 475, 859, 863, 1092
질고재난 696
질의시대 1098

참된 의학 227, 555, 703, 747, 1012
참복어알 421
참의료 201, 332, 405, 453, 534
참의자(眞醫者) 1024
참조기 421, 1024, 1035
창공 952, 964
척추요법 1014
천상 68, 157, 366, 377, 642, 917, 924, 955, 1030
천수(天壽) 9, 64, 134, 228, 326, 394, 440, 556, 773, 815, 847, 893, 1036
천연물 16, 22, 316, 319, 598, 605, 615, 635, 659, 839, 851, 1027
천연신약 1030
천일염 11, 123, 126, 151, 217, 455, 502, 549, 592, 602, 811, 830, 853, 879, 891, 1027
청허 휴정(淸虛 休靜) 111
청혈 10, 115, 433, 493, 889
청혈해독(淸血解毒) 10
체액 121, 499
체험의학 660, 675, 901, 908, 921
최보식 681
최인호 1063
최종현 1058, 1074, 1101
치미병(治未炳) 801, 1026
치병 6, 18, 67, 115, 144, 171, 187, 276, 315, 408, 431, 631, 708, 800, 1031
침구사 254, 737, 751, 757, 844, 906, 991, 1053
침사 252, 844, 862
침술요법 1008

- ㅊ -

착한 기업 1071
참 의학 26, 174, 327, 427, 617, 632, 690, 713, 726, 792, 801, 838, 891

- ㅋ -

카이 1014, 1015
카이로프랙틱 1014, 1015

칼륨 549, 603, 829, 892
칼슘 549, 603
콩팥 215, 527, 650, 803, 806, 905

— ㅌ —

태백성 127, 257, 510, 955
토마토 520
토생금 281, 282
토장부 281
토종 69, 193, 492, 529, 787, 970, 992, 1023, 1027, 1034
톰 엔지버스 1078
통증 76, 465, 476, 775, 863, 930, 1007, 1040, 1045
통합의료 843

— ㅍ —

파혈 223, 889
파혈작용 223
패혈증 449
편두통 998, 1007
편작(扁鵲) 6, 13, 150, 265, 419, 486, 557, 712, 856, 866, 952, 1026, 1057
편작심서(扁鵲心書) 419, 484, 486, 821, 1057
편집인 982, 985
폐 215, 280, 330, 433, 449, 803, 835, 997, 1061
폐암 215, 281, 449, 622, 653, 704, 761, 783, 884, 895, 954, 1000
포공영 70, 225, 355, 368, 1024
포춘(Fortune)500 161, 1065
풍열 805

— ㅎ —

하버드의대 216, 1038
하필왈리(何必曰利) 1061
한국의학사 130, 414, 629, 1057
한국전통인술연합 985
한국죽염공업협동조합 150, 512, 572, 965, 982, 985, 1082
한비자(韓非子) 159
한산(寒山) 79, 132, 135, 418, 498
한의사 148, 390, 451, 706, 751, 757, 769, 843, 889, 1017, 1034, 1048, 1053
함경식 528, 853
함양 87, 243, 349, 429, 467, 547, 568, 590, 668, 785, 819, 889, 920, 947, 985
합성신약 1030
항바이러스 1003
항산화 218, 346, 630
항암 385, 433, 453, 624, 1008
항암식품 432, 1003
항암제 181, 204, 214, 344, 390, 435, 453, 497, 533, 624, 711, 780, 814, 826, 835, 904
해독 19, 69, 115, 157, 259, 328, 366, 401, 493, 635, 793, 865, 927, 1031
해독보원(解毒補元) 115, 927, 1031
해열제 216, 903, 1002
해인사 92, 225
핵독 68, 106
핵비소 356
향봉 스님 677
허성 68, 106, 157, 366
허준 952, 1057
헤드고르닉 박사 999
헬렌 니어링 96, 97, 306, 869
현대의학 16, 118, 147, 175, 194, 206, 347, 431, 444, 529, 625, 709, 777, 800, 834, 937, 1010

혈 18, 204, 325, 375, 394, 438, 485,
　　499, 604, 628, 706, 791, 814, 879, 883
혈압 11, 525, 599, 811, 860, 1000, 1015
혈정수 496
혜안(慧眼) 69, 108, 184, 325, 570, 589,
　　633, 802, 866, 884, 921, 1081
호두 1024
호랑이 56, 129, 208, 226, 342, 378, 414,
　　554, 629, 680, 882, 897, 1006
홍익인간(弘益人間) 792, 1058, 1076, 1077
홍진선 192
홍화씨 22, 186, 259, 319, 351, 370, 505,
　　622, 752, 817, 890, 992, 1024, 1043
화공약독 68, 106, 366
화독(火毒) 68, 106, 157, 366, 488, 859,
　　865, 917
화타(華陀) 13, 150, 265, 273, 511, 530,
　　557, 702, 712, 821, 856, 866, 952, 964,
　　1026
환경경영 1059, 1080, 1081
환웅천왕 342, 378, 629, 882, 897
환원력 217, 220, 224, 630, 766, 806, 879
활인구세 186, 347, 523, 541, 615, 918,
　　957
활인색소 356
황벽 희운(黃蘗 希運) 142
황제내경(黃帝內徑) 486, 703
황종국 183, 189, 497, 736, 740, 758,
　　783, 1054
황진경 478
후나세 순스케 453, 533, 814
히포크라테스 13, 530, 719, 725, 728, 952

SK그룹 1058, 1074, 1101

― 기타 ―

12뇌 330, 433, 455, 626, 631, 635
CEO 1058, 1072, 1076, 1090, 1101

저자 **김 윤 세** 金侖世

不世出의 神醫로 알려진 선친(仁山 金一勳)의 유지를 받들어 국내외 최초로 경상남도 함양 삼봉산 자락에서 죽염산업을 창시했다. 주식회사 인산가 대표이사 회장이자 광주대학교 대체의학과 교수로 재직하고 있으며 한국죽염공업협동조합 제1~5대 이사장을 역임한 바 있다. 월간 『仁山의학』, 『週刊 함양』 신문 발행인 겸 편집인이다. 엄친으로부터 儒佛道 三家의 경전을 공부했다.

8년여 불교신문 편집부 기자로 일하며 6년여에 걸쳐 東師列傳을 완역하여 단행본으로 펴냈으며 동국역경원에서 간행한 『한글대장경』에 그 전문이 수록되기도 했다. 교육부 산하 古典國譯者 양성기관인 한국고전번역원 부설 고전번역교육원 5년 정규과정을 수료한 바 있다. 아버지로부터 가전 의학인 '仁山醫學의 맥'을 이어받아 세상에 알리는 일과 그 의학의 산물들을 산업화하고 과학적으로 검증하는 작업을 지속적으로 펴나가고 있다. 저서로 『한 생각이 癌을 물리친다』, 『마음밭에 道의 꽃 피던 날』, 『竹鹽요법』, 『인산쑥뜸요법』, 『김윤세의 壽테크-心身건강천자문』 등이 있다.

내 안의 의사를 깨워라

1판1쇄 펴냄 2012년 4월 17일
1판5쇄 펴냄 2014년 3월 18일

지은이 김 윤 세
발행인 김 윤 세
기획·디자인 중앙일보미디어디자인(주)
발행처 (주)인산가

출판등록 1998.7.20 (제 1-758호)
주소 서울시 종로구 인사동7길 12 백상빌딩 202호
대표전화 02-767-2008
팩스 02-732-3919

ISBN 978-89-964591-2-5